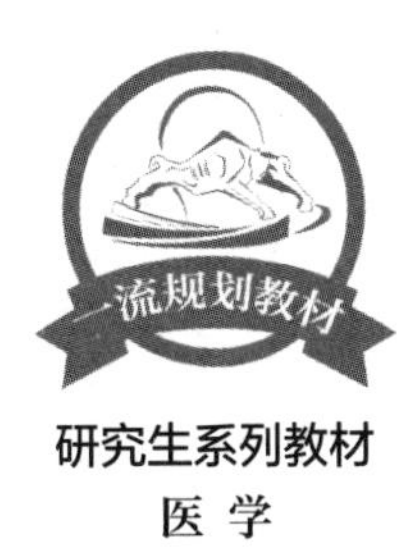

中国科学技术大学研究生教育创新计划项目教材出版专项经费支持

研究生系列教材

医学

临床药物治疗学

CLINICAL DRUG THERAPEUTICS

主　编　唐丽琴　张圣雨

副主编　陈泳伍　刘　圣

中国科学技术大学出版社

内 容 简 介

本书包括总论、各论两部分。总论主要介绍与药物治疗相关的基本概念和共性规律，包括绪论、药物治疗的一般原则、药物治疗的基本过程、药物不良反应、药物相互作用、疾病对临床用药的影响、特殊人群的药物治疗、药物基因组学与临床用药、循证医学与药物治疗等内容。各论以各个系统的常见病为纲，首先梳理各个系统疾病的概述、治疗原则、常用药物分类及作用机制等内容；然后详细介绍各个系统下常见疾病的疾病特点、疾病治疗、药物治疗方案、教学案例、不合理处方评析等重点内容，通过对病情进行具体评估、对药物治疗方案进行具体评价等技能的培养，不断提高学习者的实际药物治疗水平，减少临床不合理用药。

本书适合高等医学院校医学、药学类专业研究生和本科生作为教材使用。

图书在版编目(CIP)数据

临床药物治疗学 / 唐丽琴，张圣雨主编 . -- 合肥 ：中国科学技术大学出版社，2024. 9. --（中国科学技术大学一流规划教材）. -- ISBN 978-7-312-06058-8

Ⅰ. R453

中国国家版本馆 CIP 数据核字第 2024HV0126 号

临床药物治疗学

LINCHUANG YAOWU ZHILIAOXUE

出版 中国科学技术大学出版社
安徽省合肥市金寨路 96 号，230026
http://press.ustc.edu.cn
https://zgkxjsdxcbs.tmall.com

印刷 合肥市宏基印刷有限公司

发行 中国科学技术大学出版社

开本 787 mm×1092 mm 1/16

印张 46.5

字数 1074 千

版次 2024 年 9 月第 1 版

印次 2024 年 9 月第 1 次印刷

定价 140.00 元

编　委　会

前　言

临床药物治疗学是临床医学专业型硕士（简称专硕）的基础课程之一，是一门集药理学、诊断学、内科学为一体，研究药物预防、治疗疾病理论和方法的学科，也是一门随着时代发展而不断更新的临床应用性很强的专业学科。目前国内针对临床医学专硕的相关教材较少，且相关书籍只注重相关理论的阐述，缺少临床具体案例的导入，缺乏对临床药物治疗过程中具体不合理案例类别的介绍和分析评价，导致临床医学专硕在学习过程中把握不了重点，临床药物治疗具体实践能力较薄弱，不能肩负新形势下安全、有效、经济的合理用药重担。因此，编写针对临床医学专硕的临床药物治疗学教材具有十分重要的意义。

本书突出实用性，将临床医学、循证医学、诊断学、病理学、检验学、药理学、临床药学等相关学科的最新理论和方法融为一体，以临床具体案例为切入点，引导临床医学专硕研究生在学习过程中把握临床疾病治疗的诊治指南、病因和发病机制、检验检查结果、患者的个体特征、药物的作用特点，学会制定适合患者个体化的用药治疗方案，减少不合理用药对患者带来的伤害。

本书包括总论、各论两部分。总论主要介绍与药物治疗相关的基本概念和共性规律，包括绪论、药物治疗的一般原则、药物治疗的基本过程、药物不良反应、药物相互作用、疾病对临床用药的影响、特殊人群的药物治疗、药物基因组学与临床用药、循证医学与药物治疗等内容。各论以各个系统的常见病为纲，首先梳理各个系统疾病的概述、治疗原则、常用药物分类及作用机制等内容；然后详细介绍各个系统下常见疾病的疾病特点、疾病治疗、药物治疗方案、教学案例、不合理处方评析等重点内容，通过对病情进行具体评估、对药物治疗方案进行具体评价等技能的培养，不断提高学习者的实际药物治疗水平，减少临床不合理用药。

本书编写团队由中国科学技术大学附属第一医院(安徽省立医院)、安徽医科大学第一附属医院具有丰富临床经验的临床医学、循证医学、诊断学、药理学、临床药学等专家和学者组成。由于编写时间仓促,书稿虽几经校对,我们仍深知有众多亟待完善之处,真诚地欢迎来自全国各地的专家老师们多提宝贵建议。让我们一起携起手来,为保障用药合理,促进人民生命健康,助力健康中国贡献力量!

唐丽琴

2024 年 3 月

目　录

第一章　绪　　论

临床药物治疗学(clinical pharmaco-therapeutics)是应用临床医学、药学与基础医学等学科的基本理论与知识，借助患者疾病临床数据资料，在研究临床治疗实践中合理选用药物进行治疗的策略。临床药物治疗学的目的是指导包括但不限于临床医生去制定和实施合理的个体化药物治疗方案，在获得最佳疗效的同时尽可能地降低风险。临床药物治疗学的核心内容是合理用药，这也是为临床药师实施药学服务、开展临床药学咨询、参与指导临床药物治疗活动奠定理论基础。

临床药物治疗学被认为是现代医学及其教学与科研中不可或缺的一门学科。随着循证医学、转化医学、精准医学与智慧医学的发展，临床药物治疗学的内涵得到更进一步的丰富，其发展对医疗质量与医药治疗研究水平的提高起着十分重要的作用。

本章将系统性介绍临床药物治疗学的概念与发展概况，帮助学生了解其产生的必要性；阐述临床药物治疗学的主要研究内容与任务，使学生明确学习临床药物治疗学的根本所在；分析其与药理学、药物学和内科学等相关学科间的关系，了解临床药物治疗学的独特性及其与其他学科的联系性。此外，本章还针对学生对临床药物治疗了解不足的现状与教育目标规划了较为合理的教学方法与要求。

第一节　临床药物治疗学的发展概述

药物起源于人类的生产实践和生活实践。古代人们为生活而斗争，在寻找食物的过程中不免误服而中毒，发生腹痛、腹泻、昏迷，甚至死亡。通过这些痛苦的经历，甚至是血的代价，人们发现有些食物可改变人体的功能状态，可以解除病痛，促进健康，因而成为药物。这些经验积累起来，世代相传，后又成为文字记载。最早有文字记载的药物治疗知识出现在公元前两千年或更早，如中国的《诗经》和《山海经》、埃及的纸书、印度的《吠陀经》以及巴比伦和亚述的碑文等。

19 世纪前，由于对药物的特性、机体的结构和功能、疾病的发展过程均缺乏科学的认识，药物治疗长期处于经验主义阶段，这形成了临床药物治疗学发展的萌芽。从 19 世纪开始，药理学真正成为一门现代科学。由于化学与生理学的进步，已能从天然药物中提取吗啡，从而打破了药物的神秘色彩。实验生理学的确立为实验药理学的诞生和发展创造了条件，而药物治疗学的发展与药理学是紧密关联的。以文字叙述、经验总结为特点的药物的使用逐步过渡到以实验为基础的实验学科范畴的药理学，并开始用离体器官标本研究药物的作用部位。许多传统药物的药理作用及其作用机制相继被发现或证实。20 世纪大量的化学合成药物开始问世，制药工业蓬勃兴起。随着对药物认识的深化，正在从过去对现象的经验描述，转化和提升为理性认识，极大地促进了药物治疗学逐步开始向科学化方向发展，这也形成了临床药物治疗学的发展阶段。这个阶段，人们开始对药物进行科学分类和鉴定，了解药物的作用机制和作用靶点，为临床合理用药提供了科学依据。

20 世纪 70 年代末，以美国为代表的西方发达国家开始重视药物治疗学的研究和教学，1980 年 8 月，国际药理联合会和英国药理学会在伦敦联合召开了第一届国际临床药理与治疗学会议，之后大约每隔 3 年召开一次。1981 年，*Pharmacotherapy* 杂志在美国创刊。1982 年，世界卫生组织（WHO）成立了一个基本药物应用专家委员会，对临床合理应用基本药物提出了原则指导意见。2004 年第八届国际临床药理和治疗学会议（World Congress on Clinical Pharmacology & Therapeutics）在澳大利亚的布里斯班市召开，此次大会的宗旨是将基础药理与临床药理更密切地结合起来，为临床患者服务。会议内容涉及多个领域，如系统疾病的药物治疗、临床药理学研究设计及合理用药、不良反应监测等。这就是临床药物治疗学的正式形成阶段。目前国际上临床药理学发展较快的国家有美国、瑞典、英国、德国和日本等。这个阶段的重点是研究如何将药物应用于临床治疗，包括药物的剂量、给药途径、用药时机等方面的研究。同时，人们也开始意识到个体差异对药物治疗的影响，开始关注患者的个体特征和药物反应的多样性。

随着基因组学、蛋白质组学、代谢组学等新兴学科的发展，临床药物治疗学进入了一个精准化、个体化的新时代。2011 年，美国国家科学院、美国国家工程院、美国国立卫生研究院及美国国家科学委员会共同发出“迈向精准医学”的倡议。著名基因组学家 Maynard V. Olson 博士参与起草的美国国家智库报告《走向精准医学》正式发表，提出了通过遗传关联研究和与临床医学紧密接轨，来实现人类疾病精准治疗和有效预警。2015 年，奥巴马在国情咨文演讲中提出了“精准医学（precision medicine）”计划，呼吁美国要增加医学研究经费，推动个体化基因组学研究，依据个人基因信息为癌症及其他疾病患者制定精准的个体化药物治疗，这也推动了临床药物治疗学进入精准临床药物治疗学阶段。2022 年第 15 届欧洲临床药理学与治疗学协会大会（EACPT）更多聚焦从新疾病到个性化药物方法探索，将临床药物治疗学探索目标进行了更精准的延伸。在精准临床药物治疗学阶段，临床药物治疗学的重点是研究患者的个体差异和药物反应的多样性，通过精准诊断和治疗，实现个体化用药和精准治疗的目标。

在我国，临床药物治疗学的发展也紧跟世界药物治疗学发展的步伐，中国药学会成立了药物治疗专业委员会等学术机构；20 世纪 90 年代起即出版了多部临床药物治疗学专著；1996 年创刊了《中国临床药理学与治疗学》杂志，2003 年北京药学会又创办了《临床药物治疗学》杂志；我国的医药院校开设临床药物治疗学课程，从 2003 年起出版了多套临床药物治疗学教材。在随后的十年间，许多医疗或学术机构对临床常见疾病都制订了规范的药物治疗指南，这对推行合理用药和规范治疗具有重要意义。2015 年，科技部举办了首届“国家精准医疗战略专家会议”，并计划在 2030 年前投入 600 亿元用于中国精准医学事业的发展，这标志着我国的临床药物治疗进入了精准化、个体化的新阶段。2023 年，围绕我国医药事业发展目标，以“共同追求适宜的药物治疗”为主题的第四届临床药物治疗学术发展论坛在北京召开，以治疗药物与药物治疗的最新进展为核心话题，倡导医师和药师协力合作，提升临床药物治疗水平，促进医疗资源发挥最大作用，推动临床药物治疗学的快速发展。越来越多的专业人员及科研人员加入，促使我国临床药物治疗学逐步走向成熟与完善。

临床药物治疗学的诞生始于经验医学，而经验医学的资料大部分是回顾性的，没有经过严格的随机、盲法、对照研究，加之某些疾病是自限性的，因而传统的药物治疗在方法上存在一定的局限性。现代科学技术的发展要求药物治疗学治疗方案的选择也要建立在科学设计、正确分析、可靠证据的基础上。以证据为基础的临床医学与临床药物治疗学将成为临床药物治疗实践新的发展方向。这就要求临床医药工作者要采用循证医学（evidence-based medicine）与循证药学（evidence-based pharmacy）的方法，指导临床实践。

第二节　临床药物治疗学的内容和任务

临床药物治疗学的主要内容是基于对于疾病和药物的全面认识与理解，探索在临床治疗实践中如何合理地使用药物。临床药物治疗学的主要任务是指导临床医生与药师根据基础医学与临床医学等相关学科的基础理论知识、患者的个体差异与复杂多变的病情、药物的作用特点和药物经济学的原理共同制定和实施合理的个体化药物治疗方案，从而达到消除或控制病因与致病因素、减轻或解除患者的痛苦、维持机体内环境稳态、缓解或治愈疾病、避免药品不良反应、保护或恢复劳动力、保持患者生活质量以及预防疾病复发等目的，最终获得最佳的治疗效果和最低的治疗风险。因此，临床药物治疗学是临床医生正确诊疗疾病的重要手段，也是临床药师进行药学服务的基础。

影响药物治疗效果的主要因素有药物、机体、疾病三个方面。在药物方面，除了药物本身的理化性质和药理作用特性外，临床治疗时的给药途径、剂量、时间与疗程等均能影响药物治疗效果，不同药物之间也能产生相互影响；在机体方面，由于药物的吸收、分布、代谢、排泄过程均存在个体差异，这导致机体对药物治疗反应呈多态性。此外，机体的心理、生理、患病导致的疾病状态等都会影响药物治疗效果。因此，要将临床药物治疗学理论与特定患者的疾病实际变化相结合，以合理用药为指导，兼顾药物、机体、疾病三个方面，实施个体化药物治疗。

合理用药是一个涉及面广、需要综合分析的复杂性工作。随着现代科学技术的发展，药物的品种迅速增加，但临床药物治疗水平并未伴随着药品的增加而成比例地提高。虽然目前尚缺乏一个公认明确的合理用药定义，但已经有不同的组织机构与专家对此进行了探索。

1985年内罗毕国际合理用药专家会议共同提议合理用药(rational drug use)应要求:对症开药,供药适时,价格低廉,配药准确,以及剂量、用药间隔和时间均正确无误,药品必须有效,质量合格,安全无害。1987年WHO提出合理用药的标准是:① 处方的药物应为适宜的药物;② 在适宜的时间,以公众能支付的价格保证药物供应;③ 正确地调剂处方;④ 以准确的剂量,正确的用法和疗程服用药物;⑤ 确保药物质量安全有效。20世纪90年代以来,国际药学界对合理用药赋予了更科学、完整的定义,即以当代药物和疾病的系统知识和理论为基础,安全、有效、经济、适当地使用药物。合理用药的判断标准包括:① 按药物的临床用药适应证选用药物,药物的药理作用能针对疾病的病因和病理生理改变;② 所选用的药物对患者具备有效、安全、适当和经济四个方面的要素;③ 在明确遗传多态性与药物反应多态性的基础上,采用个体化给药方案,确定临床用药剂量、用法、疗程,药物调剂配伍恰当;④ 患者应无禁忌证,所用治疗药物对患者引发不良反应的可能性最低或易于控制、纠正;⑤ 患者对临床所用的药物具有良好的依从性。合理用药与药物的相互作用密切相关,即某种药物作用时间或强度因同时服用其他药物的影响而发生的可以量化的改变。发生相互作用的药物可以通过相同或不同的途径,同时或先后给药。药物相互作用的后果包括预期的(desirable)、无关紧要的(inconsequential)和有害的(adverse)三种。我们往往更加关注预期的与有害的药物相互作用。

传统的临床药物治疗绝大多数仍采用偶然式、机会式(hit-or-miss)药物治疗方式,需经过多次调整才能找到适合每例患者的最佳药物方案及药物剂量。疾病的药物治疗不能简单地把病名和药对号入座,要通过药物治疗学的基本知识更好地了解所开处方中每种药物的药理学特性、不良及常见的药物相互作用等,将相关药学知识与每个患者的特定病情相结合,实施个体化给药治略。在药物治疗方案实施的过程中还应该结合临床观察和血药浓度监测,适当调整治疗方案、最佳的治疗目标。

近年来,现代遗传药理学从基因水平阐明了基因的多态性与药物效应之间的相关性。以基因组学为中心,同时分化出代表生命科学不同侧面的蛋白质组学、药物基因组学、比较基因组学等对药物治疗的结果产生影响的重要方向。蛋白质组学与药物基因组学研究相结合,将可从核酸和蛋白质水平阐明遗传多态性与药物疗效和毒副作用之间的关系,对药物的作用、作用机制、体内过程和不良反应机制有了更全面、更深刻的认识,有助于预测不同药物之间可能产生的相互作用,为研究药物提供新的思路,为避免不良药物相互作用提供理论依据。药物反应的个体差异和产生机制的证实为改变药物治疗模式提供了重要的理论依据,使治疗模式向“因人用药,量体裁衣”的新模式转化成为可能。未来将采用“基因导向性药物式”,即根据患者的基因结构,特别是发生变异的基因结构,有针对性地选择药物和给予适合剂量,使临床医生为患者选择疗效最佳的药物和最佳剂量成为可能,从而提高疗效、降低不良反应,提高患者的生活质量,弥补了只根据血药浓度测定结果进行个体化给药的不足,也就从根本上提高了药物治疗的水平,从而符合临床药物治疗学的宗旨。

第三节 临床药物治疗学和相关学科的关系

临床药物治疗学是研究临床治疗实践中，针对不同疾病的患者合理选用药物的策略，是医学与药学之间的桥梁，但又与医学各学科以及药学其他学科之间存在紧密的联系和显著的区别。临床药物治疗学与药理学一样也是研究药物与机体的相互作用，但侧重点各不相同。药理学按药物的药理特性分类，研究药物对机体的作用和药物在体内的动态变化的基本理论，药理学包括基础药理学和临床药理学。而临床药物治疗学则着重利用临床资料，根据疾病运用药理学和临床药理学的原理来合理选用药物，解决临床治疗实践的实际问题。

临床药物治疗学不同于药物学。药物学着重阐述药物的理化性质、体内过程、作用与机制、用途和不良反应等基本内容。而临床药物治疗学不仅关注药物，还关注疾病。它以疾病为纲，在阐述疾病的病因和发病机制的基础上阐明如何合理地选择药物与治疗方案，以期获得良好的治疗效果，避免不良反应的发生。药理学、药物学是临床药物治疗学的理论基础，临床药物治疗学是药理学、药物学理论在临床的实际应用。

临床药物治疗学与临床药理学关系密切但亦有不同。临床药理学侧重于根据药物的作用机制分类介绍具体药物的药理作用、药代动力学、临床应用和不良反应，而对疾病的病理生理、临床症状与治疗相关知识的关注较少；而临床药物治疗学则更多地以系统的疾病为纲，通过详细介绍疾病的病因、发病机制、临床症状和疾病分型（或分期）等特征，着重描述基于疾病的干预治疗方案制定和实施策略，从而达到促进临床合理用药的目的。临床药理学重点关注新药的临床研究以及用药后的人体药代动力学参数等特征信息的获取，而临床药物治疗学则主要关注单一药物或者联合用药对某一具体临床疾病的干预治疗。

临床药物治疗学虽然以疾病为纲，但也不同于内科学。内科学在探讨疾病的病因、病理变化、发病机制的同时，着重强调两个方面：一是疾病的诊断和鉴别诊断，二是疾病的治疗。尤其随着现代科学技术的发展，在疾病的治疗中除了药物治疗外，放射治疗、超声治疗、针灸治疗等治疗方法在临床上也有一定的位置。尽管内科学中的药物治疗是内科治疗中的一个主要部分，但主要是针对疾病的共性探讨，如何选药、用药，对不同个体在疾病的不同状态下合理地选择和使用药物侧重点不同。临床药物治疗学则在阐述疾病的病因和发病机制、药物的作用和作用机制基础上，重点探讨根据患者不同的生理、病理、心理状态和遗传特征，结合药物经济学特点阐明如何制定最佳的治疗方案，达到良好的治疗效果，避免或减少药物的不良反应。

第四节 临床药物治疗学的教学方法和要求

临床药物治疗学的发展对提高临床医生药物治疗的质量和药学工作者实施药学服务的水平起着极为重要的作用。医学生与临床药学人才的培养也是医学院校与临床管理机构的重要任务之一。然而由于历史原因，我国的临床药物治疗学发展不充分，尚未形成一整套临床医学与临床药学专业人才培养体系，这与当前我国社会主义现代化建设的需求差距仍然很大。因此，需要采取积极的措施，建立和完善医学与临床药学专业人才培养体系，同时医学生在临床教学阶段，需接受较为科学的临床药物治疗学系统培训，掌握临床药物治疗学的理论与研究方法。此外，还需加强现有临床医生的临床药物治疗学培训。

当前，我国医学与药学高等教育的教学课程体系主要由通识课程、专业基础课程和专业课程等内容构成。对于临床医学专业的学生来说，其课程设置主要倾向于临床医学及相关基础学科，而对于与疾病药物治疗相关的课程涉及较少，即使在近年来开展的住院医师规范化培训和全科医师规范化培训相关课程中也未将临床药物治疗学课程纳入培训的范畴之内。随着疾病谱的改变，新的治疗方法和治疗药物层出不穷，导致学生毕业后在面对千差万别的患者和复杂的病情时不知该怎样选择和合理地使用具体的药物进行治疗。对他们进行不同疾病状态下的临床合理用药培训是提高临床合理用药水平的关键。对于临床药学专业的学生来说，其课程设置多倾向于药学相关课程和临床医学基础知识，对基于临床疾病的药物治疗知识学习不够深入，且无合适的教材，尽管在实习阶段会有所涉及，但由于前期的基础理论知识不够扎实，并不能够将药学专业知识运用到基于疾病的临床药物治疗上，这使得临床药学专业实习生在面对复杂临床疾病时，并不能给予临床疾病合理与及时的药物治疗指导。因此，临床药物专业学生学习临床药物治疗学能促进其更好地结合复杂的临床疾病将药物专业知识运用到指导临床合理用药中。国内学者对美国药物治疗学课程进行研究时发现，现有的美国临床药物治疗学有以下特点：① 教材模块更细化，针对不同器官系统与疾病介绍临床药物治疗；② 可供参考的教材与资料更广泛且能及时获取，如采用 *Pharmacotherapy*：*A Pathophysiologic Approach*、*Applied Therapeutics*：*The Clinical Use of Drugs*、*Textbook of Therapeutics*：*Drug and Disease Management* 等为参考教材；③ 基于临床疾病的药物治疗授课时间跨度长、学时充足。据统计，美国多个院校开展临床药物治疗学学时超过 320 个，跨度覆盖第 2、3 学年(第Ⅲ、Ⅳ、Ⅴ、Ⅵ学期)；④ 不同院校对各个模块的侧重点不同，培养的专业方向亦不相同。通过以上信息可以看出，美国药物治疗学的课程设置上与我国大多数院校相比具有内容更系统全面、授课重点突出、模块组合更合理、授课时间跨度长、学时更充足等特点。因此，在当前医学院校的临床医学与临床药物课程或临床医生的毕业后继续教育中设置临床药物治疗学课程具有十分重要的意义。

在教学方法上，我们大胆采用较为新颖的教学方法，按照医院药学临床药师工作过程进行设计，采用案例讨论、任务驱动与讲练结合研讨式教学、情境（或角色扮演）教学、现场教学等多种教学方法。

一、案例讨论教学法

在临床药物治疗学的教学过程中，引入临床典型病案并加入案例分析与讨论环节，让学生对真实病案进行详细的分析，制订相应的处理方案，这将帮助临床医学与药学生获取真正需要的知识和技能，从而提升其综合职业素质。本书中的案例均来自临床一线，经过筛选后再用于教学。如在"心血管系统疾病的药物治疗"部分，给学生提供两个案例让学生分析讨论、判断，一个案例的临床药物治疗是正确的，另外一个案例是错误或不合理的，对错误或不合理的临床药物治疗案例，要求学生找出其错误之处，并且按照实际工作程序处理直至改正，这样可以帮助学生能够更好地完成与理解临床药物治疗学内容。

二、任务驱动与讲练结合研讨式教学法

在临床药物治疗学的教学过程中，依据临床医学生与要学生的学习要求，选择、设计一些贯穿整个课程的大型综合项目，再分解为多个任务，作为训练学生胜任临床医学或临床药学职业岗位能力的主要载体。以学生为主体，充分调动学生的学习潜能，让学生从被动接受转为主动获取，培养学生的实际工作能力，以适应临床治疗与医院药学服务要求。以真实临床治疗为例，将教学过程分四项任务由学生独立完成。教学过程中，对基础知识精心讲解，研讨式教学并配合课堂练习，加强师生交流，及时发现问题，达到举一反三、灵活应用的目的。以此培养学生知识应用、思辨能力，演讲能力和团队合作精神。

三、情境教学法

在临床药物治疗学的教学过程中，根据教学内容和培养目标的要求，通过创设接近临床医生与药师工作过程的职业情境如病房情境、生活情境、问题情境等，按照"教学一体"项目导向、任务驱动的情境化教学要求，仿真或利用真实的职业岗位化教学环境，让学生在学习中体验临床医生与药师职业工作岗位的氛围。角色扮演、真实情境运用不仅可以加强和巩固学生对理论知识的学习，充分体现学生主体性的参与意识，同时也可以提高学生发现问题和解决问题的能力、人际沟通和与人合作的能力，并且能够提高学生的职业意识。

四、现场教学法

在临床药物治疗学的教学过程中，根据临床医生与药师的要求或需求，可把学生带入医疗现场环境进行教学，邀请经验丰富的临床医生或临床药师在医院门诊、病房、药房现场教

学，让学生身临其境。这样既能够调动学生的学习积极性，又能够达到教学效果。

五、充分利用现代化教学手段

在临床药物治疗学的教学过程中，应充分利用网络教学资源、多媒体课件，课件应包含大量临床疾病及不良反应的图片，图文并茂。教学录像、实物实训等使教学形象生动，可以提高教学效果。学生可以在网站找到所需的学习资料（包括但不限于课件、录像、临床药物治疗案例、处方分析案例、药品不良反应事件案例、新药展示等）。

药物治疗是疾病临床治疗中应用最广泛的基本手段。在学习临床药物治疗学后，学生应能对患有特定疾病的特定患者，根据复杂多变的病情，制定和实施合理的个体化药物治疗方案，以获得最佳的治疗效果并承受最低的治疗风险；通过学习学生应初步了解合理药物治疗的基本知识和重要原则，为在将来的工作中开展临床药学服务打下基础。

参 考 文 献

[1] 孙国平.临床药物治疗学[M].北京：人民卫生出版社，2021.

[2] 姜远英，文爱东.临床药物治疗学[M].4版.北京：人民卫生出版社，2018.

[3] 葛均波，徐永健，王辰.内科学[M].9版.北京：人民卫生出版社，2018.

[4] 杨宝峰，陈建国.药理学[M].9版.北京：人民卫生出版社，2018.

（唐丽琴　倪伟建）

第二章　药物治疗的一般原则

药物的治疗作用主要是通过其与生物体的相互作用，调节疾病状态下的机体功能水平，使之恢复正常；或通过杀灭、抑制病原体或肿瘤细胞，祛除病因使机体恢复正常；或直接补足机体缺乏的激素或维生素等物质，起到补充替代作用，使机体恢复正常，从而达到缓解疾病症状，甚至治愈疾病的目的。

药物应用后在体内产生的作用和效应往往受到多种因素的影响，例如药物的剂量和剂型、给药途径、反复给药的间隔时间长短和持续时间等；患者的年龄、性别、病理状态、个体差异、遗传因素和精神因素等，都可影响药物的作用，这不仅体现在影响药物的作用强度，还可能改变机体对药物的敏感性，甚至有时可以改变药物作用的性质。临床应用药物治疗时，除应了解各种药物的作用和用途外，还有必要了解影响药物作用的一些因素，以便更好地掌握药物使用的规律，充分发挥药物的治疗作用，避免或减少药品不良反应。

对多数内科系统的疾病，药物治疗往往具有其他治疗手段不可替代的作用。即使是以局部病变为主要特征的外科系统疾病，在选择手术、放射等局部非药物治疗方法的同时，也往往需要联合用药来提高疗效或防治并发症。

在药物治疗过程中要综合考虑药物的安全性、有效性、经济性与方便性，制订合理的治疗方案，获得最佳的效益/风险比。

第一节　药物治疗的必要性

药物治疗的必要性体现在多个方面，它是现代医学体系中的重要组成部分，对于预防、治疗和控制各种疾病具有不可替代的作用，其主要体现为以下方面：

1. 控制疾病症状

药物治疗可以直接作用于病变部位，通过抑制病原体、调节生理机能或改善病理状态，迅速缓解疾病症状，减轻患者痛苦。例如，抗炎药物能够减轻炎症，缓解肿胀；镇痛药可以缓解疼痛等。

2. 预防疾病恶化

对于一些慢性疾病或严重疾病，及时的药物治疗可以阻止病情进一步恶化，防止并发症的发生。例如，降压药可以降低高血压患者的血压，减少心脑血管事件的风险；降糖药可以控制糖尿病患者的血糖水平，预防糖尿病并发症。

3. 提高生活质量

药物治疗不仅可以改善患者的身体状况，还可以提高他们的生活质量。例如，抗抑郁药可以改善抑郁症患者的情绪状态，使他们能够更好地应对日常生活；哮喘治疗药物可以减少哮喘发作的频率和严重程度，让患者能够更自由地呼吸。

4. 辅助其他治疗手段

在某些情况下，药物治疗可以作为其他治疗手段（如手术、放疗等）的辅助措施，提高治疗效果。例如，化疗药物可以用于治疗癌症，与手术和放疗相结合，提高肿瘤的控制率。

然而，需要注意的是，药物治疗并非万能的，它也有一定的局限性和潜在风险。在使用药物时，必须遵循临床医生的建议，按照规定的剂量和用法进行使用，以避免不良反应和药物相互作用的发生。同时，患者也应保持健康的生活方式，如合理饮食、适当运动等，以提高药物治疗的效果。总之，药物治疗在预防、治疗和控制疾病方面具有重要作用，是现代医学不可或缺的一部分。在合适的情况下，使用适当的药物可以有效提高患者的健康状况和生活质量。

第二节　药物治疗的安全性

合理用药首要考虑的是确保安全性，因为这是实现合理用药的前提。安全用药的目标是在获得最佳疗效的同时尽可能降低药物治疗所带来的潜在损害。常见导致药物治疗安全性问题的原因包括药物自身的理化性质、药品的质量问题以及不合理的药物使用。

首先，药物本身可能具有一些固有的理化特性，这些特性可能导致药物在人体内产生不良反应或副作用。这些不良反应可能包括恶心、呕吐、头痛、皮疹等轻微症状，也可能涉及更严重的生理损害，如肝肾损伤、心血管事件等。因此，在使用药物时，必须充分了解药物的特性和潜在风险，并遵循临床医生的建议和处方剂量，应尽可能避免选择具有毒副作用较大的药物。此外，在多种药物联合使用时，也需要注意到配伍禁忌，以尽量避免毒性叠加的发生。例如，顺铂和氨基糖苷类药物都具有肾脏毒性，因此这两类药物应避免联合使用，以防加重肾脏损伤。

其次，药品的质量问题也是影响药物治疗安全性的重要因素。如果药品在生产、储存或分发过程中出现问题，如污染、变质或错误包装等，都可能导致药物疗效下降或产生毒性。因此，确保药品的质量至关重要，需要依靠严格的药品监管和质量控制体系。

此外，药物的不合理使用也是导致药物治疗安全性问题的原因之一。这包括超剂量使用、长期使用、滥用药物等行为。这些不合理的用药行为可能增加药品不良反应的风险，甚至导致药物依赖、耐药性等问题。因此，患者在使用药物时应遵循临床医生的建议，不随意更改用药方案，并及时向临床医生反馈用药情况。

为了提高药物治疗的安全性，临床医生和患者都需要采取一系列措施。临床医生应充分了解患者的病史和用药情况，为患者制定个性化的用药方案，并定期进行随访和调整。同时，患者也应积极配合临床医生的治疗建议，按时按量服药，并注意观察自己的身体反应。如果出现任何不适症状或疑虑，应及时向临床医生咨询。对于特殊人群如儿童、孕妇、老年人等，应特别注意用药安全性，并根据其生理特点和药物代谢特点进行个体化的用药管理。总之，药物治疗的安全性是一个复杂而重要的问题。通过充分了解药物的特性和潜在风险、确保药品质量、避免不合理用药以及加强医患沟通等措施，可以有效提高药物治疗的安全性，保障患者的用药权益。

第三节　药物治疗的有效性

药物治疗的有效性是药物治疗的基本目的，是根据患者的病症，因病施治，对症下药，选择安全有效的治疗药物并通过其防治作用，使患者临床获益的特征。药物治疗的有效性主要体现在以下几个方面：首先，药物治疗可以直接作用于病变部位，针对病因或症状进行干预，从而达到缓解病情、改善症状的目的。例如，抗菌药物可以杀灭细菌，治疗感染性疾病；降压药可以降低血压，减少心脑血管疾病的风险；降糖药可以控制血糖，防止糖尿病并发症的发生。这些药物的应用可以显著提高患者的生活质量，提高生存率。其次，药物治疗可以预防疾病的进展和恶化。对于一些慢性疾病或严重疾病，及时的药物治疗可以阻止病情进一步恶化，防止并发症的发生。例如，化疗药物可以抑制肿瘤细胞的生长和扩散，延长癌症患者的生存期；免疫抑制剂可以抑制免疫系统的异常反应，治疗自身免疫性疾病。此外，药物治疗还可以作为其他治疗手段的辅助措施，提高治疗效果。例如，在手术治疗前后，使用适当的药物可以减少手术风险，促进术后恢复；在放疗过程中，使用某些药物可以减轻放疗的副作用，提高患者的耐受性。

然而，需要注意的是，药物治疗的有效性并不绝对。不同的患者对同一种药物的反应可能存在差异，部分患者可能对某种药物不敏感或出现耐药现象。此外，药物也可能产生一些不良反应或副作用，影响患者的治疗效果和生活质量。因此，在使用药物时，需综合考虑患者的具体情况（如患者的年龄、性别、体重、遗传背景和疾病状态等）与药物因素（如药物的理化性质、剂型、给药途径、给药剂量以及药物的相互作用），制订个性化的治疗方案，以达到最佳的治疗效果。总之，药物治疗的有效性是药物治疗的核心价值所在。通过选择适当的药物、制订个性化的治疗方案以及加强患者管理，可以最大限度地发挥药物治疗的有效性，使患者临床获益更多。

第四节 药物治疗的经济性

在保证药物治疗安全性与有效性的前提下，应充分考虑药物治疗的经济性。药物治疗的经济性是指在药物治疗过程中，以最小的经济成本实现最佳治疗效果。这涉及药物治疗的成本效益分析，既要考虑直接成本，如药物本身的费用、购买和配送成本，也要考虑间接成本，如临床医生的费用、护士的费用与设备的费用等。

药物本身的价格是影响治疗成本的重要因素。高价药物会增加患者的经济负担，而低价药物则可以降低治疗成本。因此，在选择药物时，需要综合考虑药物的疗效、安全性和价格，以选择性价比最高的药物。药物的用量和使用频率也会影响治疗成本。一些药物需要长期使用或大量使用，这将增加患者的用药费用。因此，临床医生需要根据患者的病情和药物特性，制订合理的用药方案，避免浪费和增加成本。除了直接成本，间接成本也是药物治疗经济性需要考虑的因素。例如，临床医生的诊疗费用、护士的护理费用以及设备的检查费用等，都是药物治疗过程中不可避免的支出。基于此，药物的经济性原则主要包括以下三方面的内容：① 避免盲目追求新药、高价药，控制不合理的药物需求；② 对有限的药物资源进行合理的配置，避免医药卫生资源的浪费；③ 减少商业利益驱动的不合理药物治疗。药物治疗的经济性是一个复杂而重要的问题。为了实现最佳的治疗效果，同时降低治疗成本，临床医生和患者需要共同努力，制订合理的用药方案，选择性价比高的药物和购买渠道，以及优化治疗流程，降低间接成本。此外，政策制定者和医疗机构也需要关注药物治疗的经济性问题，通过制订相关政策和措施，促进药物的合理使用和降低治疗成本。

第五节 药物治疗的规范性

药物治疗的规范性是指在药物治疗过程中，遵循一定的标准、规则和指南，以确保治疗的科学性和有效性，保障患者的用药安全。这一规范性涉及药物治疗的各个方面，从药物选择、用药剂量、用药时机到治疗方案的制订等，都需要严格遵循相关标准和规定。

药物治疗的规范性体现在药物选择方面。临床医生在选择药物时，需要综合考虑患者的病情、药物的疗效、安全性、副作用等因素，确保所选药物能够最大程度地满足患者的治疗需求。同时，临床医生还需要关注药物的来源和质量，确保使用的药物符合相关标准和规定。用药剂量和用药时机的规范性也至关重要。临床医生需要根据患者的病情、药物的特性和药效动力学，制订合理的用药剂量和用药方案，这包括确定药物的起始剂量、维持剂量、调整剂量以及用药频率等，以确保药物能够发挥最佳的治疗效果，同时避免药物过量或不足的情况发生。此外，治疗方案的制订也是药物治疗规范性的重要体现。临床医生需要根据患者的具体情况，制订个体化治疗方案，综合考虑药物治疗的各个方面，包括药物的选择、用药剂量、用药时机、疗程等。同时，临床医生还需要关注治疗方案的可行性和经济性，确保治疗方案能够在保证治疗效果的前提下，降低患者的经济负担。

在药物治疗过程中，临床医生还需要遵循权威的专科诊疗指南和相关法律法规，确保治疗的科学性和合法性。这些指南和法规为药物治疗提供了明确的指导和规范，有助于临床医生更好地掌握药物治疗的知识和技能，提高治疗的质量和效果。总之，药物治疗的规范性是确保治疗科学性和有效性的重要保障。临床医生需要严格遵守相关标准和规定，制订合理的治疗方案，确保患者能够安全、有效地接受药物治疗。同时，患者也需要积极配合临床医生的治疗建议，按时按量服药，注意观察身体反应，及时与临床医生沟通，共同维护药物治疗的规范性。

第六节　药物治疗方案制订的一般原则

药物治疗方案的制订是一个复杂而细致的过程，需要综合考虑多个因素，以确保方案的安全性、有效性、经济性和规范性。以下是一些关键步骤和考虑因素：首先，药师或医生需要仔细询问患者的病史、过敏史、家族史等信息，以了解患者的疾病类型、病情严重程度和相关的合并症。这些信息有助于评估患者的整体健康状况，为制订个性化的治疗方案提供依据。其次，根据患者的具体情况，药师或医生需要选择合适的药物。这需要考虑药物的适应证、禁忌证、不良反应以及药物的相互作用。同时，还要关注患者的年龄、性别、体重等个体差异，以确保药物的选择符合患者的实际情况。其次，制订给药计划是确保药物治疗方案有效执行的关键。这包括确定给药途径和方法（如口服、注射、外用等）、给药剂量和频率，以及给药时机和间隔。这些决策应基于药物的性质、患者的需求和疾病的特点，以确保药物能够发挥最佳的治疗效果。此外，在制订药物治疗方案时，药师或医生还需要考虑药物的经济性。应尽量选择价格合理、性价比高的药物，以降低患者的经济负担。同时，也要关注药物治疗的长期效益，避免因为短期经济效益而忽视患者的长期健康。最后，为了确保药物治疗方案的有效性和安全性，药师或医生需要对患者进行定期的随访和监测。这包括观察患者的病情变化、评估药物的疗效和安全性，以及及时调整治疗方案以适应患者的需求。

总的来说，药物治疗方案的制订是一个综合性的过程，需要药师或医生具备丰富的专业知识和临床经验。通过综合考虑患者的实际情况、药物的特性以及治疗的经济性和规范性等因素，可以制订出更加合理、有效的药物治疗方案，为患者提供更好的医疗服务。

参考文献

[1] 李俊.临床药物治疗学[M].北京:人民卫生出版社,2007.

[2] 全军药学专业委员会.合理用药指南[M].北京:人民军医出版社,2000.

[3] 孙国平.临床药物治疗学[M].北京:人民卫生出版社,2021.

[4] 杨宝峰,陈建国.药理学[M].9版.北京:人民卫生出版社,2018.

(唐丽琴　倪伟建)

第三章　药物治疗的基本过程

第一节　概　　述

药物治疗是临床上最常用、最基本的治疗手段。因此，提高药物治疗水平是提高整个医疗水平的关键。药物作用具有两重性，即防治作用和不良反应。如果用药不当，不但达不到治疗效果，还会对机体造成危害。因此，临床采用药物治疗时，要根据疾病、机体和药物的特点权衡利弊，做到合理用药。患者只有在必要的情况下才需要使用药物，可用可不用时尽量不用，如高血压早期、糖尿病早期等，先考虑通过调整饮食、适度运动、戒除不良生活习惯等达到控制疾病的目的，当上述手段不能达到目的，而药物治疗又确实对患者有益时，才考虑使用药物治疗。有些疾病的药物治疗需要很长的疗程甚至要终生用药，如癫痫、精神分裂症、类风湿性关节炎等，在决定用药前更要慎重考虑。

药物治疗的对象是患者，治疗的成功与否是药物-机体-疾病三者相互作用的结果。因此，对每一例患者的药物治疗，首先要根据患者的症状、体征及实验室检查结果做出正确的诊断，然后拟定治疗目标，从机体及疾病的角度出发选择合适的药物、剂量和疗程，开具处方并指导患者用药。在药物治疗过程中，要依照治疗目标检查治疗效果，当疗程结束时，如果达到治疗目标，可停止该药物治疗，否则需要对药物治疗过程的各环节进行检查并做出相应的调整。

一、明确诊断

正确诊断是正确治疗的开始。临床诊断可分为病因诊断、病理解剖诊断、症状诊断和病理生理诊断，需要综合分析各种临床信息才能确定，包括患者的主诉、详细的病史、体格检查、实验室检查和特殊检查等。任何疾病都有一个动态的发展过程，在疾病的不同阶段各有其需要及时处理的特殊问题。因而，明确诊断是使治疗措施准确地针对疾病发生发展的关键环节，利于病情向好的方向转归。药物是疾病治疗的主要措施，在医生做出正确诊断的前提下，才可能对患者实施正确的药物治疗。

在临床工作中，有时某种疾病的诊断依据可能并不充分，而症状明显，治疗又是必需的，此时可依据现有的症状、体征和检查结果初步做出诊断以便进行药物治疗。例如，一位中年女性患者，有对称性关节僵硬、疼痛和炎症，晨起加重，无感染病史，可初步考虑诊断为类风湿关节炎。在没有其他禁忌证的前提下，可用阿司匹林对患者进行治疗，如症状能够很快得到明显改善，则有助于确定上述诊断。

当诊断完全不明时对患者盲目地进行对症治疗，有时会造成严重后果。例如，急性腹痛的患者如果病因未明，为了缓解疼痛而使用镇痛药治疗，则有可能掩盖病情，延误诊断，甚至有可能使急腹症病情恶化的临床表现变得不明显，导致弥漫性腹膜炎等严重后果。

二、确定治疗目标

治疗目标即疾病治疗预期达到的最终结果。治疗目标的确立不仅要从疾病的本身出发，更应分析患者的综合情况。例如，一般高血压患者用药后血压应降至 140/90 mmHg 以下，而有糖尿病或肾病的高血压患者，降压目标则是 130/80 mmHg 以下；同样诊断为乳腺癌，早期确定的治疗目标是消除肿瘤细胞以延长患者的生存期，晚期则致力于改善症状，提高患者的生存质量，因此，乳腺癌的早期和晚期治疗方案有很大不同。

确定治疗目标时，应力求既能改善患者目前的病理生理状态，又能提高患者的远期生活质量。例如，控制血压是高血压治疗的首要目标，但是治疗高血压需要终生用药，治疗目标不仅是严格控制血压，更应该是有效地降低心脑血管并发症的风险并降低病死率；在确定妊娠期妇女的治疗目标时不仅要考虑缓解患者疾病，还要考虑药物对胎儿的潜在危险；在治疗帕金森病时治疗目标不仅是需要改善肢体震颤、疼痛等症状，同时提高患者生活质量，延缓病情的发展也是十分重要的。治疗目标决定了药物治疗方案的复杂性，同时也决定了患者可能获得的最大疗效，治疗目标的确定建立了医患双方对最终治疗结果的评估标准，实际上也是双方对治疗结果的期望。需要注意的是，患者对治疗结果的期待有时会与医药工作者确定的治疗目标有所不同，此时就可能使患者对医药工作者产生不信任感，从而影响患者对治疗的依从性。例如，急性腹痛的患者诊断未明时，家属可能希望立即止痛，而医生则需要在诊断明确后再用药。此时，要加强与患者的有效交流，使患者及其家属理解治疗目标确定的缘由，从而使他们接受正确的治疗方案。

三、选择治疗方案

治疗目标决定着治疗方案，一个治疗目标又往往有多个治疗方案，每个治疗方案中所采用的药物又可能有所不同。因此，在根据治疗目标制订治疗方案时，需要综合考虑患者的实际情况和药物的药理学特性，遵循安全、有效、经济、适当的原则选药，确定药物的剂量和疗程。例如，对类风湿关节炎患者，在确定治疗方案前有必要了解患者过去有无溃疡病史，是否用过阿司匹林，用药时是否发生过不良反应，家族中是否有其他遗传相关性疾病患者，药费是否是一个特别重要的考虑因素等。基于这些信息，可从非甾体抗炎药中选择一种合适的药物。

确定给药方案时还要注意不能忽视药物在患者体内的药物代谢动力学特征。如果已知患者与药物消除有关的主要器官有疾病,会使药物的消除减慢,则给药剂量和给药间隔也要进行适当调整。例如,超广谱碳青霉烯类抗菌药物美罗培南主要通过肾小球滤过经肾脏排泄,其血浆清除率与肌酐清除率(Ccr)相关,肾功能障碍患者必须减少剂量或延长给药间隔。因此治疗前需评估患者的肾功能,若肾功能正常,美罗培南的给药剂量和给药间隔为0.5～2 g,q8h。若肾功能不全,给药剂量和给药间隔需做调整,如当 Ccr>50 mL/min 时,不需要调整剂量和给药间隔;当 10 mL/min<Ccr<50 mL/min 时,给药剂量和给药间隔调整为 0.5～1 g,q12h;当 Ccr≤10 mL/min 时,给药剂量和给药间隔调整为 0.5 g,q24h。

四、开始治疗

治疗方案确定以后,要为患者开具书写清楚、格式规范的处方,这标志着药物治疗的开始。药物治疗能否达到治疗目标,除了取决于治疗方案外,也不能忽视患者因素。因为再好的药物治疗方案,如果患者不依从治疗,药物就不能发挥预期的疗效,甚至会引起严重的不良反应。因此,临床医药工作者要指导患者用药,为其提供必要的信息,使其成为知情的治疗合作者,提高患者依从性。例如,向患者解释药物将会怎样影响其疾病过程或症状、为什么要按时按量用药、用药后有哪些常见的不良反应(如服铁剂可引起黑色便)和不影响继续用药的情况(如服用维生素 B_2 片后尿液变黄色)、哪些反应即使轻微却必须引起高度重视(如服用有潜在骨髓抑制作用的药物后出现咽痛)、使用抗菌药物时为什么在症状缓解后不要立即停药、需要长期用药治疗时为什么要定期复查、出现哪些情况需要改变治疗方案(如发生胃肠道出血)及用药过程中出现哪些毒副反应需要立即就诊(如心悸、呼吸困难等)等。

五、监测、评估和干预

药物治疗是否达到预期的治疗目标是决定继续、调整或是终止治疗方案的关键因素。治疗目标从客观上是用一些反映疗效的观测指标与不良反应的观察终点来衡量的,因此,在治疗过程中要通过对这些指标和终点的监测来评估治疗效果,对治疗方案进行适度干预。对一位具体的患者来说,通常所说的首选药物和标准方案并不一定对其能够产生最佳的治疗效果,要实现个体化用药,优化治疗方案,目前最实用的方法是治疗-监测-治疗的反复尝试。

药物治疗监测需要回答两个基本问题:治疗是否达到预期效果和不良反应对药物治疗是否产生了影响。根据监测实施者的不同,可将监测分为两种方式:① 被动监测,医药工作者要向患者解释出现治疗效果的表现,告知患者如果无效或出现不良反应时应如何应对,由患者自己监测治疗效果;② 主动监测,依据疾病类型、使用药物的药理作用、不良反应、疗程、处方药量等因素确定复诊时间进行必要的指标检测,由医生评估治疗效果。

治疗有效：患者依从性好，按治疗方案要求用药后若疾病已治愈，则治疗可停止；如疾病未愈或为慢性，治疗有效且无不良反应，或不良反应不影响治疗，可继续治疗；若出现了严重的不良反应，则应对治疗方案进行适当调整，如检查对患者的指导是否正确、调整所选择的药物与剂量、有无药物相互作用等因素。

治疗无效：按治疗方案用药后没有达到预期的效果，不论有无不良反应，均应对治疗过程重新审视，如诊断是否正确、治疗目标与治疗方案是否合理、药物剂量和疗程是否恰当、给予患者的指导是否正确、患者的依从性及对治疗的监测是否正确等。若能找到治疗失败的原因，则可提出相应的解决办法，否则应考虑停药，以免对机体造成不必要的损害，同时贻误治疗时机且浪费资源。

需要注意的是，无论何种原因需要停止药物治疗时，应切记不是所有的药物都能立即停药。有些药物（如β受体拮抗药、中枢性降压药、精神神经系统用药、糖皮质激素等）需要逐渐减量后才能停药，否则易出现停药反跳或撤药综合征。

第二节 药物治疗方案的制订

一、治疗药物的选择

目前，随着医药工业的发展，大量新药涌入临床，给医生、患者用药带来机遇的同时也带来了困惑。不过，值得注意的是，在这些所谓新药中，真正作用方式全新的药物却极少，绝大多数仍是现有药物的同类药。因此，在开始选择治疗药物时，应首先着眼于选择哪类药物而不是哪种药物。确定治疗药物的种类后，再根据每种药物的作用特点，选择符合治疗目标的药物。

有效性（efficacy）是选择药物的首要标准，是药物用于临床、达到预期疗效的唯一保障。无效药物是没有临床应用价值的。药物能否发挥应有的效应，取决于药物浓度能否达到最低有效血药浓度。血药浓度的高低与用药剂量、药物剂型、给药途径、给药时间和间隔时间、联合用药及机体的年龄、性别、个体差异、病理状态等因素有关，在选药时应予以考虑。理想的药物应具有较良好的药动学特性，采用简便的给药方案即可达到所需的治疗浓度。药物的起效快慢不同维持时间长短不同，为了尽快起效，可选用快速吸收起效的药物，或采用首次给药剂量加倍的方法。如缓解心绞痛时选用舌下含服硝酸甘油；口服抗疟药氯喹治疗疟疾时，为了迅速控制症状，达到稳态浓度，以便及时抑制红细胞内疟原虫，常需首剂加倍。

安全性（safety）是药物治疗的前提。药物必须要经过临床前药理和毒理学评价以及临床试验，确定能够满足基本安全性要求后才得以进入临床。然而，追求绝对安全是不可能的，患者从药物治疗中获益的同时也必然会承担一定的风险。理想的药物治疗应有最佳的效益/风险比。因此，医药工作者在为患者选药时必须权衡利弊，应给予患者利大于弊的药物，从而使患者承受最小的风险，获得最大的治疗效果。不同的疾病对药物安全性的要求（对风险的可接受程度）是不同的，这取决于患者的获益程度。例如，普通感冒的治疗目的是减轻不适感觉，或许也能缩短自然病程，但如果选择的药物有导致肝功能异常的风险，那是不能接受的；而晚期肿瘤的治疗目的是延长患者的生存期，抗肿瘤药即使有引起肝功能异常甚至严重肝损伤的风险也能被临床接受，即感冒治疗时为减轻不适而致肝功能异常比肿瘤治疗时为延长生命而致肝功能异常的效益/风险比要小很多，因此前者的临床接受程度要明显低于后者。

为了保证患者用药安全，选药时应注意以下几点：① 药物的禁忌证。禁忌证是由药物的作用机制和患者的病理生理学特性所决定的，同一类药物作用机制相同，通常有相同的禁忌证。② 配伍用一般不宜超过3～4种，过多的同类型或相似副作用的药物合用时，会加重不良反应，且药物之间可能产生相互作用，导致各药的作用强度发生改变。③ 特殊人群如妊娠及哺乳期妇女、儿童、老年人、肝肾功能不全者、过敏体质者等，因其生理、生化功能有异于一般人群或病理学变化影响着药动学和药效学，故为发生用药安全性问题的高风险人群，某些药物要禁用或慎用。

经济性（economy）是合理用药的基本要素之一。经济性并不意味着用药越少、越便宜越好，而是指消耗最小的成本，获得最大的效果。根据有效性和安全性的原则选择的药物可能超出了患者的支付能力，从而影响患者的依从性，所以在选择药物时，要考虑到治疗成本、患者的经济状况、医疗保险情况等。药物的治疗成本不应用单一的药费去衡量，应该注重的是治疗的总支出，即治疗总成本。因为有可能表面上支出了较高的药费（与低费用药物相比），却由于缩短了住院天数、避免或减轻不良反应等而减少相应的治疗费用，同时由于早日恢复工作而减少了工资损失，因此从整体上看治疗成本反而降低。显然这种药物虽然药费较高，但具有成本效果，也是值得选用的。

适当性（appropriateness）是影响患者依从性的另一个重要因素。选药时，要根据患者的实际情况和疾病的特点选择合适的剂型，尽量简化给药方案以方便患者。例如，吞咽有困难的患者一般会选择溶液剂或冲剂；采用缓释制剂或控释制剂可减少给药次数，不容易发生漏服现象；透皮吸收给药制剂（TDDS）局部用药全身起效作用，临床顺应性好。但是适当性又需要以保证治疗效果为前提。例如，沙丁胺醇气雾剂常用于缓解急性支气管哮喘发作，但对儿童来说，常难以正确掌握吸入方法，故吸入剂量难以控制，因此虽然气雾剂用药方便，但为了保证用药安全有效，可采用联合“储雾罐”或雾化等方式，既能及时缓解哮喘状态，又可减少不良反应的发生。

依照上述标准选择治疗药物时，可能会发现还有许多药物在这些方面都很相似，这时应优先选择正规企业生产的质量可靠的药物及具有最满意的药动学特性的药物。

二、根据药动学参数设计给药方案

临床药物代谢动力学（clinical pharmacokinetics）简称临床药动学，其应用动力学原理和数学模型，定量地描述药物的吸收（absorption）、分布（distribution）、代谢（metabolism）和排泄（elimination）过程（简称 ADME 过程）随时间变化的动态规律，以及各种临床条件对体内过程的影响，根据计算出的药动学参数制订最佳给药方案，指导临床合理用药。其中根据半衰期制订给药方案及根据稳态血药浓度制订给药方案为两种常用的制订给药方案的方法。

（一）药动学参数计算及意义

药物动力学又可分为吸收动力学、分布动力学和消除动力学，可分别计算各自的参数，定量描述药物的体内过程，以下列举几个重要参数：

（1）峰浓度（C_{max}）和达峰时间（T_{max}） 指血管外给药后药物在血浆中的最高浓度值及其出现时间，分别代表药物吸收的程度和速度。血管外给药途径、药物制剂均可影响药物吸收的程度和速度。

（2）曲线下面积（AUC） 指药物浓度-时间曲线和横坐标围成的区域，表示一段时间内药物在血浆中的相对累积量，是计算生物利用度的重要参数。公式为

$$\mathrm{AUC} = \int_0^{\infty} C\mathrm{d}t = \frac{A}{\alpha} + \frac{B}{\beta}$$

式中，C 为血浆药物浓度，α 为分布相的速率常数，β 为消除相的速率常数，分别反映药物的分布和消除的速度。B 为药-时曲线中 β 相段外延至纵坐标（浓度）的截距。将实际测得的血浆药物浓度值减去 β 相段上各相应时间点的数值，再将其差值在同一药-时图上作图得一直线，将此直线外延至纵坐标的截距即为 A。B 和 β、A 和 α 均用最小二乘法（即回归方程）计算得到。

（3）生物利用度（bioavailability，BA 或 F） 指药物的活性成分从制剂释放吸收进体循环的程度和速度。通常以绝对生物利用度表示，公式为

$$\text{绝对生物利用度}\ F = A_{\text{吸收入血的量}} / D_{\text{给药量}} \times 100\%$$

$$= \mathrm{AUC}_{\text{血管外给药}} / \mathrm{AUC}_{\text{内管内给药}} \times 100\%$$

通常以血管内（如静脉注射）给药所得 AUC 为百分之百，再以血管外给药（如口服、肌内注射、舌下、吸入等）所得 AUC 相除，可得到经过吸收过程而实际到达全身血液循环的绝对生物利用度，以此评价不同给药途径药物的吸收效果。

（4）生物等效性（bioequivalence，BE） 指比较同一种药物的相同或者不同剂型，在相同试验条件下，其活性成分吸收程度和速度是否接近或等同。通常主要以相对生物利用度表示，公式为

$$\text{相对生物利用度}\ F' = \mathrm{AUC}_{\text{供试药}} / \mathrm{AUC}_{\text{对照药}} \times 100\%$$

相对生物利用度可用于评价药品制剂之间、生产厂商之间、批号之间的吸收药物量是否相近或等同，如果有较大差异将导致药效方面的较大改变。相对生物利用度是新型药物制剂生物等效性评价的重要参数。

（5）表观分布容积（apparent volume of distribution，V_d）指理论上药物以血药浓度为基准均匀分布应占有的体液容积，单位是 L 或 L/kg。

$$V_d = \frac{D}{C_0}$$

式中，D 为体内总药量，C_0为药物在血浆与组织间达到平衡时的血浆药物浓度。它并非指药物在体内占有的真实体液容积，所以称为表观分布容积。通过此数值可以了解药物在体内的分布情况，如一个体重 70 kg 的正常人，V_d 在 0.05 L/kg 左右时表示药物大部分分布于血浆；V_d 在 0.6 L/kg 时则表示药物分布于全身体液中；V_d 大于 0.6 L/kg 时则表示药物分布到组织器官中；V_d 大于 1.0 L/kg 时则表示药物集中分布至某个器官内或深部范围组织内。一般来说，分布容积越小的药物排泄越快，在体内存留时间越短；分布容积越大的药物排泄越慢，在体内存留时间越长。

(6) 消除速率常数(K_e)　指单位时间内消除药物的分数，如 K_e 为 0.18/h，表示每小时消除前一个小时末体内剩余药量的18%。K_e 是体内各种途径消除药物的总和，对于正常人来说，K_e 基本恒定，其数值大小反映药物在体内消除的速率。K_e 的大小变化只依赖于药物本身的理化性质和消除器官的功能，与剂型无关。

(7) 半衰期(half-life，$t_{1/2}$)　指血浆中药物浓度下降一半所需要的时间。绝大多数药物在体内属于一级速率变化，其 $t_{1/2}$为恒定值，且与血浆药物浓度无关。其公式为

$$t_{1/2} = 0.603/K_e \quad (\text{一室模型})$$

$$t_{1/2} = 0.693/\beta \quad (\text{二室模型})$$

$t_{1/2}$的意义在于：① 反映药物消除快慢的程度，也反映机体消除药物的能力；② $t_{1/2}$与药物转运和转化的关系为，一次用药后经过 4～6 个 $t_{1/2}$后体内药量消除 93.5%～98.4%；同理，若每隔 1 个 $t_{1/2}$用药一次，则经过 4～6 个 $t_{1/2}$后体内药量可达稳态水平的 93.5%～98.4%；③ 按 $t_{1/2}$的长短不同常将药物分为 5 类，超短效为 $t_{1/2} \leqslant 1$ h，短效为 1 h$< t_{1/2} \leqslant 4$ h，中效为 4 h$< t_{1/2} \leqslant 8$ h，长效为 8 h$< t_{1/2} \leqslant$ 24 h，超长效 $t_{1/2} >$24 h；④ 肝肾功能不全者 $t_{1/2}$改变，绝大多数药物的 $t_{1/2}$延长。可通过测定患者肝肾功能调整用药剂量或给药间隔。

(8) 清除率(clearance，CL_S)　指单位时间内多少毫升血浆中的药物被清除，是肝清除率(CL_H)、肾清除率(CL_R)和其他消除途径清除率的总和。即 $CL_S = CL_H + CL_R + \cdots$，其计算公式为

$$CL_S = V_d \times K_e = F \times D/\text{AUC}$$

式中，V_d 为表观分布容积，K_e 为消除速率常数，F 为生物利用度，D 为体内药量，AUC 为血药浓度曲线下面积。清除率以单位时间的容积(mL/min 或 L/h)表示。

(9) 稳态血药浓度与平均稳态血药浓度　如按固定间隔时间给予固定药物剂量，在每次给药时体内总有前次给药的存留量，多次给药形成多次蓄积。随着给药次数增加，体内总药量的蓄积率逐渐减慢，直至在剂量间隔内消除的药量等于给药剂量，从而达到平衡，这时的血药浓度称为稳态血药浓度(steady-state plasma concentration，C_{ss})，又称坪值(plateau)。假定按半衰期给药，则经过相当于 5 个半衰期的时间后血药浓度基本达到稳定状态。

稳态血药浓度是一个“篱笆”形的药时曲线，它有一个峰值(稳态时最大血药浓度，$C_{ss,max}$)，也有一个谷值(稳态时最小血药浓度，$C_{ss,min}$)。由于稳态血药浓度不是单一的常数值，故有必要从稳态血药浓度的起伏波动中，找出一个特征性的代表数值，来反映多剂量长

期用药的血药浓度水平，即平均稳态血药浓度($C_{ss,av}$)(图 3-1)。所谓 $C_{ss,av}$是指达到稳态时，在一个剂量间隔时间内，血药浓度曲线下面积除以给药间隔时间的商值，其计算式为

$$C_{ss,av} = AUC_{0\text{-}\tau}/\tau$$

或

$$C_{ss,av} = FD/(K_e\tau V_d)$$

式中，τ 为两次给药的间隔时间，AUC 为血药浓度曲线下面积，F 为生物利用度，D 为给药剂量，K_e 为消除速率常数，V_d 为表观分布容积。

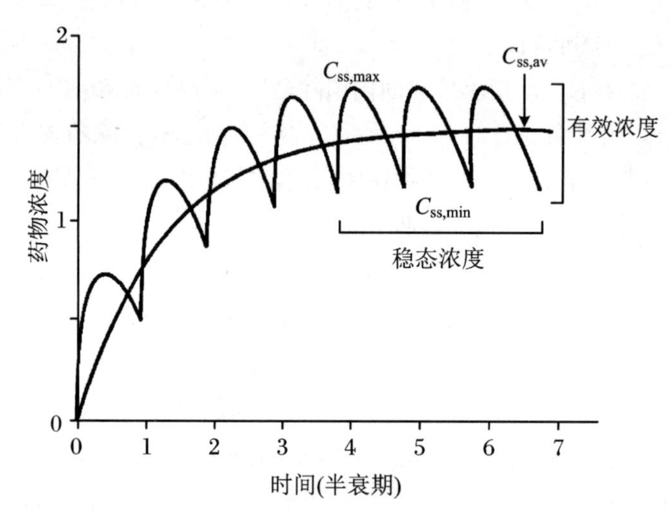

图 3-1 多次给药后的药-时曲线

达到 C_{ss}的时间仅决定于半衰期，与剂量、给药间隔及给药途径无关，但剂量与给药间隔影响 C_{ss}。剂量大，C_{ss}高；剂量小，C_{ss}低。给药次数增加能提高 C_{ss}，并使其波动减小，但不能加快到达 C_{ss}的时间(图 3-2(a))；增加给药剂量能提高 C_{ss}，但也不能加快到达 C_{ss}的时间(图 3-2(b))；首次给予负荷剂量(loading dose)，可加快到达 C_{ss}的时间(图 3-2(c))。临床上首量加倍的给药法即为了加快到达 C_{ss}的时间。对于以一级动力学消除的一室模型药物来说，当 τ 等于消除半衰期时，负荷剂量等于 2 倍的维持剂量，即首剂加倍量。

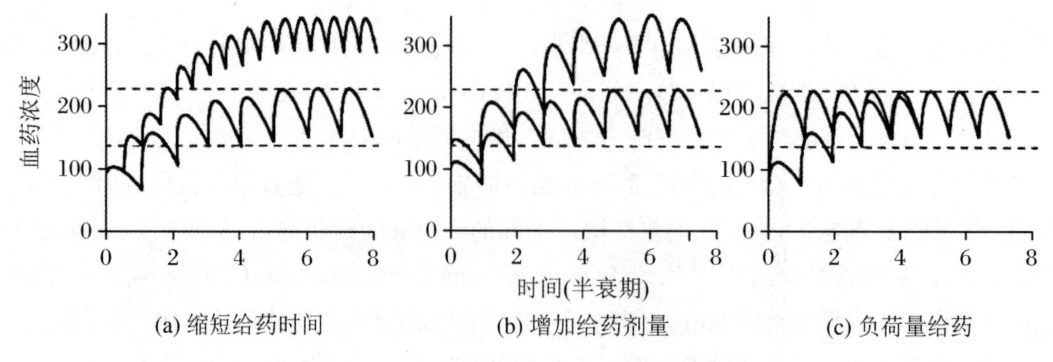

图 3-2 给药方式与到达稳态浓度时间的关系

20世纪80年代以后，新的分析检测手段和分子生物学技术的应用，使药物代谢动力学和临床药物代谢动力学的发展日新月异。气相色谱-质谱联用法（GC-MS）、液相色谱-质谱联用法（LC-MS）等检测手段在微量药物浓度分析和代谢物鉴定中显示出强大的优势，已经成为现阶段药物代谢动力学研究常规和普遍应用的方法。高效毛细管电泳技术（high performance capillary electrophoresis，HPCE）在药物和代谢物分离、微透析技术在体内药物分布试验、磁共振（magnetic resonance，MR）技术的快速测定和高分辨率、飞行时间质谱（time of flight mass spectrometer，TOFMS）对生物大分子和代谢产物的分析优势、正电子发射断层显像（positron emission tomography，PET）技术用于痕量药物代谢动力学筛选等，均使药物代谢动力学及药物安全性的研究登上了更高台阶。此外，分子生物学技术的发展，使重组CYP酶广泛运用于药物代谢动力学、临床药物代谢动力学及遗传药物代谢动力学研究。蛋白质克隆技术、细胞转染技术及转基因和基因敲除动物等基因工程技术已经渗入到药物转运体与药物代谢动力学的深入研究中，使药物在体内的吸收、分布、代谢和排泄过程的解析向分子水平、基因水平迈进。遗传药理学、遗传药物代谢动力学研究的迅猛发展，使得药物“因异给药”的临床应用指日可待。

近年来，中药药物代谢动力学领域也取得了重大进展，目前国外对中草药药物代谢动力学的研究主要是研究其单一成分的药物代谢动力学，而我国在这方面的研究除了单一成分外，还体现了中药的整体观思想。采用指纹图谱技术研究其多组分的药物代谢动力学，并结合血清药理学研究药动（PK）-药效（PD）关系，重点研究中草药的活性成分或组分，体现了中医药的特点，为中医药走出国门作出了贡献。

（二）根据半衰期制订给药方案

（1）半衰期小于30分钟：维持药物有效治疗浓度有较大困难。治疗指数低的药物一般要静脉滴注给药；治疗指数高的药物也可分次给药，但维持量要随给药间隔时间的延长而增大，这样才能保证血药浓度始终高于最低有效浓度。如青霉素的半衰期约为30 min，给药间隔时间为4～6 h，可用剂量为80万～2000万U/d。

（2）半衰期为30 min～8 h：主要考虑治疗指数和用药的适当性。治疗指数低的药物，每个半衰期给药1次，也可静脉滴注给药；治疗指数高的药物可每1～3个半衰期给药1次。

（3）半衰期为8～24 h：每个半衰期给药1次，如果需要立即达到稳态，可首剂加倍。

（4）半衰期大于24 h：每日给药1次较为方便，可提高患者对医嘱的依从性。如果需要立即达到治疗浓度，可首剂加倍。

（三）根据稳态血药浓度制订给药方案

1. 根据平均稳态血药浓度（$\bar{C}_{ss}$）制订给药方案

本法是以平均稳态血药浓度（$\bar{C}_{ss}$）作为设计给药方案的指标。通过调整给药剂量或给药间隔时间，以达到所需的平均稳态血药浓度。通常是选定平均稳态血药浓度和给药间隔时间而调整剂量。

$$\bar{C}_{ss} = \frac{F \cdot D}{K \cdot V_d \cdot \tau} = \frac{F \cdot D}{CI \cdot \tau}$$

$$D = \frac{\bar{C}_{ss} \cdot CI \cdot \tau}{F} \tag{2-1}$$

式(2-1)中，K 为消除速率常数；V_d 为表观分布容积；CI 为清除率；F 为生物利用度；D 为给药剂量；τ 为给药间隔时间。

关于 τ 的设计，除考虑 $t_{1/2}$外，还要考虑有效血药浓度范围，如果有效血药浓度范围窄，且 $t_{1/2}$短，为了避免血药浓度波动过大，可增加给药次数。

2. 根据稳态血药浓度范围制订给药方案

如期望的稳态最大浓度 $C_{ss,max}$(稳态峰浓度)和稳态最小浓度 $C_{ss,min}$(稳态谷浓度)已知，可按以下方法制订给药方案：

$$\tau_{max} = \ln(C_{ss,max}/C_{ss,min})/k$$

$$\tau_{max} = 1.44 \cdot t_{1/2} \cdot \ln(C_{ss,max}/C_{ss,min}) \tag{2-2}$$

式(2-2)中，τ_{max}为最大给药间隔，其意义是在规定的最大血药浓度范围内，所允许的最大给药间隔时间。若 $\tau > \tau_{max}$，血药浓度就会超过规定的波动范围，故实际应用的 $\tau \leqslant \tau_{max}$。

在 τ_{max}内的最大维持剂量 D_{max}应为

$$D_{max} = V_d \cdot (C_{ss,max} - C_{ss,min})$$

$$D_{max} = 1.44 \cdot t_{1/2} \cdot CI \cdot (C_{ss,max} - C_{ss,min}) \tag{2-3}$$

D_{max}除以 τ_{max}得给药速率 D/τ：

$$\frac{D}{\tau} = \frac{D_{max}}{\tau_{max}} \tag{2-4}$$

因此，设计给药方案的步骤如下：

(1) 选定 $C_{ss,max}$和 $C_{ss,min}$，即血药浓度范围。

(2) 确定必要的 V_d 或 $t_{1/2}$及 CI。

(3) 利用式(2-2)、(2-3)和(2-4)，求出给药速率 D/τ。

(4) 根据实际情况确定 τ 值，然后求出 D。如需给予负荷剂量 D_L，则根据下式求出：

$$D_L = C_{ss,max} \cdot V_d = \frac{D}{1 - e^{-k\tau}} \tag{2-5}$$

3. 根据稳态最大浓度 $C_{ss,max}$或稳态最小浓度 $C_{ss,min}$制订给药方案

有些药物只要求 $C_{ss,max}$不要超过某一浓度，而有些药物只要求 $C_{ss,min}$不要低于某一浓度即可。

设 $\tau_{max} = t_{1/2}$，则

$$C_{ss,max} = 2C_{ss,min}$$

或

$$C_{ss,min} = \frac{1}{2}C_{ss,max}$$

代入式(2-3)得

$$D_{max} = V_d \cdot C_{ss,min} = 1.44 \cdot t_{1/2} \cdot CI \cdot C_{ss,min} \tag{2-6}$$

或

$$D_{max} = V_d \cdot \frac{1}{2} \cdot C_{ss,max} = 1.44 \cdot t_{1/2} \cdot CI \cdot \frac{1}{2} \cdot C_{ss,max} \tag{2-7}$$

用 D_{max}除 $t_{1/2}$以求出给药速率 D/τ，再按前述方法确定给药间隔 τ 和维持剂量D。

以上给药方案的结果为按标准剂量方案计算所得，然而有些药物如茶碱、华法林等，治疗剂量与中毒量之间差距很小，每个人对其耐受性和体内消除速率又有所不同，故临床用药稍有不慎即容易产生中毒，甚至死亡。此外，有时由于患者脏器的病变，可影响到药物的正常吸收、分布、代谢和排泄，常规用药可能无效或产生中毒。因此，在制订给药方案时应注意个体化给药，要充分考虑到药物方面和机体方面因素对药物作用的影响。当不能完全确定患者的个体化因素时，先按常规剂量开始治疗再对患者用药后的疗效、不良反应和/或血药浓度等指标进行评估，获得精确的个体数据，若评估结果明显偏离预期值，则提示需要对原方案进行调整，根据重新计算的给药剂量进行新一轮的治疗，必要时可对给药方案再次进行调整，直到获得满意的个体化给药方案。

三、给药方案的制订

在明确诊断和确定治疗目标后，需根据病情的轻重缓急和患者的实际情况，选择能够达到缓解症状、减轻痛苦或纠正病理过程，且不良反应少或轻微的药物给予治疗。

疾病的发展可以是基础疾病的进展和复发，也可以是诱发因素或并发症引起病情的发作或恶化，应当分清主要矛盾和次要矛盾，密切关注和预测疾病的发展趋势，及时调整治疗方案。合理的药物治疗方案可以使患者获得有效、安全、经济、适当的药物治疗。

（一）确定治疗目标，选择合适药物

药物治疗的目标可以是消除病因、祛除诱因，可以是减轻症状、支持治疗和处理并发症，也可以是功能康复、预防复发，还可以是预防发病，当然也可以是针对上述几个环节进行处理。在疾病发展的不同阶段，应抓住主要矛盾，制订相应的阶段性治疗目标，解决主要的临床问题。

（1）消除病因　如大叶性肺炎是细菌引起的肺部感染，应用抗菌药物控制感染。

（2）祛除诱因　如感染是慢性阻塞性肺疾病（chronic obstructive pulmonary disease，COPD）急性加重的最常见诱因，应用抗菌药物是急性加重期 COPD 患者常用的治疗。

（3）控制症状　如咳嗽咳痰患者应用镇咳祛痰药。肿瘤患者给予镇痛药，化疗时给予止吐药。

（4）治疗并发症　如严重脑栓塞患者，可因脑缺血并发脑水肿和颅内高压，应及时应用甘露醇等脱水药，减轻脑水肿和颅内高压，防止脑疝的发生。

（5）康复治疗　如《COPD 诊断、治疗与预防全球策略》（2019 GOLD 慢性阻塞性肺疾病防治全球倡议）将康复治疗作为中重度 COPD 患者治疗的主要措施之一，各种康复措施

包括药物是不容忽视的内容。

(6) 预防复发　如哮喘缓解期吸入糖皮质激素或脱敏治疗预防发作。

(7) 预防发病　如在流感季节预防接种流感疫苗、肺炎疫苗等,可以有效提高身体免疫功能,预防流行性感冒的发生。

(二) 选择合适的用药时机

许多疾病都强调早治疗,如肿瘤提倡早诊断、早治疗,因为在肿瘤生长早期,肿瘤细胞较少,生长比率大,越早治疗,肿瘤细胞对药物越敏感,治愈率越高;而对中晚期肿瘤,可以先化疗以抑制原发病灶,消灭亚临床病灶,后实施手术治疗,也可以先行手术治疗,后化疗消灭残余肿瘤细胞。对于青光眼患者,早治疗才能减少眼组织损害,保护视功能。对缺血性脑卒中患者,早治疗才能抓住溶解血栓的机会,改善预后。在严重高血糖的糖尿病治疗中,早期使用胰岛素才能保护胰岛B细胞,减缓糖尿病的发展进程,延长患者生存期。但并不是所有疾病都要求尽早药物治疗,如高血压、糖尿病等,在改善生活方式如饮食控制、适度运动等能有效控制时,可以先不实施药物治疗。

(三) 选择合适的剂型和给药方法

新生儿用药的最适宜给药方式是静脉给药,因其胃肠道功能不成熟,药物吸收差,且肌肉组织非常少,不宜肌内注射。缓解哮喘急性发作宜雾化吸入给药,有起效快、用药量少和副作用轻等优点,而控制哮喘夜间发作应当用控释制剂。为了有效控制清晨可能出现的血压升高或关节僵硬,可选用具有时滞脉冲释放的抗高血压药或推迟晚上服用抗类风湿药的时间等。

(四) 选择合理的联合用药

在临床药物治疗中,根据治疗目标的需要,选用不同类别的药物,以实现不同的治疗目标。针对某一具体的治疗目标,尤其在使用一种药物难以奏效时,如肿瘤、严重感染、重度高血压等,可选用两种或两种以上的药物进行合理的联合用药。联合用药应达到疗效增强、不良反应减轻、用药风险不增加、使用方便、患者依从性好的目标。

(五) 确定合适的疗程

药物的疗程依据病情、治疗反应和治疗目标等确定,可以是数日也可能需要长期甚至终生用药。① 根据不同的疾病确定疗程:大多数疾病的病因去除、病情稳定后可停药。有些慢性疾病如病因未明或无法去除或发病机制不明,可能需要长期甚至终生用药。如哮喘针对急性发作的治疗,当发作停止即可结束,后改用缓解期治疗药物;社区获得性肺炎治疗大多为5～7天;多数非结核分枝杆菌感染的治疗为6～24个月;高血压、糖尿病的治疗是长期甚至终生的。② 根据不同的病情确定疗程:如肺癌依据患者的一般情况、肿瘤的细胞类型和TMN分期决定化疗疗程,通常为4～6个疗程。③ 根据不同的治疗反应确定疗程:如治疗措施得当，病情及时控制，可按期结束治疗；也可能由于种种原因，病情未能及时控制，应适当调整用药方案，延长药物治疗时间。④ 根据不同的病原体确定疗程：如一般细菌性肺炎抗菌治疗需要 1～2 周，抗乙型肝炎病毒的干扰素治疗的疗程为 3～6 个月，三联疗法根除幽门螺杆菌的疗程为 1～2 周。⑤ 根据不同的治疗目标确定疗程：如急性细菌性咽炎及扁桃体炎一般需 10 天来清除病灶中细菌，应用脱敏疗法预防哮喘发病疗程为 3～5 年，小剂量阿司匹林预防卒中需终生服用。

（六）药物与非药物疗法的结合

许多疾病需要综合治疗，包括药物治疗、手术治疗、康复治疗、心理治疗等，如肿瘤可以进行手术、化疗、放疗、介入、中药等治疗。即使是以药物治疗为主的疾病也常常需要联合非药物措施为药物治疗创造条件，以提高药物治疗效果或减少药物治疗的不良反应，如糖尿病患者以低糖、低脂饮食为主调理饮食、控制体重、合理运动等；阿尔茨海默病患者除了进行药物治疗减轻常见的神经精神症状（抑郁、焦虑等）外，非药物的多领域共同干预也非常重要，常通过生活方式的干预、认知训练、增加社会活动的参与度、抑郁焦虑的心理治疗、音乐疗法及怀旧疗法等方式来实现；痰液潴留的患者除应用祛痰药外，还应酌情应用体位引流、翻身拍背、气道湿化和纤维气管镜吸痰等措施；花粉过敏患者在发病季节可改变接触环境，尽可能不到野外去。在不同病程阶段，药物治疗与其他疗法之间的主次地位可以相互转换，应抓住主要矛盾，及时采取相应的调整措施。药物治疗与非药物治疗应密切配合、优势互补、合理应用。

四、治疗药物监测

治疗药物监测（therapeutic drug monitoring，TDM）是通过测定血药浓度，结合临床药物治疗效果，探讨患者血药浓度与临床疗效及毒性反应之间的关系，从而对给药方案进行调整，达到理想药物治疗效果的一种方法。TDM 的前提是药物的血药浓度与药理效应或毒性反应具有良好的相关性。

尽管 TDM 的实施对合理用药十分必要，但需要进行 TDM 的药物仅占很小的比例，而这些药物也并非在任何情况下都需要进行 TDM。当药物本身具有客观而简便的效应指标时，就不必进行血药浓度监测。例如，血压值变化是评价降压药疗效高低的客观指标，观察血压下降的程度，即可知抗高血压药物作用的强弱及剂量是否合适。同理，降血糖药、利尿药、抗凝血药等一般也不需测定其血药浓度，因为一个良好的临床指标总是优于血药浓度监测。

（一）能进行 TDM 的药物

在下述情况下或使用下列药物时，通常需进行 TDM：

（1）单凭临床指征难以判断或缺乏明确参数判断治疗效应与毒性效应的药物：如普鲁

卡因胺治疗心律失常时，过量也会引起心律失常；苯妥英钠中毒引起的抽搐与癫痫发作不易区别。

(2) 药动学呈非线性特征的药物：这类药物血药浓度高低与给药剂量大小缺乏相关性，随剂量增大血药浓度可不成比例地猛增，并伴以消除半衰期明显延长，如苯妥英钠、阿司匹林等。

(3) 药物的有效血药浓度范围狭窄：此类物多数治疗指数较小，如茶碱、强心苷类，其有效剂量与中毒剂量接近，而 TDM 有助于合理设计和调整给药方案，保障治疗安全有效。

(4) 血药浓度个体差异大：如华法林、三环类抗抑郁药。

(5) 肝肾功能不全或衰竭的患者使用主要经肝代谢消除(如利多卡因等)或肾排泄消除(如氨基糖苷类抗生素等)的药物时：心衰患者由于肝、肾血流量减少而影响药物的消除时，以及胃肠道功能不良的患者口服某些药物时，应进行血药浓度监测，随时调整给药方案。

(6) 长期用药的患者用药依从性下降、某些药物长期使用后产生耐药性、诱导(或抑制)肝药酶的活性而引起药效降低(或升高)以及原因不明的药效变化。

(7) 合并用药产生相互作用而可能影响疗效时：由于药物的相互作用而引起药物的吸收、分布或代谢的改变，通过血药浓度的监测，可以有效地做出校正。

目前在临床上常进行监测的药物见表 3-1。

表 3-1　临床常需进行 TDM 的药物

作用类别	药　　物
强心苷类	洋地黄毒苷、地高辛
抗心律失常药	普鲁卡因胺、丙吡胺、利多卡因、奎尼丁、胺碘酮
抗癫痫药	苯妥英钠、苯巴比妥、丙戊酸钠、乙琥胺、卡马西平
三环类抗抑郁药	阿米替林、去甲替林、丙米嗪、地昔帕明
抗躁狂药	锂盐
抗哮喘药	茶碱
氨基糖苷类	庆大霉素、妥布霉素、卡那霉素
其他抗菌药物	氯霉素、万古霉素、伏立康唑
抗肿瘤药	甲氨蝶呤
免疫抑制剂	环孢素、他克莫司
抗风湿药	水杨酸

(二) 决定是否进行 TDM 的原则

TDM 是保障临床个体化用药、合理用药的手段，但没有必要进行常规化监测。在有以下临床指征时，TDM 才是合理和有意义的：

(1) 患者已使用了适合其病症的最佳药物，但治疗无效或出现中毒反应。

(2) 药效不易判断。

(3) 血药浓度与药效相关。

(4) 药动学参数因患者内在的变异或其他因素干扰而不可预测。

(5) 血药浓度测定的结果可显著改变临床决策并提供更多的信息。

(6) 患者在治疗期间可受益于 TDM。

(三) TDM 方法的选择

(1) 药物暴露是 TDM 的基础指标,是优化药物治疗方案的物质基础。血药浓度、生物标志物、药物基因等,在明确定量药理学关系的基础上,才能作为个体化用药参考指标。

(2) 测定生物样本中药物浓度(血药浓度、尿药浓度、其他组织液或匀浆药物浓度)的分析技术主要有光谱分析、色谱分析、液相色谱-质谱联用技术、免疫学检测技术等技术方法,从药物专属性上推荐采用液相色谱-质谱联用技术和高效液相色谱技术。

(3) 测定药物功能蛋白质(酶)推荐使用免疫学技术、凝胶色谱技术和液相色谱-质谱联用技术等分析技术。

(4) 检测药物相关基因推荐使用荧光定量聚合酶链式反应、荧光原位杂交、基因芯片、基因测序技术以及飞行时间质谱技术。

(四) 常用检测方法的特点

1. 色谱分析法

应用于 TDM 的色谱方法有高效液相色谱法(HPLC)、液质联用法(LC-MS 或 LC-MS/MS)、超高效液相色谱法(UPLC)、超高效液相色谱串联质谱法(UPLC-MS/MS)、气相色谱法(GC)、气质联用(GC-MS)、薄层色谱法(TLC)等。色谱分析法具有发展快、适用性强、能快速设计出新的方法、灵活性好、定量准确、选择性好、灵敏度高、精密度高等优点。对不适合用免疫分析法或无商品试剂盒供应时,也可用于临床常规监测。但此方法也有一些不足,如仪器设备价格较高,技术掌握较难,检测时间较长以及样品需要预处理等。

(1) 紫外分光光度法(UV):经济、简单、省时,但需样本量大,对于多个成分混合样品不易分离、定量,专属性较差,有一定局限性。

(2) TLC:能同时对体内几种药物进行分离、定量,但不如 HPLC 精密度高,操作步骤烦琐。

(3) GC:分离是在物质能被气化的状态下进行的,即样品必须有挥发性,并耐热。所以其使用受到限制,且操作复杂。

(4) HPLC:能同时对体内药物进行分离、定量,其选择性、精密度和准确度都较高。缺点:样品要预处理;色谱柱不能频繁拆卸更换;测定速度不如免疫法快;缺乏通用的检测器。

2. 免疫分析法

应用于 TDM 的免疫方法有放射免疫法(RIA)、酶免疫法(EIA)、化学发光免疫法(LIA)、荧光免疫法(FIA)、免疫比浊法及其他免疫方法如标记抗体磁性免疫分析法(AC-MIA)、乳胶免疫抑制法、干化学测定法等。虽然色谱法因众多优势成为应用最广泛的 TDM

分析方法，但临床上更需要能短时间处理大批样品的操作简便的方法，免疫分析法因其具备快速简便的优势在临床应用中得到了较快发展。目前，免疫分析法在 TDM 中的应用仅次于 HPLC。目前免疫分析法在免疫抑制剂、抗癫痫药、抗肿瘤药物中应用较多。

免疫分析法的优点有：① 检测周期短；② 样本需求量少，且可不经过提取，自动化程度高；③ 有试剂盒，操作简单方便；④ 有合适的灵敏度、准确性、专一性和精密度。因此，采用免疫分析法进行 TDM，能满足临床样品批量大和及时监测的特点，帮助临床快速分析大量样本。但免疫分析法也有一定的缺点：① 目前市场上具有检测试剂盒的药物种类有限，限制了其应用范围；② 试剂盒的价格昂贵，目前依赖进口，成本/效益比低；③ 可能与原药代谢产物发生交叉反应，干扰测定；④ 需针对每一种药物研制相应的试剂盒，不适用于新药研究。

3．其他分析方法

微生物法、光谱分析法、微透析法、高效毛细管电泳法、热生物传感分析法以及生物传感分析法等。

（五）TDM 常用的体液样本

一般多采取血液样品（含血清和血浆），特殊情况下亦可测定唾液、尿液或脑脊液等其他体液样品。近年也有不少研究用干血斑作为样品进行检测。

（六）TDM 的采样时间

1．稳态浓度（C_{ss}）

一般认为开始用药后 4 个 $t_{1/2}$ 血药浓度可达稳态浓度的 94%，经 5 个 $t_{1/2}$ 血药浓度可达稳态浓度的 97%，经 7 个 $t_{1/2}$ 血药浓度可达稳态浓度的 99%。因此，在给药后经 5 个 $t_{1/2}$ 取血，可认为已达稳态浓度。

2．稳态峰浓度（$C_{ss,max}$）

一般在静脉滴注给药后 15～30 min、肌内注射给药后 1 h、口服给药后 1～2 h 取血，可测得稳态峰浓度。

3．稳态谷浓度（$C_{ss,min}$）

下一剂量给药前取血可测得稳态谷浓度。

4．取样时间

根据具体情况选择取样时间，以取血液样本为例。① 长期服用的药物：应在 5～6 个 $t_{1/2}$ 达稳态后取血。② 消除缓慢的药物：即峰、谷值差异小的药物（如苯妥英钠、苯巴比妥、地高辛），可在稳态的任意时间取血，但谷值时间（即下次给药前的时间）好掌握，所以一般都在谷值取血。如地高辛应在给药后 6～8 h 取血，取血过早不能反映心肌地高辛的水平。③ 消除快的药物：即 $t_{1/2}$ 短、有效浓度范围小的药物（如氨茶碱、氨基糖苷类抗生素），在给药间隔期，血药浓度波动大，最好峰、谷值均测。④ 已出现毒性反应的患者：应在出现症状时取血。⑤ 怀疑浓度高所致中毒：应在峰值时取血。⑥ 怀疑治疗失败：可能患者未按医嘱服药，或怀疑药物的生物利用度低，或是患者可能有较高的清除率时，取 $C_{ss,min}$ 为重要指标。

（七）TDM 用药方案的调整

一般情况下，首先根据患者的临床诊断，选择合适的治疗药物，设计用药方案，并通过测定血药浓度，考察方案是否合理。当血药浓度在治疗浓度范围内，临床治疗有效，该用药方案为合适；当血药浓度小于最低有效浓度，临床疗效不佳，该用药方法需修改；当血药浓度小于最低有效浓度，而临床治疗有效，该用药方案则不必修改；当血药浓度大于治疗浓度范围，应注意药品不良反应，如临床治疗无效，则需修改。

1. 峰-谷浓度法

可按表 3-2 调整给药剂量或给药间隔。

表 3-2　峰-谷浓度法调整给药剂量

测定结果与期望值比较		方　案　调　整	
峰浓度	谷浓度	给药剂量	给药时间间隔
达预期	达预期	不变	不变
达预期	高	不变	增加
达预期	低	不变	减少
高	高	减少或不变	增加
高	低	减少	减少
高	达预期	减少	不变
低	高	增加	增加
低	低	增加或不变	减少
低	达预期	增加	不变

2. 药物动力学分析法

(1) 对大多数药物来说，可根据药物的 $t_{1/2}$ 确定给药间期，最好间期等于 $t_{1/2}$。

(2) 根据平均稳态浓度，即希望达到的有效浓度来计算用药剂量：$X_0 = C_{ss,av} \times t \times CI/F$。

(3) 对于治疗浓度范围窄，$t_{1/2}$ 又很短的药物，为减少血药浓度的波动，给药要频繁一些，最好采用缓释剂型。

3. 肾功能损害患者的 TDM

可根据内生肌酐清除率调整剂量：$Ccr_{男} = [(140 - 年龄)/血清肌酐] \times (体重/72)$，$Ccr_{女} = Ccr_{男} \times 0.85$。剂量调整方案见表 3-3。

表 3-3　肾功能损害患者用药剂量的调整

（血肌酐测定为比色法参考值）

	轻度损害	中度损害	重度损害
肌酐清除率/(mL/min)	>50～80	10～50	<10
血肌酐/(μmol/L)	<133～177	177～442	>442
尿素氮/(mmol/L)	7.1～12.5	12.5～21.4	>21.4
剂量调整	2/3～1/2	1/2～1/5	1/5～1/10

4. 肝功能不全患者的 TDM

有些药物如普萘洛尔、利多卡因、奎尼丁、苯妥英、丙戊酸、茶碱等，主要通过肝脏进行消除，这些药物的肝清除率几乎相当于药物的总清除率。肝功能不全患者抗感染药物的选择应遵循下述原则：对主要由肝脏排泄的药物如红霉素、克林霉素、林可霉素等应谨慎应用，必要时可减量，但由于这几种药物没有严重的毒性反应，即便肝功能减退时清除明显减少也不会造成明显的不良后果。对主要经肝脏代谢或清除但有毒性的药物如氯霉素、四环素、磺胺药、异烟肼、两性霉素 B、酮康唑、咪康唑、红霉素酯化物等药物，在严重肝病患者中应避免应用。

需要说明的是，目前临床上没有一个确定的方法能适用于所有药物，常需根据具体情况而变化。

（八）TDM 的发展方向

1. 群体药动学

群体药动学（population pharmacokinetics，PPK）是把经典药动学的基本原理与群体统计学模型相结合，研究药物体内过程中群体规律的药动学研究方法。群体药动学定量考虑患者群体中药物浓度的决定因素，其中包含固定效应参数、群体典型值、个体自身变异以及个体间变异，研究采取常规剂量给药方案时药动学特点在个体间的变异性。

目前国内 PPK 研究主要集中在神经系统药物、免疫抑制剂、抗菌药、心血管系统药物、抗肿瘤药等方面。与经典方法相比，PPK 应用于 TDM 具有独特的优越性：所需取样点由经典药动学中的 10 个以上简化到 4 个以下，甚至 1～2 个，在特殊群体（老人、儿童）中可定量考察生理、病理等因素对 PPK 参数的影响，同时可获取群体中有显著意义的个体间变异和残差变异，考察药物间相互作用等。PPK 能更好地将血药浓度控制在治疗浓度范围内，明显延长给药后药效持续时间，使临床个体化给药方案设计变得更加简便、合理、有效，从而在提高疗效的同时减少不良反应的产生。

相关实践研究表明，群体药动学在 TDM 当中具有非常重要的意义。例如，有研究显示，在淋巴瘤化疗患者中建立一个大剂量的甲氨蝶呤（MTX）的 PPK 模型，评价其病理、生理以及临床因素对药物分布和消除的影响。临床结果显示，血清肌酐以及体重分别对甲氨蝶呤的体内清除率以及表观分布容积具有较大影响。目前常用于 PPK 分析的多为商业化软件，将数据收集和检测方法标准化，能更加方便地指导个体化给药设计。

2. 活性代谢物、游离药物、对映体监测

目前 TDM 方法基本上都是对血浆或血清中药物的总浓度进行监测，通过基本恒定的血浆蛋白结合率推算游离药物浓度。然而，许多因素如活性代谢物、手性药物对映体、受体对药物的反应性等均可能影响血药浓度与药效之间的关系，还有许多因素会影响血浆蛋白结合率，导致血药浓度与药效不平行。

例如，抗心律失常药普鲁卡因胺在体内代谢为活性产物乙酰卡尼（NAPA），实际上药物的部分抗心律失常功效来自活性代谢产物，但原型药和活性产物的药动学特征有很大差异。NAPA 半衰期较长，主要由肾排泄。给药两天后，肾衰竭患者体内原型药已低于有效浓度，而 NAPA 严重蓄积，故仍有抗心律失常作用。所以在心律失常的 TDM 中，普鲁卡因胺和 NAPA 都需要监测。例如，丙戊酸的血浆蛋白结合率具有饱和性，当药物总浓度达稳态时，其游离型药物浓度仍有较大波动，故药物总浓度难以预测临床疗效，应监测游离药物浓度作为调整剂量的依据。此外，新型抗癫痫药氨己烯酸的药理活性与毒性主要来自 S-对映体，而儿童体内 S-、R-对映体血浓度比值随时间变化很大，故测定消旋体血浓度不能反映真实药效。目前区分对映体的检测方法发展有限，故未来活性对映体监测有待进一步发展。

因此，测定血药浓度指导临床用药有导致治疗失败的风险，为了更加精确地提供与药效相关的血药浓度，开展活性代谢物、游离药物和对映体监测具有重要的现实意义。

3. 药物基因组学

药物基因组学是从基因组水平出发，研究基因序列多态性与药物效应多样性之间相互关系的学科。临床上，药物反应个体化差异现象非常普遍，如患者诊断、一般状况相同，给药相同且血药浓度均在治疗范围内，可是产生的疗效、毒副作用却可能完全不同，有的患者显示给药不足，有的却出现严重的不良反应。常规 TDM 不能很好地解释和解决这些问题，而药物基因组学的出现为临床用药个体差异带来了更深入的解释和前瞻性的指导。

只要单基因突变（即同一基因位点上多个等位基因引起的突变）发生率大于 1%，即可称为遗传多态性，主要包括药物代谢酶、药物转运蛋白和药物作用靶点的多态性。随着药物基因组学的发展，人们发现基因多态性在药物敏感性、药物代谢和毒性反应中起到重要作用，因此近年来，对于个体差异大的药物，需要及时监测药物浓度及代谢情况，并结合基因检测来制订更加精准的合理化给药方案。药物基因组学研究本质上属于精准医学范畴，为患者进行基因检测可避免卡马西平、华法林、氯吡格雷、MTX 等药物所致的死亡等严重不良事件，减少这些药物的无效使用，指导临床医生及时调整剂量或者换用其他的药物。总的来说，药物基因组学可通过研究影响药物吸收、分布、代谢、排泄等个体差异的基因特性，以及基因多态性导致的药物效应多样性，来减少不良反应的发生、提高疗效，达到个体化给药的目的。

五、给药方案的调整

（一）根据个体化情况调整

如果通过 TDM 发现采用推荐的标准剂量方案没有获得预期的治疗效果，而且诊断、药物的选择、患者依从性等方面均没有问题，则说明该患者的个体药效学和/或药动学特征与群体参数明显偏离。当有下述情况时，需要针对患者个体的药效学和/或药动学特征，对标准剂量方案进行相应调整，实行个体化给药。

1．治疗窗改变

药效学的改变可影响治疗窗的位置和宽度。当患者对药物产生了耐受性或同时使用具有拮抗作用的药物时，治疗窗的位置可上移，这时需要更高的血药浓度才能产生同样效应。例如，肾性高血压患者在服用肼屈嗪后可出现耐受性，需要逐渐增加用量才能维持良好的降压效果。高敏性患者或同时使用协同作用药物时，治疗窗的位置可下移，只需较低的血药浓度就能产生同样效应。如在预防血栓形成时，阿司匹林联合抗凝治疗可产生协同作用，减少心脑血管病的风险，但二者联用可增加出血不良反应，用药期间应将阿司匹林和抗凝药物调整至最低有效剂量。如与华法林联合时，INR 控制在 2.0～2.5，阿司匹林的剂量不要超过 100 mg/d。

治疗窗的宽度也可发生改变。例如，儿童支气管哮喘患者的中枢神经系统对氨茶碱比成人更敏感，易发生惊厥（治疗上限降低），而支气管平滑肌的敏感性相对差异不大（治疗阈不变），从而使治疗窗变窄，对剂量方案的准确性要求更高。治疗窗变宽的例子不多，而且一般不必因此改变剂量方案。对个体患者，确定治疗窗的唯一方式是通过（标准剂量）试用、仔细监测和判断。

2．血药浓度-时间曲线改变

药动学的改变可使血药浓度-时间曲线（药-时曲线，*C*- *t* 曲线）整体降低或升高，或大幅波动而超出治疗窗外。具体而言，药-时曲线受到吸收、分布、代谢和排泄四个过程的影响。当吸收减少、分布增多、代谢和排泄加快时，药-时曲线将降低，反之则药-时曲线将升高。这种影响已能通过药动学模型来定量描述，并可根据药动学参数来制定和调整剂量方案。

要得到完整的药-时曲线需要在用药后连续多次检测血药浓度。这一般仅在Ⅰ期临床试验时进行。临床上获取个体患者药-时曲线信息的方法是进行治疗药物监测，然而，这种方法不能常规开展。简便而实用的方法仍然是通过观察患者用药后的反应、了解患者的用药过程、分析病史和实验室检验结果来推断药-时曲线的走势。

3．治疗窗和药-时曲线均改变

这种情况在临床上也可见到。例如，老年抑郁症患者选用盐酸丙米嗪治疗时，一般从推荐的成人剂量（每次 25 mg）的半量开始。原因有两个方面：① 老年人对三环类抗抑郁药较敏感(治疗窗下移),采用成人全量时,血药浓度可能超出治疗窗以上,导致不良反应,尤其是抗胆碱能和心脏的副作用;② 老年人因肝肾功能减退,使丙米嗪及其活性代谢产物(去甲丙米嗪)在体内的代谢和肾脏清除减慢,使药-时曲线升高,若用成人全量,则明显增加患者发生不良反应的风险。

(二) 调整给药方案的途径

为了获得与治疗窗相适应的药-时曲线走势,有三种调整给药方案的途径,即改变每日剂量、改变给药次数,或两者同时改变。每日剂量决定了药-时曲线水平位置的高低,给药次数影响药-时曲线上下波动的程度。

1. 改变每日剂量

当药-时曲线整体低于或高于治疗窗时,应相应增加或减少每日剂量。改变每日剂量后,药物需要经过4～5个半衰期才能达到新的稳态浓度。如要缩短这一过程,增量时可先给负荷量再给新维持量,减量时先停药一次,再开始给新剂量。但对那些增减剂量不宜过快的药物不能采用这种方法。

2. 改变给药次数

当药-时曲线波动过大或治疗窗较狭窄时,应增加给药次数。但对门诊患者,要考虑到用药间隔过短、用药过于频繁会影响治疗的依从性,因此最好选择缓释制剂等长效剂型。另外,如希望增加药-时曲线的波动时,可减少给药次数。例如,氨基糖苷类抗菌药物的抗菌效应主要与药物的峰浓度相关,而不良反应主要与药物在体内的持续时间有关,将一日剂量一次给药,药物峰浓度增加而持续时间缩短,有利于增效减毒。

3. 两者同时改变

同时调整每日剂量和给药间隔可以找到既能有效控制病情又相对安全的药物使用方法。这种方式可以更快速地找到治疗平衡点,特别是在治疗抵抗或需要快速控制病情的情况下。例如,糖皮质激素隔日疗法,将两日总量在隔日早晨一次给予,在保证疗效的同时减轻了对垂体-肾上腺皮质轴的反馈性抑制影响。但需要注意的是,这种调整方式也带来了更高的风险。过大或过快的剂量改变可能导致不稳定的血药浓度,增加副作用或降低疗效。

在实际应用中,还需要根据药物的PK/PD特点及患者的具体情况(如年龄、体重、健康状况、遗传因素等)来调整给药方案。此外,还应定期评估治疗效果和副作用,以确保治疗方案的有效性和安全性。在治疗方案调整过程中,可运用各类数学模型研究药物的体内过程和对机体的作用,通过计算机制定准确的药物调整方案,目前常用的模型包括房室模型、消除动力学模型、生理药动学(PBPK)模型和药动学/药效学(PK/PD)结合模型等。

第三节　药物处方的书写

一、处方种类

1. 法定处方

主要是指药典、部颁标准和地方标准收载的处方。它具有法律的约束力，在制造或医师开写法定制剂时，均需遵照其规定。

2. 医师处方

医师处方是指由注册的执业医师和执业助理医师（以下简称医师）在诊疗活动中为患者开具的、由取得药学专业技术职务任职资格的药学专业技术人员（以下简称药师）审核、调配、核对，并作为患者用药凭证的医疗文书，具有经济上、技术上和法律上的意义。医师处方包括医疗机构病区用药医嘱单。

二、处方结构

1. 前记

包括医疗机构的名称、处方编号、费别，医生需填写好患者姓名、性别、年龄、门诊或住院病历号、科别或病空床位号、处方日期、临床诊断等，并可添列专科要求的项目。

2. 正文

以Rp或R（拉丁文"Recipe"（请取）的缩写）标示，医生需清楚地书写药物的名称、剂型、规格、数量和剂量、用法。一个处方中如有多种药物，一般依主药、辅药的次序排列。每种药物一般占用两行，药名、剂量和数量为一行，用法为另一行。药物规格和用量应写明单个剂量乘以总数，用法应包括每次用药的剂量、每日用药的次数和给药途径。

3. 后记

有医师的签名和/或加盖专用签章，药物金额以及审核、调配、核对、发药药师的签名或加盖专用签章。

三、处方书写规则

（1）每张处方只限于一名患者用药。

（2）书写处方时字迹要清楚，不得涂改；如需修改，应当在修改处签名并注明修改日期。

（3）患者一般情况、临床诊断填写清晰、完整，并与病历记载相一致；患者年龄应当填写实足年龄，新生儿、婴幼儿写日、月龄，必要时要注明体重。

(4) 药物名称应当使用药物通用名称，使用规范的中文名称书写，没有中文名称的可以使用规范的英文名称书写，医疗机构或者医师、药师不得自行编制药物缩写名称或者使用代号；药物剂量、规格、数量必须写清楚，小数中的小数点及有效零不能省略；药物用量、用法应当按照药品说明书规定的常规用量、用法使用，特殊情况需要超剂量使用时，应当注明原因并再次签名，药物用法可用规范的中文、英文、拉丁文或者缩写体书写，但不得使用“遵医嘱”“自用”等含糊不清的字句。

(5) 药物剂量与数量用阿拉伯数字书写。剂量应当使用法定计量单位：重量以克(g)、毫克(mg)、微克(μg)、纳克(ng)为单位；容量以升(L)、毫升(mL)为单位；国际单位(IU)、单位(U)；中药饮片以克(g)为单位。片剂、丸剂、胶囊剂、颗粒剂分别以片、丸、粒、袋为单位；溶液剂以支、瓶为单位；软膏及乳膏剂以支、盒为单位；注射剂以支、瓶为单位，应当注明含量；中药饮片以剂为单位。

(6) 西药和中成药可以分别开具处方，也可以开具一张处方，每一种药物应当另起一行，每张处方不得超过 5 种药物。

(7) 中药饮片应当单独开具处方，一般应当按照“君、臣、佐、使”的顺序排列；调剂、煎煮的特殊要求注明在药物右上方，并加括号，如布包、先煎、后下等；对饮片的产地、炮制有特殊要求的，应当在药物名称之前写明。

(8) 病情危重急需用药时，应在处方上方注明“急”字样，以示需立即配方发药。

(9) 开写医用毒性药品、精神药品、麻醉药品时应使用专用处方笺。

(10) 开具处方后的空白处划一斜线以示处方完毕。

(11) 处方医师的签名式样和专用签章应当与院内药学部门留样备查的式样相一致，不得任意改动，否则应当重新登记留样备案。

四、处方格式

处方格式如图 3-3 所示。

××××医院
门诊处方
年　月　日　　　　No
科室　　　　　　门诊病历号：
姓名　男　女　年龄　诊断：
R

医生
审方　调配
核对　发药　　收讫章
金额

图 3-3　处方格式

第四节　患者的依从性和用药指导

患者的依从性(compliance)是指患者对医师医嘱的执行程度,它是药物治疗有效性的基础。不遵守、执行医嘱的,称为不依从(noncompliance),轻者贻误病情,导致药物防治失败,重者会增加不良反应的发生率和加重不良反应。在影响药物治疗效果的诸多因素中,患者的不依从性越来越引起医药工作者的关注。不管是多么好的治疗方案,无论药物的选择和剂量有多么正确,如果患者不依从,药物治疗也将难以产生预期的效果。按方取药、依方用药,包括正确的剂量、恰当的用药时间和次数、规定的疗程等是执行医嘱的必经过程,在这一过程中任一环节出现不依从,偏离医生的用药要求,都会不同程度地影响治疗效果。

一、患者不依从的主要类型

(1) 不按处方取药　如由于种种原因,患者擅自取舍处方中的药物。

(2) 不按医嘱用药　包括擅自更改药物的剂量、用药的次数、用药途径或方法、用药时间或顺序、疗程等。

(3) 提前终止用药　如症状已改善或一次开具的药量已用完后不再用药。

(4) 不当的自行用药　如患者凭经验或直觉用药。

(5) 重复就诊　如患者先后就诊于不同医院、科室,或同时正在使用其他药物而不告知就诊医生,导致相同或者相似药物重复使用。

二、患者不依从的主要原因

(1) 医药人员因素　缺少与患者的沟通,对患者缺乏指导或提供的用药指导不清楚。如在用药过程中医药人员未向患者说明药物的作用、用法用量、不良反应及注意事项,则患者可能认为疾病好转而停药,也可能发生用药途径错误,如将栓剂口服或片剂当作栓剂使用等。此外,医务人员在开具处方或书写标签时对用法说明不恰当,使用过多专业术语使患者难以理解或使用模糊字眼,如“必要时服用”“遵医嘱”“同前”等,均会使患者理解错误造成不依从。

(2) 患者因素　患者因求治心切而盲目地超剂量用药、病情好转而中断用药、年迈残障或健忘而不能及时准确用药或重复用药、久病成医或相信他人经验而自行下药或停药、对医生缺乏信任而自行更改用药方案、担心药品不良反应或不良反应难以忍受、家庭经济拮据等。

(3) 疾病因素　如有些疾病本身症状不明显,或经过一段时间治疗后症状减轻或消失,患者缺少症状提醒而导致药物漏服。

(4) 药物因素　如药品难以买到；药片太大，使患者吞咽困难；药片太小，使一些患者(如视力和手指灵活性减退的老年人)拿、掰困难；制剂带有不良气味或颜色，使患者尤其是儿童不易接受等。

(5) 药物治疗方案因素　复杂的给药方案如药物种类多、用药次数频繁、用药量各不相同、用药时间严格、疗程过长、用药方式不方便等，会增加患者的不依从性。

三、患者不依从的后果

患者的依从性是临床药物治疗有效的基础。不依从的后果因不依从的程度不同而有差异，轻者贻误病情，可因血药浓度达不到有效浓度而导致药物防治失败；重者可因血药浓度超过中毒浓度而发生药物中毒，甚至需住院治疗。此外，患者不依从也将误导医药工作者对药物治疗结果做出错误的判断，误认为诊断有误或所采用的药物治疗无效，从而延误诊治，造成不必要的医疗浪费，甚至使患者承受更大的药品不良反应风险。

当药物治疗效果不佳时，医药工作者不要疏漏患者的依从性因素。临床上通常通过以下方法来评估患者的依从性：患者自报、服药时间记录、计数剩余药量、电子剂量监测、体液药物浓度测定，其评估结果的可信度依次递增。

四、提高患者依从性的措施

产生不依从的原因很多，改善患者的依从性应针对原因改进工作，可从以下几个方面着手：

(1) 与患者建立良好的关系，赢得患者的信任与合作。医药人员要熟悉患者的心理，尊重患者的感受和观点，理解患者。

(2) 简化治疗方案，提高调配水平。治疗方案复杂是造成患者不依从的主要原因之一，因此，治疗方案应尽可能地减少药品种类和用药次数，如减少一些非必需的药物、尽可能采用长效制剂或缓释制剂等。此外，药物的用法要简单、用量易掌握，以方便患者使用。

(3) 加强对患者的用药指导。向患者提供用药指导能够使患者正确认识药物，以达到正确使用药物、发挥药物应有疗效的目的，尤其是对一些安全范围较窄、过早停用产生严重后果或需要长期使用的一些治疗慢性疾病的药物。在对患者进行用药指导时应根据患者的情况采用其容易接受的方式来提供有关药物的信息，应该以患者能理解的方式来进行，如使用通俗易懂的语言、保持温和友善的态度、表现出应有的同情心等，从而使患者感到宽慰，对医药工作者产生信任感。用药指导的主要内容包括：

① 治疗目的：为什么要采用此药治疗；正确用药后何时会产生效果；用药后哪些症状可消失或改善；如果不用药或不能正确使用药物会出现什么情况等。

② 用法用量：怎样使用此药；用药的方法和技巧；何时使用此药；用量是多少；如何增减

药量及用药的最大剂量;连续用药多长时间;必须按时用药。

用药方法不当是患者不依从中经常遇到的问题,尤其是一些新的或不甚普遍的剂型。如有些肠溶片和长效或缓释片剂必须整片吞服,不能嚼碎或掰开,否则就会失去作用;口服的液体制剂需要量取时应使用有刻度的量杯,汤匙(调羹)是一个模糊概念,不宜推荐;栓剂在炎热的天气下会变软,应将其放入冰箱、凉水杯或流动的凉水中,直到变硬为止再使用,如果在插入直肠栓时有困难或是有疼痛感,可将栓剂涂上一层薄的凡士林或矿物油;气雾剂使用前应先用温水漱口,清除口腔异物(如有活动式义齿应取下,避免口腔内异物吸入气道),头微抬,尽力呼气后用嘴唇包住吸嘴,揿压按钮喷雾,缓慢深吸气,屏气几秒钟后恢复呼吸。

忘记按时服药是常见的事,可以提示患者利用闹钟、电脑、手机等提醒功能,或推荐缓控释制剂药物。

③ 不良反应:预先告诉患者可能出现的不良反应和处理方法,有助于减少患者的不依从性。要告知患者用药后可能会出现哪些(主要的)不良反应;怎样识别药物的不良反应;不良反应会持续多久;不良反应的严重程度;出现后应采取何种措施;是否会影响到继续用药治疗等。

④ 注意事项:说明用药的要求;如何贮藏药品及识别药品是否过期;用药期间的禁忌;是否需要复诊及何时复诊;哪些情况不必复诊;哪些情况需提前复诊;复诊时需要向医生提供什么信息等。患者使用特殊药物时可向其提供各种形式的信息资料,但内容要简明扼要,易被患者理解,才能产生良好效果。

最后需要确认沟通效果,询问患者对上述各项是否明白,让患者复述最重要的信息;询问患者是否还有其他问题。

(4) 经常督促、检查医嘱执行情况,及时了解、解除患者用药过程中出现的问题,消除患者在用药过程中产生的顾虑,增加信任度。

参考文献

[1] 孙国平.临床药物治疗学[M].北京:人民卫生出版社,2021.

[2] 曹红.临床药物治疗学[M].3版.北京:人民卫生出版社,2020.

[3] 杨宝峰,陈建国.药理学[M].9版.北京:人民卫生出版社,2018.

[4] 国家卫生健康委合理用药专家委员会.国家抗微生物治疗指南[M].3版.北京:人民卫生出版社,2023.

[5] 张相林,缪丽燕,陈文倩.治疗药物监测工作规范专家共识(2019版)[J].中国医院用药评价与分析,2019,19(8):897-898,902.

[6] 苗佳,梁德荣.治疗药物监测与个体化用药[J].现代临床医学,2007(S1):76-78.

[7] 国家卫生部.处方管理办法[S].2007-02-14.

[8] 姜远英.临床药物治疗学[M].北京:人民卫生出版社,2022.

(沈爱宗　吴颖其)

第四章　药品不良反应

第一节　基本概念

1. 药品不良反应

根据《药品不良反应报告和监测管理办法》(卫生部令第81号)中第六十三条规定,药品不良反应(adverse drug reaction,ADR)是指合格药品在正常用法用量下出现的与用药目的无关的有害反应。

2. 药品不良事件

世界卫生组织将药品不良事件(adverse drug event,ADE)也定义为不良感受,是指药物治疗过程中所发生的任何不幸的医疗卫生事件,但是这种事件不一定与药物治疗有因果关系。一般来说,ADR是指因果关系已确定的反应,而ADE是指因果关系尚未确定的反应。为了最大限度地降低人群的用药风险,本着“可疑即报”的原则,对有重要意义的ADE也要进行监测,其可揭示不合理用药及医疗系统存在的缺陷,是药物警戒关注的对象。从产生的成因出发,可对ADE进行分类,其包括药品标准缺陷、药品质量问题、药品不良反应、用药失误以及药品滥用等。凡在药品治疗期间出现下列情形之一的称为严重不良事件(serious adverse event,SAE):① 导致死亡;② 危及生命;③ 致癌、致畸、致出生缺陷;④ 导致显著的或者永久的人体伤残或者器官功能的损伤;⑤ 导致住院或住院时间延长;⑥ 导致其他重要医学事件,如不进行治疗可能出现上述所列情况的。

3. 药品群体不良事件

药品群体不良事件是指同一药品在使用过程中,在相对集中的时间、区域内,对一定数量人群的身体健康或生命安全造成损害或者威胁,需要予以紧急处置的事件。同一药品指同一药品生企业生产的同一名称、同一剂型、同一规格的药品,如“药用胶囊铬超标事件”等。

4. 用药错误

用药错误(medication error,ME)是指在药品临床使用及管理过程中出现的、任何可以防范的用药疏失,这些疏失可导致患者发生潜在的或直接的损害。这类事件的发生可能与专业医疗行为、健康医疗产品(药品、给药装置等)、工作流程等有关,包括处方的开具、医嘱的建立和沟通,产品的标识、包装与命名,药品的调剂、分送与给药,患者的安全教育与用药指导等。用药错误大多是违反治疗原则和规定所致。用药错误的含义不同于ADR,但用药错误也可以导致不良反应。

5. 非预期不良反应

非预期不良反应(unanticipated adverse reaction,UAR)是指不良反应的性质和严重程度与药品说明书或上市批文不一致,或者根据药物特性无法预料的不良反应。这类不良反应在上市后因造成损害而被发现,对上市后药品的不良反应监测和学术研究具有重大意义。

6. 药源性疾病

药源性疾病(drug induced disease,DiD)是指由于药物的使用、药物之间的相互作用以及药物本身的固有作用等,在预防、诊断和疾病治疗过程中,发生的异常生命活动过程,并引起一系列功能、代谢与结构的变化,表现为症状、体征和行为的异常。药源性疾病既包括超时、超量、错用或误服等不正确用药所引起的疾病,也包括合格药物在正常用法用量下产生的不良反应,一般不包括药物过量导致的急性中毒。

我国目前实施的是2011年5月4日国家修改并颁布的新版《药品不良反应报告和监测管理办法》(卫生部令第81号)。该办法的目的在于加强上市药品的安全管理,规范相关管理,以保障公众用药安全。

该管理办法明确了各相关部门的职责,其中包括国家食品药品监督管理局为全国不良反应报告和监测工作的主管单位,地方各级药品监督管理部门负责辖区内的检测和管理工作。此外,还赋予了市、县级检测机构报告的收集、审核、评价、上报以及严重不良反应和群体事件调查等职能。管理办法中对不良反应的报告和处置有详细的明确规定,包括规定了不同形式的不良反应报告,如个体报告、群体报告、境外报告和定期安全性更新报告。这些报告的范围和内容都有具体的要求。对于药品群体不良事件的处理,一旦发现,应立即报告给监测机构,并进行陈述报告。卫生行政部门应采取相应措施积极应对,并联合相关部门进行调查,了解药品使用、患者诊治及药品生产流通等情况。此外,管理办法还强调了对药品不良反应监测意识的增强,以及对医药生产企业的促进作用,同时也推动了医药相关领域研究的开展,促使更多安全有效的新药上市。

第二节　药品不良反应的类型和原因

一、药品不良反应的类型

（一）药品不良反应的传统类型

1. A型药品不良反应

A型药品不良反应属剂量相关性不良反应，是由于药品的药理作用增强所导致，可以预测，常与剂量有关，停药或减量后症状减轻或消失，一般发生率高、死亡率低。副作用、毒性反应、后遗效应、首剂效应和撤药反应均属此类。如苯二氮䓬类药物引起的嗜睡，为该药物药理作用过强导致。

2. B型药品不良反应

B型药品不良反应是与药品的正常药理作用无关的一种异常反应。特点是一般很难预测，常规毒理学筛选不能发现，发生率低但死亡率高，时间关系明确。过敏反应及特异质反应属于此类。最典型的如青霉素引起的过敏性休克。

3. C型药品不良反应

C型药品不良反应是一种剂量和时间依赖性不良反应，该类反应发生缓慢，与剂量逐渐累积相关，发生率低。例如长期服用避孕药可能会导致乳腺癌。

4. D型药品不良反应

D型药品不良反应是一种时间依赖的迟发性不良反应，此类反应发生率低，通常与药物剂量相关，随着药物的应用其效应逐渐显现。药物的致畸作用、致癌作用以及迟发性运动障碍等均属于此类反应。

5. E型药品不良反应

E型药品不良反应属撤药反应，发生于停药后，发生率低。停用吗啡后出现的戒断症状等属此类不良反应。

6. F型药品不良反应

F型药品不良反应属治疗意外失败型不良反应，该反应与药物剂量相关，药物之间的相互作用是导致其发生的原因，发生率高。例如联合用药过程中应用了特异性药物代谢酶抑制剂可引起此类反应。

二、药品不良反应的原因

（一）药物方面的原因

1．药物作用的性质

药物在体内的作用具有选择性，当一种药物对机体的组织和器官有多个作用时，若其中一项为治疗作用，其他作用就成为不良反应（副作用）。例如，阿托品有抑制腺体分泌，解除平滑肌痉挛，加快心率等作用；在麻醉时利用其抑制腺体分泌的作用，其松弛平滑肌引起腹胀气或尿潴留就成了副作用；在治疗胃肠痉挛时，口干和视物模糊就成为副作用。

2．药物剂量

剂量过大，或者连续用药时间过长发生不良反应的可能性大。如有试验表明，同一剂量标准下服用螺内酯，在短期时间（8 周）内，不会出现男性乳房增大的现象，但如果服用超过 24 周，会明显提高男性乳房增大的发生率（66%）。

3．药物杂质

由于技术原因，药物在生产过程中常残留微量中间产物或杂质（药物副产物、分解产物和代谢产物等），这些物质虽有限量，但也可引起不良反应。青霉素引起的过敏性休克就是由于发酵生产过程中，由极少量青霉素降解产生的青霉烯酸和在酸性环境中部分青霉素分解产生的青霉噻唑酸所引起的；氯贝丁酯引发皮炎的原因就是不纯物质对氯苯酚。

4．药物添加剂

药物生产过程中加入的溶剂、赋形剂、稳定剂、增溶剂、着色剂等也可引起不同的不良反应。例如，口服胺碘酮未见肝毒性，但由于胺碘酮注射液中加入了表面活性剂聚山梨酯 80，其可能会引起过敏反应、中性粒细胞减少、溶血、肝损伤等。

（二）机体方面的原因

1．生理因素

（1）年龄　幼儿药物代谢酶活性不足，代谢和排泄药物能力均较慢，血浆蛋白结合能力差，对药物的敏感性高，易发生不良反应。例如，新生儿应用氯霉素后易出现灰婴综合征，这是由于新生儿肝脏系统发育不完善，葡萄糖醛酸的结合力差，以及肾脏排泄能力较低致使氯霉素在体内蓄积而引起循环衰竭。老年人肝肾功能降低，使药物代谢清除能力降低，药物的血浆半衰期长，例如地西泮在青年人体内的平均半衰期为 40 h，在老年人体内则可延长至 80 h。此外，老年人组织器官功能改变，靶器官对某些药物敏感性增高，例如，老年人对降压药的敏感性更高，应更加关注血压变化。

（2）性别　一般而言，不良反应的发生率女性高于男性。一般正常成年人的体脂率，女性比男性略高。相同剂量的脂溶性药物，如利多卡因、地西泮、氯丙嗪等，在女性中药物分布体积更广，药物起效更快，且作用时间更长，相同给药剂量和给药频率下，女性出现副作用的概率也更高。

2. 遗传因素

(1) 个体差异　同样剂量的药物，有的患者达不到治疗效果，而有些患者则出现毒性反应。代谢的个体差异是不同个体对药物反应不同的重要原因。药物的代谢遗传差异使部分患者对某些药物的代谢能力低下，导致药物或其毒性代谢产物蓄积，出现非预期毒性。典型的有器官移植抗排斥药物，如环孢素，有的肾移植病人服用量比较大，仍然出现慢性排斥反应，有的服用量比较小，却能有效地防止慢性排斥反应，因此，该药的个体特异性较为明显。

(2) 特异质反应和变态反应　少数患者的特异性遗传素质使机体产生特异质反应，这种反应是有害的，甚至是致命的，只在极少数患者中出现。例如某些患者存在一种遗传缺陷，体内缺乏葡萄糖-6-磷酸脱氢酶，患者的红细胞易受氧化性药物（如伯氨喹、氨苯砜、阿霉素等）损害，最终导致溶血性贫血。

(3) 种族　当同种药物给予相同的剂量时，其疗效、毒副作用在不同的种族间表现并不相同，甚至存在较大差异。如普萘洛尔是常用的治疗心律失常的药物，中国男性对其β-阻滞作用的敏感性高于白种人群；又如日本人和爱斯基摩人中有许多人是快乙酰化者，使用异烟肼易产生肝损害，而英国人和犹太人中慢乙酰化者达60%～70%，这些人使用异烟肼易产生周围神经炎。

3. 病理因素

疾病可以造成机体器官功能改变，继而影响药物在体内的药效学和药动学，诱发药品不良反应。患有多脏器、多系统或严重疾病者用药，其不良反应的发生率高于简单疾病患者，就其发生的严重程度而言也是前者重于后者。疾病本身也能导致药代动力学和药效学的改变，肝肾功能损伤会容易引起药物在体内蓄积，产生过强或过久的效应，甚至发生毒性反应。如地西泮在一般人中半衰期约为46.6 h，在肝硬化患者中可达105.6 h，肝硬化患者使用该药后，很容易诱发肝性脑病；多黏菌素的神经系统毒性反应在肾功能正常者中发生率为7%，而在肾功能不良者中可达80%；支气管哮喘患者用β-受体阻断剂后可诱发或加重哮喘；结核病患者用糖皮质激素后可能使结核扩散等。

（三）用药方面的原因

1. 给药方法

给药途径不同，关系到药物的吸收、分布，也影响药物发挥作用的快慢强弱及持续时间。例如，静脉给药直接进入血液循环，立即发生效应，较易发生不良反应；口服刺激性药物可引起恶心、呕吐等，改为注射给药则可避免。如氯化钾用于低血钾者，只宜口服或缓慢静脉滴注给药，若静脉推注可导致心搏骤停，应绝对避免。

2. 联合用药

当多种药物联合应用后，不良反应的发生率亦随之增高，联合用药品种数越多，不良反应发生率将会越高。克拉霉素可通过抑制 CYP3A4 代谢而提高硝苯地平的作用，从而导致低血压。其他大环内酯类药物（包括红霉素）与钙通道阻滞剂同时使用时也有可能发生这种相互作用。

第三节　药品不良反应的识别和监测

一、药品不良反应的识别

当患者接受药品治疗而发生药品不良事件时，临床医药工作者就面临一项复杂的任务：判断药品不良事件与药物治疗之间是否存在因果关系。如果这种关系明确，则药品不良事件即可被判断为药品不良反应。药品不良反应的正确识别直接关系到患者目前及将来的治疗，关系到对药物的正确评价和新药研究的进程。因此，应严格遵循临床诊断的步骤和思维方法，注重调查研究与收集资料，在此基础上综合分析作出判断。药品不良反应的识别要点如下：

1. 药品不良反应的出现与药物治疗在时间上有合理的先后关系

从用药开始到出现临床症状的间隔时间称为药品不良反应的潜伏期，不同药品的不良反应潜伏期差异较大。

2. 药品不良反应与药物剂量之间具有相关性

有些药物药效具有“天花板效应”，当治疗药物达到最大治疗效应，继续盲目增加药物剂量后，疗效并不增加而不良反应出现加重。

3. 去激发反应

撤药的过程即为去激发（dechallenge），减量则可看作一种部分去激发。若要判断药物与出现的不良反应间有无因果关系，可在中止药物治疗或减少剂量后继续观察和评价反应的强度及持续时间。如果药品不良事件随之消失或减轻，则有利于因果关系的判断。许多药品不良反应只需及时停药或调整剂量即可恢复，也是治疗的重要措施。当多药联用时，逐一去激发有助于确定是何药造成的损害。如果去激发后反应强度未减轻，说明反应与药品关系不大，但仍应谨慎对待，因为有时可能观察时间太短而并不能排除与药物的相关性。

4. 再激发反应

为了验证药物与药品不良反应之间是否存在因果关系，再次给患者用药，以观察可疑的药品不良反应是否再现，这一过程即为再激发（rechallenge）。

由于伦理上的原因，主动的再激发试验常受到限制，尤其是那些可能对患者造成严重损害的药品不良反应，再激发会造成严重后果，应绝对禁止。临床上可采用皮肤试验、体外试验的方法来代替。

5. 符合药物的药理作用特征并可排除药物以外因素造成的可能性

某些药品不良反应是其原有作用的过度延伸与增强，因而可从其药理作用来预测，如降糖药引起低血糖反应，抗凝药造成自发性出血等。某些药物可以引起特征性的病理改变，如地高辛引起心脏房室传导阻滞和心律失常等。

在临床工作中，许多药品不良反应的临床表现与一些常见病、多发病的症状相同或相似。例如地高辛引起的药品不良反应早期常出现胃肠道反应，而慢性充血性心力衰竭患者因胃肠道瘀血也会出现这些症状；头痛是许多疾病的临床表现，判断是否与药物相关需要谨慎。如果怀疑不良反应由药物之间的相互作用所致，需要判断药物联合应用时间与不良反应出现时间是否关联，撤除或再次给予相应药物后，不良反应是否发生相应变化。

6. 掌握相关文献报道

已发表的文献及药品说明书中列入的药品不良反应资料是临床医药工作者获取药品不良反应信息及知识的主要途径。从中可以了解有关药品不良反应的临床特点、发生率、风险因子以及发生机制。如果当前的药品不良事件与已报道的药品不良反应特征相符，则非常有助于药品不良反应的判断。需要指出的是，已有的医药文献关于药品不良反应的记载可能并不完全；此外，如果药物是新近上市的产品，则可能会发生一种新的且以往未被报道的药品不良反应。所以除了应及时掌握更新药品不良反应信息外，在某些情况下，药品不良反应的判断仍有赖于医药工作者的独立取证与分析。

7. 进行必要的血药浓度监测

血药浓度监测（TDM）是在药动学原理的指导下，应用现代分析技术，测定血液中或其他体液中药物浓度，用于设计或调整方案，以提高药物疗效和减少不良反应的发生。通过对治疗指数窄的药物及中毒症状易与疾病本身相混淆的药物进行 TDM，既有助于调整给药方案、提高药物疗效、减少或避免毒副作用的发生，又可诊断是否存在药物过量中毒。例如地高辛的毒性作用通常与血清浓度＞2 ng/mL 有关，但也可以发生于地高辛水平较低时，尤其是伴随低钾血症、低镁血症或同时存在甲状腺功能低下时，应用时注意监测地高辛血药浓度，剂量应个体化，因此血药浓度的测定可为判断此类药品不良反应提供重要依据。药物引起人体产生药品不良反应是一个复杂的过程，影响这种过程的因素同样是复杂多样的，这就给药品不良反应的识别带来许多困难，表现为对药品不良反应因果关系的判断常常具有某种程度的不确定性。

药品不良反应因果关系的评价是 ADR 监测工作的重要内容，其评价信号的可靠程度非常重要，应当是在分析报表相关资料、借助参考文献的基础上作出的综合性评价。目前，国际上对ADR因果关系的评价有多种方法，如Karsh和Lasagnap评定方法、计分推算法及贝叶斯不良反应诊断法等，其中以前者最为常用，我国借鉴此法并结合国情制定了ADR因果关系判定关联性评价原则，并参照国际药物监测中心的分级方法，分为6级：肯定、很可能、可能、可能无关、待评价、无法评价。① 肯定：用药与不良反应的发生存在合理的时间关系；停药后反应消失或迅速减轻及好转（即去激发阳性）；再次用药不良反应再次出现（即再激发阳性），并可能明显加重；同时有说明书或文献资料佐证；并已排除原患疾病等其他混杂因素影响。② 很可能：无重复用药史，余同“肯定”，或虽然有合并用药，但基本可排除合并用药导致不良反应发生的可能性。③ 可能：用药与反应发生时间关系密切，同时有文献资料佐证；但引发不良反应的药品不止一种，或不能排除原患疾病病情进展因素。④ 可能无关：不良反应与用药时间相关性不密切，临床表现与该药已知的不良反应不相吻合，原患疾病发展同样可能有类似的临床表现。⑤ 待评价：报表内容填写不齐全，等待补充后再评价，或因果关系难以定论，缺乏文献资料佐证。⑥ 无法评价：报表缺项太多，因果关系难以定论，资料又无法获得。其中肯定、很可能、可能3个判定结果可作为药品不良反应的主要判断依据，见表4-1。

表4-1 《2018版个例药品不良反应收集和指导原则》中的因果判定关联性评价

关联性评价	时间相关性	是否已知	去激发	再激发	其他解释
肯定	+	+	+	+	−
很可能	+	+	+	?	−
可能	+	±	±?	?	±?
可能无关	−	−	±?	?	±?
待评价	需要补充材料才能评价				
无法评价	评价的必需资料无法获得				

注：“+”表示肯定或阳性；“−”表示否定或阴性；“±”表示难以判断；“?”表示不明。

时间相关性：用药与不良反应的出现有无合理的时间关系。

是否已知：不良反应是否符合该药已知的不良反应类型。

去激发：停药或减量后，不良反应是否消失或减轻。

再激发：再次使用可疑药品是否再次出现同样的不良反应。

其他解释：不良反应是否可用并用药品的作用、患者病情的进展、其他治疗的影响来解释。

若ADR的表现叙述过于简单、怀疑引起ADR药品及其他信息资料欠缺者，都将直接影响评价结果。具体操作需要依据ADR/AE分析的五条原则对可疑事件进行分析，见表4-2，并依据此5条原则进行药品不良反应的关联性评价。

当难以判断药物与不良反应相关性时，还可采用Naranjo概率量表判断，见表4-3。该量表将药物与不良反应相关性分为“肯定”“很可能”“可能”和“怀疑”4个等级。

表 4-2　国家不良反应监测中心 ADR/AE 分析项目

序号	分　析　项　目	结果判定
1	用药与 ADR/AE 的出现有无合理的时间关系?	有□　无□
2	反应是否符合该药已知的 ADR 类型?	是□　否□　不明□
3	停药或减量后,ADR/AE 是否消失或减轻?	是□　否□　不明□ 未停药或未减量□
4	再次使用可疑药品后是否再次出现同样的 ADR/AE?	是□　否□　不明□ 未再使用□
5	ADR/AE 是否可用合并用药的作用、患者病情的进展、其他治疗的影响来解释?	是□　否□　不明□

表 4-3　Naranjo 概率量表

项　　　目	是	否	不知道
1.该反应以前是否已有报告	+1	0	0
2.不良反应是否在使用可疑药品后出现	+2	-1	0
3. 当可疑药物停用后,使用特异对抗剂后不良反应是否改善	+1	0	0
4. 再次使用可疑药物,不良反应是否再次出现	+2	-1	0
5. 是否有可疑药物之外的原因引起反应	-1	+2	0
6. 给安慰剂后这种反应是否再次出现	-1	+1	0
7. 血中及其他体液中药物浓度是否为已知的中毒浓度	+1	0	0
8. 增大药物剂量反应是否加重;减少药物剂量反应是否减轻	+1	0	0
9. 患者曾用过相同或类似的药物是否也有相同或相似的反应	+1	0	0
10. 该不良反应是否有客观检查予以确认	+1	0	0

注:≥9 分表示“肯定有关”,5～8 分为“很可能有关”,1～4 分为“可能有关”,≤0 分为“怀疑”。

二、药品不良反应的监测

由于药品上市前研究存在的这些局限性,一些发生率较低、潜伏期较长的药品不良反应只有在药品上市后广泛应用的过程中才有可能被发现和认识。因而,被正式批准上市的药品,并不意味着对其临床评价的结束,而是表明已具备在社会范围内对其进行更深入研究的条件。药品不良反应的监测便于向药品的经营、使用、生产及药政部门提供药品不良反应情况的咨询,利于业务的开展和服务质量的提高。主要的药品不良反应监测方法包括以下几种:

1. 自发呈报系统

自发呈报系统(spontaneous reporting system)由国家或地区设立专门的药品不良反应监察中心,负责收集、整理、分析由医疗机构和药品的生产与经营企业自发呈报的药品不良反应报告,并反馈相关信息。自发呈报系统的主要作用是可以及早地发现潜在的药品不良反应的信号,即关于一种不良事件与某一药品间可能存在因果关系的报道信息。基于这种信号可以形成假说供进一步研究,并使药品不良反应得到早期警告。对于罕见药品不良反应的发现,自发呈报是唯一可行的方式,也是发现任何新的、发生在特殊人群中的药品不良反应最经济的方式。因此,在药品不良反应监测中自发呈报系统占有极其重要的地位。

2. 处方事件监测

处方事件监测(prescription event monitoring)是一种非干预性、观察性队列研究方法,通过收集新上市药品的处方,要求医生填写问卷,询问患者使用某药品后的结果。通过收集处方来积累数据,从中找出 ADR 信号,计算其发生率和报告率。该呈报方法不干预医师对患者选用某种药物的决定,不要求报告医师评价每例事件与药物的相关性,它的资料来自日常临床用药的患者,而不是经过筛选的人群,因而具有真实用药的代表性。该方法是监测新上市药品使用安全性的有效方法,是自发呈报系统有益的补充。

3. 医院集中监测

医院集中监测(hospital intensive monitoring)是指在一定的时间(数月或数年)、一定的范围内对某一医院或某一地区内所发生的 ADR 及药物利用详细记录,以探讨 ADR 的发生规律,既可是病人源性或药物源性的集中监测,也可是专科性集中监测,从而计算相应的 ADR 发生率并探讨其危险因素,资料详尽,数据准确可靠。集中监测由于是在一定的时间、一定的范围内进行的,故得出的数据代表性较差、缺乏连续性,且费用较高,其应用受到一定限制,除非为某一特别目的而进行。

4. 病例对照研究

病例对照研究(case control studies)是将患有某种疾病的病例与未患有某疾病的对照组进行比较的研究,其目的是找出两组对先前的药物暴露的差异。即在人群中患有拟研究的疾病,患者组(病例组)同没有患那种疾病的人群(对照组)相比较,研究前者是否拥有假说因素的比例更高。在药品不良反应监测中,拟研究的疾病为怀疑药物引起的不良反应,假说因素则是可疑药物。可疑药物是在病例组的暴露率与对照组比较,如果两者在统计学上有意义说明它们相关。该方法进行迅速,费用较低,对确定临床表现独特的不良反应十分有效。缺点是易出现资料偏差,资料不全时难以选择对照。

5. 队列研究

队列研究(cohort study)是将某一特定人群按是否暴露于某可疑因素或暴露程度分为不同的亚组,追踪观察两组或多组成员结局(如不良反应)发生的情况,比较各组之间结局发生率的差异,从而判定这些因素与该结局之间有无因果关联及关联程度的一种观察性研究方法。队列研究的基本原理是在一个特定人群中选择所需的研究对象,根据某个时期是否暴露于某个待研究的危险因素,或其不同的暴露水平而将研究对象分成不同的组,如暴露组和非暴露组,高剂量暴露组和低剂量暴露组等,随访观察一段时间,检查并登记各组人群待研究的预期结局的发生情况,比较各组结局的发生率,从而评价和检验危险因素与结局的关系。

6. 记录联结(recorded linkage)

随着ADR研究的进一步深入,一些潜在的发生率较低的ADR已难以从小样本人群观察到,故药物与ADR的因果假设的检验常借助于大型的记录数据库。用于药物流行病学研究的数据库分三种:① 通过记录链接(record linkage)方法建立的大型自动记录数据库;② 收集潜在药源性疾病信息的数据库,如出生缺陷、恶性肿瘤、毒物中心的数据库;③ 记载用药史的数据库,如在荷兰由药房储存的病人用药史数据库。将一个人有关的记录如出生、死亡、婚姻、住院情况和用药处方等,通过一种独特的方式把各种信息联结起来,可能会发现与ADR有关的事件。该方法的优点是能监测大量人群,有可能发现不常用药物的ADR和不常见的ADR,可以计算ADR发生率,能避免回忆或回访的主观偏差,能发现延迟不良反应。缺点是依赖已建立的资料记录系统,若要专门建立这类系统,则费用相当高。

三、药物警戒

(一) 药物警戒的定义

世界卫生组织国际药物监测合作中心关于药物警戒(pharmacovigilance,PV)的定义如下:药物警戒是与发现、评价、理解和预防不良反应或其他任何可能与药物有关的问题的科学研究与活动。国家药品监督管理局关于发布《药物警戒质量管理规范》的公告(2021年第65号)中指出,药物警戒活动是指对药品不良反应及其他与用药有关的有害反应进行监测、识别、评估和控制的活动。随着人们对WHO公布的药物警戒定义的认可,药物警戒监测的工作对象除了合格药品之外,还包括以下几部分:① 传统药物和辅助用药;② 草药(植物药);③ 血液制品;④ 生物制品(包括所有预防药品);⑤ 疫苗;⑥ 医疗器械、运动器材和卫生材料。

药物警戒涵盖了药物从研发直到上市使用的整个过程,不仅涉及不良反应监测,还涉及与药物相关的其他问题。例如低于法定标准的药品,药物与化合物、药物及食物的相互作用,用药错误,缺乏疗效的报告,药品用于无充分科学依据并未经核准的适应证,急性与慢性中毒病例报告,药物相关死亡率的评价,药物滥用与误用等。

(二) 药物警戒的主要工作内容

药物警戒从用药者安全出发,发现、评估、预防药品不良反应。药物警戒要求有疑点就上报,不论药品的质量、用法、用量正常与否,更加重视以综合分析方法探讨因果关系,容易被广大报告者接受。除了关注药品上市后监测中早期发现的药品不良反应事件的相关信号,也注重在研发及临床使用过程中可能发生的任何与用药风险相关的损害等,因此,一切与药物相关的研发、预防和治疗相关联的工作都应该被包括在药物警戒的工作中来。其主要工作内容包括:① 早期发现未知的药品不良反应及其相互作用;② 发现已知药品不良反应的增长趋势;③ 分析药品不良反应的风险因素和可能的机制;④ 对风险/效益评价进行定量分析,发布相关信息,促进药品监督管理和指导临床用药。

(三)药物警戒的目的

世界卫生组织对药物警戒工作的目的定义为:① 提高因使用药物和进行所有的医疗与辅助治疗对患者的护理与安全性;② 提高公众的健康及与药品应用相关的安全性;③ 致力于药物的效益、危害、有效性和风险的评估,鼓励药物安全、合理和更有效(包括成本效益)地使用;④ 促进对药物警戒的认识理解、教育和临床培训以及与公众的有效交流。药物警戒的最终目的为:通过对药品的科研、生产、流通和使用实施全程警戒,提高临床合理、安全用药水平,保障公众用药安全,改善公众身体健康状况,提高公众的生活质量。

第四节　药品不良反应的防治原则

一、药品不良反应的预防原则

(一)详细了解患者的病史,正确对症用药

选药要有明确的指征,不仅要针对适应证,还要排除禁忌证。故在确定治疗方案和选定治疗药物前,详细了解患者的病史、药物过敏史和用药史。对可能发生的严重过敏反应的药物,可通过皮肤试验等方法筛查有用药禁忌的患者。如果已明确患者对某种/类药物过敏,尽量换用其他品种的药物。特殊情况下,若因救治而必须选择患者已知药物过敏史的相关药物,需充分了解过敏反应类型及症状,进行综合评估并权衡利弊后方能确定患者是否可以使用,并提前备好抢救药品及相关设备,密切监护用药过程。

(二)严格掌握药物的用法用量,个体化用药

药物治疗中严格遵照说明书的用法、剂量、适应证和禁忌证,并根据患者的生理与病理学特点实行个体化给药。不同人群根据需要调整药物用法和剂量。例如老年人用药量从小剂量开始用药,然后逐渐加量,直至最低有效维持量;对于儿童,尤其新生儿,其剂量应按体重或体表面积计算,用药期间应加强观察;对于孕妇或哺乳妇女,必须选用药物治疗时,应当参照药品危险等级分类和药品哺乳期安全性的资料,慎重选择。

(三)合理选择联合用药种类,避免不必要的联合用药

联合用药要注意药物相互作用,可用可不用的药物尽量不用;在必须联合用药时,要兼顾增加疗效与减少药品不良反应。

（四）密切观察患者用药反应，必要时监测血药浓度

对于治疗窗窄的药物，血药浓度的升高与不良反应密切相关，及时监测患者的血药浓度能及时预测治疗过程中可能出现的不良反应，有利于及时调整剂量或更换药物。例如，用苯妥英钠治疗惊厥和心律失常，该药的安全有效血浓度范围在几乎所有患者均为10～20 mg/L。同样当苯妥英钠的血浓度超过安全范围，几乎所有病人都出现中毒反应。当血药浓度为20～30 mg/L时，患者则出现精神异常现象。

（五）提高患者防范意识，及时报告异常反应

最早发现药品不良反应症状的往往是患者自己，因此不仅要向患者介绍药品的疗效，还应详细地解释相关的药品不良反应和用药注意事项的信息，告诫出现药品不良反应早期征兆时的应对方法，从而增强患者对药品不良反应和药源性疾病的防范意识，提高用药的依从性。

（六）加强对执业者的专业水平训练和职业道德教育，避免用药错误

有相当部分的药品不良反应和药源性疾病的发生与医药人员在处方、配制、发药和用药过程中的差错、事故有关，这类药品不良反应属“可避免的药品不良反应”。因此要做好对从业人员的培训、加大培训力度，增强药品不良反应监测的主动性。

二、药品不良反应的治疗原则

当发生药品不良反应甚至出现药源性疾病时，必须迅速采取有效措施，积极进行治疗。

（一）及时停药，去除病因

在药物治疗过程中，当怀疑出现的病症是由于药物所引起而又不能确定为某药时，如果治疗允许，最可靠的方法是首先停用可疑药物。绝大多数轻型患者在停用相关药物后疾病可以自愈或停止进展。若因为特殊原因，即使确定致病药物也无法停用，医生需要慎重考虑，仔细权衡利弊，根据患者不良反应的严重程度作出减量或停用的选择。

（二）采取有效的救治措施

根据病情采取治疗对策。多数不良反应具有自限性特点，停药后无须特殊处理，待药物自体内消除后，可以缓解，症状严重时须进行对症治疗。

1. 促进排泄，延缓吸收

对于一些与剂量相关的不良反应的治疗，医生可采用静脉输液、利尿、导泻、洗胃、催吐、使用毒物吸附剂以及透析等方法加速药物的排泄，延缓和减少药物的吸收。皮下或皮内注射于四肢者，可将止血带缚于注射处近心端，以延缓其吸收。洗胃液以温开水最常用且有效安全，2%碳酸氢钠液常用于有机磷农药等中毒，但应注意不宜用作敌百虫、水杨酸盐和强酸

类中毒；1∶5000高锰酸钾溶液对生物碱、毒蕈碱类有氧化解毒作用，但禁用于对硫磷中毒者洗胃。故洗胃液的选择应根据不同的毒物考虑。还可通过机械刺激咽喉促使呕吐，也可皮下注射阿扑吗啡3～5 mg或口服1%硫酸铜溶液100～200 mL催吐；使用毒物吸附剂如药用炭吸附药物，同时用导泻剂（如70%山梨醇）将已吸附药物的吸附剂排出体外。可使用利尿剂配合输液，迫使药物排出体外。通过改变体液的pH，加速药物排泄。如弱酸性药物阿司匹林、巴比妥类引起的严重不良反应，可静脉输注碳酸氢钠碱化血液和尿液pH，促进药物排出。碳酸锂过量中毒时，静脉输注0.9%氯化钠注射液有助于锂排出，有条件时，还可通过人工透析排除体内滞留的过量药物。

2. 使用解救药物

利用药物的相互拮抗作用降低药物的药理活性，达到减轻或消除药品不良反应的目的。例如，阿托品对抗毛果芸香碱的毒性反应，纳洛酮解救吗啡中毒，鱼精蛋白中和肝素，这些均属于特异性的解救药物，及时用药，效果明显。当缺少特异性解救药物时，则可采取对症支持疗法，为药品不良效应的衰减争取时间。需要强调的是，并非所有的药品不良反应都需要药物治疗，尤其是轻度的一般性药品不良反应，不要忽视机体自身的消除与代偿机制。

3. 药物过敏反应的抢救

在使用易引起过敏性休克的药物时，应注意做好急救准备。当发生药物过敏性休克时，应立即停止使用可疑过敏药物，并分秒必争地就地抢救，以免延误救治时机，立即使患者头低位躺下，以肾上腺素皮下注射或肌内注射，也可以将0.9%氯化钠注射液稀释后缓慢静推，还可加用糖皮质激素，并给予保持气道通畅、吸氧等措施。对皮肤黏膜等过敏反应，可使用氯雷他定、氯苯那敏、异丙嗪、依巴斯汀、苯海拉明等抗过敏药物，还可视病情使用糖皮质激素、皮肤局部治疗等。如继发感染，可给予抗菌药物治疗。在使用抗菌药物时，要考虑到患者可能处于高敏状态，原发反应可能就是由于抗菌药物引起或可能发生交叉过敏反应，应注意选择患者不会过敏的药物谨慎试用，并密切观察；用的药物种类不宜过多，亦不要随便增加或调换药物，以免出现新的反应导致病情恶化。

参考文献

[1] 姜远英，向明，左笑丛．临床药物治疗学[M]．5版．北京：人民卫生出版社，2022.

[2] 杨宝峰，陈建国．药理学[M]．9版．北京：人民卫生出版社，2018.

[3] 国家药品监督管理局．药物警戒质量管理规范[EB/OL]．(2021-05-07)．https://www.gov.cn/gongbao/content/2021/content_5629614.htm.

[4] 国家药品监督管理局．个例药品不良反应收集和报告指导原则[EB/OL]．(2018-12-19)．https://www.nmpa.gov.cn/xxgk/ggtg/ypggtg/ypqtggtg/20181221172901438.html.

[5] 中华人民共和国卫生部．药品不良反应报告和监测管理办法[EB/OL]．(2011-05-04)．https://www.nmpa.gov.cn/yaopin/ypfgwj/ypfgbmgzh/20110504162501325.html.

（肖　明　谢　刚）

第五章　药物相互作用

第一节　概　　述

过去60年中，药物开发方面的创新已使许多新的化学物质应用于临床，感染、心血管、代谢、免疫和肿瘤等疾病都可以通过药物得到有效控制甚至治愈。随着老龄化社会的到来以及多种慢性疾病及基础疾病的共存，临床用药的品种和数量大大增加，联合用药的情况越来越普遍化和常规化，药物相互作用的问题也成为一个日益重要的话题。联合用药（drug combination）是指同时或相隔一定时间使用两种或两种以上的药物，其目的是增强药物疗效、减少单一药物的用量、延缓机体耐受性或病原微生物耐药性的产生，缩短治疗疗程，加快患者的康复速度。但是临床中往往会因为不合理的联合用药，导致药物间的相互作用而产生不良反应甚至严重的副作用，加重患者的病情。理论上讲，两种药物同时使用时，就有发生药物相互作用的可能。同时使用的药物越多，潜在的药物相互作用发生的情况就会越多。尽管在临床试验中已发现大量的药物相互作用，但仍有许多药物相互作用是未知的，其可能导致不安全的治疗，甚至在接受多药治疗的患者中出现用药错误。根据美国疾病控制和预防中心的数据，超过10%的人同时服用5种或5种以上的药物，20%的老年人至少服用10种药物，这种现象使药物相互作用更容易发生。此外，老年人药物相互作用发生率估计占住院总数的4.8%，与一般人群相比增加了8.4倍。根据相关统计，药物相互作用每年造成大量死亡，由此产生的费用达1770亿美元。因此，发现更多潜在的药物相互作用非常重要。

一、药物相互作用定义

药物相互作用（drug-drug interactions，DDI）是指同时或在一定时间内先后应用2种或2种以上药物后，药物在机体内因彼此之间的相互作用产生的复合效应，可表现为药效加强或副作用减轻，也可表现为药效减弱或毒副作用增强，甚至出现一些新的不良反应。

联合用药可在多个病理环节同时发挥作用，提高治疗效果，同时减少单一药物的副作用和药物耐受性发展，因此已成为现代医疗实践中必不可少的一种治疗手段。例如，噻嗪类利尿剂通过排钠利尿，造成体内 Na^+ 和水的负平衡，使细胞外液和血容量减少而降压，但长期使用容易降低血钾；而 ACE(angiotensin convening enzyme)类抑制剂用药后外周血管扩张，血压下降，长期使用血钾升高，两者联合使用不仅可以增加降压效应，而且还能避免体内血钾的变化，降低副作用的产生。同样，在糖尿病治疗中，联合用药可以同时作用于不同的生理途径，以降低血糖水平和改善胰岛素敏感性。

但联合用药也会引起更多的药物副作用。多药治疗存在着药物相互作用的不良反应、药物耐受性增强和医疗费用增加等危害。研究表明，使用多种药物治疗老年人的慢性病如高血压、糖尿病或慢性阻塞性肺疾病合并有癌症的患者，都可能增加患者的不良反应和药物耐受性的风险，影响患者的生活质量和治疗效果。因此，为了提高协同效应并减少意外的药物副作用，在使用药物组合治疗复杂疾病时准确预测潜在的药物相互作用至关重要。

二、药物相互作用分类

广义的药物相互作用包括药物-药物间的相互作用，药物-食物相互作用(drug-food interactions)、药物-饮料相互作用(drug-beverage interactions)、化学药-中药相互作用(drug-herb interactions)以及药物对临床检验化验的影响(drug-lab test interactions)。

狭义的药物相互作用则仅指药物-药物间的相互作用。从临床用药的角度，根据发生机制和形式不同，药物相互作用可分为：

(1) 药剂学相互作用：是指合用的药物发生直接的物理或化学反应，导致药物作用改变，即一般所称化学或物理配伍禁忌，多发生于液体制剂，常表现为在体外容器中出现沉淀，或药物被氧化、分解等。

(2) 药动学相互作用(pharmacokinetic interactions)：指同时应用 2 种以上药物时，一种或几种药物影响了另一种或几种药物在体内吸收、分布、代谢、排泄等相关的酶、转运体，以及改变药物的药动学属性(如生物利用度等)的过程，最终使后一种或几种药物在作用部位的浓度增加或减少，从而使其起效时间、作用强度或药效维持时间等发生改变。根据机体对药物的处置环节不同，药动学相互作用又分为吸收环节的药物相互作用、分布环节的药物相互作用、代谢环节的药物相互作用和排泄环节的药物相互作用。

(3) 药效学相互作用(pharmacodynamic interactions)：药物作用于同一受体或不同受体上，产生相加、增强或拮抗效应。如当合并应用 2 种药物时，可能通过影响某一药物对靶位(如递质摄取、灭活酶、阻断受体)的作用，或改变电解质的平衡，或作用于同一生理或生化代谢系统，从而影响了该药物的药理效应。需要提出的是，有时药物相互作用的产生并非单一机制的作用，可以是几种机制并存的。

根据合并用药后产生结果的不同，药物相互作用又可以分为有益的(beneficial)、不良的(adverse)和无关紧要的(inconsequential)药物相互作用三种。其中，大多数药物相互作用是无关紧要的。临床使用时充分利用有益的药物相互作用，尽量避免不良的药物相互作用。

第二节　药物相互作用的机制

一、药剂学相互作用

药剂学相互作用就是药物的物理化学相互作用，主要指药物与药物，药物与溶剂、赋形剂之间发生的理化反应，是药物在被吸收前产生的配伍变化。它主要引起药物的化学结构、物理稳定性的变化，影响药物的吸收和生物利用度。

（一）配伍禁忌

目前临床上药物治疗广泛采用注射液给药，而且常常多种注射液配伍在一起注射，因此药物之间或药物与输注液之间有可能发生相互作用，引起药物性质改变。注射液的物理化学配伍变化主要出现混浊、沉淀、结晶、变色、水解、效价下降等现象。

1．溶剂性质变化引起不溶

某些药物因难溶于水，制剂中含有有机溶剂，配液时必须特别注意，否则药物可因溶解度改变而析出沉淀。例如尼莫地平难溶于水，其注射液中加有25%的乙醇和17%的聚乙二醇，因此应缓慢加入足量的输液中，且室温不能太低，不能与乙醇不相溶的药物配伍，配好后应仔细检查有无沉淀析出。氢化可的松在水中溶解度小，其注射液的溶剂为乙醇-水等容混合液，也必须在稀释时加以注意。

2．溶剂选择不当而引起不溶

例如红霉素乳糖酸盐可溶于水，在0.9%氯化钠溶液中相当稳定，如果用0.9%氯化钠直接溶解药物，则可生成胶状物而不溶；而如果将其粉针溶于注射用水中，再加入至氯化钠液中，则可顺利溶解。同样，阿奇霉素的配制要求为：将本药用适量注射用水充分溶解后，配制成100 mg/mL的溶液，再加入250 mL或500 mL 0.9%氯化钠注射液或5%葡萄糖注射液中，最终配制成1～2 mg/mL的静脉滴注液。

3．盐析

例如氟罗沙星、培氟沙星、依诺沙星等第三代氟喹诺酮类药物，遇强电解质如氯化钠、氯化钾会发生同离子效应析出沉淀，因而禁与含氯离子的溶液配伍。甘露醇注射液为过饱和溶液，应单独滴注，这种溶液加入某些药物如氯化钾、氯化钠等的溶液能引起甘露醇结晶析出。

4．酸碱度改变而引起药物破坏、沉淀或变色

每种输液都有规定的pH范围，酸碱度对所加入的药物的稳定性都有一定影响。常用的溶媒有5%或10%葡萄糖注射液、0.9%氯化钠注射液、葡萄糖氯化钠注射液等,其pH依次为3.2～5.5、3.5～5.5、5～7.0。例如:葡萄糖注射液的pH为3.2～5.5,青霉素水溶液稳定的pH为6.0～6.5,用葡萄糖注射液配伍青霉素可加速青霉素的β-内酰胺环开环水解而使效价降低。青霉素类及其酶抑制剂中除苯唑西林等异噁唑青霉素有耐酸性质,在葡萄糖液中稳定外,其余药物不耐酸,在葡萄糖注射液中可有一定程度的分解。氨苄西林、阿莫西林在葡萄糖注射液中不仅可被葡萄糖催化水解,还能产生聚合物,增加过敏反应。因此此类药物宜选用0.9%氯化钠等中性注射液做溶媒。

奥美拉唑为弱碱性药物,在酸性环境下不稳定,易分解变色,仅能与0.9%氯化钠或5%的葡萄糖注射液配伍,且在0.9%的氯化钠溶液中较5%葡萄糖稳定。配制时应注意0.9%氯化钠及5%葡萄糖的量应为100 mL,用500 mL及250 mL配制易发生变色,其原因不明确,有可能是因为奥美拉唑对光不稳定。

20%磺胺嘧啶钠注射液(pH为9.5～11)与10%葡萄糖注射液(pH为3.5～5.5)混合后,由于溶液pH的明显改变,可使磺胺嘧啶析出结晶,这种结晶由静脉进入微血管,可能造成栓塞。

5. 药物之间氧化还原反应

有些药物本身是氧化剂,能和另外一些具有还原性的药物一起作用,发生氧化还原反应使药物化学结构改变。如维生素K类为一种弱氧化剂,若与还原剂维生素C配伍,则结构可被还原,从而失去止血作用。

6. 钙离子的沉淀反应

钙离子可与磷酸盐、碳酸盐生成钙沉淀,钙离子除常用钙盐外,还存在于林格液、乳酸钠林格液、肝素钙等药物中。磷酸盐存在于地塞米松、克林霉素磷酸酯、三磷酸腺苷、二磷酸果糖及磷酸氢二钠、磷酸二氢钠(作为药液中的缓冲成分)等药物中,碳酸盐存在于部分药物的辅料中。例如头孢他啶、头孢孟多注射剂中含有碳酸钠,与氯化钙、葡萄糖酸钙不能配伍,否则会生成沉淀;再如头孢哌酮、舒巴坦与林格液配伍时,必须先用灭菌注射用水溶解后再缓缓加入至林格液中,否则会产生乳白色沉淀;头孢曲松不稳定,可与钙离子生成头孢曲松钙沉淀,因而不宜与葡萄糖酸钙、林格液、乳酸林格液等含钙的溶液配伍,另外,头孢曲松与多种药物存在配伍禁忌,宜单独使用。

7. 中药注射剂配伍问题

临床上中西药配伍治疗的情况日益增多,但中西药配伍仍无章可循,配伍不当时有发生。中药注射剂成分复杂,容易受pH等因素影响,而使溶解度下降或产生聚合物出现沉淀,甚至可能与其他成分发生化学反应使药效降低。例如双黄连注射剂与阿米卡星、诺氟沙星、氧氟沙星、环丙沙星、妥布霉素配伍会有沉淀生成,与复方葡萄糖配伍会使其含量降低,与维生素C配伍会发生化学变化,与青霉素配伍会增加青霉素过敏危险。丹参注射液与维生素C注射液配伍后颜色加深、药效降低、增加输液反应,与维生素B_6、洛美沙星配伍会生成沉淀,与川芎嗪配伍会出现白色浑浊,与培氟沙星、氧氟沙星会生成淡黄色沉淀,与低分子右旋糖酐配伍会引起过敏反应。

因此，在静脉输液中加入药物时，必须重视可能由于药物相互作用而产生的沉淀反应。特别是形成的沉淀不明显时，易被忽视，注入血管可能引起意外，应力求避免发生。

（二）药物与包装容器相互作用

药品包装材料（简称药包材）与药物的相容性是指直接接触药品的包装组件与药物间的相互作用，包括吸附和迁移。当前国内用于包装和输液用塑料软袋，大多为高分子聚合物材质，大量研究表明影响高分子材料容器与药物溶液之间的相容性问题主要表现在输液器具对药物的吸附作用、材料中添加剂的浸出、高分子材料发生降解以及药物主成分降解等。输液器具相容性问题与药物的脂溶性、制剂类型、pH 以及输液器材质、输液环境等因素均有关。

大量文献报道，含有乙醇、丙二醇、苯甲醇、甘油、吐温 80、环糊精衍生物以及山梨醇等增溶剂的药物，一是与亲脂性的塑料高分子材料具有较强的吸附能力，降低主药的含量；二是易使增塑剂、抗氧剂等析出，从而诱发毒性反应。有研究发现硝酸甘油、硝酸异山梨酯注射液流经聚氯乙烯（PVC）输液器，含量降低明显，而后趋于平稳，且检测出未知物，表明其可能与输液器具材质发生可逆性化学吸附，吸附饱和后含量不再变化；地西泮注射液、伊曲康唑注射液、氯霉素注射液、依托泊苷注射液、去乙酰毛花苷注射液、硝酸异山梨酯注射液、托拉塞米注射液、盐酸胺碘酮注射液等，在药物说明书中均指出辅料会使塑化剂邻苯二甲酸二异辛酯（DEHP）析出。

（三）赋形剂对药物作用的影响

赋形剂虽不具有药理活性，但却是药物、疫苗制剂等产品必不可少的成分，有助于维持活性成分的稳定性、药代动力学活性、生物利用度等。药物在固体剂型（如片剂、胶囊剂）中有可能与赋形剂发生相互作用，使药物生物利用度因其固体剂型的不同配方而改变。体外条件（溶出介质组成、温度、搅拌）和体内生理因素（胃肠道因素）相互作用以及赋形剂功能，可以影响药物的生物利用度。腔内流体中赋形剂的存在触发了胃肠道环境的改变，胃肠道环境可能引起赋形剂物料属性的改变从而导致不同的赋形剂功能，这两种情况都会影响药物吸收。如 20 世纪 60 年代后期，澳大利亚曾有服用苯妥英钠片的癫痫患儿出现精神障碍、共济失调等精神神经症状，后来发现此现象是由于生产过程中赋形剂由碳酸钙改为乳糖引起的，碳酸钙作赋形剂，能与苯妥英钠形成不溶性钙盐，减少苯妥英钠吸收，改用乳糖后，乳糖与苯妥英钠不发生作用，但生产过程中苯妥英钠的投料没变，造成苯妥英钠吸收增加，出现中毒现象。在四环素片剂的用药中曾有赋形剂从乳糖改为碳酸钙后引起药物失效的报道，这是由于四环素与赋形剂碳酸钙发生结合，减少了有效的药物量。所以赋形剂对药物作用的影响也是极其重要的，这种相互作用既可引起不良反应，也可导致药效降低或治疗失败。

二、药动学相互作用

药代动力学方面的相互作用主要是指一种药物在体内的药代动力学(吸收、分布、代谢和排泄)过程受到其他药物的影响而发生改变,造成药物在其作用靶位的浓度和持续时间发生变化,从而影响该药起效时间、药物效应强度和药效持续时间等。药代动力学方面药物相互作用只改变药物的药理效应大小及作用持续时间,不会改变药理效应类型。药代动力学的相互作用体现在吸收、分布、代谢和排泄等方面。

(一)吸收的相互作用

吸收机制包括被动扩散、对流转运、主动转运、易化转运、离子对转运和胞吞作用。一些药物组合可通过干扰一个或多个上述机制来影响药物的吸收速率或程度。通常当药物吸收程度改变超过 20%,则认为其具有临床意义。

1. 胃肠道 pH 的影响

药物在胃肠道主要通过被动扩散方式吸收,其吸收速率受胃液中化合物的溶解度或溶出度的限制。药物的脂溶性是决定被动扩散的重要因素。非解离型药物脂溶性好,容易透过生物膜吸收,而解离型药物则相反。大多数药物呈弱酸性或弱碱性,这些药物通过生物膜的难易与其解离度有关,而药物的解离度大小又取决于其所处环境的 pH,酸性药物在酸性环境中解离度低,易透过生物膜,吸收多;同理,碱性药物在碱性环境易吸收。对于弱酸性或弱碱性药物,当联用药物改变了胃肠道 pH,可能会导致此类药物解离度改变而影响其吸收。弱酸(pKa = 3～8)可以限制碱性环境中药物的吸收,而弱碱(pKa = 5～11)也可以限制酸性环境中药物的吸收。

弱酸性药物(如阿司匹林、呋喃妥因、保泰松、苯巴比妥等)在酸性环境中吸收较好,因而不宜与弱碱性药物(如碳酸氢钠、碳酸钙、氢氧化铝等)同服。抗酸药、组胺受体阻断药和质子泵抑制剂都可不同程度地提高胃液 pH。抗酸药可短暂地(0.5～2 h)将胃液 pH 提高 1～2 个单位,H2 组胺受体阻断药可剂量依赖性地维持胃液 pH>5 达数小时,而质子泵抑制剂可剂量依赖性地提高胃液 pH>5 长达 19 h。当与这些化合物同时应用时,碱性化合物如某些唑类抗真菌药和 β-内酰胺类抗生素的吸收程度可以明显改变。

2. 离子络合的影响

某些药物(如四环素类、氟喹诺酮类)可与含二价或三价金属离子(Ca^{2+}、Fe^{2+}、Mg^{2+}、Al^{2+}、Bi^{3+}、Fe^{3+})的药物(如碳酸钙、硫酸亚铁、氢氧化铝、枸橼酸铋钾等)在胃肠道内形成难溶或难以吸收的络合物,导致药物吸收变差、疗效降低。因此,该类药物不宜与含金属离子药物联用。又如,喹诺酮类抗菌药物与镁铝抗酸药、硫糖铝、硫酸亚铁或某些缓冲剂联合应用时,这些二价或三价阳离子与喹诺酮类药物的 4-氧和 3-羧基基团络合,引起喹诺酮类抗菌药物的药-时曲线下面积(area under curve,AUC)减少 30%～50%。四环素和铁剂联合使用,可以使四环素的 AUC 减少高达 80%。

3. 吸附作用的影响

药用炭与对乙酰氨基酚、卡马西平、地高辛等药物合用时，因其吸附作用可明显减少后者在胃肠道的吸收，从而影响其疗效。高岭土可减少林可霉素、丙米嗪的胃肠吸收。考来烯胺系季铵类阴离子交换树脂，对酸性分子具有很强的亲和力，可与巴比妥类、噻嗪类利尿药、阿司匹林、普萘洛尔、地高辛、甲状腺素、华法林等多种酸性药物结合，影响它们的吸收。为避免此类不良药物相互作用的发生，应在服用考来烯胺前 1 h 或服用 4～6 h 后再服用其他药物。

4. 胃肠道排空、蠕动功能的影响

由于药物吸收的主要位置是在小肠，因此，改变胃排空时间和胃肠道蠕动功能可显著影响药物的体内暴露量。例如：促胃肠动力药如甲氧氯普胺、多潘立酮、西沙必利可加速胃排空和肠蠕动，可使药物快速通过胃肠道，这就降低了难溶性药物或仅在有限肠道区域吸收药物的吸收程度。相反，胃肠蠕动减慢，药物经胃到达小肠的时间延长，药物起效减慢，但药物在肠道的停留时间延长，可能吸收完全。例如，抗胆碱药溴丙胺太林与地高辛合用，使胃排空速率减慢、肠蠕动减弱，延长了地高辛在小肠的停留时间，使其吸收增加，容易引起中毒。建议临床上将两种药物分开服用。

5. 胃肠道吸收功能的影响

一些药物如非甾体抗炎药（如对氨基水杨酸、阿司匹林、吲哚美辛）、抗肿瘤药（如环磷酰胺、长春碱）以及新霉素等能损害肠黏膜的吸收功能，使地高辛、利福平等药物的吸收减少，血药浓度降低。例如，对氨基水杨酸可使合用的利福平血药浓度降低一半。临床上如必须联合应用，两者服用间隔至少 6 h。

6. 肠道菌群的影响

长期服用四环素、氯霉素和新霉素可干扰肠道菌合成维生素 K（缺乏会引起凝血障碍），使其来源减少，从而增强抗凝剂（如肝素、华法林、双香豆素）的作用，因此合用抗凝剂时应适当减少上述药物剂量。

7. 改变肠道转运蛋白的被动转运和主动转运

近年来关于肠跨细胞转运蛋白的研究正在兴起，已发现了多种位于肠黏膜上皮细胞刷状缘和基底外侧膜上的转运蛋白。而且已有报道认为喹诺酮类药物可能对这些转运蛋白具有竞争性抑制作用。这是可能发生抗感染药物相互作用的另一种机制。人结肠腺癌细胞系（human colon adenocarcinoma cell line，Caco-2）细胞模型是一种与肠细胞类似的人结肠细胞系，用于研究口服吸收的模型。用 Caco-2 细胞模型研究的结果表明，某些化合物可调节肠上皮细胞的紧密连接，从而改变细胞旁路的药物吸收。然而，因对紧密连接的结构和功能尚不完全了解，因此限制了通过调节细胞旁路来提高化合物口服吸收程度的研究发展。但无论如何，这一可提高药物吸收程度的药代动力学机制也与药物相互作用有关。了解肠黏膜上皮细胞转运蛋白和紧密连接调节物质之间的功能特点，可为我们提供哪些化合物参与这些相互作用及其参与程度的信息。

8．药物转运体的影响

药物转运体(drug transporter)介导的药物相互作用影响吸收过程的表现包括:① 两种药物竞争同一转运体,从而减少药物的吸收或者外排;② 一种药物作为转运体的诱导剂,使转运体活性及数量增加,从而使另一药物吸收或外排增多;③ 一种药物作为转运体的抑制剂,使转运体活性及数量减少,从而使另一药物吸收或外排减少。例如,当 P 糖蛋白(P-glycoprotein,P-gp) 的底物地高辛与 P-gp 的抑制剂(如维拉帕米、奎尼丁)合用时,可使地高辛外排受抑,生物利用度增加,易致地高辛中毒。

(二) 分布的相互作用

药物相互作用对药物分布的影响是指由于蛋白结合率的改变而引起分布的改变。一种药物与血浆蛋白结合率的高低可以影响另一种药物的游离血药浓度的高低。

1．竞争血浆蛋白结合部位

白蛋白是血浆中的主要蛋白组成部分(约占 5%)。由于白蛋白同时包含有碱性基团和酸性基团,因此它既可以与酸性药物结合也可以与碱性药物结合。酸性药物(如青霉素类、磺胺类、多西环素和克林霉素,与白蛋白的少数位点紧密结合,而碱性药物(如红霉素)与白蛋白大量的结合位点弱结合。根据血浆浓度和蛋白亲和力的相对大小,一种药物可以置换另一种药物,并可产生具有临床意义的结果。结合力强的药物能从蛋白结合部位上置换出结合力弱的药物,使后者成为游离型药物。游离型药物浓度增加,会使药效和毒性反应增强,其影响程度可因被置换药物的作用强弱、体内表观分布容积不同而异。只有结合率高(>90%) 且表观分布容积小(<0.15 L/kg) 的药物,游离型药物浓度才会明显增加,使药理活性增强,甚至发生严重不良后果。如口服抗凝药华法林的血浆蛋白结合率达 97%以上,表观分布容积小,如有 1%～2%被置换出来,则血浆中游离型药物浓度可增加 1～2 倍,易引起严重出血。苯妥英钠表观分布容积大,当少量从蛋白结合部位被置换出来,因能立即分布到其他组织,药效和毒性不会明显增强。与血浆蛋白结合率高的药物有水杨酸类、磺吡酮、二氮嗪、保泰松、丙磺舒、依他尼酸、香豆素类、替尼酸、甲芬那酸、苯妥英钠、青霉素、氟芬那酸、硫喷妥钠、磺胺类、吲哚美辛、甲苯磺丁脲、甲氨蝶呤、氯磺丙脲、氯贝丁酯等;表观分布容积小的药物有甲苯磺丁脲、甲氨蝶呤等。这类药物联合应用时应注意加强药物监测,及时调整给药剂量,确保治疗安全有效。表 5-1 列举了一些药物在这方面的相互作用及后果。

2．改变药物的组织分布量

药物向组织的转运除了取决于血液中游离型药物浓度外,也与该药物与组织的亲和力有关。当合并用药导致某一药物的组织结合程度降低时,会引起其体内药动学参数的一系列改变,导致药物效应改变和不良反应产生。例如,地高辛可与骨骼肌、心肌组织结合,当同时给予奎尼丁时,奎尼丁可将地高辛从组织结合部位置换下来,导致地高辛血药浓度明显增高,许多患者的地高辛血药浓度升高可达 1 倍。因此,两药合用时应减少地高辛用量 30%～50%并密切监测血药浓度。某些作用于心血管系统的药物能改变组织血流量,进而影响药

表 5-1　因血浆蛋白置换而引起的药物相互作用

被置换药物 （蛋白亲和力弱）	配伍药物（蛋白亲和力强）	配　伍　结　果
香豆素类抗凝剂 （华法林、双香豆素）	非甾体抗炎药（水杨酸、阿司匹林、保泰松、羟基保泰松、甲芬那酸）、磺胺类药物、水合氯醛、依他尼 酸、氯贝丁酯、吉非罗齐、丙磺舒	凝血时间延长，容易引起出血
磺酰脲类降糖药（甲苯磺丁脲、氯磺丙脲）	非甾体抗炎药（阿司匹林、水杨酸钠、保泰松、吲哚美辛）、双香豆素类抗凝剂（双香豆素、华法林）、磺胺类药物（磺胺苯吡唑）、抗生素（青霉素、土霉素、氯霉素）、单胺氧化酶抑制剂、抗组胺药、其他（酚妥拉明、异烟肼、丙磺舒、甲氨蝶呤、呋塞米、吉非罗齐 ）	低血糖、低血糖休克
胰岛素	抗凝剂、水杨酸盐、磺胺类药物、甲氨蝶呤	胰岛素水平升高，可引起低血糖症、低血糖休克
甲氨蝶呤	磺胺类药物、保泰松、水杨酸类药物（水杨酸钠、对氨基水杨酸钠）、呋塞米	骨髓抑制和血液毒性增强，粒细胞缺乏症
磺胺类药物	保泰松、水杨酸盐、双香豆素	磺胺药过敏反应增多
糖皮质激素	阿司匹林	糖皮质激素作用和不良反应增强
奎宁	乙胺嘧啶	奎宁毒性增强
米帕林	帕马喹	严重胃肠道及血液毒性反应
卡马西平 苯妥英钠	维拉帕米	卡马西平、苯妥英钠毒性增强
硫喷妥钠	磺胺药	麻醉时间延长

物在组织的分布量。如去甲肾上腺素能减少肝血流量，使利多卡因在代谢部位肝的分布量降低，从而使其代谢减少，血药浓度增高；反之，异丙肾上腺素能增加肝血流量，从而增加利多卡因的肝分布量和代谢，导致其血药浓度降低。

3. 转运体对药物分布的影响

P-gp 作为药物外排泵，可将肝脏的 P-gp 底物转运到胆汁中，也可将 P-gp 底物从血脑屏障或胎盘屏障排出，并可限制其进入血脑屏障或胎盘屏障。如果临床上同时给予 P-gp 底物药物，则在 P-gp 结合位点上将发生药物相互作用，影响药物的外排而使药物在组织的分布发生变化。如止泻药洛哌丁胺作用于胃肠道的阿片受体而起到止泻作用。洛哌丁胺虽是 P-gp 的底物，其单用时由于血脑屏障 P-gp 的外排作用，脑内药物浓度很低，不会产生呼吸抑制作用。当临床上将洛哌丁胺与 P-gp 抑制剂奎尼丁合用时，由于奎尼丁抑制了中枢 P-gp 介导的洛哌丁胺外排，使一般情况下几乎不能进入中枢的洛哌丁胺避开了 P-gp 的外排作用，从而导致脑内洛哌丁胺浓度明显增加，进而作用于中枢阿片受体后产生严重呼吸抑制等神经毒性。由此可见，掌握药物转运体介导的药物相互作用并明确其作用机制，对指导临床安全用药极为重要。

（三）代谢的相互作用

药物代谢（drug metabolism）是指药物进入机体后，在体内各种酶以及体液环境作用下，可发生一系列化学反应，导致药物化学结构发生转变的过程。它反映了机体对外来药物的处置能力。药物的体内代谢与其药理作用密切相关。其临床意义主要表现为：① 使药物失去活性；② 使药物活性降低；③ 使药物活性增强；④ 使药理作用激活；⑤ 产生毒性代谢物。药物的主要代谢器官是肝脏。除肝脏外，胃肠道、血液、肺、皮肤、肾脏、脑等对药物也有一定代谢作用。

药物代谢的反应类型主要包括Ⅰ相代谢（phase Ⅰ metabolism）和Ⅱ相代谢（phase Ⅱ metabolism）。其中，Ⅰ相代谢包括氧化、还原和水解反应，脂溶性药物通过反应生成极性基团，主要涉及细胞色素 P450 酶系；Ⅱ相代谢为结合反应，药物或第一相反应代谢物的极性基团与内源性物质生成结合物，主要涉及尿苷葡萄糖醛酸转移酶（UDP-glucuronosyl transferase enzymes，UGTs）、磺基转移酶（sulfotransferases，SULT）、谷胱甘肽-S-转移酶（glutathione S-transferases，GST）等。Ⅰ相代谢在整个药物代谢中的贡献率超过 70%，Ⅱ相代谢少于 30%。通常情况下，一种药物可被多个药酶代谢，仅少数药物仅被单一的药酶代谢。

1. Ⅰ相药物代谢

大多数氧化反应都是由名为细胞色素 P450 酶系、具有混合功能的单氧化酶超家族催化完成的。尽管细胞色素 P450（CYP）同工酶位于全身大量组织中，但肝是最大的 CYP 蛋白源。许多显著的药代动力学药物相互作用都涉及肝 CYP 同工酶。这一超家族的命名依据的是氨基酸序列的同源性、组酶和家族与亚家族基因类型。细胞色素 P450 酶的命名使用的前缀是“CYP”。至少 40%氨基酸序列同源的所有同工酶是一个酶家族，用阿拉伯数字表示（如 CYP3）。至少 55%氨基酸序列同源的所有同工酶为同一亚家族，用一个大写字母表示（如 CYP3A）。最后再用一个阿拉伯数字来代表每个具体的酶（如 CYP3A4）。斜体字命名代表的是编码每种特定酶的基因（如 *CYP3A4*）。

迄今为止，人类中已发现 CYP 酶共 18 个家族、42 个亚家族、64 个酶，是一个超家族，存在基因多样性，其中参与药物代谢的主要是 CYP1A2、CYP2C9、CYP2C19、CYP2D6、CYP3A4，占 CYP 代谢总量的 95%。药物约有 55%经 CYP3A4 代谢，20%经 CYP2D6 代谢，15%经 CYP2C9 和 CYP2C19 代谢。虽然基因多态性会使得相关同工酶的药物相互作用减弱，但这些同工酶所引起的药物相互作用来源于它们所受到的抑制或诱导作用。

（1）酶抑制作用机制

酶抑制作用可引起突然的、灾难性的药物相互作用。由于存在多种抑制作用机制，因此，许多药物可以通过这些机制发生相互作用。最常见的是可逆性抑制作用。当化合物快速与 CYP 同工酶形成弱强度键而非使之永久失活时，可逆性抑制作用就会发生。这种作用可以是竞争性的（抑制剂和底物竞争同一结合位点），也可以是非竞争性的（抑制剂与底物在酶上的结合位点不同）。

此种类型的抑制作用强度取决于底物与抑制剂对代谢酶的亲和力，以及酶位点处抑制剂的浓度。亲和力用抑制常数（Ki）表示，也就是使反应速率降至不受抑制时的最大反应速率的一半时所需的抑制剂浓度。例如，虽然只有 Ki 值在比较低的微摩尔范围内的药物可能表现出竞争性抑制作用（例如红霉素和奈非那韦），但强效的 CYP3A 可逆性抑制剂的 Ki 值一般都低于 1 μM（例如酮康唑、伊曲康唑、利托那韦和茚地那韦）。而那些 Ki 值大于 100 μM 的化合物往往都不会对 CYP3A 亚家族产生具有临床意义的抑制作用。

缓慢的可逆反应也可产生 CYP 抑制作用。当抑制剂与 CYP 同工酶结合，经过氧化作用产生亚硝基烷烃类时，可在 CYP 同工酶上与还原血红素缓慢形成可逆复合物。该种抑制作用在大环内酯类抗生素和 CYP3A 之间有文献报道，而且解释了为什么具有适当 Ki 值的化合物也可以发生具有临床意义的相互作用（如红霉素和特非那定）。

有一种假设认为，伴随 CYP 介导而形成的活性代谢产物，可发生不可逆性的抑制作用（或自杀性抑制作用）。这种代谢产物与催化位点的残基通过共价键不可逆结合，使酶对随后的反应永久性失活。这一反应的临床重要程度取决于存在的 CYP 同工酶的总量、暴露于同工酶的抑制剂总量和新同工酶合成的速率。

（2）酶诱导作用机制

通过诱导作用引起细胞色素 P450 活性增加不像抑制作用那样会迅速引起关注，因为诱导作用是逐渐发展而非迅速发生的，而且一般是导致目标疗效受损，而非毒性增加。另外，由于酶诱导作用的时间过程受底物半衰期和同工酶更新速率的影响，因此一般很难预测这一特异的时间过程。通常认为酶分子数量增加 50 倍以上才会产生具有临床意义的诱导作用。而这往往都是通过受体介导的转录激活使 P450 合成增加，或使 mRNA 稳定化，从而发生药物相互作用。然而，蛋白稳定化作用导致 P450 降解速率下降也已引起了人们的注意。

吸烟、炭烤食物、吲哚（存在于绿花椰菜、花椰菜、卷心菜、球芽甘蓝、羽衣甘蓝、水田芥菜）和奥美拉唑对 CYP1 家族的诱导作用，主要发生在底物结合于芳香烃受体时（芳香烃受体/二噁英受体）。该复合物随后与受体核转运蛋白结合并进入肝细胞核内，并与调控 DNA 序列结合，从而提高基因转录水平和增加 mRNA 的稳定性。

多种不同结构的化合物都可诱导 CYP2 和 CYP3 家族。*CYP2* 基因激活的调节受组成型雄甾烷受体（constitutive androstane receptor，CAR）和孕甾烷 X 受体（PXR）以及多种共同激活剂的调控。PXR 和 CAR 还可以调节 CYP2B6 和 CYP3A 的表达。但是依非韦伦和奈韦拉平对这些酶的诱导作用受特异性激活的 CAR 的介导。已知一些可诱导 CYP3A4/5 表达的药物（如利福平、克霉唑等）都可以激活 PXR。PXR 主要在肝中大量表达，但也存在于小肠和结肠中。此外，不直接受外源性物质激活的转录因子对酶的诱导也表现出决定性作用。

下列抗感染药物通过对转录后信息的稳定化和蛋白稳定化方式诱导 CYP3A：大环内酯

类、咪唑类抗真菌药和利福平。转录后蛋白稳定化的机制可能是NF-κB激活产生的蛋白体抑制作用,而转录信息的稳定化可能涉及一个类似磷酸化的过程。

2. Ⅱ相药物代谢

现在已知许多外源性物质在进行结合反应前并不需要经过Ⅰ相代谢。Ⅱ相代谢同工酶组包括UDP-葡糖醛酸基转移酶类、磺基转移酶类、乙酰基转移酶类、谷胱甘肽S-转移酶和甲基转移酶类。这些酶家族的复杂性还在不断增加,涉及这些同工酶的药物相互作用仍在研究中。

(1)酶抑制作用机制

目前,在临床用药与抗感染药物之间的相互作用方面,Ⅱ相药物代谢酶没有像细胞色素P450酶系统那样起着主导作用。这可能要归因于结合系统的大容量,因为在这一系统中,只有充分的干扰才能引起具有临床意义的药代动力学改变。

UDP-葡糖醛酸基转移酶为药物代谢中最常见的结合反应酶,是人体内除CYP450外,能够结合内源性物质(如胆红素、胆汁酸、脂肪酸、类固醇激素等)和外源性物质(如药物、食物、致癌物质等)的另一代谢酶超家族,是重要的Ⅱ相结合酶(phase Ⅱ conjugating enzymes)。UDP-葡糖醛酸基转移酶催化的葡糖醛酸化反应大约占所有Ⅱ相代谢酶反应的35%。UDP-葡糖醛酸基转移酶主要包括UGT1和UGT2两个家族,可进一步细分为UGT1A、UGT2A和UGT2B三个亚家族。在人组织中,已经被鉴定出来的UDP-葡糖醛酸基转移酶亚型共有19种,其中主要在人肝脏中表达的有UGT1A1、1A3、1A4、1A6、1A9、2B4、2B7、2B10、2B11、2B15、2B17和2B28等。另外一些亚型,如UGT1A7、1A8、1A10、2A1则在胃肠道、食管、肺、鼻上皮等肝外组织中表达。

药物经UDP-葡糖醛酸基转移酶催化后形成β-D-葡糖醛酸结合物,水溶性增强,更容易排泄。多数情况下,药物经UDP-葡糖醛酸基转移酶代谢后药理活性减弱或丧失。但也有例外,如吗啡和视黄酸等则活性增强。一些底物需要特定的UDP-葡糖醛酸基转移酶代谢,如人体内的内源性物质胆红素就选择性由UGT1A1催化其葡糖醛酸化反应,生成水溶性的胆红素单葡糖醛酸酯和胆红素双葡糖醛酸酯,然后经胆汁和尿排出体外。UGT1A1等位基因变异的患者容易患严重的高胆红素血症(hyperbilirubinemia)及克里格勒-纳贾尔综合征(Crigler-Najjar syndrome)。这主要是由于UGT1A1基因变异,导致胆红素无法与UGT1A1进行结合反应,使血液中游离胆红素增多所致。

目前已证实不少临床常用药物是UDP-葡糖醛酸基转移酶的底物、抑制剂或诱导剂。UDP-葡糖醛酸基转移酶底物主要包括:非甾体抗炎药、镇痛药、抗病毒药、抗癫痫药、镇静催眠药等。UDP-葡糖醛酸基转移酶抑制剂主要包括:非甾体抗炎药、普萘洛尔、西沙必利、雷尼替丁、丙戊酸、丙磺舒、氟康唑、他克莫司等。UDP-葡糖醛酸基转移酶诱导剂主要包括:利福平、卡马西平、苯巴比妥、苯妥英、口服避孕药等。

(2)酶诱导作用机制

对Ⅱ相酶可能的诱导潜力的了解远不如对细胞色素P450酶系统的了解那样深入。已知UDP-葡糖醛酸基转移酶可被诱导,但其临床意义尚没有完全清楚。有报道认为,与利福平联合应用时，齐多夫定的清除率增加，表明酶的诱导作用可能具有临床意义。已知谷胱甘肽 S-转移酶类也是可被诱导的，但是诱导后的活性很少超过基线值的 2～3 倍，而且与抗感染药物代谢也无关。

（四）排泄的相互作用

药物排泄(excretion)是指吸收进入体内的药物及其代谢产物从体内排出体外的过程。药物主要经肾脏排泄，有些还经过胆汁、汗腺、唾液腺、乳腺及泪腺等途径排泄。药物的排泄与药效强弱、药效维持时间及毒副作用等密切相关。当药物排泄速度增大时，血中药物量减少，药效降低以至不能产生药效。由于药物相互作用或疾病等因素影响，排泄速度降低时，血中药物量增大，此时如不调整给药剂量，往往会产生副作用，甚至出现中毒现象。例如降血脂药吉非罗齐主要经肾排泄，在与免疫抑制剂(如环孢素)合用时，可增加免疫抑制剂的血药浓度和肾毒性，有导致肾功能恶化的危险，应注意减量或停药。

肾脏是药物排泄的主要器官。一般药物及其代谢产物大部分通过肾脏由尿液排出。药物及其代谢产物在肾脏的排泄是肾小球滤过、肾小管主动分泌和肾小管重吸收的综合作用结果。

1. 影响肾小球滤过

肾小球滤过速率受肾血流量、心排血量和蛋白结合程度的影响。对于蛋白结合率高(如＞80%)的药物，如游离部分比例明显增加，则可引起肾小球滤过率增加，其结果是药物消除增加。相反，随着转运蛋白达到饱和，其肾消除能力也达到极限，此时随着游离药物浓度的增加，消除速率明显下降。另外，减少肾脏血流量的药物(如环加氧酶抑制剂吲哚美辛)可影响肾小球滤过率而妨碍合用药物经肾脏的排泄，但这种情况在临床上也不多见。

2. 影响肾小管主动分泌

最常见的肾药物相互作用发生在肾小管分泌的转运位点。很多药物(包括代谢物)通过肾小管主动转运系统分泌后由尿排出体外。经肾小管主动分泌排泄药物是主动转运的过程。弱酸性药物主要由有机酸主动转运载体分泌后排出体外，而弱碱性药物主要由有机碱主动转运载体分泌后排出体外。当两种酸性或碱性药物联用时，由于它们同时经肾小管的相同主动转运系统分泌，且与转运载体的亲和力存在差异，因此会发生竞争性抑制现象，使其中一种药物不能被分泌到肾小管腔，从而减少该药的排泄，使血药浓度升高，导致疗效增强或毒性增加。例如，临床上将丙磺舒与青霉素、头孢菌素类抗生素合用，通过抑制后者的主动分泌而提高其血药浓度、达到增强抗菌作用的目的。

已证实 P 糖蛋白存在于近端肾小管上皮细胞的顶膜，可将许多药物转运到管腔中。许多试验性药物相互作用的研究结果已经表明，抑制肾 P 糖蛋白可以增加血浆中的药物浓度。喹诺酮类、大环内酯类和唑类抗真菌药物都表现出与肾 P 糖蛋白的亲和力，可以导致明显的药物相互作用。尽管已有研究表明肾核苷转运蛋白可以介导嘌呤和嘧啶核苷类似物药物的分泌和重吸收，但它们在具有临床意义的药物相互作用中的角色尚不清楚。

3．影响肾小管重吸收

药物从肾小管管腔内的重吸收包括被动扩散和主动转运两种方式。鉴于只有非离子化合物才可以从肾小管内被动重吸收，故改变尿液 pH 可明显改变弱酸性或弱碱性药物的解离度，从而调节药物重吸收程度。有机弱碱类（pKa = 7～10）的肾清除率随尿液酸化而增加（如水杨酸盐和抗坏血酸），随尿液碱化而降低（如抗酸药、碳酸钙、噻嗪类利尿剂和碳酸氢钠）。同样，有机弱酸类（pKa = 3～7）呋喃妥因、磺胺类、氨基糖苷类和万古霉素的肾清除率随尿液碱化而增加，随尿液酸化而降低。

三、药效学相互作用

药效学方面药物相互作用是指一种药物增强或减弱了另一种药物的生理作用或药理效应，但对药物的血药浓度无影响。药物可通过影响靶位、作用于同一生理系统或生化代谢途径、改变药物输送机制或电解质平衡等多种方式产生作用。各种方式的作用结果可表现为药物效应的相加、协同或拮抗作用。

（一）相加作用

药理效应相同或相似的药物，联合应用的效果（包括疗效、毒副作用）等于单用效果之和，称为药物效应的相加作用（summation）。一般来说，作用机制相同的同类药物联合应用时，相互作用的结果是相加作用。从药物效应上来说，相加作用是一种药物对另一种药物效应的补充，而不是增效。相加作用的结果产生单一药物全量的等同效应。例如，快效抑菌剂（如四环素类、大环内酯类、氯霉素类、林可霉素类抗生素）与慢效抑菌剂（如磺胺类药物）合用可产生抗菌效果的相加作用。两种苯二氮䓬类药物同时应用可引起镇静催眠作用相加，出现过度镇静和疲劳。两种吸入麻醉药联合应用，其药物相互作用一般都是相加的。地高辛与抗心律失常药、钙盐注射剂、可卡因、泮库溴铵、萝芙木碱、琥珀胆碱、拟肾上腺素类药同用时，可因作用相加而导致心律失常。β受体拮抗剂盐酸普萘洛尔能竞争性地阻断β受体，与利血平同用，两者作用相加，β受体拮抗作用增强，有可能出现心动过缓及低血压。

（二）协同作用

两种或两种以上药物联合应用时，其效应大于各药物单独应用时效应的总和，称为药物效应的协同作用（synergism）。发生协同作用的药物可为不同类别或作用机制也不尽相同的药物。阿司匹林和阿片类药物的镇痛机制完全不同，但阿司匹林可明显增强阿片类药物的作用。巴比妥类和苯二氮䓬类药物在催眠作用方面可产生协同作用，这两类药物虽然在脑内作用的区域相同，并都产生对中枢神经系统的抑制作用，但苯二氮䓬类药可增加脑内5-羟色胺（5-HT）浓度，并增强 γ-氨基丁酸（GABA）的作用而产生抗焦虑及催眠作用；而巴比妥类的结合部位可能不同，能直接激活氯离子通道。镇静催眠药与抗精神病药联合应用时，其中枢抑制作用可明显增强。地西泮与中枢抑制药(如乙醇、全麻药、可乐定、镇痛药)、吩噻嗪类、单胺氧化酶A型抑制药、三环类抗抑郁药、筒箭毒、三碘季铵酚合用,作用相互增强。在吸入全麻时应用非去极化肌松药,可明显延长肌松药的作用时间。这样可减少肌松药的用量,同时也可避免应用大量肌松药而带来的副作用。再如,繁殖期杀菌剂(如青霉素类、头孢菌素类)与静止期杀菌剂(氨基苷类)合用可发挥协同作用,增强治疗感染性疾病的疗效。这是因为繁殖期杀菌剂造成细菌细胞壁的缺损而有利于氨基苷等静止期杀菌剂进入细菌细胞内作用于靶位。阿托品和胆碱酯酶复活剂(解磷定、氯解磷定、双复磷等)常联合用于有机磷农药中毒解救。有机磷农药中毒主要是由于乙酰胆碱酯酶活性降低或失活,造成乙酰胆碱不能被水解而积聚,胆碱酯酶复活剂可使胆碱酯酶复活,水解乙酰胆碱,而阿托品可阻断M胆碱受体,使未水解的乙酰胆碱不能与受体结合,二者合用可发挥协同作用,提高解毒效果。

(三) 拮抗作用

药理效应相反,或发生竞争性或生理性拮抗作用的药物合用,表现为联合用药时的效果小于单用效果之和,即为药理效应的拮抗作用(antagonism)。一般认为,快效抑菌剂因能快速抑制细菌细胞内的蛋白质合成,使细菌处于静止状态,致使作用于细菌繁殖期的杀菌药作用减弱而出现拮抗作用。如青霉素类、头孢菌素等细菌繁殖期的杀菌药与大环内酯类、四环素、氯霉素等快效抑菌剂合用可呈现拮抗作用。香豆素类口服抗凝剂与维生素K相互作用可使口服抗凝药的抗凝血作用减弱或消失。这是因为香豆素类口服抗凝剂通过抑制维生素K,使肝脏细胞内凝血因子Ⅱ、Ⅶ、Ⅸ、Ⅹ的合成受抑制,从而发挥抗凝作用。盐酸普萘洛尔与β肾上腺素受体激动剂(如肾上腺素、麻黄碱等)合用可拮抗后者的升压作用,导致其作用减弱或无效。酚妥拉明可竞争阻断α受体,能拮抗肾上腺素和去甲肾上腺素的作用,使后者引起的升压作用翻转为降压作用。再如镇静药与中枢兴奋药咖啡因药物效应相反,合用则药理作用相互抵消。有时两种药物的拮抗作用可能不容易检测到。噻嗪类利尿药的高血糖作用可能对抗胰岛素或口服降糖药的降血糖作用,联用时需要注意调整给药剂量。

第三节　有害药物相互作用的预测与临床对策

一、药物相互作用的预测

临床上一些药物配伍应用后,由于药物之间发生了药理效应或毒副作用的协同、相加或拮抗作用,容易引起严重的不良反应,甚至出现致死性后果,危及生命。在联合用药时,应力求避免疗效降低和/或毒性加大等不良药物相互作用。为有效预测不良药物相互作用，研究人员在新药研发阶段即开始对可能的药物相互作用进行筛查。而临床医务工作者应在充分掌握药物性质的基础上，根据疾病情况制订合理的治疗方案，有效规避有害的药物相互作用。

目前药物相互作用的预测方法包括以下几种：

1. 基于药代动力学参数的预测

许多药物的代谢消除(包括大部分通过 CYP450 酶代谢)，可因合并用药而受到抑制、激活或诱导。因药物相互作用引起代谢的变化会相当大，可能导致药物或其代谢物在血液或组织中浓度水平以一个数量级或以上的降低或升高，也可能导致毒性代谢物的生成或毒性原形药物暴露量水平的升高。这些暴露量水平的较大变化可使一些药物和(或)其活性代谢物的安全性和有效性特征发生重要的变化。此种变化不通过了解药物的代谢途径、肝素酶的诱导或抑制作用等信息，可以推断出药物是否会相互作用。例如，一些药物会影响肝素酶的活性，从而影响其他药物的代谢过程。

2. 基于药物相似性的预测

如果两种药物在结构上相似，可能会有相似的代谢途径或靶点，因此可能发生相互作用。这种方法可以通过药物数据库和计算机模拟进行预测。

3. 基于临床案例和实验数据的预测

通过研究已知的药物相互作用案例和实验数据，可以发现一些常见的相互作用规律，帮助预测其他药物之间的可能作用。

4. 计算机辅助预测

运用计算机科学技术，结合大数据分析和机器学习，可以对药物相互作用进行更精确的预测。这种方法可以快速筛选大量药物组合，并提供预测结果。

(一) 体外筛查方法

通过体外评估方法预测药物在体内的相互作用情况，已成为决定候选药物开发前途的一种有效方法。以往药物相互作用的临床前研究多采用哺乳动物整体筛查的方法，近年来人们陆续建立了一些体外试验方法，用以对 CYP450 和 UGTs 等代谢酶介导的药物相互作用进行筛查和评估。肝细胞、肝组织薄片、微粒体、重组人 CYP450、UGTs 同工酶体外反应体系、Caco-2 细胞筛选体系、肝细胞或活性肝组织代谢体系以及计算机辅助系统等均已用于药物相互作用研究，以评估一种药物是否影响合用的另一些药物的代谢和转运。

体外研究内容主要包括：① 代谢途径及代谢酶的鉴定：进行体外代谢途径鉴定试验的目的是确定代谢产物的数目和种类，考察是否有几条代谢途径同时进行或相继进行，以判断是否需要进一步鉴定参与此药代谢的酶。若体内数据显示 CYP450 或 UGTs 代谢消除占药物总消除的 25%以上，则有必要进行体外 CYP450 或 UGTs 代谢酶的鉴定。鉴定 CYP450

或 UGTs 代谢酶的方法有三种：特异性化合物或抗体作为酶抑制剂，单一重组酶性、具有 CYP450 或 UGTs 酶活性的人肝微粒体。FDA 建议至少采用其中的两种方法进行研究。② 酶抑制能力的评价：在确定药物是否会抑制某一特定 CYP450 或 UGTs 酶的体外试验中，可将药物与 CYP450 或 UGTs 酶的探针底物共孵育。目前应用各种 CYP 的探针药(probe drug)来测定患者相应代谢酶的活性正在研究中(表 5-2)。③ 酶诱导能力的评价：体外诱导试验的模型一般推荐使用原代肝细胞。在评价药物是否能诱导某一 CYP450 酶时，需要阴性对照和阳性对照。

表 5-2　常用的各种 CYP 的探针药

CYP	探　针　药	CYP	探　针　药
CYP1A2	咖啡因、茶碱	CYP2D6	丁呋洛尔、右美沙芬
CYP2C9	甲苯磺丁脲、磺胺苯吡唑	CYP2E1	二去氧胞苷、氯唑沙宗
CYP2C19	S-美芬妥英、奥美拉唑	CYP3A4	酮康唑、红霉素、咪哒唑仑

如果在治疗浓度下，体外研究显示某一种和某几种 CYP450 同工酶不参与某药的代谢，则将无须再开展这些酶的抑制剂或诱导剂影响此药物消除的临床研究。同样，如果体外研究结果表明所研究的药物对 CYP450 同工酶代谢无抑制作用，那么就不需要进行相应的体内研究，即无须在这些酶抑制水平下进行研究药物与经这些酶消除的合用药物的体内相互作用研究。

随着体外研究技术的进步，对药物特性，特别是药物代谢过程的认识加深，对患者个体差异的了解和评估常规化，将使成功预测多数药物的体内相互作用成为可能。

(二) 群体药代动力学筛查

在大规模临床研究中，通过稀疏或密集采集血样所获数据，进行群体药动学分析，有助于揭示已知或新发现的相互作用，并可作为受试药剂量调整的依据。若通过临床研究数据分析发现药物暴露量的重要变化，可为药物相互作用提供参考信息。群体药代动力学评价有可能发现非预期的药物相互作用。

(三) 生理药代动力学模型预测

生理药动学模型(physiologically based pharmacokinetic model，PBPK 模型)是根据药物的理化性质和生物学性质、机体的解剖生理学、生物化学知识，模拟机体循环系统的血液流向，将与药物处置相关的组织器官连接成一个整体，并遵循质量平衡原理来研究药物在体内的处置过程的药动学模型。FDA 颁布的最新药物相互作用指导原则推荐使用 PBPK 模型方法，预测和评估合并用药产生的潜在药物相互作用，包括对 CYP450 酶的抑制和诱导。并指出，与静态机械模型方法相比，PBPK 具有显著的优势：① 可反映药物相互作用的动力学过程，评价试验药物对酶底物吸收、分布、代谢以及排泄(ADME)过程的影响；② 可以评价多种机制并行的药物相互作用过程,包括代谢产物的抑制作用;③ 群体 PBPK 模型的出现,可有效地分析评估药物相互作用时不确定性和变异的来源;④ PBPK 模型还可用于多因素影响的复杂的药物相互作用研究。尤其是 PBPK 模型有助于进行特殊人群(如有器官损害的患者以及儿童和老年患者)的药物相互作用研究。

(四) 患者个体的药物相互作用预测

药物相互作用能否产生有临床意义的效应,与药物特性及患者个体差异密切相关。

1. 药物特性

临床上发生药物相互作用最明显的几乎都是药效强、量效曲线陡的药物,如细胞毒药物、地高辛、华法林、降血糖药等。这些药物的安全范围小,药物相互作用易使其血药浓度处于治疗窗外,导致疗效下降或出现毒性。应熟悉影响 CYP450 酶的主要药物类别,包括各亚族的主要底物、酶诱导剂和酶抑制剂。药物相互作用的发生时间不同,有的短时间即可发生,有的则需治疗数日甚至数周才出现。例如,氯霉素(CYP2C9)、西咪替丁单剂量即可在 24 h 内抑制目标药物的代谢,而胺碘酮(CYP2C9)由于半衰期长,对酶抑制的相互作用需要数周才明显,且在患者停药后数月内,如接受主要经 CYP2C9 代谢的药物治疗,仍可能由于明显的酶抑相互作用而导致临床不良后果。因此,应全面了解患者的用药情况,熟悉药物的特性,有效预测甚至避免严重有害相互作用的发生。

2. 患者个体间的差异

大量研究证实,对同一种药物治疗方案的反应不同患者有很大差异。造成这种个体差异的原因是多方面的,如遗传、年龄、营养、烟酒、伴随疾病、重要脏器功能等。研究表明,老年人的 CYP450 受诱导影响较小,肝硬化或肝炎患者也不易发生酶诱导作用。长期吸烟、嗜酒分别对肝 CYP1A2、CYP2E1 有诱导作用。肝、肾等重要脏器的功能状况对药物的体内代谢、排泄有影响。在这些因素中,遗传基因的差异是构成药物反应差异的决定因素。基因的多态性使药物代谢酶、转运体、药物作用靶点呈现多态性,影响了药物反应。未来随着人类基因组计划的实施,以及控制药物代谢和处置的功能性基因组的阐明,可方便地测定患者的基因型,使得根据每一名患者对特定药物的代谢、排泄、反应的遗传特性来选择药物和决定其应用剂量成为可能。

二、药物相互作用的临床对策

药物相互作用有利有弊,临床上可通过药物相互作用增加疗效,减少不良反应。医务工作者应尽量避免不合理的合并用药导致的药效降低或毒性增加。

1. 仔细评估患者用药史

在开始新药治疗之前,医护人员应该详细了解患者的用药史,包括处方药、非处方药、补充剂和草药等。这样可以帮助医护人员识别潜在的药物相互作用。

2. 多学科团队合作

药师、医生、护士等多学科团队需要密切协作，共同制定最佳的用药方案。药师可以提供专业的药物信息，医生可根据具体情况调整用药方案，护士负责监测患者的病情和药物反应。

3. 个体化用药

根据患者的年龄、性别、体重、肝功能、肾功能等个体特征，识别发生药物相互作用的高风险人群，制定个性化的用药方案，避免使用易引起相互作用的药物组合。避免不必要的多药联合治疗。

4. 定期监测

定期监测患者的生理指标，例如血压、心率、肝功能、肾功能、血液指标等，及时发现药物相互作用导致的不良反应。

5. 提供患者教育

患者需要明确了解自己所服用的药物，包括药物的名称、用法、剂量、可能的副作用以及需要避免的食物或其他药物。患者在用药过程中有任何不适症状应及时告知医护人员。

6. 使用药物相互作用检查工具

在临床实践中，可以利用已有的药物相互作用数据库，如 DrugBank、Micromedex 等，查询药物之间已知的相互作用，协助医护人员及时发现潜在的药物相互作用，指导合理治疗方案的制定。

通过以上临床对策，可以有效预防有害药物相互作用的发生，保障患者的安全用药。在医疗实践中，严格执行这些对策，加强团队合作，将有助于提高患者的治疗效果并降低不良反应的风险。

参考文献

[1] 孙国平.临床药物治疗学[M].北京：人民卫生出版社，2021.

[2] 姜远英，文爱东.临床药物治疗学[M].4 版.北京：人民卫生出版社，2018.

[3] 吴永佩，蔡映云.临床药物治疗学.总论[M].北京：人民卫生出版社，2017.

[4] 杨宝峰，陈建国.药理学[M].9 版.北京：人民卫生出版社，2018.

[5] Wynn G H.药物相互作用原理与临床应用指南[M].文爱东，罗晓星，张琰，主译.北京：人民军医出版社，2011.

[6] Yan Z, Zhao L, Wei X, et al. Improved label propagation model to predict drug-drug interactions [C]// Heled J, Yuan A. MATEC Web of Conferences, EDP Sciences, 2018.

[7] Karbownik A, Szałek E, Sobańska K, et al. Pharmacokinetic drug-drug interaction between erlotinib and paracetamol: a potential risk for clinical practice[J]. Eur J Pharm Sci, 2017(102):55-62.

[8] Han K, Cao P, Wang Y, et al. A review of approaches for predicting drug-drug interactions based on machine learning[J]. Front Pharmacol, 2021(12):814858.

[9] Gu Q. Prescription drug use continues to increase: US prescription drug data for 2007-2008[J]. NCHS Data Brief, 2010(42):1-8.

[10] Giacomini K M, Krauss R M, Roden D M, et al. When good drugs go bad[J]. Nature, 2007 (446):975-977.

[11] Piscitelli S C, Rodvold K A, Pai M P. 感染性疾病治疗中的药物相互作用[M]. 3 版. 吕媛,单爱莲主译. 北京:北京大学医学出版社,2014.

(刘 圣 宁丽娟)

第六章　疾病对临床用药的影响

疾病是影响临床用药的重要因素，疾病可导致机体生理状态发生一系列改变，这些改变一方面可使药物在体内的吸收、分布、代谢和排泄等发生变化，导致药动学改变；另一方面会使某些组织器官的受体数目和功能（或受体-效应机制）发生变化，改变机体对相应药物的敏感性，导致药效学改变。

因此，疾病对药物作用的影响应引起医药工作者的足够重视，要充分认识病理状态对临床用药的影响，通过及时调整药物的剂量、给药途径及给药间隔，达到对患者实施个体化药物治疗方案，以获得最佳的治疗效果和最低的治疗风险。

第一节　疾病对药动学的影响

药物由给药部位进入机体，再由机体排出，经历吸收（absorption）、分布（distribution）、代谢（metabolism）和排泄（elimination）过程，即 ADME 过程。药物首先要从给药部位被吸收，进入血液循环，然后随血流分布到靶组织，在肝等组织代谢，代谢产物或原型药可经肾等排出体外。药物体内过程直接影响药物在其作用部位的浓度及维持时间，从而决定药物作用的发生、维持和消失。因此，药物的体内过程是药物产生疗效或毒性作用的基础，是临床制定给药方案的理论依据。研究表明，疾病可通过影响药物在胃肠道的吸收、改变药物在体内的分布、干扰药物在肝脏代谢以及肾脏的排泄，导致药动学发生改变，影响药物疗效。

一、影响药物吸收

许多疾病如胃肠道疾病、肝脏疾病、肾功能损害等，能干扰胃肠道的生理功能，影响口服药物经胃肠道吸收，增强或减弱药物的药理效应。

（一）胃排空时间

大多数药物主要在小肠吸收，胃排空时间改变将影响药物在小肠的吸收。胃排空加快，到达小肠部位所需的时间缩短，生物利用度提高，有利于药物吸收，如胃酸过多、十二指肠溃疡、甲状腺功能亢进、疱疹样皮炎、小肠憩室及机体处于焦虑兴奋状态等患者胃排空增快，有利于主要在小肠部位被动吸收药物的吸收；而偏头痛、帕金森病、抑郁症、创伤、术后和胃酸缺乏症等患者胃排空减慢，可延缓药物在小肠部位的吸收。

（二）胃肠蠕动

胃肠蠕动的快慢可影响药物在胃肠道中的吸收速率和吸收程度。胃肠蠕动增强，使药物进入小肠的速率加快，对于在小肠吸收的药物则起效快，但药物在肠道内停留时间短，减少了药物的有效吸收时间，使难吸收药物的吸收减少，如伴有腹痛、腹泻和肠蠕动增加的急性肠炎，可使地高辛、诺氟沙星的吸收减少。相反，便秘和引起肠蠕动减慢的疾病可使地高辛等药吸收增加。肠黏膜损伤时，常可影响肠黏膜的正常吸收功能。例如，克罗恩病、节段性回肠炎可减慢林可霉素、甲氧苄啶和磺胺甲噁唑的吸收；营养不良的患者，胃肠道黏膜发生萎缩，也可使药物吸收受到限制。

（三）胃肠道的分泌功能

胆汁中含有胆酸盐，是一种表面活性剂，能增加难溶性药物的溶解度，从而提高这类药物的吸收速度和程度。胆汁分泌缺乏或减少的疾病如胆囊切除术后、胆道梗阻等，常可因脂肪消化受阻而致脂肪泻，使一些脂溶性高的药物如地高辛、脂溶性维生素等吸收减少，而对水溶性高的药物如氨苄西林等吸收无明显影响。胃酸分泌多少对弱酸性、弱碱性药物被动吸收程度和速度均有很大影响。如反流性食管炎、十二指肠溃疡等胃肠道疾病，胃酸分泌多，有利于弱酸性药物吸收，不利于弱碱性药物吸收，而慢性萎缩性胃炎、胃癌等疾病，胃酸分泌减少，对弱酸性、弱碱性药物吸收的影响则相反。

（四）肝脏病变

肝脏疾病也可影响消化道吸收功能。肝脏疾病时，肝脏对药物的内在清除率下降，某些药物不能有效地经过肝脏的代谢，使主要在肝脏内代谢清除的药物生物利用度提高，血药浓度增高，从而增强药物的作用，同时药物的不良反应发生率也可能升高。此外，肝脏疾病或晚期肝硬化时，由于有效肝血流量降低，首过消除明显的药物如水杨酸类、利多卡因、硝酸甘油、哌替啶、维拉帕米、普萘洛尔等的生物利用度大大增加。

（五）肾脏疾病

肾功能不全时药物由肾小管重吸收速率及吸收程度均降低，因水肿、血浆白蛋白降低使药物与血浆蛋白的结合率降低，血中游离药物浓度升高。降低药物透过肠黏膜入血的浓度梯度，使药物吸收减少。

肾功能衰竭患者常伴有恶心、呕吐、腹泻和胃肠壁水肿等肠道功能紊乱，均可影响药物吸收。肾功能衰竭会使得肾脏合成1,25-羟基维生素D减少，导致肠道吸收钙减少。尿毒症患者胃内氨的含量增高，使胃内pH升高，会降低弱酸性药物在胃内的吸收。此外，尿毒症患者因本身钾离子平衡失调，当给这类患者服用抗酸剂尤其是含铝的抗酸剂时，将进一步减少钾的吸收。

（六）循环衰竭

心功能下降时，心脏的排血量减少，胃肠道血流量也会相对减少，从而减少药物的吸收，此外，在周围循环衰竭时（休克、肾衰等），皮下或肌内注射给药吸收差，必须静脉注射。

二、影响药物分布

药物的体内分布主要受血浆蛋白含量、体液 pH、药物的脂溶性、心肾功能等多种因素影响。其中血浆蛋白含量及其与药物的结合力的大小是决定药物在体内分布的主要因素，并易受多种疾病的影响。

（一）疾病改变药物与血浆蛋白的结合率

药物在体内的分布主要通过与血浆蛋白结合而转运。而慢性肝功能不全、慢性肾功能衰竭、肾病综合征、营养不良、心力衰竭或创伤及术后均可引起血浆白蛋白减少，使药物血浆蛋白结合率降低。尤其在严重肝功能不全时最为突出，首先是肝脏蛋白合成减少，其次是肝脏疾病患者血中脂肪酸、胆汁酸、胆红素的含量升高时药物竞争性与蛋白质结合，使药物与血浆白蛋白结合率下降。在肝硬化时，原来结合率高的药物，游离型明显增加，如甲苯磺丁脲的游离型增加 115%，苯妥英钠增加 40%，奎尼丁增加 300%，保泰松增加 400%。游离型药物浓度增加，使该药物的作用增强，同时不良反应也可能相应增加，尤其对于蛋白结合率高的药物，其影响更为显著。低白蛋白血症患者在临床应用苯妥英钠、甲磺丁脲、华法林及洋地黄毒苷等蛋白结合率高的药物时，产生毒性反应的可能性增加，应用此类药物时应谨慎，注意减量或从小剂量开始，并加强监护，避免使用对肝有毒性的药物。低白蛋白血症患者，血中游离型药物浓度升高将使扩散到组织中的药量增加，血液中总血药浓度降低；菌血症或败血症患者，不利于药物在血液中发挥杀菌或抑菌作用。

肾脏功能衰竭患者体内酸性药物与蛋白结合率明显降低，这是因为肾病患者蛋白质从尿中丢失及小肠对氨基酸吸收受阻，致使患者血浆蛋白浓度降低，其中主要是白蛋白浓度降低，一般肾病患者白蛋白含量是正常人的 2/3 左右。肾脏功能衰竭时，苯巴比妥、硫喷妥、戊巴比妥、苯妥英、水杨酸盐、保泰松、呋塞米、氯贝丁酯、华法林、甲状腺素、磺胺类、青霉素 G、双氯西林等酸性药物，与血浆白蛋白结合率降低。少数碱性药物如地西泮、吗啡、氨苯蝶啶等用于尿毒症患者时，血浆蛋白结合率也减少。此外，肾病患者血浆蛋白结合率降低也与肾病患者代谢异常或排泄减少有关，脂肪酸、芳香酸、肽类等物质积聚体内，发生与蛋白结合点药物竞争置换。肾脏功能衰竭时白蛋白结构改变，与药物结合力也下降。

创伤或肾脏功能衰竭患者血浆白蛋白浓度下降，而球蛋白比例增加，奎尼丁则与球蛋白结合增加。尿毒症患者丢失脂肪较多，硫喷妥钠无论作诱导麻醉或维持麻醉，如根据体重计算用量，均应减量，因此时脂肪组织摄取药量明显减少。

（二）疾病改变血液 pH

酸碱平衡是维持内环境稳态的重要组成部分，人体通过体液中的缓冲系统以及肺、肾的一系列调节作用，保持了体内体液酸碱的相对稳定。正常情况下，血液借助所含碳酸氢盐、血红蛋白和血浆蛋白的缓冲作用使 pH 保持恒定（7.35～7.45）。因疾病等异常原因可引起酸血症（pH＜7.35）或碱血症（pH＞7.45）。此时药物与血浆蛋白的结合将受 pH 影响，如抗心律失常药丙吡胺与蛋白结合虽不受血浆 pH 升高的影响，但当 pH 降为 6.7 时，则结合率下降。此外，血浆 pH 变化将影响弱酸、弱碱药物的解离度，改变药物脂溶性而影响扩散分布。

各种肾病可引起血液 pH 变化，影响药物解离度，影响药物吸收，同样影响药物向组织的分布。如肾病伴酸中毒时，水杨酸和苯巴比妥等弱酸性药物易分布到中枢组织，可能增加其中枢毒性。

（三）心力衰竭改变药物分布

严重心力衰竭时，由于组织灌流量下降，一般药物表观分布容积值减小。如利多卡因减少约 50%，普鲁卡因胺减少约 25%，奎尼丁减少约 30%，故治疗量应酌减，防止血药浓度增高。

三、影响药物生物转化

（一）肝脏疾病的影响

肝脏是药物在体内代谢的主要器官，肝脏功能障碍时，将对机体的药物代谢产生影响。一般来说，药物代谢受影响的程度与肝脏疾病的严重程度成正比。影响药物在肝脏代谢因素很多，如肝药酶数量及活性的改变、肝血流量、肝细胞对药物的摄取和排泄、有效肝细胞的总数、胆道畅通与否等。其中以肝药酶数量及活性和肝血流量变化的影响较为明显。在肝脏疾病时，肝细胞的数量减少，肝细胞功能受损，肝细胞内的多数药物酶，特别是细胞色素 P450 酶系的活性和数量均可有不同程度的减少，使主要通过肝脏代谢清除的药物的代谢速度和程度降低，清除半衰期延长，血药浓度增高，长期用药还可引起蓄积性中毒，有些药物则半衰期可能没有改变（表 6-1）。患慢性肝病时，利多卡因、维拉帕米、喷他佐辛、哌替啶及普萘洛尔的清除率减少 50%，安替比林的清除率减少约 80%。如慢性肝病时利多卡因、哌替啶、普萘洛尔、地西泮等药物的半衰期明显延长，临床应注意由此引起的药效增强或毒性反应，如氯霉素用于严重肝损伤患者，骨髓抑制毒性增强。

表 6-1　肝脏疾病对药物半衰期的影响

半衰期类别	药　物　名　称
半衰期延长的药物	哌替啶 、利多卡因、氨茶碱、普萘洛尔、对乙酰氨基酚、苯巴比妥、异戊巴比妥、地西泮、氢化可的松、泼尼松龙、甲苯磺丁脲、氨苄西林、羧苄西林、氯霉素、林可霉素、克林霉素、异烟肼及利福平等
半衰期不受影响的药物	氨苄西林、氯丙嗪、秋水仙碱、复方新诺明、双香豆素、地高辛、奥沙西泮、对氨基水杨酸、保泰松、水杨酸等

此外，能影响肝血流量的疾病对药物代谢也有一定影响，如甲状腺功能亢进的患者交感神经兴奋，心率加快，肝血流量随心排血量增加而增加，利多卡因、维拉帕米、普萘洛尔、喷他佐辛、哌替啶等药物在肝脏的代谢加快，半衰期缩短；而充血性心力衰竭的患者，上述药物在肝脏的代谢则减慢。

某些药物需经肝脏活化才有药理作用，如泼尼松，在慢性肝炎患者中应用泼尼松，血液中具有活性的泼尼松龙浓度下降，致使疗效降低。

除了肝病影响药物的生物转化外，其他因素也可通过影响肝药酶的活性而影响药物的生物转化，如肾脏疾病、遗传或环境因素、胆汁排泄、肠肝循环及其他药物相互作用等，甚至性别、年龄、饮食等因素也可影响药物的转化。

（二）肾脏疾病的影响

肾脏在体内是仅次于肝脏的药物代谢器官，现已证明细胞色素 P450 混合功能氧化酶系同样存在于肾脏中，水杨酸盐、胆碱、吗啡、儿茶酚胺、5-羟色胺、苯乙胺及胰岛素等药物均可在肾小管代谢，其代谢能力约为肝脏的 15%。

肾功能不全时，多种药物的代谢过程都可能受到不同程度的影响。体内氧化代谢反应加快，还原、水解和乙酰化能力降低，导致生物转化效率降低。如苯妥英钠的氧化反应加快，而胰岛素的水解反应，磺胺异噁唑、对氨基水杨酸和异烟肼的乙酰化反应，氢化可的松的还原反应等均减慢。如合并肾退行性变的糖尿病患者，对胰岛素需要量降低。兼有尿毒症的癫痫患者，如用常规量苯妥英钠，因氧化代谢加速，血药浓度下降，往往不能控制发作。肾脏病也可使血浆中伪胆碱酯酶及胆碱酯酶活力下降，减慢琥珀胆碱和普鲁卡因胺的降解，致使药物半衰期延长，临床上应调低用药剂量或延长给药间隔。尿毒症患者因维生素 D 转化为活化型受阻，妨碍钙离子吸收利用。

肾功能不全对药物生物转化的影响，还涉及药物在肝内的转化。如肾衰竭时可因抑制肝脏对乙氯维诺的代谢，而延长其半衰期。头孢哌酮、阿托品等经肝和肾双重途径消除的药物，可因肾消除减缓而代偿性增加肝脏的生物转化。

（三）其他疾病的影响

呼吸系统疾病也影响一些药物代谢，这种影响主要通过改变药物在肝脏的代谢而反映出来。各种呼吸系统的疾病可促进泼尼松龙的肝代谢，哮喘加快甲苯磺丁脲的代谢，使半衰期缩短；急性肺水肿伴有严重呼吸功能不全的患者，因肝内供血减少将减慢茶碱在肝内的代谢，延长半衰期。

心力衰竭患者可影响肝肾的血流量，从而使一些药物（如利多卡因等）的清除率减少，使其活性代谢物的半衰期延长，易出现心脏和中枢神经的毒性反应。

甲状腺功能亢进时，一般药物代谢加速；而功能低下时，药物代谢减慢，此类患者用药时应注意调整用量。

四、影响药物排泄

药物排泄指体内原型药物或其代谢物排出体外的过程。药物排泄的最主要的途径是经肾脏排泄，其次是随胆汁排泄，还可通过乳腺、肠液、唾液、汗腺或泪腺、呼气等排出，但排泄量很少。

（一）肾脏疾病的影响

大多数药物都属于小分子物质，经血流到达肾脏后，可以自由通过肾小球滤过。肾功能不全的患者，主要经肾排泄的药物容易在体内蓄积，药物半衰期延长，药理效应增强甚至发生毒性反应。

1．肾小球滤过率改变

急性肾小球肾炎及肾严重缺血时，肾小球滤过率明显减低，这将直接影响主要经肾小球滤过的药物如地高辛、普鲁卡因胺、一些抗高血压药、利尿药及多种抗菌药物的排泄，使血药浓度和药效相应增加。

有的药物能扩张肾血管，增加肾血流量，提高肾小球滤过率促进药物的排泄，如多巴胺；有的药物与蛋白结合，则不能经肾小球滤过。药物的血浆蛋白结合率，与肾小球滤过率有密切关系。血浆蛋白结合率高的药物如苯妥英钠、氯贝丁酯虽主要经肝代谢后再由肾排出，但肾病综合征时，因大量蛋白丢失，游离型药物增加，经肾小球滤过排出的速度相应加快。肾病综合征时，肾小球滤过膜完整性破坏，无论结合型或游离型药物均可滤出。

2．肾小管分泌功能改变

肾小管的分泌是一个主动转运过程，要通过肾小管的特殊转运载体，包括酸性药物载体和碱性药物载体，这种主动排泌不受药物与血浆蛋白结合的限制。当两种酸性药物（或两种碱性药物）合用时，相互可发生竞争性抑制。有些药物排泌被阻碍，使血药浓度提高，有效浓度维持时间延长，治疗效果提高；有些药物排泌被抑制，则可能产生蓄积中毒。临床上当肾功能障碍患者合用主动分泌的有机酸或有机碱性类药物时，应当警惕主动排泌的竞争性抑制作用，尤其是那些血药浓度治疗范围窄的药物，更应谨慎地调整剂量和给药方案。临床常用经主动排泌的有机酸类药物有头孢菌素类、噻嗪类利尿剂、磺胺类、磺酰脲类、丙磺舒、水杨酸盐、青霉素类、非甾体抗炎药物、甲氨蝶呤、呋塞米、依他尼酸、丙羟茶碱、螺内酯等。

肾病引起酸中毒时，体内积聚的内源性有机酸可与酸性药物竞争排泌，使后者排泌减少。有机酸类利尿剂须经主动排泌机制进入肾小管管腔内发挥作用，故尿毒症患者使用利尿药，必须加大用药剂量才能发挥利尿作用。

3. 肾小管重吸收功能改变

肾小管重吸收主要按简单扩散方式进行，受尿液 pH 及尿流速度的影响较大。在酸性尿液中，弱酸性药（pKa，3.0～7.5）大部分以非解离型存在，脂溶性高，易通过肾小管上皮细胞重吸收；而弱碱性药物（pKa，7.5～10）的情况相反，大部分以解离型存在，重吸收少，随尿液排出多。在肾小管酸中毒时，尿液酸度升高，弱碱性药物解离增多、排泄增多。在低钾性碱血症时，尿液酸度降低，弱酸性药物如巴比妥类、水杨酸类解离增多、排泄增多。临床上可采用调节尿液 pH 的方法来治疗药物中毒，如用碳酸氢钠碱化尿液治疗苯巴比妥中毒等。

肾病患者尿浓缩功能降低，尿流速率增加，尿液稀释不但降低了药物扩散的浓度梯度，也减少了药物扩散的时间。如患者长期处于尿高流速状态，将使氯霉素、苯巴比妥、麻黄碱、伪麻黄碱和茶碱等药物排泄增加。

肾功能不全时，可使普鲁卡因胺、磺酰脲类降糖药、别嘌醇、美托洛尔等药物在体内产生的活性代谢物经肾排出减少而致蓄积。因此尿毒症患者口服正常剂量磺酰脲类降糖药常致低血糖反应；丙氧吩、哌替啶的代谢产物去甲丙氧吩、去甲哌替啶在肾功能不全时蓄积可引起毒性反应（去甲哌替啶可因其中枢兴奋作用，而致惊厥）。

4. 肾血流量减少

某些疾病如休克、心力衰竭、严重烧伤、肾动脉病变等均可使肾血流量减少，肾小球滤过、肾小管分泌、肾小管重吸收等功能均可能发生障碍，从而导致药物经肾排泄减少。

（二）肝脏疾病的影响

部分药物经肝脏转化形成极性较强的水溶性代谢产物，被分泌到胆汁内经由胆道及胆总管进入肠腔，然后随粪便排泄。肝脏疾病时，尤其是肝硬化时，由于进入肝细胞的药物减少，或因肝细胞贮存及代谢药物能力降低，也可能因药物经肝细胞主动转运到胆汁的过程发生障碍，致使原从胆汁中排泄的药物部分或全部受阻。例如地高辛，健康者 7 天内从胆汁排出量为给药量的 30%，而在肝病患者仅为 8%；胆汁淤积的患者，螺内酯经胆汁排出量也比正常人低；肝功能减退时，从胆汁中排出减少的药物还有四环素、红霉素、利福平及肾上腺糖皮质激素等。

肝脏疾病或胆道梗阻时，将阻碍药物经胆汁排泄，影响了胆道疾病的治疗（如胆道感染时抗菌药物的应用），或使药物经胆汁排泄消除减少，致药物在体内蓄积，增加毒副作用。

很多分子量小于 300 的药物或其代谢物可从胆汁排泄，胆汁排泄药物的能力对肾脏有一定的补偿功能，即在肾功能不全时，原来经肾排泄的药物有些也可随胆汁排泄一部分。如同时伴有肝肾功能不全的患者，排泄药物的能力将变得更差。

第二节 疾病对药效学的影响

药物与机体生物大分子的结合部位即药物靶点，药物作用靶点包括受体、酶、离子通道、转运体等。疾病状态下，由于人体组织细胞上受体的数目改变、受体后效应机制改变以及机体对药物的敏感性改变，导致药效学发生改变。

一、受体数目改变

大多数药物与靶细胞上的受体结合，激动或拮抗受体，产生药理效应。临床资料和动物病理模型均证明，在多数病理状态下，药物受体的类型、数目及内源性配体浓度、活性均可以发生变化，影响药物效应。如甲状腺功能亢进患者β受体比正常人多一倍，应用β受体激动剂容易引起心律失常。因此，疾病对药物靶点受体的影响是改变药物效应的一个重要因素。

（一）高血压

高血压病的病理生理过程涉及多个环节，主要受交感神经、肾素-血管紧张素和血容量的调节，内源性儿茶酚胺和肾素浓度对临床药效影响很大。研究证明，多数高血压患者心血管系统内源性儿茶酚胺显著增高，使β受体长期暴露于高浓度儿茶酚胺递质去甲肾上腺素及肾上腺素中，致使受体下调。应用β受体拮抗剂普萘洛尔在治疗高血压病时，对于内源性儿茶酚胺高的患者减慢心率作用相当显著；而在体内儿茶酚胺浓度不高时，减慢心率作用就不明显。故在涉及应用内源性配体的受体拮抗药时必须考虑内源性配体的浓度对体内受体的影响，应调整用药剂量。

（二）支气管哮喘

长期哮喘患者由于气道炎症会导致支气管平滑肌上的β受体功能低下，受体数目减少，且与腺苷酸环化酶的偶联有缺陷，体内环磷酸腺苷（cAMP）含量降低，使α受体的功能相对增强，因而导致支气管收缩。应用β受体激动剂有时效果不佳，加用α受体拮抗药或糖皮质激素可产生较好的治疗效果，因糖皮质激素能恢复β受体-腺苷酸环化酶-cAMP依赖性蛋白激酶系统功能，使cAMP含量升高，哮喘得以缓解。近年发现，大剂量β受体激动药不仅疗效不佳，而且能拮抗内源性糖皮质激素的上述调节功能，对哮喘患者不利，因而主张尽量不用大剂量β受体激动药。

（三）糖尿病

胰岛素抵抗（insulin resistance）指机体对一定量的胰岛素的生物学反应，低于正常水平的一种现象。糖尿病患者如每日应用超过200 IU的胰岛素而没有出现明显的降糖效应，即出现胰岛素抵抗，胰岛素抵抗与体内胰岛素受体数下调密切相关。胰岛素抵抗以后，需要B细胞分泌和释放更多的胰岛素，引发高胰岛素血症，体内胰岛素浓度增高往往使胰岛素受体下调。如肥胖的非胰岛素依赖型糖尿患者由于脂肪细胞膜上受体数目下降，导致对胰岛素不敏感性。糖尿病患者常因感染、创伤、手术或酮症酸中毒等并发症引起胰岛素抵抗。此外，胰岛素抵抗还与胰岛素抗体的产生有关，该抗体与胰岛素结合形成复合物影响胰岛素与胰岛素受体相结合，减弱了胰岛素降血糖作用。临床上应准确计算胰岛素使用剂量，避免造成高胰岛素血症，影响药物疗效。

二、受体敏感性改变

临床资料表明，当肝脏、肾脏、心脏等重要脏器发生病变时，由于影响了机体代谢、内环境以及血液循环，使机体组织的药物受体敏感性发生改变，影响药物疗效。

（一）肝脏疾病

严重肝病患者体内氨、甲硫醇及短链脂肪酸等代谢异常，使脑代谢处于非正常状态，大脑神经细胞抑制性受体如γ-氨基丁酸（GABA）受体对药物的敏感性增强，使中枢神经系统对临床常用的镇静催眠药、镇痛药和麻醉药的敏感性增加，甚至可诱发肝性脑病。如慢性肝病患者，尤其是肝性脑病的患者，在使用常规剂量氯丙嗪和地西泮时，可出现木僵和脑电波减慢，这类患者宜选用奥沙西泮或劳拉西泮，但仍须慎重给药，宜从小剂量开始。肝脏疾病使维生素D羟化功能损害，原发性胆汁性肝硬化患者按常规维生素D治疗往往失败，宜首选25-羟基维生素D。肝硬化腹水患者使用过强的利尿药治疗，由于过度丢失钾，能加重肝性脑病症状，诱发肝性昏迷。宜选用保钾利尿药治疗。肝病可影响维生素K依赖性凝血因子的合成，胆道阻塞疾病可引起维生素K吸收障碍，须慎重应用口服抗凝血药。

肝细胞损伤，血浆假性胆碱酯酶水平低，体内乙酰胆碱量增高，致使去极化型肌松药琥珀胆碱的作用延长，非去极化型肌松药如筒箭毒碱、泮库溴铵作用减弱，尤其是泮库溴铵需要一个较高的初始剂量才能达到有效的肌松效果。

（二）肾脏疾病

肾脏功能衰竭，尤其尿毒症时，易引起电解质和酸碱平衡紊乱，导致机体内各种生物膜的电位及平衡机制改变，从而改变机体对药物的敏感性。应用利尿药治疗后，患者对抗高血压药变得比较敏感，特别是对α肾上腺素受体拮抗剂、血管紧张素转换酶抑制剂和血管紧张素Ⅱ受体拮抗剂等较敏感。由于钠、钾代谢紊乱，使钠潴留的药物如非甾体抗炎药易引起体液平衡失调和心力衰竭，用保钾利尿药、补钾药、ACE抑制剂或血管紧张素Ⅱ受体阻断剂易出现更严重的高血钾症，增加地高辛伴发不良反应危险性。由于凝血机制改变，使机体对抗凝血药更敏感，使用阿司匹林和其他非甾体抗炎药更易引起胃肠出血。

（三）心脏疾病

心脏是受多种神经、体液、电解质等因素调控的脏器，器质性心脏病使心脏对许多药物敏感性发生变化。与这些变化最相关的药物是地高辛和一些抗心律失常药，因为这些药物治疗剂量和毒性剂量相差非常小。对心脏收缩功能不全的患者，使用具有负性肌力作用的药物时，低剂量就可能会损害心脏功能，如β受体拮抗剂和钙拮抗剂，都能直接减弱心肌收缩力。心脏自律性紊乱（主要为窦房结功能紊乱）常与心肌损害相伴，并会被药物所增强，这些药物包括地高辛、β受体拮抗剂、某些钙拮抗剂如维拉帕米、地尔硫卓以及抗心律失常药如奎尼丁、普鲁卡因胺和丙吡胺。由于上述药物能抑制自律性，因此窦房结功能低下的患者应避免使用此类药物。地高辛的心脏毒性会被低钾血症和高钙血症所增强，相反，低钾血症能明显减弱许多抗心律失常药的效应，故在使用地高辛时要注意电解质的平衡。有严重呼吸系统疾病的患者，尤其是伴发缺氧者，能增加心脏对地高辛的敏感性，应用地高辛更易引发心律失常。对于肺源性心脏病，除非在伴有房颤须控制心室率时，一般不推荐使用地高辛。

对药物敏感性的显著改变也可能会由治疗的终止而诱发，如冠心病患者长时间使用β受体拮抗剂治疗停药后，会持续数日对肾上腺素刺激有高敏性。此类患者必须缓慢减少β受体拮抗剂的治疗剂量，并在停药后数日内避免剧烈运动，以降低诱发心绞痛、心律失常和心肌梗死的概率。

三、受体后效应改变

药物的初始作用部位是受体，但受体仅仅是信息转导的第一站，受体激活后通过一连串的生化过程最终导致效应器官（细胞）的功能变化，即受体后效应机制。如糖皮质激素受体是一种配体激活的内源性转录因子，主要位于胞质内，当无配体时与热激蛋白90（HSP90）、HSP70、亲免素（免疫抑制剂的特异性受体）等形成复合物，不具有刺激转录的活性；当糖皮质激素以被动扩散方式进入胞质后，糖皮质激素受体则与HSP90等解离，和糖皮质激素结合成复合物而被活化，活化的激素-受体复合物转移至细胞核，以同源二聚体的形式结合到染色体上，作用于糖皮质激素应答基因上游调控区的特定基序（GRE），激活或抑制靶基因的转录，调节蛋白质的合成，此即糖皮质激素受体后效应机制。

疾病引起受体后效应机制改变最典型的例子是病理因素抑制强心苷受体后效应机制，强心苷与Na^+-K^+-ATP酶（强心苷受体，由α及β亚单位组成的二聚体）结合。结合过程中，α亚单位的构象发生改变，使酶活性下降，引发受体后效应，使细胞内Na^+量增多，K^+量减少，又通过Na^+-Ca^{2+}双向交换机制使细胞内Ca^{2+}浓度增高，呈现正性肌力作用。在体内条件下，治疗量地高辛抑制Na^+-K^+-ATP酶活性约20%，但不同病因所致的心力衰竭的病理生理特点及心肌受损程度不同，使Na^+-K^+-ATP酶后效应机制受到抑制或损害的程度也不一致，使用强心苷的治疗效果也有一定差异。对高血压、心脏瓣膜病、先天性心脏病等心脏长期负荷过重引起的心力衰竭，强心苷通过改善心肌收缩性能，降低心脏前、后负荷，增加心输出量，而呈现较好的治疗效果；而对于甲状腺功能亢进、严重贫血、肺源性心脏病所继发的高心输出量型心力衰竭，由于存在肺动脉高压、心肌缺氧和（或）能量代谢障碍，使 Na^+-K^+-ATP 酶后效应机制受到严重影响，因而应用强心苷治疗效果较差，且易引发毒性反应，临床治疗应以根除病因为主。心肌外机械因素如心包填塞、缩窄性心包炎、严重二尖瓣狭窄所致心力衰竭，这些病理因素均使左心室舒张期血液充盈度严重受损，强心苷虽加强心肌收缩，亦难以改善心脏功能。

各种原因所致的电解质紊乱引起的低钾血症，使心肌细胞 Na^+-K^+-ATP 酶受到抑制，易促发强心苷毒性反应。尤其在心力衰竭治疗中常用噻嗪类及高效利尿药，大量利尿可引起低血钾，从而加重强心苷对心脏的毒性作用；心肌缺血时，对强心苷引发的心肌迟后去极化触发活动尤为敏感，易致心律失常，这是心肌缺血抑制 Na^+-K^+-ATP 酶及其后效应机制的综合结果。

第三节　疾病状态下的临床用药

肝脏是药物代谢的主要场所，肾脏是药物排泄的主要器官，肝肾疾病或其他脏器的病变引起肝、肾功能减退时，循环障碍时会致组织灌流量减少，药物吸收、分布、代谢和排泄必然受到影响，从而影响药物的药理效应，甚至造成药物在体内蓄积，引起严重毒性反应。

一、肝脏疾病时临床用药

肝病时可引起肝血流量减少或肝药酶活性降低，使药物的肝清除率减少，血药浓度升高，但一般不超过正常血药浓度的 2～3 倍。在受体敏感性未增加、肾排泄功能正常时，对于多数有效治疗血药浓度范围大的药物，临床效应和不良反应一般不会发生较大变化。但对于那些有效治疗血药浓度范围窄、毒性大或对肝脏有损害的药物，使用应慎重。

急性病毒性肝炎或肝硬化时，血浆蛋白合成减少，许多药物的血浆蛋白结合率降低，血浆中游离型药物浓度增高。为确保肝病时用药安全，肝硬化患者应从小剂量开始用药，并观察临床反应以便及时调整用量及给药间隔，必要时可进行血药浓度监测。肝病患者首关消除减少，药物的生物利用度增加，血药浓度升高，故肝病患者口服普萘洛尔、美托洛尔、拉贝洛尔、阿司匹林、哌唑嗪、利多卡因、吗啡等具有明显首关消除效应的药物时，应减少给药剂量并延长给药间隔时间。

肝脏疾病时临床用药要注意以下几方面：① 禁用或慎用损害肝脏的药物，避免肝功能的进一步损害。② 慎用经肝脏代谢且不良反应多的药物，肾功能正常时，可选用主要经肾脏消除的药物或者经肝、肾双途径消除的药物。③ 禁用或慎用经肝脏代谢活化后方起效的药物。④ 应注意降低给药剂量或延长给药间隔，从小剂量开始，逐渐加量。必须使用有效血药浓度范围窄、毒性大的药物或对肝脏有毒性的药物时应进行血药浓度监测及严密的生化监护,做到给药方案个体化。

总之,对肝病患者用药,必须仔细衡量利弊,并结合用药经验和血药浓度监测来调整用药和用量,尽量选用不经肝清除又对肝无毒的药物。肝病患者控制使用的药物见表6-2。

表6-2 肝病患者控制使用的药物

控制状况	药　物	备　注
禁用	吗啡、巴比妥类、哌替啶、芬太尼、水合氯醛、可待因、非诺贝特、氯丙嗪、三氯甲烷、氟烷类、四环素类、依托红霉素、利福霉素、两性霉素B、灰黄霉素、新生霉素、异烟肼、利福平、对氨基水杨酸、磺胺类	尤其是有肝性脑病先兆症状,如烦躁、不安、躁动时。氟烷类有损伤肝功能潜在危险损伤肝脏,严重肝病时禁用,尤其禁用于有胆汁淤积的患者
	对乙酰氨基酚、阿司匹林、吲哚美辛、丝裂霉素、放射菌素D、氟尿嘧啶、环磷酰胺等	严重肝病时禁用
慎用	异丙嗪、地西泮、氯氮卓、氯霉素、红霉素、新霉素(口服)、卡那霉素、庆大霉素、羧苄西林和头孢菌素类	不宜久用,有肝性脑病先兆时禁用,使用时严密观察副作用,有肾功能减退时,应适当减量
	口服降糖药(甲苯磺丁脲、氯磺丙脲、苯乙双胍)、甲基多巴、双醋酚汀、硫唑嘌呤、口服避孕药、乙酰唑胺	有妊娠胆汁淤积史者忌用口服避孕药
	保泰松、甘珀酸钠及其他含钠药物、噻嗪类利尿药、氯噻酮、呋塞米、依他尼酸钠	特别慎用于体液过量者及脱水患者,宜同时补钾或与留钾利尿剂同服

二、肾脏疾病时临床用药

肾脏是药物排泄的主要器官,肾功能减退时,药物的吸收、分布、生物转化、排泄以及机体对药物的敏感性均可能受到影响。肾功能不全患者,药物易在体内蓄积,按常规使用剂量给药将导致药物效应过度增强,从而使药物的毒性和各种不良反应增加。肾功能不全患者在选择治疗药物及治疗方案时,应遵循以下原则:

(1) 禁用或慎用对肾脏有损害的药物,避免肾功能的进一步损害。有些药物如四环素及皮质类固醇等,因其抗同化作用或增强异化作用使机体出现负氮平衡,可加重原有肾功能不全的氮质血症。在严重肾功能不全时,为避免毒性反应的发生,应慎用或避免使用以上两类药物。

下列药物也应当禁用或慎用,如必须使用时也应根据情况调整剂量,加强临床监护:① 有直接肾毒性的药物,如各种重金属盐、造影剂、头孢噻啶、顺铂、水杨酸盐、氨基糖苷类、两性霉素B、多黏菌素、碳酸锂、多西环素、对乙酰氨基酚等解热镇痛药;②易引起肾免疫性损伤的药物,如肼屈嗪、普鲁卡因、异烟肼、吲哚美辛、青霉素、头孢噻吩、苯唑西林等。肾功能损伤时一些药物应按表 6-3 的参数调整剂量。

表 6-3　肾功能减退患者剂量调整参数表

药　　物	患者 $K\%(h^{-1})$ $100K_r = 100K' + 100\alpha \cdot Ccr$		正常人 $K\%(h^{-1})$	$t_{1/2}$(h)
	$100K'$	100α		
α乙酰地高辛	1.0	0.02	3	23
氨苄西林	1.1	0.59	70	1.0
羧苄西林	6.0	0.54	60	1.2
头孢氨苄	3.0	0.67	70	1.0
头孢噻啶	3.0	0.37	40	1.7
头孢噻吩	6.0	1.34	140	0.5
氯霉素	20.0	0.10	30	2.3
金霉素	8.0	0.04	12	5.8
洋地黄毒苷	0.3	0.001	0.7	170
地高辛	0.8	0.009	1.0	40.8
多西环素	3.0	0.00	3	23.0
红霉素	13.0	0.37	50	1.4
5-氟胞嘧啶	0.7	0.243	25	2.8
庆大霉素	2.0	0.28	30	2.3
异烟肼(快速)	34.0	0.19	53	1.3
异烟肼(慢速)	12.0	0.11	23	3.0
卡那霉素	1.0	0.24	25	2.75
林可霉素	6.0	0.09	15	4.6
甲氧西林	17.0	1.23	140	0.5
苯唑西林	35.0	1.05	140	0.5
青霉素	3.0	1.37	140	0.5
多黏菌素 B	2.0	0.14	16	4.3
吡甲四环素	2.0	0.04	6	11.6
链霉素	1.0	0.26	27	2.6
毒毛旋花子苷 G	1.2	0.038	5	14
磺胺嘧啶	3.0	0.05	8	8.7
磺胺甲基异噁唑	7.0	0	7	9.9
4-磺胺二甲嘧啶(儿童)	1.0	0.14	15	4.6
四环素	0.8	0.072	8	8.7

续表

药　　物	患者 $K\%(h^{-1})$ $100K_r = 100K' + 100\alpha \cdot Ccr$		正常人 $K\%(h^{-1})$	$t_{1/2}$(h)
	$100K'$	100α		
甲砜霉素	2.0	0.24	26	2.7
甲氧苄啶	2.0	0.04	6	12.0
万古霉素	0.3	0.117	12	5.8

注:K,正常人消除速率常数;K_r,肾功能减退患者消除速率常数;K',肾外途径消除速率常数;Ccr,内源性肌酐清除率;α,比例常数。

(2) 避免选用毒性较大或长期使用有可能产生毒性的药物。如强利尿剂中呋塞米毒性较依他尼酸钠低,尤其在肾功能衰竭时选用呋塞米,增加剂量一般效应增强而不良反应较少增加。抗菌药物中可选用红霉素、阿奇霉素、半合成青霉素类和头孢菌素类(尤以第三代头孢菌素肾毒性更小)等。尽量选用半衰期短的药物,避免选用长效制剂。

(3) 选用治疗效果易判断或毒副作用易辨认的药物,如选用抗高血压药,其剂量易通过测定血压降低程度来决定。

(4) 选用经肾脏外途径代谢和排泄的药物,如选用经肾脏消除的药物时,应根据肾功能损害程度,调整给药方案和给药剂量。

(5) 必须使用有效血药浓度范围窄、毒性大、代谢产物易在体内蓄积的药物,或对肾脏有毒性的药物时应进行 TDM,根据血药浓度调整给药剂量;加强对患者临床症状和生化指标的监护;评价应用药物的获益和风险,如用药的风险大于获益,则不使用该药。

(6) 肾功能减退时,主要经肾排泄的药物消除能力降低,半衰期延长,某些药物需要调整给药剂量,调整给药方案需要考虑肾功能损伤程度、原形药从肾排泄的比例、药物的治疗指数等多种因素。如果肾功能严重损害,药物从肾脏排泄比例较大或者治疗指数低,由于肾脏对药物消除能力降低,即 k 变小,$t_{1/2}$ 延长,若仍按常规给药,易造成蓄积而产生毒性反应。如卡那霉素,按剂量 7 mg/kg,肾正常的患者肌酐清除率 Ccr = 83 mL/min,$t_{1/2} = 1.5$ h,而在肾功能衰竭患者 Ccr = 8 mL/min,则 $t_{1/2} = 25$ h,故对于肾脏毒性较大及主要经肾排泄的药物,应根据患者的肾功能、结合药物的特性适当调整给药剂量或时间间隔。调整给药方案,主要是改变给药间隔时间或维持量,对负荷量一般不作调整。调整公式为

$$X_r = X_0 \cdot \frac{K_r}{K} \tag{6-1}$$

$$\tau_r = \tau \cdot \frac{K}{K_r} \tag{6-2}$$

式中,τ、K 分别为正常人的给药间隔时间和消除速率常数,其中 K 值可由文献查到。X_r、τ_r、K_r 分别为肾功能减退患者应用的剂量、给药间隔时间和消除速率常数,其中 K_r 值可由患者测得或通过测定患者的肌酐清除率按下式间接推算出。

$$K_r = K' + \alpha \cdot Ccr \tag{6-3}$$

式中，α 为比例常数，Ccr 为内源性肌酐清除率，K'为肾外清除速率常数，α 和 K'均可由表 6-3 中查到。为计算方便可将公式(6-3)等号前后均扩大 100 倍，即成下式：

$$100K_r = 100K' + 100\alpha \cdot \mathrm{Ccr} \tag{6-4}$$

例　正常人卡那霉素常用量为 500 mg，每 12 h 给药一次，现测得肾脏功能衰竭患者肌酐清除率为 38 mL/min，问：① 若剂量不变，用药间隔如何调整？② 若仍按 12 h 给药一次，应给多大剂量？

解　已知 $X_0 = 500$ mg，$\tau = 12$ h，Ccr = 38 mL/min。

由表 6-3 中查得 $K\% = 25(\mathrm{h}^{-1})$，即得 $K = 0.25(\mathrm{h}^{-1})$；

$$100\alpha = 0.24;\quad 100K' = 1.0(\mathrm{h}^{-1});$$

将已知代入公式(6-4)，$100K_r = 100K' + 100\alpha \cdot \mathrm{Ccr}$，得

$$100K_r = 1.0 + 0.24 \times 38 = 10.12(\mathrm{h}^{-1})$$

故 $K_r = 0.1012(\mathrm{h}^{-1})$。

则①所求 τ_r，可由已知 K 值及所求得的 K_r 值，代入公式(6-2)，$\tau_r = \tau \cdot \dfrac{K}{K_r}$，得

$$\tau_r = 12 \cdot \frac{0.25}{0.1012} = 29.64(\mathrm{h})$$

②所求 X_r 可由已知 X_0、K 值及 K_r 值求得，代入公式(6-1)，$X_r = X_0 \cdot \dfrac{K_r}{K}$，得

$$X_r = 500 \cdot \frac{0.1012}{0.25} = 202(\mathrm{mg})$$

由此可得出：若肾病患者依然每次用药 500 mg，给药间隔必须改为每 30 h 一次。若仍为 12 h 一次，用药量应改为 200 mg，考虑卡那霉素的耳、肾毒性较为明显，避免血药浓度波动过大，该肾脏功能衰竭患者宜每日给药 2 次，每次 200 mg。

三、循环障碍时临床用药

休克、恶性高血压和充血性心力衰竭等可能出现循环障碍，这些疾病的特点是组织灌流量减少。由于血流量可影响药物的吸收、分布、代谢和排泄，因此这些疾病会改变药物的动力学特征，进而影响药物疗效。循环障碍时临床用药要注意以下几点：

(1) 在周围循环衰竭时(心衰、休克等)，口服、皮下或肌内注射给药吸收差，紧急用药时必须静脉注射，但静脉注射速度要慢。

(2) 严重心力衰竭由于组织灌流量下降，将改变药物的分布容积，如利多卡因、普鲁卡因胺和奎尼丁等药物分布容积值明显减小，使血液和心、肝、肾和脑等主要器官血药浓度明显升高。另外，心衰、休克患者肝肾的血流量减少，也使一些药物如利多卡因的清除率减少，半衰期延长，易发生毒性反应。基于以上事实使用这类药物时应注意酌减剂量。

(3) 心脏疾病会改变器官对药物的敏感性，如心肌梗死后，使用常规剂量的氨茶碱、左旋多巴、β_2 受体激动剂和三环类抗抑郁药等，可能引发室性早搏和心动过速，使用这类药物时要谨慎，并采用较低剂量。窦房结功能低下的患者应避免使用能抑制心脏自律性的药物，

如维拉帕米、地尔硫䓬、奎尼丁、普鲁卡因胺和丙吡胺等。

（4）心力衰竭的患者应谨慎使用具有负性肌力作用的药物，这些药物在很低剂量就可能会损害心脏功能。心力衰竭治疗中使用噻嗪类及高效利尿药易引起低钾血症，应注意补钾，防止低血钾加重地高辛对心脏的毒性作用。

参考文献

［1］ 孙国平.临床药物治疗学［M］.北京：人民卫生出版社，2021.

［2］ 姜远英，文爱东.临床药物治疗学［M］.4 版.北京人民卫生出版社，2016.

［3］ 曹红.临床药物治疗学［M］.3 版.北京：人民卫生出版社，2020.

［4］ 杨宝峰，陈建国.药理学［M］.9 版.北京：人民卫生出版社，2018.

（卢　今　吴芙蓉）

第七章　特殊人群的药物治疗

第一节　妊娠和哺乳期妇女用药

妊娠期和哺乳期是女性的特殊时期，均属于特殊人群，在该时期用药，往往风险高于一般人群，但在很多情况下为有效控制病情，依然需要权衡利弊开展药物治疗。有研究表明，妊娠期用药不可避免，8%的妊娠期妇女因为癫痫、炎性肠病和哮喘等慢性疾病需要长期药物治疗；美国一项调查显示，妊娠期使用过药物的妇女中72.1%患有慢性疾病，65.2%患有妊娠相关疾病。与未妊娠患者相比，妊娠期患者的药代动力学特征有明显的改变，在用药有效性和安全性方面与一般人群存在显著差异。同时，部分药物会通过胎盘屏障进入胎儿体内，可能会对胎儿产生不同程度的不良影响。哺乳期患者在用药后，部分药物可通过母乳进入婴儿体内，进而可能对婴儿产生一些有害反应。因此，哺乳期和妊娠期的用药安全应予以关注。

一、妊娠期药动学特点

妊娠期是指受孕后至分娩前的生理时期，自成熟卵受精后至胎儿娩出一般为266日左右。妊娠期由于母体生理变化（如激素水平的影响）以及胎盘和胎儿的存在，妊娠期女性有其特殊的药代动力学特征。

（一）孕妇的药代动力学特点

1. 吸收

妊娠期由于孕激素和雌激素分泌增多，孕妇胃酸分泌减少，胃pH升高，在该时期还存在胃肠道平滑肌张力减弱，胃排空时间延长。此外，由于该时期某些孕妇有妊娠反应，出现恶心、呕吐现象，上述诸多因素导致口服药物吸收减少，达峰时间延长，药峰浓度降低。对于注射途径给药的药物而言，由于孕中期女性心脏每搏输出量增加，外周血管扩张，血管阻力下降，血流量和组织灌注量增加，故肌肉或皮下给药可使药物的吸收增加。对于呼吸道给药，妊娠期由于孕妇的耗氧量增加，肺潮气量和肺泡交换增加，通过吸入途径给药的药物，如吸入性糖皮质激素、麻醉气体、吸入性支气管扩张剂等，吸收量较正常人增加。

2. 分布

影响药物分布的因素主要包括血容量和血浆蛋白浓度。妊娠期血浆容积、脂肪、体液含量均有不同程度的增加，尤其是细胞外液，故水溶性药物的分布容积增大，药物被稀释，药物浓度降低，对于分布容积较小的药物，靶器官的血药浓度往往达不到有效浓度，故孕妇的用药量需较正常情况下升高。同时，由于妊娠期血浆容积增大，妊娠期孕妇体内血浆蛋白浓度降低，且蛋白结合部位还会被血浆中较多的内源性物质如甾体激素和肽类激素占据，导致药物与蛋白结合减少，游离性药物增多，尤其是蛋白结合率高的药物，如地西泮、苯妥英钠、地塞米松、利多卡因等游离药物浓度增高，进入胎儿体内的药物量增加，对胎儿造成伤害的风险增加。

3. 代谢

药物代谢的主要器官是肝脏，妊娠时肝脏血流量增加，但肝微粒体酶活性降低，影响药物的代谢，使药物清除减慢，半衰期延长；此外，妊娠期胆汁分泌减少，胆汁淤积，对经胆汁排泄和具有肝肠循环的药物，如利福平、红霉素、洋地黄毒苷、地高辛、地西泮等，排泄减慢。

4. 排泄

肾脏是药物排泄的主要器官。妊娠期心排血量增加，肾血流量以及肾小球滤过率增加，肌酐清除率升高，药物的清除率亦随之增加，主要经肾清除的药物如碳酸锂、地高辛、氨苄西林等肾脏清除率明显增高，体内血药浓度降低。但在妊娠晚期，由于体位因素或妊高征等疾病状态，肾功能降低，药物排泄减慢，可导致药物在体内蓄积。

（二）药物在胎盘的药物代谢动力学

1. 胎盘的药物转运

妊娠过程中，大多数药物都可通过胎盘屏障进入胎儿体内。药物经胎盘转运的方式有以下几种：

(1) 被动转运：被动转运是胎盘最主要的药物转运方式。药物转运速度与膜表面积以及膜厚度有关。脂溶性高的药物易通过胎盘扩散，强解离型药物一般不易通过胎盘。

(2) 主动转运：如一些氨基酸、水溶性维生素、电解质 K^+ 和 Na^+、免疫球蛋白等以此种方式通过胎盘。

(3) 胞饮作用：母体血浆中大分子物质被合体细胞吞裹入细胞内，直接进入胎儿血中。大分子物质如蛋白质、病毒和抗体等经此种方式被胎盘转运。

2. 影响药物通过胎盘的因素

影响胎盘药物转运的因素包括药物和胎盘两方面。

(1) 药物分子大小：小分子药物比大分子药物扩散速度快。相对分子质量小于 500 者易透过胎盘，而大于 1000 的药物很少能通过胎盘。

(2) 药物的脂溶性及药物的解离程度：脂溶性高的药物如甾体类激素易通过胎盘，而肝素等脂溶性低的药物不易通过胎盘。离子化程度低的药物经胎盘扩散速度较快，解离程度高的药物如琥珀胆碱、筒箭毒碱等不易透过胎盘。

(3) 药物的蛋白结合率：药物与血浆蛋白结合率的高低与通过胎盘的药量成反比。药物与血浆蛋白结合后分子质量变大，不易通过胎盘。

(4) 胎盘血流量：胎盘血流量明显影响药物经胎盘的转运。子宫收缩、孕妇的不当体位、脐带受压、麻醉等因素都可改变胎盘血流量，使药物在胎盘的转运速度减慢。

(5) 胎盘的有效膜面积、厚度：妊娠早期胎盘较厚，药物较难扩散，妊娠晚期胎盘变薄，药物易于扩散。

3. 胎盘对药物的代谢

胎盘除转运功能外，还有合成代谢作用。胎盘中有多种酶，可代谢某些药物而影响其转运。有些药物通过胎盘活性增加，而有些药物通过胎盘则活性降低。如泼尼松可经胎盘转化为失活的1-酮衍生物，而地塞米松则不经生物转化直接进入胎儿体内。故治疗孕妇疾病使用泼尼松，而治疗胎儿疾病则用地塞米松。

（三）胎儿的药代动力学特点

胎儿各器官及功能处于发育阶段，胎盘不能有效保护胎儿免受药物的影响，大多数药物可经胎盘进入胎儿体内，且有相当多的药物经过代谢形成有害物质，从而致胚胎死亡或致畸形。药物在胎儿体内的药动学特征如下：

1. 吸收

大部分药物经胎盘屏障直接转运到胎儿体内，也有少量药物经羊膜转运到羊水从而被胎儿吞饮进入胎儿体内。从胎儿尿中排出的药物也可因胎儿吞饮羊水进入胎儿体内，形成羊水肠道循环。

2. 分布

与成年人相比，胎儿的肝、脑等组织所占身体比重大，血流量大，药物经脐静脉有60%～80%进入肝脏，因此，肝内药物分布较多；脐静脉血还可经门脉或静脉导管进入下腔静脉而到达右心房，减少了药物在肝内的代谢，增高了药物直接到达心脏和中枢神经系统的浓度，这一点在对母体快速静脉给药时应予以足够重视。妊娠12周前，胎儿体内体液含量较脂肪含量高，水溶性药物分布容积大。此外，胎儿的血脑屏障功能较差，药物容易进入脑内，影响中枢神经系统的功能。胎儿血浆蛋白含量较母体低，因此进入组织中的游离型药物浓度较高，但与胎儿血浆蛋白结合的药物不能通过胎盘向母体转运，可延长药物在胎儿体内的停留时间。胎儿血浆蛋白与组织蛋白结合能力较弱，且一种药物与蛋白结合后，可阻碍其他药物或内源性物质与蛋白结合，如孕妇使用磺胺类药物后，可阻碍胎儿蛋白与胆红素结合，从而导致胎儿体内游离胆红素的增高。此外，胎儿体内脂肪组织较少，可影响某些脂溶性药物的分布。

3. 代谢

胎儿的药物代谢依然依赖于肝脏，与成人相比，胎儿肝脏代谢能力较弱，尤其是妊娠早期，胎儿肝内缺乏多种酶，如葡萄糖醛酸转移酶活性仅为成年人的1%，故某些药物在胎儿体内的浓度高于母体。

4. 排泄

胎儿的药物排泄方式与出生后明显不同。药物一旦进入胎儿肠道，即以胎粪的形式保留在原处直到出生。肾脏是药物排泄的主要器官，胎龄12周左右时肾脏即开始发挥作用。但胎儿的肾小球滤过率非常低，肾排泄药物功能极差，药物排泄较慢，易引起药物及其代谢物的蓄积，如氯霉素和四环素从胎儿体内排泄远比母体慢，故反复大量使用可能因蓄积而损害胎儿。即使药物被排泄至羊膜腔内，还可通过羊水-肠道循环再次进入体内，故通过胎盘向母体转运是胎儿体内药物排泄的最终途径，某些经代谢后原有脂溶性降低的药物，如地西泮等不易通过胎盘屏障而使转运至母体血中的速度降低，导致药物在胎儿体内蓄积；沙利度胺的代谢物大量蓄积于胎儿体内而引起中毒。

二、妊娠期临床用药

（一）妊娠期用药的基本原则

妊娠期用药危险性分级系统（pregnancy risk category system）是现有评估药物在妊娠期使用危险性的重要工具。1978年，瑞典颁布了全球第一个使用临床及动物试验对妊娠用药进行分类的危险性分级系统，简称FASS（Swedish Catalogue of Approved Drugs）。1979年，美国食品药品监督管理局（Food and Drug Administration，FDA）也推出了分级系统，根据药物对胎儿的危险性，FDA将药品的安全性分为A、B、C、D、X 5个等级。1989年，澳大利亚药品评估委员会（Australian Drug Evaluation Committee，ADEC）综合了FASS及FDA的分级系统，颁布了新的妊娠期用药危险性分级。其中，FDA的分级系统成为世界卫生组织和多数国家采用的参考标准，这种等级化的药物安全性理念为临床选药、用药提供框架性的指导，FDA妊娠期用药安全性5级分类及代表药物如表7-1所示。

以上五级风险分类法分类看似非常简单易行，但据FDA收到的反馈显示：由于该分类系统过于简单，并不能反映出有效的可用信息，未能有效地传递妊娠期、哺乳期及潜在备孕男女的用药风险，常令医疗决策者感到困惑，且会导致错误的用药处方。基于以上事实，FDA希望妊娠/哺乳期女性及相关医务人员能够更加及时、有效地获取最新的药品信息，以指导妊娠期处方决策。为实现这一目的，2014年FDA制定了新的妊娠/哺乳期用药规则（Pregnancy and Lactation Labeling Rule，PLLR），要求药品生产商在其药品说明书中提供妊娠期、哺乳期妇女药物风险及获益的详细相关信息。新修订的说明书包括以下信息：妊娠期（包括分娩）孕期暴露登记、风险摘要、临床考虑、数据；哺乳期风险摘要、临床考虑、数据，新说明书还将加入备孕的男性与女性条目，就药物对妊娠测试、避孕及生育的影响注明相关信息。修订后的说明书将会改变原有的诊疗状况，医生能获得及时更新、且归纳总结过的妊娠期/哺乳期相关药物信息。由于FDA要求所有制药公司在说明书中删除妊娠期字母分类，并根据更新信息及时修订说明书，这项浩大的工程可能会持续数年之久。

表 7-1　美国 FDA 妊娠期用药安全性 5 级分类

类别	药物安全性定义	代表药物
A	在有对照组的研究中，妊娠 3 个月的妇女未见到对胎儿危害的迹象（也没有对其后 6 个月内危害性的证据），可能对胎儿的影响甚微	氯化钾、维生素 D、甲状腺素、制霉菌素（阴道用）等
B	在动物繁殖性研究中未见到对胎儿的不良影响，但未在妊娠妇女中进行对照研究或在动物繁殖性研究中发现有副作用，但并未在妊娠 3 个月的妇女中得到证实（也没有对其后 6 个月危害性的证据）	青霉素、阿莫西林、阿卡波糖、对乙酰氨基酚、二甲双胍、克拉霉素、利多卡因、美罗培南等
C	动物实验证明对胎儿有危害性（致畸或胎儿死亡等），但并未在妊娠妇女中进行；或尚未对妊娠妇女及动物进行研究，只有在权衡对孕妇的益处大于对胎儿的危害之后，方可选用	阿司匹林、氨氯地平、奥美拉唑、贝那普利、地塞米松、骨化三醇等
D	有对人类胎儿危害性的明确证据，但在孕妇用药后有绝对益处时（如严重疾病或死亡威胁且选用其他药物无效），仍然要用	地西泮、环磷酰胺、黄体酮、四环素、秋水仙碱等
X	在动物或人类的研究表明其可致胎儿异常，应用这类药物显然是无益的	沙利度胺、利巴韦林、华法林、阿托伐他汀、艾司唑仑等

为保障妊娠期用药安全，此时期用药需要遵循以下基本原则：

（1）用药必须有明确的指征，孕期尽量少用或不用非必须用药，单药有效时避免联合用药，选药时使用疗效肯定的老药而不用安全性未知的新药。

（2）根据孕周时间决定是否用药，尽量避免妊娠早期（妊娠 1～12 周）用药，尤其是 C、D 类药物，如果治疗能推迟，应推迟至妊娠早期之后。

（3）小剂量有效时不用大剂量，应通过调整剂量降低药物的损害程度。

（4）严格注意用药疗程，及时停药。

如果妊娠早期使用过明显致畸的药物，或病情急需不得不使用肯定对胎儿有危害的药物时，应考虑终止妊娠。具体药物可参考《陈新谦新编药物学》第 18 版附录五“某些对胎儿有影响的药物”。

（二）妊娠期慎用的治疗药物

着床前期如受到药物损害严重，可造成极早期的流产。受孕后 3～12 周的胚胎、胎儿各器官处于高度分化、迅速发育阶段，此期对药物最敏感，应用药物易致某些系统和器官畸形。妊娠 4 个月以后，胎儿绝大多数器官已形成，药物致畸的敏感性降低，虽然造成严重致畸可能性极小，但尚未分化完全的器官（如生殖系统）仍有可能受损。神经系统在整个妊娠期间持续分化、发育，故药物的影响一直存在。妊娠中晚期，药物对胎儿的致畸可能性降低，药物对胎儿的不良影响主要表现在牙、神经系统和女性生殖系统。妊娠期间要根据用药适应证权衡利弊做出选择。

1. 抗感染药物

此类药物是妊娠期最常用的药物。妊娠期的生理改变，往往影响抗菌药物的药代动力学过程，为使感染部位达到有效的药物浓度，抗菌药物需增加用药剂量。如青霉素及头孢菌素类药物在妊娠期血药浓度较低，应增大用药剂量，而子宫内感染的治疗也应高剂量静脉注射抗菌药物。

妊娠期可安全使用的药物包括：

(1) 青霉素类：该类药物是最安全的抗菌药物，研究未发现对胎儿或胚胎有危害。

(2) 头孢菌素类：第三、四代头孢菌素类药物已广泛用于妊娠期，此类药物较易通过胎盘屏障。

(3) 红霉素：该药物是妊娠期治疗支原体感染的重要药物，但因较难通过胎盘屏障，对胎儿无治疗作用。

(4) 克林霉素：该药可通过胎盘屏障并在胎儿组织内达到有效治疗浓度，常用于治疗羊水内和分娩后耐药的厌氧菌感染。

妊娠期间慎用或禁用的抗感染药物包括：

(1) 氨基糖苷类：除庆大霉素属C类外，其余多属D类，可以通过胎盘屏障，使胎儿听神经损害发生率增加。

(2) 氯霉素在胎儿体内难以代谢，妊娠期妇女使用可引起新生儿严重中毒，出现灰婴综合征，因此该药物禁用。

(3) 四环素：属D类药物，在胎儿骨和牙齿发育期间(妊娠4～5个月)应用四环素，可引起骨和牙齿黄染、骨骼发育不全，应禁用。

(4) 喹诺酮类：属X类药物，可导致软骨损伤、骨骼发育障碍，妊娠期禁用。

(5) 磺胺类与甲氧苄啶均为叶酸合成的抑制药，复方磺胺甲噁唑如果在妊娠前3个月应用，可使出生缺陷率明显提高，此类药物妊娠期应禁用。

(6) 抗病毒药：阿昔洛韦和齐多夫定(zidovudine)属C类药物，在治疗获得性免疫缺陷疾病(AIDS)妊娠妇女的过程中，可有效降低婴儿感染人免疫缺陷病毒的机会。

(7) 抗真菌药：妊娠期妇女易患白念珠菌性阴道炎，局部应用抗真菌药克霉唑(B类)、咪康唑(C类)以及全身性应用两性霉素B(B类)均未见有致畸报告。

2. 抗高血压药物

妊娠期妇女中5%～10%并发高血压或子痫，应进行适当治疗。

(1) β肾上腺素受体阻断药：多数属于C类药物，广泛用于高血压、母体及胎儿过速性心律失常。普萘洛尔疗效确切，阿替洛尔半衰期较长，对血压控制稳定。

(2) α受体阻断药：如哌唑嗪等对孕妇和胎儿的安全性缺乏证明，因此妊娠期不宜选用。

(3) 中枢性抗高血压药：如甲基多巴、可乐定及钙拮抗药硝苯地平同属于C类药物，常用于治疗孕妇高血压。

(4) 噻嗪类利尿药：如氯噻嗪、氢氯噻嗪为C类药物，对人类无致畸作用，但胎儿出生后常出现少尿、低血钠、低血钾及低渗等，在其他治疗措施失败时才考虑应用该类药物。

（5）其他：适量应用硫酸镁治疗妊娠高血压未见对胎儿有不良影响，但须严格控制剂量。

3．抗心律失常药和强心苷

妊娠期间发生妊娠期妇女和胎儿心律失常可能危及母亲和胎儿的生命，应进行药物治疗。

（1）地高辛属C类，孕妇使用治疗剂量，未发现有致畸作用或对胎儿有毒性。

（2）奎尼丁属C类，应在医院心脏监测下给药，以防发生室性心律失常。

（3）普鲁卡因胺属C类，此药易通过胎盘屏障，可作为未明确诊断的复合性心动过速急性治疗的一线用药。

（4）利多卡因属B类，此药如果血药浓度高会对新生儿有中枢抑制作用。

（5）维拉帕米属C类，在母体用药后，可使胎儿心律失常转复，但理论上维拉帕米可减少子宫血流量，故应谨慎使用。

（6）胺碘酮属D类，该药物对胎儿心脏和甲状腺功能有影响，在妊娠前3个月应避免使用，仅用于对其他治疗无效而危及生命的心律失常者。

4．作用于神经系统的药物

（1）阿片类镇痛药：以吗啡为代表的阿片类镇痛药多能通过胎盘屏障，属C类，临床尚未发现对胎儿有致畸作用。目前哌替啶较为广泛地用于分娩镇痛，但应用不当可导致新生儿呼吸抑制，该作用与产妇用药量及用药至胎儿娩出的时间间隔有关。产妇肌内注射或静脉注射哌替啶后1 h内分娩者，对新生儿呼吸并无明显抑制；若用药后3 h后分娩，则新生儿最易出现呼吸抑制。

（2）解热镇痛药：以阿司匹林为代表的非甾体抗炎药多属C类，妊娠后期为D类。阿司匹林常用于治疗妊娠期间的疼痛及炎症，低剂量阿司匹林可防止妊娠高血压、子痫和子痫先兆。在妊娠最初3个月阿司匹林没有致畸作用，但在后3个月特别是在分娩前使用要特别谨慎，防止分娩时中枢神经系统出血。

（3）抗癫痫药：癫痫是育龄妇女的常见病，有癫痫病史的妇女，妊娠期间约70%的患者可发生病情恶化，故妊娠期常需保持抗癫痫药的维持治疗。但多数抗癫痫药如卡马西平、苯巴比妥、苯妥英钠、扑米酮和丙戊酸均可致胎儿先天畸形。卡马西平属C类，其余药物均属D类。因此孕妇在妊娠期间使用抗癫痫药治疗时，要慎重选药。对于癫痫大发作，卡马西平和苯二氮䓬类为首选药。对于癫痫小发作，以乙琥胺为代表的丁二酰亚胺类是妊娠最初3个月的首选药。

5．抗凝血药

妊娠是一种高凝状态，静脉血栓栓塞是一种主要并发症，肺栓塞是妊娠期妇女死亡的最常见原因，抗凝药常用于有栓塞倾向的妊娠期妇女。

（1）常用药物香豆素及其衍生物已被肯定具有致畸作用，属X类，如在妊娠中期和后期应用香豆素衍生物可能导致胎儿中枢神经缺陷、小头畸形、脑积水、精神呆滞及视神经萎缩等。因此妊娠妇女要避免服用此类抗凝血药，如有必要可用肝素代替。

(2) 肝素属C类药物，分子量大，不能通过胎盘屏障，故对胎儿是安全的，但分娩时应减少剂量，同时并监测凝血酶原时间，发现出血倾向可用鱼精蛋白对抗。

6. 降血糖药

胰岛素属B类药物，不能通过胎盘屏障，安全性好，目前是孕妇最常用的降血糖药，可降低糖尿病患者胎儿死亡率及畸胎率。在进行降糖治疗时，不宜使用磺酰脲类降血糖药，如甲苯磺丁脲可使畸胎率增高，第二代磺酰脲类降血糖药对胎儿的不良影响缺乏临床资料证明，也是孕妇禁用的药物。双胍类对妊娠期妇女及胎儿的不良反应都较重，应禁用。

7. 抗甲状腺药

硫氧嘧啶类抗甲状腺药可使先天畸形发生率增加，表现为头皮和头发缺损；另外，甲状腺功能低下的患者先天性畸形的发病率也增加。

8. 性激素类药

妊娠期间雄激素和雌激素均不应使用，此类药物可引起女婴男性化或男婴女性化。孕早期应用己烯雌酚可引起女孩青春期后的阴道腺癌、透明细胞癌，还可造成胎儿生殖器官的畸形，应禁用。

9. 糖皮质激素类药

妊娠期哮喘、胶原性疾病或需免疫抑制药治疗的患者，常需用糖皮质激素。氢化可的松注射可用于某些紧急状态，泼尼松龙常用于支气管哮喘和胶原病的治疗，地塞米松广泛用于早产儿呼吸窘迫综合征(RDS)。

10. 止吐药

恶心、呕吐是妊娠早期常见症状，常用止吐药有异丙嗪、氯丙嗪等，多属C类药，应慎用。

三、哺乳期临床用药

哺乳是个重要的生理过程，几乎所有的药物均可通过由毛细血管、内皮-间质、基膜、细胞膜和腺上皮细胞组成的血浆乳汁屏障，对于处于哺乳期的小儿而言，每日母乳的摄入量在800～1000 mL，且处于哺乳期的乳儿各组织器官尚处于完善阶段，对药物的代谢和排泄能力均较低，故哺乳期母亲用药需重视。药物向乳汁中转运主要通过被动扩散和主动转运两种方式。对于被动扩散而言，血浆中游离性低分子量(分子量小于200)的脂溶性药物，如酒精、吗啡四环素等可从血浆向乳汁转运，而肝素、胰岛素等分子量较大的药物难以向乳汁转运。对于主动转运而言，药物需要与血浆蛋白结合，蛋白结合率高的药物，如磺胺、苯唑西林等，难以向乳汁转运。

（一）哺乳期妇女用药应遵循的原则

（1）乳母用药应具有明确指征。

（2）如果可能，尽量避免使用药物。

（3）在不影响治疗效果的情况下，选用进入乳汁最少、对新生儿影响最小的药物，尽可能选择已明确对乳儿安全无不良影响的药物。

（4）最好根据正规文献发表的数据选择药物，应选用半衰期短、蛋白结合率高、口服生物利用度低或分子量高的药物。

（5）评估婴儿用药风险，对于早产儿和新生儿应更谨慎。

（6）乳母用药时间可选在哺乳刚结束后，并尽可能将下次哺乳时间相隔 4 h 或以上。在使用放射活性化合物时需要停止哺乳数小时或数天。为有利于乳儿吸吮母乳时避开药物高峰期，还可根据药物的半衰期来调整用药与哺乳的最佳间隔时间。

（7）乳母应用的药物剂量较大或疗程较长，有可能对乳儿产生不良影响时，应检测乳儿的血药浓度。

（8）若乳母必须用药，又不能证实该药对新生儿是否安全时可暂停哺乳。

（9）若乳母应用的药物也能用于治疗新生儿疾病的，一般不影响哺乳。

（10）应评估婴儿处理小剂量药物的能力。

（二）哺乳期妇女用药危险等级

对于临床医生而言，如何在促进合理用药和母乳喂养之间权衡，需要通过获取科学、可靠的药物信息来进行支撑。2002 年，WHO 将哺乳期用药做了如下推荐：

（1）可用于哺乳期：如果没有已知的和理论上的用药禁忌且对母亲是安全的并能继续哺乳的药物。

（2）可用于哺乳期，但须监测新生儿不良反应。

（3）尽量不用。

（4）禁用。

美国著名临床药理学家、儿科学教授 Hale 提出的“哺乳期药物危险系统（L1～L5）是被世界范围接受最广泛的分类方法，其所著的 *Medications and Mothers Milk* 一书中收录了1300 余种药物、疫苗、植物药、活性物质等，附录中还列出了放射性药物和复方非处方药（over the counter，OTC）药物的详细数据。将哺乳期用药按其危险性分为 L1～L5 五个等级：L1 最安全，许多哺乳母亲服药后未观察到对婴儿的不良反应，在对照研究中没有证实对婴儿有危险，可能对婴儿的危害甚微，或该药物不能被婴儿口服吸收；L2 较安全，在有限数量的对哺乳母亲用药研究中没有证据显示不良反应增加；L3 中等安全；L4 可能危险；L5 禁忌。

此外，还有不同的分类方法的外国专著，如德国 Christor Schaefer 等所著的 *Drugs during Pregnancy and Lactation*，将药物的哺乳期危险等级分为 5 级，依次是 1 级（首选）、2 级

(次选)、S级(可能耐受的单次或低剂量给药)、T级(仅当出现必须使用的指征时使用)和C级(禁用)。美国Gerald G. Briggs等所编著的*Drugs in Pregnancy and Lactation*,将哺乳期药物的危险等级分为适用、暂停哺乳、无人类数据或数据有限(可能适用、对乳母或乳儿潜在毒性)、潜在毒性和禁用。美国Carl P. Weiner等所编著的*Drugs for Pregnant and Lactating Woman*将药物哺乳危险等级分为安全(S)、不安全(NS)和未知(U)。上述权威书籍可作为临床用药参考。

(三)哺乳期慎用或禁用的药物

目前临床上已知某此药物可随乳汁进入乳儿体内并对乳儿造成伤害,应禁用或慎用:

(1) 降血糖药物:甲苯磺丁脲等磺胺类降糖药可能导致乳儿出现黄疸。

(2) 抗甲状腺素药:可引起甲状腺功能低下,智力发育迟缓。

(3) 锂盐:碳酸锂可引起中枢和心血管系统障碍。

(4) 解热镇痛抗炎药:吲哚美辛可致婴儿惊厥;水杨酸类大量长期服用可致代谢性酸血症、面部潮红。

(5) 苯二氮䓬类:地西泮可在婴儿体内蓄积引起过度镇静并成瘾。

(6) 抗菌药物:青霉素类是常用的抗生素,此类药物进入乳汁少,但偶尔会造成婴儿过敏;氯霉素可能引起新生儿骨髓抑制,哺乳期妇女应禁用;四环素类理论上可使婴儿牙齿黄染,但进入乳汁的药物浓度低,长期应用时应停止哺乳;氟喹诺酮类影响骨骼发育;磺胺类增加核黄疸的危险;异烟肼引起维生素B_6缺乏和神经损害;硝基咪唑类药物可损害中枢和造血系统。

(7) 其他类:如西咪替丁可导致乳儿胃酸减少,中枢神经系统兴奋;溴化物可引起面部潮红、衰弱;麦角胺可引起呕吐、腹泻、惊厥;烟酸大剂量应用可致不安、休克等。

第二节　小 儿 用 药

小儿处于生长发育时期,且生长发育是一个循序渐进的过程,各组织器官系统逐渐长大并发育完善,各项生理功能逐步成熟,不同年龄段儿童在解剖、生理、生化、病理、免疫等方面各有特点,尤其是新生儿和婴幼儿,并非缩小的成人,对药物的吸收、分布、代谢和排泄与成人不同,不能完全照搬成人。根据生长发育特点,临床将儿科年龄划分为以下几个时期:

新生儿期(neonatal period):从胎儿娩出、脐带结扎到出生后28日内,其中新生儿早期是指出生7日内,新生儿晚期是指出生7～28日,该期小儿的患病率和死亡率均较高;婴儿期(infancy):出生后1月～1岁;幼儿期(toddler's age):1～3岁;学龄前期(preschool age):3～6岁或7岁;学龄期(school age):又称青春期前,女生为6/7～11/12岁,男生为6/7～13/14岁;青春期(adolescence):又称少年期,女生为11/12～17/18岁,男生为13/14～

18/20 岁。

小儿用药时，应重视不同时期的生理、生化以及药代动力学特征，特别是早产儿及新生儿、婴儿、幼儿等低年龄小儿用药有一定的独特规律，在药物治疗中要格外重视使用药物的安全性和合理性，避免小儿用药“成人化”现象。

一、小儿的生理特点及其对药动学的影响

小儿，尤其是新生儿期，其解剖结构、生理生化功能都不断发育变化，为保证用药安全、合理，应根据小儿身体的特殊性及药物在体内的药动学和药效学特点选择用药。

（一）新生儿生理特点及其对药动学的影响

胎儿从子宫内来到子宫外首次独立面对外界的生存环境，身体各系统要经历巨大的、适应性的生理变化，例如血液循环的改变、肺呼吸功能的建立、消化及排泄功能的启动等，这个时期新生儿的各项变化均非常迅速。新生儿的药代动力学与成人有明显的不同，具体如下：

1. 药物的吸收

根据给药途径和给药部位的不同，新生儿对药物的吸收有所不同。

(1) 口服给药对药物吸收的影响：药物经口胃、小肠毛细血管进入肝门静脉，再进入血液循环，新生儿口服药物吸收的量较难预测，胃肠道吸收功能存在很大差异。某些药物较成人吸收增加，某些则吸收减少，这是由于新生儿自身的特点所决定的。首先，新生儿的胃呈横位，容量小，胃排空时间长，胃肠蠕动慢，且易发生溢乳或呕吐现象从而导致口服给药失败，降低药物的生物利用度；其次，新生儿胃酸低，且出生后 10 日内无胃酸，2～3 岁才能达到成人水平。故新生儿一旦口服对酸不稳定或弱碱性药物，药物被吸收的量增加。

(2) 注射途径给药对吸收的影响：新生儿注射途径给药，如皮下、肌内注射及静脉给药药物的吸收特点和对药物的影响也存在一定差异。新生儿肌肉和皮下脂肪少，局部血流量少，皮下注射吸收不良，而增加药物剂量或浓度又可能损害相邻组织，故不宜皮下注射；较大新生儿局部血流丰富，可肌内注射，但不宜较大剂量多次注射，且遇到刺激，周围血管收缩，循环受阻，影响药物吸收。静脉给药是新生儿较为适宜的给药途径，静脉途经给药较口服而言吸收快且药效稳定，对于急症危重、需要监护的新生儿首选静脉给药。但仍应注意如下两点：① 不能通过脐静脉（可导致肝坏死）和脐动脉（可导致肾或肢体坏死）给药；② 给予高渗液体时，可能导致医源性高渗血症。给药前应了解药液渗透压，尽量避免短期内重复、大剂量使用多种高渗药物，有条件应监测血渗透压。

(3) 其他给药途径对药物吸收的影响：对于新生儿而言，除口服和注射途径外，皮肤或黏膜给药也是常用的给药途径，所用剂型包括透皮贴剂、喷雾剂、栓剂、灌肠剂等。新生儿皮肤娇嫩、角质层薄，黏膜血管丰富，口腔、喷雾、直肠栓剂等给药，吸收迅速且充分，但也易过量，甚至中毒，尤其是皮肤黏膜有炎症或破损时。如地西泮溶液直肠给药数分钟即可达有效血药浓度，疗效确切；硼酸（皮肤和黏膜的清洁消毒药）大面积使用治疗湿疹可引起呕吐和肾

损伤；先天葡萄糖-6-磷酸脱氢酶缺乏的新生儿，穿戴用樟脑球保存的衣物，通过皮肤吸收亦可导致溶血性贫血的发生；长期外用糖皮质激素类药物，可影响生长发育；阿托品滴眼液可致全身严重反应（面色发红出汗、心跳加速）；新霉素软膏治疗烫伤可致严重听力减退。

2．药物的分布

影响药物分布的因素有多种，包括药物的脂溶性、体液的 pH、组织器官的血流量等。新生儿体液量大（77%左右），细胞外液占体重的比例大（50%左右）且皮下脂肪少（占体重的12%左右）。故水溶性药物的表观分布容积（apparent volume of distribution，V_d）较大，达峰浓度（C_{max}）降低，药物最大效应减弱，消除减慢，药物作用时间延长，细胞内药物浓度高；脂溶性药物血浆中游离药物浓度增多，易于中毒；脑组织富含脂肪，血脑屏障未发育完全，脂溶性药物易于进入脑部，导致中枢神经系统不良反应。新生儿血浆蛋白少，与药物亲和力低，体内存在由母体经胎盘进入新生儿体内的大量游离脂肪酸、激素、胆红素等与药物竞争血浆蛋白结合位点的内源性物质，故游离药物浓度高，药理作用强，易引发不良反应和毒性。此外，新生儿血脑屏障功能不完善，通透性高，药物容易进入中枢，该特点有助于细菌性脑膜炎的治疗，但对于全麻药/镇静催眠剂、吗啡等药物，可造成中枢神经系统的损害。

3．药物的代谢

新生儿药物代谢的主要器官是肝脏。新生儿酶系统发育不足，某些药物的代谢酶分泌量少、活性低，药物清除率下降，易造成药物在体内蓄积而引起严重的不良反应。随年龄增长，代谢酶系统迅速发育，约 6 个月时与成人水平相当，之后代谢能力继续增加，并超过成人。

新生儿肝微粒体酶活性发育不全，药物的氧化作用下降，而且新生儿的葡糖醛酸转移酶不足使药物的代谢过程产生障碍。因此需经氧化代谢的药物如苯妥英钠、苯巴比妥、利多卡因、地西泮等及需经葡糖醛酸结合代谢的药物如氯霉素、吲哚美辛、水杨酸盐等，在新生儿体内代谢速率减慢，半衰期显著延长。如新生儿或早产儿使用大剂量氯霉素（每天 100 mg/kg），由于氯霉素与葡醛酸结合少，体内游离氯霉素浓度升高，可导致“灰婴综合征”。另外，葡糖醛酸转移酶不足也是磺胺类药物引起新生儿核黄疸的原因之一。磺胺类药物和生理性溶血产生的大量胆红素二者与葡糖醛酸竞争性结合，导致结合型胆红素形成减少从而诱发核黄疸。若孕妇分娩前一周应用苯巴比妥，可诱导肝微粒体酶，使葡糖醛酸转移酶产生增多，从而防止高胆红素血症的发生。虽然新生儿的药物代谢能力降低，但由于同时存在的低蛋白结合率使血浆游离药物浓度升高，趋向于加速其代谢，故影响新生儿药物代谢的因素较多，应综合考虑。另外，有些药物在新生儿体内代谢途径和代谢产物也与成年人有所不同，如茶碱在新生儿体内有相当数量转化生成咖啡因，在成年人则无该种代谢产物。茶碱在新生儿和成年人的消除速率差异亦很大，成年人茶碱的半衰期为 3～9 h，而新生儿可长达 24～36 h。

4．药物的排泄

新生儿药物排泄的主要器官是肾脏，胆道、肠和肺可排泄少量药物。新生儿肾脏发育尚未完全,肾清除率低下,肾有效血流量仅为成人的 20%～40%,肾小球滤过率仅为成人的 25%～40%,肾小管排泄能力仅为成人的 20%～30%。故新生儿药物消除能力较差,导致血浆药物浓度升高,半衰期延长(表 7-2)。如青霉素 G 的半衰期在出生 0～6 日者为 3 h;7～13 日者为 1.7 h;大于等于 14 日者为 1.4 h;至 1～2 个月半衰期才接近成人。故新生儿使用某些药物,如青霉素类、氨基苷类、地高辛、呋塞米、吲哚美辛和呋喃类等剂量宜少,用药间隔应适当延长。新生儿肾功能发育成熟需要 8～12 个月,1～2 岁才接近成人水平。新生儿肾对酸、碱与水、盐代谢调节能力较差,故应用利尿药时,易出现酸碱及水盐平衡失调。

表 7-2 新生儿与成人的药物血浆半衰期

药物	药物半衰期(h)	
	新生儿	成人
庆大霉素	3～6	1～2.5
地高辛	35～88	30～60
茶碱	24～36	3～9
苯妥英钠	25～100	2～18
对乙酰氨基酚	49	3.6

(二) 新生儿用药特有的反应

由于新生儿药动学和成人有显著差别,因此,用药后会产生某些特有的反应,主要包括超敏反应、新生儿溶血、黄疸和核黄疸、出血、灰婴综合征、神经系统毒性反应等。

1. 超敏反应

超敏反应是由新生儿自身发育特点所决定的,例如中枢神经发育不全,应用吗啡可能会出现呼吸抑制;肾排泄能力低下,肾功能未完全建立,应用洋地黄制剂易导致药物中毒,应慎用水杨酸盐、碳酸氢钠、利尿药;应用糖皮质激素易诱发急性胰腺炎。

2. 新生儿溶血、黄疸和核黄疸

生理性黄疸是新生儿中最常见的临床问题,与新生儿胆红素代谢特点有关,包括胆红素生成相对较多、肝细胞对胆红素的摄取能力不足、血浆白蛋白联结胆红素的能力差、胆红素排泄能力缺陷以及肠肝循环增加。某些药物使新生儿体内游离胆红素升高,加重黄疸,甚至诱发胆红素脑病或核黄疸。

胆红素脑病是指高非结合胆红素血症时,游离胆红素通过血脑屏障,沉积于基底神经核、丘脑、丘脑下核、顶核、胸室核、尾状核以及小脑、延髓、大脑皮质及脊髓等部位,抑制脑组织对氧的利用,导致脑损伤。

核黄疸是指出生数周以后出现的胆红素神经毒性作用所引起的慢性、永久性损害及后遗症,包括锥体外系运动障碍、感觉神经性听力丧失、眼球运动障碍和牙釉质发育异常,其原因为血清中游离胆红素水平升高和血脑屏障的不完善。新生儿应慎用的药物如脂肪乳、头孢曲松、头孢哌酮等药物，因其可竞争白蛋白结合位点，可用羧苄西林、哌拉西林、头孢唑林、头孢噻肟、头孢唑肟、头孢他啶；新生儿快速静脉滴注高渗葡萄糖或碳酸氢钠，可使患儿血浆渗透压≥345 mmol/L，该数值的渗透压可致胆红素沉积于脑组织引发胆红素脑病，应选用5%葡萄糖作为溶媒。

3. 出血

由于新生儿肝功能尚未发育完全，凝血功能不健全，用药不当易致出血，如应用非甾体抗炎药、抗凝血药、糖皮质激素、静脉高渗溶液等，可能导致消化道出血、颅内出血、出血性坏死性肠炎。

4. 灰婴综合征

氯霉素血液浓度过高致机体重要器官微循环衰竭，生物氧化磷酸化障碍。临床表现为呕吐、腹胀，因氯霉素损害心肌组织致循环衰竭，导致患儿出现全身青灰、体温降低和休克，故称“灰婴综合征”。该病死亡率高，如必须使用氯霉素，有条件应监测血药浓度，使血药浓度保持在10～20 mg/L。

5. 神经系统毒性反应

新生儿神经系统正处于发育阶段，血脑屏障未发育成熟，药物易透过血脑屏障，引发中枢神经系统的不良反应，如吗啡易导致呼吸抑制；抗组胺药、茶碱、阿托品等易使新生儿发生昏迷和惊厥；糖皮质激素易导致手足抽搐；氨基糖苷类抗菌药易导致第八对脑神经的损伤；呋喃妥因易引发多发神经根炎；四环素类、维生素A易致颅内压增高、囟门隆起。

（三）婴幼儿生理特点及其对药动学的影响

婴幼儿期生长迅速，肝肾发育逐渐完善，代谢及排泄功能加强，该时期的小儿易发生消化道功能紊乱或习惯性腹泻、便秘以及呼吸系统疾病，药物的毒性或过敏反应早期不易辨识，某些药物可通过乳汁进入幼儿体内，造成不良后果。

1. 婴幼儿药动学特点

(1) 药物吸收　婴幼儿胃内pH在3个月左右逐渐接近成人。3个月之前，酸性药物如苯巴比妥、苯妥英钠口服吸收少，弱碱性药物如青霉素类口服吸收增加。胃容量有所增加，胃排空较新生儿期加快，但该阶段的小儿吞咽能力较差，易造成呛咳及气管异物，故在口服剂型的选择方面应尽量选择口服溶液、糖浆剂等，少选择片剂、胶囊剂等。

(2) 药物分布　婴幼儿的体液量及组织中水的比例虽然比新生儿低，但仍然高于成年人，故水溶性药物的分布容积仍高于成人，但随着年龄增加而逐渐降低。脂肪含量增加，脂溶性药物分布容积高于新生儿。血浆蛋白含量依然较低，高蛋白结合率的药物血中游离型增加，血脑屏障功能仍不完善。

(3) 药物代谢　肝脏相对重量是成人的2倍，药物代谢酶系统（肝药酶、葡萄糖醛酸转移酶等）趋于成熟，肝代谢速率较新生儿期加快，某些药物甚至高于成人，使主要经肝代谢的药物（茶碱、地西泮、苯妥英钠等）$t_{1/2}$比成人短。

(4) 药物排泄　肾功能迅速发育，肾小球滤过率、肾血流量达到甚至超过成人水平(6～12 个月)，肾小管排泄能力接近成人水平(7～12 个月)某些以肾清除为主的药物，排泄较成人快，$t_{1/2}$比成人短。

2. 婴幼儿的用药特点

婴幼儿生长迅速某些药物可影响婴幼儿发育。如四环素类药物影响牙齿和骨骼发育，氟喹诺酮类药物影响软骨发育。该时期的小儿消化道疾病发生率高，如腹泻时不宜过早使用止泻药，以免毒素吸收增加，引发全身中毒症状；发生便秘时应着重从改善膳食、改变生活习惯入手，必要时使用缓泻剂，禁用峻泻剂。此外，该期的小儿多处于哺乳期，而几乎所有的药物均能通过血浆乳汁屏障进入乳汁，故应重视哺乳期母亲服用药物对婴幼儿的影响。

二、儿童用药原则

WHO 2015 年发布的《世界卫生组织儿童基本药物标准清单》第 5 版及 2015 年发布的《世界卫生组织儿童标准处方集》为 0～12 岁儿童的常见疾病提供了标准的药物治疗方案。《世界卫生组织儿童基本药物标准清单》第 5 版中有年龄限制的药物详见表 7-3。

表 7-3　儿童年龄限制药物

药　　品	年　　龄
阿托品	>3 个月
苯甲酸苄酯	>2 岁
头孢唑啉	>1 个月
头孢曲松	>41 周折算胎龄
多西环素	> 8 岁
依非韦伦	>3 岁或>10 kg 体重
恩曲他滨	>3 个月
氟西汀	>8 岁
布洛芬	>3 个月
甲氧氯普胺	不用于新生儿
昂丹司琼	>1 个月
磺胺嘧啶银	>2 个月
丁卡因	不用于早产儿
甲氧苄啶	>6 个月
赛洛唑啉	>3 个月

（一）明确诊断，选择合适药物

1. 根据婴幼儿年龄、发育情况选择药物

因磺胺类、柳氮磺吡啶等药物易引起溶血和黄疸甚至导致核黄疸，因此新生儿禁用；对于儿童癫痫的治疗，丙戊酸钠、卡马西平等药物为一线用药，苯巴比妥、苯妥英钠为二线用药，因为该类药物易引起牙龈增生、多毛、粉刺等不良反应，且毒性反应为增加癫痫发作频率，如果没有进行血药浓度监测，不了解血药浓度情况，认为是药物剂量不足导致的癫痫症状未被控制，再增加剂量，则症状更为显著；新生儿和婴儿禁用吗啡，儿童慎用，因其可导致新生儿出现戒断症状，小儿由于消除慢，易引起呼吸抑制；对于退热药物，WHO 推荐 2 个月以上婴儿和儿童高热时首选对乙酰氨基酚，布洛芬则适用于 6 个月以上儿童。此外，2 岁以内的幼儿用药应慎重，很多药品说明书以 2 岁为界限，缺乏 2 岁以下儿童的安全性数据，故新上市药物更应谨慎选择。

2. 避免使用对婴幼儿生长发育有不良影响的药物

如氟喹诺酮类影响幼小动物软骨发育，18 岁以下儿童禁用；哌甲酯 6 岁以下儿童不宜使用，因使用过久可导致发育迟缓，WHO 不推荐 5 岁以下儿童使用中枢兴奋剂。

3. 注意对药物的敏感性与成人不同

儿童对于各种中枢神经兴奋剂、阿片类、利尿药等较成人敏感，而对于中枢神经镇静剂、阿托品、洋地黄等又不敏感，应注意观察患儿的反应。

4. 慎用或禁用有明显毒性的药物

例如多潘立酮，1 岁以下儿童慎用，因可透过婴儿血脑屏障，导致锥体外系反应的发生；氨茶碱新生儿慎用，如果必须使用，则应加以监测，因其治疗浓度范围窄；儿童慎用奥曲肽，尤其是 2 岁以下小儿使用后易发生严重致命性不良反应，如组织缺氧和坏死性小肠炎。

（二）选择合适剂量

由于小儿的体质、体重、身高、体表面积等均随年龄而变化，不同年龄的给药剂量变化很大，小儿药物剂量应个体化，较常用的计算方法有以下几种：

1. 按小儿体重计算用药量

此方法是儿童用药最常用最基本的计算方法，多数药物已知儿童每千克体重每日或每次用量，可按下列公式计算：

$$每日(次)剂量 = 患儿体重(kg) \times 每日(次)每千克体重所需药量$$

需要连续应用的药物如抗菌药物等计算每日用量，再根据药物半衰期分次应用，临时对症治疗药物如退热药、催眠药计算每次量。患儿体重以实测体重为准，年长儿按体重计算如已超过成人，则以成人量为上限。

2. 按小儿体表面积计算用药量

此法较按年龄、体重计算更为准确，因其与基础代谢、肾小球滤过率等生理活动的关系

更为密切,小儿体表面积计算公式如下:

体重 $\leqslant 30$ kg:小儿体表面积(m^2) = 体重(kg) $\times 0.035 + 0.1$

体重 > 30 kg:小儿体表面积(m^2) = [体重(kg) $- 30$] $\times 0.02 + 1.05$

3. 按年龄计算

对于一些用药剂量幅度大,不需要十分准确的药物,如营养类的药物等可按照年龄计算,比较简单易行。儿童剂量换算表见表7-4。

7-4　儿童剂量换算表

年　　龄	按成人剂量折算
新生儿	1/10～1/8
6个月	1/8～1/6
1岁	1/6～1/4
4岁	1/3
8岁	1/2
12岁	2/3

4. 根据药动学参数计算

根据药物已知的治疗血药浓度范围以及给药间隔时间,应用药动学参数计算给药剂量,包括单次给药的剂量以及重复多次给药的负荷剂量与维持剂量,并结合血药浓度监测,进行个体化给药方案设计,能使患者血药浓度保持在有效、安全范围以内,科学合理用药。

(三) 选择合适的给药途径

1. 根据病情轻重选择合适的给药途径

急症、重症首选注射给药,尤其是静脉注射;轻症首选口服。

2. 根据药物的性质和特点选择合适的给药途径

如地西泮直肠给药较肌内注射给药吸收快,可迅速控制惊厥症状。

3. 根据年龄选择合适的给药途径

新生儿一般不选择口服给药,对于仅能口服的药物,可选择鼻饲给药;皮下注射可损害周围组织且吸收不良,故不适用于新生儿;儿童皮肤黏膜用药易于被吸收,可导致全身反应或中毒。

(四) 选择合适的剂型

(1) 尽量选择有小儿剂型的药物,避免由剂量分割造成的不便或不良后果。

(2) 尽量选择小儿易于接受的剂型,如颗粒剂、糖浆剂、滴剂、口服液等,减少喂药困难。

(3) 如无小儿剂型的药物,需严格按照儿童用量准确分割,避免药物过量造成的毒性反应。

(4) 外用药有软膏、溶液剂、混悬剂、粉剂和贴剂等。这类药物透皮性强,应用安全方便,患儿痛苦少。但要注意局部过敏反应,还要防止误服意外的发生。

(五) 儿童治疗药物监测

治疗药物监测(TDM)是指通过检测患者血液或其他体液中的药物浓度,获取有关药动学参数,应用药代动力学理论协助临床进行用药方案的制订和调整,或为药物中毒的诊断和治疗提供依据,保证药物治疗的有效性和安全性。

1. 需要监测的患儿

对于小儿而言,下列情况进行 TDM 具有较大的临床意义:① 使用某些药物安全范围窄,剂量略增加即可发生中毒的药物,如苯妥英钠;② 患儿出现中毒反应与原发疾病症状类似,难以甄别;③ 慢性病的患儿,需要长期给药;④ 婴幼儿生长发育迅速,随年龄、体重的增加,药物代谢及药物反应性差异大;⑤ 有遗传代谢性疾病的患儿应进行血药浓度监测,常规用药剂量对快代谢者无效,而对慢代谢者则会出现中毒现象。

2. 需要血药浓度监测的药物

抗癫痫药物如卡马西平、乙琥胺、苯巴比妥、苯妥英钠、丙戊酸钠等;心血管系统药物如地高辛、洋地黄毒苷、丙吡胺、利多卡因、普萘洛尔、奎尼丁等;抗精神失常药物如阿米替林、去甲阿米替林、丙咪嗪、地昔帕明、碳酸锂等;解热镇痛药如对乙酰氨基酚和阿司匹林;抗恶性肿瘤药如甲氨蝶呤;抗感染药物如万古霉素、伏立康唑等;免疫抑制剂如环孢素、他克莫司等;抗哮喘药如茶碱等。

第三节 老年人用药

一、概述

人口老龄化是当今全球面临的公共卫生问题。WHO 将老年人年龄标准设置为:欧、美发达国家≥65 岁,亚太地区≥60 岁。一个国家 60 岁以上老年人占总人口 10%以上或者 65 岁以上老年人占总人口 7%以上,就可以定义为进入老龄化社会。2020 年第七次全国人口普查数据显示,我国 60 岁及以上人口为 2.64 亿人,占比达 18.70%。其中,65 岁及以上人口为 1.91 亿人,占比达 13.50%。相较第六次全国人口普查,60 岁及以上人口比重上升了 5.44 个百分点,65 岁及以上人口比重上升了 4.63 个百分点。预计到 2033 年左右,我国 60 岁及以上老年人口将突破 4 亿,65 岁及以上老年人口将突破 3 亿,进入重度老龄化阶段。

随着人口老龄化的到来,老年人患病种类及数量亦越来越多。中国老年疾病临床多中心报告显示，2008—2017 年在解放军总医院、浙江大学医学院附属第一医院、原广州军区广州总医院、成都医学院第一附属医院、广西医科大学附属第一医院 5 个老年疾病临床研究中心整群抽样的 370 996 例老年(≥65 岁)住院患者，平均罹患慢病病种数达 4.68。多病共存就需要联合用药，而多药联合治疗时的药物-药物相互作用、药物-疾病相互作用以及年龄相关生理功能变化引起的药代动力学改变等，使得老年患者对药物的耐受程度及安全性明显下降，药品不良反应(adverse drug reactions，ADRs)发生风险显著增加。因此，老年患者合理用药问题是医务人员面临的重大处方挑战之一。

二、老年人生理功能变化及药动学特点

(一) 老年人生理功能变化

随着年龄增长，老年人各脏器系统的生理功能均发生较大改变，主要表现如下：

1. 中枢神经系统

脑重量随年龄增加而减轻，老年人大脑重量较一般正常人减轻 20%～25%，脑血流量减少，大脑皮质和脑回萎缩，使脑不同部位的神经元有不同程度的减少，中枢神经元递质合成减少，易出现听力、视力、嗅觉、味觉、触觉、冷热觉等感觉功能下降，学习、记忆等认知能力减退，甚或出现压抑、失眠、焦虑不安等；老年人脑内酶活性减弱，中枢神经系统有些受体处于高敏状态，药物在小剂量可产生治疗作用，常规剂量即可引起较强的药理反应，出现耐受性降低现象；老年人常见动脉粥样硬化，脑血管阻力增加，发生脑血流减少、脑供血不足，甚至脑血管破裂或硬化，可导致运动敏捷性差，适应能力低和易发生意外事故等功能性减退。

2. 心血管系统

随着年龄增长，心功能下降，心肌收缩力减弱，心肌收缩期延长，心输出量和搏出量下降，故全身各组织器官血流分布减少，尤其冠脉、脑、肝、肾等；老年人心脏储备功能减低，在较大强度的运动等应激时，易发生心肌缺血，甚至心力衰竭；血管弹性减弱，外周血管阻力增加，收缩压升高，舒张压略有降低，脉压增大，压力感受器因动脉粥样硬化而敏感性下降，反射性调节能力降低，因而易发生体位性低血压症。

3. 内分泌系统

随着年龄增长，下丘脑重量减轻，供血下降，导致各种促激素释放激素分泌下降或功能减低。伴随激素水平出现明显的改变，与之相适应的各种受体数量也有所改变，从而导致反应性的差异。如，老年人对糖皮质激素的反应性下降；耐受胰岛素和葡萄糖的能力下降；耐受低血糖的能力较差，易发生低血糖昏迷。鉴于老年人激素的合成、转运、代谢及组织对激素的敏感性等均发生减退，故老年人更易罹患高血压、糖尿病、甲状腺功能低下等疾病。

4. 呼吸系统

随着年龄增长，上呼吸道老化，小气管分泌亢进，气道阻力加大，加上肺泡数量减少、弹

性下降，肺活量下降，肺通气与换气功能减退，肺功能储备下降，对 CO_2 敏感性下降，残气量增加，动脉血氧分压也降低，易出现胸闷、疲劳嗜睡、咳嗽效力下降、痰液不易咳出等，易出现呼吸系统感染和应激状态下的缺氧。

5. 消化系统

随着年龄增长，会出现牙龈萎缩、味觉减退、唾液腺分泌唾液减少、吞咽困难等，导致对食物的消化能力降低；胃腺多种细胞分泌功能减弱，胃排空时间延长；小肠有效吸收面积和能力下降，容易发生乳酸不耐受；结肠黏膜与肠平滑肌、肛提肌等收缩能力减弱，易致便秘；老年人肝脏重量比年轻人减轻 15%，肝血流量也逐渐减少，如 78 岁较 25 岁下降近 60%～70%，肝脏合成白蛋白能力下降，酶合成减少，药物在肝内转化速度减慢，半衰期（$t_{1/2}$）延长。但是，年龄对肝功能的影响尚未明确，老年人的肝功能大多在正常范围内，故老年人肝脏代谢药物能力的降低不能由一般的肝功能测定来预知。

6. 泌尿系统

随着年龄增长，肾脏逐渐萎缩，老年人肾重量较 40 岁者减少 20%～30%，肾小球硬化约达 10%，肾血流量降低，肾小球滤过和肾小管分泌、重吸收功能均下降，导致肌酐清除率降低；膀胱肌肉收缩无力，残余尿量增多，易出现尿频、尿急、尿外溢，甚至尿失禁。此外，因老年男性常有前列腺增生，使尿量减少而增加尿潴留危险，也可致尿失禁。

7. 血液系统

随着年龄增长，造血干细胞的自我更新能力降低，造血能力下降，造血储备能力明显减退；血细胞中，粒细胞对细菌的吞噬和杀伤作用减低；血小板的黏附和聚集功能亢进，血液呈高凝状态，容易形成血栓，引发血栓栓塞性疾病。

8. 免疫系统

免疫系统的主要作用包括：宿主对病原体的防御，体内平衡的维护，死亡细胞的清除和愈合过程的调节。这些活动可通过激活一般的免疫反应（固有免疫）或建立针对特定抗原的特异性持久防御（获得性免疫）来执行。随着年龄增长，老年人免疫系统的渐进式恶化，会增加感染、癌症和炎症性疾病的易感性；同时延缓伤口愈合过程，降低对某些类型疫苗产生抗体反应的能力。此外，老年人变态反应发生率并未因免疫功能下降而降低，随着年龄增加，自身免疫性抗体出现的频率也增加，免疫性疾患等亦较常见。

9. 机体组织成分

人体组成成分含量过高或过低都会引起人体健康状态的改变，主要成分包括肌肉、脂肪、体液等。随着年龄的增长，脂肪组织相应增加，比如男性脂肪组织占体重的比例从 18%增至 36%，女性则从 33%增至 48%，而非脂肪组织的肌肉和体液量减少。这些改变就会影响许多药物在体内的分布容积与血药浓度，影响药物的疗效及作用时间等。

（二）老年人药动学特点

老年人机体各组织、器官的退行性变化均影响药物在体内的吸收、分布、代谢和排泄过程，具体如下：

1. 药物的吸收

吸收是指药物自用药部位进入血液循环的过程。血管外给药途径均存在吸收的过程。老年人口腔唾液腺萎缩，唾液分泌减少，食物咀嚼消化功能下降；食管蠕动缓慢，药物在食道中停留时间延长；胃酸分泌减少，胃内酸度降低，弱酸性药物和弱碱性药物的解离度和脂溶性受到影响；消化道黏膜的吸收面积下降，肠内液体量相应较少，不易溶解药物的溶解过程受到影响；胃肠道蠕动减弱，药物进入小肠的时间延迟，而药物在肠内吸收的时间却增加；心、肝、胃肠血流量减少，药物的吸收速度和程度降低，一些主要经肝消除的药物首过消除亦降低。以上因素均不同程度地影响着经口服或非口服（吸入、舌下、肌内、皮下及皮内等）途径药物的吸收过程，从而影响血药浓度。

2. 药物的分布

分布是指药物吸收后从血液循环到达机体各组织器官的过程。影响药物体内分布的因素有组织器官血流量、血浆蛋白结合率、机体组成成分、药物与组织的结合力、体液的 pH 及药物的解离度等。随着年龄的增长，组织器官血流量减少，药物分布浓度降低；血浆蛋白浓度降低，致使游离药物浓度增加，药物分布浓度反而增加；组织脂肪含量增加，水溶性药物表观分布容积减小，血药浓度升高，而脂溶性药物分布容积变大，药物更易分布在周围脂肪组织，药效作用更持久；生理情况下，细胞内液 pH 为 7.0，细胞外液 pH 为 7.4，由于弱酸性药物在较碱性的细胞外液中增多，升高血液 pH 可使弱酸性药物由细胞内向细胞外转运增加，降低血液 pH 则使弱酸性药物向细胞内转移，弱碱性药物则反之。由于老年人应激能力差，血液 pH 不能很好地维持，故也造成药物分布容积的变化。

3. 药物的代谢

代谢是指药物吸收后在体内经酶或其他作用发生一系列的化学反应，导致药物化学结构上的转变，又称生物转化（biotransformation）。肝脏是机体最主要的代谢器官，药物经过代谢后药理活性或毒性会发生改变。大多数药物被灭活，药理作用降低或完全消失，但也有少数药物被活化而产生药理作用或毒性。通常情况下，老年人肝脏重量减轻，肝细胞数量减少，肝血流量减少，肝药酶合成减少，药物在肝脏内转化速度减慢。对于肝脏首过消除明显的药物影响较大，对于必须经肝脏活化或灭活的药物也影响较大。但是，肝药酶在老年人体内活性减弱也存在个体差异，酶活性还受到营养与维生素是否缺乏等多种因素影响，值得注意的是，有些肝药酶在老年人体内活性并不降低，而迄今尚无令人满意的测定肝脏代谢功能的定量指标。

4. 药物的排泄

排泄是药物以原形或代谢产物的形式经不同途径排出体外的过程，是药物体内消除的重要组成部分。机体主要排泄途径包括经肾脏随尿液排泄，经胆汁随粪便排泄。此外，挥发性药物也可从肺随呼出气体排泄，也有药物经乳汁、汗液、泪液及唾液等排泄。肾脏作为机体最主要的排泄器官，老年人肾脏重量降低、肾血流量减少、肾小球滤过率减低、肾小管主动分泌功能减弱，药物在体内的半衰期（$t_{1/2}$）延长，可通过测定内源性肌酐清除率，来评价肾功能减退情况，从而调整药物的给药方案。此外，主要经肝胆系统排泄的药物，老年人也应注意药物是否发生蓄积。

三、老年人合理用药原则及对策

（一）明确用药指征，尽量避免多重用药

1. 明确用药指征

应充分了解老年患者的病史及用药史情况，明确患者的诊断，据此分析病情，评估用药的指证，再选择疗效肯定、能缓解症状、纠正病理过程或消除病因的药物。通常，每一种药物都有其治疗作用和副作用，药物选择的基本原则是其治疗作用大于副作用，确保用药获益。此外，注意检查患者是否接受了不必要的药物治疗，如疗效不明确的药物、无明确适应证的药物、超常规维持剂量的药物、虽符合用药适应证但患者受益有限的药物等。

切忌盲目使用滋补药及抗衰老药物，谨慎使用维生素类药物。因为维持正常生理代谢所需维生素量很微小，如维生素 C 每日仅需 50～75 mg，维生素 B_6 仅需 1～2 mg，且一般从每日的饮食中即可获取。若超量应用维生素 C，可产生大量草酸盐结晶，有导致泌尿系统结石的可能。建议只有在某种维生素缺乏或疾病治疗需要时才给予补充，一旦纠正即减量或停药。此外，滋补药中也有中药、藏药、蒙药，由于这些药物作用机制复杂，很多尚不明确，可能存在与其他同服药物的相互作用，故应慎用。

2. 避免多重用药

目前，对于多重用药尚无统一公认的定义，通常将同时使用 5 种以上药物视为多重用药。老年患者大多同时患有多种疾病，需要接受多重用药。大量研究显示，与用药数＜5 种的老年患者相比，接受 5～7 种药物治疗的老年患者发生严重 ADRs 的风险增加约 1.58 倍，而接受≥8 种药物治疗的患者发生严重 ADRs 的风险增加约 4 倍。因此，在药物选择过程中，应抓住主要矛盾，尽量减少合并用药的种类，必要时应实施处方精简。

（二）制定个体化给药方案

1. 选择合适的剂型或给药途径

老年患者需要长期用药时，宜选择服用方便的剂型。尽可能口服给药，对于吞咽困难者，可选择液体剂型，必要时可用注射给药。尽量少用肌内或皮下注射，因为老年人的肌肉对药物的吸收能力较差，注射后疼痛较显著且易形成硬结。

2. 个体化给药剂量

因老年人生理功能的变化，服药后药代动力学发生改变，药效体现出个体差异，故老年患者的给药剂量宜个体化。基于安全性考虑，建议老年人采用小剂量原则，根据服药后的疗

效及耐受性逐渐调整剂量，剂量调整宜“低起点、缓增量”，每次增加剂量前至少要间隔3个血浆半衰期。最好根据患者肝肾功能情况来决定及调整剂量，并在有条件的情况下，对于接受一些治疗指数小且毒性大、具有非线性药代动力学特征药物进行治疗的患者，肝肾功能不全或多药联合应用患者，开展治疗药物监测。

3. 选择最佳给药时间

择时用药的主要依据是疾病、药动学、药效学的昼夜节律，以提高药物疗效、减少毒副作用。如老年糖尿病患者的胰岛素治疗，上午10点钟用药较下午用药的降血糖作用更强。长期应用糖皮质激素而病情控制后，宜将2天的给药总量于隔日6～8点钟一并给予，既可填补皮质激素每日分泌高峰后出现的低谷期，又对皮质功能的抑制较小，且疗效好，库欣综合征(Cushing's syndrome)等不良反应亦较少。短、中效降压药物一般建议清晨醒后立即服用，以控制血压晨峰现象。利尿剂一般建议上午服用，以避免晚上服用后夜尿频繁影响睡眠。

（三）加强监测及患者教育

因老年患者ADRs发生风险显著增加，应强化安全用药意识，加强监测。注意评估患者是否有药品不良反应或潜在药品不良反应的风险，可参考美国老年医学会(American Geriatric Society，AGS)Beers标准、英国老年医学会(The British Geriatric Society，BGS)老年人不适当处方筛查工具(screening tool of older persons' prescriptions，STOPP)/老年人处方遗漏筛查工具(screening tool to alert to right treatment，START)标准以及我国于2018年2月发布的符合中国国情的《中国老年人潜在不适当用药判断标准(2017版)》(简称“中国PIM标准”)，进行老年人用药情况的临床评估，为减少ADRs发生提供指导工具。此外，还应加强患者教育，改变老年人错误的用药观念，真正意识到安全用药的重要性，与医务人员紧密配合，才能进一步降低ADRs的发生风险。

（四）尊重患者意愿，提高治疗依从性

老年患者往往记忆力下降，注意力不集中，易出现固执己见或产生偏见等精神活动状态，更因处于痴呆、抑郁、独居孤寡或多重用药等复杂情况，这些因素均导致老年患者用药依从性一直处于较低水平。因此，医务人员在关注老年患者疾病的同时，亦需要关注其心理状态，增强与患者及照护人员的沟通，尊重患者意愿，结合非药物治疗等措施提高老年人用药依从性。

参考文献

[1] 陈新谦，金有豫，汤光．陈新谦新编药物学[M]．18版．北京：人民卫生出版社，2019.
[2] 山丹．孕期与哺乳期用药指南(中文版)[M]．北京：科学出版社，2010.
[3] 李俊，刘克辛，袁洪，等．临床药理学[M]．北京：人民卫生出版社，2013.

[4] 国家药典委员会.中华人民共和国药典临床用药须知化学药和生物制品卷2015版[M].北京:中国医药科技出版社,2017.

[5] Briggs G G, Freeman R K, Yaffe S J.妊娠期和哺乳期用药[M].7版.杨慧霞,段涛,译.北京:人民卫生出版社,2008.

[6] 郭珩,胡磊,张韶辉,等.哺乳期用药咨询策略与实践案例分析[J].药物流行病学杂志,2019,28(8):538-542.

[7] 张川,张伶俐,王晓东,等.全球妊娠期用药危险性分级系统的比较分析[J].中国药学杂志,2016,51(3):234-238.

[8] 徐虹,孙锟,李智平,等.临床药物治疗学:儿科疾病[M].北京:人民卫生出版社,2016.

[9]《中国国家处方集》编委会.中国国家处方集:化学药品与生物制品卷(儿童版)[M].北京:人民军医出版社,2012.

[10] 李俊.临床药理学[M].6版.北京:人民卫生出版社,2020:125-132.

[11] United Nations International Population Society. Dictionary of demography(人口学词典)[M]. Beijing: The Commercial Press, 1992.

[12] 中华人民共和国国家统计局. 第七次全国人口普查公报(第五号):人口年龄构成情况[EB/OL]. (2021-5-11). https://www.stats.gov.cn/sj/zxfb/202302/t20230203_1901085.html

[13] 陈卫.中国人口负增长与老龄化趋势预测[J].社会科学辑刊,2022(5):133-144.

[14] 曹丰,王亚斌,薛万国,等.中国老年疾病临床多中心报告[J].中华老年多器官疾病杂志,2018,17(11):801-808.

[15] Wynne H. Drug metabolism and ageing[J]. J Br Menopause Soc, 2005, 11(2): 51-56.

[16] Mallet L, Spinewine A, Huang A. The challenge of managing drug interactions in elderly people [J]. Lancet, 2007, 370(9582): 185-191.

[17] Nobili A, Pasina L, Tettamanti M, et al. Potentially severe drug interactions in elderly outpatients: results of an observational study of an administrative prescription database[J]. J Clin Pharm Ther, 2009, 34(4): 377-386.

[18] Huisman-Baron M, van der Veen L, Jansen P A, et al. Criteria for drug selection in frail elderly persons[J]. Drugs Aging, 2011, 28(5): 391-402.

[19] Kanagaratnam L, Dramé M, Trenque T, et al. Adverse drug reactions in elderly patients with cognitive disorders: a systematic review[J]. Maturitas, 2016, 85: 56-63.

[20] van der Hooft C S, Sturkenboom M C, van Grootheest K, et al. Adverse drug reaction-related hospitalisations: a nationwide study in the Netherlands[J]. Drug Saf, 2006, 29 (2): 161-168.

[21] Tan E C K, Sluggett J K, Johnell K, et al. Research priorities for optimizing geriatric pharmacotherapy: an international consensus[J]. J Am Med Dir Assoc, 2018, 19(3): 193-199.

[22] 姜远英,文爱东.临床药物治疗学[M].4版.北京:人民卫生出版社,2020: 80-86.

[23] 国家重点研发项目课题组,中国老年医学学会,医养结合促进委员会.高龄老年共病患者多重用药安全性管理专家共识[J].中华保健医学杂志,2021,23(5): 548-554.

[24] 杨宝峰,陈建国.药理学[M].9版.北京:人民卫生出版社,2020: 7-12.

[25] Fried T R, Niehoff K, Tjia J, et al. A Delphi process to address medication appropriateness for older persons with multiple chronic conditions[J]. BMC Geriatr, 2016, 16: 67.

[26] Onder G, Petrovic M, Tangiisuran B, et al. Development and validation of a score to assess risk of

adverse drug reactions among in-hospital patients 65 years or older：the GerontoNet ADR risk score [J]. Arch Intern Med，2010，170(13)：1142-1148.

[27] 朱愿超，赵明，胡欣，等. 药师主导老年多重用药患者管理的思考和实践[J]. 中国药物警戒，2023，20(7)：817-821.

[28] Borgoni S，Kudryashova K S，Burka K，et al. Targeting immune dysfunction in aging[J]. Ageing Res Rev，2021，70：101410.

[29] Barbé-Tuana F，Funchal G，Schmitz C R R，et al. The interplay between immunosenescence and age-related diseases[J]. Semin Immunopathol，2020，42(5)：545-557.

[30] Pereira B I，Akbar A N. Convergence of innate and adaptive immunity during human aging[J]. Front Immunol，2016，7：445.

[31] 姚继红，韩瑞兰. 临床药物治疗学[M]. 2版. 北京：科学出版社，2017：88-93.

[32] 2019 American Geriatrics Society Beers Criteria Update Expert Panel. American Geriatrics Society 2019 Updated AGS Beers Criteria® for Potentially Inappropriate Medication Use in Older Adults [J]. J Am Geriatr Soc，2019，67(4)：674-694.

[33] O'Mahony D，O'Sullivan D，Byrne S，et al. STOPP/START criteria for potentially inappropriate prescribing in older people：version 2[J]. Age Ageing，2015，44(2)：213-218.

[34] 中国老年保健医学研究会老年合理用药分会，中华医学会老年医学分会，中国药学会老年药学专业委员会等.《中国老年人潜在不适当用药判断标准》(2017年版)[J]. 药品不良反应杂志，2018，20(1)：2-8.

（方玉婷　吴　妍）

第八章　药物基因组学与临床用药

第一节　概　　述

一、药物基因组学的概念与历史

药物基因组学（pharmacogenomics，PGx）是一门新型交叉学科，是遗传药理学及功能基因组学在药学临床实践与药物研究中的具体应用，是研究基因组变异对药物作用影响的科学。概括来说，这门学科主要研究以下几个方面的内容：① 为什么不同人群对同一种药物在相同剂量下的反应有差异；② 这种差异是否能在基因组水平上被科学预测，并用来指导临床正确和安全用药；③ 这些新的基因组多态性的信息可否作为创新药物研发的依据；④ 通过检测药物基因多态性，能否实现对多种疾病风险的预测和预防。

药物基因组学的诞生源于遗传药理学和基因组学的发展。其发展历程主要分为两个阶段。第一个阶段为遗传药理学部分，发现个体对药物的吸收、分布、代谢的过程均受到某个遗传相关的特定基因序列的影响。早在1909年，英国牛津大学医学教授Garrod首次发现缺损基因的遗传可引起特异性酶缺失，从而导致"黑尿病"。随后在1931年进一步提出，个体对药物反应的差异是遗传结构的差异导致的，从而奠定了遗传变异是发生药品不良反应（adverse response，ADR）的基础这一概念。遗传药理学较重要的发展时期是20世纪50年代。1953年DNA双螺旋结构理论的提出确定了遗传的分子学基础；1956年Carson发现对伯氨喹敏感的红细胞内谷胱甘肽浓度的降低是由于缺乏葡萄糖-6-磷酸脱氢酶（G6PD）所导致的；1957年Motulsky认为对药物的异常反应有时是由于遗传决定的酶缺损引起的；1959年Vogel首次提出了"遗传药理学（pharmacogenetics）"这一概念；1960年Price Evans提出乙酰化多态性表征，观察报告指出N-乙酰基转移酶（N-acetyl transferase，NAT）缺乏的个体，如果使用异烟肼后容易发生外周神经炎，异烟肼代谢由于遗传差异可分为快、慢乙酰化代谢型。此后1960—1990年，药物代谢酶多态性成为遗传药理学发展的主体内容。随着分子生物学的发展，在这个时期，G6PD、NAT、丁酰胆碱酯酶等基因在体外得到了克隆和表达；比较经典的是异喹胍氧化代谢酶CYP2D6多态性的研究，人群被分为超快代谢者（ultrarapid metabolizer, UM)、快代谢者(rapid metabolizer, RM)、正常代谢者(normal metabolizer, NM)、中代谢者(intermediate metabolizer, IM)和慢代谢者(poor metabolizer, PM),从而影响药物代谢的快慢、毒性作用,甚至药效。这一研究也促进了其他药物代谢酶如CYP2C9、CYP2C19的一系列研究。同时,药物反应的种族差异也在这个时期表现出来。种族差异作为一种遗传药理学现象,体现在药物代谢酶表型在不同种族中发生率显著不同,说明了遗传和环境因素在药物反应中的作用。因此,研究不同人群遗传变异对药物的不同反应成为遗传药理学的基本内容。

1990年,美国启动人类基因组计划(human genome project, HGP),这是国际生物医学领域内的一项具有重大意义的研究项目,旨在测定组成人类染色体(指单倍体)中所包含的30亿个核苷酸序列的碱基组成,从而绘制出人类基因组图谱,且辨识并呈现其上的所有基因及其他功能元件。HGP的实施对基因作图、生物技术、遗传流行病学、群体遗传学、遗传药理学、功能基因组学和蛋白组学等都产生了巨大影响。在遗传药理学方面,由于HGP的推进,为研究药物相关基因及其在药物代谢和反应的影响提供了更多、更完整的信息。人类基因组序列的完全揭示将最终提供所有药物作用相关的药物代谢酶、药物受体、药物转运蛋白及其他蛋白的基因及其变异,使得遗传药理学的研究范围也随之扩大。1997年,即提出药物基因组学这一概念。传统遗传药理学研究可能影响药物反应或代谢候选基因的序列变异,PGx则是强调整个基因组在药物反应或代谢中的作用。其实,PGx是遗传药理学研究范围的扩充,可以直接应用于个体进行药物代谢、动力学相关的基因型预测,指导合理化用药,降低毒性作用;此外,也可用于靶向药物用药前药物靶点的检测并进行药效预测与评估,提供有效治疗方案。主要目的就是阐明药物反应的个体差异,达到提高药物疗效、降低毒性反应、节约医疗成本,最终实现药物的个体化治疗。

PGx的发展为药物开发开辟了一种新的模式,可以直接从发现药物靶标出发,认识疾病发生的重要突变基因,开发激活或者阻断这些重要靶标的个性化药物,使药物研发的时间和风险都大大降低。当今药物治疗无论是药物选择,还是药物剂量,都是把患者当成一个群体而不是针对以遗传为基础的药物反应差异的个体。而PGx可以帮助针对少数虽是同一种疾病表型但有不同遗传特征患者亚群的有效治疗。但是,以个体化和遗传为基础的药物治疗为目的的PGx能否改善或更为经济地治疗患者仍需时间来确证。在过去的20年中,PGx数据在所有药物领域的药品说明书中确实显著增加。1999年,由美国国立卫生研究院(NIH)资助斯坦福大学遗传学系建立的药物基因组学知识库(the pharmacogenetics & pharmacogenomics knowledgebase, PharmGKB)免费提供给公众使用,作为收集、管理和提供临床可操作的基因-药物关联和基因型-表型关系知识的资源,致力于PGx信息的收集和传播。这是一项从因特网上就可以获得的研究工具(https://www.pharmgkb.org/)。该数据库含有参与各医学中心进行研究的人体遗传学和临床信息,目的就是为了帮助研究人员了解人体遗传学个体差异在对药物的不同反应上所发挥的作用。这些药物-基因关联大多数涉及编码药物降解酶的基因(约66%)。较少数量的药物基因关联涉及参与药物在细胞内外分布的转运基因,不到三分之一涉及影响药物药效学的基因。约5%编码药物靶点,约

26%编码与药物作用相关的其他蛋白质靶点。其中包括编码人类白细胞抗原的基因,这些基因会导致严重的超敏反应。含有 PGx 信息的药品标签也得到了世界各地监管机构的批准。药物遗传学的发展与电子健康记录(EHR)的应用同时发生,EHR 是一种用于存储一系列个人和医疗数据的数字系统,包括患者的基因组数据,还可能包括决策支持系统。这个概念将会增加通过减少用药错误和提高治疗效果和安全性来提高医疗质量。PGx 结果可以改进临床试验的设计,特定的基因组生物标志物可以影响患者的选择和招募。因此,随着药物遗传学的发展和应用,临床决策的支持度明显提高。利用终生不可改变的遗传信息将有助于预测患者对药物的应答,从而实现更安全、更有效、更经济的治疗。

二、药物基因组学与精准医学

PGx 作为基因组学、遗传学和药学、临床医学的交叉学科,同时也是一门工具学科,更是商业化运作的前沿学科,体现了现代生物学技术与商业价值的结合,是现代社会科技创新的新模式。现代医学追求早期诊断和个体化治疗的前沿方法,以提供更好的治疗效果。不幸的是,每天有数百万人在服用药物,但这些药物并不能引起治疗反应,甚至还会出现或多或少的严重不良反应。

2009 年,国际临床药理学实施联盟(clinical pharmacogenetics implementation consortium, CPIC)成立,这是 PharmGKB 和美国 NIH 之间的共享项目。CPIC 旨在促进制药基因组研究数据转化为有充分证据的基因/药物对的临床行动。CPIC 收集已发表的数据,并提供基于最高级别临床证据的基因/药物对指南,在公共领域许可下免费获取共享知识。这些同行评议的指南有助于 PGx 知识在临床环境中的实施,并帮助临床医师为患者选择和优化治疗。2015 年 1 月美国时任总统奥巴马首次宣布投资 215 亿美元用于健康计划,这被称为“精准医学计划”。其目的是通过联合多个学科,将个人基因、环境和生活方式差异等考虑在内的疾病预防和治疗的新兴医疗方式。这将为临床医生提供一套更好的参考工具,协助他们理解疾病与个体之间的复杂机制,使得临床医生更加准确地预测和判断,便于个体化治疗。

精准医学也称为个体化医学。精准医学的核心就是个体化用药。精准治疗安全性和有效性的差异是疾病发生的内因和外因共同作用的结果,这里的内因就是遗传因素,外因就是生活方式和环境因素等。它是个体化诊疗的科学依据。随着检测技术的发展、检测成本的降低,遗传特征和表型资料已经不再是制约诊断的瓶颈,个体化诊疗引入分层的理念,全面收集患者临床资料,并根据其遗传因素及生活方式的差异将患者纳入不同亚组中,给予个体化方案。总而言之,个体化医学考虑到个体的生物学和遗传特征,以确定对某些疾病的易感性,并在正确的时间为正确的人量身定制正确的预防和/或治疗策略。个体化医学包括与疾病相关的基因和与药物作用相关的基因(药物基因)的鉴定。因此,PGx 是个体化医学的主要组成部分,是实现个体化治疗与精准用药的理论支柱。它依赖于准确、精确和基于证据的信息,这将允许为每个患者开出正确药物和最佳剂量。这种方法使医学从被动反应转变为主动治疗,提高了积极治疗效果的实现。

总之，精准医学的战略目标是实现精确诊疗和个体化健康维护，构建以“个体为中心”的生物学和医学数据必然是其核心任务。在这个基础上，进一步构建基于分子分型的疾病分类新标准。不仅要将目前的生物医学研究的能力提高到一个崭新的水平，还要考虑给临床医学的水平能带来多大的提高。这对医学和健康领域必然产生巨大而深远的影响。精准医疗模式下的个体化治疗必将是未来医学的发展方向。

三、药物基因组学的未来展望

21 世纪是分子生物医学与智能医学的世纪，其发展不仅需要依赖科学家和医学家的水平，更大程度上还需要依赖计算机、物理、生物等多学科与医学相结合。个体化医学必然是通往未来医疗模式上的里程碑。随着技术不断发展，我们可以想象，在不久的将来，我们每个人都拥有自己的基因图谱。医生可以根据基因图谱为患者设计个性化的诊疗方案，做到因人施药，从而更加精准地开展疾病诊疗。同时，医生还可以根据这些信息，对患者进行预后评估。

毫无疑问，个体化医学是未来医学发展方向。目前美国食品药品监督管理局（FDA）和我国药品监督管理局（NMPA）都已批准了一系列的个体化用药基因诊断试剂盒。对药物代谢酶和药物靶点基因进行检测可指导临床针对特定的患者选择合适的药物和给药剂量，实现个体化用药，从而提高药物治疗的有效性和安全性，防止严重药品不良反应的发生。临床药物治疗模式今后将由诊断定向治疗转为基因定向治疗，弥补目前只根据血药浓度进行血药浓度监测（TDM）的不足，为临床个体化给药开辟了一条新的途径。而对于临床药师来说，应用药物基因组学知识和原理，可以解释用传统药动学、药效学无法预测的药效和不良反应的个体差异，协助医生合理选择药物的初始剂量和维持剂量。因此，根据个体基因突变和药动学、药效学差异的关系设计个体化的临床给药方案，有利于充分发挥药物对机体的作用，这样不仅仅可以增加首剂处方的有效性，还可以减少药物的毒副作用。

PGx 是一个跨学科的医学领域，其中人类遗传学和药理学几乎满足所有临床学科。2001 年，发表了第一个抗抑郁药和精神药物的 PGx 剂量建议。这也是在第一个人类基因组完整测序之前。从那时起，越来越多的人开始关注导致同一药物治疗反应的个体间差异的机制。随后的目标就是为了解导致这些差异的关系，并利用 PGx 为精准医疗或个性化医疗作出贡献。未来也应该根据当前的科学技术状况，并仔细考虑患者的特点包括遗传学，从而为患者提供最好的治疗。

为了评估基因对药物治疗效果和不良反应的影响，迄今为止在 PGx 中主要研究了两种类型的遗传变异：单碱基交换（单核苷酸变异，SNV）和拷贝数变异（CNV）。根据基因变化的类型，这些变异对药物代谢或靶效应的影响或大或小。对于一些基因，缺失或扩增的完整基因拷贝发挥作用。这些变化会对药物的代谢产生特别大的影响。SNV 阵列在基于药物基因组学 sanger 的测序技术中的应用，该技术旨在检测和鉴定“新型”SNV，在第一个 PGx 指南出台时单 SNV 阵列用于变异鉴定。SNV 测试是最常见的方法，其中根据 PGx 实践中的实际临床指南预先选择的SNV使用市售微阵列平台进行分析。此外，还可以针对特定问题组装客户特定的阵列。几乎所有的阵列技术都采用PCR技术，并在纳米球或微球上进行合成，利用荧光或化学发光检测来确定目标位点存在哪些变异。另一种技术是质谱法，它依赖于野生型和突变型核苷酸之间的质量差异。这种预先选择基因变异的方法有一些优点，比如结果快、成本低，但这些方法却没有机会发现罕见或未知的变异。因此，未来PGx对精准医疗或个性化医疗的建议只能体现在有限的程度上。

在过去的10年里，下一代测序（NGS）已经成为一种高通量技术，从人类遗传诊断中了解到DNA的广泛结构变化，这些变化导致功能变化，因此对疾病的诊断非常重要。它成本效益高、标准化程度高，并逐渐取代分子遗传学实验室的sanger测序。NGS技术可以分为三种方法：① 目标平行测序的一个区域或一组感兴趣的基因；② 基因组编码区（1%～2%）测序（全外显子组测序，WES）；③ 对编码区和非编码区进行测序（全基因组测序，WGS）。NGS技术能够在高通量下进行100～200 bp的测序，因此一个完整的基因组可以在几个小时内完成测序。变异是根据与参考基因组的偏差来确定的。与SNV面板覆盖有限的选定变异相比，测序数据覆盖整个外显子组或基因组，这一技术进步将在未来改善PGx。与SNP面板检测相比，处理大量数据是NGS的更大挑战。但是，迄今为止，这项技术在PGx中很少使用。NGS已成为临床诊断和研究的标准程序。将NGS技术应用于PGx，可以对所有已知的药物基因进行评估，并对所有被认为对药物效果有影响的位置进行测试。2014年，Londin等将NGS与更广泛使用的阵列技术进行了比较，并报道了NGS技术由于覆盖率较低而产生假阴性结果。van der Lee等指出，外显子组测序WES的阵列技术一致性差异为94%，基因组测序WGS的阵列技术一致性差异为96%。WES无法检测到内含子区域或基因间区域的相关变异，而WGS的覆盖范围扩大到包括内含子区域。由于这些优势，在常规诊断中更广泛地实施NGS将有利于个性化医疗的实施。

到目前为止，讨论的所有方法都有一个缺点，即它们不能清楚地解析复杂的遗传位点，如串联重复序列。而且，要明确地确定单体型的分期几乎是不可能的。然而，这对CYP酶的基因分型是非常重要的。这些问题被最近长读测序所克服。单个DNA链的读取长度可达45 kb，而不是使用100～400 bp的读取长度，这样就可以进行清晰的单体型分相。在PGx中，也可以解决基因家族的高序列同源性或高同源性的假基因的问题。例如，CYP酶基因家族中有57个成员同源性高达98%。这些CYP基因中有12个参与药物生物转化，因此具有诊断相关性。然而，很少有关于药物基因的长读序列研究。研究最深入的复杂位点是CYP2D6基因，它不仅包含SNV，还包含结构变异。此外，还可以发现预测疾病的变异。ryanodine受体RYR1的基因编码与恶性高热症（MH）发生风险增加有关，可将其归类为疾病基因。然而，在易感患者中，使用卤化吸入麻醉剂和肌肉松弛剂suxamethonium可引发MH，这也可将RYR1归类为药物基因。

对于我国药物基因组学研究的发展策略，有关专家提出我国应开展以重大疾病、常见病的治疗药物及民族特色药物、进口药物的关键靶基因及代谢酶基因等作为切入点，注重创新技术平台的构建以及在疾病诊断和新药开发过程中的应用。充分利用国内外成熟的成果和资源，重点研究药物基因多态性与药物作用之间的关系。

第二节　药物基因组学的研究内容

一、药物代谢酶的遗传多态性

体内催化药物发生化学反应的酶，称为药物代谢酶。它是代谢清除的主要执行者。参与药物或外源代谢的酶分为Ⅰ相代谢酶和Ⅱ相代谢酶。它们大多数分布于肝脏中，且多存在于肝细胞的微粒体中，也存在于肠道、肺、肾脏、皮肤、胎盘等。Ⅰ相代谢酶通过药物分子的氧化、还原和水解反应产生官能团，这些官能团在下一相作为与葡萄糖醛酸、硫酸或谷胱甘肽偶联的位点，由Ⅱ相代谢酶催化。这些酶通过不同的生物转化反应，通过化学修饰提高药物在水中的溶解度，促进药物从体内排出。受遗传因素和环境因素的影响，药物代谢酶在不同种族和群体中具有很大差异。其中，遗传基因决定了体内关键代谢酶编码基因的多态性，导致其表达的蛋白质在结构、功能和活性上具有差异。基因以等位基因对的形式遗传，等位基因是编码特定基因的几种 DNA 序列形式之一。等位基因对的组合构成基因型，例如在 *CYP2C9* 基因中：**1* 等位基因（遗传自母亲）和 **2* 等位基因（遗传自父亲）形成杂合子基因型 **1/*2*。群体中最常见的等位基因是等位基因 **1*（野生型等位基因），而其他等位基因（**2*、**3* 等）是核苷酸序列多态性导致基因产物最常发生功能活性改变（降低、增强、正常甚至无活性）的等位基因。遗传等位基因的组合可以是纯合子或杂合子，例如 **1/*1* 代表野生型纯合子、**1/*2* 代表杂合子、**2/*2* 代表突变纯合子或 **2/*3* 代表混合杂合子。

药物遗传学检测的目的是通过确定基因型来预测表型，确定不良反应的风险，确定是否需要改变剂量或用另一种代谢途径代谢的药物来进行替代。功能活性可以通过表型活性与正常 EM 表型的比值来评估：比值 0～0.5 对应于代谢差（PM）表型，0.5～1 对应于中间（IM）表型，1～2 对应于广泛（EM）表型，比值＞1.5 或 2.0 对应于快速或超快速代谢表型（UM）。基因分型的重要性在于根据基因型调整剂量，以选择正确的治疗策略。基于药物遗传学的剂量调整是根据遗传因素进行个体化药物治疗，使每个个体获得最佳药物效果的工具之一。

（一）Ⅰ相代谢酶

参与药物生物转化的最重要的Ⅰ相代谢酶是细胞色素 P450（CYP）超家族酶。人类基因组测序揭示了 115 个 *CYP* 基因，其中 57 个是功能性的，能够编码单个酶，而基因组中的其余部分作为没有功能活性的假基因存在。在临床中最重要的同工酶有 CYP2D6、CYP2C19、CYP2C9、CYP3A4/CYP3A5、CYP1A2 和 CYP2B6。大量研究表明，50%左右是由 CYP3A4/CYP3A5 代谢的,25%是由 CYP2D6 代谢的,15%是由 CYP2C9 和 CYP2C19 代谢的,其余是由 CYP1A2、CYP2A6、CYP2B6 等酶代谢的。尽管这些酶表现出基因多态性,但并不是所有的突变对药物反应都同样重要。最常见的变化是一个碱基被另一个碱基取代,即单核苷酸多态性(single nucleotide polymorphism, SNP),但也有部分或整个基因的缺失、插入或倍增等变化。

1. CYP2D6

CYP2D6 酶主要表达于肝脏和中枢神经系统,负责抗抑郁药、神经抑制剂、抗心律失常药和 β-肾上腺素受体阻滞剂的代谢,并参与内源性底物如血清素和多巴胺前体等的代谢。*CYP2D6* 基因多态性大多数是点突变、插入或缺失和重排的结果,包括整个基因的缺失、基因的复制或增殖,以及通过与邻近的假基因 *CYP2D7P* 重组产生杂交基因。最常见的 *CYP2D6* 等位基因如表 8-1 所示,不同种族人群 *CYP2D6* 等位基因的活性及表型特征相差甚大。

表 8-1 不同种族人群中最常见 *CYP2D6* 等位基因的活性及表型特征

CYP2D6 等位基因	功能活性比	活性	预测纯合子表型	不同种族的等位基因频率				
				欧洲人	非裔美国人	东亚人	美国人	拉丁美洲
*1	1.0	正常	EM	19.0%	20.1%	24.2%	51.1%	36.5%
*2	1.0	正常	EM	27.7%	15.6%	12.1%	22.1%	22.7%
*3	0	无	PM	1.6%	0.3%	0.0%	0.0%	0.7%
*4	0	无	PM	18.5%	4.8%	0.5%	10.2%	12.1%
*5	0	无	PM	3.0%	5.4%	4.9%	1.6%	2.9%
*6	0	无	PM	1.1%	0.3%	0.0%	0.2%	0.5%
*9	0.5	减少	IM	2.8%	0.4%	0.2%	0.4%	1.6% lePara>
*10	0.25	减少	PM	1.6%	3.8%	43.6%	1.4%	2.6%
*33	1.0	正常	EM	1.9%		0.0%	0.2%	
*34	1.0	正常	EM	1.9%		1.0%		0.1%
*35	1.0	正常	EM	5.5%	0.9%	0.1%	1.0%	2.7%
*39	1.0	正常	EM	1.6%	2.7%	0.6%		0.8%
*41	0.5	减少	IM	9.2%	3.7%	2.3%	2.3%	5.1%

与 PM 表型相关的主要等位基因是:*3、*4、*5、*6、*7、*8、*9、*10A、*17、*41,以及两个催化活性降低的等位基因*17 和*41。在 PM 表型中,最常见的等位基因是*4(70%),其次是等位基因*5(26%)和等位基因*3(3%),而等位基因*17 和*41 通常与 IM 表型相关。UM 表型是 *CYP2D6* *1 或 *CYP2D6* *2 等位基因扩增的结果,导致酶的过度表

达，产物具有功能相同但催化多重活性。EM 表型占绝大多数人(82%)，具有两个正常活性 *CYP2D6* 等位基因的人对药物底物有正常的代谢反应。具有一个活性等位基因和一个改变等位基因(IM 表型)的杂合个体表现出的表型与 EM 表型个体的代谢不能明显区分。PM 表型由纯合或杂合遗传两个失活等位基因的个体组成，其中观察到 CYP2D6 底物代谢缺乏 CYP2D6 活性。UM 表型仅在杂合扩增基因携带者中发现，并导致过表达，对 CYP2D6 底物代谢和消除产生强烈影响。这些个体可能需要更大剂量的药物。组成 CYP2D6 基因型(二倍型)等位基因的表型特征、频率和组合及其功能活性与表型的比值见表 8-2。如果功能活性比在 0～0.5 之间，为 PM 表型，无活性或减少，需要调整剂量或更换药物；如果功能活性比在 0.5～1.0 之间，为 EM 或 IM 表型，活性正常或降低，通常不需要改变剂量；或者可能大于 1.0，为 UM 表型，活性增加，需要改变剂量或更换药物。

表 8-2　*CYP2D6* 基因的频率、功能活性、表型特征和等位基因组合

表型	在人群中的频率	功能活性	表型特征	二倍体样例
UM	3.1%	＞2.0	等位基因有两个或多个	*1/*1×N *1/*2×N *2/*2×N
EM	82%	1.0～2.0	两个功能等位基因，或两个功能减弱等位基因或一个正常等位基因和另一个功能减弱等位基因或多个等位基因的组合	*1/*1， *1/*2， *1/*4， *1/*5， *1/*9， *1/*41， *2/*2， *41/*41
IM	7.1%	0.25～1.0	一个功能性和另一个非功能性等位基因(无活性等位基因)	*4/*10， *4/*41， *5/*9
PM	7.3%	＜0.25	非功能性等位基因	*3/*4， *4/*4， *5/*5， *5/*6

2. CYP2C19

CYP2C19 酶参与抗惊厥药、质子泵抑制剂、抗抑郁药、抗血小板药物氯吡格雷等多种药物的代谢。迄今为止，已知 *CYP2C19* 等位基因超过 36 个，最常见的等位基因如表 8-3 所示。EM 表型由纯合子和杂合子基因型(如*1/*1 和*1/*13)中功能正常的等位基因携带者组成，这些等位基因通常是隐性遗传的。基因的特异性突变导致功能变化的等位基因(*CYP2C19* 等位基因*2、*3、*4、*5、*6 和*8)，成为 PM 表型。快速和超快速代谢表型由纯合子或杂合子形式的增强活性等位基因(*CYP2C19* * *17*)组合而成,这可能会增加氯吡格雷治疗患者的出血风险。

表 8-3　不同种族人群中最常见 *CYP2C19* 等位基因的活性及表型特征

CYP2C19 等位基因	活性	预测表型	不同种族的等位基因频率				
			欧洲人	非裔美国人	东亚人	美洲人	拉丁美洲人
* *1*	正常	EM	62.5%	54.7%	59.6%	79.2%	71.7%
* *2*	无	PM	14.7%	18.2%	12.1%	12.1%	10.4%
* *3*	无	PM	0.2%	0.3%	7.3%	0.0%	0.1%
* *4*	无	PM	0.2%	0.0%	0.0%	0.0%	0.1%
* *5*	无	PM	0.0%	0.0%	0.3%	0.0%	0.0%
* *6*	无	PM	0.0%	0.0%	0.1%		0.0%
* *8*	无	PM	0.3%	0.1%	0.0%	0.0%	0.1%
* *9*	减少	IM	0.1%	1.4%	0.0%		0.1%
* *13*	正常	EM	0.2%	1.2%	0.0%		0.4%
* *15*	正常	EM	0.2%	1.4%	0.1%		0.4%
* *17*	增加	RM,UM	21.6%	20.7%	2.1%	8.6%	16.7%

构成 CYP2C19 酶基因型(二倍型)等位基因的频率、基因型和组合如表 8-4 所示。纯合子和杂合子的 PM 和 IM 表型可能会增加对某些药物的不良反应或罕见反应的风险,根据 CPIC 指南,建议对以下药物进行检测:阿米替林、西酞普兰、艾司西酞普兰、氯吡格雷、氯丙帕明、奥美拉唑、泮托拉唑、舍曲林、伏立康唑等。

表 8-4　*CYP2C19* 基因的频率、基因型及等位基因组合

表型	在人群中的频率	基　因　型	二倍体样例
UM	4.7%	活性增强的两个功能等位基因	* *17*/* *17*
RM	27.2%	一个增强活性功能等位基因和一个正常活性等位基因	* *1*/* *17* * *3*/* *17*
EM	39.6%	都是正常活性功能等位基因	* *1*/* *1* * *1*/* *13*
IM	26.0%	一个功能性和另一个非功能性等位基因(无活性等位基因)	* *1*/* *2* * *1*/* *3* * *1*/* *4*
PM	2.4%	非功能性等位基因	* *2*/* *2* * *2*/* *4* * *2*/* *3*

在服用质子泵抑制剂、抗抑郁药西酞普兰、艾司西酞普兰、舍曲林或阿米替林等叔胺类药物的患者中，PM 表型的建议是将起始剂量减少 50%甚至更换药物，而 UM 表型的患者可能会出现无效剂量，所以应考虑更换药物。在服用阿米替林时，应注意确保该药物除 CYP2C19 外还能被 CYP2D6 显著代谢，并且在药理学检测和治疗决策中应考虑这两种表型（表 8-5）。

表 8-5　CPIC 根据 *CYP2D6* 和 *CYP2C19* 表型联合推荐阿米替林剂量

表型	CYP2D6 UM	CYP2D6 EM	CYP2D6 IM	CYP2D6 PM
CYP2C19 UM	避免	替代药物	替代药物	避免
CYP2C19 EM	避免或滴定到更高的剂量	标准计量	减少 25%的剂量	避免或减少 50%的剂量
CYP2C19 IM	避免	标准计量	减少 25%的剂量	避免或减少 50%的剂量
CYP2C19 PM	避免	避免或减少 50%的剂量	避免	避免

3. CYP2C9

CYP2C9 酶参与抗惊厥药、抗糖尿病药、抗凝血药、抗癫痫药、非甾体抗炎药（NSAIDs）和一些抗菌剂的代谢。在评估和选择治疗方案时，根据 CPIC 指南，对于一些药物如华法林、吡罗西康、替诺昔康、美洛昔康、塞来昔布、氟比洛芬、布洛芬、氯诺昔康、苯妥英等，有临床证据表明检测 CYP2C9 对于药物治疗是有益的。目前，除了野生型等位基因（*CYP2C9* 1*）外，最重要的两个突变是** 2* 和** 3* 等位基因，它们编码 PM 表型酶（活性很低或没有活性）（表 8-6）。迄今为止，没有基因重排会导致 *CYP2C9* 基因的完全缺失或重复（或 UM 表型）。

表 8-6　不同种族人群中最常见 *CYP2C9* 等位基因的活性及表型特征

CYP2C9 等位基因	活性（功能活性）	表型	不同种族的等位基因频率				
			欧洲人	非裔美国人	东亚人	美洲人	拉丁美洲人
** 1*	正常(1)	EM	79.3%	87.1%	95.6%	91.2%	86.4%
** 2*	无(0.5)	PM	12.7%	2.2%	0.2%	3.3%	7.6%
** 3*	无(0)	PM	7.6%	1.4%	3.8%	3.0%	4.0%
** 8*	减少(0.5)	IM	0.2%	5.9%	0.4%	2.0%	0.7%
** 11*	减少(0.5)	IM	0.2%	1.4%	0.0%	0.3%	0.3%

构成 CYP2C9 酶基因型（二倍型）的等位基因的频率、功能活性、表型特征和组合如表 8-7 所示。

表 8-7　*CYP2C9* 基因的频率、功能活性、表型特征及等位基因组合

表型	在人群中的频率	功能活动	表型特征	二倍体样例
EM	62.9%	2	两个功能等位基因均为正常活性	*1/*1 *1/*9
IM	34.5%	1～1.5	一个功能性和另一个非功能性等位基因(活性降低或没有)	*1/*2 *1/*3 *1/*8 *2/*2
PM	2.6%	0～0.5	非功能性等位基因	*2/*3 *3/*3 *3/*8

4．CYP3A4/A5

CYP3A4 和 CYP3A5 家族的酶是显性的 CYP 基因，在肝脏中表达，参与许多药物(占所有药物的 50%～60%)的氧化代谢。它们有重叠的底物特异性，但 CYP3A4 在白种人中占优势，而 CYP3A5 在黑人中占优势。虽然这些基因有许多多态性等位基因，比如 *CYP3A4* 有 **1* 到 **35* 以及 *CYP3A5* 有 **1* 到 **9*，但并没有明确表明它们中的大多数对表达或酶活性有显著影响。非功能性 *CYP3A5* 等位基因已经在不同的种族人群中被证实(表 8-8和 8-9)，但在 *CYP3A4*(PM 表型)中它们是罕见的。其中，最重要的非功能性等位基因是 *CYP3A4 *22*。

表 8-8　不同族群最常见 *CYP3A5* 等位基因及其活性

CYP3A5 等位基因	活性	不同种族的等位基因频率			
		欧洲人(%)	非裔美国人(%)	东亚人(%)	美国人(%)
*1	EM	7.4	45.3	25.4	17.3
*2	未知				
*3	没有活性	92.4	31.6	74.6	76.5
*4	未知				
*5	未知				
*6	没有活性	0.2	11.1	0.1	3.7
*7	没有活性	0.0	12.0	0.0	2.5
*8	未知				
*9	未知				

表 8-9　CYP3A5 基因的频率、表型特征及等位基因组合

CYP3A5 表型	不同种族的等位基因频率				表型特征	二倍体样例
	欧洲人	非裔美国人	东亚人	美国人		
EM	0.5%	20.5%	6.4%	3.0%	同时具有正常活动的两种功能等位基因	*1/*1
IM	13.7%	49.6%	37.9%	28.6%	有一个功能等位基因和非功能等位基因（非活性等位基因）	*1/*3 *1/*6 *1/*7
PM	85.7%	29.9%	55.7%	68.4%	非功能性等位基因	*3/*3 *6/*6 *7/*7 *3/*6 *3/*7 *6/*7

（二）Ⅱ相代谢酶

1. 硫嘌呤甲基转移酶

硫嘌呤甲基转移酶（TPMT）催化芳香和杂环巯基药物的 s-甲基化，这些药物具有细胞毒性和免疫抑制特性，如硫唑嘌呤和 6-巯基嘌呤（6-MP），主要用于治疗急性淋巴细胞白血病、类风湿关节炎、器官移植、自身免疫性和炎症性疾病。这些药物的 s-甲基化是其生物转化的主要途径，可降低造血组织中的细胞毒性。TPMT 缺乏（PM 表型）的患者产生更多活性的硫鸟嘌呤核苷酸，这些核苷酸在标准剂量的药物下积累并导致潜在致命的造血毒性，而 TPMT 活性中等（IM 表型）的患者积累约 50%以上的硫鸟嘌呤核苷酸，风险也增加。多个无功能的 *TPMT* 等位基因与低酶活性遗传有关（表 8-10）。已知有 43 个等位基因（**1*～**43*），最常见的突变是**3A*、**3C*、**3B* 和**2* 等位基因，它们编码的蛋白质几乎具有不可测量的活性。

表 8-10　不同种族人群中最常见的 *TPMT* 等位基因及其活性和表型特征

TPMT 等位基因	活性	预测纯合子表型	不同种族的等位基因频率			
			欧洲人	非裔美国人	东亚人	拉美人
*1	正常	EM	95.3%	92.3%	98.0%	94.3%
*2	无	PM	0.2%	0.5%	0.0%	0.3%
*3A	无	PM	3.4%	0.8%	0.0%	4.2%

续表

TPMT 等位基因	活性	预测纯合子表型	不同种族的等位基因频率			
			欧洲人	非裔美国人	东亚人	拉美人
*3B	无	PM	0.3%	0.0%	0.0%	0.2%
*3C	无	PM	0.5%	2.4%	1.6%	0.6%
*4	无	PM	0.0%	0.0%	0.0%	0.0%
*16	不清楚	?	0.1%	0.0%	0.0%	0.0%

2．N-乙酰转移酶

N-乙酰转移酶(NAT2)参与乙酰基与辅酶 A 向疏水伯胺和肼底物的转移，从而增加它们在水中的溶解度。该酶在人类中已知 88 个多态性位点突变，与其他药物代谢酶的命名法不同，野生型等位基因被认为是 *NAT2* **4*，而不是**1*(表 8-11)。NAT2 底物乙酰化的可变性区分了由 SNP 突变引起的慢(慢乙酰化-SA，有两个慢等位基因)、中速(一个慢等位基因和一个快等位基因)和快速(快速乙酰化-RA，有两个快等位基因)乙酰化表型。快速乙酰化是由野生型 *NAT2* **4* 等位基因编码的(占种群的 30～50%)，而其余的则是几个突变等位基因的携带者。SA 表型与许多药物的副作用有关，其频率在不同人群中差异很大：90%的阿拉伯人，40%～60%的白人和 5%～25%的黄种人都有 SA 表型。导致慢乙酰化表型的 NAT2 的三个主要突变是 *NAT2* *5、*NAT2* **6* 和 *NAT2* **14*。通过*5、**6*、**14A* 和**14B* 等位基因分型，可鉴定出 97%以上的 SA。在药理学上重要的 NAT2 底物包括：氨基乙硫胺、阿莫那非、氨诺酮、顺铂、氨苯丙酮、乙胺丁醇、肼嗪、异烟肼、咖啡因、氯硝西泮、硝西泮、吡嗪酰胺、普鲁卡因酰胺、利福平、磺胺甲基唑、磺胺嘧啶和他莫昔芬，但基于药物遗传学结果的指南只建议对其中的一些(如肼嗪和氨苯丙啶)进行剂量调整和预防。

表 8-11　最常见的 *NAT2* 等位基因及其活性和表型特征

等位基因	活性	相关表型	等位基因频率
NAT2 **4*	正常	EM (RA)	23.0%
NAT2 *5 (**5A*—**5Z*)	减少	PM (SA)	46.0%
NAT2 **6*(**6A*—**6 V*)	减少	PM (SA)	28.0%
NAT2 **7*(**7A*—**7G*)	减少	PM (SA)	
NAT2 **10*	减少	PM (SA)	
NAT2 **11*	正常	EM (RA)	
NAT2 **14* *(**14A*—**14L*)	减少	PM (SA)	0.1%

3. 谷胱甘肽 S-转移酶

谷胱甘肽 S-转移酶(GST)是一种催化反应的多功能超家族酶。它们参与了用于治疗癌症药物的代谢,如烷基化剂、蒽环类药物、拓扑异构酶Ⅱ抑制剂和皮质类固醇。可溶性 GST 可分为 7 个基因上不同的酶类:A(alpha,α)、M(mi,μ)、P(pi,π)、T(theta,θ)、K(kappa,K)、O(omega,ω)和 Z(zeta,ζ)。每一类 GST 都由一个或多个高度多态性基因编码,其中最重要的是 GSTM1(μ 类)、GSTT1(θ 类)、GSTP1(π 类)和 GSTA1(α 类)。*GST* 基因缺失导致无功能等位基因 *GSTM1 *0* 和 *GSTT1 *0* 产生无功能酶 GSTM1 和 GSTT1。*GST* 基因非功能性等位基因的出现频率在不同种族人群间有显著差异。数据表明,42%~58%的白人和 27%~41%的非洲人没有发现 *GSTM1* 基因。*GSTT1* 基因无功能等位基因的频率在 2%~42%白人、50%~60%亚洲人、15%~20%非洲裔美国人和不到 10%的西班牙裔人中存在。40%的白人和 54%的非洲人存在 *GSTP1* 基因多态性,而 40%的白人和 41%的非洲人存在 *GSTA1* 基因多态性。有报道称,*GSTM1 *0* 或 *GSTT1 *0* 等位基因突变患者接受铂类化疗后反应较差,总生存期降低。GST 活性降低患者的生存期缩短可能与严重毒性有关,纯合子 *GSTM1 *0* 携带者接受铂基化疗时严重中性粒细胞减少的发生率较高。*GSTP1* 基因有 rs94 7894 (c. A1404G)和 rs1799811(c. C2294T)两个多态性。*GSTA1* 基因启动子(*GSTA1 *B*)的点突变导致启动子活性降低,从而导致基因表达减少。

4. UDP 葡萄糖醛酸转移酶

UDP 葡萄糖醛酸转移酶(UGT)包括 UGT1、UGT2、UGT3 和 UGT8 基因 4 个家族,共有 117 个成员。UGT1 是Ⅱ相药物代谢中最重要的酶群,催化糖醛酸化反应。其中研究最多的是 UGT1A1,目前已知有 113 个等位基因突变。UGT1A1 负责药物和许多内源性物质的代谢和解毒,如胆红素、类固醇激素、脂溶性维生素和生物胺。它主要存在于肝脏中,但也存在于肠、胃和乳房等其他组织中。UGT1A1 是胆红素与葡萄糖醛酸结合的主要酶。导致酶活性降低的等位基因突变(**6*,**27*,**28*,**37*)导致非共轭高胆红素血症(Crigler-Najjar 病和 Gilbert 综合征),而其他突变则增加酶活性(**36*)(表 8-12、表 8-13)。导致完全丧失活性的突变与严重的 Crigler-Najjar 1 型高胆红素血症相关,而较轻度的缺乏活性表型导致较轻度的 Crigler-Najjar 2 型高胆红素血症。UGT1A1 活性降低(良性非结合性高胆红素血症、吉尔伯特综合征)与 *UGT1A1 *28* 突变有关。含有不同 TA 重复序列的等位基因为 *UGT1A1 *36* 和 *UGT1A1 *37*。在亚洲人群中,吉尔伯特综合征和新生儿高胆红素血症更常由 *UGT1A1 *6* 等位基因引起(PM 表型的酶活性仅为正常人的 32%)。一些研究表明,**28* 和 **6* 等位基因的携带者在暴露于芳香烃(来自食物、香烟烟雾等)的情况下具有更高的致癌风险,而 **1* 等位基因的作用则具有保护作用。由于胆红素的抗氧化作用,有相关研究还提到等位基因 **28* 对心血管疾病风险的保护作用。

表 8-12　不同种族人群中最常见的 *UGT1A1* 等位基因及其活性

UGT1A1 等位基因	活性	不同种族的等位基因频率			
		欧洲人	非裔美国人	东亚人	拉美人
*1	正常	36.1%	3.1%	70.6%	20.6%
*6	减少	0.8%	0.4%	14.6%	1.2%
*27	减少				
*28	减少	31.6%	37.3%	14.8%	40.0%
*36	加强	0.0%	8.4%	0.0%	0.0%
*37	减少	0.1%	5.7%	0.0%	0.0%
*80	未知	31.4%	45.0%		38.3%

表 8-13　*UGT1A1* 基因的频率、功能活性、表型特征和等位基因组合

表型	活性	族群频率				二倍体样例
		欧洲人	非裔美国人	东亚人	拉美人	
EM	正常	13.0%	1.3%	49.8%	4.2%	*1/*1 *1/*36 *1/*36
IM	中等	46.1%	20.4%	41.5%	32.7%	*1/*28 *1/*37 *36/*28 *36/*37
PM	减少	40.9%	78.3%	8.7%	63.1%	*28/*28 *28/*37 *37/*37 *80/*80 *6/*6

5．硫转移酶

硫基转移酶(SULT)是一个催化硫基偶联反应的胞质酶超家族。磺胺偶联是一种重要的代谢途径，用于消除关键的内源性化合物，包括类固醇、甲状腺激素、儿茶酚等。其中SULT1A1、SULT1A3、SULT1B1、SULT1C4、SULT1E1 和 SULT2A1 是药物代谢最重要的酶。在 SULT1A 酶的三种异构体中，SULT1A1 异构体在包括多酚和许多药物代谢物在内的酚类异构体的磺化中起关键作用。SULT1A1 的典型底物是对硝基酚、萘酚、对乙酰氨基酚和米诺地尔。SULT1A3 参与单胺和结构相关化合物如多巴胺、血清素和异丙肾上腺素等

的磺化。SULT1B1 是 SULT1B 亚家族中唯一的成员，其主要功能是甲状腺激素的磺化。SULT1C 在胎儿组织中表达最为明显，人们认为 SULT1C4 可能在胎儿发育过程中参与甲状腺激素的代谢。SULT 亚型 1A1 通常与癌症风险增加以及对各种治疗药物的反应有关。

二、药物转运蛋白的遗传多态性

药物转运蛋白参与多种生理过程，如调节细胞完整性、代谢和体内平衡。它们通过细胞运输多种内源性和外源性底物。大多数编码这些转运体的基因通过影响转运体的活性或表达水平，从而调节蛋白质的功能。除其他因素外，这些转运蛋白的基因多态性可能是药物反应中个体间差异的决定因素。药物转运蛋白在许多内源性物质如葡萄糖、胆红素、肌酐以及包括药物在内的各种外源物质的吸收、分布、代谢和排泄中起着至关重要的作用。它们在肠上皮细胞、肝细胞、近端肾小管细胞、脑毛细血管内皮细胞的细胞膜上表达。各种疾病或基因多态性导致的转运蛋白功能的改变可以改变生理过程。它们会影响众多药物的药代动力学、疗效和毒性，如他汀类药物、钙通道阻滞剂、抗抑郁药、蛋白酶抑制剂和许多抗癌药物。此外，转运蛋白功能的改变可以显著促进耐药，特别是在肿瘤中，大大影响了临床治疗效果。转运蛋白分为两大超家族，即 ATP 结合盒家族（ABC）和溶质载体（SLC）型膜蛋白。SLC 超家族编码人类最多的膜转运蛋白，在 900 多个转运蛋白编码基因中占 40%以上。全基因组和候选基因关联研究表明，乳腺癌耐药蛋白（BCRP，由 *ABCG2* 基因编码）和有机阴离子转运多肽 1B1（OATP1B1，由 *SLCO1B1* 基因编码）的突变是药物吸收、处置和反应的个体间差异的主要决定因素。研究发现常见的多态性存在于 BCRP（ABCG2）、OATP1B1（SLCO1B1），以及有机阳离子转运体（OCT1，由 *SLC22A1* 基因编码）、P-糖蛋白（P-gp，由 *ABCB1* 基因编码）、OATP1B3（由 *SLCO1B3* 基因编码）、OAT1、OAT2 和 OAT3（分别由 *SLC22A6*、*SLC22A2*、*SLC22A8* 基因编码）。

（一）ABC 转运蛋白

已知人类有 48 种膜转运蛋白，它们分布在 7 个亚家族中（ABCA，ABCB，ABCC，ABCD，ABCE/ABCF 和 ABCG），参与细胞代谢和体内平衡的调节。它们有四个核心结构域，两个跨膜结构域和两个胞质结构域，能利用 ATP 结合和水解的能量作为许多内源性底物的载体，如氨基酸、糖、核苷、维生素、脂质、胆汁酸、尿酸、抗氧化剂和一些天然毒素。临床研究表明，至少 12 个编码 ABC 蛋白的基因遗传多态性与药品不良反应的风险或治疗效果的改变有关。截至目前，PharmGKB 已收录了 14 个具有与药物反应或不良事件相关临床注释的 ABC 转运基因：*CFTR*、*ABCA1*、*ABCB5*、*ABCB1*、*ABCC4*、*ABCC5*、*ABCC1*、*ABCC1*、*ABCC2*、*ABCC3*、*ABCC6*、*ABCC10*、*ABCG2* 和 *ABCG1*。

1. ABCB1（P-gp，MDR1）

ABCB1 在细胞膜上表达。它介导各种细胞过程，对数百种药物从细胞中排出、通过生理屏障（血脑屏障、血胎盘屏障）并从体内排出至关重要。在肾上腺皮质还参与激素运输、体内平衡和糖皮质激素抵抗。ABCB1 在药物的第一关消除中起着重要作用，限制了它们的生物利用度。它还通过肾脏和胆道排泄清除体循环中的底物。已知 *ABCB1* 基因的许多突变可能与蛋白质表达和功能的改变有关。多态转运体可能导致具有中枢神经系统活性的药物如抗癫痫药的疗效下降，因为它们增加了向外周的外排。三种 *ABCB1* 多态性被广泛研究，即 1236C>T(rs1128503)、3435C>T(rs1045642)和 2677G>T/A(rs2032582)，这些多态性处于连锁不平衡状态。转运蛋白多态性与药物底物治疗反应的个体差异有关，如地高辛、奈韦拉平、辛伐他汀、甲氨蝶呤和一些阿片类药物(表 8-14)。

表 8-14　基因多态性与药物相互作用

基　因	多态性	药　物	临床关联/效果
ABCB1（*MDR1*）	1236C>T（rs1128503）	伊达柔比星＋阿糖胞苷	急性髓系白血病诱导化疗的毒性
		格夫替尼	毒性
		地高辛	与基因型 AG＋GG 相比，基因型 AA 与心源性猝死的可能性增加相关
		莫达非尼	与基因型 AA＋GG 相比，基因型 AG 与发作性睡病患者对莫达非尼的反应增加有关
	3435C>T（rs1045642）	甲氨蝶呤	急性淋巴细胞白血病或非霍奇金淋巴瘤患者的暴露增加和毒性
		奈韦拉平	等位基因 A 与艾滋病毒感染者中毒性肝病的风险降低有关
		地高辛	T 等位基因携带者的生物利用度和血药浓度较高，肾清除率较低
		阿片类药物	与 AA 或 GG 基因型相比，AG 基因型患者可能有更高的阿片类药物依赖风险
	2677G>T/A（rs2032582）	紫杉烷和铂化合物	卵巢癌患者的毒性
		辛伐他汀	与基因型 CC 相比，基因型 AA 与总胆固醇降低的增加有关
		莫达非尼	发作性睡病患者反应降低
ABCC4	rs1751034	替诺福韦	TT 基因型由于细胞内药物浓度较低，影响较弱
ABCG2	rs2231142	别嘌呤醇和瑞舒伐他汀	与基因型 GG 相比，基因型 GT＋TT 与药物浓度增加相关
SLCO1B1	rs4149056	辛伐他汀和阿托伐他汀	与 TT 基因型相比，CC＋CT 携带者可能有更高的疾病风险

续表

基因	多态性	药物	临床关联/效果
SLC6A4	rs4795541	选择性血清素再摄取抑制剂	与SLC6A4 HTTLPR短型(S等位基因)相比,SLC6A4 HTTLPR长型(L等位基因)有更高的应答
SLC1A	rs3087879	选择性血清素再摄取抑制剂	与等位基因G相比,等位基因C与药物耐药性的严重程度增加有关

2. ABCG2(BCRP)

ABC亚家族G,同种异构体2(ABCG2),是另一种具有广泛底物谱的外排转运体的基因,底物有抗生素、抗病毒药物和化疗药物等。遗传变异导致的ABCG2蛋白活性升高和过表达与不同抗癌药物的耐药性有关。ABCG2保护组织免受外来生物和有害代谢物的侵害,并介导它们的吸收、分布和消除。它分布于全身,在脑组织、子宫颈、小肠和子宫中表达量最高。在许多单核苷酸多态性中,两个最常见和被广泛研究的突变是c.34 G>A和rs2231142 c.421 C>A。这两种突变在东亚和拉丁美洲人群中最为普遍(22%～32%),而在所有其他人群中的频率较低。rs2231137突变不影响BCRP的表达、定位和功能,也不影响药物底物的药代动力学,但rs2231142突变降低了BCRP的表达,对药物遗传学更重要。在rs2231142 GG基因型个体中,别嘌呤醇的治疗效果比T等位基因携带者更明显。此外,大多数东亚人群的研究表明,使用瑞舒伐他汀治疗高胆固醇血症的T等位基因携带者暴露于较高的药物血浆浓度。与白种人患者相比,亚洲患者的药物暴露量增加了两倍,由于药物浓度较高导致肌病的风险增加。一项对近7000名欧洲血统患者的全基因组关联研究发现,C基因型与瑞舒伐他汀治疗后低密度脂蛋白胆固醇反应的改善有很强的相关性。此外,ABCG2 C421A的A等位基因与对伊马替尼治疗的更高总体反应显著相关,尤其是在亚洲患者中。

毫无疑问,BCRP活性的变化会影响许多药物的药代动力学,并与它们的毒性和疗效有关。目前,东亚人群的研究结果提示rs2231142基因突变在临床治疗中的意义,而其他突变的意义有待进一步评价。

3. ABCC(MRP)

*ABCC*基因编码蛋白也是具有外排泵功能的细胞膜转运蛋白。它们对内源性和外源性阴离子物质的转运具有广泛的特异性,如谷胱甘肽偶联物(MRP1、MRP2、MRP4),胆红素葡萄糖醛酸盐(MRP2和MRP3),环AMP和环GMP (MRP4、MRP5和MRP8)。它们在肝脏和肾脏上表达,并将细胞中的药物输送到胆汁和尿液中。许多药物和缀合代谢物是这些转运体的底物,包括甲氨蝶呤、依托泊苷和无活性代谢物伊立替康葡萄糖醛酸盐。例如,*ABCC1* rs246240 G和*SLC22A11* rs11231809 T携带者在类风湿关节炎治疗中对甲氨蝶呤无效的风险增加相关。与等位基因G携带者相比,rs45511401等位基因T与阿霉素治疗患者的心脏毒性风险增加有关。此外,多个*ABCC*突变与伊立替康(*ABCC2*中的rs3740066、*ABCC3*中的rs4148405以及*ABCC5*中的rs3749438和rs10937158)或紫杉烷类药物(*AB-*

CC2 中的 rs12762549、*ABCC6* 中的 rs2238472 和 rs2125739）在人群中的毒性或反应相关。ABCC2 c. －24C＞T 多态性（rs717620）引起的蛋白表达降低是目前研究最多的，特别是在细胞抑制剂的疗效和安全性方面。多项研究表明，ABCC2 c. －24C＞T TT 或 CT＋TT 基因型也可促进广泛性癫痫患者的抗癫痫药物耐药。

CFTR（ABCC7）由 *CFTR* 基因编码，是一种运输氯化物和碳酸氢盐离子的阴离子通道，主要在上皮组织中表达，但在平滑肌、心肌细胞、巨噬细胞和红细胞等其他细胞类型中也有表达。因此，CFTR 缺陷导致广泛的细胞内平衡功能障碍。据报道，有 2000 多种 *CFTR* 基因突变与常染色体隐性遗传病囊性纤维化相关。例如，最常见的 *CFTR* 突变 F508del（c.1521_1523delCTT，rs199826652 或 rs113993960）会导致蛋白质降解。

ABCC8（SUR1，磺酰脲受体）调节 ATP 敏感的 K^+ 通道和胰腺细胞的胰岛素分泌。对于临床重要性的可能是 Ala1369Ser（rs757110）突变，A/C 基因携带者对磺脲类药物的反应高于纯合子基因型（A/A）和纯合子野生型基因型（C/C）。然而，由于 rs757110 突变与磺脲类药物反应之间关系的结果不一致，因此需要进一步的证据。

（二）SLC 转运蛋白

SLC 转运蛋白超家族由 65 个家族的 420 多种蛋白质组成。它们是具有不同底物特异性的广泛表达膜蛋白。许多 SLC 成员通过二次主动运输或促进运输的机制运输其底物。不同的转运蛋白有不同的功能，如 SLC2 和 SLC27 可运输葡萄糖和长链脂肪酸，SLC22 可运输不同的有机阳离子、阴离子和两性离子。SLC 超家族还包括参与外周和中枢神经系统突触信号转导调节的生物胺转运蛋白。尽管 SLC 家族通常可以用小分子化合物来药物化，但只有 12 类药物被食品和药品管理局批准，其主要作用方式是通过一种 SLC 选择性介导或通过至少两种 SLC 非选择性介导，比如抗抑郁药、抗糖尿病药和利尿剂。比较成功的一个例子是一类新的抗糖尿病药物。这些药物抑制由 *SLC5A2* 基因编码的钠-葡萄糖转运蛋白 2 型。它们是基于 *SLC5A2* 突变与家族性肾性糖尿症之间的关联而开发的。其他靶向蛋白还有 SLC6、SLC12、SLC18、SLC22、SLC25 和 SLC29 家族。此外，还有一些转运蛋白家族在药物的吸收、分布和消除中发挥重要作用，如 SLC22 在肾、肝和血脑屏障中表达，可以调节药物的药代动力学；SLC15 可以介导多种肽和肽样药物的摄取等。因此，SLC 基因多态性可以显著影响底物药物的药理学特征。

1. SLCO1B1

溶质载体有机阴离子转运蛋白家族成员 1B1（*SLCO1B1*）基因编码膜结合钠非依赖性有机阴离子转运蛋白（OATP1B1）。它主要位于肝细胞的基底外膜上，积极地将许多内源性和外源性阴离子化合物运送到细胞内。OATP1B1 介导许多药物的肝内转运。研究最多的是对他汀类药物的药理学特性的影响。亲水药物普伐他汀尤其依赖于 OATP1B1 转运，因为它不能通过被动转运进入肝细胞。此外，OATP1B1 依赖性转运对于辛伐他汀的活性形式以及其他药物如阿托伐他汀和瑞舒伐他汀也很重要。两个常见的 SLCO1B1 变体 rs2306283（492A＞G）和 rs4149056（625T＞C，或 T521C）处于部分连锁不平衡状态。*SLCO1B1*

T521C 的次要等位基因（C 等位基因被指定为功能降低的等位基因）存在于* *5*、* *15*、* *16* 和* *17* 单体型中，并且由于蛋白质功能降低而与他汀类药物循环浓度升高有关。较低的肝内他汀类药物浓度可减少低血脂的影响，而较高的肝内他汀类药物浓度会产生副反应如肌肉毒性。据估计，转运蛋白功能降低的患者发生肌痛和横纹肌溶解的风险会增加 3～5 倍。他汀类药物引起的肌毒性（患病率 7%～30%）和肝毒性（患病率 2%～5%）是常见的剂量依赖性药品不良反应。CC 基因型患者（高达 6%的患者）和 CT 基因型患者（11%～36%的患者）在接受他汀类药物治疗时，与 TT 基因型患者相比，肌病的风险可能会增加。CPIC 根据 *SLCO1B1* 多态性，建议调整他汀类药物的剂量。研究发现，辛伐他汀剂量为 40 mg 时，rs4149056 位点 C 等位基因的每个拷贝发生肌病的相对风险为 2.6。而 80 mg 剂量的辛伐他汀风险更高，TC 基因型为 4.5，CC 基因型为 20.0。

2．SLC22A1

SLC22A1 基因编码有机阳离子转运蛋白 1（OCT1），主要表达于肝脏，介导多种内源性配体如多巴胺、血清素、胆碱以及阳离子药物如二甲双胍、伊马替尼、奥沙利柏拉图、吗啡和曲马多等从血液进入细胞，从而影响其药代动力学和药效学。被广泛研究的四个非同义 *SLC22A1* 突变是 rs12208357、rs34130495、rs34059508 和 OCT1 420 缺失。功能丧失型 OCT1 多态性携带者的吗啡平均 AUC 比非携带者高 56%，O-去甲基曲马多活性代谢物的血浆浓度也明显较高。但是，由于缺乏多个独立研究的数据，这些突变的临床适用性应谨慎解释。

3．SLC6A4（5-HTTLPR）

5-羟色胺转运蛋白（5-HTT，SERT）是一种高亲和力蛋白，可将钠和氯离子依赖的 5-羟色胺（5-HT）摄取到细胞中。它位于突触前神经元的膜中，参与 5-HT 的再摄取。由于其能调节血清素的作用，是选择性血清素再摄取抑制剂（SSRIs）的主要靶点，如氟西汀、西酞普兰、氟伏沙明、舍曲林和帕罗西汀。临床上比较重要的有两个 *SLC6A4*（5-HTTLPR）多态性。① VNTR 多态性（L/S 多态性）是可变数目的连续核苷酸重复序列。VNTR 多态性位于外显子编码区之外，影响基因表达水平的变化。4 个多态等位基因很重要，具有 9 个（*STin2.9*）、10 个（*STin2.10*）、11 个（*STin2.11*）或 12 个（*STin2.12*）重复元件拷贝。最常见的 *STin2.12* 被称为“L”等位基因，其他的被称为“S”等位基因。一些研究表明，STin2 VNTR 多态性的 *STin2.12* 等位基因可能是精神分裂症易感性的危险因素。② 基因启动子内的插入/缺失多态性（rs4795541）由 4 个等位基因组成，分别有 14、16、18 或 20 个重复单元，长度约为 22 bp。常见的 *5-HTTLPR* 等位基因有长（L；16 个重复）和短（S；14 个重复）单体型。“L”等位基因与转运蛋白的转录和生物活性增强有关。5-HTTLPR 与情绪障碍患者的抗抑郁反应有关，但各研究结果并不一致。与 L/L 等位基因相比，*HTTLPR* S/L 等位基因和S/S 等位基因与抗抑郁药物反应降低有关。考虑到其他显著影响抗抑郁药治疗疗效和安全性的基因突变，临床实施 *HTTLPR* L/S 多态性测定可能为确定对抗抑郁药治疗无反应的患者提供有用的信息。

4．SLC6A3

SLC6A3 基因编码一种转运蛋白，该转运蛋白调节神经递质多巴胺（DAT1）的突触水

平。迄今为止，*SLC6A3* 基因多态性对各种药物的反应改变有关，如氯氮平、双硫仑和乙醇，以及在治疗缺陷多动障碍（ADHD）时对哌醋甲酯的反应。在 *SLC6A3* 基因多态性中，VNTR 区域的 rs28363170 多态性与临床相关。*SLC6A3* 基因中 40 bp VNTR 重复纯合子基因型与哌甲酯治疗 ADHD 的疗效显著降低相关，但目前尚无临床指南建议在接受药物治疗的患者中检测该基因型。

5．SLC19A1

叶酸转运蛋白（SLC19A1）编码 5-甲基四氢叶酸和单磷酸硫胺素的双向转运体。它还主动将甲氨蝶呤（MTX）转运到细胞中。MTX 被用作抗叶酸化疗药物，并作为一种免疫调节剂用于治疗炎症性肠病和类风湿关节炎。人类 *SLC19A1* 具有高度多态性。研究最广泛的是非同义多态性 Arg27His（80 G＞a；Rs1051266），在所有种族人群中发现其次要等位基因总频率为 44%。有一些研究发现，与 GG 基因型患者相比，AA 基因型携带者与使用 MTX 诱导类风湿性关节炎症状缓解的概率存在关联，这意味着评估 SLC19A1 80 G＞A 多态性可能是优化甲氨蝶呤治疗的有用工具。

三、药物作用受体的遗传多态性

药物对机体的作用一般分为 2 个阶段，即药代动力学阶段（简称药动力学阶段）和药效学阶段。药动学阶段包括药物的吸收、分布、代谢和排泄等过程。个体在这些过程中的遗传变异，将影响细胞外液中药物浓度及药物到达靶细胞受体部位的浓度，并最终影响到药物效应。但药物在体内真正发挥效应是从与受体结合后开始的，因此药效学阶段的遗传变异不可忽视。根据药物作用靶点的生化结构，可将药物作用靶点分为几类：酶、底物、受体、离子通道、代谢产物和蛋白质等。这些作用靶点主要是 G 蛋白偶联受体、核激素受体、配体门控离子通道、电压门控离子通道、青霉素结合蛋白、神经递质转运体家族等。其中，前四类占据了约 50%的药物作用靶点，它们又都是受体。受体或靶点基因多态性至少包括了基因和蛋白质两个水平上的多态性，发生在受体或靶点基因上的突变和蛋白上氨基酸的变异并不一定会导致受体功能的改变，但是受体或靶点的基因多态性一旦具有功能意义，就极有可能对药物效应产生影响。在这里，我们简要介绍一些受体的药物遗传学及其对疾病预后和治疗结果的可能影响。

（一）常见受体的遗传多态性

1．β-肾上腺素能受体

β_2-肾上腺素受体由 *ADRB2* 基因编码，在支气管平滑肌细胞、心肌细胞和血管平滑肌细胞中大量表达。它们在心脏、血管、肺和新陈代谢的功能调节中起着重要作用。对高血压、缺血性心脏病和心力衰竭等疾病，作用于该受体的药物是有效的治疗选择。*ADRB2* 基因有 80 多种多态性。在超过 45 个已鉴定的 SNP 中，有两个编码 16 号位（Arg16Gly，rs1042713）和 27 号位（Glu27Gln，rs1042714）的氨基酸变化，等位基因频率在 40%～50%之间。rs1042714 多态性是降低哮喘发生风险的重要遗传保护因子，特别是在儿童中。rs1042713 多态性可能与阿拉伯和西班牙-拉丁裔人群哮喘风险有关。同时，*ADRB2* 基因多态性可以影响药物的治疗反应。如 rs1042713 可能影响呼吸系统疾病的治疗，与 G 等位基因携带者相比，AA 纯合子对 β-肾上腺素受体激动剂（沙丁胺醇和沙美特罗）反应较差。rs1042714 与 β_2-肾上腺素能激动剂的疗效和作用时间降低有关，G 等位基因增加了配体药物与受体结合位点之间的静电相互作用，这可以解释对肾上腺素能激动剂的不同治疗反应。

2．多巴胺受体

多巴胺由分布在外周和中枢神经系统的 5 种多巴胺受体（D1～D5）介导，调节认知、情绪、激素分泌等多种功能。通过多巴胺受体作用的药物，主要是 D2，被用于治疗精神分裂症、帕金森病、成瘾和高泌乳素血症。*DRD2* 基因有 200 多种已确定的多态性。研究较多的 *DRD2* 突变有 −141C Ins/Del（rs1799732）、Taq1A（rs1800497）、957C＞T（rs6277）和 Ser311Cys（rs1801028）。*DRD2* 启动子区域的 −141C Ins/Del 多态性被认为是与精神分裂症和成瘾性以及对抗精神病药物反应有关的危险因素。有研究调查了 DRD2 基因多态性与抗精神病药物反应之间的关系，发现 DRD2 基因 rs180498、rs2514218 和 rs1079597 多态性与治疗反应显著相关。*DRD2* 基因 Taq1A 多态性与尼古丁和酒精依赖的风险以及对治疗的反应有关。此外，*DRD2* rs1076560 参与调节基因剪接，改变位于突触前和突触后的 *DRD2* 异构体的比例，可能与可卡因和阿片类药物滥用和依赖有关。rs1800497 SNP 与左旋多巴治疗患者的运动波动和运动障碍频率有显著相关性。此外，*DRD2* Ins/Ins 和 *DRD3* Ser/Ser 基因型与左旋多巴治疗帕金森病引起的胃肠道副作用的高风险密切相关。

3．血清素能受体(5-HT 受体)

5-HT 受体是 G 蛋白偶联受体超家族的一部分，是一种配体门控离子通道。研究最广泛的 5-HT 受体是 5-HT1A、2A 和 2C 亚型，它们是不同抗精神病和抗抑郁药物的靶点，介导其治疗和不良反应。*HTR1A* 基因的多态性（如 rs6295）可以解释个体对抗抑郁药物治疗反应的差异。HTR2A 是一种突触后受体，参与增强脑组织中其他神经元的兴奋性信号。*HTR2A* 基因多态性研究表明，1438 A/G rs6311 和 rs7997012 G/A 具有较好的抗抑郁反应，而 102 T/C rs6313 具有较低的药物副作用风险。102 T/C rs6313 多态性也与抗精神病药物奥氮平和利培酮的作用有关，其中 T 等位基因携带者更有可能对治疗产生反应。非典型抗精神病药物氯氮平、奥氮平和利培酮对 5-HT2C 受体具有高亲和力，阻断 HTR2C 受体与食欲增加有关，HTR2C rs3813929 C＞T（−759 C/T）多态性会提高体重增加的风险。

（二）KRAS 及其他受体的遗传多态性

1．KRAS

KRAS 是 Ras 家族中具有 GTPase 活性的三种蛋白之一，在细胞内信号传导过程中起重要作用。大鼠肉瘤（RAS）是人类癌症中最常见的突变癌基因，KRAS 是肺腺癌、黏膜腺瘤、胰管癌和结直肠癌中最常见的突变 RAS 亚型。KRAS 的失调可以通过控制癌细胞与微环境之间的相互作用来刺激肿瘤生长，最终影响治疗反应。*KRAS* 最常见的突变是 G12C（rs121913530）占 *KRAS* 突变的 39%，其次是 G12V（rs121913529）占 *KRAS* 突变 21%，G12D（rs121913529）占 *KRAS* 突变的 17%。对于携带有 *KRAS* CC 基因型的转移性结直肠癌患者对治疗的反应较差，因为帕尼单抗和西妥昔单抗是表皮生长因子受体（EGFR）的拮抗剂，它们对这两种药物有耐药性。在 30%～50%的患者中，携带 *KRAS* 基因突变的原发肿瘤或转移瘤可能导致治疗反应和预后较差。

2．EGFR

不同表皮生长因子受体（EGFR）结构域的突变会影响肿瘤细胞的生长和增殖。酪氨酸激酶结构域（TKD）突变过度激活激酶及其下游致癌信号。这些 TKD 突变对 EGFR 酪氨酸激酶抑制剂如厄洛替尼和吉非替尼的治疗敏感。大约 90%的突变是外显子 19 缺失或外显子 21 的 L858R 点突变。越来越多的数据表明，外显子 19 缺失和 21 的 L858R 点突变都可以为非小细胞肺癌患者提供更好的预后和治疗结果。对于 *EGFR* 基因突变对酪氨酸激酶抑制剂敏感的晚期或转移性非小细胞肺癌患者，指南建议使用 EGFR-tki 治疗。

3．BRAF

丝氨酸/苏氨酸蛋白激酶（BRAF）是一种原致癌蛋白，是 RAS-RAF-MEK-ERK 通路的一部分，参与细胞信号传导和细胞生长调节。*BRAF* 基因突变已在许多恶性肿瘤如非霍奇金淋巴瘤、结直肠癌、黑色素瘤、甲状腺癌、肺癌和腺癌中被发现。*BRAF* V600D/E/K/R 突变被称为Ⅰ类突变体，这一类突变体导致 BRAF 激酶活性的强烈激活和 MAPK 通路激活，从而导致细胞增殖。T1799A 外显子 15 的翻转导致缬氨酸氨基酸的替换，这是最常见的突变。在 8%～12%的晚期结直肠癌患者中观察到有 *BRAF* 突变，几乎一半的黑色素瘤患者都携带 BRAF 突变。因此，黑色素瘤治疗的成功可能取决于 *BRAF* 突变的测定和 BRAF 靶向治疗的应用，如 BRAF 突变蛋白的选择性抑制剂 vemurafenib 和 dabrafenib。

4．KIT(c-Kit，CD117，SCFR)

KIT（CD117）基因编码肥大细胞/干细胞生长因子受体（SCFR）。CD117 也是识别造血细胞的重要表面标志物。CD117 突变激活和过表达与胃肠道间质瘤（高达 85%的病例可能发生突变）、精原细胞瘤、黑色素瘤和白血病有关。CD117 多态性的药物遗传学检测与 CD117 抑制剂伊马替尼的治疗效果有关。与外显子 11 编码的近膜结构域的激活突变相比，在 CD117 激酶结构域存在激活突变时，伊马替尼的效果较差。外显子 13 的 S628N 取代被鉴定为功能获得突变，携带该突变的肿瘤对伊马替尼治疗易感性。然而，D816V 和 V560G 突变通过激活突变赋予获得性耐药。

第三节　药物基因组学在临床药物治疗中的应用

药物基因组学的临床应用可以促进个体化给药和精准医疗的实施，提高临床药物治疗水平，根据基因型指导患者个体化用药能够提高药物治疗的有效性、安全性和经济性。越来越多的药物-基因配对纳入国内外药品说明书和相关数据库，并形成指南开展临床应用，美国食品和药物管理局网站上的《药物标签中的药物基因组生物标志物表》中列出了经其审查的药物-基因关联，一些专业协会为许多药物基因配对的临床建议作出了贡献，相关指南已经发布在PharmGKB中，大部分评估由美国CPIC、荷兰药物遗传工作组（Dutch pharmacogenetics working group，DPWG）完成，加拿大药物安全药物基因组学网络（CPNDS）、法国国家药物基因组学网络（RNPGx）和其他机构也作出了贡献。这些循证建议对于临床医生在临床实践中实施药物基因组学以更好地预测药物反应表型和为患者提供个体化药物治疗至关重要。目前，CPIC主页可查询到39篇以药物基因组学为基础的指南，审查共计442条药物-基因对信息，涉及89种药物与23种基因。本节分别从精神类药物、心血管药物、肿瘤化疗药物和免疫抑制剂药物中选取在药物基因组学知识库中推荐为1A级别药物-基因对分别介绍。

一、精神类药物的药物基因组学

精神疾病已经成为我国的高发疾病。药物治疗是目前主要临床手段，但是仍然处于试误法的阶段，药物疗效和不良反应也呈现出显著的个体差异。在精神分裂症患者中，有30%～50%的患者对典型和非典型抗精神病药物的反应不佳；在抑郁症患者中，仅有30%～45%的患者在足量足疗程的抗抑郁症药物治疗下可以获得临床症状的完全缓解。导致药物治疗出现巨大个体差异的原因，除了传统上的病理、生理、性别、年龄、身高、体重、依从性等方面外，遗传因素是影响药物反应差异的重要因素。近年来，药物基因组学得到了飞速发展，通过对药物疗效和不良反应的相关基因检测指导药物的选择和剂量调整，达到个体化治疗的目的。

目前，在美国FDA批准的药品说明书中，已有超过200种药物被推荐进行药物基因组学生物标志物的检测，占据前3位的分别是抗肿瘤药物、精神类药物和心血管药物。FDA和CPIC指南中常见精神类药物的推荐及举例参见表8-15。抗癫痫药物及精神安定剂卡马西平（carbamazepine）的药物基因组学具有1A级别证据，将做详细介绍。

表 8-15　FDA 标签和其他专业指南中含有 PGx 生物标志物的常见精神类药物

药物	种类	FDA 标签	药品说明书注释	CPIC	DPWG
阿米替林	三氯乙酸	预防用药	FDA	CYP2C19 CYP2D6	CYP2D6 CYP2C19*
安非他命	兴奋剂	临床药理学	FDA		
阿立哌唑，阿立哌唑月桂醇	抗精神病药物（典型）	剂量和给药，特定人群的使用，临床药理学	EMA FDA HCSC Swissmedic		CYP2D6
阿托西汀	兴奋剂	剂量和给药，警告和注意事项，不良反应，药物相互作用，在特定人群中的使用，临床药理学	FDA HCSC PMDA Swissmedic	CYP2D6	CYP2D6
依匹哌唑	抗精神病药物（典型）	剂量和给药，特定人群的使用，临床药理学	EMA FDA Swissmedic		CYP2D6
安非他酮	多巴胺-去甲肾上腺素再摄取抑制剂	临床药理学	FDA		
卡利拉嗪		临床药理学	FDA		
西酞普兰	选择性 5-羟色胺再摄取抑制剂	CYP2D 临床药理学 CYP2C19 的剂量和给药，警告，临床药理学	FDA HCSC Swissmedic	CYP2C19	CYP2C19 CYP2D6*
氯丙咪嗪	三氯乙酸	预防用药	FDA Swissmedic	CYP2C19 CYP2D6	CYP2C19 CYP2D6
氯氮平	抗精神病药物（典型）	剂量和给药，特定人群的使用，临床药理学	FDA		CYP2D6*
去郁敏	三氯乙酸	预防用药	FDA	CYP2D6	
去甲文拉法辛	选择性 5-羟色胺去甲肾上腺素再摄取抑制剂	临床药理 CYP2D6	FDA		

续表

药物	种类	FDA 标签	药品说明书注释	CPIC	DPWG
多虑平	三氯乙酸	CYP2C19 临床药理学	FDA	CYP2C19 CYP2D6	CYP2C19* CYP2D6
度洛西汀	选择性 5-羟色胺去甲肾上腺素再摄取抑制剂	药物的相互作用	EMA FDA Swissmedic		CYP2D6*
依他普仑	选择性 5-羟色胺再摄取抑制剂	CYP2C19 不良反应与药物相互作用	FDA HCSC	CYP2C19	CYP2C19 CYP2D6*
氟西汀	选择性 5-羟色胺再摄取抑制剂	注意事项，临床药理学	FDA Swissmedic		CYP2D6*
三氟戊肟胺	选择性 5-羟色胺再摄取抑制剂	药物的相互作用	FDA Swissmedic	CYP2D6	CYP2C19* CYP2D6*
伊潘立酮	抗精神病药物(典型)	剂量和给药，警告和注意事项，药物相互作用，临床药理学	FDA		
丙咪嗪	三氯乙酸	预防药物	FDA	CYP2C19 CYP2D6	CYP2C19 CYP2D6
莫达非尼	兴奋剂	临床药理学	FDA		
奈法唑酮	三氯乙酸	预防药物	FDA		
去甲阿米替林	三氯乙酸	预防药物	FDA HCSC	CYP2D6	CYP2D6
帕潘立酮	抗精神病药物(典型)	临床药理学	FDA Swissmedic		
帕罗西汀	选择性 5-羟色胺再摄取抑制剂	药物相互作用，临床药理学	FDA	CYP2D6	CYP2D6
奋乃静	抗精神病药物(典型的)	注意事项，临床药理学	FDA PMDA		
哌咪清	抗精神病药物(典型的)	剂量和给药，注意事项	FDA		CYP2D6
普罗替林	三氯乙酸	预防用药	FDA		
利培酮	抗精神病药物(典型)	临床药理学	FDA HCSC Swissmedic		CYP2D6

续表

药物	种类	FDA 标签	药品说明书注释	CPIC	DPWG
甲硫哒嗪	抗精神病药物(典型的)	禁忌症,警告,注意事项	FDA		
三甲丙咪嗪	三氯乙酸	预防用药	FDA	CYP2C19 CYP2D6	
万拉法新	选择性 5-羟色胺去甲肾上腺素再摄取抑制剂	药物相互作用,在特定人群中的使用,临床药理学	FDA Swissmedic		CYP2D6
伏硫西汀	SPARI	剂量和给药,临床药理学	EMA FDA HCSC Swissmedic		

卡马西平是一类常用的芳香族抗惊厥药物,化学结构和三环类抗抑郁药物相似,由美国FDA 批准用于治疗局灶性癫痫发作、强直性阵挛、三叉神经痛和双相情感障碍。其主要在肝脏经 CYP3A4 代谢为活性 10,11-环氧化卡马西平发挥疗效。卡马西平的抗惊厥作用机制主要为通过阻滞神经细胞表面的电压依赖型 Na^{+} 通道和癫痫病灶的动作电位发放,阻断神经递质的释放,从而达到调节神经兴奋作用。卡马西平在临床上常引发一系列不良反应,包括较为温和的斑丘疹(maculopapular exanthema,MPE)和多形性红斑(erythema multiforme)等皮肤不适、与药物浓度依赖性相关的头晕、共济失调和眼球震颤,乃至低钠血症、再生障碍性贫血、白细胞减少症、骨质疏松症、肝损伤等严重不良反应,还可引发史蒂芬斯-强森综合征或中毒性表皮坏死松解症(Stevens-Johnson syndrome/toxicepidermal necrolysis, SJS/TEN)等重症药疹(发生率为 1～10/10000,死亡率高达 50%),以及药物超敏反应综合征(drug induced hyper-sensitivity syndrome,DIHS;又称伴嗜酸性粒细胞增多和系统症状的药物反应,drug reaction with eosinophilia and systemic symptoms,DRESS)等,造成多脏器损害,甚至危及生命。然而,卡马西平引发的这类严重不良反应确切机制尚不清楚,也未见明确的药物“剂量-反应”线性关系证据,目前主流意见倾向于认为这与卡马西平或其衍生分子同主要组织相容性复合体(major histocompatibility complex,MHC)相互作用导致的免疫刺激有关。人白细胞抗原(human leukocyte antigen,HLA)基因编码超过 200 种 MHC 蛋白。其中,*HLA-B* 15:02* 等位基因变异与卡马西平引发的 SJS/TEN 高风险强烈相关,*HLA-A* 31:01* 等位基因变异与卡马西平引发的 MPE、DRESS 及 SJS/TEN 高风险具有相关性,且这两种变异各自具有种群和地理分布特异性。在亚裔群体分布地区,*HLA-B* 15:02* 频率在东亚人群中最高,为 6.9%;在大洋洲、南亚/中亚人群中分别为 5.4%、4.6%。最早的 *HLA-B* 15:02* 与 SJS/TEN 的相关性研究数据基于中国汉族人群,揭示了该等位基因

频率在卡马西平引发 SJS/TEN 的患者人群中为 100%(44/44)，而在卡马西平耐受的患者人群中仅为 3%(3/101)。随后的研究表明，HLA-B*15:02 在中国香港、泰国、马来西亚、越南及菲律宾等东南亚地区人群中的频率超过 15%，在中国台湾、新加坡等地区的频率为 10%～13%，在印度等南亚地区的频率为 2%～4%，但在东亚地区的韩国或日本人群中频率均不到 1%。相反，HLA-A*31:01 等位基因频率在东亚地区尤其是韩国和日本人群中分别达到 5%和 8%，在南亚/中亚人群中为 2%，但在东南亚地区人群中不具有与 SJS/TEN 的相关性。此外，HLA-A*31:01 被认为是卡马西平引发的 SJS/TEN 及其他超敏反应的主要推动力，也是药物在中国汉族人群中引发 MPE 和 DRESS 的风险因素。

基于上述 HLA-B*15:02 等位基因变异与卡马西平引发的 SJS/TEN 间的充分证据，美国 FDA 在 2007 年批准卡马西平药品说明书中的遗传变异要求是推荐检测，且在药物初始治疗前为风险人群检测 HLA-B*15:02 等位基因，并指出：除非获益远超风险，否则检测阳性者禁用卡马西平。而对已知的 HLA-A*31:01 阳性人群，FDA 推荐在卡马西平用药前进行风险-收益评估。CPIC 在 2017 年更新版指南中推荐(表 8-16)，无需考虑患者地域和种族因素，对于 HLA-B*15:02 阴性人群，可根据标准指南开具卡马西平。若患者未曾使用过卡马西平，且为 HLA-B*15:02 阳性，应禁用该药物，否则会增加 SJS/TEN 风险。其他芳香族抗惊厥药物与 HLA-B*15:02 等位基因及相关 SJS/TEN 的关联证据较弱，需谨慎选择可替代使用的药物。常规给药卡马西平引起的 SJS/TEN 会在治疗开始后的第 4 到 28 天内出现；因此，持续服用卡马西平超过 3 个月而没有出现皮肤反应的患者，无论其 HLA-B*15:02 状态如何，发生相关不良反应的风险都极低(并非零风险)。对于 HLA-A*31:01 阴性人群，可根据标准指南开具卡马西平。若患者未曾使用过卡马西平且为 HLA-A*31:01 阳性，应禁用该药物。若患者未曾使用过卡马西平，为 HLA-A*31:01 阳性，且有可替代使用的药物，也应禁用该药物，以避免较高的 SJS/TEN、DRESS 及 MPE 风险。其他芳香族抗惊厥药物与 HLA-A*31:01 等位基因及相关 SJS/TEN、DRESS 和/或 MPE 的关联证据十分有限，因此无法就选择该类药物作为替代药物给出建议。如果无法获得替代药物，可考虑使用卡马西平，同时增加临床监测频率。一旦出现皮肤不良反应迹象，应立即停止治疗。HLA-A*31:01 阳性、持续服用卡马西平超过 3 个月而没有出现皮肤不良反应的患者，可谨慎考虑继续使用卡马西平。

除 HLA-B*15:02 外，卡马西平引发 SJS/TEN 的风险还与东南亚最常见的 B75 血清型等位基因 HLA-B*15:08、HLA-B*15:11 和 HLA-B*15:21 有关，尚未与较少见的 HLA-B*15:30、HLAB*15:31 等 B75 血清型等位基因相关联。但鉴于后者结构相似性，也不应忽视其在卡马西平相关 SJS/TEN 中的潜在风险。

值得注意的是，卡马西平、奥卡西平、艾利西平、拉莫三嗪、苯妥英、磷苯妥因和苯巴比妥等均属于芳香族抗惊厥药物，其引发药疹及严重不良反应的风险高于非芳香族抗惊厥药物。此外，芳香族抗惊厥药物之间可能存在交叉过敏。因此，在临床实践中针对此类药物时需兼顾考虑并谨慎选择可替代的药物(表 8-17)。

表 8-16　CPIC 指南(2017 年)关于 HLA-B 和 HLA-A 基因型的界定

基因型	定义	二倍型示例
HLA-B* 15:02 阴性	除一个 HLA-B* 15:02 等位基因外的纯合型	*X/*X
HLA-B* 15:02 阳性	杂合型或纯合型变异	*15:02/*X、*15:02/*15:02
HLA-A* 31:01 阴性	除一个 HLA-A* 31:01 等位基因外的纯合型	*Y/*Y
HLA-A* 31:01 阳性	杂合型或纯合型变异	*31:01/*Y、*31:01/*31:01

注：*X 为除 HLA-B* 15:02 外的任意 HLA-B 等位基因；*Y 为除 HLA-A* 31:01 外的任意 HLA-A 等位基因。

表 8-17　CPIC 指南(2017 年)基于 HLA-B 和 HLA-A 基因型的卡马西平推荐建议

基因型[a]	影响	治疗推荐	推荐级别	其他芳香族抗惊厥药物考虑
HLA-B* 15:02 阴性及 HLA-A* 31:01 阴性	卡马西平相关 SJS/TEN、DRESS 及 MPE 正常风险	按标准指南给予卡马西平[b]	强	不适用
HLA-B* 15:02 阴性及 HLA-A* 31:01 阳性	卡马西平相关 SJS/TEN、DRESS 及 MPE 更大风险	若患者为卡马西平初始治疗且有可替代药物，请勿使用卡马西平	强	其他芳香族抗惊厥药物与 HLA-A* 31:01 等位基因及相关 SJS/TEN、DRESS 和/或 MPE 证据十分有限，无可替代使用的此类药物推荐
HLA-B* 15:02[c] 阳性及任意 HLA-A* 31:01 基因型（或 HLA-A* 31:01 未知基因型）	卡马西平相关 SJS/TEN 更大风险	若患者为卡马西平初始治疗，请勿使用卡马西平	强	其他芳香族抗惊厥药物与 HLA-B* 15:02 等位基因及相关 SJS/TEN 证据强度较弱，需谨慎选择可替代使用的此类药物

注：a. 如果只检测 HLA-B* 15:02，则假定 HLA-A* 31:01 为阴性，反之亦然。

b. HLA-B* 15:02 的卡马西平相关 SJS/TEN 预测值为 100%阴性，且目前仅限用于指导卡马西平和奥卡西平用药。HLA-B* 15:02 的其他芳香族抗惊厥药物相关 SJS/TEN 预测值低于 100%阴性且相关性弱，在东南亚地区 HLA-B* 15:02 阴性基因型人群中使用其他芳香族抗惊厥药物代替卡马西平或奥卡西平时，将无法起到预防芳香族抗惊厥药物相关 SJS/TEN 作用。

c. 在东南亚人群中，除 HLA-B* 15:02 外，卡马西平引发的 SJS/TEN 还与 HLA-B* 15:08、HLA-B* 15:11 和 HLA-B* 15:21 等最常见的 B75 血清型等位基因有关。另外还需纳入考虑不常见的 B75 血清型等位基因，例如：HLA-B* 15:30 和 HLA-B* 15:31。

二、心血管药物的药物基因组学

药物基因组学在心血管疾病管理中的作用越来越大。目前，其他心血管药物根据其药物基因对指导药物和剂量选择的数据有限。华法林、氯吡格雷和他汀类药物和基因型指导剂量建议都有充分的证据支持，相关的药物基因检测已成功应用于临床实践。数据有力地证明了氯吡格雷-CYP2C19 关联可预测经皮冠状动脉介入治疗（经皮冠状动脉介入治疗）后氯吡格雷的有效性，华法林-CYP2C9/VKORC1 关联以指导华法林的初始剂量，以及辛伐他汀-SLCO1B1 关联，以预测辛伐他汀导致肌病风险增加的个体，以下分别详细介绍。

（一）抗血小板药物氯吡格雷（clopidogrel）和 CYP2C19

氯吡格雷是一种抗血小板药物，广泛用于降低急性冠状动脉综合征（acute coronary syndromes，ACS）和/或经皮冠状动脉介入治疗（percutaneous coronary intervention，PCI）后患者的心肌梗死和中风风险。心脏支架手术后的患者需长期服用氯吡格雷以防止支架内再梗。氯吡格雷是第二代噻吩并吡啶前药，有效性依赖于它经过肝脏生物转化为活性代谢物的过程。85%氯吡格雷经羧酸酯酶-1 水解为无活性产物；其余 15%经 CYP2C19 主导的两步氧化反应代谢为活性产物，能够选择性且不可逆地结合并抑制血小板 P2Y12 受体，从而在血小板生命周期（7～10 天）内抑制其聚集，发挥抗血小板效应。由于代谢过程复杂低效，氯吡格雷起效时间慢（2 h），达到峰值药效需 4～5 h，且服用标准剂量的患者中 30%～40%存在主要不良心血管事件风险增大问题。

CYP2C19 是 CYP2C 超家族成员之一，又称为 S-美芬妥英羟化酶，主要存在于肝脏微粒体内，在小肠内也有少量表达，能够催化代谢血小板聚集抑制剂氯吡格雷、质子泵抑制剂奥美拉唑、抗真菌药伏立康唑、抗癫痫药丙戊酸、抗抑郁药氟西汀、抗肿瘤药环磷酰胺等常用临床药物。CYP2C19 基因具有高度多态性，包括正常功能（例如：*CYP2C19 * 1*）、增强功能（例如：*CYP2C19 * 17*）、减弱功能（例如：*CYP2C19 * 9*）以及无功能（例如：*CYP2C19 * 2* 和 *CYP2C19 * 3*）等位基因。其中，*CYP2C19 * 1* 为野生型，最为常见。而 *CYP2C19 * 2*（rs4244285，c.681G>A）和 *CYP2C19 * 3*（rs4986893，c.636G>A）是中国人群中的两种较为常见的无功能等位基因变异。其中，*CYP2C19 * 2* 导致剪接缺失，*CYP2C19 * 3* 为终止密码子突变。增强功能 *CYP2C19 * 17* 在亚洲人群中等位基因频率较低。*CYP2C19* 基因的遗传变异导致酶活性的个体差异，从而在人群中出现五种表型：超快代谢者（ultrarapid metabolizer，UM）、快代谢者（rapid metabolizer，RM）、正常代谢者（normal metabolizer，NM）、中代谢者（intermediate metabolizer，IM）和慢代谢者（poor metabolizer，PM）。亚洲人群中 UM 或 RM 人群非常少，NM（例如：** 1/* 1*）、IM（例如：** 1/* 2* 和 ** 1/* 3*）以及 PM（例如：** 2/* 2*、** 3/* 3* 和 ** 2/* 3*）较多（表 8-18）。CYP2C19 IM 表型个体在东亚裔人群中占比超过 45%，在中南亚裔人群中超过 40%。在这类个体中，氯吡格雷的抗血小板效应会减弱。CYP2C19 PM 表型在东方人群中 75%～85%与 *CYP2C19 * 2* 等位基因相关，20%～

25%与 *CYP2C19* 3* 等位基因相关，约 14%的中国人群为 CYP2C19 PM 表型。在这类个体中，由于 CYP2C19 酶活性显著降低，无法催化代谢氯吡格雷，导致其抗血小板效应显著减弱，出血和动脉粥样硬化血栓事件的风险增加。因此，通过检测患者 CYP2C19 基因分型，可以判定患者的氯吡格雷代谢表型，为临床药师指导个体化用药提供有力的检测手段，从而帮助医生正确选择药物并合理调整药物剂量。2022 年美国 FDA 批准的氯吡格雷药品标签中包含了一个黑框警告，指出在 CYP2C19 PM 中氯吡格雷的抗血小板效应减弱，并提示有检测技术可识别这类表型，建议识别为 CYP2C19 PM 的个体考虑使用另一种血小板 P2Y12 抑制剂。CPIC 和 DPWG 指南也已达成共识，将氯吡格雷－CYP2C19 相互作用标记为 1A。2022 年更新的 CPIC 关于氯吡格雷的指南建议对于 ACS 或非 ACS 适应证、进行 PCI、治疗周围动脉疾病或心肌梗死后稳定冠状动脉疾病的个体，若无禁忌证，CYP2C19 PM 应考虑使用替代抗血小板治疗(例如:普拉格雷或替格瑞洛)。同样，CPIC 强烈建议 CYP2C19 IM 在 ACS 或 PCI 情况下避免使用氯吡格雷。对于神经血管适应证，CPIC 建议 CYP2C19 PM 避免使用氯吡格雷，并在无禁忌的情况下考虑为 IM 和 PM 提供替代药物(表 8-19)。

需要注意的是，近年来多个大样本荟萃分析证实，氯吡格雷和质子泵抑制剂联合应用会降低氯吡格雷药效，从而增加心血管事件风险，这一作用与 CYP2C19 基因多态性相关。我国食品药品监督管理总局于 2013 年发布药品不良反应信息通报(第 55 期)，警惕质子泵抑制剂与氯吡格雷的相互作用;美国和加拿大也已修改氯吡格雷说明书，提示正在使用氯吡格雷的患者如果必须使用质子泵抑制剂，应考虑使用不会产生强烈相互作用的药物(如泮托拉唑)。

表 8-18　CPIC 指南(2022 年)基于基因型预测的 CYP2C19 表型

预测表型	基因型	CYP2C19 二倍型举例
CYP2C19 UM	携带两个增强功能等位基因的个体	*17/*17
CYP2C19 RM	携带正常功能和增强功能等位基因各一个的个体	*1/*17
CYP2C19 NM	携带两个正常功能等位基因的个体	*1/*1
CYP2C19 IM 可能	携带正常功能和减弱功能等位基因各一个、或增强功能和减弱功能等位基因各一个、或两个减弱功能等位基因的个体	*1/*9、*9/*17、*9/*9
CYP2C19 IM	携带正常功能和无功能等位基因各一个、或增强功能和无功能等位基因各一个的个体	*1/*2、*1/*3、*2/*17;*3/*17
CYP2C19 PM 可能	携带减弱功能和无功能等位基因各一个的个体	*2/*9、*3/*9
CYP2C19 PM	携带两个无功能等位基因的个体	*2/*2、*3/*3、*2/*3
未定	携带一或两个未定功能等位基因的个体	*1/*12、*2/*12、*12/*14

注:详见在线版 CYP2C19 二倍型-表型列表。

表 8-19 CPIC 指南(2022 年)关于 CYP2C19-氯吡格雷的推荐建议

CYP2C19 UM	CYP2C19 RM	CYP2C19 NM	CYP2C19 IM	CYP2C19 PM	CYP2C19 检测建议
ACS/PCI：使用氯吡格雷标准剂量(75 mg/day)	ACS/PCI：使用氯吡格雷标准剂量(75 mg/day)	ACS/PCI：使用氯吡格雷标准剂量(75 mg/day)	ACS/PCI：换用普拉格雷或替格瑞洛，若无禁忌证则使用标准剂量	ACS/PCI：换用普拉格雷或替格瑞洛，若无禁忌证则使用标准剂量	无
Non-ACS/PCI CV：无推荐	Non-ACS/PCI CV：无推荐	Non-ACS/PCI CV：使用氯吡格雷标准剂量(75 mg/day)	Non-ACS/PCI CV：无推荐	Non-ACS/PCI CV：换用普拉格雷或替格瑞洛，若无禁忌证则使用标准剂量	
NV：无推荐	NV：无推荐	NV：使用氯吡格雷标准剂量(75 mg/day)	NV：考虑换用 P2Y12 抑制剂，若无临床指征及禁忌证则使用标准剂量	NV：考虑换用 P2Y12 抑制剂，若无临床指征及禁忌证则使用标准剂量	

注：ACS：急性冠状动脉综合征，acute coronary syndromes；PCI：经皮冠状动脉介入治疗，percutaneous coronary intervention；CV：心血管适应证，cardiovascular indications；NV：神经血管适应证，neurovascular indications。

（二）抗凝药物华法林和 VKORC1 与 CYP2C9

华法林(warfarin)是一种临床上常用的维生素 K 拮抗剂，是深静脉血栓、心房纤颤、心脏瓣膜置换术和肺栓塞等疾病治疗的一线用药。美国 FDA 批准该药物主要用于预防和治疗血栓栓塞性疾病的口服抗凝治疗，以及降低心肌梗死复发及心肌梗死后血栓栓塞死亡的危险。新近大规模的流行病学临床试验已证实其在静脉血栓症的一级、二级预防，人工瓣膜置换和房颤全身栓塞的预防，急性心梗后全身栓塞预防和辅助治疗，以及再发心梗风险中的显著获益。目前，临床上多通过检测凝血酶原时间(常用国际标准化比值，international normalized ratio，INR)来监测抗凝状态(目标 INR 值为 2.0～3.0)，对患者进行华法林个体化用药指导，调整适宜的剂量。然而其临床疗效和不良反应存在很大的个体差异，存在剂量不足导致血栓和剂量过度导致出血的重大风险。大量研究证实华法林治疗初期(1～3 个月)出血风险比稳定期高 10 倍以上，加上药物起效和失效缓慢，需要频繁检测患者 INR，经多次调整抗凝实现最终适宜的稳定维持剂量，常导致住院患者严重药物不良反应事件高发。

华法林是 R-和 S-立体异构体的消旋混合物，通过肝脏微粒体 CYP450 酶进行代谢。

S-华法林的抗凝活性约为R-华法林的3～5倍，主要通过CYP2C9代谢，85%以上的S-华法林在体内经CYP2C9代谢为无活性的6-和7-羟化物。CYP2C9占CYP450酶类蛋白总量的20%，其活性变化可导致华法林体内浓度出现较大变化，乃至严重药物不良反应的发生。CYPC2C9*2（rs1799853，C430T，Arg144Cys）和CYP2C9*3（rs1057910，A1075C，Ile359Leu）均导致CYP2C9酶活性降低。在中国人群中，CYPC2C9*2的频率为0%，CYPC2C9*3的频率为3%。而已有研究发现CYP2C9*3纯合子和杂合子基因型个体S-华法林的口服清除率分别下降90%和66%，提示了在该类患者中华法林给药剂量需相应降低。因此，测定CYP2C9*3等位基因可用于指导中国人群确定华法林起始用药剂量，并预测药物毒性，结合INR检测值，估计华法林的维持剂量，确保用药安全。

*VKORC1*基因编码的维生素K环氧化物还原酶复合物1（VKORC1）是华法林的作用靶点。VKORC1催化维生素K环氧化物转变为维生素K，是维生素K循环的限速酶。位于*VKORC1*基因启动子区（－1639G＞A）的单核苷酸变异rs9923231可影响VKORC1的表达，从而影响华法林的敏感性，是导致华法林用药剂量个体差异的主要原因之一。与该位点AA基因型患者相比，－1639GA和GG基因型患者平均华法林剂量分别增加52%（95% CI：41%～64%）和102%（95% CI：85%～118%）。而*VKORC1* －1639A等位基因在亚洲人群中的等位基因频率为91.17%，其基因多态性可解释约27%华法林用药剂量的种群个体差异。

华法林的治疗指数较窄（有效治疗浓度为2.2±0.4 μg/mL）、个体间剂量差异较大（不同种族间及个体间达到适宜抗凝效果的稳定剂量差异可达10～20倍）、受药物食物影响较大，临床通常为经验性用药，起始用药剂量多基于人群均值（例如：每日4～5 mg）。此外，华法林的反应算法的个体间变异性也很大，不适当的用药剂量将增加华法林相关不良事件的风险。CPIC在2017年更新版指南中将*VKORC1*和*CYP2C9*基因型与华法林关联列入高级证据级别。美国FDA于2017年修改华法林产品说明书并建议结合*VKORC1*和*CYP2C9*基因型考虑华法林的用药剂量（表8-20）。临床上也可根据考虑了*VKORC1*和*CYP2C9*基因型、年龄、身高、体重、种族、是否合用肝药酶诱导剂和是否合用胺碘酮等因素的剂量计算公式确定华法林初始用药剂量。已有的多中心随机对照临床试验利用不同剂量算法模型对相关基因型指导的华法林给药效果进行了研究（表8-21）。试验均采用基于基因型的算法，对CYP2C9*2、CYP2C9*3和*VKORC1*基因变异进行了检测。Pirmohamed等人于2013年报告的EU-PACT试验在455名心房颤动或静脉血栓栓塞的欧洲患者（98.5%欧洲人群）中采用即时检测（point of care testing，POCT）鉴定了CYP2C9*2、CYP2C9*3和*VKORC1* －1639G＞A三个等位基因变异。干预期为华法林开始治疗起的5天。对照组采用3天负荷剂量。主要终点为华法林开始治疗起的12周内处于治疗范围内的百分比时间（%TTR，INR值为2.0～3.0）。结果显示干预组中过度抗凝发生率显著降低（INR≥4.0），%TTN达到67.4%，且达到治疗范围内INR所需的时间更短（21天）。同年，Kimmel等人报告了对1015名美国患者CYP2C9*2、CYP2C9*3和*VKROC1*基因型检测的COAG试验结果。多数患者患有心房颤动（23%）或深静脉血栓/肺动脉栓塞（56%），其中约33%为非欧洲人群(27%为非洲裔,6%为西班牙裔)。干预期为华法林开始治疗起的5天。与EU-PACT试验不同,研究者在COAG试验干预组使用基于基因型的华法林剂量算法,而在对照组使用基于临床变量的剂量算法,且在对照组不使用负荷剂量。主要终点为华法林开始治疗的第4或5天至第28天期间%TTR(INR值为2.0~3.0)。结果显示干预组%TTR为45.2%,而对照组为45.4%。与EU-PACT试验结果相比,COAG试验未发现基于基因型的华法林剂量算法较之基于临床变量的剂量算法有任何益处,但揭示了剂量算法与种族具有显著关联($P=0.003$),干预组中非洲裔患者%TTR更低(35.2%与43.5%,$P=0.01$)。需要注意的是,这两项临床试验都没有检测在非洲裔患者中具有临床意义的变异(*CYP2C9**5*、**6*、**8*和**11*),这将可能导致这些患者过量使用华法林。

表8-20　FDA根据VKORC1和CYP2C9联合基因型建议的华法林用药剂量(mg)

VKORC1-1639 G>A (rs9923231)基因型	CYP2C9基因型					
	*1/*1	*1/*2	*1/*3	*2/*2	*2/*3	*3/*3
GG	5.0~7.0	5.0~7.0	3.0~4.0	3.0~4.0	3.0~4.0	0.5~2.0
AG	5.0~7.0	3.0~4.0	3.0~4.0	3.0~4.0	0.5~2.0	0.5~2.0
AA	3.0~4.0	3.0~4.0	0.5~2.0	0.5~2.0	0.5~2.0	0.5~2.0

表8-21　基因型指导的华法林给药临床试验总结

研究者/试验名称/报告时间	干预组	对照组	随访	等位基因变异	主要终点	结果(干预组 vs 对照组)
Pirmohamed EU-PACT 2013	心房颤动(72.1%)、静脉血栓栓塞(27.9%)、欧洲人群(98.5%)	基于年龄的固定给药方案	12周	*CYP2C9*(*2、*3)、*VKORC1* -1639G>A	%TTR	67.4% vs 60.3 (P<0.001)
Kimmel COAG 2013	心房颤动(23%)、深静脉血栓形成/肺动脉栓塞(56%)、33%非欧洲人群(27%非洲裔美国人群及6%西班牙裔人群)	临床算法给药	4周	*CYP2C9*(*2、*3)、*VKORC1* -1639G>A	%TTR	所有患者:45.2% vs 45% ($P=0.91$)、非洲裔患者:35.2% vs 43.5% ($P=0.01$)
Gage GIFT 2017	髋关节或膝关节置换术、65岁以上欧洲人群(91%)	临床算法给药	30天 60天	*CYP2C9*(*2、*3)、*VKORC1* -1639G>A、*CYP4F2**3	复合(大出血、INR≥4、静脉血栓栓塞症、死亡)	至少一个主要终点:10.8% vs 14.7% (RR 0.73, 95% CI 0.56~0.95, $P=0.02$)

2017年，Gage等人报告了GIFT试验结果。该研究对1650名年龄在65岁以上计划接收髋关节或膝关节置换术的美国患者进行 *CYP2C9*2*、*CYP2C9*3*、*VKORC1* −1639G>A和 *CYP4F2*3*（V433M）四个等位基因变异进行了检测分析。干预期为开始接受华法林治疗的第1～11天，且干预组使用基于基因型的华法林剂量算法，对照组使用基于临床变量的剂量算法。参与者中大多数是女性（63.6%）和白人（91.0%），并且至少接受了一次华法林剂量（96.8%）。主要终点采用大出血、INR≥4.0、静脉血栓栓塞症、死亡等复合指标（INR值为1.8或2.5）。结果显示基于基因型指导的华法林剂量算法使得至少一项复合主要终点事件的发生率降低了约4%（10.8%与14.7%）。

基于上述临床证据，CPIC在2017更新版指南中推荐使用Gage和IWPC（国际华法林药物基因组学联合会，International Warfarin Pharmaeogenetics Consortium）算法作为华法林起始剂量选择的指导方法，且对于欧洲裔和亚洲裔患者还可选用EU-PACT算法指导负荷剂量。我国国家卫生健康委员会2015年出版的《药物代谢酶和药物作用靶点基因检测技术指南（试行）》中指出基于中国人群的华法林用药剂量计算公式为：

华法林稳定剂量D(mg/d)

$$= [1.432 + 0.338 \times (VKORC1-1639AG) + 0.579 \times (VKORC1-1639GG) - 0.263 \times (CYP2C9^{*}1^{*}3) - 0.852 \times (CYP2C9^{*}3^{*}3) - 0.004Age + 0.264 \times BSA + 0.057 \times AVR + 0.065 \times Sex + 0.085 \times Smoking\ habit + 0.057 \times Atrial\ fibrillation + 0.132 \times Aspirin - 0.0592 \times Amiodarone]^2$$

其中，*VKORC1* −1639AG表示患者为−1639AG基因型时取值为1，为−1639AA或−1639GG基因型取值为0；*VKORC1* −1639GG表示患者为-1639GG基因型时取值为1，为−1639AA或-1639AG基因型取值为0；*CYP2C9*1*3* 表示患者为 *CYP2C9*1*3* 基因型时取值为1，为 *CYP2C9*1*1* 或 *CYP2C9*3*3* 基因型时取值为0；*CYP2C9*3*3* 表示患者为 *CYP2C9*3*3* 基因型时取值为1，为 *CYP2C9*1*1* 或 *CYP2C9*1*3* 基因型时取值为0；Age表示年龄，取整岁；BSA表示体表面积，BSA = 0.0061×身高 + 0.0128×体重 − 0.1529；AVR表示当患者置换了主动脉瓣膜时取值为1；Scx表示患者性别为男性时取值为1，为女性时取值为0；Smoking habit表示患者有吸烟史时取值为1，不吸烟时取值为0；Atrial fibrillation表示患者合并有房颤时取值为1，不合并有房颤患者取值为0；Aspirin表示患者同时服用阿司匹林时取值为1，不服用时取值为0；Amiodarone表示患者同时服用胺碘酮时取值为1，不服用时取值为0。

需要注意的是，患者不遵医嘱用药也是影响INR稳定性的因素之一。基因型并不会改变患者依从性的重要程度。因此，应当指导并确保患者理解并遵守所开具的华法林治疗方案。此外，华法林与其他药物（包括酶诱导剂和酶抑制剂）的相互作用十分常见，吸烟也可以产生酶诱导作用。当前的华法林用药剂量算法并非覆盖与全部临床其他药物的相互作用。因此，在解读华法林疗效数据时，需要充分结合患者的合用药物情况。

（三）降血脂药物辛伐他汀（simvastatin）与 SLCO1B1

动脉粥样硬化性心血管疾病（atherosclerotic cardiovascular disease，ASCVD）为主的CVD（如缺血性心脏病和缺血性脑卒中）是我国城乡居民第一位死亡原因，低密度脂蛋白胆固醇（low-density lipoprotein cholesterol，LDL-C）是其致病性危险因素。他汀类药物（statins）是内源性胆固醇合成途径限速酶——3-羟基-3-甲基戊二酰辅酶 A 还原酶（HMGCR）的抑制剂，其水解产物能够竞争性抑制 3-羟基-3-甲基戊二酰辅酶 A 生成甲羟戊酸，从而减少胆固醇合成，降低血液中 LDL-C 含量，是目前降血脂的首选药物，在治疗高胆固醇血症、降低心脑血管事件发生风险、提高患者心脑血管治疗预后及康复等重要心脑血管疾病的治疗和预防中具有十分重要的地位。他汀类药物是降胆固醇治疗的基础，但其剂量加倍后 LDL-C 降低效果只增加 6%，并出现潜在不良反应，例如：他汀类药物相关肌病（statins-associated muscle symptoms，SAMS）、肝肾功能损害、认知障碍以及新发糖尿病等。其中以 SAMS 最为多见，主要表现包括肌痛（最常见，发病率约为 1/10）、肌病（不常见，发病率约为 1/2000）以及严重的横纹肌溶解症（罕见，发病率低于 1/10000）等。

溶质载体有机阴离子转运蛋白家族 1B1（SLCO1B1，别名 OATP1B1 或 OATP-C）是一种特异性分布于肝细胞基底膜上的转运蛋白，主要参与他汀类药物在肝脏的关键性代谢和转运。SLCO1B1 的靶向转运可以增加肝细胞内他汀类药物的聚集，同时外周血药浓度降低可减少外周非靶器官的副作用。SLCO1B1 基因具有遗传多态性，其中 *SLCO1B1* rs4149056（c.521T>C，p.V174A）是目前最为常见的单核苷酸变异，有 TT、TC 和 CC 三种基因型，存在于 *SLCO1B1* *5 和 *SLCO1B1* *15 无功能基因单倍型中，可引起 SLCO1B1 转运功能减弱或不良，造成 SAMS 等毒副作用（表 8-22）。

表 8-22　CPIC 指南（2022 年）基于基因型预测的 SLCO1B1 表型

SLCO1B1 预测表型	基　因　型	*SLCO1B1* 二倍型示例
功能增强	携带两个增强功能等位基因的个体	*14/*14
功能正常	携带两个正常功能等位基因或正常功能和增强功能等位基因各一个的个体	*1/*1、*1/*14
功能减弱	携带正常功能和无功能等位基因各一个或增强功能和无功能等位基因各一个的个体	*1/*5、*1/*15
功能减弱可能	携带无功能和未定/未知功能等位基因各一个的个体	*5/*6、*15/*10、*5/*43
功能不良	携带两个无功能等位基因的个体	*5/*5、*5/*15、*15/*15
功能未定	携带正常功能和未定/未知功能等位基因各一个或未定/未知功能等位基因组合的个体	*1/*7、*1/*10、*7/*10

已有研究表明,相对于TT基因型而言,CC基因型对活性辛伐他汀酸具有更高的药物暴露量(AUC 0～12)。单剂量给药研究数据显示,CC基因型人群中血浆活性辛伐他汀酸、匹伐他汀、阿托伐他汀、普伐他汀、瑞舒伐他汀AUC值分别比TT基因型相应值高221%、162%～191%、144%、57%～130%、62%～117%。而较之增加SAMS风险,*SLCO1B1* rs4149056单核苷酸变异对辛伐他汀降低LDL-C和心血管事件的效果影响不显著。2008年新英格兰医学杂志发布的万例样本临床研究数据显示SLCO1B1基因与他汀类药物不良反应相关,且由于其基因型差异,不同人群对他汀类药物的耐受剂量出现不同,提示了在临床使用他汀类进行降血脂治疗时,需要通过SLCO1B1基因检测确定患者对于他汀类的最大耐受剂量(表8-23)以规避不良反应风险。

表8-23　SLCO1B1基因型与他汀类药物最大耐受剂量(mg/d)

药物名称	*SLCO1B1* c.521TT	*SLCO1B1* c.521TC	*SLCO1B1* c.521CC	正常剂量范围
辛伐他汀	80	40	20	5～80
匹伐他汀	4	2	1	1～4
阿托伐他汀	80	40	20	10～80
普伐他汀	80	40	40	10～80
瑞舒伐他汀	40	20	20	5～40

CPIC指南2022年更新版中指出在SLCO1B1功能减弱或不良表型人群中,即使采用中强度治疗方式,20～40 mg/d辛伐他汀给药剂量也存在SAMS高风险;而SLCO1B1功能不良表型中即使采用低强度治疗方式,10 mg/d辛伐他汀给药剂量便将引起SAMS高风险。对功能减弱(或减弱可能)的患者,若使用辛伐他汀,给药剂量推荐小于20 mg/d。此外,SLCO1B1所有表型的患者均建议考虑在辛伐他汀给药前评估基于肝肾功能与族源的药物-药物潜在相互作用以及剂量限制,尤其是对功能减弱或不良表型人群需考虑药物之间的相互作用可能将导致药物效应更加显著,造成肌病风险增加(表8-24)。例如:西立伐他汀与吉非罗齐之间具有致死性相互作用,后者不仅强烈抑制CYP2C8催化的西立伐他汀生物转化,也抑制辛伐他汀等其他他汀类药物的细胞膜转运及Ⅱ相结合,导致活性辛伐他汀酸暴露增加,造成SAMS毒副作用。因此,他汀类药物的说明书通常会建议患者在伴随用药时减少他汀类药物的剂量。此外,族源对肌病风险的影响亦不可忽略。虽然*SLCO1B1* rs4149056(c.521T>C)与地理差异未见明显相关性,但是较之其他族群而言,亚裔美国人服用某些他汀类药物的风险收益比更大。而就辛伐他汀而言,*SLCO1B1*变异频率是否与血统差异相关以及后者对肌病风险是否存在影响,目前仍是未知的。

表 8-24　CPIC 指南(2022 年)基于 SLCO1B1 表型的辛伐他汀推荐建议

SLCO1B1 表型	影　响	剂量推荐	推荐级别	考虑因素
功能增强	典型肌病风险及他汀类暴露	给与适当起始剂量并基于具体疾病指南调整剂量	强	需在使用他汀类之前评估基于肝肾功能与族源的药物-药物潜在相互作用以及剂量限制
功能正常	典型肌病风险及他汀类暴露	给与适当起始剂量并基于具体疾病指南调整剂量	强	需在使用他汀类之前评估基于肝肾功能与族源的药物-药物潜在相互作用以及剂量限制
功能减弱(或减弱可能)	较之功能正常表型,辛伐他汀酸暴露增加;肌病风险增加	基于预期药效给与其他他汀药物。若批准使用辛伐他汀,限量为<20 mg/d	强	需在使用他汀类之前评估基于肝肾功能的药物-药物潜在相互作用以及剂量限制。药物之间的相互作用可能导致药物效应更加显著,从而增加肌病风险
功能不良	较之功能正常与减弱功能表型,辛伐他汀酸暴露增加;肌病风险高度增加	基于预期药效给与其他他汀药物	强	需在使用他汀类之前评估基于肝肾功能的药物-药物潜在相互作用以及剂量限制。药物之间的相互作用可能导致药物效应更加显著,从而增加肌病风险

三、肿瘤化疗药物的药物基因组学

在肿瘤治疗领域,化疗药物在控制疾病进展方面发挥着至关重要的作用。然而,大多数抗肿瘤药物的治疗范围通常很窄,无法区分毒性和有效治疗。大多数治疗方案的用药剂量都略低于毒性阈值,这就给药物代谢的个体差异留下了很小的空间,从而可能造成严重后果。在药物需要肝药酶激活的情况下,酶活性降低可能导致治疗效果不佳,并可能导致治疗失败。在其他情况下,酶活性降低可能导致抗癌药物的血药浓度升高,从而增加毒性。因此,即使是确诊患有同一种疾病的患者,个体间在药物代谢能力和药物反应方面的差异也给统一治疗带来了挑战。因此,能够预测药物代谢能力的因素在肿瘤治疗中至关重要。

对于药物基因组学在肿瘤化疗药物中的临床应用,目前几个关注点的基因-药物配对是 DPYD/5-氟尿嘧啶(5-FU)/卡培他滨、UGT1A1/伊立替康和 CYP2D6/他莫昔芬。其中,卡培他滨/5-FU 的 DPYD 基因分型显然得到了足够的证据支持,并已用于临床实践,CPIC 指南提供了剂量建议；对于伊立替康和 UGT1A1，由于一项前瞻性研究的发表，显示了减少 UGT1A1 PMs 剂量的益处，因此最近开始使用，目前还没有 CPIC 指南。关于他莫昔芬/CYP2D6，目前对其临床价值存在争议，CPIC 指南已发布，并提出了剂量建议，但 ESMO 不鼓励使用 CYP2D6 基因分型来指导他莫昔芬治疗。以下重点介绍抗肿瘤药物卡培他滨与 5-氟尿嘧啶(capecitabine/5-fluorouracil，5-FU)的药物基因组学临床应用。

5-FU、卡培他滨和替加氟都为氟嘧啶类药物，属抗代谢类抗肿瘤药物，常用于治疗各种癌症，包括结直肠癌和乳腺癌。5-FU 通常静脉给药，其中 80%以上在肝脏代谢。卡培他滨是一种口服的 5-FU 前药，通过肠壁不改变，在肝脏中分别通过羧酸酯酶和胞苷脱氨酶转化为 5′-dFCR 和 5′-脱氧 5-氟吡啶(5′dFUR)。然后 5′dFUR 通过胸苷磷酸化酶或尿苷磷酸化酶转化为 5-FU。替加氟是另一种 5-FU 的前药，CYP2A6 可将其转化为不稳定的中间体 5-羟基替加氟，该中间体可自发分解形成 5-FU。5-FU 有几种代谢途径，其中一些途径导致药物的激活和药效学作用。5-FU 分解代谢的限速步骤是二氢嘧啶脱氢酶(DPYD)将 5-FU 转化为二氢氟尿嘧啶(DHFU)。然后 DHFU 分别通过二氢嘧啶酶(DPYS)和 β-脲基丙酸酶(UPB1)转化为氟-β-丙氨酸(FBAL)和氟-β-丙氨酸(FBAL)。该途径中酶的缺乏可导致严重甚至致命的 5-FU 毒性。DPYS 的变异也被证明会影响 5-FU 的毒性。为了调节氟嘧啶的活性，DPYD 抑制剂如尿嘧啶和烯尿嘧啶可以共同使用，减缓 5-FU 的降解，提高反应率。

服用氟嘧啶类药物会导致约 30%的患者出现严重的治疗相关毒性反应。这些毒性包括腹泻、黏膜炎、骨髓抑制和手足综合征等不良反应。在极少数情况下，它们甚至会导致与治疗相关的死亡，发生率高达 1%。此类毒性的根本原因往往在于关键代谢酶二氢嘧啶脱氢酶(DPD)的活性降低。这种酶负责灭活 5-FU 和卡培他滨。在北美和欧洲人群中，有 3%～5%的人表现出部分 DPD 缺乏症，与正常人相比，DPD 酶活性降低约 50%。完全 DPD 缺乏症较少见，估计发生率为 0.01%～0.1%。酶活性降低的主要原因是编码 DPD 酶的 _DPYD_ 基因中的遗传变异。在这些基因变异中，_DPYD*2A_(rs3918290，c.1905+1G>A，IVS14+1G>A)、c.2846A>T(rs67376798，D949V)、_DPYD*13_(rs55886062，c.1679T>G，I560S)和 c.1236G>A(rs56038477，E412E，在单倍型 B3 中)被认为是临床上最重要的变异。白种人中杂合 _DPYD*2A_ 基因型的频率约为 1%，而 c.2846A>TSNP 的频率为 1.1%。c.1236G>A/HapB3 的频率为 6.3%，_DPYD*13_ 的频率为 0.07%～0.1%。虽然 DPD 缺乏症尚无法准确定义，但已知 DPYD 基因位点的某些同卵突变或某些复合杂合突变(如 _DPYD*2A_、c.1679T>G、c.2846A>T 和 c.1236G>A/HapB3 变体)可导致 DPD 酶活性完全或接近完全缺失，发生危及生命或致命毒性的风险最高。对于完全缺乏 DPD 活性的患者，没有任何剂量被证明是安全的，卡培他滨和 5-FU 是禁用药物。

CPIC 于 2013 年发布了卡培他滨/5-FU 治疗 _DPYD_ 基因分型临床指南，并于 2017 年进行了更新，荷兰药物遗传学工作组(DPWG)也发布了相关指南。从那时起，DPYD 就不再区分“正常”“中等”和“不良代谢者”。取而代之的是活性评分(AS)，其中 _DPYD*2A_ 和 _*13_ 等位基因的评分为 0，c.2846G>A 和 c.1236G>A 等位基因的评分为 0.5。当两个等位基因的综合活性评分为 1.0～1.5 时，CPIC 在其 2018 年 11 月的更新中建议减少 25%～

50%的剂量(与全标准剂量相比)。基于最近的研究证据,CPIC 修订了其建议,即所有 DPYD 中等代谢者无论活性评分是 1 分还是 1.5 分,均应在标准起始剂量的基础上减量 50%,然后根据临床判断和理想的治疗药物监测进行剂量调整。此外,对于因基因型为同源 c.[2846A>T][2846A>T]而导致活性评分为 1 的患者,临床医生应注意可能需要将起始剂量减少 50%以上。对于完全缺乏 DPD 活性的患者,禁用卡培他滨和 5-FU。

四、免疫抑制药物的药物基因组学

免疫抑制药物在实体器官移植中起着至关重要的作用,临床需要联合使用吗替麦考酚酯(mycophenol mofetil,MMF)、钙调磷酸酶抑制剂(calcineurin inhibitor,CNI)(如他克莫司或环孢素)和糖皮质激素以防止移植排斥反应。已有很多研究发现了与各种免疫抑制剂药动学或药效学相关的遗传因素,然而只有 CYP3A5*3 与他克莫司药动学的关系是一致公认的,以下详细介绍。

他克莫司(tacrolimus,FK506)为大环内酯类免疫抑制剂,临床上广泛用于肝、肾、心、肺、胰等器官移植患者的免疫抑制治疗,其主要不良反应包括继发性感染、肾毒性、神经毒性、胃肠反应、代谢障碍以及淋巴增生性疾病和肿瘤等。器官移植患者应用他克莫司后血药浓度偏低可导致急性排斥反应和药物敏感性降低;血药浓度偏高则容易发生肾毒性、神经毒性、糖尿病、高脂血症、高血压和胃肠道紊乱等不良反应,导致毒副作用的发生。由于他克莫司的药代动力学存在显著的个体间差异,对他克莫司的治疗性药物监测(TDM)成为临床常规。然而,由于药物浓度的治疗窗很窄,在治疗效果和不良事件之间的平衡变得至关重要。药物治疗的个体化以优化有效性和副作用之间的权衡已成为治疗首要目标。因此,越来越需要探索除 TDM 之外有助于实现这一目标的其他因素。

他克莫司作用于 FK506 结合蛋白(FK506 binding protein 12,FKBP12),形成复合物后与钙调磷酸酶结合,经细胞色素 P450 酶系(CYP450 或 P450)中的 CYP3A4、CYP3A5 代谢,且为多药耐药基因 *MDR1* 编码的转运蛋白 P-糖蛋白(P-glycoprotein,P-gp)的底物。体外研究发现 CYP3A5 对他克莫司的固有清除率高于 CYP3A4。位于 *CYP3A5* 基因第 3 内含子的 SNP(CYP3A5*3,6986A>G,rs776746)能引起可变剪切,产生不稳定的蛋白质,从而使携带基因为 CYP3A5*3/*3 的人不表达 CYP3A5(称为 CYP3A5 非表达型者),因此被认为是决定 CYP3A5 蛋白表达水平的最主要因素。CYP3A5 非表达者在不同人群中占很大比例,包括 80%~90%的高加索人,70%的亚洲人和 30%的非洲人。

大量研究表明,该 SNP 与他克莫司药动学密切相关,CYP3A5 表达型(*1/*1 或*1/*3 型)肾移植受体的他克莫司剂量校正谷浓度显著低于非表达型者(*3/*3 型),CYP3A5 表达型患者的他克莫司平均所需剂量比 CYP3A5 非表达型者高 40%~50%;对于肝移植则是供体 CYP3A5*3 基因型与受体他克莫司浓度密切相关。这也是他克莫司药物基因组学研究中最为一致的结论,目前已被列入 CPIC、DPWG 以及《药物代谢酶和药物作用靶点基因检测技术指南(试行)》中,被 Pharm GKB 推荐为 1A 级别。CYP3A5 表达者(CYP3A5*1

携带者),通常需要比非表达者(如 *CYP3A5* * *3*/ * *3* 个体)高 50%的剂量。虽然 *CYP3A4* * *22* 和 *POR* * *28* 对他克莫司代谢有影响的报道,但 CPIC 目前只发布了 CYP3A5 和他克莫司的指南,而没有其他基因的指南。

基于 CYP3A5 的 CPIC 对他克莫司剂量建议如下:快代谢型(CYP3A5 表达者)起始剂量增加 1.5~2.0 倍,总起始剂量不应超过 0.3 mg/(kg·d),使用 TDM 来指导剂量调整;中间代谢型(CYP3A5 表达者)起始剂量增加 1.5~2.0 倍,总起始剂量不应超过 0.3 mg/(kg·d),使用 TDM 指导剂量调整;慢代谢型(CYP3A5 非表达者)开始标准推荐剂量治疗,使用 TDM 指导剂量调整。

参考文献

[1] Londin E R, Clark P, Sponziello M, et al. Performance of exome sequencing for pharmacogenomics[J]. Pers Med, 2014,12:109-115.

[2] der Lee V, Kriek M, Guchelaar H-J. Technologies for pharmacogenomics: a review[J]. Genes, 2020,11:1456.

[3] Rasmussen-Torvik L J, Almoguera B, Doheny K F, et al. Concordance between research sequencing and clinical pharmacogenetic genotyping in the eMERGE-PGx Study[J]. J Mol Diagn, 2017, 19:561-566.

[4] Gonsalves S G, Dirksen R T, Sangkuhl K, et al. Clinical pharmacogenetics implementation consortium (CPIC) guideline for the use of potent volatile anesthetic agents and succinylcholine in the context of RYR1 or CACNA1S genotypes[J]. Clin Pharmacol Ther, 2019,105:1338-1344.

[5] Zhao M Z, Ma J S, Li M, et al. Cytochrome P450 Enzymes and Drug Metabolism in Humans[J]. Int J Mol Sci, 2021,22(23):12808.

[6] Gaedigk A, Dinh J C, Jeong H, et al. Ten years' experience with the CYP2D6 activity score: a perspective on future investigations to improve clinical predictions for precision therapeutics[J]. J Pers Med, 2018,8:E15.

[7] Lima A, Bernardes M, Azevedo R, et al. Pharmacogenomics of methotrexate membrane transport pathway: can clinical response to methotrexate in rheumatoid arthritis be predicted? [J]. Int J Mol Sci, 2015,16(6):13760-13780.

[8] Bruckmueller H, Cascorbi I. ABCB1, ABCG2, ABCC1, ABCC2, and ABCC3 drug transporter polymorphisms and their impact on drug bioavailability: what is our current understanding? [J]. Expert Opin Drug Metab Toxicol, 2021,17(4):369-396.

[9] Politi C, Ciccacci C, Novelli G, et al. Genetics and treatment response in Parkinson's disease: an update on pharmacogenetic studies. Neuromolecular Med, 2018,20(1):1-17.

[10] Abdullah-Koolmees H, van Keulen A M, Nijenhuis M, et al. Pharmacogenetics guidelines: overview and comparison of the DPWG, CPIC, CPNDS, and RNPGx guidelines[J]. Front Pharmacol, 2020,11: 595219.

[11] 谢秋芬,种姗,胡琨,等.国内外药物基因组学相关指南的现状[J].中国临床药理学杂志,2022,38(16):1954-1957.

[12] 中国药理学会药物基因组学专业委员会，中国遗传学会遗传咨询分会. 个体化用药遗传咨询指南[J]. 中国临床药学杂志，2022，31(05)：321-333.

[13] 周宏灏，陈小平，张伟，等. 药物代谢酶和药物作用靶点基因检测技术指南(试行)概要[J]. 实用器官移植电子杂志，2015，3(05)：257-267.

[14] 李冉，方丽，刘容枝. 药物基因组学标志物检测产品发展的现状和思考[J]. 分子诊断与治疗杂志，2023，15(12)：2041-2043.

[15] Phillips E J, Sukasem C, Whirl-Carrillo M, et al. Clinical Pharmacogenetics Implementation Consortium Guideline for HLA Genotype and Use of Carbamazepine and Oxcarbazepine: 2017 Update[J]. Clin Pharmacol Ther, 2018, 103(4): 574-581.

[16] Lee C R, Luzum J A, Sangkuhl K, et al. Clinical Pharmacogenetics Implementation Consortium guideline for CYP2C19 genotype and clopidogrel therapy: 2022 update[J]. Clin Pharmacol Ther, 2022, 112(5): 959-967.

[17] Cooper-DeHoff R M, Niemi M, Ramsey L B, et al. The Clinical Pharmacogenetics Implementation Consortium guideline for SLCO1B1, ABCG2, and CYP2C9 genotypes and statin-associated musculoskeletal symptoms[J]. Clin Pharmacol Ther, 2022, 111(5): 1007-1021.

[18] Johnson J A, Caudle K E, Gong L, et al. Clinical Pharmacogenetics Implementation Consortium (CPIC) guideline for pharmacogenetics-guided warfarin dosing: 2017 update[J]. Clin Pharmacol Ther, 2017, 102(3): 397-404.

[19] Amstutz U, Henricks L M, Offer S M, et al. Clinical Pharmacogenetics Implementation Consortium (CPIC) Guideline for dihydropyrimidine dehydrogenase genotype and fluoropyrimidine dosing: 2017 Update[J]. Clin Pharmacol Ther, 2018, 103(2): 210-216.

（陈昭琳　张　蕾）

第九章　循证医学与药物治疗

第一节　循证医学的基本概念

循证医学(evidence based medicine,EBM)是一门遵循科学证据的医学,是在充分考虑患者意愿的条件下,通过慎重、准确和明智地应用从科学研究中获得的最佳证据到临床决策,同时结合医师或者药师的个人专业技能和临床经验,考虑患者的病情需要,制订出患者的治疗措施。其核心思想是“任何医疗卫生方案、决策的确定都应遵循客观的临床科学研究产生的最佳证据”,从而制订出科学的预防对策和措施,达到预防疾病、促进健康和提高生命质量的目的。

一、循证医学的特点

循证医学实践强调最佳研究证据、临床专业知识、患者独特的价值观和患者情况四者的完美结合,为患者制定最佳并使其满意的诊疗决策。

(一) 决策的三要素

1. “证据”及其质量是实践循证医学的决策依据

高质量的证据应该具有以下共同特征:

(1) 科学和真实　科学和真实即证据的生产必须针对特定问题、经过科学设计、偏倚控制、严格实施和客观分析,并能溯源,接受时间和实践检验。

(2) 系统和量化　系统指在严格科学的顶层设计下,全面、科学、分步骤的证据生产和使用。定量证据是决策的理想证据,但实际工作中证据并非总能量化,在教育、管理和社会科学领域尤其如此,因而只要是科学、真实的证据仍有用。

(3) 动态和更新　基于一定时期、一定人群、一定条件下生产出来的证据,随着条件改变、人群更迭、实践模式和方法改变及新证据出现不断更新,才能科学地指导实践。

(4) 共享与实用　证据作为解决问题的知识产品,消耗人类的各种资源被生产出来,应该为人类所共享,接受公众监督,保证需要者能获取,并帮助他们利用证据解决实际问题。

（5）分类和分级　先将证据按研究者和使用者关注的问题分类，再在同类信息中按事先确定的标准经科学评价后严格分级，是快速筛选海量信息的重要手段和方法。

（6）肯定、否定和不确定　肯定、否定和不确定都可能是研究的合理结果，但都需要证据支持。

2. 专业技能是实践循证医学的基础

循证医学提倡将医学实践专业技能（内部证据）与当前可得最佳证据（外部证据）结合，再综合考虑用户的意愿和价值观及当时当地的条件，作出最佳决策。若忽视经验，即使得到了最好的证据也可能用错，因为最好的证据在用于每一个具体个体时，必须因人而异，根据其临床、病理特点、人种人口特点、社会经济特点和试验措施应用的可行性灵活运用，切忌生搬硬套。

3. 充分考虑用户的期望或选择是实践循证医学的独特优势

循证医学提倡医生在重视疾病诊断、治疗的同时，力求从患者角度出发去了解患者患病的过程及感受。在卫生决策领域中，也需要充分考虑利益相关者的偏好和诉求。

（二）遵循四个原则

1. 基于问题的研究

从实际问题出发，将具体问题转化为可以回答的科学问题，以防治性研究为例，按PICOTS六要素可将问题拆分为：① P（population/patients/participants）：研究对象的类型、特征、所患疾病类型等；② I（intervention）：干预措施；③ C（comparison）：对照措施；④ O（outcomes）：结局指标；⑤ T（time）：时间框架；⑥ S（setting）：研究环境。

值得注意的是，PICOTS六要素在不同的研究问题（如观察性研究、公共卫生研究、卫生管理研究等）中含义有所差异。如在观察性研究中干预措施（I）可以转换为暴露因素（exposure，E）即评价暴露因素对结果的影响。

2. 遵循证据的决策

所做的决策一定是基于此前所有、当前可得的最佳证据，并关注最佳证据的科学性、适用性和可转化性。科学证据永远是科学决策的重要依据和手段，但证据本身并不等于决策。决策往往受证据本身、决策环境、资源、决策者和用户偏好等多因素影响，是一个复杂的过程。

3. 关注实践的结果

关注用当前最佳证据指导实践的结果，将解决的问题上升为证据，对未解决的问题继续探索。

4. 后效评价、质量提升

对于实践的结果应进行后效评价，去伪存真、去粗取精，追求成本-效果最佳。

二、中国实践循证医学的特殊性

如何结合中国的实际情况，借用西方科学研究的证据，提高我国的医疗卫生服务水平，是一个十分值得认真思考和讨论的问题。在中国推行循证医学会面临以下几个关键性问题：① 绝大多数疾病的循证医学数据库资源多是根据欧美国家的研究证据建成，然后我国借鉴，缺乏或没有足够的我国本土化证据的加入，其推荐意见直接套用到人种不同的中国患者以及未考虑国内相对落后的医疗条件是否适用；② 中国多数临床医生检索、评价和利用证据的意识和能力尚处于较低水平；③ 重要的医学文献绝大多数以英文发表，即使中国所有医生都熟练掌握了检索、评价与使用医学文献的技能，许多医生仍可能因语言障碍而不能直接快速阅读英文文献；④ 多数医疗机构缺乏高质量的循证医学数据库资源供医务人员方便、快速查寻；⑤ 中国的临床医生非常繁忙，实践循证医学的时间、精力有限；⑥ 中西医并重、中西药并用的特殊国策对高质量证据产生和使用的挑战。

三、实践循证医学的意义

循证医学的产生，迅速在医疗、医学教育、科研和卫生管理等方面产生了极大的影响。

（一）促进临床决策的科学化、规范就医行为

对临床医学，实践循证医学的目的是解决临床医疗实践中的难题，从而促进临床医学的发展：循证医学强调在个人经验、专业知识和患者参与医疗决策的基础上，结合现有最佳证据为患者作出最佳决策，从而提高临床医务工作者的素质，规范临床实践行为模式。

（二）促进医学教育模式的转变

实践循证医学的目的是促进医学教育模式的转变。从传统的医学教育模式（以授课为基础的学习，lecture-based learning）向循证医学教育模式（以问题为基础的学习，problem-based leaning）转变：① 有助于培养医学生积极思维的方法、探索精神、创新能力，为今后从事临床及科研工作打下基础。② 有助于强化医学生自学能力、横向思维能力、运用知识的能力、不断更新知识的能力。③ 培养学生具备医生的素质及能力，包括与患者交流的能力，了解医疗与社会的关系，加强与人相处的协作能力，从而有助提高学生在面对一个具体患者时，进行临床思维、诊断与鉴别诊断、处理及治疗程序以及回答患者与家属各种问题的能力。

（三）为临床医学研究和管理提供正确的导向

循证医学的实践要求我们一方面根据临床具体问题不断查寻资料，使我们能全面、系统了解当前某一领域的研究现状，从中发现一些未解决的临床问题，作为今后研究的立题依据，为临床研究导向，实现“有证—查证用证，无证—创证用证”的循证医学实践模式；另一方

面，我们不断严格评价获得的研究证据，能发现前人在研究某一临床问题时在设计、实施、资料分析和论文撰写中存在的缺陷，避免今后研究中出现同样的问题，有助于促进临床科研方法学的规范化、提高研究质量。

在管理方面，循证医学的理念同样可促进卫生决策、新药开发、医疗保险的科学化，合理利用卫生资源。

第二节　循证医学的研究方法和步骤

一、循证医学的实施步骤

临床医生可以分 5 个步骤来实践循证医学：① 循证医学问题的构建；② 证据检索与收集；③ 证据评价；④ 应用最佳证据；⑤ 经验总结及后效评价，即对实施结果进行追踪和再评估，修正错误，发现更好的方法。如图 9-1 所示。

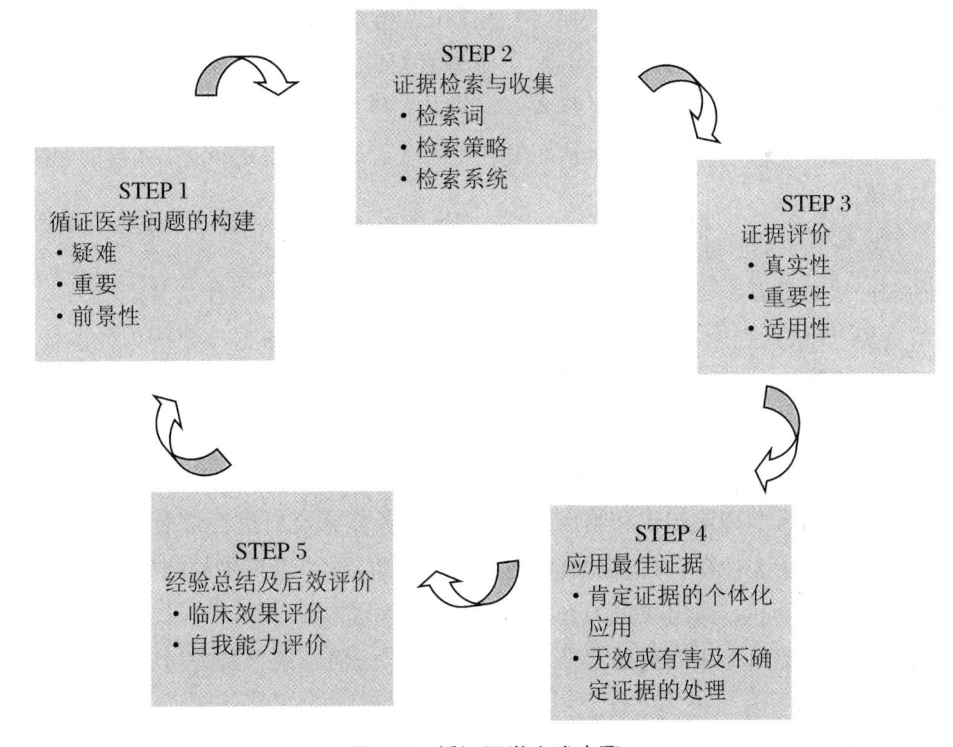

图 9-1　循证医学实践步骤

（一）循证医学问题的构建

1．找准循证问题应具备的条件

（1）对患者要有责任心

EBM实践应以解决患者所患疾病存在的重要临床问题为中心。为此，无论是临床医生还是EBM的学习者务必抓住患者的临床关键难题，而这些难题关系患者的安危，EBM实践者则往往是不知道的。因此，EBM的第一关键是找准患者存在的、而医务人员必须回答的临床难题。作为医者要拥有仁者之心，对患者有责任感，关心患者，同情患者的临床医生，会以患者为中心去考虑问题，也会在与患者的交谈和观察中发现更多的临床问题。

（2）要有扎实的医学基础知识和丰富的临床医学知识

人体无论哪一系统的疾病都有其规律，倘若临床医生不了解病因、发病机制和临床表现，不熟悉各种诊断试验和辅助检查的特性、适应证，不了解各种药物的治疗机制，其药理作用及可能发生的不良反应，在接诊一个具体的患者时，就不可能提出适当的问题。因此具备系统扎实的医学知识是找准临床问题的必要基础之一。

（3）要具有一定的人文科学素养及社会、心理学知识

随着医学模式的改变，许多患者疾病的发生与心理、精神因素有关。也有一些疾病的发病虽然与此关系不大，如慢性肝病、肿瘤，但患者在患病后对疾病的认识和心态会影响其病情及预后。因此，要在这方面去发现问题，了解患者对此病的想法、期望及忧虑。还要了解患者的社会经济状况及家庭负担等。具备一定的人文科学素养、社会和心理学知识，才能与不同性格的患者顺利沟通，交流思想，从而发现患者在心理上存在的问题，并帮助解决，这本身也是治病的一部分。

（4）要具备扎实的临床基本技能

包括如何接触患者，采集病史，全面的体格检查和对诊断试验选择与鉴别能力。对患者务必弄清病史，要认真查体，了解入院时情况，如疾病的严重度，掌握重要的阳性体征和阴性体征。了解与疾病有关的实验室和辅助检查资料结果。在此前提下才可能找出患者迫切需要解决的问题。

（5）要拥有临床综合分析的思维和判断能力

应用已掌握的医学理论知识和临床经验，结合患者临床资料进行综合分析、逻辑推理，从错综复杂的线索中去伪存真、去粗取精，找出主要矛盾，并加以解决的临床思维过程，也是发现问题、找准临床问题，做出决策的必备条件。

上述是寻找和提出临床问题的五个重要必备条件，任何一条不具备，均不利于找准患者的临床问题。

2．临床问题的类型

由于EBM实践者可以是医学生直至高年资临床医生，鉴于层次与阅历不一，在临床实践中即使面临同一患者，由于视角与水平不一，发现和提出的临床问题（clinical question）也会各异，这些问题可大致分为三种类型：

(1) 一般性临床问题

主要由 EBM 初学者提出，除了具备基础医学知识外，往往需要有关人文科学素养以及社会、心理学知识。这些问题包括：

① 涉及患者的一般知识性问题，如患者性别、年龄等。

② 涉及有关所患疾病的基本问题，如某个具体的患者，存在什么临床问题，在什么地方、何种环境下发病，何时发病，如何发病，病因和危险因素是什么等；此外，患者的主要临床表现又是什么。当然，有兴趣的初学者也会提出一些未知的欲求解答的问题。

(2) 特殊的临床问题

这是临床医生对患者的诊治过程中，在充分掌握了患者病史、临床症状、体征、有关检查资料之后，通过临床综合分析，从专业角度所找到的问题。主要包括：

① 患者存在的特殊问题。这些问题不解决则必然影响临床上对患者的正确处理。例如一个肝硬化患者，近期腹水明显增多，对于这个患者，提出"其腹水有无感染"就是一个十分重要的临床问题，不能确定其是否合并自发性腹膜炎，就无法对其施予正确的治疗。

② 与干预有关的问题。在临床实践中如何进行相应干预，是"牵一发而动全身"的问题，干预不再是孤立的，这是因为临床干预能否成功实施往往涉及病因/危险因素的暴露干预、诊治、预后、患者的依从与认可等一系列相关问题。例如对一例消化性溃疡患者进行治疗时，必须先对病因提出问题，患者有无幽门螺杆菌感染，有无服用非甾体消炎药病史，有无其他应激状态等，这些都是在实施干预措施所要考虑的问题。再如，对于慢性活动性病毒性肝炎的治疗，患者的依从性与认可度就更显得重要。

③ 干预措施的选择问题。干预措施也有许多种，每一种措施都有其利和弊，这就存在如何比较抉择的问题。如对恶性肿瘤患者采取手术、化疗，还是介入性治疗或放疗，不仅要分析病情，解决关键问题，将各种措施的利与弊罗列出来进行比较，还要考虑到患者经济能力与家属沟通进行决策，力求将安全、有效、经济的干预措施推荐给患者。

④ 干预的最后结局问题。追求最佳结局一直是 EBM 实践者感兴趣的问题。结局可以是症状体征改善、生存率提高或者是死亡率和致残率的下降，使用不同的结局指标，找出的问题也不尽相同。

总之，以上这四个环节是一个有机整体，作为 EBM 实践者在发现特殊临床问题时，一定要牢牢掌握。

(3) 患者所关心的问题

应结合患者的价值观、意愿和具体情况提出问题。例如同一疾病不同年龄段的患者所关心的问题是不同的。一项 1012 名乳腺癌妇女的研究发现，不同年龄段妇女关心的治疗结局是不同的。70 岁以上的妇女最关心的是癌症治愈和转移的可能性；小于 50 岁的妇女关心的是治疗对其性功能的影响；有阳性家族史的妇女最关心的是该病是否有遗传性。因此，针对不同患者的不同情况提出临床需要解决的问题。

3. 构建循证问题的模式

提出一个恰当的临床问题十分重要，是循证的第一步，也是关键所在。一个构架完好的问题，可以帮助临床医生缩短寻找证据的时间，快速检索找到适合的证据，并且易于评价和应用。在临床诊疗中，病人、住院医师和专家都会提出各种临床问题。临床问题根据问题提出不同，分为病因、诊断、治疗和预后四种类型。运用 PICO 原则（表 9.1）构建临床问题是将初始临床问题转变为医学科研可以回答的临床问题，有利于住院医师就某一临床问题进行文献检索。运用 PICO 原则构建临床问题是循证临床实践的第一步，为循证临床实践提供方向。住院医师对患者的诊治过程就是一个不断提出问题、寻找证据、解决问题的过程，所以，住院医师恰当运用 PICO 原则构建临床问题，在循证临床实践中至关重要。

表 9-1　PICO 原则

构建临床问题：PICO
患者人群（P）：研究对象是谁
干预或暴露因素（I）：如诊断试验、食物、药物、外科手术、时间或危险因素
比较因素（C）：对于治疗、预后或者伤害相关问题，须同时包含干预组或有害暴露组，以及与其相比较的非干预组或非暴露组
结局（O）：我们关注的与暴露因素相关的结局是什么？多为远期指标，如死亡率、功能改善、不良反应发生率等，我们也会关注结局对社会造成的影响，包括花费或资源利用

4．应用举例

（1）原始问题：用什么药治疗？

剖析问题：根据案例，了解到治疗的对象是运动性哮喘患儿，通过查证得知孟鲁司特在治疗运动性哮喘患儿的疗效是有效的，而患者和住院医师更多关注的是孟鲁司特和其他哮喘用药（常规治疗）相比，孰优孰劣？预后方面，患儿家属十分关心通过治疗后患儿是否会复发。

构建问题：孟鲁司特与常规治疗相比，能降低运动性哮喘患儿喘息的复发率吗？（表 9-2）

表 9-2　构建后的治疗问题

PICO	信　　息	PICO	信　　息
患者（P）	运动性哮喘患儿	对照措施（C）	常规治疗
干预措施（I）	孟鲁司特	结局（O）	喘息的复发率

（2）原始问题：抗血小板药对脑卒中患者有效吗？

剖析问题：根据临床诊疗经验，抗血小板药对改善急性缺血性脑卒中患者有一定的帮助，但是对于患者而言，更多的是关注急性缺血性脑卒中后，未来的生存率和致残率等预后结局。

构建问题：抗血小板药与不用抗血小板药物相比能改善急性缺血性脑卒中患者的生存率和致残率吗？（表 9-3）

表 9-3　构建后的治疗问题

PICO	信　　息	PICO	信　　息
患者(P)	急性缺血性脑卒中患者	对照措施(C)	不用抗血小板药
干预措施(I)	抗血小板药	结局(O)	患者的生存率和致残率

(二)寻找回答临床问题的最佳证据

1. 循证检索的基本步骤

循证检索的步骤主要是分析临床问题(或明确研究目的),选择合适的数据库及相应的检索平台,确定检索词,编制检索策略,初步检索,检索结果评价和调整检索策略,输出检索结果,获取全文以及创建文献跟踪服务等步骤,如图 9-2 所示。其中选择数据库、确定检索词和编制检索策略又是循证检索的核心环节。

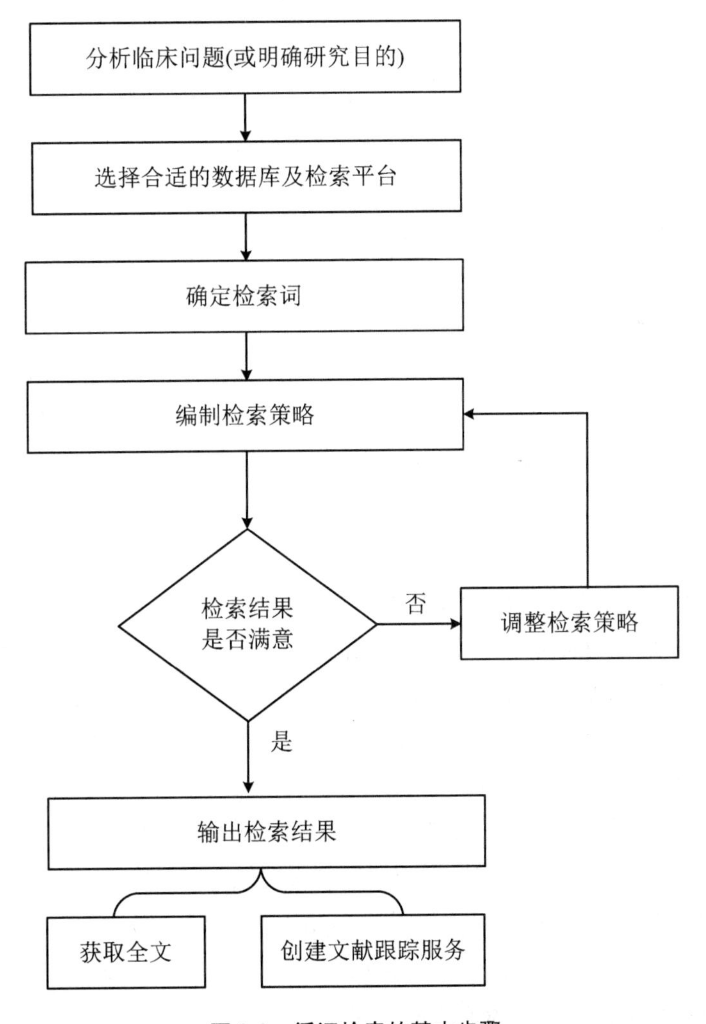

图 9-2　循证检索的基本步骤

2. 确定检索资源

循证医学的每一个临床决策都必须建立在最佳的科学证据之上。寻找回答临床问题的最佳证据，要求研究者首先通过广泛而准确的信息检索，涵盖各种可能的文献和研究结果，这些证据不仅包括随机对照试验（RCT）和系统评价（SR），也应兼顾其他形式的科学研究。在确定检索资源时，研究者应优先考虑最权威、最全面的数据库，如 Cochrane 和 PubMed 数据库，它们为医学研究提供了大量的高质量文献，且其检索系统具备高度的灵活性，能够根据研究者设定的研究问题进行精确匹配，以便筛选出最合适的研究文献。

在检索过程中，关键词选取的恰当与否直接关系到最终检索结果的质量和实用性。为了提升检索的精准度，研究者需运用 Meta 分析等方法学工具，合理利用关键词及医学主题词（MeSH terms），设计包含特定医学主题、研究类型和相关人群特征等要素的检索语句。使用布尔逻辑运算符将各关键词和主题词有机结合，形成能够综合反映临床问题本质的复合检索语句。

研究显示，整合药物和药物交互数据库如 UpToDate 与 LexiComp；DynaMed 与 Micromedex；BestPractice 与 Brish National Formulary、Martindale、AHFS drug information 或医院自建药物数据库；ClinicalKey 与 Clinical Pharmacology 等资源比 PubMed、Google 等能更快、更可靠地解决临床医生日常医疗中遇到的问题。这类资源的出现和完善，将传统的“问题、检索、整合和评价”的零散循证模式转化为“问题—搜索—答案/推荐方案”的整合循证模式。使临床医师不需要花大量时间从 PubMed 等原始文献数据库中去检索、获取全文、评价和总结临床研究证据，使越来越多的临床医师实践循证医学成为可能（表 9-4）。这些具有高质量的证据和相对权威的推荐意见的知识库已在欧美国家成为重要的床旁循证临床实践工具，是现在最主流的临床证据来源之一。但其最大的问题是：独立于医院信息系统（如电子病历系统 electronic medical record，EMR；电子健康档案系统 electronic health record，EHR；电子医嘱系统 computerized physician order entry，CPOE 等）以外，医生必须主动去查询才能实践循证医学。使医生仍然面临时间、技能和意愿的障碍。

近年趋势提示，理想的证据资源应是基于高质量证据知识库，与医院信息系统高度整合，能提供循证决策支持和个性化患者服务的计算机辅助决策系统。这套系统应具备的功能：① 从患者入院起，就能根据患者的主诉，给予医师相应的重点问诊、查体和实验室检查等方面基于当前最佳证据的提示，并随着信息的进一步收集不断变化。对医师录入的检查清单，能自动识别是否有重复和不需检查的项目。② 信息收集完整后，能按概率给出患者可能的鉴别诊断及鉴别要点供医师参考（具有类似功能的系统如 GIDEON）。③ 诊断确立后，能根据当前最佳证据，给出最佳的推荐处理方案、推荐强度和证据级别（如 UpToDate）。④ 医师录入医嘱时，能提示药物用法，能自动识别是否存在药物交互作用，药物过敏或其他禁忌证等重要提示及相应证据。⑤ 能自动提示最好的护理方案及相应证据。这类系统能规范医护流程，督促医生使用基于当前最佳证据的最安全有效的处理方案，减少重复检查的可能，减少人为因素的医疗差错，提高医疗质量。

表 9-4　文献数据库分类(按收录内容和功能分)

类　型	描　述	举　例
书目索引数据库	主要指提供索引和文摘的二次文献数据库，文献收录较全，无全文	如美国医学文摘(MEDLINE)，荷兰医学文摘(Embase)，《中国生物医学文献数据库》(CBM)等
全文数据库	提供期刊文献全文的数据库；文献收录通常较片面	如 EBSCO EJS/ASP，IngentaConnect，OVID Journals，ScieneDirect，CNKI，VIP，Wanfang 等中英文期刊全文库
事实性数据库	提供事实性信息和数据的数据库，比如统计信息，参考工具等	如CNKI中的国家科技成果数据库、AccessMedicine 中的 Textbooks 数据库、循证医学知识库如 UpToDate 等

3．制订检索策略

在实施循证医学的检索策略时，准确、高效地获取相关研究证据是基础也是关键。传统的检索方式往往不能满足快速获取高质量证据的需求，因此需要制定更合理和精确的检索策略。首要步骤是构建针对性的检索语句，采用布尔逻辑运算符(AND，OR，NOT)来组合关键词与短语，增强检索的针对性与覆盖广度。例如，当想要同时检索涉及糖尿病与高血压患者的研究时，可使用“Diabetes and Hypertension”作为搜寻词串联。此外，限定词可以用于筛选特定研究设计如“Randomized Controlled Trial”，而扩展词可以用于扩大检索范围，例如在检索糖尿病相关研究时使用“Diabetes Mellitus”。还可以将检索词进行不同方案组合进行检索(表 9-5)。

为了精准锁定检索范围并避免无效检索结果，检索策略还需设置适宜的过滤条件。可通过限制发表时间来获取最新研究，亦可根据研究涉及的人群特征(如年龄、性别等)来精选研究样本。此外，基于研究类型的选择可以大幅提升检索结果的质量与适用性，常用的过滤条件包括研究类型：“Meta-Analysis”，“Clinical Trial”等。

检索策略的制定需要考虑研究证据的评价方法。对于研究证据级别的判定标准包括随机对照试验 RCT 为级别Ⅰ，队列研究为级别Ⅱ，以此类推，不同级别的证据对临床决策的影响力和可信度也不尽相同。采用 Jadad 评分等工具进行证据质量评价，以保证检索到的研究具备足够的可靠性。同时，应用统计学显著性检验手段，如 P 值及置信区间，评估研究结果的显著性与影响力程度。

在现实应用中，快速获取证据同样重要。利用自动化工具与数据库的智能检索功能可以实现更快捷的检索过程。例如，PubMed 的 MeSH 术语能够针对特定领域进行深入检索，而且该系统提供了对于搜索词汇敏感度与特异度方面的指导，尤其适用于循证医学的检索需求。考虑到检索策略的必要性，我们也需要深入研究与评价其效果，评价方法包括探讨检索策略的覆盖率、精确率与相关性，从而不断地对其进行优化。

由于时间和专业知识的限制，临床医师难以对海量医学文献进行详尽的自我检索，因此针对检索策略的优化对于提高工作效率和决策质量显得尤为重要。借助现代信息技术，包括数据库检索系统的不断升级及其辅助工具的完善，医学专业人员可以更加高效地进行循证医学证据的检索与筛选。然而，即使使用了高级检索策略，也需要关注检索过程中可能出现的偏差，比如发表偏倚等，克服这些障碍需要医务工作者具备批判性思维和专业的检索技能。

表 9-5　将检索词组合成不同的检索策略

PICO 原则	检　索　词
P 稳定期慢性支气管炎患者	COPD 或(慢性支气管炎)
I 化痰药物	化痰药
C 安慰剂(和目前最佳诊治)	安慰剂
O 疾病加重人数，死亡率	加重或死亡率
金字塔资源分类	检索策略
摘要类和预先经过评价的研究	慢性支气管　化痰药 COPD 化痰药
非预评价研究	COPD 化痰药加重 [COPD OR(慢性支气管炎)]AND 化痰药 [COPD OR(慢性支气管炎)]AND 化痰药 AND 加重 [COPD OR(慢性支气管炎)]AND 化痰药 AND(加重 OR 死亡率)

（三）证据评价

证据的评价是循证医学研究方法的核心步骤之一，关乎临床指南的制定和临床决策的科学性。证据评价过程涉及系统分析的统计处理和定性分析，以确保得出的结论既可靠又实用，能够直接应用于临床实践中(详见后面“循证医学证据的评价方法”)。

在对证据级别进行判断时，首先需要对照证据分级标准，通常从Ⅰ级到Ⅳ级，Ⅰ级指的是来自随机对照试验或系统评价/Meta 分析的高质量证据，Ⅳ级则可能是专家意见或案例报告等较为低级的证据。证据的等级标准和应用效果指导临床医生制定更为精确的治疗方案。

对于证据质量的评价，则涉及如何衡量相关研究的设计质量、数据分析的正确性和报告的完整性。Jadad 评分系统是最常用的评估随机对照试验质量的工具，主要评价研究的随机化、盲法和退出研究的情况。CONSORT 标准是指导随机对照试验报告的重要准则，包含了建议报告的内容清单和流程图，以确保研究的透明度和完整性。STROBE 指南则为观察性研究的报告提供了指引，旨在通过规范的研究报告，提高研究证据的透明度和质量。

在评价结果测定指标方面，临床医生需要综合考虑治疗后患者的治愈率、不良反应频率、预期生存期和生活质量等多个维度。通过这些指标可全面评估治疗方案的效果。同时，统计学显著性检验如 P 值、置信区间(CI)以及效应量计算都是判别结果是否具有代表性和普遍适用性的重要指标。

系统评价和Meta分析要求研究者在评价证据时，进行系统的文献检索，依靠科学的研究方法，使用统计学方法合成研究数据结果，同时关注研究结果之间的一致性和临床相关性，如异质性和敏感性分析是判断多项研究结果可比性和稳定性的重要工具。出版偏倚评估则针对发表文献可能存在的选择性问题，保证研究结论的客观性和广泛适用性。

在临床实践中，研究数据的科学性和真实性至关重要，中国循证医学中心提出的GRADE工具可以为证据分级和推荐提供一套明确的方法。通过GRADE工具，研究者不仅能够对证据进行分级，还可以根据不同水平的证据为临床医生提供明确的建议，这有助于提升指南的实用性和指导性。

（四）应用最佳证据

循证医学证据的选取标准包括研究设计、样本大小、结果的复制、统计显著性、发表渠道及权威性以及学科代表性。选择符合这些标准的循证医学证据，能够为临床决策提供可靠的支持，提高医疗实践的质量和安全性。

典型病例分析与证据应用是循证医学中非常重要的一环。通过分析典型病例并进行证据应用，可以帮助医生更准确地诊断和治疗疾病，提高治疗效果和患者生活质量。

（1）病例的选择　在进行典型病例分析与证据应用前，首先需要选择一组代表性的病例。选择典型病例时，应该考虑以下因素：① 疾病的临床表现是否典型。② 病例之间应当具有一定的共性，但也应包括一定的变异性。③ 病例的数量应足够，以保证分析结果的可靠性。

（2）分析方法，病史分析　详细了解病例的病史、症状、体征等信息。检查结果分析：对病例进行各种必要的检查，包括实验室检查、影像学检查等，并对结果进行分析。

（3）证据应用　典型病例分析与证据应用的关键在于将最新的研究证据应用到临床实践中。在应用证据时，需要注意以下几点：① 证据的可靠性：选择高质量的研究证据，如系统评价、随机对照试验等。② 个体化治疗：典型病例分析不仅要考虑整体治疗效果，还要考虑患者个体差异，制定个体化的治疗方案。③ 临床经验的结合：典型病例分析不能只依赖研究证据，还应结合医生的临床经验和专业判断。

（五）效果评价

效果评价的重要性是循证医学研究中不可忽视的环节，它对于评估医学干预措施的有效性和安全性具有重要意义。在循证医学中，常用的效果评价方法有临床试验、系统评价、荟萃分析等，这些评价方法可以提供全面而客观的证据，帮助医生和患者做出合理的治疗决策。

效果评价可以帮助我们了解医学干预措施的实际效果。通过对大规模的临床试验和系统评价的结果进行分析，可以得到治疗方案的治愈率、生存率、疗效持续时间等重要指标，以评估医学干预措施的效果。这些评价结果可以为医生提供治疗患者的参考依据，提高治疗的准确性和有效性。

效果评价可以帮助我们了解医学干预措施的安全性。在评价医学干预措施的效果时，我们还需要评估其可能带来的副作用和风险。通过对临床试验和系统评价中的安全性数据进行分析，可以得到干预措施的不良反应率、并发症发生率等指标，以评估其安全性。这些评价结果可以帮助医生在制定治疗方案时考虑患者的个体差异，减少不必要的风险和副作用。

常用的效果评价指标是对循证医学研究结果进行客观评估和判断的重要工具。下面介绍几个常用的效果评价指标。

相对危险度(relative risk)：相对危险度是用来衡量一种治疗方法相对于对照组的风险差异的指标。其计算公式为：相对危险度 = 患病率(实验组)/患病率(对照组)。数值大于 1 表示实验组的患病率高于对照组，数值小于 1 表示实验组的患病率低于对照组。

相对风险减少(relative risk reduction)：相对风险减少是用来衡量一种治疗方法相对于对照组的风险减少程度的指标。其计算公式为：相对风险减少 = 1 − 相对危险度。数值范围为 0～1，数值越大表示治疗方法的效果越好。

绝对危险度减少(absolute risk reduction)：绝对危险度减少是用来衡量一种治疗方法相对于对照组的绝对风险减少程度的指标。其计算公式为：绝对危险度减少 = 患病率(对照组) − 患病率(实验组)。数值越大表示治疗方法的效果越好。

患者需治疗人数(number needed to treat)：需治疗人数是指某种治疗实施一段时间后，为了预防一例不良事件，需要治疗的患者。其计算公式为：需治疗人数 = 1/绝对危险度降低率。数值越小表示治疗方法的效果越好。

平均数比差(mean difference)：平均数比差是用来衡量不同治疗方法之间平均数的差异的指标。通常用来评价连续变量的治疗效果。数值大于 0 表示实验组的平均数高于对照组，数值小于 0 表示实验组的平均数低于对照组。

在循证医学研究中，常用的效果评价指标能够客观地反映治疗方法的效果差异，帮助医生和患者做出合理的选择。但需要注意的是，不同的指标适用于不同类型的研究设计和研究对象，选择合适的评价指标是进行效果评价的关键。

二、循证医学证据的评价方法

(一) 证据来源、分类、分级

循证医学在现代医疗领域扮演着关键角色，其依赖的是高质量的证据支持临床决策。证据来源广泛，涵盖从随机对照试验到专家共识的各种形式。确切地说，证据可分为原始研究报告、观察性研究记录、专家共识声明以及临床指南等多种类型，每种类型都有其在临床决策中的不同重要性和适用范围。根据 Haynes 教授提出的资源 6-S 金字塔分级，见表 9-6。

表 9-6 循证医学资源分类

类别举例	分层*	描述	
总结和指南	在线总结资源 临床实践指南数据库	对某主题(并不限于单个问题、干预或结局)的一系列证据的总结 对临床决策制定总体可行的推荐意见 定期更新	UpToDate DynaMed 临床证据(clinical evidence) 最佳实践(Best Practice) 美国国立临床指南库
预先经过评价的研究	系统综述证据概要 系统综述 研究证据概要	系统综述或研究的结构化摘要或提纲 不同程度的预评价 ——依据方法学标准进行选择 ——临床医生评级 ——临床医生评论 ——专家结构化评价 持续更新 提供证据更新的来源	ACP 文献俱乐部 McMaster PLUS DARE Cochrane Evidence Updates
未经过评价的研究	未过滤的研究	所有未经过评价的研究	PubMed (MEDLINE) CINAHL CENTRAL
	经过过滤的研究	数据库根据研究设计或临床内容自动过滤	过滤器:PubMed 的临床查询
联合搜索	一次搜索所有层次的资源	利用搜索引擎搜索从综述、预先经过评价的研究、非预评价研究得到证据并整理结果	ACCESSSS Trip SumSearch Epistimonikos

注:* 根据 Haynes 教授提出的 6-S 金字塔分级。

原始研究,尤其是随机对照试验(RCTs),被认为是证据金字塔的顶端,为临床实践提供了最可靠的结果依据。这些 RCTs 遵循严格的科学设计与统计原则,能够最大限度地减少偏见和随机误差,从而给出治疗效果的直接证据。对 RCT 的系统评价和 Meta 分析,通过整合多个研究的数据,提供了对某一问题更全面理解的临床指导,是循证医学中最具有权威性的证据形式之一。

观察性研究记录,包括前瞻性队列研究和回顾性病例对照研究,由于其研究设计的局限性,证据等级较 RCT 略低。该类型研究不涉及实验干预,而是通过观察自然状态下的患者群体来评估某种暴露因素对疾病发展的影响。观察性研究对于研究难以通过 RCT 进行的临床问题非常重要,例如稀有疾病或长期预后研究。

专家共识声明和患者指南则提供了根据目前证据综合考虑得出的最佳实践建议。这些建议对临床决策起到指导作用，有助于医生在证据不足或者实证研究难以实现时做出合理决定。然而，专家共识并非总是基于最高质量的证据，因此在应用时应结合实际临床情境进行综合评估。

根据证据的来源、科学性和可靠性，循证医学将证据分为不同的级别。按照普遍认可的标准，证据分级体系可将证据从高到低分为A级至E级（表9-7、表9-8）。其中，A级证据来源于质量高、结果一致的多个RCT或大型的Meta分析。相比之下，B级证据可能来自质量稍逊但依然具备一定科学价值的研究，例如未能完全达到随机分配要求的对照试验。C级和D级证据则来自于有较大局限性的研究，如单一的观察性研究或专家意见。

了解并准确运用循证医学的证据来源、分类和分级体系，不仅可以加强医疗决策的科学性和有效性，还能提高患者对治疗效果的信心，从而在临床实践中展示出循证医学的核心价值。

表9-7　循证医学证据分级水平及依据

推荐强度证据类别		病因、治疗、预防证据	预　　后
A	1a	同质性良好的RCT系统综述	同质性良好的队列研究系统综述
	1b	95%可信区间较窄的单项RCT	单项起点一致的队列研究，随访率＞80%
	1c	全或无（传统治疗全部无效）	系列病例报告全部死亡或全部生存
B	2a	同质性良好的队列研究的系统综述	回顾性队列/对照组未治疗的/RCT的系统综述
	2b	单项队列研究及质量差的RCT	单项回顾性队列/对照组未治疗/RCT
	2c	结局研究	结局研究
	3a	同质性良好的病例对照研究的系统综述	
	3b	单项病例对照研究	
C	4	系列病例分析或质量差的病例对照研究、系列病例报告/质量差的队列，随访率＜80%	
D～E	5	没有分析评价的专家意见或在病理生理基础上的意见	

表9-8　循证医学证据分级水平说明

推荐强度	说　　明
A	良好的科学证据支持该干预行为
B	尚可的证据支持该干预行为
C	没有足够的证据推荐或反对给干预行为，但在其他场合可能会推荐行为
D	尚可的科学证据反对该干预行为
E	良好的证据反对该干预行为

（二）GRADE 评价

1. GRADE 评价基本概念

2000 年，由包括 WHO 在内的 19 个国家和国际组织 67 名循证医学专家、指南制定专家、医务工作者和期刊编辑等共同创建了推荐分级的评估、制订与评价（Grading of Recommendations Assessment，Development，and Evaluation，GRADE）工作组，正式推出了一套国际统一的证据质量和推荐强度分级系统，命名为 GRADE 系统。目前包括 WHO 和 Cochrane 协作网在内的 100 个国际组织、协会和学会已经采纳 GRADE 标准。GRADE 方法首次清楚阐述了证据质量和推荐强度的定义，即证据质量是指对观察值的真实性有多大把握；推荐强度指指南使用者遵守推荐意见对目标人群产生的利弊程度有多大把握。其中“利”包括降低发病率和病死率，提高生活质量和减少资源消耗等，“弊”包括增加发病率和病死率、降低生活质量或增加资源消耗等。证据质量分为高、中、低、极低四个等级，推荐强度分为强、弱两个等级，具体描述见表（表 9-9）。

表 9-9　GRADE 证据质量测定标准和定义

<table>
<tr><th>证据质量</th><th>说明</th><th>研究设计</th><th>证据级别降低</th><th>证据级别提高</th></tr>
<tr><td>高</td><td>进一步研究也不可能改变该疗效估计结果的可信区间，非常有把握观察值接近真实值</td><td>随机试验</td><td>研究质量
很大的局限性：−1
非常大的局限性：−2</td><td>强关联：
强，没有可能的混杂因素，一致性与直接证据**：+1</td></tr>
<tr><td>中等</td><td>进一步研究很可能对该疗效估计结果的可信区间有重要影响，且可能改变对该结果的估计；对观察值有中等把握，观察值有可能接近真实值，但也有可能差别很大</td><td rowspan="2">观察性研究</td><td></td><td></td></tr>
<tr><td>低</td><td>进一步研究极有可能对该疗效估计结果的可信区间产生重大影响，并改变该结果的估计；对观察值的把握有限，观察值可能与真实值有很大差别</td><td>重要的不一致：−1</td><td>关联非常强，没有影响有效性的主要问题，
直接证据***：+2</td></tr>
</table>

续表

证据质量	说明	研究设计	证据级别降低	证据级别提高
极低	对该作用的估计非常不确定；对观察值几乎没有把握，观察值可能与真实值有极大差别	观察性研究	直接性： 有些不确定：-1 主要的不确定性：-2 数据稀疏：-1 报告偏倚；可能性非常大-1	证据有剂量一反应梯度：+1 纳入了所有会降低效果的可能混杂因素：+1

推荐强度分级	具体描述
强	明确显示干预措施利大于弊或弊大于利
弱	利弊不确定或无论质量高低的证据均显示利弊相当

注：* 1=向上或向下移动一个级别(如从高到中等)；2=向上或向下移动两个级别(如从高到低)；

** 基于2项或更多的观察性研究结果，没有可能的混杂因素，相对危险度(relative risk，RR)有统计学显著性差异，并且RR＞2(或者＜0.5)；

*** 基于直接证据，没有影响有效性的主要问题，RR有统计学显著性差异，并且RR＞2(或者＜0.5)。

2．GRADE应用要点及必要性

(1) 应用要点

对于干预性系统评价，GRADE仅用于对证据质量分级，不给出推荐意见。在应用GRADE系统时，需注意以下几点：

① GRADE的证据质量分级不是对单个临床研究或系统评价的分级，而是针对报告了某个结局指标的证据体的质量分级。这种分级建立在系统评价基础上。即使系统评价最终仅纳入了一个研究，但其中报告了不同的结局指标，证据质量分级仍然应针对不同结局指标分别进行。此时，降级的五个因素中，不一致性不适用，因为只有一个研究，而其他四个降级因素均适用。

② 对于随机对照试验和观察性研究，均可以进行降级，因为其研究设计均可能存在缺陷。ⅰ．对于随机对照试验应重点考虑降级，且在一般情况下不考虑升级，因为如果设计无缺陷，本身就是最高级别，无需升级，如果设计有缺陷，则应降级；ⅱ．对于观察性研究，在无降级因素存在的情况下如果有符合条件的升级因素，则可考虑升级。

③ 对于不精确性和不一致性这两个条目，在指南和系统评价中的含义和用法有所不同。在指南当中是否需要在这两个方面降级，取决于其是否能够明确支持或反对指南制定者给出一个一致的推荐意见。

④ 如果结局指标较多，首先应按它们对患者的重要性进行排序，最多纳入7个指标，并分为3个等级：ⅰ．关键结局，如死亡、严重的不良反应等；ⅱ．重要结局，如疼痛缓解、糖化血

红蛋白降低等；ⅲ. 一般结局，如轻度发热或胃肠道反应等。

⑤ 当一项干预措施可以同时影响多个结局时，关于该干预措施的总体证据质量则取决于关键结局的证据质量或者它们中证据质量较低的那个。譬如，抗病毒药物治疗流感的有效性，病死率和ICU患者收治率均被列为至关重要的结局指标，但如果病死率的证据质量为高，ICU患者收治率的证据质量为中，则总的证据质量为中等而非高。主要原因是在考虑结局指标相对重要性的基础上，下结论应保守。如果一旦将该证据质量定为高，则意味着将ICU患者收治率这一关键结局从中等升级为高，夸大了干预的有效性，可能会给出不恰当的推荐意见。

⑥ 升降级级数无需严格量化，无论是升级还是降级，都不必拘泥于量化指标。如，尽管GRADE规定有非常严重的偏倚风险可降低两级（－2），有非常严重不精确性可降低两级（－2），存在以上两方面缺陷的证据，理论上会被降到"极低"以下，但实际最后的级别反倒可能是"低"而非"极低"。因为要整体考虑5个降级因素，综合给出最后的证据级别。对观察性研究升级也一样，3个升级因素，每个都可升高2级，如果3个因素都存在，最高可升6级，但GRADE中规定观察性研究一开始的级别为"低"最多经过2级就可以升到"高"故无需拘泥于每个升降级因素的级数，而应总体考虑后，充分描述升降级的原因。

GRADE既可用来对作者自己撰写的系统评价进行分级，也可以为他人撰写的系统评价进行分级。可能存在两个潜在因素，会造成分级结果的巨大差异：ⅰ.系统评价本身质量低下，包括检索的不全面，纳入与排除标准不合理，无意义的合并及系统评价制作者的利益冲突。以有缺陷的检索为例：未检索灰色文献或限定了文种的系统评价，其遗漏的研究很可能会直接作用于升降级的各个因素，甚至会逆转分级的结果及总的证据质量。故在应用GRADE之前，分级人员应该评估系统评价制作的报告质量和方法学质量，若其有明显缺陷，则应放弃分级，否则分级结果将会产生严重误导。ⅱ.第二个可能影响GRADE分级结果的因素是分级人员之间的不一致性，对同一个结局指标，不同分级人员的结果可能存在差异，可能的解决办法是在分级前对人员进行统一培训，并就升降级因素的理解达成共识，在证据概要表和结果总结表备注中详细说明，以便取得分级结果的尽可能一致，并体现GRADE分级系统化、结构化、透明化和清晰明确的特点。ⅲ.但因分级人员本身水平的差异及证据体的复杂程度，对同一个证据体有可能得出不一样的分级结果。研究显示，经过培训的分级人员较未经过培训者其分级结果更为趋同，两人以上的分级结果比一个人更为客观。

（2）必要性

本章以系统评价中应用GRADE方法为例，说明为什么需要GRADE分级。系统评价的目的之一是通过全面检索和严格评价尽可能减少随机误差和系统误差，为决策者提供参考依据。但系统评价制作者一般只对纳入的原始研究进行质量评价，而不会对系统评价报告的临床结局指标的质量进行评估，故下结论时可能存在偏颇和误导。

例如某篇随机对照试验系统评价的临床问题是：对于季节性流感患者，抗病毒药物A在降低病死率方面是否优于安慰剂？作者共纳入5项符合标准的随机对照试验，每项研究随机序列号的产生、分配方案的隐藏、盲法报告均充分且符合规范，也无失访。作者从临床角度判断：可以用 Meta 分析方法合并这些研究的结果，合并后发现差异有统计学意义。只根据这些信息，研究者很可能得出“高质量随机对照试验的 Meta 分析结果显示：药物 A 治疗流感能够有效降低病死率”的结论，读者也很可能直接会将该结论应用于临床实践。

但如果进一步考察，还会有以下因素可能严重影响结论的可信性：① 纳入的 5 个随机对照试验的效应大小和方向如果存在不同程度的差异则提示研究间存在不一致性，如果不能对其进行合理解释，则对结论的信心可能会因此而降低；② 如果 5 个研究的样本量都较小，合并效应的置信区间较宽，则对结论的信心可能会因为精确性不高而降低；③ 如果 5 个研究全部或多数是由药厂资助的，且结果均为阳性，则对结论的信心会因为可能的发表偏倚（甚至利益冲突）而降低；④ 间接性方面，如果儿科医生拟基于此系统评价结果为儿童开药，但 5 个随机对照试验纳入的人群均为 18～65 岁的成人患者，则对结论外推的信心可能会因人群的不同而降低。综上所述，如果在系统评价中没有使用 GRADE 分级，则会导致：① 遗漏其他偏倚；② 无法给出总的证据质量级别；③ 不同的读者对结果和结论的理解会大相径庭。表 9-10 举例说明了对一个随机对照试验系统评价进行 GRADE 分级的细节。

表 9-10 抗病毒药物 A 治疗流感随机对照试验系统评价的 GRADE 分级表举例

结局指标及其重要性	偏倚风险	不一致性	间接性	不精确性	发表偏倚	证据质量
结局指标[1]：病死率（至关重要）	无	无	无	无	无	高
结局指标[2]：ICU 患者收治率（至关重要）	严重[1]	无	无	无	无	中
结局指标[3]：症状改善率（重要）	严重[1]	严重[2]	无	无	无	低
结局指标[4]：轻微胃肠道反应（不太重要）	严重[1]	严重[2]	无	严重[3]	无	极低

注：患者——流感患者；干预措施——抗病毒药物 A；对照措施——安慰剂。1. 随机序列号的产生错误；2. 不一致性较大，I^2 值为 75%；3. 经计算总样本不够，置信区间太宽。

为进一步阐述 GRADE 分级在系统评价中应用的必要性，课题组摘录了某杂志 2012 年至 2013 年间发表的部分未采用 GRADE 分级的系统评价，对其进行 GRADE 分级，并就结论进行解读（表 9-11）。

研究显示：由于时间有限和无法获取全文临床医生经常会仅根据摘要中的结论指导实践以上系统评价的摘要结论极易造成误导。进一步考察这些系统评价全文中的结论发现：① 均未综合考虑所有的降级因素，尽管结尾部分给出了“受纳入研究数量和研究质量的限制，还需要开展更多高质量的多中心随机双盲对照试验'进一步验证'"之类的说法，但对临床医生全面理解该系统评价提供的证据的可信程度仍然非常有限；② 如果能清楚地在结论后注明是低或极低质量的证据，并在结果总结表和证据概要表里面明确列出升降级的原因，则有助于系统评价的使用者准确理解和正确应用有关证据。

表 9-11　未使用 GRADE 分级的系统评价结论的呈现及可能存在的偏倚

研究目的	研究 1：较吗替麦考酚酯与环磷酰胺治疗狼疮性肾炎效果	研究 2：比较多种消化酶制剂治疗消化不良的效果	研究 3：比较多巴胺与去甲肾上腺素治疗感染性休克的效果	研究 4：比较舒芬太尼与芬太尼用于术后硬膜外自控镇痛的效果	研究 5：太极拳锻炼对老年人平衡功能和预防跌倒的效果
摘要中的结论	吗替麦考酚酯治疗狼疮性肾炎患者（Ⅲ型、Ⅳ型、Ⅴ型）在缓解疾病上优于环磷酰胺，但腹泻发生率高于环磷酰胺	各种消化酶制剂均可有效治疗各种原因引起的消化不良；与安慰剂或空白对照组的间接对照结果显示，米曲菌胰酶片的疗效优于其他消化酶制剂	与多巴胺相比，去甲肾上腺素能显著降低感染性休克患者住院期间死亡率，降低心律失常事件的发生率，其疗效及安全性均优于多巴胺	与芬太尼相比，舒芬太尼用于术后 PCEA 时镇痛镇静效果更好，药物用量更少、患者术后不良反应发生率更低、临床应用更安全	太极拳锻炼可减少老年人跌倒的发生，提高其平衡功能
可能存在的偏倚	1. 多数研究随机方法描述不清楚，分配方案不清楚，未采用盲法（研究 1～4） 2. 多数结局指标的总样本量太小，精确性存在严重问题（研究 1～5） 3. 部分研究存在间接性比较的问题（研究 5） 4. 部分系统评价结果异质性明显，提示研究间存在较大差异（研究 1 和 3） 5. 部分系统评价存在发表偏倚的可能性（研究 2）				
GRADE 分级	低质量	低质量	低质量	低质量	低质量
解读	低质量证据，意味着当前的研究对治疗的效果估计信心不足，即真实疗效可能与估计疗效有很大差别。以上 5 篇系统评价得出的有效性结论，在未来很可能被更改或完全推翻				

第三节　循证医学在药物治疗决策中的应用

一、循证药学

循证药学是药学领域中循证医学的扩张和延伸。狭义循证药学为循证临床药学，指的是药师在进行药学实践的过程中，准确、科学、谨慎地根据相关最佳证据，并结合其自身技能及临床经验，对患者意愿进行参考后，为患者提供符合其要求的药学服务的整个过程。广义循证药学的实践活动及研究的范围包括对药物的研发、生产、使用等及进行药学教育过程中所涉及的相关问题。总体来说，循证药学指的就是遵循证据的药学，其是一个以最佳科学为主要遵循依据的药学实践过程。

（一）循证药学临床实践进行的基础

在进行循证药学临床实践的过程中，其主要基础表现为最佳研究证据、药师自身技能及临床经验、患者意愿等多个内容的完美结合。此外，还要结合具体临床条件与环境进行用药实际。在循证药学中，特别强调证据在整个实践过程中的必要及重要性，而证据并不等同于决策。在循证药学中更加注重将证据与药师自身技能及临床经验进行完美结合，并充分考虑患者意愿及临床实际情况为患者制定出最佳的用药方案。

（二）循证药学临床实践过程中所涉及的步骤分析

（1）积极与临床用药人员进行沟通交流，并提出问题　在进行循证药学临床实践过程中，与临床用药护士、医生、患者等进行积极沟通，在沟通交流中准确找出患者临床用药过程中存在的主要问题。一般情况下，可将患者用药过程中存在的问题进行分解分析。可将问题分解成患者问题、干预措施、比较因素、干预措施的影响或评价指标、研究设计、医疗环境。将问题进行分解后，将问题转换成可以进行相应回答的形式。在进行问题归纳时，应准确凸显问题的关键、明确问题的范围、突出患者的关注焦点。

（2）进行资源检索，寻找解决用药问题的最佳证据　第一，对检索资源进行合理选择。在进行资料检索的过程中，为了保证检索资料内容的丰富性及范围的全面性，需将所有与研究问题相关的、相近的资料纳入检索的范围内。此外，也可根据4C原则进行数据库选择。第二，对检索关键词进行明确。在进行检索关键词确定时，必须首先要明确回答临床用药问题的相关检索要求。其次是要对数据库的应用有充分地了解和掌握。在进行检索的过程中，应尽量使用相关检索系统所要求的标准词进行检索操作，再进行正确的检索操作。

① 详细了解和掌握具体疾病的关键词、主题词、同义词等，并对其单复数变化情况进行充分考虑。对相关检索词进行合理编号后，用“OR”将其进行有效连接，意思是在检索过程中，只要命中其中一个检索词便可找到相关的内容。

② 应用“OR”将干预措施进行过程中可能应用到的相关检索词进行有效连接。

③ 应用“AND”将疾病与干预措施实施过程中可能应用到的相关检索词进行有效连接。

(3) 对证据的真实性进行严格评价，并将最佳证据找出　根据临床流行病学关于研究质量的相关评价标准，对收集来的所有研究证据进行严格地评价。具体评价研究证据内在、外在的可靠性、真实性，并对其适应性及临床应用价值等进行评估。

(4) 应用评价后得到的最佳证据对临床用药实践进行科学指导　通过对所有研究证据进行评价，并得出最佳证据后，将最具真实性、适用性最强、应用价值最大的证据作为最佳证据。然后根据患者治疗过程中具体问题、药物疗效的影响因素等具体临床情况，应用最佳证据对临床决策进行科学指导，切实为患者解决问题，提高临床用药服务。

(5) 对临床用药实践结果进行后效评价　将最佳证据应用于药学临床实践后，如取得良好结果，可将其继续应用于临床药学实践的指导中；如结果不理想，则应认真查找和分析具体原因，并进行经验教训总结，为下一步的研究及探讨提供可靠参考依据。在进行药学临床实践时重新对最佳证据、评价、用药决策等进行相应地分析和研究，直至取得理想的应用效果。

（三）药品效果评估

药品效果评估是循证医学指导下疾病药物治疗的重要环节。在进行药品效果评估时，首先需要明确评估的药物种类和使用对象，包括药物的名称、剂量、使用频率等具体信息。接着，可以采用双盲随机对照试验等科学方法，对药物的效果进行客观评估，如血压、心率、血脂等指标的变化情况。在评估药品效果时，需要对比观察试验组与对照试验组的差异，有效比较药物治疗的效果。

另外，药品效果评估还需要考虑到患者的具体病情情况，如年龄、性别、合并症等因素对药物效果的影响。在评估时，需要进行亚组分析，分析不同亚组患者对药物的反应情况，以确定药物的有效性和安全性。同时，还可以采用 Meta 分析等方法，综合多个研究结果，加强对药品效果的评估，提高评估的科学性和准确性。

药品效果评估也需要考虑到患者的生活质量和长期治疗的影响。可以采用生活质量问卷、医疗费用支出、药物的长期不良反应等方法，综合评估药物对患者的综合效果和患者的治疗满意度。在评估药物效果时，需全面考虑患者的整体情况，评估药物在患者身上的综合效果。

（四）药品安全性评估

循证医学指导下的药物治疗心血管疾病需要进行药品安全性评估。在评估药品的安全性时，需要考虑药物的毒副作用、不良反应以及禁忌证情况。毒副作用是指药物在治疗疾病的同时，可能产生的有毒或不良反应。药物的毒副作用评估需要根据研究数据进行定量分析，明确毒副作用的发生率和影响程度。

药品的不良反应也是评估药品安全性的重要指标之一。不良反应是指药物在推广应用过程中，出现的未知或罕见的不良反应情况。对于不良反应的评估，需要考虑药物使用人群的年龄、性别、基础疾病等因素，以及药物与其他药物相互作用的情况，综合分析来评估其安全性。

在药品安全性评估中，还需要考虑药物的禁忌证情况，即指具有某些疾病或情况的患者，禁止使用该药物或需慎用该药物。对于药物的禁忌证评估，需要对患者的病史、药物过敏情况、肝肾功能情况等进行全面评估，以减少药物使用过程中可能出现的不良反应或并发症。

此外，在药品安全性评估中，还需要考虑药物的长期使用情况。一些药物在长期使用过程中可能导致一些潜在的不良反应或影响患者的生活质量，因此需要对药物的长期安全性进行全面评估，以便为患者提供更安全有效的治疗方案。

（五）药品经济学评估

药品经济学评估是循证医学指导下疾病药物治疗的重要环节之一。在评估过程中，需要考虑药物治疗的成本与效益。成本方面，需要对药物的直接成本、间接成本以及相关的医疗资源利用成本进行评估。而效益方面，则需要评估药物治疗所带来的健康效益，包括生命质量的提高、生命年的增加以及减少医疗事件等方面的效益。

药品经济学评估的具体方法包括成本-效益分析（CEA）、成本-效用分析（CUA）和寿命年增益分析（LYG）。在CEA中，通过比较不同治疗策略的成本和相应的健康效益，来评估治疗方案的经济性。而在CUA中，不仅考虑了健康效益，还考虑了患者的生存质量。此外，LYG则是以寿命年增加为效益衡量指标，用于评估药物治疗的经济性。

在进行药品经济学评估时，需要考虑到不同药物治疗策略的长期效益与风险。同时，也需要重点关注不同患者群体之间的经济学差异，例如不同年龄段、不同性别、不同病情严重程度的患者对于药物治疗的经济学效益可能存在差异。

另外，药品经济学评估还需要考虑到不同医疗体系和不同地区的差异。由于不同国家或地区对医疗资源的分配和利用有所不同，因此在进行药品经济学评估时需要考虑这些差异，以便更好地指导疾病药物治疗的决策。

（六）药物应用指南的制定与评价

药物应用指南的制定与评价是循证医学指导下药物应用研究中的关键环节。在制定药物应用指南时，首先需要明确患者群体的特征和需求，包括疾病类型、临床表现、年龄、性别等因素，以便针对性地选择最适合的药物治疗方案。

其次，在确定药物应用指南时，需充分考虑不同药物的疗效、安全性、耐受性、价格等多方面因素，以及与其他药物的配合使用情况，从而为临床医生提供明确的治疗方案和指导。

评价药物应用指南的有效性和可行性是至关重要的。评价应包括临床试验数据、药物经济性分析、患者生活质量和治疗效果的长期评估等多个方面，以确保药物应用指南的科学性和实用性。

另外，在制定药物应用指南时，应当充分尊重循证医学的原则，遵循高质量的循证医学研究证据，如 Meta 分析、系统评价等，尽量避免主观的意见和外部压力对指南的影响。

此外，药物应用指南的制定需要跨学科、跨领域的合作。医生、药师、患者、政府部门等各方利益相关者应当共同参与，确保指南在多方面的考量下得以制定和完善。

最后，定期审查和更新药物应用指南也是十分重要的。随着医学知识和技术的不断更新，相关研究成果的不断涌现，药物应用指南需要及时进行评估和修订，以确保其科学性和实用性的持续性。

二、循证药学探索和实践

本节以具体实例分别从基线调查、有证查证用证和无证创证用证三个层次简介循证药学在临床实践和科研工作中的应用。

（一）基线调查，优选问题

超说明书用药可导致严重用药隐患，全球最广泛采用的美国医疗机构评审国际联合委员会（joint commission international，JCI）的国际医院评审标准和中国三级医院评审标准实施细则均提及超说明书用药管理。儿童因缺乏临床试验，高质量用药证据较成人缺乏，说明书普遍缺少儿童用药信息。研究者因此提出以下研究问题：

医疗机构住院儿童超说明书用药现状如何？

(1) 研究方法　系统评价研究方法参见本书相关章节，纳入研究主要为横断面研究，缺乏公认的质量评价体系，研究采用 Combieg 横断面研究质量评价工具，对各指标按“是”“否”“不清楚’归类，并分别计“1”“0”“0.5”分。对各研究计总分，6.0～7.0 分质量为 A 级、4.0～5.5 分为 B 级、<4 分为 C 级。超说明书用药发生率的合并分析，若≥3 个研究报告同一病房超说明书用药发生率，采用中位数描述集中趋势、四分位间距描述离散程度，绘制箱

线图。

(2) 结果和结论　纳入29个住院儿童超说明书用药研究，含欧洲19个、亚洲6个、南美和北美各2个。13个研究仅涉及儿科病房，8个仅涉及新生儿病房，8个同时涉及儿科和新生儿病房。各病房超说明书用药发生率中位数(四分位数间距)：新生儿ICU 52.5%(23.0%～58.0%)，儿科ICU 43.5%(34.5%～60.0%)，普通儿科35.5%(23.8%～43.3%)，儿科手术病房27.5%(23.0%～44.8%)。提示全球儿科超说明书普遍存在，不同国家和病房超说明书用药发生率差异大，尚缺乏中国儿童超说明书用药的调查数据。通过上述基线研究了解了全球儿童超说明书用药现状，发现应优先解决的问题为：缺乏中国儿童超说明书用药的调查数据，遂开展横断面研究深入了解中国住院儿童超说明书用药情况。

(二) 查证用证解决问题

基本药物是满足人民卫生保健优先需要的药物。基本药物的遴选应考虑患病率、药物疗效与安全性、及相对成本效益。1977年，WHO发布了第一版基本药物示范目录，通过WHO EML专家委员会(简称委员会)，每两年更新目录。药品要进入WHO EML需向委员会提出申请并提供系统评价证据，委员会组织相关专家评价申请并提供决策建议。现以顺铂为例介绍WHO EML药品快速循证评估流程及方法。

卵巢生殖细胞瘤(ovarian germ cell tumors，OGCT)是一种常见的卵巢恶性肿瘤，好发于儿童、青少年及年轻妇女，预后差。目前治疗方案包括手术、化疗和放疗，其中BEP方案(博来霉素+依托泊苷+顺铂)为常用的化疗方案，可有效改善患者生存率。2013年第18版WHO EML已收录BEP方案中的博来霉素和依托泊苷，但未收录顺铂。国际抗癌联盟(union for interational cancer control，UICC)申请将顺铂纳入第19版WHO EML治疗OGCT。

(1) 提出问题　顺铂治疗OGCT的有效性、安全性和经济性怎么样？

(2) 转化问题

P：卵巢生殖细胞肿瘤患者，包括无性细胞瘤、畸胎瘤和内胚窦瘤。

I：顺铂，单药治疗或联合用药治疗，治疗剂量和疗程不限。

C：空白对照或其他药物的阳性对照。

O：有效性、安全性和经济性相关指标。

S：按证据类型和级别依次检索指南、系统评价/Meta分析、卫生技术评估(HTA)原始研究。

(3) 系统检索相关文献，全面收集证据　检索2个指南网站NGC、WHO ICTRP，3个英文医学数据库PubMed，Cochrane Library，Embase(Ovid)和5个药品管理监督局网站(美国、加拿大、英国、欧盟、中国)，得到：① 指南3篇：分别来自欧洲协会、加拿大协会和全球性协会，涉及复发卵巢生殖细胞瘤、卵巢恶性生殖细胞瘤、卵巢卵黄囊瘤、卵巢无性细胞瘤和卵巢未成熟畸胎瘤。指南推荐卵巢生殖细胞肿瘤患者用EP方案（依托泊苷＋顺箱）或BEP方案（博来霉素＋依托泊苷＋顺铂），对BEP方案无效的患者可考虑使用TIP方案（紫杉醇＋顺铂＋异环磷酰胺）；推荐卵巢恶性生殖细胞瘤的标准化疗方案为BEP方案。② 系统评价1篇：来自加拿大，其中含RCT 1篇，样本量为12人；队列研究1篇，样本量为20人。患者类型有卵巢卵黄囊瘤、卵巢无性细胞瘤和卵巢未成熟畸胎瘤。该研究发现尚无证据证明化疗可延长卵巢生殖细胞肿瘤患者的生存周期。③ 未检到经济学相关研究：以评价者所在的三级甲等医院价格为基准，计算以顺铂为基础的化疗方案的单个疗程费用是￥482.4～964.8（$77.1～154.3）。顺铂是中国基本医疗保险目录药品，政府将支付部分费用，因此顺铂在中国的可负担性较好。④注册监管信息：顺铂已在国家药品监督管理局（national medical products administration，NMPA）、欧洲药品管理局（European medicines agency，EMA）和美国食品药品监督管理局（FDA）注册，适应证为卵巢瘤。

（4）评价证据质量　纳入系统评价中的队列研究比较了顺铂干预与非顺铂干预的生存率与复发率，使用GRADE评价两个结局的证据质量，显示为极低质量证据（表9-12）。

表9-12　顺铂化疗方案治疗卵巢生殖细胞的GRADE证据概况

质量评价						患者数量		效应值			
研究质量	研究设计	效应量大	剂量-反应关系	合理的混杂	其他考虑	顺铂干预	非顺铂干预	相对值（95%*CI*）	绝对值	质量	重要程度
生存率（平均随访58.6个月）											
1	观察性研究	无	无	无	无	15/16（93.8%）	4/4（100%）	*OR* 1.01（0.73～1.41）	每1000人中超过10人（272～410）	低	关键
							0%		–		
复发率（平均随访56.8个月）											
1	观察性研究	无	无	无	无	1/16（6.3%）	0/4（0%）	*OR* 0.88（0.04～18.47）	–	低	重要
							0%		–		

（5）结论　多数指南推荐OGCT的化疗方案中添加顺铂，且顺铂在多国注册上市，可获得性较好，并具有较好的经济性。推荐19版WHO EML的入顺铂治疗OGCT。

（三）创证用证解决问题

为促进抗生素合理使用，2008年原卫生部颁布《卫生部办公厅关于进一步加强抗菌药物临床应用管理的通知》（卫办医发〔2008〕48号），2009年颁布《卫生部办公厅关于抗菌药物临床应用管理有关问题的通知》（卫办医政发〔2009〕38号）。通知规定严格控制氟喹诺酮类药物作为外科围术期预防用药；推荐妇科预防围术期感染的药物为第一、二代头孢菌素、头孢曲松或头孢噻肟；涉及阴道时可加用甲硝唑。而某医院生殖内分泌科实际临床用药证据显示：围术期预防用药大多采用氟喹诺酮类抗菌药物，药品费用比例氟喹诺酮类、头孢菌素和其他抗菌药物分别占67%、2%和31%。38号文件在生殖内分泌科室执行率低的主要原因包括：① 因生殖内分泌科手术患者多为育龄期妇女，常伴慢性盆腔炎史。盆腔炎的主要病原体是衣原体和淋病奈瑟菌，且6%～75%的成人存在无症状支原体定植，而头孢菌素抗菌谱不包含支原体、衣原体，医师担心更换抗生素种类后患者易发生术后感染。②头孢菌素术前若发生过敏，会干扰手术进行。

问题：换用头孢菌素药物作为生殖内分泌围术期预防感染是否利大于弊？

查证结果显示：尚无指南、系统评价、RCT及观察性研究比较头孢菌素和氟喹诺酮类抗菌药物用于生殖内分泌科围术期预防感染的有效性和安全性。

（1）提出问题　头孢菌素是否可取代氟喹诺酮类抗菌药物用于生殖内分泌科围术期预防感染？

（2）构建问题　根据PICOS要素将原始问题构建为如下形式：

P：生殖内分泌科手术患者。

I：头孢噻肟钠。

C：环丙沙星。

O：药物有效性、安全性和经济学指标。

S：RCT。

（3）研究方法　将受试者用随机数字表法按1∶1的比例随机分配到试验组与对照组，对患者、试验结果记录人员和统计人员实施自法，资料收集采用统一的病例报告表（case report form，CRF），试验结果行意向性治疗分析（intention-to-treat analysis，ITT analysis）和符合方案分析（per-protocol analysis，PP），研究获得医学伦理委员会的批准并取得受试者的知情同意。

（4）结果和结论　结果显示头孢噻肟钠和环丙沙星用于生殖内分泌科围术期预防感染在有效性和安全性指标差异均无统计学意义（$P>0.05$）。

（5）后效评价　研究结论有力支持原卫生部48号和38号文件规定，解除了临床医生的担心和疑虑，政策在临床科室得以顺利推行，头孢菌素类使用率从2%迅速增至66%，而氟喹诺酮类药物使用率从67%降至5%。

第四节 循证医学的挑战

一、真实世界数据与研究

临床研究在科学性提高、快速发展的同时却暴露出越来越多的问题：① 临床研究从个案研究发展到群体研究提高了研究结果的可重复性，却降低了个体化诊疗的能力；② 严格的纳入排除标准提高了研究结果的科学性，却限制了结果的普及推广；③ 很多高质量的临床研究以研究和回答科学问题为目的，却未考虑到临床工作需求和临床真实情况，因而科学性高但可转换性差；④ 临床研究的最佳证据多为偏离临床实际情况的研究结果。

真实世界数据（real-world data，RWD）近年在全球范围日益受到医疗卫生和监管决策部门及临床实践者重视。真实世界研究（real-worldstudy/real-worldresearch，RWS/RWR）是指围绕相关科学问题，基于真实世界数据（如患者登记：医院电子病历数据），整合多种资源开展的干预性研究（如实效性随机对照试验）或观察性研究。真实世界研究本身不是某个特定的研究，而是一套完整的研究方法学体系，是综合运用临床流行病学、生物统计学、循证医学、药物经济学等多学科方法技术，整合多种数据资源而开展的研究。基于这些研究形成的真实世界证据（real-worldevidence，RWE）已用于医疗产品评价与监管、病管理、医保政策制定等多个领域。尤其是，以美国食品药品监督管理局（FDA）为代表的全球药品监管机构的重视，极大推动了真实世界数据与研究的快速发展。

自 2010 年真实世界研究的概念引入我国以来，得到快速发展并融入我国医疗决策各个领域。真实世界研究具备多种优势：① 对研究对象常采用相对较少的排除条件，使纳入人群有较好的代表性，研究结果外部真实性相对更好；② 样本量通常较大，利于解决罕见疾病和事件所带来的问题，也可更好地处理治疗效应在不同人群之间的差异；③ 真实世界研究采集的数据可利用快速数据设计技术实现多个研究目标，效率较高；④ 真实世界研究相对传统临床随机对照试验，尽量减少人为干预，易被研究对象接受，较容易通过伦理审查，成本-效益更优；⑤ 最重要的是，真实世界研究提供了传统随机对照试验无法提供的证据，包括真实环境下干预措施的疗效、长期用药的安全性、依从性、疾病负担等证据，是对传统临床研究模式的重要补充。

有学者提出，真实世界研究更多地考虑实际医疗环境，其研究结果相比理想条件下的临床试验更可靠。实质上，传统随机对照试验（如解释性随机对照试验）适用于回答干预措施在理想条件下是否真正有效（效力）的问题，是药物上市前或上市后评价效力的最佳设计。

真实世界研究适用于回答干预措施在实际条件下的效果、安全性等问题。二者的区别见表9-13。

表 9-13　传统临床试验与真实世界研究对比(以药物评价为例)

类别	传统临床试验	真实世界研究
目的	理想环境下的结局(efficacry,效能)	真实环境下是否有效(effectiveness,效果)
用途	常用于药物上市前管理决策(FDA)	常用于药品在上市后的临床医疗/宏观决策
研究设计	大样本、多中心随机对照试验	实效性随机对照试验或观察性研究
研究环境	严格控制条件下的研究(通常遵从药物临床实验质量管理规范)	临床实际条件下的研究环境,对研究者和研究单位限制相对较少
研究对象	人群相对单一,纳入/排除标准多而严格	人群多样性,纳入/排除标准相对宽松
实施方案	固定方案,严格设定	可调整方案
对照组	安慰剂	常规治疗/阳性对照
依从性	高	低到高
随访	严格的随访设定,可能和临床常规有差异,强化手段控制失访	通常与临床实际相符合,在条件允许的情况下严格的随访设定,可能和临床常规有差异,强化尽量降低失访
结局指标	多为中间指标,如血压、糖化血红蛋白等	多为远期结局,如心血管事件、生活质量、再次入院等非临床指标,如成本、资源使用
数据来源	专为研究收集数据 常前瞻性收集	数据来源可能多样,可前瞻或回顾性收集,可基于现有数据库或专为研究收集

没有任何一种研究设计一定优于其他设计:每种设计都有优势和不足。没有任何一种研究设计能回答所有的研究问题;相同的研究问题可采用不同的设计来解决。故应强调选择研究设计时首先要基于研究问题——针对该问题,何种研究设计能最准确和精确地回答该科学问题。

二、平均结果与个体化决策

对循证医学持批评态度的人认为:循证医强调平均结果而忽视了个体患者的多样性,即是真实性好,有重要临床适用价值的证据,生物变异的普遍性也可能使其结果难以用于个体患者这是对循证医学的误解。事实上是循证医学在开始就把患者价值观与意愿作为临床决策的三要素之一,以患者认为的重要结局指标作为疗效判断的重要指标,并以患者满意度作为考查医疗服务质量的终极目标之一，并在传统循证医学实践过程中强调了3个原则：① 将研究证据用于个体患者；② 亚组分析；③ 调整治疗方案顺应个体患者的价值观与意愿。卫生决策中也强调决策必须充分考虑利益相关者价值观、偏好和决策环境循证医学实际上是将群体和个体的最佳证据用于解决具体问题的实践，本质是高度个体化的循证决策。

三、大数据与人工智能时代的循证医学

随着计算机科技的发展，大数据和人工智能（artificial intelligence，AI）在医疗领域应用前景日益明显。① 人工智能与循证医学的一个典型结合是"计算机辅助决策系统（computerized decision support system，CDSS）"：在系统中输入患者的病史、实验室和影像学检查结果，人工智能可对接系统中的海量信息，自动诊断并提出临床决策建议；② 随着医疗大数据的不断发展，其规模和复杂性将达到人工数据分析难以驾驭的程度，通过人工智能自动学习、自动分析和深度挖掘医疗大数据可能是一条有效的途径；③ 智能可穿戴系统正逐渐融入人们的日常生活，通过监控实时全程跟踪记录、同步分析人体各项指标与周围环境信息，实现"数字自我"与证据库的链接，使每个人都可获得即时的诊断和医疗帮助成为可能。

大数据时代下的循证医学，可利用互联网和物联网技术收集日常医疗或日常活动中的海量个体化数据（如医院信息系统、实验室系统中的数据），采用数据挖掘和整合技术，采集、整合分析、处理个体化数据。结合云计算和元数据标准的循证医学研究，将极大拓展研究视角、提高研究效率。人工智能时代的循证医学研究将以实际医学问题为导向，利用人工智能技术，围绕如何利用和智能获取、挖掘、生产证据，为患者提供智能的医疗服务，最终提高循证医疗卫生决策水平。

四、倡导共享临床研究原始数据

共享原始数据（individual participant data sharing，IPD sharing）是10余年临床研究最重要的观念更新，旨在：① 可供追溯所报告的试验结果；② 可供重新分析试验数据；③ 可与其他新研究进行数据合成分析。共享原始数据一旦实现将增加公众对临床试验结果的信心和其自身的可信度，实现过程透明，还可提高公众参加临床试验的积极性。临床研究预注册实现数据标准化管理和可溯源性是最终实现共享原始数据最重要的技术信息和管理保障。2016年1月20日国际医学期刊编辑委员会发表倡议：① 临床试验于公共注册机构注册时需说明共享原始数据（individual participant data，IPD）的计划；② 要求伦理委员会将临床试验数据包括是否建立IPD的共享计划列入知情同意并由伦理委员会或机构审查委员会（institutional review board，IRB）审查。

2017年6月19日,WHO发表临床试验透明化的联合声明:① 为了保证其可查阅和易于监测,要求基金支持的临床试验必须将结果数据报告给所注册的临床试验注册机构;② 此条规定也适用于非企业支持的临床试验。WHO评价共享数据的意义:"其关键性和创新性体现在:相较于通过全球性的试验监察来处理杂乱数据以监控其合规性,以数据共享的方式实现自我审查的成本更为低廉,且有助于驱动标准化。"可以预见通过对共享数据的再分析和深度挖掘,将极大地促进高质量证据的合成与转化。

循证医学诞生28年来,临床医学证据生产转化的成功尝试促进了循证科学理念和系统评价方法渗透于其他领域。今天循证医学的科学内涵已获得广泛共识:① 科学快速处理海量信息的方法学;② 生产、合成复杂问题综合干预证据的方法学;③ 成为WHO实现千年目标、联合国实现可持续发展议程及中国实现"健康中国2030"规划纲要的重要方法和证据支撑。循证医学也在服务上述各种重大需求的过程中逐渐从临床医学拓展到公共卫生、社会、管理、经济、政策研究和教育等领域。

2017年,JAMA发布《希波克拉底誓言》第八次修改版,强调"我将重视自己的健康、生活和能力,以提供最高水准的医疗",首次将医务人员自身健康的重要性和战略性写入誓言。同年,BMJ发表关于循证医学未来的宣言,提出:① 让患者医疗专业人士和决策者更多地参与到研究中;② 提高现有证据的系统性应用;③ 使研究证据对于终端用户而言,可关联、可重复及可获得;④ 减少有问题的研究实践、偏倚和利益冲突;⑤ 药物和器械监管稳健、透明和独立;⑥ 制定易于使用的临床指南;⑦ 通过更好地利用真实界数据,支撑创新、质量改进及安全性提升;⑧ 鼓励专业人士、政策制定者和公众在基于证据的疗保健方面做出明智的选择;⑨ 鼓励下一代循医学业界领袖。2019年7月15日,国务院印《国务院关于实施健康中国行动的意见》,再次调卫生健康服务模式由以治病为中心转变为以人民健康为中心,全方位干预健康影响,维护全生周期健康。

正是这些越来越带着不同领域特色的需求促进了符合循证医学原理、借鉴循证医学方法,服务于不同主题的新方法学的研究和实践。这是对循证医学因为需要而产生、因为使用而发展、因为真实而不完善、因为不完善才有继续发展空间特点的最佳诠释:真理和谬误都在改革和发展中生存及摒弃,只有那些经得起时间和实践检验的证据才得以保存,并在迎接新的时间和实践检验中持续改进。

参考文献

[1] 李幼平,李静.循证医学[M].北京:高等教育出版社,2020:1-64.
[2] 王吉耀,何耀.循证医学[M].北京:人民卫生出版社,2014:2-16.
[3] 康德英,许能锋.循证医学[M].北京:人民卫生出版社,2021:1-36.
[4] 戈登·盖亚特,等.循证临床实践手册[M].北京:中国协和医科大学出版社,2020:7-48.
[5] 孙鑫,杨克虎.循证医学[M].北京:人民卫生出版社,2021:13-68.

[5] 刘建平.循证医学进展述评[J].重庆医学,2017:1873,1877.

[6] 高艳霞.循证医学对临床决策的影响[J].医学信息学杂志,2007,28(2):110-112.

[7] 何俐,屈云,李幼平.循证医学的定义,发展,基础及实践[J].中国临床康复,2003,7(4):540-541.

[8] 郭健,肖飞,赵海舰.循证医学及其实践[J].中华检验医学杂志,2000,23(3):188-189.

[9] 万悦竹,嵇承栋,付强强.基于信息服务的循证医学实践模式探析[J].解放军医院管理杂志,2015:68-70.

[10] 中国药学会医院药学专业委员会《伊伐布雷定临床与药学实践专家共识》编写组,张玉,廖玉华.伊伐布雷定临床与药学实践专家共识[J].中国医院药学杂志,2021,41(10):979-990.

[11] 杨克虎.循证医学[M].3版.北京:人民卫生出版社,2019.

[12] 陈耀龙.GRADE在系统评价和实践指南中的应用[M].兰州:兰州大学出版社,2017.

[13] 杨克虎,李秀霞,拜争刚.循证社会科学研究方法:系统评价与Meta分析[M].兰州:兰州大学出版社,2018.

[14] 李幼平.循证医学[M].2版.北京:高等教育出版社,2009.

[15] 唐金陵.循证医学基础[M].2版.北京:北京大医学出版社,2016.

[16] 孙鑫,谭婧,唐立,等.重新认识真实世界研究[J].中国循证医学杂志,2017,17(2):126-130.

[17] 喻佳洁,李琰,陈雯雯,等.从循证医学到循证科学的必然趋势[J].中国循证医学杂志,2019,19(1):119-124.

[18] 孙鑫,谭婧,王雯,等.真实世界证据助推药械评价与监管决策[J].中国循证医学杂志,2019,19(5):521-526.

[19] 陈耀龙,姚亮,杜亮,等.GRADE在系统评价中应用的必要性及注意事项[J].中国循证医学杂志,2013,13(12):1401-1404.

[20] García C A C, Alvarado K P P, Gaxiola G P. Grading recommendations in clinical practice guidelines :randomised experimental evaluation of four different systems[J]. Archives of Disease in Childhood, 2011,96(8):723-728.

[21] Tabesh N. From data to decision: An implementation model for the use of evidence-based medicine, data analytics, and education in transfusion medicine practicel [D]. Milwaukee: The University of Wisconsin-Milwaukee,2015.

[22] Wiffen P, Eriksson T, Lu H. Chapter 3: Askingand formulating the right questions and finding usefulresources in evidence-based pharmacy-2nd edition [J]. European Journal of Hospital Pharmacy, 2014,21:2-6.

[23] Wiffen P, Eriksson T, Lu H. The tools of evidence-based medicine[J]. European Journal of Hospital Pharmacy, 2014,21:74-78.

[24] Wiffen P, Eriksson T, Lu H. Chapter 5: Appraising the evidence [J]. European Journal of Hospital Pharmacy, 2014,21:134-138.

[25] Wiffen P, Eriksson T, Lu H. Chapter 8: Generating knowledge[J]. European Journal of Hospital Pharmacy, 2015,22:2-6.

[26] Lu H, Eriksson T, Wiffen P. Chapter 9: Evidence-based pharmacy for developing countries[J].

European Journal of Hospital Pharmacy，2015,22:66-72.

[27] 曹迪.基于循证医学方法评价羟氯喹超适应证用药情况[J].中国新药与临床杂志,2023,42(12):825-831.

[28] 魏丽莉,田海燕.循证医学视角下的超说明书用药分级管理研究[J].中国医药指南,2023,21(08):96-98.

[29] 韩仁叶,于红静,陈振东.基于循证证据的抗肿瘤药物超说明书用药审核与管理探讨[J].医院管理论坛,2023,40(02):56-58.

[30] 张雪芹,邓宏勇.循证医学数据库:现状与趋势[J].中国循证医学杂志,2021,21(06):621-627.

[31] 刘建平.循证医学进展述评[J].重庆医学,2017,46(14):1873,1877.

[32] Giménez N，Morell-García D，Allué J A，et al. Applying evidence based medicine in laboratory medicine：A pilot study[J].Clinica Chimica Acta,2019.

[33] Chang S，Lee T H. Beyond Evidence-Based Medicine[J].New England Journal of Medicine,2018,379:1983-1985.

[34] 李柏森.基于循证医学下的个体化医患沟通[J].中国医学人文,2018,4(5):43-44.

（陈　尹　吴新春）

第十章　感染性疾病的药物治疗

感染性疾病(infectious diseases),是指由病原体(例如细菌、病毒、真菌、寄生虫等)侵害或寄生人体所引发的各种疾病。感染性疾病主要涉及三个关键因素:病原体种类、感染或传播方式、对人体健康的伤害程度。感染的病理生理过程是人体与病原体之间相互作用、相互斗争的过程。

第一节　概　　述

一、感染性疾病的治疗原则

感染性疾病的治疗涉及机体、病原体、药物三个方面,三者之间的实际情况决定了抗感染治疗的难易程度,需综合考虑各方面因素,设计出个体化的治疗方案。

(一) 病原治疗

抗病原体治疗是治疗感染性疾病的根本措施,应用抗感染药物是最主要的手段。但由于感染的复杂性与抗感染药物的多样性,合理用药必须综合考虑患者、病原体与药物三方面的因素。

临床诊断为感染,方可应用抗感染药物。根据临床感染特征判断可能的病原体,不同的病原体选择不同的抗感染药物。因此,尽早明确感染病原体极其重要。这就要求在感染性疾病早期,特别是在应用抗感染药物之前,及时并正确地进行标本采集和送检。有了病原学依据,可进一步通过体外药物敏感试验了解病原体对药物敏感情况,使抗菌药物的选用更为合理有效。根据感染的严重程度、病原菌及感染部位,结合抗感染药物的理化特征选择适宜的药物,再根据所选药物的药动学/药效学特征和患者的生理、病理情况,制订抗感染药物适当的给药方案,并对治疗方案适时评估。

(二) 感染灶的处理

感染灶是指人体的某一局部发生感染性病变,其本身可有一定症状,感染灶内的病原体还可通过血液或淋巴液到达远端的器官和组织，造成新的感染。彻底及时的清创、引流不仅可以大大加强病原治疗的效果，甚至可以取得单独病原治疗无法达到的效果。例如对于较大的脓肿，单用抗感染药物治疗难以奏效，适时地进行必要的外科干预去除感染灶，可以缩短抗感染药物疗程，提高患者的存活率。

（三）对症支持治疗

对症治疗不仅可以减轻患者痛苦，而且可通过支持患者各系统的功能，达到减少机体消耗、使损伤降至最低的目的。如高热时采取降温措施，休克时采取改善微循环措施等。虽然有效的病原治疗仍是治疗这些并发症的关键，但及时的对症治疗能使患者度过危险期，为病原治疗争取到宝贵的时间。同时，对感染性疾病患者采取合理的支持治疗，能够维持机体内环境的稳态，提高机体的抗感染能力，促进患者康复。支持治疗包括根据疾病的不同阶段而采取的基础、营养和器官功能支持等。

（四）基础疾病的治疗

受微生物侵犯的宿主常常具有基础性疾病（如糖尿病）和/或诱发因素（如吸烟），以及诸多医源性因素（创伤性检查等），可使宿主皮肤、黏膜屏障受损，免疫功能降低而成为感染的易发人群。由于基础疾病造成患者自身免疫功能差，容易发生各种感染，在适当控制患者基础疾病后，患者的免疫功能得以恢复，将有助于病原治疗。例如糖尿病患者长期处于高血糖状态，机体免疫应答能力失调，一旦发生感染，常是极为严重和难以控制的，有时甚至是致命的。

二、常用药物的分类及特点

抗感染药物是治疗感染性疾病最主要的手段，主要包括抗细菌药、抗真菌药、抗病毒药及抗寄生虫药等，其中，抗细菌药物和抗真菌药又并称为抗菌药物。抗菌药物和抗病毒药的分类及作用机制介绍如下。

（一）抗细菌药

1. β-内酰胺类

β-内酰胺类抗菌药物的作用机制是与青霉素结合蛋白活性位点通过共价键结合，阻止肽聚糖的合成，导致细胞壁缺损，菌体失去渗透屏障而膨胀、裂解，同时还可增加细菌细胞壁自溶酶活性，引起细菌死亡。β-内酰胺类抗菌药物包括青霉素类、头孢菌素类、碳青霉烯类、头霉素类、氧头孢类、单环-β内酰胺类以及β-内酰胺酶抑制剂合剂。

（1）青霉素类：按照青霉素的来源、抗菌谱、对青霉素酶的稳定性以及是否可以口服（耐酸）等特性，可以分为：① 主要作用于革兰氏阳性菌的青霉素，如青霉素G；② 耐青霉素酶青霉素，如苯唑西林；③ 广谱青霉素，如氨苄西林、阿莫西林、哌拉西林。

（2）头孢菌素类：根据抗菌谱、抗菌活性、对β-内酰胺酶的稳定性以及肾毒性的不同，头孢菌素类目前分为五代。第一代头孢菌素常用的有头孢唑啉、头孢拉定；第二代头孢菌素常用的有头孢呋辛、头孢克洛、头孢替安；第三代头孢菌素常用的有头孢噻肟、头孢曲松、头孢他啶和头孢哌酮；第四代头孢菌素常用者为头孢吡肟；第五代头孢菌素如头孢洛林，对部分革兰阴性杆菌和耐甲氧西林金葡菌、耐青霉素肺炎链球菌均具有较强抗菌活性。前四代头孢菌素类抗菌药物的简要特点比较如表10-1所示。

表10-1　头孢菌素一至四代抗菌谱对比

	一代	二代	三代	四代
革兰氏阳性球菌	＋＋＋＋	＋＋＋	＋	＋＋
革兰氏阴性杆菌	＋	＋＋	＋＋＋	＋＋＋＋
铜绿假单胞菌	无效	无效	部分有效	有效
肾毒性	＋＋	＋	±	±

（3）头霉素类：头霉素类包括头孢西丁、头孢美唑、头孢米诺等。头霉素类多数抗菌谱和抗菌作用与第二代头孢菌素相仿，但对脆弱拟杆菌等厌氧菌抗菌作用较头孢菌素类强。

（4）单环β-内酰胺类：常用品种为氨曲南。氨曲南对需氧革兰氏阴性菌具有良好的抗菌活性，对需氧革兰氏阳性菌和厌氧菌无抗菌活性。

（5）碳青霉烯类：碳青霉烯类临床应用较多的有亚胺培南、美罗培南、比阿培南等。该类药物抗菌谱很广，对各种革兰氏阳性、革兰氏阴性菌（包括铜绿假单胞菌）和厌氧菌具强大的抗菌活性，对包括超广谱β-内酰胺酶在内的钝化酶极为稳定，适用于多重耐药或产酶菌包括产ESBLs的菌株引起的严重革兰氏阴性菌感染、混合感染和免疫缺陷感染。亚胺培南因其具有一定的肾毒性，需与等量的脱氢肽酶抑制剂西司他丁制成复方制剂，以减少被水解并减少肾毒性。亚胺培南可引起中枢神经系统的不良反应，多发生于具有癫痫病等中枢神经系统疾病患者、肾功能不全者和老年人群，临床应予注意。美罗培南、比阿培南对革兰氏阳性菌的作用稍弱于亚胺培南，对革兰氏阴性菌的作用稍优，对脱氢肽酶稳定，不需与酶抑制剂合用，且中枢毒性的发生率比亚胺培南低，更适用于老年人、小儿的严重感染，可用于治疗中枢神经系统细菌感染。

（6）β-内酰胺酶抑制剂合剂：目前临床上应用的β-内酰胺酶抑制剂有克拉维酸、舒巴坦、他唑巴坦、阿维巴坦等。目前临床应用的β-内酰胺酶抑制剂合剂主要品种有阿莫西林/克拉维酸、氨苄西林/舒巴坦、头孢哌酮/舒巴坦、替卡西林/克拉维酸、哌拉西林/他唑巴坦和头孢他啶/阿维巴坦。

2. 氨基糖苷类

氨基糖苷类抗菌药物作用机制如下：① 可特异性结合到细菌核糖体30S亚基，进而干扰蛋白质合成；② 竞争性置换细胞生物薄膜中连接脂多糖分子的Ca^{2+}和M^{2+}，在外层细胞膜形成裂缝，使膜通透性增加，导致细胞内物质外漏及药物的摄取增加；③ 刺激菌体产生致死量的羟自由基，导致细菌死亡。

临床常用的氨基糖苷类抗菌药物主要有:① 对肠杆菌科和葡萄球菌属细菌有良好的抗菌作用,但对铜绿假单胞菌无作用者,如链霉素、卡那霉素等;② 对肠杆菌科细菌和铜绿假单胞菌等革兰氏阴性杆菌、葡萄球菌属均有良好作用者,如阿米卡星、庆大霉素、依替米星;③ 抗菌谱与卡那霉素相似,由于毒性较大,现仅供口服或局部应用者,有新霉素与巴龙霉素。

3. 大环内酯类

大环内酯类抗菌药物能透过细胞膜可逆性结合于细菌核糖体 50S 亚基,导致蛋白质合成减少而抑制细菌生长。由于大环内酯类抗菌药物在细菌核糖体 50S 亚基上的结合点与林可霉素类抗菌药物和氯霉素相同或相近,故当与这些药合用时可因竞争结合而发生拮抗作用。临床常用的有阿奇霉素、克拉霉素、红霉素等。

4. 四环素类和甘氨酰环素类

四环素类抗菌药物如四环素、米诺环素、多西环素、奥玛环素、依拉环素,抑菌作用机制为经被动扩散或主动转运的方式进入细菌细胞内,与细菌核糖体 30S 亚基在 A 位上特异性结合,抑制肽链延长和细菌蛋白质的合成。四环素类抗菌药物也能造成细菌细胞膜通透性增加,使细菌细胞内核苷酸和其他重要物质外漏,抑制细菌 DNA 的复制。甘氨酰环素类抗菌药物如替加环素,同样是通过抑制细菌蛋白质合成发挥抗菌作用。

5. 糖肽类

糖肽类抗菌药物通过与敏感菌细胞壁前体肽聚糖五肽末端的 D-丙氨酰-D-丙氨酸紧密结合,抑制参与肽聚糖合成的转糖基酶、转肽酶及 D,D-羧肽酶活性,致细菌因细胞壁缺陷而破裂死亡。另外,糖肽类抗菌药物还能通过损伤细菌细胞膜和抑制细菌核糖核酸(ribonucleic acid,RNA)合成发挥抗菌作用。糖肽类抗菌药物有万古霉素、去甲万古霉素和替考拉宁等。

6. 林可酰胺类

林可酰胺类抗菌药物作用机制与大环内酯类抗菌药物相同,能与细菌核糖体 50S 亚基结合,从而抑制细菌蛋白质合成;还可调理机体免疫系统,清除细菌表面的 A 蛋白和绒毛状外衣,增强多型核白细胞的吞噬作用和杀菌功能,使细菌易被吞噬和杀灭。林可酰胺类药物有林可霉素及克林霉素。

7. 多黏菌素类

多黏菌素类抗菌药物为两性化合物,主要作用于细菌细胞膜,其亲水基团与细胞外膜磷脂上的磷酸基形成复合物,而亲脂链则可插入膜内结合于脂多糖的脂质 A,竞争性置换作为膜稳定剂的 Mg^{2+} 和 Ca^{2+},导致革兰氏阴性菌细胞膜破裂和细胞质成分外漏而杀死细菌。多黏菌素类临床使用制剂有多黏菌素 B 及多黏菌素 E。之前因肾毒性较明显,主要供局部应用。但近年来多重耐药革兰氏阴性菌对多黏菌素类药物耐药率低,因此本类药物重新成为多重耐药革兰氏阴性菌感染治疗的选用药物之一。

8．环脂肽类

达托霉素为环脂肽类抗菌药物，通过与细菌细胞膜结合、引起细胞膜电位的快速去极化，最终导致细菌细胞死亡。达托霉素对葡萄球菌属(包括耐甲氧西林菌株)、肠球菌属(包括万古霉素耐药菌株)、链球菌属(包括青霉素敏感或耐药肺炎链球菌等)、艰难梭菌等具有良好抗菌活性。

9．磷霉素

磷霉素可使磷酸烯醇丙酮酸转移酶灭活，阻断细菌细胞壁的合成。磷霉素有口服制剂磷霉素钙和磷霉素氨丁三醇，注射剂磷霉素钠。

10．喹诺酮类

喹诺酮类药物的抗菌机制主要是抑制细菌脱氧核糖核酸(deoxyribonucleic acid，DNA)拓扑异构酶，从而抑制细菌 DNA 的合成，起到杀菌作用。喹诺酮类抗菌药第一代以吡哌酸为代表，抗菌谱较窄，仅对大肠埃希菌、变形杆菌属、沙门菌属和志贺菌属的部分菌株有抗菌作用。第二代在喹诺酮母核的 6 位引入氟原子，即氟喹诺酮类药物，代表药物环丙沙星等，对肠杆菌属的抗菌活性增强，同时对革兰氏阳性球菌也有抗菌作用，对非典型病原体也有较好疗效。第三代除保留 6 位氟取代外，于 5 位或 8 位引入氨基或甲基及甲氧基的衍生物，主要包括左氧氟沙星、莫西沙星等，对革兰氏阳性球菌、厌氧菌、衣原体、支原体、军团菌均有较强作用。近年来，出现新一代无氟喹诺酮苹果酸奈诺沙星，对耐甲氧西林金黄色葡萄球菌具有更好的抗菌活性。

11．磺胺类

磺胺类药物可与对氨基苯甲酸竞争二氢叶酸合成酶，阻止细菌四氢叶酸的合成，而四氢叶酸是细胞分裂增殖所必需的辅酶，从而抑制细菌的生长繁殖。根据药代动力学特点和临床用途，本类药物可分为：① 口服易吸收可全身应用者，如复方磺胺甲噁唑(磺胺甲噁唑与甲氧苄啶)、复方磺胺嘧啶(磺胺嘧啶与甲氧苄啶)等；② 口服不易吸收者，如柳氮磺吡啶；③ 局部应用者，如磺胺嘧啶银等。

12．噁唑烷酮类

利奈唑胺为细菌蛋白合成抑制剂，通过与细菌 50S 亚基上核糖体 RNA 的 23S 位点结合，抑制细菌蛋白质合成发挥抗菌作用。利奈唑胺对金黄色葡萄球菌(包括耐甲氧西林金黄色葡萄球菌)、凝固酶阴性葡萄球菌(包括耐甲氧西林凝固酶阴性葡萄球菌)、肠球菌属(包括耐万古霉素肠球菌)、肺炎链球菌(包括青霉素耐药株)、A 组溶血性链球菌等均具有良好的抗菌作用。肠杆菌科细菌、假单胞菌属和不动杆菌属等非发酵菌对该药耐药。

13．硝基咪唑类

硝基咪唑类药物主要通过分子中的硝基，在无氧环境中还原成氨基或通过形成自由基成为细胞毒药物，抑制细菌的脱氧核糖核酸的合成，从而抑制细菌的生长、繁殖，导致死亡。

硝基咪唑类的主要代表药物有甲硝唑、替硝唑和奥硝唑等。硝基咪唑类对拟杆菌属、梭菌属等厌氧菌均具高度抗菌活性，对滴虫、阿米巴等原虫亦具良好活性。

14. 硝基呋喃类

硝基呋喃类药物抗菌机制在于敏感菌可以将本类药还原成活性产物抑制乙酰辅酶A等多种酶，从而干扰细菌糖代谢并损伤DNA。国内临床应用的呋喃类药物包括呋喃妥因、呋喃唑酮和呋喃西林，代表药物是呋喃妥因。

15. 抗结核病药物

(1) 异烟肼：作用机制尚未完全阐明，可能通过抑制分枝菌酸的合成，使细菌丧失耐酸性、疏水性和增殖力而死亡。异烟肼对结核分枝杆菌具高度选择性，而对其他细菌无作用。

(2) 利福平：利福平能特异性地抑制细菌DNA依赖性RNA多聚酶，阻碍信使核糖核酸(messenger ribonucleic acid，mRNA)合成。利福平有广谱抗菌作用，对结核分枝杆菌、麻风杆菌和革兰氏阳性球菌特别是耐甲氧西林金黄色葡萄球菌都有很强的抗菌作用，对革兰氏阴性菌、沙眼衣原体也有抑制作用。

(3) 乙胺丁醇：抗菌机制可能是与Mg^{2+}结合，干扰菌体RNA的合成。对细胞内、外结核分枝杆菌有较强杀菌作用，对链霉素或异烟肼等有耐药性的结核分枝杆菌也有效，主要与利福平或异烟肼等合用。

(4) 吡嗪酰胺：作用机制可能与吡嗪酸有关，在结核分枝杆菌体内转化为吡嗪酸而发挥抗菌作用。另可通过取代烟酰胺而干扰脱氢酶，阻止脱氢作用，妨碍结核分枝杆菌对氧的利用，而影响其正常代谢。

(二) 抗真菌药

抗真菌药是一类具有杀灭真菌或抑制真菌生长、繁殖的药物的统称，以结构分类最为常见，可分为多烯类、吡咯类(可分为咪唑类、三唑类)、核苷嘧啶类、丙烯胺类、棘白菌素类以及其他合成抗真菌药等。临床上常将真菌感染性疾病分为浅部真菌感染和深部真菌感染。浅部真菌感染多侵犯皮肤、毛发、指(趾)甲等人体浅表部位，常用药物为多烯类、核苷嘧啶类、丙烯胺类、咪唑类。深部真菌感染主要侵犯深部组织和内脏器官，常用药物为多烯类、三唑类、棘白菌素类。

1. 浅表真菌感染常用治疗药物

(1) 多烯类：作用机制是与真菌细胞膜上的甾醇相结合，导致细胞膜通透性改变，以致重要细胞内容物漏失而发挥抗真菌作用。其代表药物为制霉菌素。

(2) 核苷嘧啶类：作用机制是通过干扰真菌的核酸生物合成而抑制真菌生长。代表药物是灰黄霉素。

(3) 丙烯胺类：主要通过抑制真菌细胞膜中的角鲨烯环氧化酶发挥抗真菌作用，选择性地抑制真菌的合成和繁殖过程，从而达到杀灭和抑制真菌的作用。代表药物有萘替芬、特比萘芬、布替萘芬等。

（4）咪唑类：通过抑制真菌细胞膜依赖细胞色素 P450 酶系的 14-α-去甲基酶阻止真菌细胞膜主要成分麦角甾醇的合成，从而发挥抗真菌的作用。代表药物有克霉素、咪康唑、益康唑、酮康唑、联苯苄唑、舍他康唑等。

2. 深部真菌感染常用治疗药物

（1）多烯类：与真菌细胞膜上的麦角固醇相结合，在真菌细胞膜上形成孔洞，导致胞内重要物质外漏而发挥抗真菌作用。代表药物为两性霉素 B。

（2）三唑类：抑制 CYP3A 依赖性酶 14α-固醇去甲基化酶作用，从而抑制真菌细胞膜麦角固醇合成，影响细胞膜通透性，从而发挥抗真菌作用。代表药物为氟康唑、伊曲康唑、伏立康唑、泊沙康唑、艾沙康唑。

（3）棘白菌素类：抑制β-1,3-D-葡聚糖合成酶，导致多聚葡聚糖的合成受阻，细胞生长周期停滞，真菌细胞壁的完整性被破坏，导致真菌细胞溶解死亡。代表药物为卡泊芬净、米卡芬净、阿尼芬净等。

（三）抗病毒药

病毒是一类由贮存遗传基因的核酸和蛋白质外壳组成的微生物。病毒分为 RNA 病毒和 DNA 病毒两大类，前者核酸为核糖核酸，后者核酸为脱氧核糖核酸。它通过感染宿主，在宿主细胞中生存、复制和传播。目前，临床应用的抗病毒药主要是针对流感、疱疹、人类免疫缺陷和肝炎等病毒感染。常用药物作用机制如下：

1. 抗流感病毒药物

（1）M_2 蛋白抑制剂：其作用机制是通过抑制蛋白阻止病毒脱壳及其 RNA 的释放，干扰病毒进入细胞，中断病毒早期复制，也可以改变血凝素（hemagglutinin，HA）的构型而抑制病毒装配。主要代表药物为金刚烷胺。

（2）神经氨酸酶（neuraminidases，NA）抑制剂：作用机制是抑制病毒神经氨酸酶，阻止新形成的病毒颗粒从被感染细胞中向外释放。主要代表药物有奥司他韦、扎那米韦等。

（3）广谱抗病毒药：进入细胞，在细胞酶作用下转变为单、二、三磷酸，能竞争性地抑制肌苷 5′-单磷酸脱氢酶，从而抑制多种 RNA、DNA 病毒的复制，也可抑制病毒 mRNA 的合成。主要代表药物是利巴韦林。

2. 抗疱疹病毒药

（1）碘苷：取代病毒 DNA 前体胸腺嘧啶，将异常的嘧啶掺入新合成的子代病毒 DNA，从而干扰病毒的复制。

（2）阿昔洛韦、更昔洛韦：在感染细胞内，被特异性胸苷激酶磷酸化，抑制疱疹病毒 DNA 多聚酶和掺入病毒 DNA 中，抑制病毒的 DNA 合成。

（3）阿糖腺苷：可在细胞内磷酸化，掺入到宿主细胞和病毒 DNA 中，通过抑制 DNA 聚合酶而抑制病毒 DNA 的合成。

（4）膦甲酸钠：可能通过与病毒多聚酶的焦磷酸盐解离部位结合，抑制焦磷酸从三磷酸脱氧核苷上解离，从而抑制病毒生长。

3. 抗逆转录病毒药物

(1) 核苷类逆转：其作用机制是模拟天然的二脱氧核苷底物，进入细胞后，经过磷酸化成为三磷酸盐，竞争性抑制 RNA 逆转录酶的活性，作用于人类免疫缺陷病毒(human immunodeficiency virus, HIV)复制的早期，抑制病毒 DNA 的合成并终止病毒 DNA 链的延伸。代表药物有齐多夫定、阿巴卡韦、替诺福韦、恩曲他滨等。

(2) 非核苷逆转录酶抑制剂：作用机制是在体内直接、特异性与 HIV-1 病毒逆转录酶的催化中心结合，使酶蛋白构象改变而失去活性。代表药物有奈韦拉平。

(3) 入胞抑制剂：作用机制是与 HIV-1 病毒转膜糖蛋白 gp41 亚单位的 HR1 相结合，阻止病毒膜和宿主靶细胞膜融合，阻断病毒入侵宿主细胞而阻止感染。代表药物有恩夫韦肽。

(4) HIV 整合酶抑制剂：作用机制是抑制 HIV 整合酶的催化活性，防止未整合的单链 HIV-DNA 共价插入宿主细胞的基因内，阻止前病毒的产生，从而抑制病毒复制。代表药物有雷特格韦、埃替格韦、多特格韦等。

(5) HIV 蛋白酶抑制剂：作用机制是通过阻止病毒前体蛋白的切割，导致不成熟、无功能病毒颗粒的堆积，阻断病毒复制的晚期而抗病毒。第一代代表药物主要有沙奎那韦、茚地那韦、利托那韦、奈非那韦、安谱那韦；第二代代表药物主要有洛匹那韦、安扎那韦、替拉那韦和达如那韦。

4. 抗肝炎病毒药物

(1) α-干扰素：不能直接灭活病毒，主要作用于靶细胞受体，使细胞内产生抗病毒蛋白，阻断细胞内病毒复制。抑制病毒蛋白质合成、转录、装配和释放等多环节而产生抗病毒作用。

(2) 拉米夫定、替比夫定、恩替卡韦：在细胞内磷酸化，选择性抑制病毒 DNA 聚合酶，从而抑制病毒 DNA 复制和终止 DNA 链的延长。

(3) 阿德福韦酯：通过抑制逆转录酶阻断病毒的复制，诱导内生性 α-干扰素，增加自然杀伤细胞的活力和刺激机体的免疫反应。

三、抗感染药物的合理应用

抗感染药物的使用与其他药物一样，应遵循“安全、有效、经济”这一总原则，下面以抗菌药物为例，具体使用时还需注意以下方面：

1. 诊断为细菌性感染者，方有指征选用抗菌药物

根据患者的症状、体征、实验室检查或放射、超声等影像学结果，诊断为细菌、真菌感染者方有指征应用抗菌药物；由结核分枝杆菌、非结核分枝杆菌、支原体、衣原体、螺旋体、立克次体及部分原虫等病原微生物所致的感染亦有指征应用抗菌药物。缺乏细菌及上述病原微生物感染的临床或实验室证据，诊断不能成立者，以及病毒性感染者，均无应用抗菌药物指征。

2. 尽早查明感染病原，根据病原种类及药物敏感试验结果选用抗菌药物

抗菌药物品种的选用，原则上应根据病原菌种类及病原菌对抗菌药物敏感性，即细菌药物敏感试验(以下简称药敏试验)的结果而定。因此，有条件的医疗机构对临床诊断为细菌性感染的患者应在开始抗菌治疗前及时留取相应合格标本(尤其血液等无菌部位标本)送病原学检测，以尽早明确病原菌和药敏试验结果，并据此调整抗菌药物治疗方案。

危重患者在未获知病原菌及药敏试验结果前，可根据患者的发病情况、发病场所、原发病灶、基础疾病等推断最可能的病原菌，并结合当地细菌耐药状况先给予抗菌药物经验治疗，获知细菌培养及药敏试验结果后，对疗效不佳的患者根据药敏试验结果调整给药方案。

3. 抗菌药物的经验治疗

对于临床诊断为细菌性感染的患者，在未获知细菌培养及药敏试验结果前，或无法获取培养标本时，可根据患者的感染部位、基础疾病、发病情况、发病场所、既往抗菌药物用药史及其治疗反应等推测可能的病原体，并结合当地细菌耐药性监测数据，先给予抗菌药物经验治疗。待获知病原学检测及药敏试验结果后，结合先前的治疗反应调整用药方案；对培养结果阴性的患者，应根据经验治疗的效果和患者情况采取进一步诊疗措施。临床常见治疗方案见表10-2。

表10-2　临床常见抗感染药物治疗方案及注意事项

药品	成人常规剂量		不良反应及注意事项
青霉素类	青霉素	im：80万～200万U/d q8h～q6h iv：200万～2000万U/d q6h～q4h	过敏反应；胃肠道反应；肝功能异常；青霉素脑病；血液系统异常；二重感染
	哌拉西林他唑巴坦钠	iv：3.375～4.5 g q8h～q6h	
碳青霉烯类	亚胺培南西司他丁钠	iv：0.5～1 g q8h～q6h	过敏反应；胃肠道反应；肝肾功能异常；中枢神经系统反应；长期使用易致二重感染
	美罗培南	iv：1～2 g q8h	
单环类	氨曲南	iv：1～2 g q12h～q8h	不良反应发生率为1%～1.3%，有引起“红人综合征”、急性腹痛、过敏性休克、急性喉水肿、急性再生障碍性贫血的报道
头孢菌素类	头孢唑林钠	iv：0.5～1 g q8h～q6h	过敏反应；胃肠道反应；凝血功能障碍；血液系统影响；神经系统反应；对肝肾功能影响；二重感染
	头孢呋辛	iv：0.75～1.5 g q8h	
	头孢哌酮钠舒巴坦钠(1:1)	iv：2～4 g q12h～q8h，最大剂量可用至8 g/d	

续表

药品		成人常规剂量	不良反应及注意事项
头孢菌素类	头孢曲松钠	iv:1～2 g q24h	过敏反应;胃肠道反应;凝血功能障碍;血液系统影响;神经系统反应;对肝肾功能影响;二重感染
	头孢他啶	iv:1～2 g q8h 或 q12h,败血症 6 g/d	
	头孢他啶阿维巴坦	iv:2.5 g q8h	
头霉素类	头孢西丁	iv:1～2 g q8h～q6h	静脉注射后可出现血栓性静脉炎,尚有引起血尿和过敏性休克的报道
糖肽类	万古霉素	iv:0.5 g q6h 或 1 g q12h	过敏反应,尤其快速静脉滴注时可引起"红人综合征"等严重不良反应;肾毒性,发生率约为 5%;听力减退,少见;血液系统,可引起红细胞减少,白细胞、中性粒细胞、血小板等减少;其他报道的不良反应包括药物热、腹痛、心脏停搏、尿崩症等
	替考拉宁	iv: 头 3 剂 6～12 mg/kg q12h,维持 6 mg/kg q24h	
林可霉素类	克林霉素	iv:0.6～2.4 g/d q12h～q6h	胃肠道反应;血液系统损害(白细胞、中性粒细胞、血小板减少);过敏反应;偶有引起黄疸的报道;快速滴注可发生低血压、心电图变化甚至心跳、呼吸停止;静脉给药可引起血栓性静脉炎
大环内酯类	红霉素	po:0.25～0.5 g q12h～q6h	过敏反应;消化系统;胃肠道反应;血液系统损害(急性溶血性贫血、白细胞减少);心脏毒性(Q-T 间期延长、尖端扭转型心动过速);其他作用如引起嗜睡、哮喘发作等反应
	阿奇霉素	iv:500 mg q24h,至少连续 2 天后改为口服 500 mg q24h;po:第 1 天 500 mg 第 2 至第 5 天 250 mg q24h	
噁唑烷酮类	利奈唑胺	iv 或 po:0.6 g q12h	可逆性骨髓抑制(血小板减少);乳酸性酸中毒,周围神经病,视神经病变;单胺氧化酶抑制剂;横纹肌溶解综合征
氟喹诺酮类	左氧氟沙星	iv 或 po:0.5～0.75 g q24h	轻微可耐受的不良反应:消化道反应;神经系统反应;过敏反应;少数患者可发生肌肉疼痛;一过性白细胞减少。严重的不良反应:神志改变、癫痫样发作;短暂性幻觉、幻视、复视等;结晶尿(大剂量用药时);Q-T 间期延长;光敏性皮炎;肝功能损害;血糖异常;肌腱炎、肌腱断裂甚至横纹肌溶解综合征;视网膜病;主动脉瘤和主动脉夹层动脉瘤;周围神经病变
	莫西沙星	iv 或 po:0.4 g q24h	

续表

药品	成人常规剂量		不良反应及注意事项
多黏菌素类	多黏菌素 B	iv:2.5 mg/kg,负荷剂量后 1.5 mg/kg q12h	肾毒性(蛋白尿、管型尿及氮质血症等);神经毒性:全身皮肤色素沉着;其他如药物热、荨麻疹、肌内注射疼痛、静脉炎等
硝基咪唑类	甲硝唑	iv:500 mg q8h～q6h; po:500 mg q8h	胃肠道症状(口腔金属味);可逆性粒细胞和红细胞减少;过敏反应;中枢神经系统症状(头痛、癫痫、周围神经病变等);泌尿系统反应(排尿困难、多尿、尿失禁等)
	替硝唑	iv:0.8 g q24h; po:1 g q24h	
磺胺类	磺胺甲噁唑	po:0.8 g q12h	过敏反应;中性粒细胞减少或缺乏症、血小板减少症及再生障碍性贫血;溶血性贫血及血红蛋白尿;高胆红素血症和新生儿核黄疸;肝脏、肾脏损害;胃肠道症状;甲状腺肿大及功能减退偶有发生;偶发中枢神经系统毒性反应;偶发无菌性脑膜炎
氨基糖苷类	庆大霉素	im:1～1.7 mg/kg q8h	肾毒性(蛋白尿、管型尿、红细胞尿等);耳毒性(前庭功能失调、耳蜗神经损害);神经肌肉阻断作用;造血系统毒性反应;过敏性反应
	阿米卡星	iv:5 mg/kg q12h (200 mg q8h)	
四环素类	多西环素	po:第一天 100 mg q12h,以后 100～200 mg q24h	胃肠功能反应;光敏反应;二重感染;影响牙齿和骨发育;其他作用如长期大剂量口服或静脉滴注可引起严重肝损伤或加重原有肾功能不全,也可引起溶血性贫血、血小板减少、中性粒细胞减少核嗜酸性粒细胞减少等
	米诺环素	po:首次 200 mg,以后 100 mg q12h	
	替加环素	iv:100 mg 首剂,50 mg q12h	
其他药物	磷霉素	iv:2～4 g q8h～q6h	轻度的胃肠道反应;偶发皮疹、嗜酸性粒细胞增多、一过性转氨酶升高等;注射部位静脉炎;极个别患者可能出现休克
抗真菌药	两性霉素 B	iv:起始剂量第一天 1～5 mg 或 0.02～0.1 mg/kg,以后每天或隔天增加 5 mg,至 0.75～1 mg/kg	静脉滴注可能发生寒战、高热、严重头痛、恶心和呕吐;肾功能损害;低钾血症;血液系统毒性反应;肝毒性;心律失常,静脉滴注过快可引起心室颤动或心搏骤停以及血栓性静脉炎;过敏性休克、皮疹;神经系统毒性反应
	氟康唑	iv 或 po:50～400 mg q24h	胃肠道反应;过敏反应;神经系统反应(头痛、失眠等);一过性血清转氨酶及血肌酐值升高
	伊曲康唑	iv:第 1～2 天 0.2 g q12h,维持 0.2 g q24h; po:0.1～0.2 g q12h	消化系统反应;头痛和眩晕等;过敏反应;肝药酶活性增加;少数可发生低血钾、低血压及水肿

续表

药品		成人常规剂量	不良反应及注意事项
抗真菌药	伏立康唑	iv:6 mg/kg q12h(第一个24 h),维持4 mg/kg q12h;po:0.4 g q12h(第一个24 h),维持0.2 g q12h	视觉改变或视觉障碍;皮肤和附件反应(轻中度皮疹);肝毒性;全身反应(发热、寒战、头痛等);心血管系统毒性(心动过速、高血压、低血压、心律失常、Q-T间期延长等);恶心呕吐等;神经系统反应(眩晕、幻觉、精神错乱等);光毒性和皮肤鳞状细胞癌;泌尿生殖系统反应(血肌酐、血尿素氮增高及蛋白尿、血尿);其他(骨膜炎、过敏性休克)
	泊沙康唑	iv:300 mg q24h;po:400 mg q12h(混悬液);po:300 mg q24h(肠溶片)	过敏反应;心律失常和Q-T间期延长;肝毒性
	卡泊芬净	iv:首剂70 mg,以后50 mg q24h	消化道反应(恶心、呕吐等);皮疹、瘙痒、面部肿胀、血管扩张和注射部位反应;个别病例表现为过敏和超敏反应、严重溶血和溶血性贫血,中毒性表皮坏死和史-约综合征

4. 按照药物的抗菌作用及其体内过程特点选择用药

各种抗菌药物的药效学和人体药动学特点不同,因此各有不同的临床适应证。临床医师应根据各种抗菌药物的药学特点,按临床适应证正确选用抗菌药物。

5. 综合患者病情、病原菌种类及抗菌药物特点制订抗菌治疗方案

根据病原菌、感染部位、感染严重程度和患者的生理、病理情况及抗菌药物药效学和药动学证据制订抗菌治疗方案,包括抗菌药物的选用品种、剂量、给药途径、给药次数、疗程及联合用药等。

(1) 品种选择:根据病原菌种类及药敏结果选用抗感染药物。

(2) 给药剂量:按各种抗感染药物的治疗剂量范围给药。治疗重症感染(如败血症、感染性心内膜炎等)和药物不易达到的部位的感染(如中枢神经系统感染等),药物剂量宜较大(治疗剂量范围高限);而治疗单纯性下尿路感染时,由于多数药物尿药浓度远高于血药浓度,则可应用较小剂量(治疗剂量范围低限)。

(3) 给药途径

① 轻症感染可接受口服给药者,应选用口服吸收完全的抗菌药物,不必采用静脉或肌内注射给药。重症感染、全身性感染患者初始治疗应予静脉给药,以确保药效;病情好转能口服时应及早转为口服给药。

② 抗菌药物的局部应用宜尽量避免:皮肤黏膜局部应用抗菌药物后,很少被吸收,在感染部位不能达到有效浓度,反易引起过敏反应或导致耐药菌产生,因此治疗全身性感染或脏

器感染时应避免局部应用抗菌药物。局部用药宜采用刺激性小、不易吸收、不易导致耐药性和不易致过敏反应的杀菌药，青霉素类、头孢菌素类等易产生过敏反应的药物不可局部应用。氨基糖苷类等耳毒性药不可局部滴耳。

(4) 给药次数：为保证药物在体内能发挥最大药效，杀灭感染灶病原菌，应根据药代动力学和药效学相结合的原则给药。青霉素类、头孢菌素类和其他β-内酰胺类、红霉素、克林霉素等消除半衰期短者，应每日多次给药。喹诺酮类、氨基糖苷类等可每日给药一次（重症感染者例外）。

(5) 疗程：抗菌药物疗程因感染不同而异，一般宜用至体温正常、症状消退后 72～96 h。但是，败血症、感染性心内膜炎、化脓性脑膜炎、伤寒、布鲁菌病、骨髓炎、溶血性链球菌咽炎和扁桃体炎、深部真菌病、结核病等需较长的疗程方能彻底治愈，并防止复发。

(6) 是否联合用药：抗感染药物联合应用能够发挥药物的协同作用以提高疗效，减少耐药菌的产生，降低个别药物剂量从而降低药物的毒副作用；对混合感染或不能作细菌学诊断的患者，联合用药可扩大抗菌范围。联合用药的指征主要有：① 病原菌未明的严重感染；② 单一抗感染药物无法控制的严重混合感染；③ 单一抗感染药物不能有效控制的感染性心内膜炎或败血症；④ 长期用药微生物产生耐药者，如结核、慢性尿路感染、慢性骨髓炎等；⑤ 联合应用能够降低药物毒性反应，如治疗深部真菌感染时联合应用两性霉素 B 和氟胞嘧啶，可减少两性霉素 B 的用量，从而降低毒性反应：临床感染一般两药联用，必要时三药或四药联用。

第二节　腹腔感染

一、疾病介绍

腹腔感染（intra-abdominal infection，IAI）是指各种病原菌引起的腹腔内感染，包括原发与继发性腹膜炎、腹腔内脓肿腹膜透析相关腹膜炎等浆膜腔感染以及阑尾炎，胆囊炎，胆管炎，急性胰腺炎或胰腺脓肿，肝脓肿，脾脓肿，胃、肠道、肾脏等腹腔器官感染。根据感染途径可分为社区获得性腹腔感染和医院获得性腹腔感染。据有无复杂因素分为非复杂性及复杂性腹腔感染。社区获得性腹腔感染根据其病情轻重可分为轻度、中度、重度。轻度腹腔感染指发病时间在 12 h 以内，感染较局限；中度腹腔感染指发病时间在 12～48 h 以内，有感染中毒症状；重度腹腔感染是弥漫性腹腔感染，发病时间＞48 h，有严重的感染中毒症状或合并器官功能障碍。通常，腹腔感染本质上是多微生物的，涉及许多肠微生物，包括肠杆菌科（如肺炎克雷伯菌、大肠埃希菌）、肠球菌属、链球菌和拟杆菌属（特别是脆弱拟杆菌）。抗菌药物的使用是治疗腹腔感染的关键，抗菌药物的使用应结合腹腔感染的具体部位、严重程度、细菌与药物敏感状态的流行病学现状和抗菌药物的药效学和药代动力学特点等因素，选择合理的品种和正确的给药方法。

（一）临床表现

由于感染的部位及发展过程不同，腹腔感染的临床表现各不相同。典型的临床表现是发热、呕吐、腹痛、腹泻、腹部压痛及反跳痛、腹肌紧张、腹腔脓性引流物等。由特定部位疾病所引起的腹腔感染常产生特有的征象：如憩室炎患者常有左下腹部疼痛及便秘，发热和白细胞增多，有时可触及包块；阑尾炎的典型症状为脐周或上腹部疼痛，且常为绞痛，疼痛转移到右下腹；如果阑尾穿孔形成弥漫性腹膜炎，则有腹膜炎表现。

（二）临床诊断

根据腹膜刺激征、发热等临床表现，结合白细胞计数及中性粒细胞比例升高、腹部 X 线检查、B 超检查和 CT 检查、穿刺液细菌培养阳性，以及影像学检查结果即可诊断。

二、疾病治疗

（一）一般治疗原则

腹腔感染治疗原则：① 在给予抗菌药物治疗之前应尽可能留取标本送培养，进行药敏试验，作为调整用药的依据。② 尽早开始抗菌药物的经验治疗，包括碳青霉烯类、超广谱头孢菌素、氟喹诺酮类、替加环素和组合药物如 β-内酰胺/β-内酰胺酶抑制剂（哌拉西林/他唑巴坦）。治疗的选择取决于多种因素，包括特定病原体的区域/局部抗菌药物耐药率、感染部位、患者特征（年龄、合并症的存在、药物过敏）和偏好以及药物的性质（安全性、药物相互作用的可能性、成本）。③ 急性胰腺炎本身为化学性炎症，无应用抗菌药物的指征，继发细菌感染时需用抗菌药物。④ 必须保持病灶部位引流通畅，有手术指征者应进行外科处理，并于手术过程中采集病变部位标本做细菌培养及药敏试验。⑤ 初始治疗时需静脉给药，病情好转后可改为口服或肌内注射。

其中对于腹腔感染的经验性药物治疗应遵循如下原则：① 抗菌药物覆盖腹腔感染的常见病原菌；② 选择在腹腔组织浓度中较高的药物；③ 抗菌药物有较强的抗菌活性；④ 早期、及时开始抗菌治疗。有报道称同时服用口服药物，以抑制肠道细菌，减少肠道细菌渗透或移位，有助于腹腔感染的控制。抗感染药物的使用应结合腹腔感染的发病时间、具体部位、严重程度、细菌与药物敏感状态的流行病学现状和抗感染药物的药效学和药代动力学特点等，合理选择药物，并制订用药方案。仅对革兰氏阴性需氧菌有效的药物有抗假单胞氨基糖苷类抗菌药物、二/三/四代头孢菌素、氨曲南、抗假单胞青霉素、环丙沙星及左氧氟沙星；仅对革兰氏阴性厌氧杆菌有效的抗菌药物有克林霉素、甲硝唑；对革兰氏阴性需氧菌和厌氧菌都有效的抗菌药物有头孢西丁、头孢替坦、替卡西林-克拉维酸、哌拉西林-他唑巴坦、氨苄西林-舒巴坦、亚胺培南、美罗培南、莫西沙星等；目前还出现有新型抗菌药物头孢他啶/阿维巴坦，对多重耐药或泛耐药革兰氏阴性菌感染表现出不同抗菌活性。

（二）药物治疗方案

（1）轻中度社区获得腹腔感染：抗菌药物应覆盖革兰氏阴性需氧菌、兼性厌氧菌和革兰氏阳性链球菌。对于远端小肠、结肠、阑尾等来源的腹腔感染，抗菌药物还应覆盖专性厌氧菌。轻中度的腹腔感染患者，可单用替卡西林-克拉维酸、头孢西丁、厄他培南（适于中度感染）、莫西沙星或替加环素（适于多重耐药菌感染）。也可采用甲硝唑与头孢唑啉、头孢呋辛、头孢曲松、头孢噻肟、左氧氟沙星、环丙沙星等联合治疗。氨基糖苷类对社区获得性腹腔感染的病原菌有较高的敏感率，但由于其显著的耳毒性、肾毒性等副反应，在社区获得的腹腔感染治疗中，不作为首选及单独使用，常选作联合用药。轻中度社区获得性腹腔感染无需经验性抗肠球菌治疗。

（2）重度社区获得性腹腔感染：对于重度社区获得性腹腔感染的经验性治疗，应选用针对革兰氏阴性菌的广谱抗菌药物，如美罗培南、亚胺培南、哌拉西林-他唑巴坦；其中环丙沙星、左氧氟沙星、头孢拉定、头孢吡肟可与甲硝唑联合使用，氨曲南和甲硝唑联合治疗重度社区获得性腹腔感染时，需同时联合使用一种抗革兰氏阳性菌的药物。一般不使用氨基糖苷类药物，除非有确切证据表明病原菌对其他药物耐药。重度社区获得性腹腔感染应经验性抗肠球菌治疗。近年来，社区获得性腹腔感染分离出的肠球菌以粪肠球菌多见，多数对氨苄西林、哌拉西林、（去甲）万古霉素等药物敏感。葡萄球菌和真菌在社区获得的腹腔感染中分离率较低，所以，若无确切依据，无需经验性抗 MRSA 及抗真菌治疗。

（3）医院获得性腹腔感染：由于不同地域的院内感染病原菌不尽相同，对医院获得性腹腔感染的经验治疗方案应结合当地院内感染微生物监测结果制订。治疗医院获得性腹腔感染需选择抗菌谱广、抗菌力强的药物，如美罗培南、亚胺培南、哌拉西林-他唑巴坦、头孢拉定、头孢吡肟可与甲硝唑联合使用。必要时可使用氨基糖苷类药物、多黏菌素或替加环素。医院获得性腹腔感染需经验性抗真菌治疗，氟康唑为首选，若治疗无效，可换用棘白菌素或伏立康唑、伊曲康唑；对于危重患者，可直接使用棘白菌素类、伏立康唑或伊曲康唑治疗；两性霉素 B 由于毒性太大，不作首选。医院获得性腹腔感染患者，还应经验性抗肠球菌治疗，特别是对术后感染者以及长期使用头孢菌素或其他广谱抗菌药物的患者、免疫缺陷患者或有其他严重基础疾病的患者。可使用氨苄西林、哌拉西林-他唑巴坦、（去甲）万古霉素等。

三、教学案例

患者，男性，84 岁，患者 1 月前开始无明显原因出现乏力，自诉全身无力，未予特殊诊治。1 周前患者乏力症状加重，稍微活动后便气促，伴有心慌、胸闷，四肢无力。无头晕、头痛、黑矇、低热、盗汗、咯血、腹泻、腹痛、黑便，就诊于当地医院，查血常规示白细胞 WBC 14.3×

10^9/L，NEU% 88%，行胃镜检查示糜烂性胃炎，予达喜治疗诊治未见明显好转，以“乏力待查”收治入院，诊断为“结肠癌术后，腹膜炎”，在全麻下行“剖腹探查术+结肠造瘘术”，术后入ICU继续治疗。血常规：WBC 18.3×10^9/L，NEU% 91%，CRP 154.54 mg/L，PCT 27.80 ng/mL；肝肾功能：ALT 32 U/L，AST 21 U/L，BUN 3.4 mmol/L，Scr 60 μmol/L；凝血功能：PT 13.1 s，INR 1.13，APTT 42.5 s，D-D 3.66 mg/L，FPD 13.2 mg/L。初始药物治疗方案：美罗培南 1.0 g ivgtt q8h；多索茶碱 0.2 g ivgtt q12h；乌司他丁 40 万 U iv q8h；埃索美拉唑 40 mg iv q12h；磷酸肌酸钠 1.0 g ivgtt qd；谷胱甘肽 2.4 g qd ivgtt；异甘草酸镁 200 mg qd ivgtt。第三日 T 37.6 ℃，WBC 12.5×10^9/L，NEU% 78%，CRP 15.54 mg/L，PCT 3.70 ng/mL，Scr 176 μmol/L，改用美罗培南针 0.5 g q12h ivgtt 抗感染治疗。而后体温降至37 ℃左右，患者成功脱机。第四日引流液培养提示肺炎克雷伯杆菌（泛耐药），加强引流同时保持局部引流管的通畅。第十日患者神志清，精神可，体温 36.5 ℃，循环氧合稳定，感染逐渐得到控制，转入普通病房继续治疗。

（一）病情评估

“非复杂性”腹腔感染包括胃肠道的壁内炎症（如阑尾炎和胆囊炎），感染不会延伸到空腔内脏以外。微生物不能从腹膜或其他周围液体中培养出来。如果治疗不当，很有可能进展为“复杂性”腹腔感染（CIAI）。CIAI 从起源的空腔内脏延伸到腹膜腔，并与脓肿形成或腹膜炎有关。这是指由内脏穿孔引起的继发性或第三型腹膜炎或腹内脓肿。与 CIAI 相关的死亡率高达 20%～40%。

原发性腹膜炎被定义为与酒精性肝硬化和腹水（自发性细菌性腹膜炎）相关的弥漫性腹膜感染，留置腹膜透析导管，以及脑积水的脑室-腹膜分流术。自发性细菌性腹膜炎（SBP）发生在10%～30%的酒精性肝硬化和腹水患者中，住院患者的风险更高。

继发性腹膜炎与空腔内脏穿孔（如穿孔性憩室炎）有关。继发性腹膜炎的死亡率差异很大，并且与腹膜炎的来源和病情严重程度有关。穿孔的阑尾炎或十二指肠溃疡引起的继发性腹膜炎的死亡率约为5%，而穿孔结肠的死亡率为20%。重要的是，术后腹膜炎（通常是由于吻合口漏或不经意的肠切开术）与死亡率高于 30% 有关。重度继发性腹膜炎和 APACHE Ⅱ评分大于15的患者死亡率为30%，甚至更高。

第三型腹膜炎是与腹膜反复感染、感染源控制失败，有时是受损的宿主无法清除腹膜感染有关的CIAI。第三型腹膜炎被定义为继发性腹膜炎外科来源控制明显成功和充分的48 h后发生的一种复发性腹膜感染，在危重和免疫功能低下的患者中更为常见，并经常与多重耐药病原体有关。继发性腹膜炎是一种高病死率的外科感染性疾病，抗菌药物的合理使用在治疗中占有举足轻重的地位，是处理腹腔感染的基石。抗感染治疗是一项综合治疗过程，包含抗菌药物的使用、感染源的控制以及免疫支持等，及时评估疗效、关注患者个体因素是抗感染方案调整的依据。

患者既往有慢性支气管炎、高血压和冠心病，此次因“结肠癌术后，腹膜炎”在全麻下行“剖腹探查术+结肠造瘘术”，严重腹腔感染（感染伴有明显脓毒症状，血流动力学不稳定、伴有器官功能障碍)。对于严重腹腔感染要强调恰当的起始抗菌药物治疗,“全面覆盖,重拳出击,一步到位”。

根据《热病:桑德福抗微生物治疗指南》(第53版)和2021年《外科常见腹腔感染多学科诊治专家共识》意见,继发性腹膜炎(肠穿孔、阑尾穿孔、憩室穿孔)常见的病原体为:肠杆菌科、拟杆菌属、肠球菌、铜绿假单胞菌等细菌。

对病情严重危及生命的ICU患者,应给予外科控制感染源头+推荐经验性治疗方案,首选:亚胺培南0.5 g ivgtt q6h,或美罗培南1.0 g ivgtt q8h,或多尼培南0.5 g ivgtt q8h,一般初始覆盖肠道革兰氏阴性需氧菌和厌氧菌。

(二)药物治疗方案评价

IAI治疗的最佳管理原则包括:① 快速早期诊断;② 早期经验性适当的系统抗菌治疗,以涵盖所有潜在的病原体;③ 早期个性化液体复苏;④ 早期“感染源控制”;⑤ 病原体识别和适当的抗菌治疗降级。患者初始Scr 60 μmol/L,肌酐清除率68.88 mL/min,给予美罗培南1.0 g ivgtt q8h治疗。治疗两日后,Scr 176 μmol/L,肌酐清除率23.48 mL/min,考虑中重度肾功能损害,故美罗培南改为0.5 g ivgtt q12h。治疗48～72 h后,评估抗感染疗效,并及时进行病原学培养,针对性给药。术后第四天患者引流液培养示泛耐药肺炎克雷伯杆菌,但患者临床表现未见异常,相关感染指标也未相应升高。患者临床症状和指标与培养不符,不排除污染菌可能,也可能由于细菌的量和毒性相对较低有关。对病原菌培养结果应进行综合分析,结合感染部位、患者临床表现等,而非简单根据病原学结果,且目前对泛耐药肺炎克雷伯杆菌也无明确有效的抗菌药物方案。故针对此次引流液培养的泛耐药肺炎克雷伯杆菌,建议维持原抗感染方案,加强引流和支持治疗。患者后期也未见临床表现恶化和相关感染指标升高,感染得到控制。

四、不合理处方分析

(一)不合理门急诊处方

处方1　患者:男性,年龄:49岁。

临床诊断:阑尾炎。

处方用药:0.9%氯化钠注射液250 mL+依替米星0.3 g ivgtt q12h。

处方评析(建议):给药频次不适宜。依替米星为浓度依赖性抗生素,应改为0.3 g q24h给药。

处方2　患者:女性,年龄:46岁。

临床诊断:腹腔感染。

处方用药:0.9%氯化钠注射液100 mL+注射用头孢唑林钠2 g ivgtt q12h。

处方评析(建议):遴选药物不适宜。我国腹腔感染最常见的病原菌是以大肠埃希菌为代表的革兰氏阴性杆菌。而头孢唑林对革兰氏阳性菌特别是金黄色葡萄球菌具有良好的抗菌活性,因此一般不作为腹腔感染的首选抗菌药物。该患者宜选用二、三代头孢菌素。

(二)住院患者用药医嘱单案例

患者,女性,53岁,因“乏力、纳差1月余”入院。患者1月前出现一般活动后气喘、胸闷,夜间睡眠尚能平卧,于20天前入消化内科治疗,肠镜检查示横结肠、降结肠肿块可能、乙结肠息肉可能、回盲瓣黏膜下隆起、结肠多发性憩室。外科行“剖腹探查术、横结肠切除术、左半结肠切除术、升结肠直肠吻合术”,术后患者出现肠瘘、高热,体温达39 ℃,转入ICU治疗。

查体:T 39 ℃,P 98次/分,R18次/分,BP 125/79 mmHg。患者神志清,鼻导管吸氧自主呼吸,心脏未见明显杂音,腹软,左下腹诉轻压痛,左侧肋季区双套管持续生理盐水冲洗,引流液为粪汁样。

辅助检查:血常规:WBC 13.7×10^9/L,NEU% 76.5%,Hb 122 g/L,PLT 127×10^9/L,PCT 0.14 ng/mL。生化检查:Scr 39 μmol/L,ALT 52 U/L,AST 23 U/L。引流液培养:大肠埃希菌+++,AmpC酶(+)。

诊断:结肠恶性肿瘤、术后肠吻合口瘘、复杂性腹腔感染、高血压病、心功能不全。

治疗经过:初始选择美罗培南联合阿米卡星抗感染治疗,3天后患者体温仍高达39 ℃,WBC 10.7×10^9/L,NEU% 92.5%,PCT 0.14 ng/mL,Scr 44 μmol/L。B超提示:结肠旁沟混合回声区,脓肿可能。外科于肝肾隐窝处穿刺引流出血性脓液,当天加用替考拉宁抗感染治疗,3天后体温开始恢复正常,WBC 6.7×10^9/L,NEU% 81.5%,Scr 38 μmol/L,转回普通病房继续治疗。

医嘱单部分用药:0.9%氯化钠注射液100 mL+美罗培南500 mg ivgtt q8h。

处方评析(建议):给药剂量不适宜。该患者诊断为复杂性腹腔感染,初始体温明显异常,感染指标异常,肝肾功能正常,肌酐清除率在正常范围,故根据诊断和肾功能,建议美罗培南用药剂量为1.0 g ivgtt q8h,更快达到有效血药浓度。

第三节　中枢神经系统感染

一、疾病介绍

中枢神经系统感染包括脑膜炎(脑膜或脊膜的炎症)、大脑炎(中枢神经系统受到细菌侵犯出现的脑部临床表现)、脑炎(中枢神经系统病毒感染引起的脑部临床表现)脓肿以及蠕虫感染。中枢神经系统的感染性疾病按病因可分为由病毒、细菌、立克次体、螺旋体、真菌、寄生虫等引起。如脑（脊）膜炎通常由细菌或病毒感染引起。脑炎是脑组织的炎症，常由病毒感染引起，也可以由自身免疫反应引起。细菌和其他感染源可通过多种途径感染中枢神经系统，主要有血行感染、直接感染、通过穿通性创伤、手术或邻近组织感染等。中枢神经系统对各种病原体的侵犯有较强的抵抗力，但是脑和脊髓一旦受到感染则后果非常严重。本节以细菌性脑膜炎为例，主要阐述其临床表现、治疗原则以及临床药物治疗方案等内容。

细菌性脑膜炎（bacterial meningitis，BM）是一种因致病菌入侵中枢神经系统而引起的严重感染性疾病，因在蛛网膜下腔内有大量的炎症渗出物积聚，故又称化脓性脑膜炎。本病发病率较高，儿童患者尤为多见。脑膜炎奈瑟菌、流感嗜血杆菌、肺炎链球菌等是细菌性脑膜炎常见病原菌，80%的化脓性脑膜炎由此三种可形成荚膜的细菌引起，大肠埃希菌及其他革兰氏阳性杆菌、葡萄球菌、李斯特菌、厌氧菌等也可引起本病。致病菌主要通过直接扩散或血源性途径感染中枢神经系统。

（一）临床表现

BM的症状和体征是急性的过程，通常在数小时内发生，其他病原微生物的感染（如病毒、真菌和分枝杆菌等）以及非感染性（如化学刺激）所致的脑膜炎通常是慢性或非急性过程。最常见的症状包括发热、颈项强直和意识改变三联征，其他症状和体征有头痛、畏光和神经局灶损害的表现（如脑神经麻痹）。布氏征和克氏征阳性提示存在脑膜刺激征，15%～30%的患者可出现抽搐。抽搐和意识状态的改变提示预后不良；头痛、恶心、呕吐、畏光和视神经乳头水肿提示颅内压增高。

（二）临床诊断

细菌性脑膜炎患者的外周血白细胞数显著升高，常伴有核左移，但这种血象变化没有特异性。详细的脑脊液生化检查有助于细菌性脑膜炎的临床诊断和病原学诊断。细菌性脑膜炎的脑脊液是脓性的，包含大量的白细胞，其中中性粒细胞占绝对优势，临床通常具有三联征表现；脑脊液中蛋白升高，通常大于100 mg/dL，糖小于同时抽取血糖的50%。而在病毒性或真菌性脑膜炎中脑脊液清亮，白细胞数低，单核细胞或淋巴细胞占优势，尽管脑脊液的蛋白浓度常可升高，但也可正常。病原菌的判断包括脑脊液的革兰染色、培养和从其他潜在感染部位获取标本（如血液、痰液、尿）。

二、疾病治疗

（一）治疗原则

对于脑膜炎的治疗要及时进行恰当的抗菌治疗，当选择抗菌药物时，需要考虑抗菌药物的抗菌谱能否覆盖已知和怀疑的常见致病菌，以及能否透过血脑屏障进入脑脊液，见表

10-3。急性期要静脉用药，做到用药早、剂量足和疗程够。细菌性脑炎除了积极抗感染外，还需根据患者的具体情况给予糖皮质激素抗炎、降低颅内压等对症处理。

表 10-3 常用抗菌药物的血脑屏障穿透性分类

穿透性高（＞50%*）	穿透性中等（5%～50%*）	穿透性低（＜5%*）	不能穿透
氯霉素、磺胺嘧啶、甲硝唑、氟康唑、伏立康唑、氟胞嘧啶、利奈唑胺、环丙沙星、莫西沙星	磺胺甲噁唑/甲氧苄啶、氨苄西林、哌拉西林、青霉素、头孢吡肟、头孢唑肟、头孢他啶、头孢噻肟、头孢曲松、头孢呋辛、氨曲南、头孢哌酮、亚胺培南、美罗培南、氧氟沙星、左氧氟沙星、万古霉素、去甲万古霉素、利福平、乙胺丁醇、氨基糖苷类、舒巴坦、阿维巴坦、磷霉素	苯唑西林、头孢唑啉、头孢西丁、多黏菌素、替加环素、达托霉素、两性霉素 B	替考拉宁、克林霉素、红霉素、克拉霉素、阿奇霉素、罗红霉素、伊曲康唑、棘白菌素

注：* 数据为脑脊液药物浓度的曲线下面积与血清药物浓度的曲线下面积的比值。

（二）一般支持治疗

（1）保持呼吸通畅，给氧，吸痰。

（2）静脉给予 20%甘露醇 1～2 g/kg 以降低由脑水肿引起的颅内压升高。

（3）当血清钠＜120 mmol/L 时，2～3 h 内静滴 3%氯化钠 12 mL/kg。

（4）对持续高热患者，可采用物理降温措施（如使用冰袋或用酒精擦拭全身），尽可能将体温控制在 38 ℃左右。

（5）抗惊厥治疗可静注地西泮 0.1～0.2 mg/kg；苯巴比妥钠 5～7 mg/kg 肌注、静注各半量；静注苯妥英钠 6 mg/kg。

（6）保持营养、热量及维生素的需求，注意电解质和酸碱平衡。

（三）临床常用治疗药物方案

一旦脑脊液检查结果支持细菌性脑膜炎，就应开始抗感染治疗，早期给予抗菌治疗可降低病死率。脑脊液革兰染色确定出致病菌后，给予目标性的抗菌治疗，见表 10-4；若当革兰染色阴性时，给予经验性的抗菌治疗，见表 10-5。不论是目标性治疗还是经验性治疗，当前病原菌对抗菌药物的敏感性为选择用药的重要依据。开始治疗前必须考虑细菌的耐药问题，使用合适的剂量。准确确定脑膜炎患者抗感染治疗的疗程是很困难的，应根据患者具体的对治疗的反应、有无并发症（如免疫抑制状态）和病原菌的特殊性等制订个体化治疗方案，不同病原菌的脑膜炎患者在没有并发症的情况下推荐的疗程为：细菌性脑膜炎若病原菌为流感嗜血杆菌和奈瑟脑膜炎球菌，疗程为 7～10 天；若病原菌为肺炎链球菌，疗程为 10～14 天；若病原菌为 B 组链球菌，疗程为 14～21 天；若病原菌为革兰氏阴性杆菌，疗程为 21 天。

表 10-4　中枢神经系统感染的目标性治疗方案

致　病　菌	推　荐　治　疗	备　选　治　疗
金黄色葡萄球菌		
甲氧西林敏感	苯唑西林或氨苄西林	万古霉素、利奈唑胺、达托霉素
耐甲氧西林	万古霉素	利奈唑胺、达托霉素
凝固酶阴性葡萄球菌	万古霉素	利奈唑胺、达托霉素
脑膜炎奈瑟菌	头孢噻肟或头孢曲松	头孢吡肟、氟喹诺酮、美罗培南
肺炎链球菌		
0.12 μg/mL≤青霉素 MIC≤0.06 μg/mL	青霉素 G	头孢曲松、头孢噻肟
头孢噻肟或头孢曲松 MIC<1 μg/mL	头孢噻肟或头孢曲松	头孢吡肟、美罗培南
头孢噻肟或头孢曲松 MIC≥1 μg/mL	古霉素+头孢噻肟或头孢曲松	万古霉素+莫西沙星、利福平
痤疮丙酸杆菌	青霉素 G	头孢曲松、头孢噻肟、万古霉素、利奈唑胺、达托霉素
肠球菌属		
耐药高风险	氨苄西林/舒巴坦	利奈唑胺+利福平
耐药低风险	万古霉素	同上
铜绿假单胞菌	头孢他啶或头孢吡肟	环丙沙星、美罗培南
鲍曼不动杆菌	美罗培南	替加环素、多黏菌素 B
肠杆菌科	头孢噻肟或头孢曲松	氨曲南、喹诺酮类、美罗培南
嗜麦芽窄食单胞菌	喹诺酮类	头孢派酮/舒巴坦、替加环素、多黏菌素、磺胺类药物
产超广谱 B-内酰胺酶革兰氏阴性菌	美罗培南	头孢吡肟、氟喹诺酮
念珠菌	两性霉素 B 脂质体	氟康唑、伏立康唑
曲霉菌	伏立康唑	两性霉素 B 脂质体、泊沙康唑

注：MIC 为最低抑菌浓度。

表 10-5　中枢神经系统感染的经验性治疗方案

相关情况	常见的致病菌	首　选　方　案	替　代　方　案
新生儿(<1 个月)	B 组链球菌、大肠埃希菌、李斯特菌属等	氨苄西林+头孢噻肟	氨苄西林+庆大霉素

续表

相关情况	常见的致病菌	首选方案	替代方案
1～3个月	肺炎链球菌、脑膜炎球菌、少见流感杆菌	氨苄西林＋头孢噻肟或头孢曲松＋地塞米松	万古霉素＋头孢噻肟或头孢曲松＋地塞米松
3个月～50岁	肺炎链球菌、脑膜炎球菌、少见流感杆菌	头孢噻肟或头孢曲松＋地塞米松＋万古霉素	美罗培南＋地塞米松＋万古霉素
＞50岁或乙醇中毒或衰竭	肺炎链球菌、李斯特菌属、阴性杆菌	氨苄西林＋头孢噻肟或头孢曲松＋地塞米松	美罗培南＋地塞米松
细胞免疫受损	李斯特菌属、阴性杆菌	氨苄西林＋头孢他啶	
创伤后、术后	肺炎链球菌(脑脊液漏)、金黄色葡萄球菌、大肠埃希菌、铜绿假单胞菌	万古霉素(明确为MRSA)＋头孢他啶	美罗培南
脑室脑膜炎(脑室-腹膜腔分流术后感染)	表葡菌、金黄色葡萄球菌、大肠埃希菌、少见白喉杆菌、痤疮丙酸杆菌	儿童:万古霉素＋头孢噻肟或头孢曲 成人:万古霉素＋利福平	
脑脊液染色 阳性球菌	肺炎链球菌	万古霉素＋(头孢噻肟或头孢曲松)±地塞米松	
脑脊液染色 阴性球菌	脑膜炎球菌	青霉素、氯霉素(对青霉素过敏者)	
脑脊液染色 阳性杆菌	单核细胞增多性李斯特菌	氨苄西林＋庆大霉素	
脑脊液染色 阴性杆菌	流感杆菌、大肠埃希菌、铜绿假单胞菌	头孢他啶＋庆大霉素	

三、教学案例

患者，男性，51岁，身高172 cm，体重75 kg，因“摔倒致伤头部3 h”入院。患者于3 h前不慎摔倒伤及头部，家属急诊送至我院治疗，病程中患者神志朦胧，呕吐数次；CT检查提示：脑挫伤、硬膜下血肿、颅骨骨折、蛛网膜下出血，并于当日晚在全麻下行“左额颞开颅颅内多发脑裂挫伤组织伴血肿清除＋硬膜下血肿清除＋去骨瓣减压术”，术后患者中昏迷，无呕吐、发热，予以补液、护胃等对症治疗，加强引流管理。患者术后第5日晨间突发高热，最高体温

40.2 ℃，伴意识丧失，应家属要求，拟“硬膜下血肿、颅骨骨折、意识丧失、中枢神经系统感染脑术后”收入 ICU 行进一步治疗。患者现意识丧失，气管切管呼吸机辅助通气中。查体：血压 150/112 mmHg，心率 112 次/分，体温 39.8 ℃。血常规：白细胞计数 15.26×10^9/L，中性粒细胞百分比 93.9%；全程 C 反应蛋白：常规 CRP 47.29 mg/L，超敏 CRP＞5.00 mg/L；降钙素原检测：降钙素原 0.054 ng/mL；急性生化：肌酐 156.20 mmol/L，尿酸 95.10 mmol/L，葡萄糖 7.79 mmol/L，总蛋白 61.00 g/L，白蛋白 25.20 g/L；脑脊液生化：葡萄糖 1.66 mmol/L，氯化物 130.5 mmol/L，脑脊液蛋白 1.0 g/L；病原学微生物二代测序（脑脊液）：霍氏肠杆菌。入院后予以美罗培南 2.0 g ivgtt q8h 抗感染治疗，其余给予瑞芬太尼2 mg、丙泊酚 0.5 g 微泵维持镇静，盐酸氨溴索注射液 30 mg、人血白蛋白 10 g 等对症治疗。患者入科 2 周后体温回归正常，各项感染指标得到控制，转入普通病房维持原方案继续抗感染治疗。

（一）病情评估

神经外科中枢神经系统感染（neurosurgical central nervous system infections，NCNSIs）是指继发于神经外科疾病或需要由神经外科处理的颅内和椎管内的感染，包括神经外科术后硬膜外脓肿、硬膜下积脓、脑膜炎、脑室炎及脑脓肿，颅脑创伤引起的颅内感染，脑室和腰大池外引流术、分流及植入物相关的脑膜炎或脑室炎等，其中细菌性感染是 CNSIs 的主要类型。

CNSIs 分为原发性和继发性感染。原发性 CNSIs 临床并不多见。继发性 CNSIs 中以脑脓肿最为典型，曾经是神经外科的常见病，其感染源大多来自临近颅底结构的组织器官感染，如鼻窦炎、中耳炎、牙周脓肿等，目前这类感染的发病率呈下降趋势；而继发于开放性颅脑损伤、各种原因引起的脑脊液漏、人工植入材料、脑室外引流（external ventricular drains，EVD）术、颅内压探头置入及开颅手术等引起的细菌性感染，成为 NCNSIs 的主要类型。

根据《神经外科中枢神经系统感染诊治中国专家共识（2021 版）》，神经外科术后的 CNSIs 感染率为 4.6%～25%，占 CNSIs 的 0.8%～7%，但不同医院、不同疾病、不同手术方式及不同诊断标准的术后 CNSIs 发生率不尽相同。依据不同的手术类型，术后脑膜炎的发生率为 1.5%～8.6%，EVD 相关感染的发生率达 8%～22%，颅脑创伤、腰大池外引流术引发 CNSIs 的发生率分别为 1.4%、5%。神经外科术后脑膜炎和（或）脑室炎的病死率为3%～33%。其常见的病原菌包括革兰氏阴性菌、革兰氏阳性菌及真菌，以前两者为主。

该患者系“脑术后中枢神经系统感染”转入我科，入科后完善相关检查，血常规显示白细胞计数、中性粒细胞百分比明显升高，C 反应蛋白和降钙素原也有明显异常，脑脊液生化检查明显异常，病原微生物二代测序结果提示：霍氏肠杆菌，结合病史及相关检查，进行病情评估，中枢神经系统感染诊断明确。

（二）药物治疗方案评价

CNSIs 的用药原则包括：① 怀疑中枢神经系统细菌性感染时，应在抗菌药使用前留取脑脊液、手术切口分泌物及血标本，行常规、生化、涂片、细菌培养及药敏试验；尽早进行经验性抗菌治疗。② 抗菌药物首选易透过血脑屏障的杀菌剂，如头孢曲松、头孢噻肟、美罗培南及万古霉素等。③ 按药效动力学/药代动力学理论用药，剂量建议按说明书允许的最大剂量或按超说明书用药。④ 在经验性治疗 48～72 h 后对治疗的反应性进行评估。疗效不佳者，需重新考虑诊断；仍怀疑 CNSIs 时，则需考虑调整治疗方案，如增加剂量、更换药物、联合用药或考虑脑室内注射或腰椎穿刺鞘内注射药物。⑤ 药物要应用足够的疗程，具体治疗时间取决于致病菌感染程度及治疗效果。

该患者脑脊液中检出革兰氏阴性杆菌，根据《神经外科中枢神经系统感染诊治中国专家共识(2021 版)》以及《热病：桑德福抗微生物治疗指南》，针对革兰氏阴性杆菌，可选择美罗培南 2.0 g ivgtt q8h 进行抗感染治疗。美罗培南为人工合成的广谱碳青霉烯类抗菌药物，通过抑制细胞壁的合成而产生抗菌作用，其药代动力学显示可以很好地透过细菌性脑膜炎患者的血脑屏障，在脑脊液中达到有效浓度。同时，美罗培南属于时间依赖性抗菌药物，可以通过多次给药或延长输注时间加强抗菌作用。药品说明书推荐对于肾功能正常的细菌性脑膜炎患者，建议剂量为一次 2 g，每 8 h 给药一次，若肾功能不全(肌酐清除率<51 mL/min)需调整剂量，该患者肌酐为 156.20 mmol/L，计算可得肌酐清除率为 52.56 mL/min，无需调整剂量。用药第 3 天评估患者病情，体温高峰有所下降，各项感染指标也有回落，无需更改用药方案。患者入科两周后体温稳定，各项感染指标恢复正常，予以转入普通病房治疗。根据指南推荐，对轻、中度 CNSIs 革兰氏阴性杆菌建议治疗 21 天，对金黄色葡萄球菌建议治疗 10～14 天；对重度 CNSIs 推荐长程治疗，治疗时程为 4～8 周，符合临床治愈标准后继续应用抗菌药物治疗 10～14 天，以防止复发；脑脓肿治疗通常 4～6 周或治疗至 CT 或 MRI 显示病灶吸收。该患者重度中枢神经系统感染，需治疗 4～8 周，且在符合临床治愈标准后仍需继续使用抗菌药物 10～14 天防止复发，是以转入普通病房后，需继续维持原方案治疗。

四、不合理处方评析

(一) 不合理门急诊处方

处方 1 患者：女性，年龄：2 岁，体重：10 kg。

临床诊断：脑膜炎。

处方用药：			
注射用头孢曲松	2.0 g	ivgtt	q24h；
0.9%氯化钠注射液	100 mL	ivgtt	q24h。

处方评析(建议)：用法用量不适宜。对于婴儿及儿童的细菌性脑膜炎，推荐头孢曲松剂量为每千克体重 20～80 mg，该患者体重为 10 kg，每日最大剂量为 0.8 g。处方中剂量为 2.0 g，剂量过大。

处方 2 患者：男性，年龄：49 岁。

临床诊断：脑膜炎。

处方用药：注射用头孢曲松　　2.0 g　　ivgtt　　q8h；
　　　　0.9%氯化钠注射液　　100 mL　　ivgtt　　q8h。

处方评析(建议)：用法用量不适宜。头孢曲松虽然属于时间依赖性抗菌药物，但是其半衰期较长达 8 h，在体内代谢缓慢，能够保持一定的血药浓度，所以在临床使用时仅需每天给药 1 次。处方中每日给药 3 次，给药频次不合理。建议更改为注射用头孢曲松 2.0 g q24h。

（二）住院患者用药医嘱单案例

患者，男性，44 岁，20 余天前无明显诱因下出现头晕头痛，自以为感冒，未予以重视，开始未予以特殊处理，后头痛症状加重，伴恶心呕吐，呕吐物为胃内容物，家属送至外院，检查提示右侧基底节区脑出血，于次日行"全麻下显微镜下右颞顶部骨小窗开颅脑内血肿清除术＋ICP 植入术"，术后转 ICU 监护，予以脱水降颅压、抑酸护胃、预防癫痫等对症治疗。患者第 5 日晨间探视见意识清醒，自主睁眼，右侧肢体可活动，不能言语，左侧肢体不能活动。第 6 日间下午突发发热、最高体温 40.5 ℃，伴意识丧失，家属要求转诊至我院，拟"中枢神经系统感染"收住我科，病程中患者昏迷，气管切开呼吸机辅助呼吸中。

既往史：既往高血压史，控制效果不详。

查体：T 36.2 ℃，P 15 次/分，BP 129/80 mmHg，深昏迷，气管切开接呼吸机辅助通气，刺痛睁眼，头颅无畸形、压痛、包块，右侧颞顶部件长约 10 cm 手术瘢痕，愈合可，线已拆，无眼睑水肿，结膜正常，眼球正常，巩膜无黄染，瞳孔等大同圆，约 3 mm，对光反射正常，颈软，两肺呼吸音粗，可闻及湿性啰音，未闻及哮鸣音，心率 90 次/分，律齐，各瓣膜区未闻及病理性杂音。

辅助检查：血常规：白细胞计数 14.79×10^9/L，中性粒细胞百分比 94.7%，血小板计数 120×10^9/L，平均血小板体积 15.5 fL。全程 C 反应蛋白：常规 CRP 57.29 mg/L，超敏 CRP＞5.00 mg/L。降钙素原检测：降钙素原 0.054 ng/mL。

医嘱用药：0.9%氯化钠注射液 500 mL＋注射用美罗培南 2.0 g ivgtt q24h。

处方评析(建议)：用法用量不适宜。美罗培南属于时间依赖性抗菌药物，在临床使用过程中需多次给药，以保证其在治疗过程中有较高的血药浓度。处方中每日给药 1 次，给药频次不合理，建议更改为 2.0 g q8h。

第四节　脓　毒　症

一、疾病介绍

脓毒症是机体受到病原微生物(如细菌病毒、真菌、寄生虫)感染引起的全身炎症反应。

脓毒症是内、外科危重病患者常见的并发症，可进一步导致脓毒症休克和多器官功能障碍综合征，是危重病患者主要死亡原因之一。统计资料显示，全球每年有超过1800万严重脓毒症病例，且患者数目每年以1.5%的速度增长，地球上每天大约有14000人死于脓毒症，欧洲和美国每年死于此病者超过35万人，治疗费用高达250亿美元，美国每年有75万例脓毒症患者，其中21.5万人死亡，并呈逐年上升趋势，为良性疾病的第一死因，脓毒症已成为一个全球性的医疗保健问题。脓毒症定义是由宿主对感染的反应失调引起的威胁生命的器官功能障碍。脓毒性休克是脓毒症患者经过充分的液体复苏后仍持续的低血压和低灌注，其诊断标准为经过充分的液体复苏后平均动脉压≤65 mmHg和乳酸＞2 mmol。

脓毒症可以由任何部位的感染引起，临床上常见于肺炎、腹膜炎、胆管炎、泌尿系统感染、蜂窝织炎、脑膜炎、脓肿等。其病原微生物包括细菌、真菌、病毒及寄生虫等。脓毒症也常常发生在有严重疾病的患者中，如严重烧伤、多发伤、外科手术后等患者。脓毒症也常见于有慢性疾病的患者，如糖尿病、慢性阻塞性支气管炎、白血病、再生障碍性贫血和尿路结石。

（一）临床表现

（1）全身表现：脓毒症发生后常伴有体温的明显升高，出现寒战、高热，如果没有能够及时、综合治疗，病情进一步发展临床上可出现呼吸、循环方面的改变，例如：可出现呼吸急促、意识障碍，有的甚至出现血压降低，以至于休克血压等，少数的患者还可以出现消化道出血的临床表现。

（2）局部表现：脓毒血症临床上一般是发生于严重的创伤之后，发生于各种化脓性的感染，所以常可以有局部的感染性病灶。例如开放性的骨折局部出现红肿、化脓；大面积烧伤后创面的感染；急性化脓性的胆管炎引起右上腹痛、胆绞痛；各种腹部疾病引起的急性弥漫性腹膜炎的症状如全腹痛、恶心呕吐；给予静脉导管穿刺术后出现局部的化脓性感染等。

（二）临床诊断

脓毒症、严重脓毒症和脓毒症休克的诊断标准为：

1. 脓毒症

目前临床上诊断成人脓毒症要求有明确感染或可疑感染加上以下指标：

（1）全身情况：发热（＞38.3 ℃）或低体温（＜36 ℃）；心率增快（＞90次/分）；呼吸增快（＞30次/分）；意识改变；明显水肿或液体正平衡＞20 m/kg，持续时间超过24 h；高血糖症（血糖＞7.7 mmol/L）且无糖尿病病史。

（2）炎症指标：白细胞增多（$>12\times10^9$/L）或白细胞减少（$<4\times10^9$/L）或白细胞正常但不成熟细胞＞10%；血浆C反应蛋白＞正常值之上2个标准差；血浆降钙素原＞正常值之上2个标准差。

（3）血流动力学指标：低血压（收缩压＜90 mmHg，平均动脉压＜70 mmHg或成人收缩压下降＞40 mmHg，或低于年龄正常值之下2个标准差）。

（4）器官功能障碍参数：氧合指数（PaO_2/FiO_2）<300；急性少尿[尿量<0.5 mL/(kg・h)]；肌酐上升>44.2 μmol/L；凝血功能异常（国际标准化比值>1.5 或活化部分凝血活酶时间>60 s）；肠麻痹；肠鸣音消失；血小板减少（<100×10^9/L）；高胆红素血症（总胆红素>70 μmol/L）。

（5）组织灌注参数：高乳酸血症（>3 mmol/L）；毛细血管再充盈时间延长或皮肤出现花斑。

需要注意的是，新的诊断标准并未强调必须是在感染的基础上加上以上 5 条或其中几条以上表现才可以诊断为脓毒症，而更强调以异常的指标结合临床专科的具体病情变化来作出更符合临床实际的脓毒症临床诊断。

2. 严重脓毒症

合并出现器官功能障碍表现的脓毒症。

3. 脓毒性休克

其他原因不可解释的、以低血压为特征的急性循环衰竭状态，是严重脓毒症的一种特殊类型。包括：

（1）收缩压<90 mmHg 或收缩压较原基础值减少>40 mmHg 至少 1 h，或依赖输液及药物维持血压，平均动脉压<60 mmHg。

（2）毛细血管再充盈时间>2 s。

（3）四肢厥冷或皮肤花斑。

（4）高乳酸血症。

（5）尿量减少。

二、疾病治疗

（一）一般治疗原则

脓毒症的治疗目标是早期液体复苏、控制感染、维持心血管系统循环稳定和控制血糖等。长远目标是逆转全身性的、伤及自身的感染应激反应，改善严重脓毒症（由明确或疑似感染继发的急性脏器功能不全）和感染性休克（严重脓毒症加上液体复苏无反应性低血压），最终降低病死率。

脓毒症综合治疗应尽快（1 h、3 h、6 h 内）完成：① 检测乳酸水平；② 在应用抗菌药物前获得血液病原培养；③ 使用广谱抗菌药物覆盖可能得病原菌；④ 采用 30 mL/kg 晶体用于低血压或乳酸≥4 mmol/L，在 6 h 内完成；⑤ 使用血管加压剂（对初始液体复苏无反应的低血压），以维持平均动脉压（mean arterial pressure，MAP）≥65 mmHg；⑥ 如果在初始液体给药后持续出现低血压（MAP<65 mmHg）或初始乳酸盐>4 mmol/L，则重新评估容量状态；⑦ 如果初始乳酸盐升高，重新测量乳酸，初始液体复苏后重复进行包括生命体征、心肺、毛细血管再充盈时间、脉搏和皮肤检查结果在内的检查，或者以下两种情况：测量 CVP、测

量 $ScvO_2$、进行床边心血管超声检查、通过被动抬腿试验或补液试验对容量反应性进行动态评估，最重要的是在诊断脓毒症后 1h 内给予抗菌药物治疗，针对病原菌精准的抗菌药物治疗、感染源的控制以及血流动力学指导下的脏器功能支持是脓毒症治疗三个关键原则。

（二）临床常用治疗药物方案

1. 早期液体复苏

对于脓毒症所致的低灌注/脓毒性休克的患者，建议在复苏的前 3 h 内至少静脉输注 30 mL/kg的晶体液。同时用动态指标来指导液体复苏，而不仅仅是体格检查或静态的指标。动态指标包括使用每搏量（stroke volume，SV）、每搏量变异（stroke volume variation，SVV）、脉压变异（pulse pressure variation，PPV）或超声心动图（如果有）对被动抬腿或补液的反应。

2. 抗感染治疗

尽快对感染源进行控制：① 建议在脓毒症或脓毒性休克患者中尽快识别，并且在诊断后尽快实施任何所能的措施进行感染源控制；② 建议在建立其他血管通路后，及时移除血管内通路装置，这些装置可能是脓毒症或脓毒性休克的原因。

在确认脓毒症或脓毒性休克后推荐 1 h 内尽快启动静脉抗菌药物治疗。针对脓毒症或脓毒性休克患者，推荐经验性使用一种或几种抗菌药进行广谱治疗，以期覆盖所有可能的病原体。一旦微生物确认，药敏结果明确和或临床症状体征充分改善，推荐降级经验性抗菌药物。脓毒性休克最常见的病原体是革兰氏阴性菌、革兰氏阳性菌和混合细菌微生物。特定条件会使患者面临感染非典型或耐药性病原体的风险。院内感染患者容易发生耐万古霉素肠球菌（vancomycin-resistant enterococci，VRE）和耐甲氧西林金黄色葡萄球菌（methicillin-resistant staphylococcus aureus，MRSA）脓毒症。

脓毒性休克的初始治疗推荐经验性联合用药（至少 2 种不同抗微生物种类的抗菌药物）以针对最可能的病原体。对于大多数其他严重的感染包括菌血症和不合并休克的脓毒症，不常规使用联合治疗。临床医生必须评估感染耐药病原体的风险，包括长期住院和居住在慢性病护理机构、近期使用抗菌药物、既往住院和既往多种耐药性微生物定植或感染。由于大多数严重脓毒症和脓毒性休克的患者有一种或多种形式的免疫抑制，初始经验性方案应足够广泛，以覆盖当地细菌谱中最常见多数病原体。常用的治疗方案包括使用碳青霉烯或青霉素/β-内酰胺酶抑制剂组合。具体的方案可以且应该根据感染的部位和当地微生物流行病学进行调整。

3. 血流动力学的支持和辅助治疗

（1）使用血管活性药物

对于成人脓毒性休克患者，推荐使用去甲肾上腺素作为一线升压药物。必要时可联合使用肾上腺素或血管升压素。使用血管活性药物时，应特别注意有心律失常风险的患者。对于应用去甲肾上腺素后 MAP 仍不达标的成人脓毒性休克患者，建议联合使用血管升压素，而不是增加去甲肾上腺素的剂量。血管升压素通常在去甲肾上腺素的剂量达到0.25～0.5 μg/(kg・min)时开始使用。对于联合使用去甲肾上腺素和血管升压素后MAP仍不达标的患者，可加用肾上腺素。

(2) 使用正性肌力药

对于成人脓毒性休克伴心功能不全的患者，在足够的容量状态和动脉血压下灌注仍持续不足，建议在去甲肾上腺素基础上联合应用多巴酚丁胺，或者单独使用肾上腺素。不建议使用左西孟旦。

(3) 使用糖皮质激素

成人脓毒性休克患者常规使用的皮质激素是静脉注射氢化可的松，剂量为200 mg/d，每6 h静脉注射50 mg或连续输注。推荐开始使用去甲肾上腺素或肾上腺素≥0.25 μg/(kg・min)后至少4 h应用。

4. 其他支持治疗

(1) 血液制品：对于成人脓毒症/脓毒性休克患者，推荐使用限制性而不是自由的输血策略。限制性输血策略通常包括血红蛋白浓度为70 g/L的输血阈值；然而，红细胞输注不应仅以血红蛋白浓度为指导。要评估患者的总体临床状况，并考虑可放宽输血阈值，如急性心肌缺血、严重低氧血症或急性出血。

(2) 机械通气：对于脓毒症所致急性呼吸窘迫综合征(acute respiratory distress syndrome，ARDS)的成人患者，推荐使用小潮气量通气策略(6 mL/kg)，而不是大潮气量策略(>10 mL/kg)。

(3) 预防应激性溃疡：对于成人脓毒症/脓毒性休克患者，如果存在消化道出血的风险，建议进行应激性溃疡的预防。

(4) 预防静脉血栓(venous thrombus embolism，VTE)：严重脓毒症患者应接受针对静脉血栓栓塞的药物预防治疗，每日皮下注射低分子量肝素。脓毒症患者有使用肝素的禁忌证(如血小板减少、严重的凝血功能障碍、活动性出血、近期脑出血)时，不接受药物预防治疗，当风险降低后开始药物预防治疗。并且在使用药物预防时，不建议联合使用机械预防。

(5) 肾脏替代治疗：连续肾脏替代治疗与间歇性血液透析对严重脓毒症急性肾衰竭患者是等效的。血流动力学不稳定的脓毒症患者为方便体液平衡管理，可采用连续治疗的方法。

(6) 营养支持：对于可以进行肠内营养的成人脓毒症，脓毒性休克患者，建议早期(72 h以内)启动肠内营养。

三、教学案例

患者，女性，73岁，身高160 cm，体重50 kg。家属代述：患者于入院前3天晚餐后无明显诱因下出现突发腹痛，伴有反复呕吐，当晚呕吐6～7次，呕吐物为胃内容物，呈黄绿色，有酸臭，呕吐后腹痛有所缓解，否认鲜红色咖啡色样呕吐物，当日大便2次，黄色、量中、成形，

21:00 开始出现寒战,体温不详。当时无意识丧失,无呕血,当天无明显不洁饮食、油腻饮食史,无过度劳累等情况。为求进一步诊治,ICU 拟"脓毒症"收治入院。自发病以来,患者精神萎靡,食欲缺乏,小便正常,大便如前述,近期体重无明显减轻。入院查体:体温 38.2 ℃,脉搏 105 次/分,呼吸 24 次/分,血压 125/64 mmHg(去甲肾上腺素维持),SpO_2 98%。查体:两肺呼吸音粗,未及明显干、湿啰音,腹软,腹部膨隆,左下腹有压痛、反跳痛,左侧腰背部压痛明显,左侧肾区叩痛,肝脾肋下未及,肠鸣音正常。双下肢无水肿。四肢肌力、肌张力正常,病理征(-)。辅助检查:动脉血气:pH 7.28,PO_2 77 mmHg, PCO_2 55 mmHg,K^+ 3.5 mmol/L,Na^+ 138 mmol/L,HCO_3^- 36.5 mmol/L。血常规:WBC 15.9×10^9/L,NEUT% 82.7%,Hb 103 g/L,PLT 68×10^9/L;炎症指标:CRP 136 mg/L,PCT>100.0 ng/mL。GLU:两次测得的数值为 23.6 mmol/L、29.7 mmol/L。入院后给予 0.9%氯化钠注射液 500 mL + 维生素 B_6 50 mg、0.9%氯化钠注射液 750 mL、人血白蛋白 10 g 进行液体复苏,5%葡萄糖注射液 250 mL + 美罗培南 1.0 g ivgtt q12h 抗感染治疗,0.9%氯化钠注射液 100 mL + 注射用泮托拉唑钠 40 mg ivgtt qd 预防应激性溃疡,0.9%氯化钠注射液 50 mL + 去甲肾上腺素注射液 10 μg(2 mL/h)微泵维持血压,0.9%氯化钠注射液 50 mL + 生物合成人胰岛素注射液 50 U (5 mL/h)微泵控制血糖,0.9%氯化钠注射液 50 mL + 右美托咪定注射液 200 μg(2 mL/h)镇静镇痛,肠内营养乳剂(TP)1000 mL 进行营养支持。患者经液体复苏后,第 2 日 MAP 恢复,停用去甲肾上腺素。第 9 日,患者一般情况良好,感染得到有效控制,转入普通病房治疗。

(一) 病情评估

脓毒症可见于临床各科的感染性疾病,由于致病原因不同、感染部位不同,临床表现及转归亦不尽相同。但临床共同特点主要表现如下:

(1) 原发病的表现:常见的感染部位是腹腔、肺、尿道,同时伴有不同感染性原发病或局部感染的症状、体征,但是某些老年使用免疫抑制剂患者可能缺乏明确的局灶性临床表现。

(2) 感染的共同征象:常有发热、寒战、周身不适,热型以弛张热、间歇热多见,体温可达 40 ℃以上。血常规白细胞计数及中性粒细胞比例增高。心率、呼吸加快。小部分患者特别是老年衰弱患者可出现体温不升高、白细胞计数下降。

(3) 休克的表现:早期血压一般无明显变化,常以交感神兴奋的症状或体征为主要表现,可有轻度烦躁不安、焦虑或者动、尿量减少,心率增快,脉压减小。进一步发展则表现出表淡漠、反应迟钝,严重者出现昏迷。血压曲线降低,收缩压可降至 60~80 mmHg 以下。患者有明显口渴、发绀、呼吸急促、尿量明显减少甚至无尿。

(4) 多器官功能障碍综合征的表现:脓毒症可以出现器官灌注不足及功能不全的表现,还可出现血乳糖水平增高、少尿、血肌酐(Scr)水平升高、呼吸急促、血氧分压(PO_2)下降、神志改变、血小板减少等表现。严重时可伴有急性呼吸衰竭、急性心力衰竭、急性肾衰竭、急性肝衰竭、应激性溃疡(SU)、出血等多器官功能衰竭的改变。

患者系"脓毒症"入院,入院后完善相关检查,患者白细胞计数、中性粒细胞百分比、降钙素原和C反应蛋白均有升高，有感染指征，并且qSOFA评分≥2分，结合病史及相关检查，经过病情评估，脓毒症诊断明确。

（二）药物治疗方案评价

（1）液体复苏：液体复苏建议使用晶体液，在复苏的前3 h内至少静脉注射30 mL/kg的液体。患者体重50 kg，需要液体量至少1500 mL。该患者入院给予了1350 mL的0.9%氯化钠注射液、250 mL的5%葡萄糖注射液，共给予1600 mL晶体液，达到液体复苏的推荐入量。

（2）抗感染治疗；明确诊断脓毒症，应在1 h内静脉给予抗菌药物、初始经验性感染采用覆盖所有可能致病菌且在疑似感染源组织内能达到有效浓度的药物；脓毒症的抗菌药物疗程一般为7～10天，但对临床反应缓慢、感染灶难以充分引流或免疫缺陷者可适当延长。患者急诊就诊时即刻给予美罗培南抗感染，之后的检查和症状提示为尿路感染，美罗培南也足够覆盖大肠杆菌或肠球菌等常见病原菌，在尿路也能达到有效治疗浓度。患者肾功能不全：血肌酐216.2 μmol/L，计算肌酐清除率约为30 mL/min，美罗培南剂量调整为1.0 g q12h。

（3）预防应激性溃疡：根据《质子泵抑制剂临床应用指导原则(2020年版)》推荐，该患者为脓毒症，有预防应激性溃疡指征。质子泵抑制剂为预防应激性溃疡的首选药物，根据指南推荐使用泮托拉唑钠40 mg ivgtt qd。

（4）预防血栓：无禁忌证情况下，推荐对严重脓毒症患者应用肝素预防深静脉血栓。患者为高龄女性，有尿路感染、糖尿病、冠心病，卧床，处于高凝状态，应积极予抗凝预防。患者肾功能不全，肌酐清除率约30 mL/min，此时使用低分子量肝素抗凝需谨慎，可予普通肝素予进行抗凝，并根据患者肾功能情况及时调整剂量，并监测APTT。

（5）营养支持：严重脓毒症/脓毒性休克复苏后血流动力学稳定者尽早开始营养支持(48 h内)，首选肠内营养；对于入住ICU的重症患者，建议以低剂量起始喂养(10～20 kcal/h或500 kcal/d)。该患者入院给予肠内营养乳剂(TP)500 mL，能量密度为1 kcal/mL，共摄入500 kcal，符合指南推荐。

（6）其他治疗：脓毒症可能带来多脏器的损伤甚至导致多脏器衰竭，应注意监测肝肾等重要脏器功能。患者入院时肝功能尚可，肾功能不全，肌酐清除率约为30 mL/min。密切监测患者肾功能。并仔细询问患者既往病史，判断其属于急性还是慢性肾功能不全。另外，患者既往有高血压病史，入院后给予血管活性药物去甲肾上腺素维持血压，需密切监测患者血压。

四、不合理处方评析

（一）不合理门急诊处方

处方1 患者：男性，年龄：49岁，体重：60 kg。

临床诊断：脓毒症，急性肾功能不全(血肌酐232.20 μmoL/L)。

处方用药：注射用头孢哌酮舒巴坦钠（头孢哌酮 1.0 g：舒巴坦 0.5 g）

	4.5 g	ivgtt	q12h；
0.9%氯化钠注射液	100 mL	ivgtt	q12h。

处方评析（建议）：用法用量不适宜。头孢哌酮舒巴坦为三代头孢菌素和酶抑制剂的复合制剂，其中舒巴坦通过肾脏代谢，对于肾功能明显降低的患者（肌酐清除率<30 mL/min）舒巴坦的清除减少，应调整用药剂量。该患者通过计算可得肌酐清除率为 28.92 mL/min，而对于 15～30 mL/min 的患者，舒巴坦的日剂量最多不超过 2.0 g。该处方舒巴坦的日剂量为 3.0 g，剂量过高，建议更改为注射用头孢哌酮舒巴坦钠 3.0 g q12h。

处方 2 患者：女性，年龄：52 岁。

临床诊断：脓毒症。

处方用药：			
注射用哌拉西林他唑巴坦钠	4.5 g	iv.gtt	q24h；
0.9%氯化钠注射液	100 mL	ivgtt	q24h。

处方评析（建议）：用法用量不合理。注射用哌拉西林他唑巴坦钠在成人及 12 岁以上青少年的常用剂量为每 8 h 4.5 g。该处方中哌拉西林他唑巴坦频次为每日 1 次，用药频次较少，建议更改为哌拉西林他唑巴坦钠 4.5 g q8h。

（二）住院患者用药医嘱单案例

患者，男性，72 岁，4 天前，于澡堂洗澡后出现食欲不振、乏力等症状。2 天前出现胸腹及后背部阵发性疼痛，无放射性。既往存在咳嗽、咳痰、气喘等慢性阻塞性肺病症状 20 年余。至当地医院就诊，诊断"慢性阻塞性肺病伴急性加重、高血压病、冠状动脉粥样硬化性心脏病、心功能不全、心律失常、腹痛"，经常规治疗后，患者症状无缓解，为进一步诊疗，急诊至我院就诊，入院拟诊断"脓毒症、感染性休克、多脏器功能衰竭、慢性阻塞性肺病伴急性加重、高血压病 3 级、冠状动脉粥样硬化性心脏病、心功能不全"。

既往史：4 年前因冠心病行"PCI 手术"。

查体：身高 170 cm，体重 65 kg，T 36.2 ℃，P 15 次/分，BP 93/50 mmHg，神志模糊，精神萎靡，双侧瞳孔等大等圆，对光反射灵敏，肺部听诊未闻及干湿性啰音，腹部稍膨隆，腹软，无压痛及反跳痛，无双下肢水肿。

辅助检查：

全程 C 反应蛋白：常规 CRP 16.64 mg/L，超敏 CRP>5.00 mg/L。

血常规：白细胞计数 14.74×10^{9}/L，中性粒细胞百分比 89.6%，红细胞计数 5.16×10^{12}/L，血红蛋白量 167.0 g/L，血小板计数 106×10^{9}/L。

炎症二联检（PCT+IL6）：降钙素原 7.581 ng/mL，白介素 6989.30 pg/mL。

血清肌红蛋白测定：肌红蛋白定量 1697.00 μg/L。

氨基末端 B 型钠尿肽前体：氨基末端 B 型钠尿肽前体>30000 pg/mL。

急诊生化：钾 6.70 mmol/L，钠 138.46 mmol/L，氯 102.27 mmol/L，钙 2.05 mmol/L，肌酐 332.80 μmol/L，直接胆红素 63.90 μmol/L，丙氨酸氨基转移酶 1316.00 U/L，白蛋白

42.5 g/L，总胆红素 103.10 μmol/L。

血清肌钙蛋白Ⅰ：肌钙蛋白Ⅰ定量 14.400 μg/L。

急诊心功能：天冬氨酸氨基转移酶 2857.7 IU/L，肌酸激酶同工酶 36.52 IU/L，肌酸激酶 570 IU/L，乳酸脱氢酶 6047.00 U/L。

血气分析：酸碱度 7.067。

血液普通培养＋药敏实验结果：MRSA。

医嘱用药：0.9%氯化钠注射液 200 mL＋注射用盐酸万古霉素 1.0 g q12h。

处方评析(建议)：用法用量不适宜。万古霉素是 MRSA 感染的一线治疗药物，其在肾脏排泄的途径与肌酐有相同机制，对于肾功能不全的患者，需根据其肌酐清除率调整剂量。该患者入院检查肌酐值为 332.80 μmol/L，根据计算可得肌酐清除率为 16.38 mL/min，根据指南推荐，肌酐清除率＜20 mL/min 的患者，每次 500 mg，每 48 h 给药 1 次。建议更改为 500 mg q48h，并在治疗期间注意监测患者的万古霉素血药浓度。

参考文献

[1] Zheng R，Zhang Y，Rong Z，et al. Surviving Sepsis Campaign：international guidelines for management of sepsis and septic shock 2021，interpretation and expectation[J]. Zhonghua Wei Zhong Bing Ji Jiu Yi Xue，2021，33(10)：1159-1164.(in Chinese).

[2] He N，Su S，Ye Z，et al. Evidence-based guideline for therapeutic drug monitoring of vancomycin：2020 update by the division of therapeutic drug monitoring，Chinese pharmacological society[J]. Clin Infect Dis，2020，71(S 4)：S363-S371.

[3] Evans L，Rhodes A，Alhazzani W，et al. Surviving sepsis campaign：international guidelines for management of sepsis and septic shock 2021[J]. Intensive Care Med，2021，47(11)：1181-1247.

[4] 中国医师协会神经外科医师分会神经重症专家委员会，北京医学会神经外科学分会神经外科危重症学组. 神经外科中枢神经系统感染诊治中国专家共识(2021 版)[J]. 中华神经外科杂志，2021，37(1)：2-15.

[5] 中华人民共和国国家卫生健康委员会. 质子泵抑制剂临床应用指导原则(2020 年版)[J]. 中国实用乡村医生杂志，2021，28(1)：1-9.

[6] (美)戴维・吉尔伯特. 桑福德抗微生物治疗指南[M]. 范洪伟，王焕玲，周宝桐，译. 北京：中国协和医科大学出版社，2021.

[7] 孙国平，吴德沛，蔡广研. 临床药物治疗学：感染性疾病[M]. 北京：北京人民卫生出版社，2021.

[8] 蔡映云，张幸国，胡丽娜. 临床药物治疗学各论：感染性疾病[M]. 北京：北京人民卫生出版社，2015.

(周　冉　金　魁)

第十一章　疼痛的药物治疗

第一节　疼痛的定义和发生机制

一、疼痛的定义

疼痛是一种复杂的生理心理活动，会给患者造成极大的身心痛苦，已成为继呼吸、脉搏、血压、体温之后的第五大生命体征。1979 年，国际疼痛学会（International Association for the Study of Pain, IASP）将疼痛定义为“与实际存在的或潜在的组织损伤有关的一种不愉快的感觉和情绪体验”。2020 年 IASP 对疼痛的定义进行了再次修改，即“疼痛是一种与实际或潜在的组织损伤相关的不愉快的感觉和情绪情感体验，或与此相似的经历”，对疼痛的进一步研究、评估、诊疗和管理具有指导意义。

疼痛由伤害性刺激所引起机体的痛感觉和机体对伤害性刺激产生痛反应两部分组成。对患者而言，疼痛是机体面临损害或疾病的信号，是机体受到伤害的一种保护性反应，有助于人体及时躲避伤害，并可引起机体一系列防御性保护反应。然而，当疼痛长期存在时，会对机体造成持续的损害和难以忍受的痛苦，导致抑郁、焦虑等生理、心理和社会功能改变。在欧洲以及亚太地区疼痛论坛上提出了“消除疼痛是患者的基本权利”的观点，2000 年第 10 届 IASP 大会上明确提出：慢性疼痛是一种疾病。我国政府于 2007 年 7 月 16 日发布了卫医发〔2007〕227 号文件，要求在中国二级及以上医疗机构中，增加一级诊疗项目“疼痛科”，其主要工作内容是慢性疼痛的诊断与治疗。

二、疼痛的发生机制

疼痛的产生是由于有害刺激（如压力、热、化学物质等）引起组织损伤，从而导致神经递质、激肽、前列腺素等介质的释放，刺激了伤害性感受器，通过传入通路传达到中枢神经系统。疼痛形成的神经传导基本过程可分为 4 个阶段，即伤害性感受器的痛觉传导，传入纤维、脊髓背角、脊髓丘脑束等上行束的痛觉传递，皮质和边缘系统的痛觉整合，以及下行控制和神经介质的痛觉调控。

伤害感受器是周围神经的组成部分，能接受、转换和传递来自皮肤、黏膜、骨骼、肌肉和内脏器官的伤害性刺激，其细胞体位于脊髓神经节中。当伤害感受器被激活可导致损伤部位释放内源性致痛因子，如氢离子、钾离子、5-羟色胺、组胺、乙酰胆碱等，均可以刺激疼痛感受器。受损的神经纤维本身也可释放致痛因子，如P物质、降钙素基因相关肽和损伤细胞释放的一些酶类，在局部合成产生致痛因子，如前列腺素（主要是前列腺素 E_2、D_2、$F_2\alpha$）、缓激肽等。这些化学物质可以刺激感受器。损伤和炎症过程中形成的炎性介质，如巨噬细胞和中性粒细胞释放肿瘤坏死因子（TNF-α）、白细胞介素-1（IL-1），肥大细胞释放5-羟色胺等，提高对内源性致痛物质的反应强度和对外界刺激的反应程度。

伤害性感受器被激活后，主要通过 A_δ 纤维和C类纤维将产生的伤害信息传递到中枢神经系统（CNS）。A_δ 纤维是较粗的有髓神经纤维，负责感受疼痛和温度，并能快速传递强烈且定位准确的锐痛，疼痛性质通常为针刺样锐痛。C类纤维是细的无髓神经纤维，传递较慢且不易定位的钝痛和灼痛信号，疼痛通常为灼痛。

在脊髓传导通路中有许多受体参与疼痛信号的传导。这些受体包括：阿片受体、兴奋性氨基酸受体（如NMDA受体）、神经激肽1型（NK-1）受体、辣椒素（capsaicin）受体和大麻素（cannabinoid）受体等。其中，阿片受体（μ、δ、κ）是疼痛信号传递及镇痛过程中最重要的受体。过去认为这3种阿片受体主要分布于脊髓背角和脑等中枢神经系统。然而，最近的研究发现，3种阿片受体分布于整个神经系统，包括外周神经系统及中间神经元。当致痛因子激活多种疼痛信号传导受体时，疼痛信号的传递将变得更加复杂。在脊髓背角，短时程反应的兴奋性氨基酸系统由非NMDA受体介导，而P物质与兴奋性氨基酸共存的长时程反应系统由NK-1受体和NMDA受体共同介导。

脊髓丘脑束进入丘脑后形成二级神经元，并发出纤维：① 至白质的躯体感觉部位；② 与网状结构和丘脑核相连，因此在感到疼痛时呼吸和循环会受到影响；③ 延伸至边缘系统和扣带回，导致疼痛的情绪变化；④ 与垂体相连，引起内分泌改变；⑤ 与上行网状激活系统相连，影响注意力和警觉力。丘脑既是各种躯体感觉信息进入大脑皮质之前最重要的传递中枢，也是重要的整合中枢。

在神经系统中不仅存在痛觉信号传递系统，而且存在痛觉信号调控系统。疼痛时脊髓中抑制疼痛信号传入大脑的下行通路活性增强，这与中脑导水管周围灰质的下行性抑制作用相一致，下行抑制结构的强度与身体状态、应激状态等有关。在下行抑制系统中，肾上腺素和5-羟色胺是重要的神经递质。大脑导水管周围灰质是内源性痛觉调制下行镇痛系统中起核心作用的重要结构，连接丘脑、下丘脑和延髓头端腹内侧网状结构，通过下行抑制通路对脊髓背角的痛觉初级传入活动进行调节。下行痛觉易化系统的激活通过降低痛阈值（敏化）提高机体对伤害性刺激的反应能力，也是患者表现出对疼痛高度敏感的原因之一。

阿片肽是下行痛觉调控系统中最重要的激活及调节因子。人体自身镇痛潜能在较大程度上受内源性阿片肽释放及其参与的下行痛觉调控的影响。痛觉调控系统还参与止痛药的镇痛作用机制过程。当外源性阿片与阿片受体结合时，将与抑制性G蛋白结合，减少环磷腺苷的生成，直接或间接抑制 Ca^{2+} 及 Na^{+} 通道的离子电流，减少 P 物质释放，从而抑制疼痛信号传导，达到镇痛作用。

第二节　疼痛的分类和评估

一、疼痛的分类

根据疼痛的持续时间以及损伤组织的可能愈合时间可以将疼痛分为急性疼痛和慢性疼痛。急性疼痛一般指与组织损伤、炎症或疾病过程相关的，持续的时间较短(通常短于 3 个月)的一种疼痛类型。与急性疼痛相对应，慢性疼痛指组织损伤痊愈后依然存在的或者持续时间超过 3 个月的一种疼痛类型。两者在时间、病因、预后、治疗等方面均存在很大差异，具体内容见表 11-1。

表 11-1　急性疼痛和慢性疼痛

急性疼痛	慢性疼痛
持续时间短暂	持续时间较长
病因明确	病因可能不明
可估计预后	预后不明
常规应用镇痛药物治疗	需多学科综合治疗

根据疼痛产生的部位不同可将疼痛分为躯体痛、内脏痛和非特异性疼痛 3 种类型。躯体痛和内脏痛不仅产生的部位不同，产生的机制也不尽相同。躯体痛是由体表及深部组织的痛觉感受器受到各种伤害性刺激所引起，常见原因有术后切口痛、肿瘤骨转移等。内脏痛是由于压迫、牵拉、渗透，或扭转胸、腹、盆腔脏器导致这些部位痛觉感受器活化而引起的疼痛，常见原因有盆腔炎、肠梗阻等。除躯体痛和内脏痛外，其他所有原因不明的疼痛皆可划归为非特异性疼痛，这种疼痛的产生与心理、社会因素的关系密切，多见于抑郁症或焦虑症患者。但在疼痛诊断前，必须谨慎排除是否有原发病存在，以免延误治疗。

根据病理学特征，疼痛可以分为伤害感受性疼痛和神经病理性疼痛。伤害感受性疼痛是完整的伤害性感受器感受到伤害性刺激引起的反应，疼痛的感知与组织损伤有关。正常情况下，疼痛冲动由神经末梢产生，神经纤维负责传递冲动。当神经纤维受损或神经系统因创伤或疾病发生异常改变时也会产生自发冲动，引起的痛感会投射到神经起源部位，称为神经病理性疼痛。

二、疼痛的评估

疼痛是患者的主观体验，是一种复杂的现象，受病理生理、心理、文化修养、生活环境等诸多因素影响，因此，正确客观地评估疼痛，对患者疾病的诊断以及后续治疗方案的制定和实施都十分关键。疼痛评估需遵循“常规、量化、动态、全面”的评估原则。常规评估是指医护人员主动询问患者有无疼痛，常规性评估疼痛病情，并进行相应的记录；量化评估是指使用疼痛程度评估量表等量化标准来评估患者疼痛主观感受程度，需要患者的密切配合；动态评估是指持续动态评估患者的疼痛症状及变化情况，强调对患者疼痛症状的持续监测与变化跟踪，包括疼痛程度、性质、原因、类型以及止痛治疗的效果等；全面评估要求医护人员对患者的疼痛及其相关病情进行全面而深入的分析，为制定更为精准的治疗方案提供依据。

医务人员可根据患者自身情况选择适合的疼痛量表对疼痛进行评估，最常见的疼痛量表包括以下三种。

（一）视觉模拟量表

视觉模拟量表（visual analogue scale，VAS）是最常用的一种疼痛强度的单维度测量评估工具，内容见图 11-1。量表主要由一条 100 mm 的直线组成，该直线的一端表示“完全无痛”，另一端表示“能够想象到的最剧烈的疼痛”或“疼痛到极点”等。患者会被要求在这条线上相应的位置做标记（用一个点或一个“╳”等）以代表他们体会到的当时的疼痛强烈程度。

完全无痛　　　　　　　　　　　　　　　　疼痛到极点

请您用“×”或垂直的“|”标出您的感受

图 11-1　视觉模拟量表

VAS 评分具有准确、简便易行、灵敏度高等特点。因此，在临床上和科研工作中使用广泛。但需要注意的是，VAS 需要患者有一定的抽象思维能力。因此，建议成人患者使用。

（二）数字评定量表

数字评定量表（numerical rating scale，NRS）评分准确简明，是 VAS 方法的一种数字直观的表达方法，曾被美国疼痛学会视为疼痛评估的金标准。如图 11-2 所示，患者被要求用数字（0～10）表达出感受疼痛的强度，0 为无痛；10 为最剧烈的疼痛；若疼痛完全不影响睡眠，疼痛评分为 4 分以下，为轻度痛；若疼痛影响睡眠但仍可自然入睡，疼痛评分为 4～6 分，为中度痛；若疼痛导致不能睡眠或睡眠中痛醒，需用镇痛药物或其他手段辅助睡眠，疼痛评分为 7～10 分，为重度痛。

NRS 的分类比较清晰客观，可以帮助患者进行更准确的评估，从而提高不同患者之间在评估上的可比性。此外，NRS 还可以用于口头采访（如电话采访），这是 NRS 应用的优势。但 NRS 需要患者有抽象的刻度理解能力，还有一定的文字阅读理解能力。因此，NRS

比较适用于10岁以上有一定文化程度的患者。

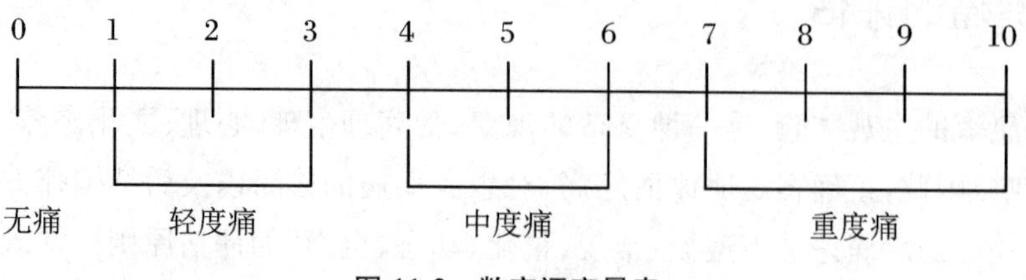

图11-2 数字评定量表

（三）修订版Wong-Baker面部表情疼痛评估法

修订版Wong-Baker面部表情疼痛评估法（Wong-Baker faces pain scale revision，FPS-R）要求患者对整体疼痛程度进行从0（无痛）到10（最严重）的评分，同时FPS-R提供了6种面部表情的卡通图片（从微笑、悲伤至痛苦的哭泣等）来形象表达分值区域所代表的疼痛程度。评估时，患者指向表示与其疼痛程度相符的刻度或卡通面孔即可，如图11-3所示。

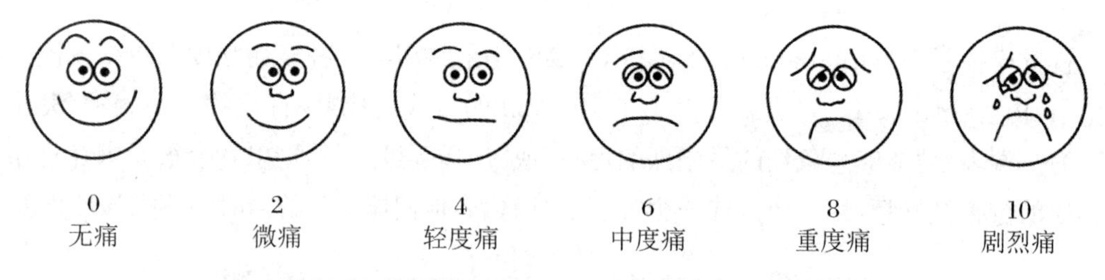

图11-3 修订版Wong-Baker面部表情疼痛评估法

与上述两种评估方法相比，FPS-R量表更适用于儿童、老人、文化程度较低者，亦可用于表达困难、意识不清及有认知功能障碍的患者。

第三节 疼痛治疗药物的分类

药物是疼痛最基本、最常用的首选治疗方案，是缓解疼痛的重要手段。在镇痛药物的使用过程中，应注意患者间有效镇痛个体差异大的特点，遵循用药个体化的原则，根据药动学特点给药，尽量提高镇痛效果。目前应用于临床的镇痛药物主要分为阿片类镇痛药、非甾体抗炎药、抗抑郁药、抗惊厥药、苯二氮䓬类药物、局部麻醉药及骨骼肌松弛药。

一、阿片类镇痛药

阿片类镇痛药是目前已发现的镇痛作用最强的药物，且无“天花板效应”，镇痛作用随剂量增加而增强，使用时应遵循能达到最大镇痛作用和不产生难以忍受不良反应的原则，其主要作用于中枢神经系统，通过与G蛋白偶联的特异性跨膜神经递质受体相结合发挥作用。阿片类受体包括μ、κ、σ和δ受体，这些受体普遍存在于全身各处组织中，包括外周和大脑、脊髓等中枢神经系统。μ受体控制脊髓的止痛、欣快、呼吸抑制和躯体依赖；κ受体控制脊髓的止痛、镇静和缩瞳；σ受体控制幻觉、烦躁不安、血管收缩和呼吸中枢；δ受体控制止痛并可增强其他受体的调控作用。阿片类药物与受体结合后可抑制突触前兴奋性神经递质的释放及突触后反应，导致神经元超级化，并抑制自发放电和诱发电位，同时改变细胞水平钾、钙离子的通透性，产生中枢效应。

阿片类镇痛药根据药理作用可分为完全激动药（吗啡、羟考酮、芬太尼）、激动-拮抗剂（地佐辛、喷他佐辛）、部分激动剂（丁丙诺啡）和拮抗剂（纳洛酮）。根据镇痛强度的不同可分为强阿片类和弱阿片类。强阿片类包括吗啡、羟考酮、芬太尼等；弱阿片类包括可待因、双氢可待因、曲马多等。

二、非甾体抗炎药

非甾体抗炎药（non-steroidal anti-inflammatory drugs，NSAIDs）是一类具有解热、镇痛作用，多数还有抗炎、抗风湿作用的药物，因其化学结构和抗炎机制与糖皮质激素甾体抗炎药不同，故又称为非甾体抗炎药。

前列腺素是体内花生四烯酸的代谢产物，同时也是引起炎症反应、疼痛和发热等病理状态的关键物质。NSAIDs通过有效抑制花生四烯酸代谢过程中环氧化酶（cyclooxygenase，COX）的生物活性，减少体内前列腺素的生物合成与聚积，从而在中枢和外周发挥解热、镇痛、抗炎、抗风湿作用。

COX主要有COX-1和COX-2两种亚型。COX-1在绝大多数细胞中均存在，尤其在血管内皮、血小板、肾脏中，通过产生前列腺素和血栓烷维持机体正常的生理功能，如胃黏膜保护、血小板聚集、肾脏保护等。COX-2则主要在组织损伤、炎症等情况下由组织因子等诱导产生，从而促使前列腺素合成增加，促发炎症反应，通过疼痛感受器对致痛物质的敏感性，即外周痛觉敏化。目前，按照对COX-1和COX-2的作用机制，NSAIDs主要分为：非选择性NSAIDs，包括布洛芬、双氯芬酸、吲哚美辛等；选择性COX-2抑制剂，包括塞来昔布、帕瑞昔布、艾瑞昔布、依托考昔。

三、抗抑郁药

抗抑郁药作为疼痛辅助性用药，具有提高情绪、增强活力的作用，可显著改善一些慢性疼痛的症状，尤其是对慢性顽固性疼痛并发抑郁的患者效果更佳。抗抑郁药的镇痛作用主要是通过改变中枢神经系统的递质功能而实现的。对不伴有抑郁症状的神经病理性疼痛和偏头痛等患者也有一定的疗效。

抗抑郁药通过阻断去甲肾上腺素、5-羟色胺在神经末梢的再摄取，从而使突触间隙的递质浓度增高，促使突触传递功能而发挥抗抑郁作用。此外，三环类抗抑郁药还具有提高内源性阿片肽水平、阻断 Na^{+} 通道以及开放 K^{+} 通道的作用。这些作用可抑制外周及中枢神经系统敏化，从而缓解疼痛。

临床上将抗抑郁药主要分为：三环类抗抑郁药（tricyclic antidepressants，TCAs），代表药物有阿米替尼、丙米嗪等；选择性 5-羟色胺再摄取抑制剂（selective serotonin reuptake inhibitor，SSRI），代表药物有西酞普兰、氟西汀等；5-羟色胺和去甲肾上腺素再摄取抑制剂（serotonin norepinephrine reuptake inhibitor，SNRI），代表药物有度洛西汀、文拉法辛等。

四、抗惊厥药

疼痛分为伤害感受性疼痛和神经病理性疼痛两大类。伤害感受性疼痛通常对阿片类镇痛药和 NSAIDs 反应较好；神经病理性疼痛对这两类药物反应较差，但对抗惊厥药物却有很好的反应。

抗惊厥药具有防止或减少中枢神经元病理性过度放电，提高正常脑组织兴奋阈的功能。主要分为：Ca^{2+} 通道调节剂，如加巴喷丁、普瑞巴林，通过调节电压门控 Ca^{2+} 通道 $\alpha 2\delta$ 亚基，减少兴奋性神经递质如谷氨酸、去甲肾上腺素和 P 物质释放，抑制痛觉过敏和中枢敏化；Na^{+} 通道调节剂，如卡马西平、奥卡西平等，通过作用于 γ-氨基丁酸（gamma-aminobutyric acid，GABA）受体而产生镇痛效应，并与调节 Ca^{2+} 通道有关。

五、苯二氮䓬类药物

疼痛患者大多具有焦虑、失眠等症状，所以在疼痛治疗过程中要适当增加镇静催眠药物的治疗，改善患者的精神状态，以达到镇痛的目的。苯二氮䓬类是常用的镇静催眠药和抗焦虑药，具有镇痛、遗忘、抗焦虑和肌松作用，故常用于急性疼痛或焦虑、肌痉挛或失眠患者，也可减轻慢性疼痛患者的焦虑状态或不安情绪，提高睡眠质量，加强镇痛药物的治疗作用。

电生理实验证明，苯二氮䓬类能增强 GABA 能神经传递功能和突触抑制效应，还有增强 GABA 与 $GABA_A$ 受体相结合的作用。$GABA_A$ 是 Cl^- 通道的门控受体，当 GABA 与之结合时，Cl^- 通道开放，Cl^- 内流，使神经细胞超极化，产生抑制效应。临床常用药物有地西泮、艾司唑仑、咪达唑仑、唑吡坦等。

六、局部麻醉药

局部麻醉药（又称局麻药）是一类能可逆地阻滞神经冲动的发生和传导，在意识清醒的条件下，使有关神经支配的部位出现暂时性感觉丧失的药物。局麻药通过对细胞膜钠通道的阻滞，使钠通道失活发挥作用。注射到神经周围可阻滞神经冲动的产生和传导，阻滞的程度与局麻药的剂量、浓度、神经纤维的类别以及刺激强度等因素有关。随着用药浓度自低至高，痛觉首先消失，其次为冷热、触觉和深部感觉，最后才是运动功能。局麻药在适当的浓度下应用于神经末梢或神经干，能够可逆性地阻断神经冲动的产生和传导，使局部痛觉暂时消失。局麻药按临床时效分为：短效局麻药，包括普鲁卡因、氯普鲁卡因等；中效局麻药，包括利多卡因、甲哌卡因等；长效局麻药，包括布比卡因、丁卡因、罗哌卡因等。

七、骨骼肌松弛药

骨骼肌松弛药(又称肌松药)是一类选择性作用于骨骼肌神经-肌接头，与 N_2 胆碱受体相结合，暂时阻断神经肌肉间的兴奋传递，从而产生肌肉松弛作用。适用于各种软组织挫伤、扭伤、运动后肌肉酸痛、肌肉劳损所致的疼痛，以及由中枢神经病变引起的肌肉痉挛以及慢性筋膜炎等。

肌松药包括中枢作用型肌松药和外周作用型肌松药。中枢作用型肌松药一般选择性地作用于中枢神经系统，主要用于缓解疼痛性肌肉痉挛或骨骼肌及神经肌肉异常时的肌强直，代表药物有巴氯芬、乙哌立松和替扎尼定；外周作用型肌松药直接作用于骨骼肌，用于缓解各种情况引起的肌肉僵直状态，代表药物是丹曲林钠。

第四节　术后急性疼痛的药物治疗

一、疾病概述

术后疼痛是手术后即刻发生的急性疼痛，其性质为伤害性疼痛，包括躯体痛和内脏痛，通常持续不超过 3～7 天，常见于创伤大的胸科手术和需较长时间功能锻炼的关节置换等手术，有时镇痛需持续数周，是临床上最常见和最需紧急处理的急性疼痛。术后急性疼痛如果不能在初始状态下被充分控制，则可能发展为慢性疼痛，其性质也可能转变为神经病理性疼痛或混合性疼痛。

二、术后急性疼痛治疗的目标和原则

(一) 治疗目标

为减轻术后急性疼痛，提高患者的生活质量；提高患者对手术质量的整体评价；使患者更早地开展康复训练；降低术后并发症。

（二）治疗原则

（1）确定伤害性刺激的来源和强度，进行全面评估。

（2）明确伤害性刺激和其他痛苦（如焦虑、生活质量等）之间的内在关系，并进行相应的处理，重视对患者的教育和心理指导。

（3）建立有效的镇痛，保证和维持镇痛效果。

（4）根据患者的个体需要，定时评估和调整镇痛方案。

三、临床常用治疗方案

（一）多模式镇痛

由于术后急性疼痛是一个多环节、复杂的过程，单一镇痛机制不足以提供最佳镇痛效果，目前多推荐采用多模式镇痛，即联合使用作用机制不同的两种或多种镇痛药，发挥镇痛的相加或协同作用，同时每种药物的剂量减少，不良反应相应降低，从而提高机体对药物的耐受性，加快起效时间和延长镇痛时间。临床常见的多模式给药方案见表 11-2。

表 11-2　不同类型手术的多模式镇痛方案

预期术后疼痛程度	手术类型	多模式镇痛方案
重度	开胸术 上腹部手术 全膝、髋关节置换术 大血管手术	（1）单独超声引导下外周神经阻滞，或配合 NSAIDs 或阿片类药物 PCEA （2）NSAIDs（排除禁忌证）与阿片类药物（或曲马多）的联合 （3）硬膜外局麻药复合阿片类药物 PCEA （4）对乙酰氨基酚 + NSAIDs 和局麻药切口浸润
中度	肩背部手术 子宫切除术 颌面外科	（1）超声引导下外周神经阻滞或与局麻药局部阻滞配伍 （2）方案（1）+ 对乙酰氨基酚或 NSAIDs （3）NSAIDs 与阿片类药物联合行 PCIA （4）硬膜外局麻药复合阿片类药物 PCEA
轻度	腹股沟斜疝修补术 静脉曲张 腹腔镜手术	（1）局部局麻药切口浸润和/或外周神经阻滞，或全身应用对乙酰氨基酚或 NSAIDs 或曲马多 （2）方案（1）+ 小剂量阿片类药物 （3）对乙酰氨基酚 + NSAIDs

（二）常用药物

1. 阿片类药物

阿片类药物根据镇痛强度的不同可分为强阿片类药和弱阿片类药。强阿片类药，如吗啡、芬太尼等,主要用于术后中、重度疼痛治疗。弱阿片类药,如可待因、曲马多,主要用于轻、中度急性疼痛镇痛。激动-拮抗药和部分激动药,如布托啡诺、地佐辛等,主要用于术后中度痛的治疗,也可作为多模式镇痛的组成部分用于重度疼痛治疗。

强阿片类药物镇痛作用强,无器官毒性,无封顶效应,使用时应遵循在不产生难以忍受不良反应的前提下充分镇痛的原则。由于阿片类药物的镇痛作用和不良反应为剂量依赖性和受体依赖性,故提倡多模式镇痛,以达到节约阿片和减低阿片类副作用的效应。

阿片类药的大多数副作用为剂量依赖性,除便秘外多数副作用在短期(1～2 周)可耐受,但就术后短期痛而言,必须防治副作用。副作用处理原则是:停药或减少阿片类药物用量,治疗副作用。

2. 对乙酰氨基酚和 NSAIDs 类药物

对乙酰氨基酚常用剂量为每 6 h 口服 6～10 mg/kg,最大剂量不超过 3000 mg/d,联合给药或复方制剂日剂量不超过 1500 mg,否则可能引起严重肝脏损伤和急性肾小管坏死。

NSAIDs 类药物具有解热、镇痛、抗炎、抗风湿作用,主要作用机制是抑制 COX,减少前列腺素的合成。对 COX-1 和 COX-2 作用的选择性是其发挥不同药理作用和引起不良反应的主要原因之一。该类药物一般可用于患者的术后轻、中度疼痛的镇痛,或在术前、手术结束后作为多模式镇痛的组成部分。常用口服及注射 NSAIDs 剂量和作用见表 11-3 和表 11-4。

表 11-3　常用口服 NSAIDs 类药物

药　　物	每次剂量(mg)	次/日	每日最大剂量(mg)
布洛芬	400～600	2～3	2400～3600
双氯芬酸	25～50	2～3	75～150
美洛昔康	7.5～15	1	7.5～15
塞来昔布	100～200	1～2	200～400
氯诺昔康	8	3	24

表 11-4　常用注射 NSAIDs 类药物

药　　物	剂量范围(mg)	静注起效时间(min)	维持时间(h)	用　法　和　用　量
氟比洛芬酯	50～250	15	8	iv:50 mg/次,日剂量不超过 200～250 mg
帕瑞昔布	40～80	7～13	12	im/iv:首次剂量 40 mg,以后 40 mg/12 h,连续用药不超过 3 天
酮咯酸	30～120	50	4～6	im/iv:首次剂量 30 mg,以后 15～30 mg/6 h,最大量 120 mg/d,连续用药不超过 2 天
氯诺昔康	8～24	20	3～6	iv:8 mg/次,2～3 次/天,日剂量不超过 24 mg

NSAIDs 最常见的不良反应是胃肠道不良反应，常表现为上腹部不适与隐痛、恶心、呕吐等。选择性 COX-2 抑制剂的消化道损伤发生率低于非选择性 NSAIDs。NSAIDs 还可引起心律失常、高血压等，对于本身有心血管基础疾病的患者，在使用 NSAIDs 时要权衡利弊，尽量避免或减少此类药物的使用。NSAIDs 禁用于冠状动脉搭桥手术。

3. 局麻药

常用于术后镇痛的局麻药包括：布比卡因、左旋布比卡因、罗哌卡因。布比卡因价格低、作用时间长，广泛应用于术后镇痛，但药物过量易导致心脏和中枢神经系统毒性。左旋布比卡因药理特性与布比卡因类似，心脏毒性更低。罗哌卡因的显著特点是“运动感觉分离”，即在有效镇痛的低药物浓度下对运动神经阻滞作用相对较弱，同时毒性更弱，目前临床上最为常用。

4. 其他

术前口服普瑞巴林(150 mg)、加巴喷丁(900～1200 mg)可明显减少围术期阿片类药物的用量，降低围手术期阿片类药物的不良反应，对术后镇痛和预防中枢外周敏化形成有重要作用。

（三）给药方式

1. 口服给药

适用于神志清醒的、非胃肠手术和术后胃肠功能良好患者的术后轻、中度疼痛的控制；也可作为重度疼痛减轻后其他方法(如静脉)镇痛的延续；用作其他给药途径(如预防性镇痛)的补充或多模式镇痛的组分。

口服给药具有无创、使用方便、患者可自行服用的优点，但因“首过效应”以及有些药物可与胃肠道受体结合，生物利用度不一。药物起效较慢，调整剂量时既应考虑药物到达血液和达峰时间，又要参照血浆蛋白结合率和组织分布容积。禁用于吞咽功能障碍(如颈部手术后)和肠梗阻患者。手术后重度恶心、呕吐和便秘者慎用。

2. 静脉注射给药

门诊手术和短小手术适合单次或间断静脉注射给药，但药物血浆浓度峰谷比大，镇痛效应不稳定，对术后持续疼痛者，需按时给药。静脉炎为常见并发症。持续静脉注射给药一般先给负荷量，阿片类药物最好以小量分次注入的方式，滴定至合适剂量，达到镇痛效应后，以维持量维持镇痛作用。由于术后疼痛阈值会发生改变，药物恒量输注的效应不易预测，更主张使用患者自控方法。

3. 局部给药

局部给药主要是应用局部麻醉药实施切口局部浸润、外周神经阻滞和椎管内给药。采用单独局部给药或局部给药联合 NSAIDs(或阿片类药物)的多模式镇痛可降低或避免阿片类药物的不良反应，是四肢或躯体部位手术后主要的镇痛方法。局部浸润简单易行，适用于浅表或微创手术；外周神经阻滞适用于相应神经丛、神经干支配区域的术后镇痛。椎管内给药适用于胸、腹部及下肢手术术后疼痛的控制。局麻药中加入阿片类药物，可增强镇痛作用并延长镇痛时间，是临床上常见的配伍。

4. 患者自控镇痛

患者自控镇痛（patient controlled analgesia，PCA）起效较快、无镇痛盲区、血药浓度相对稳定、可通过冲击（弹丸）剂量及时控制爆发痛，并有用药个体化、患者满意度高等优点，是目前手术后镇痛最常用和最理想的方法，适用于手术后中到重度疼痛。

PCA 常用的给药途径有静脉 PCA（PCIA）、硬膜外 PCA（PCEA）、皮下 PCA（PCSA）、外周神经阻滞 PCA（PCNA）。PCIA 操作容易、起效快，适用范围最广。PCIA 采用的主要镇痛药有阿片类（吗啡、羟考酮、氢吗啡酮、舒芬太尼、氢可酮、芬太尼、布托啡诺、地佐辛等）和曲马多。常用 PCIA 药物的推荐方案见表 11-5。

表 11-5　常用 PCIA 药物的推荐方案

药物	负荷剂量/次	单次注射剂量	锁定时间	持续输注
吗啡	1～3 mg	1～2 mg	10～15 min	0～1 mg/h
芬太尼	10～30 μg	10～30 μg	5～10 min	0～10 μg/h
舒芬太尼	1～3 μg	2～4 μg	5～10 min	1～2 μg/h
羟考酮	1～3 mg	1～2 mg	5～10 min	0～1 mg/h
布托啡诺	0.25～1 mg	0.2～0.5 mg	10～15 min	0.1～0.2 mg/h
地佐辛	2～5 mg	1～3 mg	10～15 min	30～50 mg/48 h
氢吗啡酮	0.1～0.3 mg	0.～0.4 mg	6～10 min	0～0.4 mg/h
纳布啡	1～3 mg	1 mg	10～20 min	0～3 mg/h
曲马多	1.5～3 mg/kg 术毕前 30 min 给予	20～30 mg	6～10 min	10～15 mg/h

四、教学案例

患者，女性，57 岁，身高 150 cm，体重 51.5 kg，BMI 22.9 kg/m^2。因“反复双髋部疼痛不适 5 年，加剧伴活动受限 2 月”入院。门诊拟“双侧髋臼发育不良伴半脱位”收住入院。入院以来，精神、睡眠、食欲尚可，二便正常，体重未见明显改变。

入院查体：T 36.7 ℃，P 80 次/分，R 20 次/分，BP 156/80 mmHg。

专科查体：髋部肌肉明显萎缩，双髋前方腹股沟中点压痛，双髋关节活动度因疼痛受限，内外旋几乎不能，双侧托马斯征阳性，双“4”字试验阳性，余无特殊。静息 NRS 评分 3 分，活动 NRS 评分 6 分，疼痛性质为酸痛，位置为双侧髋关节。

辅助检查：总蛋白 68 g/L，白蛋白 40 g/L，总胆红素 10.10 μmol/L，谷丙转氨酶 16 U/L，谷草转氨酶 17 U/L，总胆固醇 5.79 mmol/L，葡萄糖 5.29 mmol/L，肌酐 56 μmol/L，尿素氮 3.8 mmol/L。

入院诊断：① 双侧髋关节发育不良伴半脱位；② 髋关节退行性骨关节病；③ 高血压病；④ 全子宫切除术后。

治疗经过：入院第 2 天，患者在全麻下行“双侧全髋关节置换术”，麻醉方式为插管全麻，术中给予舒芬太尼 20 μg iv 初始镇痛，瑞芬太尼 1 mg 泵入维持镇痛，手术结束时予帕瑞昔布 40 mg iv。

术后 PCIA 镇痛方案：舒芬太尼 150 μg，地佐辛 15 mg，甲氧氯普胺 30 mg，以 0.9%氯化钠注射液加至 100 mL，首剂 2 mL，维持剂量 2 mL/h，单次注射剂量 2 mL，2 mL/h 泵入。

术后第 1 天，患者诉手术切口疼痛不适，无发热、畏冷等其他不适。术后第 2 天，患者诉手术切口疼痛不适减轻，无其他不适；当日夜间爆发痛，予氟比洛芬酯 50 mg iv 后疼痛未完全缓解，继予盐酸哌替啶注射液 50 mg im 后疼痛缓解。术后第 3 天，患者手术切口疼痛减轻，无其他不适，恢复情况可，予以办理出院。

（一）术后疼痛评估

患者入院后在全麻下行“双侧全髋关节置换术”，根据《成人手术后疼痛处理专家共识》，该类手术术后疼痛预期为重度疼痛，医务人员需对该病例患者进行疼痛治疗随访，主要关注患者 NRS 评分、镇静评分及药品不良反应。患者当日术后 NRS 评分 3 分；术后第 1 天患者诉切口轻度疼痛，NRS 2 分；术后第 2 天患者自控镇痛泵已于当日晨间撤除，患者诉切口仍有轻度疼痛，NRS 3 分；术后第 3 天患者诉前日深夜至当日凌晨有爆发痛，NRS 6 分，先后应用氟比洛芬酯、哌替啶后疼痛缓解，NRS 2 分。手术后镇静评分均无异常。

（二）药物治疗方案评价

根据《成人手术后疼痛处理专家共识》，多模式镇痛是手术镇痛的基石，具体方式包括局麻药切口浸润、神经区域阻滞、对乙酰氨基酚或 NSAIDs 及阿片类药物等，该患者术后使用 PCIA 镇痛，且以阿片类药物为主，阿片类镇痛药虽有很广泛的受体镇痛效果，但其副作用也很突出，如抑制呼吸、减少胃肠活动、增加平滑肌痉挛和尿潴留等不良反应，若术后镇痛单纯依靠阿片类药物，在应用和停药过程中还会出现痛觉过敏现象，该患者术后疼痛控制不佳可能与此有关。

根据《骨科加速康复围手术期疼痛管理专家共识》，推荐 NSAIDs 为术后镇痛基础用药，不仅可对抗术后的炎性痛，还对阿片类药物有很好的节俭作用，从而减少阿片类药物引起的并发症。另外，《普通外科围手术期疼痛处理专家共识》也建议，不同时使用作用受体相同或者互相拮抗的阿片类药物。该病例术后 PCIA 镇痛方案选择两种阿片类药物，且地佐辛为部分激动剂，与指南建议有不符之处。此外，该患者镇痛泵为 2 天剂量，因术后急性疼痛可持续 3～7 天，该病例撤泵后未及时补充镇痛药物，导致患者发生夜间爆发痛，治疗团队应在镇痛泵撤除后注意患者疼痛变化，适当维持镇痛。

五、不合理处方评析

（一）不合理门急诊处方

处方 1 患者：吴某某，性别：男性，年龄：65 岁。

临床诊断：左侧股骨粗隆间骨折术后。

疼痛评估：切口部位胀痛，NRS 6 分。

处方用药：芬太尼透皮贴 4.2 mg×1 贴 4.2 mg q72h 外贴。

处方评析（建议）：遴选药物不适宜。患者术后出现急性疼痛，需要快速止痛。芬太尼透皮贴为阿片类药物缓释剂型，起效慢，不建议用于急性疼痛和术后疼痛的治疗。

处方 2 患者：张某某，性别：男性，年龄：85 岁。

临床诊断：冠心病，冠状动脉搭桥术后。

疼痛评估：胸部胀痛，NRS 5 分。

处方用药：注射用帕瑞昔布 40 mg×1 支 40 mg st iv。

处方评析（建议）：遴选药物不适宜。患者行“冠状动脉搭桥术”，术后选用注射用帕瑞昔布镇痛，药物品种选择不适宜。目前所有 NSAIDs 都禁用于冠状动脉搭桥术围手术期疼痛的治疗。患者围手术期镇痛可选择对乙酰氨基酚或阿片类镇痛药。

（二）住院患者用药医嘱单案例

患者，女性，54 岁，因“右膝关节疼痛 2 年”入院。入院后积极行相关检查，排除手术禁忌后行右膝关节置换术。术后膝关节胀痛，NRS 评分 4 分。予以氟比洛芬酯 50 mg q12h iv 镇痛。术后第 2 天，患者诉尿频、尿痛，考虑尿路感染，予以洛美沙星片 0.4 g qd po。

处方评析（建议）：联合用药不适宜。洛美沙星片属于喹诺酮类抗菌药物，在体内代谢时会阻断中枢神经介质 γ-氨基丁酸与受体结合，导致神经兴奋阈值下降。合用氟比洛芬酯会增强该阻断作用，从而诱发癫痫。氟比洛芬酯注射液说明书指出：禁止与洛美沙星、诺氟沙星、依诺沙星联用，联用有导致抽搐发生的可能。患者尿路感染可予以呋喃妥因或根据药敏结果选择其他抗感染药物。

第五节 癌症疼痛的药物治疗

一、疾病概述

癌症疼痛（cancer pain，简称癌痛）是由癌症本身或与癌症治疗相关的以及精神、心理和社会等原因所致的疼痛。癌痛的原因复杂多样,大致可分为肿瘤相关性疼痛、抗肿瘤治疗相关性疼痛和非肿瘤因素性疼痛。癌痛如果不能得到及时、有效的控制,将严重影响患者的生活质量。因此,在癌症治疗过程中,镇痛具有重要作用。对于癌痛患者应当进行常规筛查、规范评估和有效地控制疼痛,强调全方位和全程管理,还应当做好患者及其家属的宣教。

二、癌痛治疗的目标和原则

(一) 治疗目标

癌痛治疗的最终目标是疼痛完全消失,持续无痛,患者白天能安静休息,夜间能平稳入睡,日常能自由活动,生活质量完全恢复正常。对于癌痛管理,目前多采用"123 标准",即在 1 天以内控制疼痛、爆发痛一天内不超过 2 次、疼痛评分控制在 3 分以下。

(二) 治疗原则

癌痛应当采用综合治疗的原则,根据患者的病情和身体状况,应用恰当的止痛治疗手段,及早、持续、有效地消除疼痛,预防和控制药物的不良反应,降低疼痛和有关治疗带来的心理负担,提高患者生活质量。癌痛的治疗方法,包括病因治疗、药物治疗和非药物治疗。其中最简单、常用的是药物治疗癌痛。

根据世界卫生组织(WHO)《癌痛三阶梯止痛治疗指南》进行改良,癌痛药物止痛治疗的五项基本原则如下:

(1) 口服给药。口服方便,也是最常用的给药途径;还可以根据患者的具体情况选用其他给药途径,包括静脉、皮下、直肠和经皮给药等。

(2) 按阶梯用药。指应当根据患者疼痛程度,有针对性地选用不同性质、作用强度的镇痛药物。

① 轻度疼痛:可选用 NSAIDs。

② 中度疼痛:可选用弱阿片类药物或低剂量的强阿片类药物,并可联合应用 NSAIDs 以及辅助镇痛药物(镇静剂、抗惊厥类药物和抗抑郁类药物等)。

③ 重度疼痛:首选强阿片类药,并可合用 NSAIDs 以及辅助镇痛药物(镇静剂、抗惊厥类药物和抗抑郁类药物等)。

在使用阿片类药物治疗的同时,适当地联合应用 NSAIDs,可以增强阿片类药物的止痛效果,并可减少阿片类药物用量。如果能达到良好的镇痛效果,且无严重的不良反应,轻度和中度疼痛时也可考虑使用强阿片类药物。

(3) 按时用药。指按规定时间间隔规律性给予止痛药。按时给药有助于维持稳定、有效的血药浓度。目前,缓释药物的使用日益广泛,建议以速释阿片类药物进行剂量滴定,以缓释阿片药物作为基础用药的止痛方法;出现爆发痛时,可给予速释阿片类药物对症处理。

(4) 个体化给药。指按照患者病情和癌痛缓解药物剂量,制定个体化用药方案。由于患者个体差异明显，在使用阿片类药物时，并无标准的用药剂量，应当根据患者的病情，使用足够剂量的药物，尽可能使疼痛得到缓解。同时，还应鉴别是否有神经病理性疼痛的性质，考虑联合用药的可能。

(5) 注意具体细节。对使用止痛药的患者要加强监护，密切观察其疼痛缓解程度和机体反应情况，注意药物联合应用时的相互作用，并且及时采取必要措施尽可能地减少药物的不良反应，以提高患者的生活质量。

三、临床常用治疗药物

根据癌症患者疼痛的性质、强度、加重或减轻因素、过去和现在的治疗方法、合并疾病等情况，合理选择镇痛药物，个体化调整给药剂量、给药途径和给药频率，积极防治不良反应，从而获得最佳的镇痛效果。

(一) 对乙酰氨基酚和 NSAIDs

对乙酰氨基酚和 NSAIDs 是癌痛治疗的常用药物。不同 NSAIDs 有相似的作用机制，具有止痛和抗炎作用，常用于缓解轻度疼痛，或与阿片类药物联合用于缓解中、重度疼痛。NSAIDs 用药剂量达到一定水平以上时，再增加用药剂量并不能增强其止痛效果，而药物毒性反应将明显增加。如果需要长期单独使用对乙酰氨基酚和 NSAIDs，且两类药物已达到限制性用量或不良反应无法耐受，可考虑更换为阿片类药物；如为联合用药，则对乙酰氨基酚和 NSAIDs 剂量不应超过日限制剂量。考虑到长期使用对乙酰氨基酚的肝脏毒性，对乙酰氨基酚和阿片类镇痛药的复方制剂使用须谨慎。NSAIDs 常见有不良反应，包括消化性溃疡、消化道出血、血小板功能障碍、肾功能损伤、肝功能损伤以及心脏毒性等。这些不良反应的发生，与用药剂量和持续时间使用相关。

(二) 阿片类药物

阿片类药物是中、重度疼痛治疗的首选药物。对于慢性癌痛治疗，推荐选择阿片受体激动剂类药物。长期使用阿片类止痛药时，首选口服给药途径，有明确指征时也可考虑其他给药途径(包括静脉、皮下、直肠、经皮给药等)。目前，临床上常用于癌痛治疗的即效阿片类药物有吗啡即释制剂和羟考酮即释制剂，长效阿片类药物为吗啡缓释片、羟考酮缓释片、芬太尼透皮贴剂等。

阿片类受体混合激动-拮抗剂不推荐用于癌痛治疗且不应与阿片受体激动剂合用。对于阿片依赖患者，从阿片受体激动剂转向混合激动-拮抗剂会引起其出现戒断症状。

1. 剂量滴定

阿片类镇痛药的有效性和安全性存在较大的个体化差异，需要逐渐调整剂量，以获得最佳药效(既充分镇痛又无不可耐受的不良反应)，称为剂量滴定。对于初次使用阿片类药物止痛的患者，建议使用吗啡即释片进行治疗；根据疼痛程度，拟定初始固定剂量 5～15 mg，口服，q4h 或按需给药；用药后疼痛不缓解或缓解不满意，应于 1 h 后根据疼痛程度给予滴定剂量：轻度疼痛剂量增加幅度≤25%；中度疼痛剂量增加幅度为 25%～50%；重度疼痛剂量增加幅度为 50%～100%。密切观察疼痛程度、疗效及药品不良反应。第 1 天治疗结束后，计算次日药物剂量：次日总固定量＝前 24 h 总固定量＋前日总滴定量。次日治疗时，将计算所得的次日总固定量分 6 次口服，次日滴定量为前 24 h 总固定量的 10%～20%。依法逐日调整剂量，直到疼痛评分稳定在 0～3 分。如果出现不可控制的药品不良反应，疼痛强度＜4 分，应考虑将滴定剂量下调 10%～25%，并且重新评估病情。

除短效口服药物滴定方法外，也可使用缓释口服阿片类药物作为基础给药，备用短效阿片类药物治疗爆发痛的方法进行滴定。目前常用的长效阿片类药物有吗啡缓释片、羟考酮缓释片和芬太尼透皮贴剂等。根据患者的疼痛控制情况，缓释药物可考虑 12 h 进行剂量调整，以获得更佳的疗效。以缓释阿片类药物为背景用药的滴定流程，如图 11-4 所示。

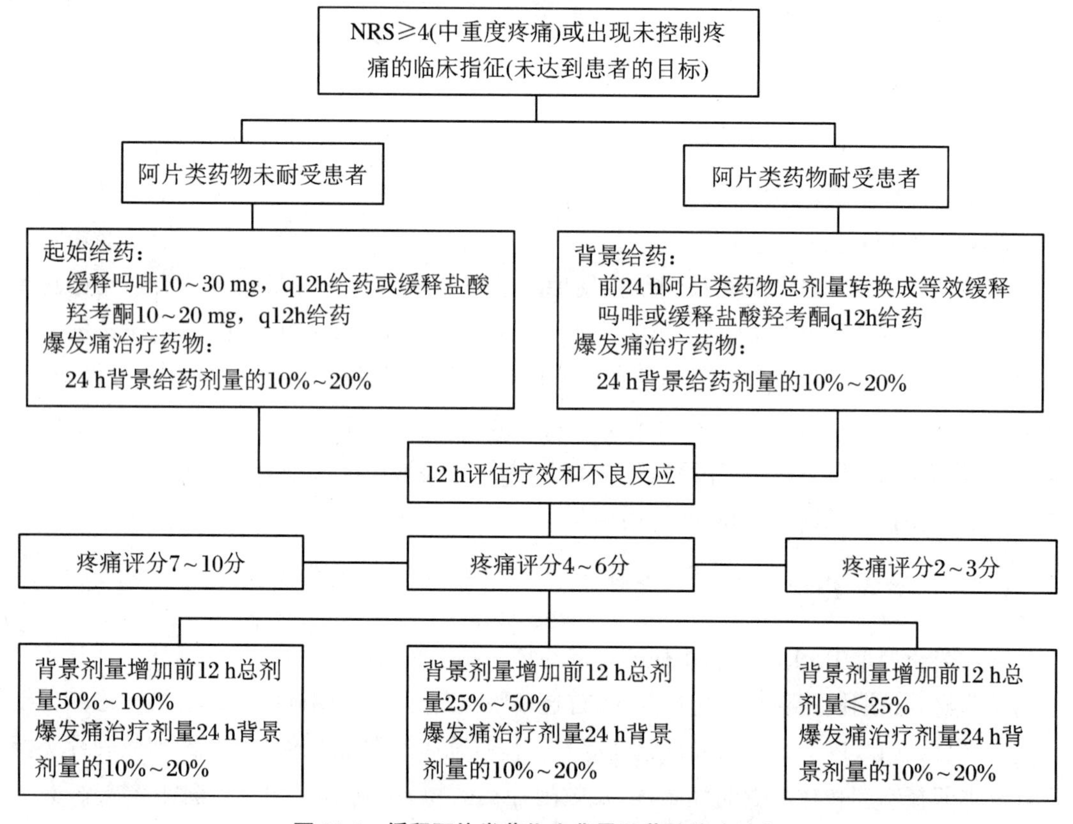

图 11-4　缓释阿片类药物为背景用药的滴定流程

注：阿片类药物耐受患者是指服用至少以下剂量药物者：口服吗啡 60 mg/d，口服羟考酮 30 mg/d，口服氢吗啡酮 8 mg/d，芬太尼透皮贴剂 25 μg/h，或等效剂量其他阿片类药物，持续 1 周或更长时间。

2. 维持用药

在应用长效阿片类药物期间，应备用短效阿片类（如吗啡口服即释剂、羟考酮口服即释剂、吗啡或羟考酮注射剂等）作为解救药物治疗爆发性疼痛。爆发痛解救剂量为前 24 h 用药总量的 10%～20%。每日短效阿片解救用药次数≥3 次时，应当考虑将前 24 h 解救用药剂量换算成长效阿片类药按时给药。对于复杂机制的癌痛通常需要根据不同机制在阿片类药物的基础上联合使用其他相应的辅助镇痛药物，一般两种长效阿片类药物不联合使用。

阿片类药物之间的剂量换算可参考换算系数表见表 11-6。一种阿片药物转换为另一种阿片类药物时，仍需仔细观察患者病情的变化，并进行个体化的剂量滴定。如需减少或停用阿片类药物，应该采用逐渐减量法，一般情况下阿片剂量可按照 10%～25%/天剂量减少，直到每天剂量相当于 30 mg 口服吗啡的药量，再继续服用两天后即可停药。

表 11-6　阿片类药物剂量换算表

药　　物	非胃肠给药	口　　服	等　效　剂　量
吗啡	10 mg	30 mg	非胃肠道：口服＝1：3
可待因	130 mg	200 mg	非胃肠道：口服＝ 1：1.2 吗啡(口服)：可待因(口服)＝1：6.5
羟考酮	—	15～20 mg	吗啡(口服)：羟考酮(口服)＝1.5～2：1
芬太尼透皮贴	25 μg/h(透皮吸收)	—	芬太尼透皮贴(μg/h)，q72h 剂量＝1/2×口服吗啡(mg/d)剂量

3．不良反应防治

阿片类药物的不良反应主要包括：便秘、恶心、呕吐、嗜睡、瘙痒、头晕、尿潴留、谵妄、认知障碍、呼吸抑制等。除便秘外，阿片类药物的不良反应大多是暂时性或可耐受的。应把预防和处理阿片类止痛药不良反应作为止痛治疗计划和患者宣教的重要组成部分。恶心、呕吐、嗜睡、头晕等不良反应，大多出现在未使用过阿片类药物患者的用药最初几天。初用阿片类药物的数天内，可考虑同时给予甲氧氯普胺等止吐药预防恶心、呕吐，必要时可采用 5-HT_3受体拮抗剂类药物和抗抑郁药物。便秘症状通常会持续发生于阿片类药物止痛治疗全过程，多数患者需要使用缓泻剂防治便秘，因此，在应用阿片类药物止痛时宜常规合并应用缓泻剂。如果出现过度镇静、精神异常等不良反应，应当注意其他因素的影响，包括肝肾功能不全、高钙血症、代谢异常以及合用精神类药物等；同时，需要减少阿片类药物用药剂量，甚至停用和更换止痛药。

（三）辅助镇痛药物

辅助镇痛药物可用于癌性疼痛三阶梯治疗的任一阶段，具有增强阿片类药物的镇痛效果、减少阿片类药物的不良反应、针对复杂性癌痛效果好、改善终末期癌症患者的其他症状等作用。主要的辅助药物有抗惊厥药、抗抑郁药、皮质激素类药物和双磷酸盐。

晚期肿瘤侵犯神经干或末梢神经会造成撕裂样、刺穿样和电击样的剧烈疼痛，对于这种癌性神经病理性疼痛，应给予抗惊厥药或阿片类药物与抗惊厥药合用。此类药物之所以能够缓解疼痛，是因为该类药物可抑制异位病灶的电活动及受损神经的自发放电，从而发挥类似于抑制癫痫发作的治疗作用。较常用和效果较好的主要有卡马西平、加巴喷丁和普瑞巴林，治疗时均应从小剂量开始，逐渐增加至获得最佳疗效。卡马西平的初始剂量为 100～

200 mg,每天 1～2 次;可渐增至 400 mg,每天 2～3 次。卡马西平最严重的毒性反应是特异性肝毒性和骨髓抑制,故肝转移瘤或骨髓造血功能低下或接受细胞毒性药物治疗的患者应避免使用。长期应用时应监测血常规,每隔 2～3 个月复查 1 次肝功能。加巴喷丁是一种新的抗惊厥药,现已成为神经病理性疼痛的首选药物。加巴喷丁的有效剂量为 900～3600 mg,分 3 次口服,不良反应为眩晕、嗜睡、共济失调、恶心、呕吐,患者多数能耐受。该药主要经肾脏排泄,肾功能不全患者使用时必须减量。普瑞巴林是在加巴喷丁的基础上研制的新型钙离子通道调节剂,比加巴喷丁具有更好的生物利用度和线性药动学,初始剂量为 75 mg,每日 2 次,逐步增量至有效剂量,最大推荐剂量为 600 mg/d。值得注意的是,肾功能不全患者使用时必须减量。

癌痛患者常有情绪低落、思考迟钝、食欲缺乏等抑郁症状,抗抑郁药作为疼痛辅助用药,能够最大限度地控制疼痛。癌痛患者常用的抗抑郁药主要有三环类和 5-羟色胺再摄取抑制剂,前者代表性药物为阿米替林,初始剂量为 25 mg,每日 2 次,维持量为 50～150 mg,副作用有嗜睡、便秘、视力模糊等。5-羟色胺再摄取抑制剂有氟西汀,有效剂量为 20～60 mg,推荐起始剂量为一日 20 mg,若 3 周后未达到满意疗效,应考虑增量。肝肾功能不全患者应减量或降低给药频率。

皮质激素类药物可减轻肿瘤周围软组织肿胀和水肿等多炎症反应,有效缓解脑转移瘤造成的颅内压增高及脊髓受压迫引起的急性疼痛。该类药物的镇痛作用是通过减轻疼痛敏感部位水肿或通过假性神经递质释放而发挥作用,治疗癌痛的最佳剂量方案尚未确定。地塞米松、甲泼尼龙和泼尼松是临床常用的皮质激素,使用时须以最短时间、最小剂量应用,服用时间过长、剂量过大可能会导致体液潴留、末梢水肿,以及入睡困难和精神异常等副作用,高血压、糖尿病、溃疡病与肺结核患者应慎用或禁用。

双膦酸盐能抑制癌症骨转移时破骨细胞引发的骨吸收,从而对溶骨性骨转移癌性疼痛有明显的止痛作用,在多发性骨髓瘤、转移性乳腺癌及前列腺癌患者的癌性疼痛治疗中显示出良好的疗效。因口服生物利用度低,通常采取静脉注射的途径给药。常用药物有帕米膦酸二钠和唑来膦酸,前者一次用量为 30～90 mg,通常每 3～4 周 1 次;后者一次用量为4 mg,每 3～4 周 1 次。此类药物多经肾脏排泄,因此用药前应监测血肌酐浓度,并定期监测血钙、血磷、血镁浓度,长期用药者应检查尿蛋白和血、尿肌酐。

四、教学案例

患者女性,72 岁,以“发现肺癌 5 月余”为主诉入院,5 月前诊断为“左侧肺癌伴骨转移(Ⅳ期)”,之后先后行培美曲塞 0.8 g d1 + 卡铂 150 mg d2～4 q3w 晚期姑息性化疗 4 个周期,培美曲塞 0.8 d1 q3w 维持性化疗 4 个周期。入院时,患者诉左髋部闷痛已有半月,呈持续性,无放射他处,久卧加重,活动后缓解,平均 NRS 评分 3 分,予塞来昔布 200 mg bid 止痛治疗,患者疼痛缓解。入院第 5 天,患者诉昨日起感左髋部闷痛较前明显加重,性质同前,最高 NRS 评分 8 分,予停塞来昔布,以吗啡片 10 mg q4h 进行滴定,24 h 吗啡滴定总量为

60 mg，续予以羟考酮缓释片 10 mg q12h 止痛治疗。入院第 8 天，患者仍感左髋部闷痛放射至左侧腰背，伴针刺样疼痛，活动无缓解，最高 NRS 评分 7 分。四肢脊柱 MRI 示：腰 3 椎体、右侧髋臼转移瘤；全身骨 ECT：示多发放射性异常浓聚，枕骨右侧、左侧股骨中段病灶为新增。予加用加巴喷丁胶囊 0.3 g qn 止痛，唑来膦酸注射液 4 mg q3w 抑制骨破坏。第 9 天患者仍感左髋部闷痛伴针刺样疼痛，最高 NRS 评分 5 分，予羟考酮加量至 20 mg q12h，加巴喷丁胶囊 0.3 g bid 止痛治疗，患者疼痛明显缓解，NRS 评分 2 分，无恶心呕吐、便秘等不适，于入院第 10 天按时完成化疗后出院，后续几日疼痛随访均诉疼痛控制良好。

（一）疼痛评估

患者诊断为“左侧肺癌伴骨转移（Ⅳ期）”，入院时左髋部闷痛，无放射他处，久卧加重，活动后缓解，持续半月，平均 NRS 评分 3 分，结合四肢脊柱 MRI 及全身骨显像结果，考虑为骨转移癌痛，表现为伤害感受性疼痛（躯体痛）。入院第 8 天患者左髋部闷痛加重并放射至左侧腰背，伴针刺样疼痛，与活动无明显相关，对患者采用 DN4 量表进行评估为 4 分，根据《神经病理性疼痛诊疗专家共识》，神经病理性疼痛诊断明确。

（二）药物治疗方案评价

肺癌骨转移应采取以全身治疗为主的综合治疗方式，以肺癌（原发病）的系统治疗（化疗及分子靶向治疗）为基础，结合放疗、手术、止痛、双膦酸盐和心理支持治疗等多种手段。对有癌痛表现的骨转移患者，要根据患者疼痛的不同程度、性质及原因，遵循“WHO 癌症三阶梯止痛治疗原则”，必要时联合使用不同机制的镇痛药物，以最大限度缓解骨痛。

根据《（2024 V1）NCCN 临床实践指南：成人癌痛》推荐，对于没有肿瘤急症的骨痛，可以选择非甾体类抗炎药和对乙酰氨基酚等，患者入院时骨痛 NRS 评分 3 分，为轻度疼痛，予塞来昔布 200 mg bid 止痛治疗符合指南推荐。入院第 5 天，患者左髋部闷痛持续性加重，最高 NRS 评分 8 分，为重度疼痛，因该患者口服塞来昔布 200 mg bid，已达到日极量，且非甾体抗炎药有“天花板效应”，此时应使用三阶梯强阿片类药物。该患者既往未接触过阿片类药物，为阿片类药物非耐受者，根据 NCCN 指南，以小剂量吗啡片 10 mg q4h 为初始固定剂量进行滴定，24 h 吗啡滴定总量为 60 mg，以“吗啡：羟考酮＝1.5～2：1”的比例，换算成羟考酮缓释片总量是 30～40 mg，医嘱予羟考酮缓释片 10 mg po q12h，剂量略为不足。

入院第 8 天，患者左髋部闷痛加重合并神经病理性疼痛，最高 NRS 评分 7 分。NCCN 推荐的一线辅助药物有抗惊厥药（如普瑞巴林、加巴喷丁）和抗抑郁药（如阿米替林和文拉法辛等）。其中加巴喷丁是 γ-氨基丁酸类似物，选择性与电压门控钙离子通道的 α2δ 亚基结合，减少突触前神经末梢钙离子内流，进一步减少感受伤害性神经递质如谷氨酸和 P 物质的释放，镇痛作用一般在 1～2 周内产生，耐受性良好且无已知的药物相互作用，同时具有改善睡眠和情绪的效果，《非阿片类镇痛药治疗慢性疼痛病中国指南》也将其列为慢性神经病理性疼痛的一线治疗药物。因此，在羟考酮加量 50%～100%的基础上联合加巴喷丁胶囊治疗神经病理性疼痛，为避免头晕及嗜睡，加巴喷丁给药应遵循：晚上开始、逐渐加量的原则。第9天羟考酮缓释片加量至20 mg q12h联合加巴喷丁胶囊300 mg bid，患者疼痛明显缓解，无诉头晕嗜睡等明显不适，以该剂量维持治疗至出院。

五、不合理处方评析

（一）不合理门急诊处方

处方1　患者：李某，性别：女性，年龄：75岁。

临床诊断：肝细胞癌。

疼痛评估：肝区胀痛，NRS评分6分。

处方用药：哌替啶注射液100 mg×1支　　　　100 mg st im。

处方评析（建议）：遴选药物不适宜。因哌替啶代谢产物去甲哌替啶具有神经毒性，WHO不推荐哌替啶用于癌痛的治疗。

处方2　患者：崔某某，性别：女性，年龄：66岁。

临床诊断：乳腺癌伴骨转移。

疼痛评估：髋关节胀痛，NRS评分5分，既往未使用过强阿片类药物。

处方用药：芬太尼透皮贴4.2 mg×3贴　　　　4.2 mg q72h外贴；

塞来昔布200 mg×6粒　　　　200 mg bid po。

处方评析（建议）：遴选药物不适宜。患者首次使用阿片类药物，应首选可口服给药的羟考酮或吗啡缓释片，芬太尼透皮贴不推荐用于阿片类药物未耐受的患者。

（二）住院患者用药医嘱单案例

患者，女性，64岁，确诊胃癌14月，左上腹痛4月，疼痛部位为左上腹疼痛，性质呈持续性闷痛，伴腰痛，入院诊断“胃贲门中分化腺癌术后化疗后伴腹腔种植、腹腔淋巴结转移”。患者考虑为肿瘤相关性疼痛，既往服用“洛芬待因”对症治疗后，疼痛控制不佳，入院NRS评分4分，既往未使用阿片类止痛药，为阿片类药物非耐受者，入院后予盐酸吗啡5 mg口服q4h快速滴定法止痛治疗，24 h吗啡滴定总量为30 mg，续予以羟考酮缓释片10 mg q12h止痛治疗。入院第4天，患者诉腰部酸痛，NRS评分4分，医嘱予以加用加巴喷丁0.3 g tid。

处方评析（建议）：遴选用药不适宜。患者疼痛性质为闷痛，无使用加巴喷丁治疗神经病理性疼痛指征。《2018癌症疼痛诊疗规范》指出在使用阿片类药物治疗的同时，适当地联合应用非甾体类抗炎药物，可以增强阿片类药物的止痛效果，并可减少阿片类药物用量。

第六节　神经病理性疼痛的药物治疗

一、疾病概述

2008年，IASP将神经病理性疼痛（neuropathic pain，NP）定义为"由躯体感觉系统的损害或疾病导致的疼痛"。根据感觉神经系统受损的部位，神经病理性疼痛可以分为周围性和中枢性两种类型。周围性神经病理性疼痛常见类型有带状疱疹后遗神经痛、糖尿病性周围神经病理性疼痛、三叉神经痛等；中枢性神经病理性疼痛常见类型有脊髓损伤性疼痛、幻肢痛等。神经病理性疼痛的产生有很多原因，包括从物理、化学损伤到代谢性复合性神经病变，常见病因包括：糖尿病、带状疱疹、脊髓损伤、脑卒中、多发性硬化、癌症、HIV感染，腰或颈神经根性神经病变和创伤或术后神经损害等。

神经病理性疼痛的临床表现复杂多样，具有自己独特的性质和特点，包括自觉症状和诱发症状。主要表现为病程长，多数超过3个月。通常疼痛部位与其受损区域一致。多数原有致痛的病因已消除或得到控制但仍存留疼痛，严重影响患者的工作和生活，常常伴有情感障碍。其疼痛的特点如下：① 自发痛：在没有任何外伤、损伤性刺激情况下，局部或区域可出现疼痛。② 疼痛部位可因轻微碰触，如接触衣服或床单，或温度的微小变化而诱发疼痛，为非伤害性刺激引起的疼痛。③ 痛觉过敏：指对正常致痛刺激的痛反应增强。④ 疼痛性质：患者疼痛性质不全相同，以牵扯样痛、电击样痛、针刺样痛、撕裂样痛、烧灼样痛、重压性痛、膨胀样痛及麻木样痛较多见。⑤ 感觉异常：可有感觉异常、感觉迟钝、瘙痒感或其他一些不适的感觉。

IASP 2008年推荐的神经病理性疼痛诊断标准为：① 疼痛位于明确的神经解剖范围。② 病史提示周围或中枢感觉系统存在相关损害或疾病。③ 至少1项辅助检查证实疼痛符合神经解剖范围。④ 至少1项辅助检查证实存在相关的损害或疾病。肯定的神经病理性疼痛：符合上述1～4项标准；很可能的神经病理性疼痛：符合上述第1、2、3或4项标准；可能的神经病理性疼痛：符合上述第1和2项标准，但缺乏辅助检查的证据。

二、神经病理性疼痛治疗原则

神经病理性疼痛是一个持续的过程，病情可能出现反复，需要长期治疗。神经病理性疼痛的治疗应本着安全、有效、经济的原则，一般首选药物镇痛治疗，适时进行微创治疗或神经调控治疗。神经病理性疼痛的治疗原则为：① 早期干预，积极对因治疗。② 有效缓解疼痛及伴随症状，促进神经修复。③ 酌情配合康复、心理、物理等综合治疗。④ 恢复机体功能，降低复发率,提高生活质量。

三、临床主要治疗药物

治疗神经病理性疼痛的一线药物包括抗惊厥药和抗抑郁药。此外,局部利多卡因可作为带状疱疹后神经痛的一线治疗用药,卡马西平可作为三叉神经痛的一线用药。二线药物包括阿片类镇痛药和曲马多。

(一) 抗惊厥药

加巴喷丁和普瑞巴林为钙通道拮抗剂,通过与脊髓背角突触前膜电压门控钙通道结合,减少兴奋性神经递质(如谷氨酸和P物质)的释放,在带状疱疹后遗神经痛、糖尿病性周围神经病理性疼痛和创伤后神经痛等表现出明显镇痛作用。加巴喷丁推荐起始剂量为每日300 mg,维持剂量为每日900～1800 mg。普瑞巴林推荐起始剂量每日150 mg,维持剂量为每日150～600 mg。常见的不良反应为困倦、头晕、外周水肿、视物模糊等。

卡马西平和奥卡西平为钠通道拮抗剂,通过抑制细胞膜钠离子通道,减少突触冲动的释放,减少神经递质释放,降低神经元的兴奋性。对三叉神经痛、舌咽神经痛有明显的镇痛效果。卡马西平推荐起始剂量每日200 mg,维持剂量为每日600～1200 mg。奥卡西平推荐起始剂量为每日300 mg,维持剂量为每日600～1800 mg。常见的不良反应为头晕、乏力、恶心、呕吐、视物模糊等。

(二) 抗抑郁药

三环类抗抑郁药中最常用的为阿米替林,可作用于疼痛传导通路的多个环节:阻断多种离子通道,抑制5-羟色胺和去甲肾上腺素的再摄取,主要在疼痛传导途径中的下行通路发挥作用。阿米替林首剂应睡前服用,每次10～25 mg,根据患者反应可逐渐增加剂量,维持剂量为每日10～100 mg。不良反应为嗜睡、意识模糊、体位性低血压、口干、便秘、尿潴留、体重增加、心律失常。

5-羟色胺和去甲肾上腺素再摄取抑制剂(如度洛西汀和文拉法辛)选择性抑制5-羟色胺、去甲肾上腺素再摄取,提高二者在突触间隙的浓度,在疼痛传导途径中的下行通路发挥作用。文拉法辛推荐起始剂量为每日37.5 mg,维持剂量为每日150～225 mg。不良反应为恶心、头晕、嗜睡、多汗、高血压。度洛西汀推荐起始剂量为每日30 mg,维持剂量为每日60～120 mg。不良反应为镇静、恶心、便秘、共济失调、口干。

(三) 局部利多卡因

利多卡因作为钠通道阻滞剂,局部使用时血药浓度可忽略不计,安全性较高,有助于缓解神经病理性疼痛。利多卡因贴膏根据疼痛范围每次使用1～3贴,每日12 h。不良反应多为局部皮肤刺激或过敏。

（四）阿片类镇痛药和曲马多

当一线药物治疗未达到满意的疼痛缓解，或出现无法耐受的不良反应时，阿片类药物被推荐作为治疗神经病理性疼痛的二线药物。常用的强阿片类药物有吗啡、羟考酮等。速释剂型用于爆发痛，缓释剂型用于慢性疼痛的长期治疗。未用过阿片药的患者起始量应从小剂量开始，个体量化。吗啡推荐起始剂量为 15 mg/12 h，维持剂量为 30～120 mg/12 h；羟考酮推荐起始剂量为 10 mg/12 h，维持剂量为 20～60 mg/12 h。阿片类药物的不良反应有恶心、呕吐、过度镇静、呼吸抑制等，在用药后 1～2 周内可能发生耐受，但便秘终身不耐受，需要加以防治，长期使用有可能导致依赖。一旦神经病理性疼痛病因去除或调控治疗有效缓解疼痛后，应缓慢减少药量至撤除用药。

曲马多具有双重作用机制，可同时作用于 μ 受体和去甲肾上腺素/5-羟色胺受体以达到镇痛效果。曲马多推荐起始剂量为每日 50 mg，维持剂量为每日 200～400 mg。不良反应与剂量相关，常见的有恶心、呕吐、头晕等，与 5-羟色胺再摄取抑制剂联合使用时应谨慎，尤其在老年患者中发生 5-羟色胺综合征的风险增加。

四、教学案例

患者女性，62 岁，以“右颜面部、左下肢感觉异常 4 月余”为主诉入院，4 月余前无明显诱因突发头晕、视物旋转，伴左下肢无力、烧灼感，无法行走，伴右颜面部针刺样疼痛，伴恶心、呕吐，诊断为“右小脑梗死，2 型糖尿病”，经治疗后头晕、左下肢无力好转，疼痛无明显缓解。入院时查体示：声音嘶哑，宽基步态，行走不稳，右面部、左下肢均存在针刺觉过敏，左下肢自发性烧灼感，麻木样异常感觉，呈持续性，活动不能缓解，平均 NRS 评分 6 分，予加巴喷丁胶囊 0.1 g tid 止痛治疗。第 2 天加巴喷丁胶囊加量至 0.2 g tid，患者颜面部针刺感明显缓解，但左下肢麻木伴烧灼感无改善。血常规、生化回报均正常，糖化血红蛋白 6.5%。患者情绪低落，汉密尔顿焦虑量表评分 17 分，抑郁量表评分 20 分，提示存在中度抑郁合并焦虑，予阿米替林片 12.5 mg bid 联合丁螺环酮片 5 mg bid 抗焦虑抑郁。次日，患者诉嗜睡，考虑为阿米替林所致不良反应，予阿米替林片减量至 12.5 mg qn。第 5 天，头部 MRI 结果示：右侧小脑半球异常信号，为变性软化灶可能；余腔隙性脑梗死，轻度脑萎缩。患者无明显嗜睡，左下肢麻木伴烧灼感无明显改善，平均 NRS 评分 4 分，考虑阿米替林剂量不足，停用阿米替林片、丁螺环酮片，改文拉法辛缓释胶囊 75 mg qd 联合加巴喷丁继续治疗。第 12 天，患者诉右颜面部针刺感及左下肢麻木伴烧灼感均有明显改善，平均 NRS 评分 1～2 分，无头晕、乏力、嗜睡等不适，予以出院。

（一）疼痛评估

患者入院时主诉右侧颜面部针刺样疼痛及左下肢麻木伴烧灼感，疼痛为持续性，平均 24 h NRS 评分 6 分。查体示：右面部、左下肢均存在针刺觉过敏，左下肢自发性烧灼感，麻木样异常感觉,DN4 量表评分 4 分,疼痛性质为神经病理性疼痛。该患者 4 月余前诊断为"右小脑梗死",经对症之后疼痛未明显缓解,排除由运动、炎症或其他局部组织损害引起可能,可考虑为卒中后中枢性疼痛,是一种卒中后发生的神经性疼痛综合征。该患者声音嘶哑,偶有头晕,宽基步态,行走不稳,精神情绪、睡眠欠佳,均为卒中后疼痛常见的伴随症状。

(二)药物治疗方案评价

首先,患者的神经病理性疼痛症状表现为右颜面部针刺感和左下肢麻木伴烧灼感,NRS 评分 6 分,表明疼痛处于中度水平。医嘱给予的加巴喷丁胶囊治疗符合《神经病理性疼痛评估与管理中国指南(2024 版)》的推荐,且颜面部针刺感得到了明显缓解,说明该药物对于部分患者症状有效。

然而,患者左下肢的麻木和烧灼感并未改善,这提示可能需要调整治疗方案或联合使用其他药物。由于患者同时存在中度焦虑抑郁,这是神经病理性疼痛常见的合并症,因此医嘱给予阿米替林联合丁螺环酮进行抗焦虑抑郁治疗是合理的。患者使用阿米替林后出现了嗜睡这一明显的不良反应,且即使减量后,其剂量对于治疗神经病理性疼痛或抑郁状态都显得偏小。这提示我们需要重新评估阿米替林的治疗效果和风险,并考虑使用其他药物替代或补充治疗。

非三环类抗抑郁药,如 5-HT 和去甲肾上腺素再摄取抑制剂,被推荐用于类似症状的治疗,且不良反应相对较少。文拉法辛作为其中的一种药物,被多国指南推荐为一线治疗药物,不仅可用于抑郁症和广泛性焦虑障碍的治疗,还有多项研究显示其对神经病理性疼痛的治疗有效且耐受性良好。

因此,建议将阿米替林替换为文拉法辛,从小剂量开始逐步递增至有效剂量,并密切监测患者的反应和不良反应。同时,对于加巴喷丁的治疗,如果左下肢症状持续未改善,也可以考虑联合使用其他药物或进行剂量调整。

总的来说,针对该患者的治疗需要综合考虑其疼痛症状、合并的精神障碍以及药物的疗效和安全性。在调整治疗方案时,应遵循指南推荐,结合患者具体情况,逐步优化治疗策略,以期达到最佳的治疗效果。

五、不合理处方评析

(一)不合理门急诊处方

处方 1 患者:孙某莫,性别:女性,年龄:85 岁。

临床诊断:带状疱疹后遗神经痛。

疼痛评估:右侧腰部针刺痛、烧灼感,NRS 评分 6 分。

处方用药:普瑞巴林胶囊　　75mg×14 粒　　75 mg bid po;

氟比洛芬凝胶贴膏　　40 mg×6 贴　　40 mg q12h 外贴;

甲钴胺片　　　　　　　0.5 mg×21 粒　　　0.5 mg tid po。

处方评析(建议):遴选药物不适宜。带状疱疹后遗神经痛属于神经病理性疼痛,氟比洛芬凝胶贴膏是一种非甾体类抗炎药的外用制剂,它通过局部抗炎作用来缓解疼痛。对于带状疱疹后遗神经痛患者,不作为优先选择。外用利多卡因贴剂作为钠通道阻滞剂,通过阻断神经末梢的疼痛信号传递来减轻疼痛。对于带状疱疹后遗神经痛患者,外用利多卡因贴剂可以提供快速的镇痛效果,并且由于是局部用药,副作用相对较少。

处方 2　患者:方某某,性别:男性,年龄:73 岁。

临床诊断:带状疱疹后遗神经痛,慢性肾功能不全(CKD4 期)。

疼痛评估:右侧肩背部烧灼痛,NRS 评分 5 分。

处方用药:普瑞巴林胶囊　　　　75 mg×14 粒　　　150 mg bid po;

甲钴胺片　　　　　　　0.5 mg×21 粒　　　0.5 mg tid po。

处方评析(建议):用法、用量不适宜。普瑞巴林主要经肾脏排泄,肾功能损伤的患者需调整剂量,该患者为 CKD4 期,普瑞巴林最大日剂量为 150 mg。

(二) 住院患者用药医嘱单案例

患者,男性,79 岁,入院前 1 天散步时突发左侧肢体无力,可站立,行走稍不稳,左手可上抬,无法持钥匙开门,无头晕、头痛,无肢体麻木,无发热、恶心、呕吐,无言语含糊、饮水呛咳,无抽搐、人事不省及大小便失禁,遂医院就诊,测血压 180/90 mmHg,查颅脑 CT 提示右额叶稍低密度影,考虑“脑梗死”,既往高血压病史 8 年余,自测血压高于 180/100mmHg,平时服药史不详,未监测血压情况;3 年前因腰背部带状疱疹就诊当地县医院,具体诊治过程不详,遗留右腹部神经痛后遗症。

入院诊断:① 脑梗死;② 高血压病 3 级(很高危);③ 带状疱疹后遗症。入院初始药物治疗方案为:硫酸氢氯吡格雷片 75 mg qd、阿托伐他汀钙片 20 mg qn、丁苯酞软胶囊 0.2 g tid、加巴喷丁胶囊 0.2 g tid、度洛西汀胶囊 60 mg qd、曲马多缓释片 100 mg q12h。

处方评析(建议):联合用药不适宜。度洛西汀和曲马多均为镇痛药物,度洛西汀是一种选择性 5-羟色胺与去甲肾上腺素再摄取抑制剂(SNRI),常用于治疗慢性疼痛及抑郁症。曲马多则主要通过抑制中枢神经系统对疼痛信号的传递来发挥镇痛作用。

当度洛西汀与曲马多联用时,由于两者均可影响 5-羟色胺的代谢,可能增加 5-羟色胺综合征的风险。5-羟色胺综合征是一种可能致命的临床状况,表现为高热、肌阵挛、强直、自主神经系统不稳定等。因此,对于老年人及有多种疾病的患者,联合使用此类药物应特别谨慎。

在本案例中,患者已使用一线药物加巴喷丁治疗带状疱疹后遗神经痛。考虑到患者已在使用加巴喷丁,并且存在高血压、脑梗死等高风险因素,建议避免同时使用度洛西汀和曲马多,以减少潜在的药物相互作用和不良反应风险。

参 考 文 献

[1]　孙国平.临床药物治疗学[M].北京:人民卫生出版社,2021.

[2] 姜远英,文爱东.临床药物治疗学[M].4版.北京:人民卫生出版社,2018.

[3] 徐建国.疼痛药物治疗学[M].北京:人民卫生出版社,2017.

[4] 阚全程,赵杰,马金昌,等.全国临床药师规范化培训系列教材:疼痛专业[M].北京:人民卫生出版社,2019.

[5] 陆进,樊碧发.疼痛药物治疗的药学监护[M].北京:人民卫生出版社,2019.

[6] 王若伦,唐波.疼痛用药[M].北京:中国医药科技出版社,2022.

[7] 中华医学会麻醉学分会.成人手术后疼痛处理专家共识[J].临床麻醉学杂志,2017,33(9):911-917.

[8] Chou R, Gordon D B, de Leon-Casasola O A, et al. Management of postoperative pain : a clinical practice guideline from the American Pain Society, the American Society of Regional Anesthesia and Pain Medicine, and the American Society of Anesthesiolgists' Committee on Regional Anesthesia, Executive Committee, and Adminitrative Council[J]. J Pain,2016, 17 (2): 131-157.

[9] 万丽,赵晴,陈军,等.疼痛评估量表应用的中国专家共识(2020版)[J].中华疼痛学杂志,2020,16(3):177-187

[10] 老年慢性非癌痛诊疗共识编写专家组.老年慢性非癌痛药物治疗中国专家共识[J].中国疼痛医学杂志,2016,22(5):321-325.

[11] 国家卫生健康委加速康复外科专家委员会骨科专家组,中国研究型医院学会骨科加速康复专业委员会,中国康复技术转化及促进会骨科加速康复专业委员会.骨科加速康复围手术期疼痛管理专家共识[J].中华骨与关节外科杂志,2022,15(10):739-745.

[12] 冷希圣,韦军民,刘连新,等.普通外科围手术期疼痛处理专家共识[J].中华普通外科杂志,2015,30(2):166-173.

[13] 中国国家卫生健康委能力建设和继续教育中心疼痛病诊疗专项能力提升项目专家组.非阿片类镇痛药治疗慢性疼痛病中国指南[J].中华医学杂志,2023,103(39):3088-3102.

[14] 江苏省肿瘤科医疗质量控制中心.江苏省成人癌症疼痛诊疗规范(2020年版)[J].中国肿瘤临床,2020,47(7):325-333.

[15] 癌症疼痛诊疗规范(2018年版)[J].临床肿瘤学杂志,2018,23(10):937-944.

[16] 安徽省肿瘤质量控制中心癌痛专家组.安徽省癌症疼痛诊疗专家共识(2019年版)[J].安徽医药,2020,24(5):1041-1047.

[17] Attal N. et al. EFNS guidelines on the pharmacological treatment of neuropathic pain: 2010 revision[J]. European journal of neurology, 2010, 17(9):1113-e1188.

[18] 神经病理性疼痛诊疗专家组.神经病理性疼痛诊疗专家共识[J].中国疼痛医学杂志,2013,19(12):705-710.

[19] 中华医学会神经病学分会神经心理学与行为神经病学组.综合医院焦虑、抑郁与躯体化症状诊断治疗的专家共识[J].中华神经科杂志,2016,49(12):908-917.

[20] 国家疼痛专业质控中心神经病理性疼痛专家组,段宝霖,樊碧发,等.神经病理性疼痛评估与管理中国指南(2024版)[J].中国疼痛医学杂志,2024,30(1):5-14.

(吴　菲　王玉兰)

第十二章　神经系统疾病的药物治疗

第一节　概　　述

一、神经系统疾病的概述

神经系统疾病是指影响人体神经系统正常功能的疾病，如缺血性脑血管病、出血性脑血管病、癫痫、帕金森病、阿尔茨海默病等。对于这些疾病，目前的治疗方法主要包括药物治疗、手术治疗和物理治疗等。本章将重点讨论神经系统疾病的药物治疗，介绍常用的药物及其治疗机制。

（一）临床常见症状

1. 头痛

头痛是神经内科常见的临床症状，通常指局限于头颅上半部，包括眉弓、耳轮上缘和枕外隆突连线以上部位的疼痛。主要表现为全头或局部的胀痛或钝痛、搏动性疼痛、头重感、戴帽感或勒紧感等，同时可伴有恶心、呕吐、眩晕或视力障碍等。临床上多种疾病可引起不同种类的头部疼痛，大致可分为原发性头痛和继发性头痛，根据发生的速度、疼痛的部位、发生及持续的时间、疼痛的程度、疼痛的性质及伴随症状等可对头部疼痛加以鉴别诊断。

2. 眩晕

眩晕是一种运动性或位置性错觉，造成人与周围环境空间关系在大脑皮质中反应失真，产生旋转、倾倒及起伏等感觉。按病变的解剖部位可将眩晕分为系统性眩晕和非系统性眩晕。其中，系统性眩晕是眩晕的主要病因，按照病变部位和临床表现的不同又可分为周围性眩晕与中枢性眩晕。前者指前庭感受器及前庭神经颅外段病变而引起的眩晕，眩晕感严重，持续时间短，常见于梅尼埃病、良性发作性位置性眩晕、前庭神经元炎、迷路卒中等病。后者指前庭神经颅内段、前庭神经核、核上纤维、内侧纵束、小脑和大脑皮质病变引起的眩晕，眩晕感可较轻，但持续时间长，常见于椎基底动脉供血不足、脑干梗死、小脑梗死或出血等病。

3. 意识障碍

意识是指个体对周围环境及自身状态的感知能力。意识水平异常以觉醒障碍为特点，可分为上行网状激活系统或双侧大脑半球急性病变所致。根据意识障碍程度，临床上表现分为嗜睡、昏睡和昏迷。嗜睡是意识障碍早期表现，唤醒后定向力基本完整，能配合检查，常见于颅内压增高患者。昏睡是处于较深睡眠，较重的疼痛或言语刺激方可唤醒，患者模糊地作答，随即熟睡。昏迷是意识水平严重下降，是一种睡眠样状态，患者对刺激无意识反应，不能被唤醒。患者的起病状态、症状体征可能提示昏迷的病因，例如，突然起病的昏迷常提示血管源性，特别是脑干卒中或蛛网膜下腔出血。数分钟至数小时内，有半球体征和偏瘫、偏身感觉障碍或失语等迅速进展至昏迷是颅内出血的特征。较缓慢(数日至一周或更长)出现的昏迷可见于肿瘤、脓肿、脑炎或慢性硬膜下血肿等。

4. 运动障碍

运动障碍是神经系统疾病中另一类常见的临床表现，包括瘫痪、不自主运动(如震颤、抽搐、舞蹈症等)、共济失调等。这些症状可能由中枢神经系统或周围神经系统受损导致，如脑卒中、帕金森病、脊髓损伤等。

5. 感觉障碍

感觉障碍是指患者对外界刺激的感受能力异常，如痛觉、触觉、温度觉、位置觉等的缺失或增强。感觉障碍可能由周围神经病变、脊髓病变、脑内病变等引起，表现为麻木、疼痛、过敏等。

6. 认知障碍

认知障碍表现为记忆、思维、理解、判断等方面能力的降低或丧失。常见的认知障碍包括痴呆、谵妄等，可能由阿尔茨海默病、血管性痴呆、感染等多种原因引起。

7. 癫痫症状

癫痫症状是由大脑神经元异常放电引起的，表现为短暂的意识丧失、抽搐、肌阵挛等。癫痫发作具有发作性、短暂性、重复性等特点，可能由多种原因引起，如脑部疾病、遗传因素等。

(二) 实验室检查和其他辅助检查

神经内科疾病常见实验室检查包括常规检查如血液常规、肝肾功能、血电解质、血脂、血糖、止凝血功能等及脑脊液常规、生化检查，抗癫痫药物治疗浓度监测等。

1. 血脂检测

(1) 总胆固醇　研究发现，总胆固醇每升高 1 mmol/L，脑卒中的发病风险增加 25%。总胆固醇检测可早期识别动脉粥样硬化的危险性，评估使用降脂药物的治疗后的效果。

(2) 甘油三酯　甘油三酯(TG)水平每增加 30%，缺血性脑卒中的风险增加 2%，因此，缺血性脑卒中患者需评估甘油三酯水平。

TG受生活习惯、饮食、年龄等的影响，在个体内及个体间的波动较大。因此，必须在空腹12～16 h后静脉采集标本测定，以排除和减少饮食的影响。

(3) 高密度脂蛋白胆固醇　高密度脂蛋白胆固醇(HDL-C)与缺血性脑卒中的发病呈负相关，HDL-C每升高0.3 mmol/L，缺血性脑卒中的风险减少7%。可用于评价发生脑血管疾病的危险性。

(4) 低密度脂蛋白胆固醇　低密度脂蛋白胆固醇(LDL-C)是缺血性脑卒中患者防治的重要干预靶点。LDL-C升高，缺血性脑卒中的发病率增加。

2. 脑脊液(CSF)检查

(1) 常规检查

① 性状。正常CSF是无色透明的。如CSF为血性或粉红色也可用三管试验法加以鉴别，连续用3个试管接取CSF，如前后各管为均匀一致的血色提示为蛛网膜下腔出血，前后各管的颜色依次变淡可能为穿刺损伤出血。血性CSF离心后如变为无色，可能为新鲜出血或损伤；离心后为黄色提示为陈旧性出血。CSF呈云雾状，通常是细菌感染引起的细胞数增多所致，见于各种化脓性脑膜炎，严重者可呈米汤样；CSF放置后有纤维蛋白膜形成，可见结核性脑膜炎。CSF蛋白含量过高时，外观呈黄色，离心后不久自动凝固，可见于椎管梗阻等。

② 细胞数。正常CSF白细胞数为$0 \sim 5 \times 10^6$/L，主要为单核细胞。白细胞增加多见于脑脊髓膜和脑实质的炎性病变；白细胞明显增加且以多个核细胞为主，见于急性化脓性脑膜炎；白细胞轻度或中度增加，且以单个核细胞为主，见于病毒性脑炎；大量淋巴细胞或单核细胞增加为主，多见亚急性或慢性感染；脑的寄生虫感染时可见较多的嗜酸性粒细胞。

(2) 生化检查

① 蛋白质。正常CSF蛋白质含量为0.15～0.45 g/L。CSF蛋白明显增高常见于化脓性脑膜炎、结核性脑膜炎、吉兰-巴雷综合征、中枢神经系统恶性肿瘤、脑出血、蛛网膜下腔出血及椎管梗阻等，尤以椎管梗阻时增加显著。CSF蛋白降低见于腰穿或硬膜损伤引起CSF丢失、身体极度虚弱和营养不良者。

② 糖。正常CSF糖含量为血糖的1/2～1/3，正常值为2.5～4.4 mmol/L。<2.25 mmol/L为异常。糖含量明显降低见于化脓性脑膜炎，轻至中度降低见于结核性或真菌性脑膜炎(特别是隐球菌脑膜炎)以及脑膜癌病。糖含量增高见于糖尿病。

③ 氯化物。正常CSF含氯化物120～130 mmol/L，较血氯水平为高，为血中的1.2～1.3倍。氯化物含量降低常见于结核性、细菌性、真菌性脑膜炎及全身性疾病引起的电解质紊乱患者，尤以结核性脑膜炎最为明显。高氯血症患者其CSF的氯化物含量也可增高。

3. 抗癫痫药物治疗浓度监测

抗癫痫药物浓度监测是癫痫患者药物治疗过程中的重要检查之一，通过药物浓度的监测，可以根据患者的个体情况调整药物剂量、进行个体化药物治疗，从而提高药物治疗效果，避免或减少可能产生的药物毒副作用。抗癫痫药物浓度监测的指征：① 由于苯妥英钠具有饱和性药代动力学特点(药物剂量与血药浓度不成正比例关系)，而且治疗窗很窄，安全范围小，易发生血药浓度过高引起的毒性反应。因此患者服用苯妥英钠达到维持剂量后以及每次剂量调整后，都应当测定血药浓度。② 抗癫痫药物已用至维持剂量仍不能控制发作时应测定血药浓度，以帮助确定是否需要调整药物剂量或更换药物。③ 在服药过程中患者出现了明显的不良反应，测定血药浓度，可以明确是否药物剂量过大或血药浓度过高所致。④ 出现特殊的临床状况，如患者出现肝、肾或胃肠功能障碍，癫痫持续状态，怀孕等。⑤ 可能影响药物在体内的代谢，应监测血药浓度，以便及时调整药物剂量。⑥ 合并用药尤其与影响肝酶系统的药物合用时，可能产生药物相互作用，影响药物代谢和血药浓度。⑦ 成分不明的药，特别是国内有些自制或地区配制的抗癫痫"中成药"，往往加入廉价抗癫痫药物。血药浓度测定有助于了解患者所服药物的真实情况，引导患者接受正规治疗。⑧ 评价患者对药物的依从性（即患者是否按医嘱服药）。

（三）临床常用诊疗方法和技术

1. 头颅 CT

头颅电子计算机体层扫描（CT）是神经内科常用的影像学检查之一，在结果图像上可以分辨出骨质、脑脊液、血液和脑白质、灰质的不同密度。头颅 CT 的无创性、简便和敏感性较常规 X 射线检查提高 100 倍以上，可确切地显示病变，广泛应用于颅内血管病的检查，特别是脑梗死、脑出血、蛛网膜下腔出血等的检查，以及颅内肿瘤、外伤、感染、先天性发育不良以及白质病变等的检查。

2. 磁共振成像

磁共振成像（MRI）是目前应用最为广泛的神经影像学技术之一，主要用于诊断颅内和脊髓病变，对海马硬化、肿瘤以及皮质发育异常尤其敏感，对于诊断脱髓鞘脑病、脑炎、脑缺血、早期脑梗死等明显优于 CT。

磁共振成像血管造影（MRA）是基于 MR 成像平面血液产生的"流空效应"而开发的一种磁共振成像技术。在不适用对比剂的情况下，通过抑制背景结构信号将血管分离出来，单独显示血管结构，可显示成像范围内所有血管，也可显示侧枝血管。MRA 的优点是不需插管，方便省时，无放射损伤及无创性。缺点是空间分辨率差，不及 CTA 和 DSA；信号变化复杂，易产生伪影；对细小血管显示差。临床主要用于颅内动脉瘤、脑血管畸形、大血管闭塞和静脉窦闭塞等的诊断。

3. 头颈部血管超声

（1）颈动脉超声检查　颈动脉超声检查是广泛应用于临床的一项无创性检查手段，可客观监测和评价颈动脉的结构、功能状态或血流动力学的改变。对头颈部血管病变，特别是缺血性脑血管疾病的诊断具有重要的意义。

（2）经颅多普勒超声检查　经颅多普勒超声（TCD）是利用颅骨薄弱部位为检查声窗，应用多普勒效应研究脑底动脉主干血流动力学变化的一种无创性检测技术。TCD 无创伤、快速、简便，可早期发现颅内血管病变的存在，动态观测血管病变产生的血流动力学变化。

4. 脑电图

脑电图（EEG）是脑生物电活动的检查技术，通过测定自发的有节律的生物电活动以了解脑功能状态，是证实癫痫和进行分类的最客观的手段。对区别脑部器质性或功能性病变和弥漫性或局限性损害以及脑炎、中毒性和代谢性等各种原因引起脑病具有辅助诊断价值。

5. 肌电图

肌电图（EMG）是以同心圆针点击插入肌肉，记录和观察肌肉安静状态下和不同程度随意收缩状态下及周围神经受刺激时各种电生理特性的电活动的一种技术。主要用于诊断及鉴别诊断神经源性损害和肌源性损害。

6. 脑血管造影

数字减影血管造影（DSA）是通过电子计算机辅助成像的脑血管造影方法，其具有良好的时间和空间分辨率，能清晰显示血管病变范围、部位、严重程度及侧支循环情况，是目前诊断颅内外血管病的金标准。

7. 脑血管支架置入术

脑血管支架置入术是一种微创手术，在血管造影的监测下，通过穿刺股动脉或桡动脉，置入导管、导丝、球囊，在导管、导丝、球囊的作用下，将支架放置在血管狭窄处，使狭窄血管撑开，改善远端血供，从而达到治疗及预防脑梗死的目的。脑血管支架置入术的特点是创伤小、痛苦小、住院时间短，广泛应用于脑动脉狭窄的治疗。

8. 血管内机械取栓术

血管内机械取栓术是治疗急性缺血性卒中大血管闭塞的一个重要手段，是通过血管内介入治疗的方法，将取栓装置放置在颅内大血管闭塞处，并将闭塞处的血栓由导管取出，恢复闭塞部位的血流通畅。如机械取栓术后残余狭窄明显，建议术中造影观察后，如发现血管再次闭塞，可考虑行血管内球囊或支架成形术。

9. 腰椎穿刺

腰椎穿刺是神经内科常规的诊疗操作，属于无菌操作，广泛应用于中枢神经系统感染性疾病的诊断，通过用腰穿针穿刺蛛网膜下腔，用于测量颅内压，收集脑脊液常规、生化和细菌学检查及肿瘤检查。腰椎穿刺术能为颅内炎症、肿瘤、出血、脑白质脱髓鞘等疾病的诊断提供依据。

二、常用药物分类及作用机制

（一）抗血栓药物

主要通过抑制血栓的形成和加快其溶解及阻止栓子的进一步扩大来减少神经功能及脑组织的损害预防卒中。

1. 抗血小板聚集药

急性脑缺血后，表达血小板活化分子和血小板反应蛋白的血小板数目明显增加，在脑缺血的恢复期，仍可观察到血小板的活化现象。血小板聚集使血栓形成的可能性加大，同时加重微循环障碍和缺血性脑组织损伤，故抗血小板聚集药在脑缺血的防治中有重要意义。

(1) 环氧酶抑制剂：阿司匹林是环氧酶抑制剂的典型代表，在小剂量时可抑制血小板中的环氧酶，不可逆地减少血小板中血栓素(TXA_2)的生成，从而抑制血小板聚集，防止血栓形成；但大剂量时能抑制血管内皮细胞中的环氧酶，使前列腺素(PGI_2)合成减少、血小板聚集，降低或抵消小剂量阿司匹林的抗血栓形成作用。这是由于血小板中环氧酶对阿司匹林的敏感性远高于血管内皮细胞中环氧酶的缘故。因此，在应用阿司匹林抗血小板聚集时，应避免大剂量给药。

(2) 腺苷受体拮抗剂：噻氯匹定及其衍生物氯吡格雷等腺苷受体拮抗剂从三个方面抑制血小板聚集，减小血栓形成的概率：一是阻止二磷酸腺苷与血小板受体相结合，从而减少凝集的血小板数量；二是降低 TXA_2 合成酶的活性，抑制 TXA_2 的产生，从而抵制血小板聚集力；三是促进 PGI_2 的产生。

2. 纤溶药

纤溶药可使纤溶酶原转变成纤溶酶，使纤维蛋白裂解，溶解已形成的血栓，使被栓塞的动脉再通。目前临床使用的溶栓药物主要有：链激酶(streptokinase，SK)、尿激酶(urokinase，UK)、组织型纤溶酶原激活剂(t-PA)和重组组织型纤溶酶原激活剂(rt-PA)等，其中t-PA 是唯一被 FDA 批准用于脑卒中的溶栓药。

3. 抗凝剂

抗凝剂分为口服类抗凝剂和非口服类抗凝剂。

(1) 口服类抗凝剂：代表药物有华法林、双香豆素、双苯双酮等。华法林为维生素 K 拮抗剂，通过抑制肝脏环氧化还原酶，使无活性的氧化型(环氧化型)维生素 K 无法还原为有活性的还原型(氢醌型)维生素 K，阻止其循环应用，干扰维生素 K 依赖性凝血因子Ⅱ、Ⅴ、Ⅸ、Ⅹ的羧化，达到抗凝的目的。

(2) 非口服类抗凝剂：代表药物为肝素，其具有抗凝血因子Ⅹa 活性和抗凝血酶Ⅱa 活性、促进组织因子途径抑制物的释放、促纤溶、延迟性抗血栓、神经保护、抗炎等多种作用。

(二) 抗癫痫药

抗癫痫药(AEDS)的作用机制主要有两种：① 抑制病灶神经元的过度放电；② 作用于病灶周围的正常神经组织，遏制异常放电的扩散。主要药物的作用机制有：

1. 钠通道机制

通过延缓钠离子通道从灭活状态恢复到静止状态，从而减少神经元持续高频重复放电。如苯妥英钠、卡马西平、丙戊酸，拉莫三嗪、奥卡西平、托吡酯等，都是与灭活的钠通道有较高的亲和力，阻碍了钠离子内流，并呈频率依赖性阻滞。

2. T 型钙通道机制

即 L 型、T 型、N 型、P 型钙离子通道，而且每种都有不同的亚型。这些钙离子通道有着不同的活化和灭活电压和频率范围。而T型钙电流被认为是丘脑的起搏点，主要阻滞丘脑神经元的T型钙通道，如乙琥胺、甲琥胺、丙戊酸等。苯巴比妥、苯妥英钠也作用钙通道，但主要是阻止N型钙离子通道的电流。

3．GABA抑制机制

GABA是人类大脑最主要的抑制性神经递质，GABAA受体（GABAA-R）是一个超分子蛋白复合体，其上有GABA、印防己毒素、巴比妥类、苯二氮䓬类等数个结合部位，并有一个选择性的氯离子（Cl）通道。GABAA受体（GABAA-R）与GABA结合后，能打开通道，引起细胞膜超极化抑制。如苯巴比妥、苯二氮䓬类药物、丙戊酸、托吡酯、氨己烯酸、唑尼沙胺等。

4．突触囊泡蛋白A结合剂

左乙拉西坦是迄今唯一证实与突触前神经末梢内突触小泡蛋白SV2A结合的抗癫痫药物。它与SV2A结合，可抑制癫痫环路中的异常放电，从而阻断癫痫的发生。这一机制完全不同于其他各种新老抗癫痫药（AEDS）。

5．高选择性非竞争性AMPA亚型谷氨酸受体拮抗剂

吡仑帕奈作为一种全新机制的第三代AEDs，通过与突触后膜上的α-氨基-3-羟基-5-甲基-4-异噁唑-丙酸（AMPA）受体非竞争性结合，抑制谷氨酸诱导的过度神经传递，从而发挥抗癫痫作用。

（三）抗震颤麻痹药

抗震颤麻痹药有抗胆碱药、多巴胺释放促进剂、拟多巴胺类药、多巴胺受体激动剂、单胺氧化酶B抑制剂（MAOB）等多种。

1．拟多巴胺类药物

（1）多巴胺（DA）替代物：20世纪60年代问世的左旋多巴体内合成多巴胺的前体物质，本身无药理活性，易通过血脑屏障进入中枢，经多巴脱羧酶作用转化成多巴胺而发挥药理作用。但多巴脱羧酶在外周各脏器和血管壁亦广泛存在，左旋多巴在吸收和传输的过程中，大部分已转变成多巴胺，能刺激外周多巴胺受体而引起多方面的外周副作用，包括恶心、呕吐、厌食、血压降低、心律失常等症状，因此目前左旋多巴已较少用于临床。脑外多巴胺脱羧酶抑制剂如苄丝肼和卡比多巴不能通过血脑屏障，与左旋多巴合用可阻止外周多巴胺的形成，从而减少左旋多巴的用量，加强疗效并减少其外周副作用。所以现在临床上抗帕金森病药物多采用左旋多巴与苄丝肼和卡比多巴的复方制剂。

（2）左旋多巴的增效剂：主要为单胺氧化酶（MAO-B）抑制剂和儿茶酚胺氧位甲基转移酶（COMT）抑制剂。MAO-B抑制剂如司来吉兰，主要通过抑制MAO-B的活性延长多巴胺在脑内的停留时间，增强药物的临床疗效，同时也减少左旋多巴的用量及其副作用，间接起到保护神经元的作用。

（3）多巴胺受体激动剂：DA受体激动剂能模拟内源性DA，通过刺激突触后DA受体，减少自由基的形成，保护存活的黑质神经元。

(4) 多巴胺释放剂：其作用机制包括促进纹状体残存的完整DA能神经元释放DA、抑制神经末梢对DA的再摄取、直接兴奋DA受体及部分抗胆碱作用等。金刚烷胺对PD的疗效虽然不及左旋多巴，但优于抗胆碱药。其见效快而持续时间短，与左旋多巴有协同作用。

2. 抗胆碱药

正常基底节中，多巴胺(DA)神经递质和胆碱能(Ach)神经递质保持相对平衡。而PD患者DA的缺乏引起Ach的相对敏感，对Ach的抑制作用就为PD的治疗提供了一种新的思路。代表药物苯海索(安坦)通过抑制纹状体内毒蕈碱样Ach能神经元的活性和输出，使纹状体DA和Ach两大递质保持相对平衡而发挥治疗作用，其适用于早期轻症患者，对震颤和肌强直有一定疗效。

(四) 抗痴呆药物

(1) 乙酰胆碱酯酶抑制剂：这类药物能够增加大脑中的乙酰胆碱水平，从而改善症状。常见的药物包括多奈哌齐、卡巴拉汀、石杉碱甲等。

(2) NMDA受体拮抗剂：这类药物能够抑制NMDA受体的功能，减少神经元死亡。具体药物包括盐酸美金刚、酮酸阿尔卡卓等。

(3) 抗氧化剂：老年痴呆症的发病机制与氧化应激有关，抗氧化剂可以减轻氧化应激对大脑的损伤。一些常见的抗氧化剂包括维生素E、维生素C和硫代硫酸氯化酯等。

(4) 仑卡奈单抗：特异性结合和清除β-淀粉样蛋白(Aβ)寡聚体，从而减缓或阻止阿尔茨海默病的进展。

第二节　缺血性脑血管病

一、疾病介绍

缺血性脑卒中是最常见的缺血性脑血管病。缺血性脑卒中又称脑梗死，是指各种原因所致脑部血液供应障碍，导致局部脑组织缺血、缺氧性坏死，而出现相应神经功能缺损的一类临床综合征。缺血性脑卒中是最常见的脑卒中类型，占我国脑卒中的69.6%～70.8%。急性期的时间划分尚不统一，一般指发病后2周内(轻型1周内，重型1个月内)。我国住院急性缺血性脑卒中患者发病后1个月内病死率为2.3%～3.2%，3个月时病死率为9.0%～9.6%，死亡/残疾率为34.5%～37.1%，1年病死率为14.4%～15.4%，死亡/残疾率为33.4%～33.8%。该病具有高发病率、高复发率、高致残率及高死亡率。脑卒中部位不同，出现全面或局灶性神经功能损害体征，临床可表现为一侧肢体无力或麻木、偏身运动或感觉障碍、言语困难、眩晕、意识障碍或抽搐。

急性缺血性脑卒中的诊断主要依赖于症状、体征及影像学检查。其诊断标准为：① 急性起病；② 局灶神经功能缺损（一侧面部或肢体无力或麻木，语言障碍等），少数为全面神经功能缺损；③ 影像学出现责任病灶或症状/体征持续 24 h 以上；④ 排除非血管性病因；⑤ 脑 CT/MRI 排除脑出血。

二、疾病治疗

（一）治疗目标

缺血性脑卒中的治疗主要包括急性期的治疗和恢复期二级预防治疗。急性期治疗包括静脉溶栓、血管内机械取栓、抗血小板或抗凝、他汀类药物、神经保护剂等，其治疗目标是尽可能多地挽救有梗死危险的缺血区域，以挽救大脑并改善功能结局。二级预防主要包括控制危险因素、抗血小板或抗凝以及他汀类药物治疗等，其目标在于减少卒中的复发。

（二）治疗原则

(1) 超早期治疗："时间就是大脑"，力争发病后尽早选用最佳治疗方案，挽救缺血半暗带。

(2) 个体化治疗：根据患者年龄、缺血性卒中类型、病情严重程度和基础疾病等采取最适当的治疗。

(3) 整体化治疗：采取针对性治疗同时，进行支持疗法、对症治疗和早期康复治疗，对卒中危险因素及时采取预防性干预。

（三）生活方式管理

缺血性脑卒中患者生活方式管理非常重要，是二级预防的重要措施之一。① 戒烟：有吸烟史的缺血性卒中患者均应戒烟。无论有无吸烟史，缺血性卒中患者均应远离吸烟场所，避免被动吸烟。② 营养膳食：缺血性卒中患者膳食种类应多样化，能量和营养的摄入应合理，增加食用全谷、豆类、水果、蔬菜和低脂奶制品，减少饱和脂肪酸和反式脂肪酸的摄入，可适度降低钠和增加钾摄入量，推荐食用含钾代盐。③ 身体活动：具有活动能力的缺血性卒中患者，急性期后推荐进行每周至少 3～4 次、每次至少 10 min 的中等强度（如快走）或每周至少 2 次、每次至少 20 min 的有氧运动（如快走、慢跑）。④ 戒酒或减少酒精摄入量：建议戒酒，对尚未戒酒者，饮酒量应适度，男性每日酒精摄入量不超过 24 g，女性减半。⑤ 减重：对于超重或肥胖的缺血性卒中患者，减重可以改善动脉粥样硬化性心脑血管疾病的风险。

三、药物治疗

（一）急性期药物治疗

1. 静脉溶栓药物

静脉溶栓是目前最主要的恢复血流措施，重组组织型纤溶酶原激活剂（rt-PA）和尿激酶是我国目前使用的主要静脉溶栓药物，其有效挽救半暗带组织时间窗分别为4.5 h内或6 h内。对缺血性脑卒中发病4.5 h内的患者，应按照适应证、禁忌证和相对禁忌证严格筛选患者，尽快静脉给予rt-PA溶栓治疗。使用方法：rt-PA 0.9 mg/kg（最大剂量为90 mg）静脉滴注，其中10%在最初1 min内静脉推注，其余持续滴注1 h；对于发病在6 h内的患者，可根据适应证和禁忌证标准严格选择患者给予尿激酶静脉溶栓。使用方法是：尿激酶100万～150万IU，溶于生理盐水100～200 mL，持续静脉滴注30 min。静脉溶栓药物使用期间及24 h内应严密监护患者血压，注意有无出血，如出现严重头痛、高血压、恶心或呕吐，或神经症状体征恶化，应立即停用溶栓药物并行脑CT检查。具体内容见表12-1。

表12-1　常用静脉溶栓药物的应用

药品	半衰期	常用剂量
rt-PA	4～5 min	0.9 mg/kg（最大剂量为90 mg）
尿激酶	<20 min	100万～150万IU

2. 抗血小板药物

对于不符合静脉溶栓或者血管内取栓适应证且无禁忌证的缺血性脑卒中患者应在发病后尽早给予口服阿司匹林150～300 mg/d治疗，急性期后可改为预防剂量50～300 mg/d，可有效降低病死率和致残率，减少复发率。对于溶栓治疗者，阿司匹林等抗血小板药物应在溶栓24 h后复查脑CT未见出血予以使用。对不能耐受阿司匹林者，可考虑选用氯吡格雷等抗血小板治疗。对于未接受静脉溶栓治疗的轻型卒中患者（NIHSS评分≤3分），在发病24 h内应尽早启动双重抗血小板治疗（阿司匹林和氯吡格雷）并维持21天，有益于降低发病90天内的卒中复发风险，但应密切观察出血风险。

3. 抗凝药物

缺血性脑卒中急性期抗凝治疗目前仍存在争议。对大多数急性缺血性脑卒中患者，不推荐无选择地早期进行抗凝治疗。对少数特殊急性缺血性脑卒中患者（如放置心脏机械瓣膜）是否进行抗凝治疗，需综合评估（如病灶大小、血压控制、肝肾功能等），如出血风险较小，致残性脑栓塞风险高，可在充分沟通后谨慎选择使用。对于发生DVT或PE风险高且无禁忌者，可给予皮下注射低分子肝素治疗。注意溶栓后24 h内禁止应用抗凝药物。使用抗凝治疗时应密切监测凝血功能及出血风险。

4. 他汀药物

他汀类药物，即3-羟基-3-甲基戊二酰辅酶A（HMG-CoA）还原酶抑制药。研究显示他汀类药物可改善急性缺血性脑卒中患者预后。发病后应尽早对动脉粥样硬化性脑梗死患者使用他汀药物。他汀类药物的种类及强度应根据患者年龄、性别、卒中类型、伴随疾病及耐受性等临床特征个体化选择。

5. 神经保护剂

理论上，针对急性缺血或再灌注后细胞损伤的药物（神经保护剂）可保护脑细胞，提高对缺血缺氧的耐受性，临床常用的药物包括依达拉奉、胞磷胆碱，改善脑侧支循环药物如丁苯酞、尤瑞克林等。

6. 急性并发症治疗药物

脑水肿和颅内压增高、梗死后出血转化、癫痫、肺炎、深静脉血栓形成等是急性缺血性脑卒中常见的并发症，若出现上述症状应予以积极的对症处理。

（二）二级预防治疗

1. 病因治疗

目前应用最广泛的缺血性卒中病因分型为TOAST分型，其将缺血性卒中的病因分为：大动脉粥样硬化性、心源性栓塞、小动脉闭塞（腔隙性梗死）、其他已知病因及不明原因5种类型。其中，最常见的病因类型是大动脉粥样硬化性，其次是心源性栓塞。缺血性脑卒中患者入院期间应完善相关血液、心电图及颅内外血管检查以协助病因评估。

（1）非心源性缺血性脑卒中——抗血小板治疗

抗血小板治疗能显著降低非心源性缺血性卒中患者主要心血管不良事件发生的风险，包括非致命性卒中、非致死性心肌梗死和血管源性死亡。阿司匹林（50～325 mg）或氯吡格雷（75 mg）每日单药治疗均可以作为首选抗血小板药物。阿司匹林（25 mg）+缓释型双嘧达莫（200 mg）2次/天或西洛他唑（100 mg）2次/天，均可作为阿司匹林和氯吡格雷的替代治疗药物。对发病在24 h内、非心源性轻型缺血性卒中（NIHSS评分≤3分）患者，如无药物禁忌，推荐给予氯吡格雷（75 mg）联合阿司匹林（75～100 mg）双联抗血小板治疗21天（首次剂量给予氯吡格雷负荷剂量300 mg和阿司匹林75～300 mg），后改为单药抗血小板治疗。对发病在24 h内、非心源性轻型缺血性卒中（NIHSS评分≤3分）患者，有条件的医疗机构推荐进行CYP2C19基因快检，明确是否为CYP2C19功能缺失等位基因携带者，以决定下一步的治疗决策。若为CYP2C19功能缺失等位基因携带者，推荐给予替格瑞洛联合阿司匹林治疗21天，此后继续使用替格瑞洛（90 mg，2次/天）单药治疗。

对发病在24 h内、非心源性轻型缺血性卒中（NIHSS评分≤5分）患者，且伴有同侧颅内动脉轻度以上狭窄（狭窄率>30%），推荐给予阿司匹林联合替格瑞洛（90 mg，2次/天），双抗治疗30天后改为单药抗血小板治疗，但应充分权衡该方案治疗带来的获益和出血风险。对发病30天内伴有症状性颅内动脉严重狭窄（狭窄率70%～99%）的缺血性卒中，推荐给予阿司匹林联合氯吡格雷治疗 90 天，此后阿司匹林或氯吡格雷单药可作为长期二级预防用药。对伴有症状性颅内或颅外动脉狭窄（狭窄率 50%～99%）或合并有两个以上危险因素的非急性缺血性卒中患者，推荐给予西洛他唑，联合阿司匹林或氯吡格雷个体化治疗。

(2) 心源性栓塞——抗凝治疗

心房颤动是心源性栓塞最常见的危险因素。对合并非瓣膜性心房颤动的缺血性卒中患者，无论是阵发性、持续性还是永久性心房颤动，均推荐口服抗凝药物以减少卒中复发。对合并非瓣膜性心房颤动的缺血性卒中患者，推荐使用华法林或新型口服抗凝剂如利伐沙班、达比加群酯抗凝治疗，预防再发的血栓栓塞事件，华法林的目标剂量是维持 INR 在 2.0～3.0。对合并非瓣膜性心房颤动的缺血性卒中患者，应根据缺血的严重程度和出血转化的风险，选择启动抗凝治疗的时机。对脑梗死出血转化高风险的患者，可以推迟到发病 14 天后启动抗凝治疗；出血转化低风险的患者可考虑发病后 2～14 天内启动抗凝治疗来减少卒中复发风险，对合并非瓣膜性心房颤动的缺血性卒中或 TIA 患者，如果存在终身抗凝治疗禁忌证，但能耐受抗凝 45 天，可以考虑进行左心耳封堵术，减少卒中复发和出血的风险。

心脏瓣膜病（二尖瓣狭窄、反流与脱垂、二尖瓣环钙化、主动脉瓣病变及生物或机械心脏瓣膜）也能增加心源性栓塞导致的脑血管病事件。对合并瓣膜性心房颤动（即中重度二尖瓣狭窄或机械心脏瓣膜病合并心房颤动）的缺血性卒中患者，推荐使用华法林抗凝治疗以降低卒中风险。对合并主动脉瓣或非风湿性二尖瓣病变（如二尖瓣环钙化或二尖瓣脱垂）的缺血性卒中患者，如果没有心房颤动或其他抗凝指征，推荐抗血小板治疗以降低卒中复发风险。对于植入生物瓣膜的缺血性卒中患者，没有心房颤动及其他抗凝指征，瓣膜置换术后推荐使用华法林抗凝 3～6 个月，然后长期使用阿司匹林抗血小板治疗。对于接受机械瓣置换的患者，如果瓣膜置换前有过缺血性卒中或 TIA 病史，且出血风险低，推荐在华法林抗凝的基础上加用阿司匹林。

2. 危险因素管理

(1) 血压管理

高血压是缺血性脑卒中发生和复发最重要的危险因素之一，控制血压能够降低卒中复发。既往未接受降压治疗的缺血性卒中患者，发病数天且病情稳定后如果收缩压≥140 mmHg 或舒张压≥90 mmHg，如无绝对禁忌可启动降压治疗。既往有高血压病史且长期服药的缺血性卒中患者，如无绝对禁忌，发病数天且病情稳定后可以重新启动降压治疗。对于降压目标，如患者能耐受，推荐收缩压降至 130 mmHg 以下，舒张压降至 80 mmHg 以下；对于由颅内大动脉狭窄（70%～99%）导致的缺血性卒中患者，如患者能耐受，推荐收缩压降 140 mmHg 以下，舒张压降至 90 mmHg 以下；对于低血流动力学原因导致的卒中患者，应权衡降压速度与幅度对患者耐受性及血流动力学的影响。降压药物的种类和剂量以及降压目标值应个体化，应全面考虑药物、卒中特点和患者个体情况三方面的因素。

(2) 血脂管理

高胆固醇水平是导致缺血性卒中复发的重要危险因素，降低胆固醇水平可减少缺血性卒中复发和患者死亡。对于非心源性缺血性卒中患者，LDL-C 水平≥2.6 mmol/L，推荐给予高强度他汀治疗(他汀类药物及降脂强度详见表12-2),以降低卒中复发风险。对于合并颅内外大动脉粥样硬化的非心源性缺血性卒中患者,推荐给予高强度他汀治疗,需要时联合依折麦布,将LDL-C水平控制在1.8 mmol/L及以下或将LDL-C水平降低50%及以上,以降低卒中和心血管事件风险。对于极高危缺血性卒中患者,若给予最大耐受剂量他汀治疗后,LDL-C仍高于1.8 mmol/L,推荐与依折麦布联合应用;若他汀类药物与依折麦布联合治疗后,LDL-C水平仍未达到目标水平,推荐联合使用PCSK9抑制剂治疗以预防ASCVD事件发生。对于他汀类药物不耐受或他汀类药物治疗有禁忌证的患者,根据LDL-C水平目标值,可考虑使用PCSK9抑制剂或依折麦布。合并高胆固醇血症的缺血性卒中患者,在启用他汀类药物4～12周后,应根据空腹血脂水平和安全性指标(肝转氨酶和肌酶)评估使用降低LDLC药物的治疗效果和调整生活方式,之后每3～12个月基于需要根据药物调整情况评估药物治疗的依从性和安全性。长期使用他汀类药物治疗总体上是安全的,有脑出血病史的非心源性缺血性卒中患者应权衡风险和获益合理使用。具体内容见表12-2。

表12-2　不同剂量的他汀类药物及其对应的降脂强度

他汀种类	剂　量　(mg)		
	低强度降脂	中等强度降脂	高强度降脂
阿托伐他汀		10～20	40～80
瑞舒伐他汀		5～10	20
氟伐他汀		80	
洛伐他汀	10～20	40	
匹伐他汀	1	2～4	
普伐他汀	10～20	40～80	
辛伐他汀	10	20～40	

(3) 血糖管理

糖尿病、糖尿病前期或胰岛素抵抗是缺血性卒中复发或死亡的独立危险因素,应重视对卒中患者糖代谢状态的筛查。缺血性卒中患者发病后应接受空腹血糖、HbA1c或OGTT筛查,推荐急性期应用HbA1c筛查糖尿病和糖尿病前期,无明确糖尿病病史或未明确诊断糖尿病的患者,在急性期后推荐接受OGTT筛查糖尿病前期和糖尿病;对合并糖尿病的缺血性卒中患者,急性期后血糖控制目标值应个体化,严格控制血糖(如HbA1c≤7%)对预防卒中复发的作用尚不明确,制订个体化的血糖控制目标,警惕低血糖事件带来的危害。对合并糖尿病前期的缺血性卒中患者,生活方式干预(包括健康饮食、规律体力活动和戒烟等)对于预防向糖尿病进展是有益的。对合并糖尿病的缺血性卒中患者,建议进行生活方式干预、营养支持、糖尿病自我管理教育和降糖药物的综合治疗。

四、教学案例

患者,男性,66 岁,体重 65 kg,身高 172 cm。入院 1.5 h 前无明显诱因突发右侧肢体无力,表现为右上肢抬起不能,右下肢行走不能,伴言语含糊,口角歪斜,伴饮水呛咳,无肢体抽搐、麻木,无人事不省、二便失禁,无发热、头痛,无视物模糊、视物重影等不适,急诊查颅脑 CT 示未见出血。患者为求进一步诊治,急诊拟"脑梗死"收住入院。病程中,患者饮食纳睡眠可,大小便正常,近期体重未见明显下降。

既往史:高血压病史 10 余年,长期口服吲达帕胺缓释片 1.5 mg qd 控制血压,自诉控制尚可。2 年前体检发现心房颤动,自诉曾服用华法林片 2.5 mg qd 治疗 6 个月,当时未规律监测 INR,后自行停用。否认糖尿病病史、高血脂病史、其他心脏病病史。吸烟史 50 余年,20 支/天;饮酒史 50 余年,2～3 两/天,已戒酒。

体格检查:T 36.6 ℃,P 78 次/分,R 21 次/分,BP 152/89 mmHg。双肺呼吸音清,未闻及干湿性啰音。心界无扩大,心律齐,各瓣膜区未闻及杂音。神经系统查体:神志清楚,双侧瞳孔等大等圆,直径 3 mm,对光灵敏,右侧口角歪斜,右侧鼻唇沟浅,伸舌右偏,余颅神经未见异常。右侧肢体肌力 3 级,左侧肢体肌力正常,四肢肌张力正常,腱反射对称活跃,右侧巴氏征阳性。右侧共济运动欠合作,深浅感觉正常。颈软,双克氏征阴性。NIHSS 评分 7 分。

辅助检查:头颅 CT:未见出血,建议 MRI 进一步检查。心电图:心房颤动。

生化检查:肌酐 176.0 μmol/L,肾小球滤过率 26.7 mL/min;葡萄糖 6.89 mmol/L;钠 138.6 mmol/L,氯 103.2 mmol/L,钾 2.68 mmol/L。凝血指标:凝血酶原时间 12.3 s,国际标准化比值(INR)1.23,D-二聚体定量 1.36 mg/L。

入院诊断:① 脑梗死;② 心房颤动;③ 高血压病;④ 低钾血症;⑤ 肾功能不全。

初始药物治疗方案:阿替普酶 5.4 mg + 5.4 mL 注射用水 iv st(1 min);

阿替普酶 48.6 mg + 48.6 mL 注射用水 静脉泵入 st(1 h)。

(一) 病情评估

该患者老年男性,急性起病,突发右侧肢体无力 2 h 入院,头颅 CT 排除脑出血,诊断考虑急性缺血性脑卒中,符合静脉溶栓药物 rt-PA 的溶栓时间窗,排除相关禁忌证并在家属知情同意下急诊予以 rt-PA 溶栓治疗。患者合并高血压、心房颤动、血脂异常(总胆固醇 6.32 mmol/L,甘油三酯 4.36 mmol/L,低密度脂蛋白胆固醇 4.26 mmol/L)、吸烟、饮酒等脑血管疾病危险因素,结合患者心房颤动病史及头颅 MRI 特点,考虑患者为心源性栓塞型。此外,患者生化检查提示肾功能不全,应注意药物选择及剂量调整。

(二) 药物治疗方案评价

1. 溶栓方案

该患者老年男性,体重 65 kg,急性起病,突发右侧肢体无力 1.5 h 入院,头颅 CT 排除脑出血，诊断考虑急性缺血性脑卒中，符合静脉溶栓药物 rt-PA 的溶栓时间窗，排除相关禁忌证并在家属知情同意下急诊予以 rt-PA 54 mg 溶栓治疗，剂量及药物选择适宜。

2. 抗凝方案

患者入院诊断急性缺血性脑卒中，有心房颤动病史，头颅 MRI 示左侧小脑半球、左侧基底节区及左侧额颞顶叶多发急性梗死灶，为不同动脉支配区栓塞，颈动脉椎动脉超声未见明显斑块、狭窄，考虑患者脑梗死的病因分型为心源性栓塞型。评估患者栓塞风险与出血风险，患者 CHA2DS2-VASc 评分 5 分（高血压病史 1 分，卒中史 2 分，年龄 2 分，共计 5 分），血栓风险高，具有抗凝的指征。HAS-BLED 评分 3 分（高血压 1 分，卒中史 1 分，年龄 1 分，共计 3 分），为出血高危人群。出血风险高不是抗凝的禁忌，需审慎患者获益风险评估，纠正可逆的出血风险因素（如严格控制患者血压），在严密监测下进行抗凝治疗。《中国心源性卒中防治指南 2019》推荐对轻度卒中（NIHSS 评分<8 分）可考虑在发病 3 天后启动抗凝，在启动抗凝药物治疗前抗血小板聚集治疗。患者入院 NIHSS 评分 7 分，发病第 5 天复查头颅 CT 未见出血，因此，将阿司匹林肠溶片调整为抗凝药物利伐沙班片。利伐沙班相较于华法林，具有使用方便、相互作用少、无需常规监测 INR 等优点，但患者肾功能不全，予以利伐沙班减量至 15 mg qd 是合理的。

3. 他汀类药物

他汀类药物应用的目的是降血脂、稳定斑块。患者入院诊断急性缺血性脑卒中，既往高血压病史多年，查血脂、胆固醇偏高（总胆固醇 6.32 mmol/L，甘油三酯 4.36 mmol/L，低密度脂蛋白胆固醇 4.26 mmol/L），有应用他汀类药物的指征。该患者 10 年 ASCVD 发病风险为极高危，其血脂控制目标为 LDL-C<1.8 mmol/L。患者入院第 10 日出现肝酶升高（ALT 156 U/L，AST 70 U/L），不排除阿托伐他汀所致肝酶升高。该患者诊断急性缺血性脑卒中，血脂、胆固醇偏高，LDL-C 不达标，有继续应用他汀的指征，目前 ALT、AST 轻度升高，予以减量使用。

4. 降压方案

急性脑梗死后 24 h 内血压升高应谨慎处理。待卒中后病情稳定，若血压持续≥140/90 mmHg，可于起病数天后恢复使用发病前服用的降压药物或开始启动降压治疗。患者溶栓治疗后，病情基本稳定，住院前几日血压持续≥140/90 mmHg，于住院第 5 天后加用降压药物是适宜的。患者既往高血压病史 10 余年，长期口服吲达帕胺缓释片 1.5 mg qd 控制血压，入院时查血钾偏低，不排除长期口服吲达帕胺缓释片诱发的低钾血症，因此不建议继续使用病前服用的降压药物。患者老年男性，诊断急性脑梗死、肾功能不全、心房颤动，予以硝苯地平控释片 30 mg qd 控制血压，可减少血压波动，平稳降压，药物选择及用法、用量适宜。

五、不合理处方评析

(一) 不合理门急诊处方

处方 1 患者:女性,年龄:68 岁。

临床诊断:心源性脑栓塞;二尖瓣置换术后(机械瓣)。

处方用药:达比加群酯片 110 mg bid po。

处方评析(建议):遴选药物不适宜。机械瓣置换术患者禁用达比加群酯等新型口服抗凝药,建议选择华法林。

处方 2 患者:女性,年龄:64 岁。

临床诊断:脑血管病后遗症。

处方用药:			
	阿司匹林肠溶片	100 mg	qd po;
	氯吡格雷片	75 mg	qd po;
	阿托伐他汀钙片	20 mg	qd po。

处方评析(建议):联合用药不适宜。该患者脑血管病非急性期,不推荐阿司匹林联合氯吡格雷抗血小板治疗,建议使用阿司匹林或氯吡格雷其中一种抗血小板药物。

(二) 住院患者用药医嘱单案例

患者,男性,60 岁,20××年 1 月 7 日入院,入院诊断为脑梗死、高脂血症、高同型半胱氨酸。既往冠状动脉粥样硬化性心脏病冠状动脉搭桥术后 6 年,长期服用阿司匹林肠溶片、辛伐他汀片。入院生化常规:低密度脂蛋白胆固醇(LDL-C)4.72 mmol/L,入院给予阿司匹林肠溶片(100 mg qd po)联合硫酸氢氯吡格雷片(75 mg qd po)抗血小板治疗,辛伐他汀片(20 mg qn po)调脂,以及改善循环等治疗。

医嘱用药:			
	阿司匹林肠溶片	100 mg	qd po;
	硫酸氢氯吡格雷片	75 mg	qd po;
	辛伐他汀片	20 mg	qn po。

处方评析(建议):患者脑梗死,需给予他汀类药物调脂稳定斑块,将 LDL-C 控制在 1.8 mmol/L以下。患者既往冠状动脉粥样硬化性心脏病冠状动脉搭桥术后 6 年,长期服用辛伐他汀片 20 mg,但是入院生化常规显示 LDL-C 4.72 mmol/L,调脂控制不达标,因此建议停用辛伐他汀片改为阿托伐他汀钙片 20 mg 强化降脂,同时低脂饮食。

第三节　出血性脑血管疾病

一、疾病介绍

脑出血(intracerebral hemorrhage,ICH)是一种常见而又难治的出血性脑血管疾病。根据2018年“脑卒中高危人群筛查和干预项目”数据,40岁及以上人群的脑卒中标化患病率由2012年的1.89%上升至2016年的2.19%,由此推算,我国40岁及以上人群脑卒中现患人数达1242万,其中脑出血占脑卒中患者的25%～55%。《2018中国卫生健康统计提要》显示,2017年我国城市居民脑血管病死率为126.48/10万,农村居民为157.00/10万,据此测算,全国每年死于脑卒中的患者高达196万。脑卒中患者中脑出血患者的致残、致死率高于脑梗死患者,脑出血患者1个月死亡率高达35%～52%,6个月末仍有80%左右的存活患者遗留残疾,是中国居民死亡和残疾的主要原因之一。

二、疾病治疗

(一) 内科治疗

脑出血患者在发病的最初数天内病情往往不稳定,应常规进行持续性生命体征监测(包括血压监测、心电监测、氧饱和度监测)和定时神经系统评估,密切观察病情变化;定时复查头部CT,尤其是发病3 h内行首次头部CT的患者,应于发病后8 h、最迟24 h内再次复查头部CT,密切观察血肿变化。对于首次CT上显示有血肿扩大危险征象的患者,更应密切观察病情变化,做好外科干预的准备。脑出血治疗的首要原则是保持安静,稳定血压,防止再出血;根据病情,适当降低颅内压,防止脑水肿,维持水电解质、血糖、体温稳定;同时加强呼吸道管理及护理,预防及治疗各种颅内及全身并发症。

1. 血压管理

急性脑出血患者常伴有明显血压升高,血压升高的幅度与死亡、残疾、血肿扩大、神经功能恶化等不良预后密切相关。对于收缩压＞220 mmHg的脑出血患者,应积极使用静脉抗高血压药物进行降压治疗对于收缩压＞180 mmHg的脑出血患者,可使用静脉抗高血压药物进行降压治疗,并根据患者临床表现调整降压速度,临床上常将160/90 mmHg作为降压目标参考值。脑出血早期积极降压到140 mmHg是安全的,但其改善患者预后的有效性仍有待进一步研究证实,可选择合适的患者进行积极降压治疗。在降压治疗期间应严密观察血压水平的变化,每隔5～15 min进行1次血压监测。

2．颅内压(ICP)增高的处理

有研究表明，脑出血患者颅内压的高变异性与其不良预后相关，将脑出血患者早期的颅内压控制在合适的水平，可以改善患者的功能预后。在有条件的情况下，可以对重症患者的颅内压和脑灌注压进行监测。

(1) 颅内压升高者应卧床，适度抬高床头约30°，头位于中线上，避免过度屈伸颈部，以增加颈静脉回流，降低颅内压，同时严密观察生命体征和瞳孔大小及反射等。

(2) 对需要气管插管或其他类似操作的患者，视具体情况可应用镇静剂。镇静剂应逐渐加量，尽可能减少疼痛或躁动，以免引起颅内压升高，并密切监测生命体征。常用的镇静药物有丙泊酚、咪达唑仑、右美托咪定等；镇痛药有芬太尼、瑞芬太尼等。

(3) 药物治疗：若患者具有颅内压增高的临床或影像学表现，或实测 ICP≥22 mmHg，可应用脱水剂，首选20%甘露醇(每天1～3 g/kg)，也可考虑使用甘油果糖、利尿剂、白蛋白高渗盐水等，用量及疗程依个体而定；应用上述药物时应监测肾功能、电解质和血容量，并注意维持内环境稳定；必要时可在 ICP 监测下指导脱水治疗。

(4) 颅内压和脑灌注压监测：关于在 ICH 患者中监测和治疗 ICP 的适应证，目前的研究资料非常有限，因此 ICP 升高的管理原则通常借鉴脑外伤指南，后者推荐在 GCS 评分3～8分的患者中放置 ICP 监测装置，并维持 ICP＜22 mmHg 和脑灌注压(cerebral pefusion pressure，CPP)60～70 mmHg。

3．血糖管理

无论患者既往是否有糖尿病史，入院时的高血糖均预示脑出血患者死亡和转归不良的风险增高；而低血糖可导致缺血性脑损伤及脑水肿，故也需积极预防和治疗。因此，应密切监测血糖，控制血糖值范围在7.7～10.0 mmol/L，避免血糖过高和过低。

4．体温管理

脑出血、丘脑出血或脑干出血者，均可能出现中枢性发热。发热可造成实验性脑损伤模型动物的转归恶化，入院72 h 内发热持续时间与临床转归相关，这为积极治疗发热以使脑出血患者的体温维持正常提供了理论依据。但低温或亚低温治疗脑出血的疗效及安全性还有待深入研究，因此一般主张维持正常体温为妥。需要注意的是，患者亦可因感染等原因引起发热，此时应该针对病因治疗。

5．止血治疗

止血药物如氨基己酸和氨甲环酸是氨基酸衍生物，具有抗纤溶作用，但增加了迟发性脑缺血及其他血栓事件的风险，总体上并不能改善患者的预后。由于止血药物治疗脑出血临床疗效尚不确定，且可能增加血栓栓塞的风险，不推荐常规使用。

6．抗凝、抗血小板药物的逆转

(1) 抗凝药物的逆转　抗凝药物相关脑出血占所有脑出血患者的12%～20%。维生素K拮抗剂(vitamin K antagonist ，VKA)(如华法林)是最常见的口服抗凝药物(oral anticoagulant，OAC)。服用 VKA 而导致国际标准化比值(INR)升高、凝血酶原时间(PT)延长的

ICH患者，应停止服用VKA，补充维生素K依赖的凝血因子，并静脉应用维生素K（初始剂量10 mg）。使用凝血酶原复合物（prothrombin complex concentrates，PCCs）比使用新鲜冰冻血浆（fresh frozen plasma，FFP）并发症更少，纠正INR更为迅速，可作为首选，推荐剂量为20～30 IU/kg，在特殊情况下可增加剂量至30～40 IU/kg。重组活化凝血因子Ⅶa（recombinant activated coagulation factor Ⅶa，rFⅦa）尽管能降低INR值，但并不能完全纠正凝血异常，不作为常规推荐。急性期在有证据提示出血停止的情况下，因机械性瓣膜、深静脉血栓、肺梗死等因素，必须使用抗凝药物的患者，可给予普通肝素或低分子肝素，具体剂量由相关专科医师共同决定。脑出血后抗凝药物的恢复使用的最佳时机目前尚未确定，在非机械性瓣膜患者中，至少在4周内避免口服抗凝药物；对于有机械性瓣膜的患者，德国口服抗凝药的相关脑出血多中心分析（geRman-widE mulTicenter Analysis of oRal Anti-coagulation-associated intraCerebral hEmorrhage，RETRACE）研究结果提示，出血后14天内开始使用抗凝药物会增加再出血概率，但综合考虑出血及血栓形成风险，ICH后6天开始运用抗凝药物可能获益最佳。

（2）抗血小板药物的逆转　使用抗血小板药物的ICH患者在临床上也较为常见，抗血小板药物的使用与出血后血肿的扩大和患者不良预后的相关性目前尚无定论。血液阻抗集合度测定可在10 min内评估血小板的功能，该检测系统对阿司匹林、氯吡格雷以及GPⅡb/Ⅲa受体拮抗剂都敏感。对于血小板功能低下、血肿有扩大倾向或需急诊清除血肿的患者，可以输注1U的单采血小板或5 U的多采血小板，输入后能够提供20×10^9～30×10^9的血小板。出血后何时复用抗血小板药物，目前也无定论。最近的重启或停止抗血栓随机研究（Restart or Stop Antithrombotics Randomised Trial，RESTART）研究提示，ICH发生后数天可开始阿司匹林单药治疗。

（3）新型抗凝药物的逆转　对于服用达比加群、利伐沙班或阿哌沙班等新型抗凝药物的ICH患者，可个体化考虑采用第8因子旁路活性抑制剂（factor Ⅷ inhibitor-bypassing activity，FEIBA）、PCCs或者rFⅦa治疗。如果患者在发病前2 h内服用过达比加群、利伐沙班或阿哌沙班，可考虑使用活性炭。服用达比加群的患者还可考虑行血液透析。

7．抗炎及促进血肿吸收药物治疗

糖皮质激素是常用的抗炎预防细胞水肿的药物，但高血压脑出血患者使用糖皮质激素治疗无明显益处，而且感染、消化道出血和高血糖等并发症的风险增加。因此，脑出血患者不应常规使用糖皮质激素。以往研究认为，甲磺酸去铁胺能够抑制脑出血后局部脑水肿，诱导脑组织提高对缺血再灌注损伤的耐受，但最近的随机对照研究（去铁胺治疗脑出血研究（intracerebral hemorrhage deferoxamine，i-DEF））结果显示，虽然甲磺酸去铁胺在脑出血患者中应用是安全的，但不能改善患者预后。中药可能能够促进血肿吸收，但其临床获益、用药时机及最佳用量目前尚缺乏高级别的临床证据。

8．神经保护剂

脑出血后是否使用神经保护剂尚存在争议。有临床报道显示神经保护剂是安全、可耐受的，对临床预后有一定改善作用，但缺乏多中心、安慰剂对照的高质量RCT研究报告，因此神经保护剂的疗效与安全性尚需开展更多高质量的临床试验进一步证实。

9. 抗癫痫治疗

脑出血后早期(1 周内)的临床癫痫发作发生率约为 16%,累及皮层是脑出血后癫痫发作最主要的危险因素。基于人群的前瞻性研究并未发现临床癫痫发作与神经功能转归或死亡风险相关。一项大样本单中心研究表明,预防性抗癫痫治疗能显著减少脑叶出血的临床癫痫发作,但队列前瞻性研究表明,预防性抗癫痫治疗与神经功能结局和死亡率无明显关系。因此,是否需要常规应用药物预防癫痫尚无定论,多数神经外科医师主张对幕上较大血肿患者进行预防性抗癫痫治疗。对于有临床癫痫性发作的脑出血患者,应使用抗癫痫药物治疗;疑似癫痫发作者,应考虑持续脑电图监测;对于脑电图监测提示存在癫痫性放电的患者,应给予抗癫痫药物治疗。

10. 下肢深静脉血栓(DVT)和肺栓塞(PE)的预防

脑出血患者发生 DVT 和 PE 的风险较高,应鼓励患者尽早活动、腿抬高;尽可能避免穿刺下肢静脉输液,特别是瘫痪侧肢体;如疑似 DVT 患者,应进行 D-二聚体检测及多普勒超声检查;可使用间歇性充气加压装置来预防 DVT 及相关栓塞事件;对易发生 DVT 的高危患者(排除凝血功能障碍所致的脑出血患者),证实出血停止后可考虑皮下注射小剂量低分子肝素或普通肝素预防 DVT 形成,但应注意出血的风险;存在有症状 DVT 或 PE 的脑出血患者可考虑进行全身抗凝治疗或置入 IVC 滤器,具体治疗方法的选择应该考虑多种因素,包括发病时间、血肿稳定性、出血原因以及患者总体状况等。

11. 其他内科并发症的管理

有研究显示,脑出血后最常见的并发症为误吸、肺炎、呼吸衰竭/窘迫、深静脉血栓、肺动脉血栓和脓毒血症等。吞咽困难和误吸是发生肺炎的主要危险因素。脑出血患者同时发生心肌梗死的情况并不少见,其余常见内科并发症为急性肾损伤、低钠血症、消化道出血、营养不良和尿路感染等。所有患者在开始经口进食前均需评估吞咽功能,以减少肺炎风险;应加强呼吸道管理,预防及治疗肺部感染;监测心电图、心肌酶谱、肾功能、电解质等,以便筛查相关并发症。对这些并发症的管理,应做到以防为主,尽早确诊,及时治疗。

(二) 外科治疗

外科治疗的主要目标在于及时清除血肿、解除脑压迫、缓解严重高颅压及脑疝、挽救患者生命,并尽可能降低由血肿压迫、细胞毒性物质释放导致的继发性脑损伤。目前国内对以基底核区为代表的深部脑内血肿进行手术干预已在临床上广泛应用,积累了大量经验并形成了一定的研究证据。必须指出的是,对于有大量血肿的严重高颅压甚至脑疝患者,即使缺乏高级别的循证医学证据,但手术治疗在拯救生命方面的作用是肯定的,对于中小量血肿且无明显高颅压的患者,外科手术的价值还有待进一步研究。使用立体定向技术进行微创血肿清除术,单用内镜或置管后与纤溶药物联用,这些治疗方式是安全的,但是否能够改善患者长期预后有待进一步验证。

三、教学案例

患者无明显诱因下突发头晕头痛，伴视物模糊，伴恶心，伴右侧肢体麻木无力，不能独立行走，伴言语含糊，无黑蒙视物旋转，无口角歪斜，无吞咽困难，无四肢抽搐，无大小便失禁，无摔倒等，遂于当日至我院急诊就诊，查 BP 170/100 mmHg，行头颅 CT 示左侧丘脑出血破入脑室，予以甘油果糖、甘露醇脱水降颅压，拜新同降压等治疗。现患者言语含糊较前稍好转，为求进一步诊治，收治入院。查体：T 37.1 ℃，P 87 次/分，R 18 次/分，BP 156/90 mmHg 神志清晰，构音稍含糊，双侧瞳孔等大等圆，直径 0.3 cm，左瞳对光反射（+），右瞳对光反射（+），鼻唇沟对称，伸舌居中，咽反射正常，颈软，四肢肌张力正常，左侧肢体肌力 5 级，右侧肢体肌力 3 级，右侧躯体感觉减退，左侧躯体感觉正常，双侧腱反射正常，双侧巴氏征阴性，双侧克氏征阴性，右侧指鼻试验不配合，左侧指鼻试验稳准，右侧跟膝胫试验不配合，心律齐，呼吸音清，未闻及湿啰音、干啰音。辅助检查：头颅 CT 示左侧丘脑出血破入脑室。

（一）病情评估

患者无明显诱因下突发头晕头痛，伴视物模糊，伴恶心，伴右侧肢体麻木无力，不能独立行走，伴言语含糊，无黑蒙视物旋转，无口角歪斜，无吞咽困难，无四肢抽搐，无大小便失禁，无摔倒等，遂于我院急诊就诊，入院后完善相关检查，予以甘油果糖、甘露醇脱水降低颅压，泮托拉唑钠护胃，硝苯地平控释片、厄贝沙坦降压，曲马多止痛，及补液营养支持治疗。急性期后，完善头颅 MRI + MRA 检查见颅内出血较前有所吸收，且未见颅内明显动脉异常。现患者一般情况可，头痛较前明显好转，右侧肢体无力暂无明显改善，病情相对平稳，予以出院，康复医院进一步康复治疗。

（二）药物治疗方案评价

患者住院期间：

（1）降低颅内压，控制脑水肿　脑出血患者颅内压升高，压迫脑组织，出现组织水肿，是死亡率高的主要原因。甘露醇是治疗颅内压升高的常用脱水剂，难以透过血脑屏障，高渗脱水作用强，使脑组织内水分回流入血管，引起脱水，同时在肾小管内的重吸收率低，从尿中带走大量水分，利尿作用较好。甘露醇降低颅内压机制：① 可增大血浆渗透压，使其高于脑脊液渗透压，促进组织内水分进入血液。② 通过暂时升高血容量增加脑血流，降低血液黏稠度，促进氧运输及血管反射性收缩，减少颅内容积，降低颅内压。此外，甘露醇可清除清除脑组织缺氧时产生的自由基。甘油果糖注射液是高渗性脱水剂，渗透压是血浆的 7 倍，并有清除自由基作用，在体内代谢为水和二氧化碳，同时甘油果糖经代谢后产生的能量进入脑代谢过程，促进脑代谢改善. 其发挥作用时间，降颅压高峰出现时间比甘露醇晚，降颅压持续时间约比甘露醇长 2 h，对肾功能影响小，甘油果糖在脑内不易蓄积，且比甘露醇在降低 HCT 的作用更持久稳定，无反跳现象，发挥对脑水肿和继发性脑损害的保护作用。故在脑出血急性期，甘油果糖联合甘露醇应用，两者相辅相成，可更好地控制脑水肿，改善愈后并减少肾功能损害。

(2) 控制血压 《中国脑出血诊疗指导规范》指出急性脑出血患者常伴有明显血压升高，且血压升高的幅度通常超过缺血性脑卒中患者，这增加了 ICH 患者残疾、死亡等风险。急性脑出血抗高血压研究（ATACH）和急性脑出血积极降压治疗研究（INTERACT、INTERACT-2）等为 ICH 患者早期降压提供了重要依据。研究显示将收缩压控制在 140 mmHg 以下可以降低血肿扩大的发生率而不增加不良反应事件，但对 3 个月的病死率和致残率没有明显改善。脑出血早期以及血肿清除率术后应立即使用药物迅速控制血压，但也要避免长期严重高血压患者血压下降过快、过低可能产生的脑血流量下降。此患者 BP 156/90 mmHg，选用硝苯地平控释片和厄贝沙坦合理。

(3) 预防应激性溃疡 泮托拉唑钠为质子泵抑制剂，通过与胃壁细胞的 H^+-K^+ ATP 酶系统的两个位点共价结合而抑制胃酸产生的最后步骤。应激性溃疡是高血压性脑出血的常见并发症，为脑出血预后不良的主要因素之一，高血压性脑出血急性期发生应激性溃疡发生率是 14%～76%，其死亡率是 40%～76%。高血压性脑出血并应激性溃疡的发生机制还不十分清楚，随着不同学者的相继研究，认为植物神经直接或间接受损是并发消化道出血的病理基础，主要与脑部出血、颅压增高形成的强烈刺激或一些其他因素直接或间接影响下丘脑、脑干或边缘系统有关。其结果是释放促肾上腺皮质激素使肾上腺皮质激素增高，及直接使迷走神经兴奋性增强，从而促进胃酸、胃蛋白酶的增加；脑干或丘脑下部损害引起呼吸衰竭，心脏血管舒缩障碍以及交感神经张力改变，血中儿茶酚胺浓度增高，均使胃黏膜缺血，黏膜屏障受损，中枢神经损害可使胃泌素明显增高，使胃腔内 H^+ 浓度进一步增高引起逆弥散，最终使胃黏膜失去对 H^+ 及胃蛋白酶的抵抗力，促使黏膜糜烂，溃疡出血发生。

(4) 维持水和电解质平衡 在脑出血水肿高峰期大剂量使用各种脱水剂均有可能发生水电解质平衡紊乱，一般认为甘露醇及甘油果糖均可引起轻度低钾。高血压脑出血患者大多不能正常进食，故静脉补充适量钾、氨基酸。

四、不合理处方评析

(一) 不合理门急诊处方

处方 1 患者：男性，年龄：76 岁。

临床诊断：脑出血。

处方用药：			
	苯磺酸氨氯地平片	5 mg	qd po；
	甘露醇注射液	125 mL	q8h ivgtt；
	长春西汀注射液	10 mg	qd ivgtt；
	氯化钠注射液	250 mL	qd ivgtt。

处方评析(建议)：遴选药物不适宜。长春西汀为脑血管扩张药，脑出血患者禁用长春西

汀注射液，建议停用长春西汀注射液。

处方 2　患者：男性，年龄：51 岁。

临床诊断：脑出血。

处方用药：丁苯酞软胶囊　　0.5 g　　bid po；

　　　　　丙戊酸钠缓释片　　0.5 g　　bid po。

处方评析（建议）：无适应证用药。丁苯酞适应证为急性缺血性脑卒中，该患者诊断为脑出血，建议停用丁苯酞软胶囊。

（二）住院患者用药医嘱单案例

患者，男性，69 岁，体重 70 kg，主因“突然晕倒伴意识不清 10 h”入院，经 CT 检查有高密度出血阴影，初步诊断为“脑出血，高血压Ⅲ级”。医生给予高渗性脱水剂 20%甘露醇 250 mL 进行快速静脉滴注，6 h 给药一次，同时监测肾功能。给予抗纤溶药物氨甲苯酸进行止血，并监测凝血功能。用药一天后，患者检查血肌酐为 92.1 μmol/L（男性正常参考值为 44～133 μmol/L）。

医嘱用药：20%甘露醇注射液　　250 mL　　ivgtt；

　　　　　氨甲苯酸注射液　　0.25g　　ivgtt；

　　　　　0.9%氯化钠注射液　　250 mL　　ivgtt。

处方评析（建议）：患者年龄 69 岁，体重 70 kg，肌酐清除率为 67.83 mL/min，属于中度肾功能不全。使用的 20%甘露醇会损害肾小管，影响水和溶质的重吸收，导致排入远端小管的水、钠增加，引起肾功能损害。此外，患者年龄较大，又有高血压史，可能存在潜在的肾功能损害，此时如用甘露醇等损害肾功能的药物可能导致肾功能衰竭的严重反应。建议立即停用甘露醇注射液，改用甘油果糖来替代甘露醇，并监测患者的肾功能。同时注意补充水和电解质，维持电解质平衡，降低甘露醇导致的肾功能损害程度。

第四节　癫　　痫

一、疾病介绍

癫痫是多种原因导致的脑部神经元高度同步化异常放电所致的临床综合征，临床表现具有发作性、短暂性、重复性和刻板性的特点。异常放电神经元的位置不同及异常放电波及的范围差异，导致患者的发作形式不一，可表现为感觉、运动、意识、精神、行为、自主神经功能障碍或兼有之。癫痫是神经系统常见疾病之一，患病率仅次于脑卒中。癫痫的发病率与年龄有关。一般认为 1 岁以内患病率最高，其次为 1～10 岁以后逐渐降低。我国男女之比为1.15∶1～1.7∶1，种族患病率无明显差异。

根据病史、临床表现(反复发作的肌肉抽动、意识障碍)，再结合相关辅助检查(如脑电图、正电子体层扫描等)结果，一般可作出诊断。癫痫诊断需遵循三步原则：首先确定是否是癫痫。癫痫具有两个特征，即脑电图上的痫样放电和癫痫的临床发作，而病史是诊断癫痫的主要依据，需要通过病史了解。其次，明确是哪种类型的癫痫或癫痫综合征。最后，确定癫痫的病因，可考虑进行头颅CT、核磁共振，同位素脑扫描或脑血管造影等检查。医生在诊断的过程中，需排除假性癫痫发作、惊厥性晕厥、高血压性脑病、热性惊厥等疾病。

二、疾病治疗

(一) 生活方式干预

① 患者在生活中应避免危险的运动和情感冲动，保持居住环境的安静，避免疾病发作，并遵医嘱服药、复查，外出时需随身携带病情诊疗卡。② 家属应该主动与患者交流，尊重患者，鼓励患者积极面对疾病。患者在治疗过程中，要相信医生，正视疾病，在生活中保持轻松愉悦的心态，抛弃思想负担。

(二) 药物治疗

1. 治疗目标

控制发作或最大限度地减少发作次数，提高生活质量；长期治疗无明显副作用；使患者保持或恢复其原有的生理、心理和社会功能状态。

2. 治疗对象

人一生中偶发一次至数次癫痫的概率高达5%，且39%癫痫患者有自发性缓解倾向，故并非每个癫痫患者都需要用药。一般来说，半年内发作两次以上者，一经诊断明确，就应用药；首次发作或间隔半年以上发作一次者，可在告知抗癫痫药可能的不良反应和不经治疗的可能后果的情况下，根据患者及家属的意愿，酌情选择用或不用抗癫痫药物。

3. 治疗原则

(1) 正确选择用药时间：当癫痫诊断明确时应开始抗癫痫药治疗，抗癫痫药治疗的起始决定需要与患者或其监护人进行充分的讨论，衡量风险和收益后决定，讨论时要考虑到癫痫综合征的类型及预后。通常情况下，第二次癫痫发作后推荐开始用抗癫痫药治疗。虽然已有两次发作，但发作间隔期在一年以上的，可以暂时推迟药物治疗。

(2) 正确选择治疗药物：临床上常将抗癫痫药按上市时间分为老和新的抗癫痫药。丙戊酸及以前上市的药物称为传统的抗癫痫药，以后上市的则称为新的抗癫痫药。新抗癫痫药总体安全性要好一点。抗癫痫药物的选择需依据癫痫发作类型、副作用大小、药物来源、价格、患者年龄、性别等多种因素来决定。其中最主要的依据是癫痫发作类型。选药不当，不仅治疗无效，而且可能加重癫痫发作。

(3) 药物的用法：从小剂量开始，逐渐增加，以达到既能有效控制发作，又没有明显副作用为止。如不能达此目的，宁可满足部分控制，也不要出现副作用。可选用进行血药浓度监测的方法来指导用药，以减少用药过程中的盲目性。单一药物治疗是应遵守的基本原则，如治疗无效，可换用另一种单药，但换药期间应有 5～10 天的过渡期。也有部分患者需联合用药治疗。

(4) 严密观察副作用：大多数抗癫痫药都有不同程度的副作用，因而除常规体检、用药前查肝肾功能、血尿常规外，用药后的首月还需复查血尿常规和肝肾功能，以后则需按药物的不同副作用不定期、有目的地检查相应器官的功能，至少持续半年。如苯妥英钠用药后引起的恶心、呕吐、厌食、齿龈和毛发增生，对治疗无明显影响也可以不处理；眼震、共济失调往往是中枢神经系统过量的表现，减量可好转。如出现严重的皮疹或肝肾功能、血液系统损伤，则需停药，更换其他药物进行治疗。

(5) 停药原则：除 25%的自发性缓解外，余下患者的 50%经正规治疗后可终生不再发病，因而多数患者不需长期服药。一般说来，全身强直-阵挛性发作、强直性发作、阵挛性发作完全控制 4～5 年后，失神发作停止半年后可考虑停药。但停药前应有一个缓慢减量的过程，尽管有争论，但一般情况下这个时期一般不应少于 1 年。有自动症的患者可能需要长期服药。

三、药物治疗

1. 传统的抗癫痫药物

包括苯妥英钠、卡马西平、丙戊酸钠、苯巴比妥、乙琥胺等(表 12-3)。

(1) 苯妥英钠：其作用机制目前尚未完全明确，一般认为苯妥英钠增加了细胞 Na^+ 的外流，减少 Na^+ 内流，从而使神经细胞膜稳定，提高兴奋阈，减少病灶高频放电的扩散。主要是用于治疗全身强直-阵挛性发作、复杂部分性发作、单纯部分性发作和癫痫持续状态，也可用于治疗三叉神经痛等。应用这种药物时还要注意不良反应，比如有可能出现牙龈增生，还有可能出现头晕、失眠、共济失调等，必要时需要检测血药浓度。癫痫的患者一定要规律服药，千万不要自己随便停药。明显的房室传导阻滞、窦房结阻滞、窦性心动过缓等，是使用这种药物的禁忌证。

(2) 卡马西平：可稳定过度兴奋的神经细胞膜，抑制反复的神经放电，抑制丘脑前腹核内电活动，限制致痫灶异常放电的扩散，并减少中枢神经的突触对兴奋冲动的传递，可封闭电压依赖性钠离子通道。其抗癫痫作用可能是通过谷氨酸释放减少和稳定神经细胞膜，临床上现作为部分性发作(包括单纯部分性及复合部分性发作)及大发作的首选药，对小发作(失神性发作)也有对抗作用。与苯妥英钠相比，卡马西平对认知功能损害较轻。卡马西平对三叉神经痛疗效优于苯妥英钠，对舌咽神经痛也有效。对三环类抗抑郁药过敏、有房室传导阻滞、血清铁严重异常、骨髓抑制、严重肝功能不全病史的患者是绝对禁忌。老年患者对本品敏感者比较多，常可引起认知功能的障碍，激越不安，焦虑，精神错乱，房室传导阻滞和心动过缓，也可以引起再生障碍性贫血，所以老年患者用药的时候要注意。卡马西平与三环类抗抑郁药有交叉过敏的反应，在用药期间要注意检查全血细胞，尿常规，肝功能，卡马西平血药浓度监测，一般的疼痛是不需要使用本品的。卡马西平引起皮肤和皮下组织异常包括：① 很常见：严重的荨麻疹、过敏性皮炎；② 少见：剥脱性皮炎；③ 罕见：系统性红斑狼疮样综合征、瘙痒；④ 非常罕见：Stevens-Johnson 综合征、中毒性表皮坏死松解症、光敏反应、多形性红斑、结节性红斑、皮肤颜色改变、紫癜、痤疮、多汗症、脱发、多毛症。

(3) 丙戊酸钠：目前研究丙戊酸钠的作用机制有两个方面。一方面，可能是由于丙戊酸钠抑制 γ-氨基丁酸转氨酶，从而增加脑内抑制性神经递质 γ-氨基丁酸的浓度来达到抗癫痫的目的。另一个方面，丙戊酸钠作用于神经元突触后感受器，模拟和加强 γ-氨基丁酸的抑制作用。丙戊酸钠是广谱的抗癫痫药，是一种神经阻滞剂，有抑制神经的传导，即抑制神经向周围的扩散，几乎对所有的癫痫类型都有效果，包括癫痫大发作、部分性癫痫发作、复杂性部分性癫痫发作、精神运动性发作、失神性发作，丙戊酸钠都有效果，因此它的作用非常广泛。如果患者有肝功能的损伤，尽量不用这种药物治疗。比如急性肝炎、慢性肝炎的患者，不主张应用这种药物，特别是药物引起的肝功能损伤，是应用丙戊酸钠的禁忌证。如果患者对这种药物过敏，是使用这种药物的绝对禁忌证。除此之外，这种药物不要与碳青霉烯类的抗生素联合应用。应用时要注意遵从医嘱，定期复查肝功能。

(4)苯巴比妥：其主要作用机制，是能够增强抑制性神经递质 γ-氨基丁酸的作用，并降低谷氨酸的兴奋性，促进氯离子通道的开放。苯巴比妥对神经元放电以及神经传导，具有一定抑制效果。其药理学作用与其用药剂量有关，随着用药剂量的加大，患者可能会出现镇静、催眠、抗惊厥，甚至抑制心血管系统、呼吸系统以及中枢神经系统。如果使用大剂量的苯巴比妥，患者还可能出现苯巴比妥中毒性死亡。因苯巴比妥的个体差异较大，且容易与其他药物发生药物相互作用，所以一定要按照医嘱推荐的用法、用量使用，并定期监测苯巴比妥的血药浓度。

(5) 乙琥胺：乙琥胺是通过抑制神经异常放电而起效，临床上主要用于失神发作的患者。肝、肾功能损害者及孕妇慎用，贫血、造血功能严重减退患者禁用。注意事项为停药时宜逐渐减量，定期检查血、尿常规及肝、肾功能。

表 12-3 常用传统抗癫痫药物的单药应用

药品	达峰时间(h)	半衰期(h)	常用剂量
苯妥英钠	4～12	7～42	250～300 mg，bid
苯巴比妥	2～18	72～144	30 mg，tid
丙戊酸钠缓释片	1～4	15～17	10～15 mg/kg，分 1～2 次服
卡马西平	48～72	8～29	100 mg，bid～tid
乙琥胺	1～2	40～60	250 mg，bid

2. 新型抗癫痫药物

包括托吡酯、拉莫三嗪、加巴喷丁、奥卡西平、左乙拉西坦、普瑞巴林等(表12-4)。

(1) 托吡酯　首先,可以阻断神经元持续的反复的电位发放,这个作用是和使用托吡酯后的时间是密切相关的。其次,托吡酯还能够增加γ-氨基丁酸激活相应受体的频率,γ-氨基丁酸是抑制性的神经递质,托吡酯就是通过这个作用,从而增强抑制性中枢神经递质,可以出现中枢神经系统的抑制作用的加强。此外,托吡酯还可以降低兴奋性中枢神经递质的作用。一般来说,对托吡酯过敏的患者禁用托吡酯片。另外,托吡酯片有可能会增加患者的自杀风险,也就是说,在服用托吡酯片的过程中有些患者可能会因为抑郁或者焦虑出现自杀的念头,所以要加以重视。

(2) 拉莫三嗪　拉莫三嗪是一种电压门控式钠离子通道的应用依从性阻滞剂,在培养的神经细胞中持续反复放电产生一种应用和电压依从性阻滞,可以抑制病理性谷氨酸的释放,这种氨基酸对癫痫发作起着关键性的作用,还能够抑制谷氨酸诱发的动作电位的爆发,从而具有抗癫痫的作用。在临床上,可以用于癫痫的治疗,对12岁以上儿童以及成人可以用作单药的治疗,适合用于简单部分性发作、复杂部分性发作、继发性的全身强直-阵挛性发作,也可以用于原发性全身强直-阵挛性发作。服用拉莫三嗪片的禁忌是对药物成分过敏,对于肝肾功能损伤者、12岁以下的儿童需要慎用药物。每个人的身体状况不同,用药之后引起的临床症状也会有所偏差,个别患者在用药之后可能会伴随着嗜睡以及头晕,还会引起恶心和失眠的症状发生,严重时会引起中毒性的表皮坏死溶解。用药期间要避免用碳酸性饮料或者是酒精性饮料冲服,适当做一些体育运动。

(3) 加巴喷丁　加巴喷丁是一种钙离子拮抗剂,起到一种抑制神经传导的作用。作用于中枢,起到抑制脑细胞的放电向周围的传导,利用这种功能可以作为一种抗癫痫药的使用,广泛地用于癫痫的辅助用药应用药物,使用该药物要注意相关的不良反应,比如有可能引起患者头晕、嗜睡,有可能导致患者出现肢体的乏力等。应用药物的禁忌证为对加巴喷丁过敏的患者以及急性胰腺炎的患者。

(4) 奥卡西平　这种药物可以阻断钠离子通道,稳定神经元的细胞膜,从而可以抑制神经的异常放电。主要是用于控制癫痫的发作,比如对于癫痫的部分性发作、全面强直-阵挛性发作都是有不错的疗效的,这属于一种新型的抗癫痫药物,在临床上应用还是比较广泛的。应用这种药物要注意从小量开始逐渐加量,并且要注意药物的不良反应,比如有可能出现过敏反应,有可能出现头晕、全身的乏力、低钠血症等。

(5) 左乙拉西坦　有研究证实这种药物可以抑制海马的异常放电,对于正常的神经元则没有明显的作用,所以它能够选择性地抑制异常的神经细胞,从而在临床上得到了一定的应用。具备抗惊厥、抑制脑部神经元放电的功效,可以用来治疗癫痫发作,需要在医生指导下进行用药。有癫痫的患者,平时应该严格遵医嘱口服药物,不能自行盲目地减药、换药甚至停药,否则容易导致癫痫反复或者是更加严重。

(6) 普瑞巴林　普瑞巴林的抗癫痫作用机制目前尚不明确。在动物实验研究中,普瑞巴林对各种类型的癫痫动物模型均具有抗惊厥的作用,其动物模型的活性比加巴喷丁的活性强数倍。临床用于癫痫部分发作的辅助治疗。一些患者在开始使用或长期使用普瑞巴林后出现血管性水肿。特异性症状包括面、口(舌、唇和牙龈)及颈部(咽和喉)肿胀。有血管性水肿导致呼吸系统损伤危及生命,需紧急处理的个例报告。如果患者出现这些症状应立即停用本品。

表 12-4　常用新型抗癫痫药物的单药应用

药品	达峰时间(h)	半衰期(h)	常用剂量
托吡酯	2～3	30～35	200～400 mg,分 2 次服
拉莫三嗪	2.5	24～35	100～200 mg,qd
加巴喷丁	2～3	5～7	300 mg,qd～tid
奥卡西平	4～5	8～10	1200 mg,分 3～4 次服
左乙拉西坦	1.3	6～8	500 mg,bid
普瑞巴林	1	6.3	50～150 mg,bid～tid

四、教学案例

患者男性,62 岁,身高 176 cm,体重 81 kg,体重指数 26.15 kg/m^2。患者 30 年前无诱因出现双眼发直、牙关紧闭意识丧失、四肢抽搐、口吐白沫,持续 2 min 左右好转。口服苯妥英钠,发作控制不理想,每 1～2 个月发作 1 次。20 年前口服“中药”未再出现大发作,间断出现手中物品坠落、意识不清,持续几十秒钟缓解,每天发作 1～3 次。1 年前发现脑部有囊虫,给予治疗,同时给予奥卡西平 300 mg bid 后,半年未发作。2 个月前出现发作性意识不清,不会穿衣服,伴小便失禁,持续数小时缓解。约半个月发作 1 次,共发作 5 次,自行将奥卡西平加量为早 0.3 mg、晚 0.45 mg 口服。

既往史:幼年时有高热病史,既往无“高血压心脏病”病史,无“糖尿病、脑血管疾病”病史。

体格检查:体温 36.2 ℃,脉搏 72 次/分,呼吸 18 次/分,血压 145/100 mmHg;体重指数脱离正常范围,营养过剩;双肺呼吸音粗,未闻及明显干湿性啰音,未闻及胸膜摩擦音。心率 87 次/分,心律齐,各瓣膜未闻及明显病理性杂音,腹软,全腹无压痛及反跳痛,肝脾肋下未触及,双下肢无凹陷性水肿,NS(－)。

辅助检验检查:生化检查:同型半胱氨酸 15.14 μmol/L,尿酸 100 μmol/L,谷氨酰氨基转移酶 64 U/L;其余血常规、尿常规正常;心电图:窦性心律,正常范围心电图。

入院诊断:意识受损的局灶性发作。

初始药物治疗方案:抗癫痫治疗:奥卡西平片早 0.3 g、晚 0.45 g po。

(一) 病情评估

引起原发性癫痫的危险因素作用大小依次为:饮酒、新生儿疾病、癫痫家族史。继发原因依次为:颅脑外伤史、脑炎或脑膜炎、传染病史等。癫痫是一种常见的神经系统综合征,其病因与各种脑部疾患和全身系统疾病有关,许多因素被认为是与癫痫有关的危险因素,尽管如此，仍有约 2/3 的癫痫患者不能明确病因，比较一致地认为癫痫主要危险因素有新生儿疾病、家族史等。新生儿疾病是国内外公认的癫痫的危险因素，新生儿疾病主要有早产、低出生体重儿及产伤等，这些婴儿发生癫痫可能与脑发育较差有关，这一结果与国内外的研究相符。在个人生活习惯方面，发现饮酒与癫痫有关联。意大利 Leone 等组织的酒精与癫痫研究证实饮酒与癫痫大发作之间存在强大联系，并且存在剂量反应关系。另外，国内外大量群体遗传学、家系脑电图、双生子研究、癫痫的染色体研究及流行病学研究均证实，遗传因素是癫痫发病的基础，是癫痫的独立危险因素。家族史在癫痫发病中也占有较重要的地位。许多脑部疾病也被证实是引起癫痫发作的病因，一些研究也发现颅脑外伤、颅内感染有作为危险因素的根据。

经过病情评估，该患者有幼年高热病史，新生儿疾病为引起原发性癫痫的危险因素之一，患有发作性意识丧失伴肢体抽搐 30 年，既往有脑囊虫病史，癫痫发作与脑部疾病也有关，且目前无并存的临床病情，因此目前诊断该患者是癫痫。

（二）药物治疗方案评价

患者目前为癫痫发作期，有药物治疗指征。该患者既往丙戊酸钠控制癫痫发作症状不理想，不宜继续选用丙戊酸钠。有脑囊虫病史，宜选用奥卡西平治疗脑囊虫病引起的癫痫发作。服用奥卡西平时观察患者有无嗜睡、头痛头晕、复视、恶心、呕吐和疲劳现象。监测患者的全血细胞计数，如出现骨髓抑制反应，考虑停止用药。监测血药浓度，监测患者的肾功能。

五、不合理处方评析

（一）不合理门急诊处方

处方 1　患者：男性，年龄：16 岁。

临床诊断：青少年肌阵挛癫痫。

处方用药：奥卡西平片　　0.3 g　　bid po。

处方评析（建议）：遴选药物不适宜。青少年肌阵挛癫痫不宜使用奥卡西平，根据《临床诊疗指南：癫痫病分册》（2015 修订版），对于新诊断的青少年肌阵挛癫痫患者，除部分不适合的患者外，均考虑给予丙戊酸作为首选治疗。奥卡西平及其药理活性代谢物（10-单羟基衍生物，MHD）可阻滞电压敏感钠离子通道，治疗青少年肌阵挛癫痫可能使症状加重。建议停用奥卡西平片，改用丙戊酸钠、拉莫三嗪、左乙拉西坦或托吡酯进行治疗。

处方 2　患者：男性，年龄：37 岁。

临床诊断：癫痫持续状态。

处方用药：丙戊酸钠缓释片　0.5 g　　bid 鼻饲。

处方评析（建议）：给药途径不适宜。丙戊酸钠缓释片不宜鼻饲给药。丙戊酸钠缓释片为缓释制剂，可整片吞服，也可对半掰开服用，但不能研碎或咀嚼，否则会失去缓释作用。建议更改为丙戊酸钠口服液或普通片。

（二）住院患者用药医嘱单案例

患者，女性，56岁，主因“右侧肢体麻木伴抽搐1天”入院，经检查后初步诊断为“脑梗死，癫痫”。查肾功、肝功、凝血大致正常。给予抗血小板药物阿司匹林，给予抗癫痫药物丙戊酸钠缓释片。患者用药5天后，全身无力，食欲不振且伴有眼睛黄的症状的肝功能损害的症状。急查患者肝功能，报告显示转氨酶明显增高。

医嘱用药：丙戊酸钠缓释片　0.5 g　　bid po。

处方评析（建议）：该患者使用了丙戊酸钠缓释片，其不良反应主要为肝功能损害。建议停用丙戊酸钠缓释片，改用左乙拉西坦。继续监测患者肝功能，给予清淡饮食，低脂饮食的建议。停药丙戊酸钠缓释片5天后，复查患者肝功能，指标下降，2周后肝功能指标正常。

第五节　帕 金 森 病

一、疾病介绍

帕金森病（parkinson disease，PD），又名震颤麻痹，是一种常见于中老年的神经系统变性疾病，临床上以静止性震颤、运动迟缓、肌强直和姿势平衡障碍为主要特征。若不及时治疗，可能会让患者失去自理能力。本病主要病理改变为黑质多巴胺能神经元变性死亡，但引起黑质多巴胺能神经元变性死亡的病因及发病机制尚未完全明确，可能与遗传因素、环境因素、神经系统老化等有关。

诊断原则主要是依据中老年发病，缓慢进展性病程必备运动迟缓及至少具备静止性震颤、肌强直或姿势平衡障碍中的一项，偏侧起病，对左旋多巴治疗敏感即可作出临床诊断。诊断标准为：① 运动减少，启动随意运动的速度缓慢。疾病进展后，重复性动作的运动速度及幅度均降低。② 至少存在下列1项特征：肌肉僵直；静止性震颤4～6 Hz；姿势不稳（非原发性视觉、前庭、小脑及本体感受功能障碍造成）。

二、疾病治疗

（一）生活方式干预

患者在积极配合医生治疗的前提下，应在日常生活中做好自我管理，帮助改善症状，延缓病情发展，提高生存质量。家属应该主动与患者交流，鼓励患者积极面对疾病。患者在治疗过程中，要相信医生，保持信心，主动参加文娱锻炼，从负面情绪中走出来。① 家属应为患者提供安静适宜的居住环境，并在房间和卫生间设置扶手，购置防滑橡胶桌垫、大把手餐具等，提高患者的生活质量。② 患者应保持健康规律的作息，避免过累、过劳。③ 患者走路时应尽量慢走，外出时尽量有家属陪护在身边，避免意外的发生。④ 患者可适当参加适宜的活动、锻炼，如散步、打太极拳等。

（二）药物治疗

1. 治疗目标

帕金森治疗的根本目标是缓解患者的症状，控制疾病发展，提高患者的生存质量。

2. 治疗对象

如果疾病影响患者的日常和工作，则应开始对症治疗。包括：① 出现运动迟缓，如出现手指精细动作如解或扣纽扣、系鞋带等动作缓慢，同时伴或不伴有静止性震颤。② 出现肌强直，如肢及颈部主要关节的被动运动缓慢。③ 肢体处于完全静止状态时出现震颤。④ 出现平衡、协调能力失控，如身体前倾、后倾或易摔倒。⑤ 伴有嗅觉减退、便秘、多梦、抑郁、焦虑、幻觉。

3. 治疗原则

（1）早期诊断，早期治疗：以达到有效改善症状提高工作能力和生活质量的目的，延缓病情的发展。

（2）坚持“剂量滴定”：避免产生药物的急性副作用，力求实现“尽可能以小剂量达到满意的临床效果”的用药原则，避免或降低运动并发症尤其是异动症的发生率。

（3）个体化治疗：不同患者的用药选择不仅要考虑病情特点（是以震颤为主，还是以强直为主）和疾病的严重程度、有无认知障碍、发病年龄、就业状况、有无共病、药物可能的副作用、患者的意愿、经济承受能力等因素，还要尽量避免或减少药物的副作用和运动并发症。

（4）不能突然停药：药物治疗时特别是使用左旋多巴制剂不能突然停药，以避免发生左旋多巴撤药恶性综合征。

三、药物治疗

（一）拟多巴胺类药

它能够通过血脑屏障，在中脑黑质转化为多巴胺，多巴胺作用于突触后膜上的受体发挥了其药理学的作用（表 12-5）。这种药物的功效和作用主要是用于治疗帕金森病，应用这种药物可以改善患者的帕金森病症状，比如可以改善患者的震颤、肌张力的增高以及运动迟缓。很多患者应用之后症状能够得到一定程度的缓解，所以在临床上应用是比较广泛的，尤其在神经内科应用是比较多的。老年(≥65 岁)患者或伴智力减退,首选左旋多巴。应用这种药物也要注意不良反应,比如有可能出现恶心呕吐、体位性低血压,应用时还要注意监测,并且不要和高蛋白的食物同时应用。

表 12-5 常用拟多巴胺类药物的单药应用

药品	达峰时间(h)	半衰期(h)	常用剂量
左旋多巴	1	2～3	0.5～6 g,分 4～6 次服
复方卡比多巴	0.8～1	1～3	1.5～4 g,分 4～6 次服
多巴丝肼	1	15	1.5～4 g,分 4～6 次服

(二) 多巴胺受体激动剂

多巴胺受体激动剂在分子构象上和多巴胺相似,能够直接作用于多巴胺受体的药物。帕金森病是多巴胺相对功能不足的一种疾病,多巴胺受体激动剂可以让更多的多巴胺发挥作用,因此多巴胺受体激动剂可以用于帕金森病的治疗。除此之外,多巴胺受体激动剂没有神经元的保护作用,这个也是目前研究的一个热点,可以对神经系统有保护作用,从而治疗神经系统的疾病,并且在其他方面可以延缓帕金森病的进展。

多巴胺受体可分为两大类至少 5 个亚型:D1 样受体(含 D1 和 D5 受体)和 D2 样受体(含 D2、D3 和 D4 受体)。其中 D1 和 D2 受体与帕金森病关系密切。正常情况下多巴胺通路可分为两条:直接通路(D1 受体参与)和间接通路(D2 受体参与)。直接通路兴奋时保证人体进行活动,而间接通路兴奋时则抑制不需要的活动,两者处于平衡状态,保证了正常的活动。帕金森病患者由于多巴胺缺乏,对直接通路作用减弱,使正常的活动减少;对间接通路的抑制作用减弱,使间接通路过度抑制不需要的运动活动,从而产生运动减少、肌肉僵直等症状。目前上市的多巴胺受体激动剂均作用于 D2 受体而起作用,不同的多巴胺受体激动剂还分别作用于 D1 受体或 D3 受体,使直接通路和间接通路恢复正常或接近正常的状态从而起到治疗作用。如溴隐亭直接刺激 D2 受体,对 D1 受体有微弱的抑制作用;普拉克索和吡贝地尔缓释片激活 D2 和 D3 受体(表 12-6)。普拉克索和吡贝地尔缓释片属于非麦角类激动剂,目前提倡在 65 岁以下患者中首先选用。

多巴胺受体激动剂除了用于帕金森病患者的改善和治疗之外,还可以影响血压和心率,因此如果有血压或者是心血管疾病的患者,应该特别注意多巴胺受体激动剂对心血管系统的影响。多巴胺受体激动剂现在应用比较广泛,还可以用于泌乳素瘤的治疗。另外在精神分裂中,多巴胺受体激动剂也是一种新型的抗精神病类药物。总之,多巴胺受体激动剂是一种促进多巴胺功能的药物,主要是直接作用于多巴胺受体。在临床上多用于帕金森病的治疗,此外,对其他方面的疾病也有一定的治疗功效。

表 12-6　常用多巴胺受体激动剂的单药应用

药品	达峰时间(h)	半衰期(h)	常用剂量
普拉克索	1～3	8～12	0.375～4.5 mg,分 3 次服
溴隐亭	1～2	6～50	1.25～2.5 mg,分 2～3 次服

（三）抗胆碱药

帕金森病患者的多巴胺分泌减少,引起了胆碱的相对亢进。用该药的目的是获得多巴胺和胆碱之间的再平衡。外周抗胆碱的作用表现就是口干、视物模糊、便秘或者是尿潴留等,中枢抗胆碱能作用表现为意识障碍、谵妄、言语散漫、出汗、震颤和认知功能受损等,多见于老年人、伴有脑器质性病变或躯体病患者,出现后应立即减药或停药,并采取对症治疗。临床用药需要注意避免和抗胆碱能作用强的药物联合应用(表 12-7)。

表 12-7　用抗胆碱药的单药应用

药品	达峰时间(小时)	半衰期(小时)	常用剂量
盐酸苯海索	1	6～12	2 mg,tid

（四）促多巴胺释放药

促使大脑释放更多的多巴胺,可以单独用于治疗帕金森病早期患者,在疾病的早期阶段它可以帮助改善运动缓慢和僵硬。在帕金森病的后期,它可能与其他药物(sinomet)联合使用,有助于减少运动障碍,这是服用一些帕金森药物可能导致的不自主运动(表 12-8)。

表 12-8　常用促多巴胺受体释放药的单药应用

药品	达峰时间(h)	半衰期(h)	常用剂量
金刚烷胺	2～4	11～15	100 mg,qd～bid

（五）MAO-B 抑制剂

作用机制为抑制 DA 降解,使 DA 积蓄;抑制突触前受体及 DA 再摄取。研究证实,MAO-B 抑制剂通过抗氧化应激、抑制突触核蛋白凝集、减少细胞凋亡以及神经营养作用等保护神经元,部分临床试验显示该药可能延缓 PD 疾病进展。如司来吉兰,胃溃疡患者禁用,禁与 SSRI 合用,为避免失眠不在傍晚或晚上服用(表 12-9)。

表 12-9　常用 MOA-B 抑制剂的单药应用

药品	达峰时间(h)	半衰期(h)	常用剂量
司来吉兰	0.5～0.75	1.5～3.5	5～10 mg,分 1～2 次服

（六）COMT 抑制剂

通过抑制儿茶酚氧位甲基转移酶（COMT）干扰多巴胺的代谢；它对中枢及外周均有作用。和复方左旋多巴合用，用于治疗晚期帕金森病（表 12-10）。肝脏疾病以及 ALT 或 AST 超过正常值上限者和严重肾功能损害患者禁用，肠道阻塞者慎用。

表 12-10　常用 COMT 抑制剂的单药应用

药品	达峰时间(h)	半衰期(h)	常用剂量
托卡朋	2	2～3	100 mg，tid
恩他卡朋	1	0.5	100 mg，次数依复方左旋多巴的次数而定

四、教学案例

患者女性，78 岁，体重 65 kg，身高 168 cm，体重指数 23.03 kg/m^2。患者 6 年前无明显原因出现右上肢活动欠灵活，后发展至右下肢，逐渐出现四肢强硬，行动迟缓，诊断为“帕金森病”，口服复方左旋多巴片（1/2 片 tid po）治疗。半年前开始出现晚间下床翻身不利、行动迟缓加重，心慌乏力，便秘，一般每 3 天 1 次。

既往史：否认高血压、糖尿病病史。

体格检查：神志清，言语可，高级智能记忆力、计算力及定向力尚可，双眼球各项运动充分，无眼震，双侧鼻唇沟对称，伸舌居中，四肢肌张力稍高，腱反射稍活跃，肌力Ⅴ级，巴氏征（－）。

辅助检验检查：心电图：窦性心律，正常范围心电图。生化检查：血脂、糖化血红蛋白无异常。彩超：肝肾功能无异常。

入院诊断：帕金森病。

初始药物治疗方案：复方左旋多巴片半片　（200 mg：50 mg）　tid po；

普拉克索片　0.125 mg　bid po；

改善循环：灯盏细辛注射液 40 mL＋0.9％氧化钠注射液 250 mL qd ivgtt。

（一）病情评估

根据帕金森病临床症状严重度的不同，将 HoehnYahr 分级 1.0～2.5 级定义为早期，3～5级定义为中晚期。帕金森病疾病一旦发生将随时间推移而渐进性加重，有证据提示在疾病早期阶段的病程进展较后期阶段进展快。因此一旦早期诊断，即应开始早期治疗，争取掌握疾病修饰时机，对于疾病治疗的长程管理有重要作用。早期治疗可以分为非药物治疗（包括认识和了解疾病、补充营养、加强运动康复、坚定战胜疾病的信心以及社会和家人对患者的理解、关心与支持）和药物治疗。一般开始多以单药治疗，但也可采用两种不同作用机制（针对多靶点）的药物小剂量联合应用，力求疗效最佳，维持时间更长，而急性不良反应和运动并发症发生率更低。中晚期帕金森病患者，尤其是晚期帕金森病的临床表现极其复杂，其中有疾病本身的进展，也有药品不良反应或运动并发症的因素参与。对中晚期帕金森病患者的治疗，既要继续力求改善运动症状，又要妥善处理一些运动并发症和非运动症状。

经过病情评估，患者6年前无明显原因出现右上肢活动欠灵活，后发展至右下肢，逐渐出现四肢强硬，行动迟缓，年前开始出现晚间下床翻身不利、行动迟缓加重，心慌乏力，便秘，可诊断为帕金森病。该患者HoehnYahr分级为3～4级，考虑为中晚期帕金森病。

（二）药物治疗方案评价

患者目前有药物治疗指征。根据《中国帕金森病治疗指南(第4版)》，针对该患者选择在原有使用复方左旋多巴的基础上加用长半衰期的DR激动剂普拉克索，有利于改善患者的运动症状。在住院期间监测患者的肝肾功能，无异常，无直立性低血压。

五、不合理处方评析

（一）不合理门急诊处方

处方1　患者：女性，年龄：92岁。

临床诊断：帕金森病。

处方用药：恩他卡朋片　　0.1 g　　tid po。

处方评析(建议)：遴选药品不适宜。恩他卡朋片需与复方左旋多巴制剂同时服用，单用无效。建议采用其他类型的抗帕金森病药治疗，如复方左旋多巴制剂。

处方2　患者：女性，年龄：78岁。

临床诊断：帕金森病。

处方用药：多巴丝肼片　　250 mg　　tid 鼻饲。

普拉克索缓释片　　0.75 mg　　qd 鼻饲。

处方评析(建议)：给药途径不适宜。缓释制剂不宜鼻饲。建议普拉克索缓释片0.75 mg qd 鼻饲改为普拉克索片0.25 mg tid 鼻饲。

（二）住院患者用药医嘱单案例

患者女性，50岁。因“帕金森病史10余年，药物控制不佳，为进一步规范帕金森药物治疗，改善帕金森发作症状”收治入院。患者行动不稳10年，加重伴全身抖动3年，伴有“冻结”“慌张”“启动困难”等步态。入院诊断为：帕金森病，异动症，多巴胺失调综合征。治疗原则为控制帕金森发作次数及症状。用多巴丝肼片500 mg/d；卡左双多巴控释片250 mg/d；金刚烷胺片0.3 g/d来延缓疾病进展、控制症状。司来吉兰5 mg/d行帕金森的保护性治疗。西酞普兰20 mg口服qn抗抑郁治疗。劳拉西泮0.5 mg口服qn，改善患者睡眠及其易激惹状态。患者入院治疗第2天后，家属诉：全身乱动情况持续存在，有时有阵发性四肢、头面部抖动，抖动时伴大汗淋漓。同时患者情绪低落易波动，躯体尤其腹部发紧感，约持续半小时自行缓解。患者入院治疗第6天后，患者全身不自主活动、震颤明显，帕金森症状较前未见明显改善。

医嘱用药：多巴丝肼片　250 mg　tid po；
卡左双多巴控释片　250 mg　qd po；
金刚烷胺片　0.3 g　qd po；
司来吉兰　5 mg　qd po；
西酞普兰　20 mg　qn po；
劳拉西泮　0.5 mg　qn po。

处方评析(建议)：患者同时使用司来吉兰和西酞普兰，两药联用易引起五羟色胺(5-HT)综合征，5-HT综合征是一种可以预见的中枢神经系统受体和外周5-HT受体被5-HT过度激活的结果。导致5-HT水平升高的药物包括：选择性5-HT再摄取抑制剂(SSRI)、单胺氧化酶抑制剂(MAOI)、三环类抗抑郁药、阿片类止痛药等。其中导致该综合征最为常见的药物是SSRI与MAOI合用。该患者治疗后出现相关症状，应去除药物诱导因素，建议停用司来吉兰，密切观察，停用司来吉兰后病情并未明显改善，考虑停用西酞普兰。停用后患者病情改善。

第六节　阿尔茨海默病

一、疾病介绍

阿尔茨海默病(Alzheimer disease，AD)是一种慢性进行性中枢神经退行性疾病，因德国精神科医生Alois Alzheimer(1906)首先发表病例报道而命名。AD主要表现为渐进性记忆障碍(memory impairment)、认知障碍(cognitive impairment)、人格障碍(personality disorder)及语言障碍(language barrier)等神经精神症状，严重影响患者的社交、职业与生活。AD起病隐匿，病程呈慢性进行性，病因迄今未明。＜65岁发病者，称早发型痴呆；≥65岁发病者为晚发型痴呆，也称老年性痴呆(senile dementia)。调查资料显示，本病在65岁以下的患者非常少见，65岁以上老年人发病率为13%，80岁以上老年人发病率达30%～50%。鉴于对患者的危害及给家庭和社会带来沉重的精神和经济负担，AD是一个重大的公共卫生问题和健康研究中的重要课题。AD的病因及发病机制尚未阐明，病理特征主要包括神经细胞内以过度磷酸化的Tau蛋白(pTau)为核心形成的神经原纤维缠结(neurofibrillary tanqles，NFT)、神经细胞外以3-淀粉样蛋白(β-amyloid protein，Aβ)沉积为核心形成的老年斑(senile plaque，SP)及脑皮质神经细胞丢失伴胶质细胞增生等。AD的病理改变主要累及从前脑基底部发出至大脑皮质和海马的胆碱能神经通路。已知这些通路与注意力、学习能力、记忆力及其他认知过程有关。随着影像学技术、分子遗传学技术和现代神经科学的发展，对本病的认识有了巨大进步。MRI 结构影像学为 AD 的临房诊断和鉴别诊断提供了方便、实用的手段。

二、疾病治疗

目前，阿尔茨海默病尚无特效的治疗方法。药物治疗首先考虑对症治疗，目的是控制伴发的神经精神症状，使用抗焦虑药、抗抑郁药、抗精神病药；其次针对改善认知功能，延缓疾病进展，使用益智药或改善认知功能的药物。阿尔茨海默病的其他治疗方法包括免疫治疗、基因治疗及精神心理治疗等。药物治疗是主体。

三、药物治疗

（一）胆碱酯酶抑制药

1．胆磷酯酶抑制药(ChEI)

胆磷酯酶抑制药(ChEI)是一类能与胆碱酯酶(ChE)结合，并抑制 ChE 活性的药物，其作用是减少乙酰胆碱(ACh)的水解而增加受体部位的 ACh 含量。一些大样本的随机安慰剂对照试验结果显示，多奈哌齐、利斯的明和加兰他敏对改善轻、中度 AD 患者(MMSE 评分 16～26)的认知功能和总体转归均有效(Ⅰ级)。虽然多数试验时间相对较短(6 个月)，但从 ADAS-cog 审表评分看，服药组比安慰剂组平均高 3～4 分。采用多奈哌齐进行 1 年和 3 年的试验结果证实了 Ch 长期治疗的益处(Ⅰ级)。一些长期开放性试验回顾性分析结果提示，ChEI 有可能改善 AD 疾病的进程，轻、中、重度 AD 患者均可以从 ChEI 获益。还有的随机对照试验结果显示 ChEI 治疗严重 AD(MMSE＜10 分)有效。根据现有证据，ChEI 只限制在给符合某 MMSE 界值的患者使用似乎并不合理。虽然理论上当重度 AD 病程超过某一界点后，ChEI 可能无法继续发挥作用，但是目前尚不清楚在病程的哪个界点应该停用 ChEI。ChEI 一般耐受良好，常见的胃肠道不良反应如恶心、腹泻和呕吐，有时可能会导致部分患者停药。一些开放性临床试验表明，对某种 ChEI 不能耐受或似乎未能获益的患者也可能对另一种 ChEI 耐受或从中获益。

2．多奈哌齐

属于第二代 ChEI，适用于治疗轻至中度认知障碍的 AD 和血管性痴呆。多奈哌齐对 ChE 的亲和力比对丁酰胆碱酯酶(BChE)强 1250 倍，能明显抑制脑组织中的 ChE，但对心脏(心肌)或小肠(平滑肌)组织无作用。口服 2.5～5 mg 每日 1 次，睡前服用至少维持 1 个月；做出临床评估后以将剂量增加到 10 mg 每日 1 次，3～6 个月为一疗程；患者服药后如出现严重失眠可改为晨间服用。

3. 利斯的明

又名卡巴拉汀，是一种可逆性 ChEI，适用于治疗轻至中度认知障碍的 AD 和血管性痴呆。本品对中枢 ChE 的亲和力是对外周者的 10 倍，对中枢胆碱酯酶的抑制作用明显强于外同且呈剂量依赖性。人体服用本品 3 mg 后，约 1.5 h 内脑脊液（CSF）中乙酰胆碱酯将活性下降近 40%，达到最大抑制作用后，该酶活性恢复至基础水平约 9 h。本品与食物同服可以减胃肠道反应，起始剂量 3 mg/d，分 2 次服用；不能耐受的患者，在每日服药总量相同的情况下，可以分 3 次服用。根据个体差异，至少每隔 2 周递增药量，以达到最大可耐受剂量，但不应超过 12 mg/d。剂量递增方法：如果服用 3 mg/d，经过至少 2 周治疗后，剂量可以增加到 6 mg/d，以后增加到 9 mg/d，然后再增加到 12 mg/d。应该根据患者对调整前的剂量具有良好耐受性，只有在当前剂量水平治疗至少 2 周后，才可以考虑加量，如果出现不良反应（如恶心、呕吐、腹痛或食欲减退）或体更下降可能是机体对漏服一次或多次药物所产生的反应。但是如果这些症状持续存在，应该将日剂量降回到先前耐受良好时的水平。利斯的明透皮贴剂已经上市。

4. 加兰他敏

本品具有双重作用机制，能较好地刺激和抑制 ChE，提高脑中乙酰胆碱水平，延缓脑细胞功能减退的进程，可显著改善轻、中度 AD 患者的认知功能，维持日常生活能力。本品可用于轻至中度 AD 和血管性痴呆，口服后血药达峰时间为 2 h，半衰期为 5～6 h。起始剂量：推荐剂量为 4 mg 每日 2 次，至少维持 4 周。治疗计程中应保证足够液体摄入。维持剂量：初始维持剂量为 8 mg 每日 2 次，至少维持 4 周。中度和重度肝、肾功能损害患者可能造成本品血药浓度升高，因此在服药的第 1 周应从 4 mg 每日 1 次开始，最好在早晨服药；然后 4 mg 每日 2 次，至少维持 4 周。中、重度肝肾功能损害患者，本品的维持剂量不应超过 8 mg 每日 2 次。严重肝功能损害患者不建议使用本品。肌酐清除率＞9 mL/min 的肾功能损害患者无须进行剂量调整；肌酐清除率＜9 mL/min 的严重肾功能损害患者因为缺乏研究数据，不建议使用本品。

（二）兴奋性氨基酸受体拮抗药

1. 兴奋性氨基酸(excitatory amino acid, EAA)

在中枢神经系统的发育过程中，EAA 对同一脑区不同时期的影响是不同的，发育早期阶段是神经营养作用，发育后期则为“促毒性”作用，EAA 又受人类性激素的影响，从而调节脑发育。在脑发育早期，由于 EAA 系统的过分营养作用，造成基底神经节和边缘系统神经元数的不适当增加。正常情况下 EAA 主要存在于神经末梢的突触囊泡内，末梢去极化时释放到突触间隙，作用于突触后膜的特异性受体，完成兴奋性突触传递及其他生理作用。然而过量的 EAA 对神经系统具有神经毒性作用，即兴奋性毒性作用。N-甲基-D-天冬氨酸受体（NMDA 受体）是一类重要的 EAA 受体，不仅在神经系统发育过程中发挥重要的生理作用，如调节神经元的存活，调节神经元的树突，轴突结构发育及参与突触可塑性的形成等，而且对神经元回路的形成亦起着关键的作用，有资料表明 NMDA 受体是在学习和记忆过程中一类至关重要的受体。

2. 美金刚

本品是一种电压依赖性、低亲和力、非竞争性 NMDA 受体拮抗药。它可以阻断谷氨酸浓度病理性升高导致的神经元损伤，用于治疗中至重度 AD 型痴呆，本品应在患者身边有按时照护服药的情况下方能开始治疗。

四、非药物疗法

目前，临床研究对认知刺激疗法（coqnitive-stimulation therapy，CST）治疗 AD 产生兴趣。例如，有人尝试现实定向疗法，包括教室场景现实定向疗法和 24 h 现实定向疗法，前者指组织数位患者按照专业人员制订的计划进行与现实认知相关的训练。后者指护理人员日常与患者接触时，尽可能帮助患者进行日期、时间、季节等现实认知的相关训练。

五、教学案例

患者男性，72 岁，主诉“渐进性记忆力减退 2 年，加重 6 个月”。缘于 2 年前开始出现记忆力减退，近期记忆力减退为主，无性格改变，日常生活尚可自理，外出记得回家的路，未予重视。近半年以来，患者记忆力减退加重，反应迟钝，动作缓慢；待人冷漠，不爱说话，兴趣爱好减退，外出不记得回家的路；不能对东西命名。混淆亲属名字，生活尚可自理，既往高血压病史 20 余年，长期服用苯磺酸氨氯地平片 5 mg 每日 1 次，血压控制在 145/80 mmHg 左右；吸烟史 50 余年，无饮酒史。门诊拟“痴呆”收入住院。入院查体：BP 138/78 mmHg，神志清楚，脑神经检查未见异常；四肢肌力、肌张力正常，腱反射对称活跃，共济运动正常，深浅感觉正常；记忆力、计算力、定向力差，MMSE 评分 14，Moca 评分 4。血常规、凝血全套、粪常规、FT3、FT、STSH、TGAb、TPOAB、餐后 2 h 葡萄糖测定、叶酸测定、血清维生素测定、TPSA、FPSA、CEA、AFP、CA125、CA199、同型半胱氨酸等检验项目均正常；Anti-HCV、Anti-HIV、TRUST、TPPA、乙肝两对半检查结果均为阴性；头颅 MRI 平扫示：① 双侧海马萎缩，请结合临床；② 脑自质变性，脑萎缩。临床诊断为阿尔茨海默病，给予多奈哌齐 5 mg 每日 1 次对症治疗。

（二）病情评估

临床 AD 诊断通常参照修订后的美国国立神经病学、语言障碍和卒中研究所（NINCDS）与阿尔茨海默病及相关疾病协会（ADRDA）专题工作组制定的诊断标准。该患者诊断为 AD，依据如下：① 起病隐匿，渐进性记忆力减退 2 年，以近期记忆力减退为主，反应迟钝，待人冷漠，动作较缓慢。② 记忆力、计算力、定向力差。③ MMSE 评分 14；Moca 评分 4。④ 头颅 MRI 平扫示：双侧海萎缩，请结合临床；脑白质变性脑萎缩。⑤ 梅毒、HIV 等检测结果阴性，排除感染性脑病引起的痴呆。⑥ 既往无卒中病史，查体未见异常，故血管性痴呆可能性小。⑦ 甲状腺功能正常，无饮酒史，无慢性酒精性中毒史，排除代谢性疾病引起的痴呆。

（二）药物治疗方案评价

（1）胆碱酯酶抑制药（ChEI） 该患者可能存在脑胆碱能神经元通路变性和 Ch 耗损。针对轻度认知障碍可选择的治疗药物如多奈哌齐、利斯的明、加兰他敏等，适用于轻、中度 AD 型痴呆。

（2）兴奋性氨基酸受体拮抗药 美金刚是一个对中、重度 AD 疗效较为确切的药物，可有效改善患者的认知功能和日常生活能力。近来有研究报道提示，美金刚用于治疗轻度、轻中度 AD 也有一定效果。鉴于 AD 治疗的预期获益和潜在安全性问题，患者一经诊断即应考虑使用 ChEI（多奈哌齐、利斯的明或加兰他敏）进行治疗（A 级证据）。该患者病情处于 AD 进展第三阶段，即 MCI 期，可选用口肠多奈哌齐 5 mg 每日 1 次。

六、不合理处方评析

（一）不合理门急诊处方

处方 1 患者：男性，年龄：87 岁。

临床诊断：阿尔茨海默病。

处方用药：盐酸多奈哌齐片 10 mg bid po。

处方评析（建议）：用法用量不适宜。多奈哌齐推荐最大剂量为 10 mg/d，建议用量改为 5 mg qd。

处方 2 患者：男性，年龄：67 岁。

临床诊断：阿尔茨海默病、哮喘病史。

处方用药：盐酸多奈哌齐片 5 mg qn po。

处方评析（建议）：用药禁忌。患者有哮喘病史，多奈哌齐有拟胆碱作用，服用盐酸多奈哌齐时应避免合用其他乙酰胆碱酯酶抑制剂、胆碱能系统的激动剂或拮抗剂。

（二）住院患者用药医嘱单案例

患者，男性，78 岁，因“记忆力下降 2 年余，生活不能自理伴尿失禁 2 周”于入院。患者 2 年前逐渐出现反应迟钝，少言寡语，不能识别家人，健忘等症状。此后病情缓慢进展，记忆力逐步下降，行动迟缓，行走需人搀扶。2 周前，患者症状加重，表现为计算能力进一步下降，近事记忆和远期记忆完全丧失，精神异常，有幻觉。临床诊断：阿尔茨海默病。药物给予抗痴呆药物多奈哌齐、抗精神病药物喹硫平。

医嘱用药：多奈哌齐　　5 mg　　qn po；
　　　　　喹硫平　　0.05 mg　　qn po。

处方评析（建议）：根据中国阿尔茨海默病痴呆诊疗指南，奥氮平缓解阿尔茨海默病精神和行为症状较突出，利培酮次之，喹硫平再次之，建议首选奥氮平。

参 考 文 献

[1] 中华医学会神经病学分会，中华医学会神经病学分会脑血管病学组．中国急性缺血性脑卒中诊治指南2018[J]．中华神经科杂志，2018，51(9)：666-682.

[2] 中华医学会神经病学分会，中华医学会神经病学分会脑血管病学组，中华医学会神经病学分会神经血管介入协作组．中国急性缺血性脑卒中早期血管内介入诊疗指南2018[J]．中华神经科杂志，2018，51(9)：683-691.

[3] Powers W J，Rabinstein A A，Ackerson T，et al. 2018 Guidelines for the early management of patients with acute ischemic stroke. A guideline for healthcare professionals from the American Heart Association/American Stroke Association[J]. Stroke，2018，49(3)：e46-e110.

[4] Johnston K C，BrunoA，Pauls Q，et al. Intensive vs standard treatment of hyperglycemia and functional outcome in patients with acute ischemic stroke：The shine randomized clinical trial[J]. JAMA，2019，322(4)：326-335.

[5] Ma H，Campbell B C V，Parsons M W，et al. Thrombolysis guided by perfusion imaging up to 9 hours after onset of stroke[J]. N Engl J Med，2019，380(19)：1795-1803.

[6] Anderson C S，HuangY，Lindley R I，et al. Intensive blood pressure reduction with intravenous thrombolysis therapy for acute ischaemic stroke (enchanted)：an international，randomised，open-label，blinded-endpoint，phase 3 trial[J]. Lancet，2019，393(10174)：877-888.

[7] Lanctt K L，Lindsay M P，Smith E E，et al. Canadian stroke best practice recommendations：Mood，cognition and fatigue following stroke，6th edition update 2019[J]. Int J Stroke，2019，21：1747493019847334.

[8] 中华医学会神经病学分会帕金森病及运动障碍学组，中国医师协会神经内科医师分会帕金森病及运动障碍学组．中国帕金森病治疗指南（第四版）[J]．中华神经科杂志，2020，53(12)：973-986.

[9] 姜远英．临床药物治疗学[M]．北京：人民卫生出版社，2011.

[10] 李世绰，洪震．临床诊疗指南．癫痫病分册[M]．北京：人民卫生出版社，2015.

[11] 田金洲，解恒革，王鲁宁，等．中国阿尔茨海默病痴呆诊疗指南（2020年版）[J]．中华老年医学杂志，2021，40(3)：269-283.

（殷　桐　吴　蕾）

第十三章　精神障碍的药物治疗

第一节　概　　述

一、精神障碍类疾病概述

（一）概念及流行病学

精神障碍是指大脑功能发生紊乱，认知、情感、行为和意志等精神活动出现不同程度障碍的总称。精神障碍根据有无器质性因素分为器质性精神障碍和功能性精神障碍。器质性精神障碍包括脑炎以及慢性脏器衰竭所致精神障碍等，功能性精神障碍又分为重性精神障碍如精神分裂症和轻性精神障碍如焦虑症、应激所致精神障碍等。

常见的精神障碍分类系统有疾病及有关保健问题的国际分类（International Statistical Classification of Disease and Related Heath Problems，ICD系统）、美国《精神障碍诊断与统计手册》（*Diagnostic and Statistical Manual of Mental Disorder*，DSM系统）以及《中国精神障碍分类与诊断标准》（*Chinese Classification and Diagnostic Criteria of Mental Disorders*，CCMD系统）。

精神障碍作为全球十大负担原因之一，研究显示高收入地区饮食失调、多动症、行为障碍和孤独症谱系障碍的年龄标准化流行率最高。抑郁症、焦虑症和饮食失调在女性中比男性更常见。多动症和孤独症谱系障碍在男性中更常见。由北京大学第六医院牵头的中国精神障碍疾病负担及卫生服务利用研究，以面对面访谈的形式调查了中国31个省市自治区（不含港澳台）18岁以上的32552名社区居民，结果显示，我国成人任何一种精神障碍（不含老年期痴呆）终生患病率为16.57%，12月患病率为9.32%。从病种来看，构成精神障碍的五类主要疾病中最高的为焦虑障碍（4.98%），其余依次为心境障碍（4.06%）、酒精药物使用障碍（1.94%）、精神分裂症及其他精神病性障碍（0.61%）。

（二）精神障碍疾病的症状

精神障碍患者的临床症状一般不会随时呈现出来，需经医师反复仔细观察与检查才能发现，主要通过交谈和观察等精神检查方法发现患者是否有精神症状，特别是某些隐蔽症状。常见的精神症状有感觉障碍、知觉障碍、思维障碍、注意障碍、记忆障碍、智能障碍、定向力障碍、情感障碍、意志障碍、动作行为障碍、意识障碍、自知力障碍等。以上各个类型的障碍具体内容如下：

（1）感觉障碍：包括感觉减退、感觉过敏、内感性不适。

（2）知觉障碍：包括错觉、幻觉和感知综合障碍。

（3）思维障碍：包括思维形式障碍（又称联想障碍），主要表现为思维过程的联想和逻辑障碍（如思维奔逸、思维迟缓、思维贫乏、思维散漫、思维不连贯、思维中断、思维被夺、思维插入、强制性思维、病理性赘述、思维化声、语词新作、象征性思维、逻辑倒错性思维、强迫思维），思维内容障碍（主要表现为妄想）和超价值观念。

（4）注意障碍：包括注意增强、注意减退、注意涣散、注意狭窄和注意转移。

（5）记忆障碍：包括记忆增强、记忆减退、遗忘、虚构和错构。

（6）智能障碍：包括精神发育迟滞和痴呆。

（7）定向力障碍：即对时间、地点、人物以及自身状态的认识能力，包括对周围环境的定向力和自我定向力。

（8）情感障碍：包括情感高涨、欣快、情感低落、情感淡漠、焦虑、恐惧、易激惹、情感不稳、情感倒错、情感矛盾。

（9）意志障碍：包括意志增强、意志减退、意志缺乏、矛盾意向。

（10）动作行为障碍：包括精神运动性兴奋、精神运动性抑制、模仿动作、刻板动作、作态和强迫动作。

（11）意识障碍：包括嗜睡、混浊、昏睡、昏迷、朦胧状态、谵妄状态、梦样状态。

（12）自知力障碍：又称领悟力或内省力，是指患者对自己精神状态的认识和判断能力，自知力缺乏是重性精神障碍的重要标志。

虽然精神症状表现复杂多样，但许多精神症状之间往往具有一定联系，临床上通常将相互联系、同时出现的一组精神症状称为精神疾病综合征。常见的精神疾病综合征有幻觉妄想综合征、躁狂综合征、抑郁综合征、紧张综合征、遗忘综合征。

（三）诊疗

1. 病史采集

尽量客观全面、准确地采集常规的一般情况、主诉、现病史、既往史、个人史、家族史。对于精神障碍患者还应收集有关人格特点的资料，如人际关系情况，有无特殊饮食、睡眠习惯，有无特殊嗜好或癖好，兴趣爱好，业务或课余的闲暇活动，有无情趣和爱好，情绪是否稳定，有无焦虑或烦恼，是否容易冲动或激惹，是否过分自信或自卑，对外界事物的态度和评价等。

2. 体格检查

躯体疾病会伴发精神症状，精神障碍患者也会发生躯体疾病，因此，应对患者进行全面的躯体和精神系统检查。

3. 精神检查

一般精神状况检查包括外貌与行为、言谈与思维、情绪状态、感知、认知功能、自知力。必要时,对于患者存在伤人行为、自伤行为或存在自杀行为的危险性进行评估。

4. 辅助检查

除常规的实验室检查外,CT、MRI可以了解患者的大脑结构改变,功能性核磁共振成像、单电子发射计算机断层成像等可对脑组织的功能水平进行定性分析,有助于了解精神障碍的神经生理基础。脑电图检查可发现异常脑电波活动变化。多导睡眠脑电图可观察睡眠进程、睡眠结构等指标。

5. 评定量表

精神科常用的量表包括症状量表、诊断量表、智力测验、人格测验等。其中诊断精神症状的量表有很多,许多已被充分接受并在精神科临床广泛应用,主要包括评定精神病性症状的简明精神病量表(brief psychiatric rating scale, BPRS)、阴性和阳性症状评定量表(positive and negative syndrome scale, PANSS);评定抑郁症状的流调用抑郁自评量表(center for epidemiologic studies depression scale, CES-D)、汉密尔顿抑郁量表(Hamilton depression scale, HAMD)和抑郁自评量表(self-rating depression scale, SDS);评定心境障碍及分裂-情感性障碍患者躁狂症状的Bech-Rafaelsen躁狂量表(Bech-Rafaelsen mania rating scale, BRMS);评定焦虑症状的汉密尔顿焦虑量表(Hamilton anxiety scale, HAMA)和焦虑自评量表(self-rating anxiety scale, SAS)。

二、常用药物分类及作用机制

(一)抗精神病药物

1. 第一代抗精神病药物(典型抗精神病药物)

主要作用于中枢D_2样多巴胺受体,包括:

(1) 吩噻嗪类:氯丙嗪、奋乃静、氟奋乃静及其长效剂等。

(2) 硫杂蒽类:氯哌噻吨及其长效剂、三氟噻吨及其长效剂、氯丙硫蒽等。

(3) 丁酰苯类:氟哌啶醇及其长效剂、五氟利多等。

(4) 苯甲酰胺类:舒必利、硫必利等。

此类药物自20世纪50年代以来广泛用于临床治疗各种精神病,大量临床研究及临床应用经验均证明,第一代抗精神病药物治疗精神分裂症阳性症状有效且安全。

2. 第二代抗精神病药物(非典型抗精神病药物)

与吩噻嗪类等药物相比,具有较高的5-羟色胺(5-hydroxytryptamine, 5-HT)受体拮抗作用,称为多巴胺-5-羟色胺受体拮抗剂,对中脑边缘系统的作用比对纹状体系统的作用更具有选择性,包括氯氮平、利培酮、奥氮平、喹硫平、齐拉西酮和阿立哌唑等。这类药物由于临床作用谱广、引发锥体外系反应比率较低或不明显，在临床上有更广阔的应用前景。

（二）抗抑郁药

既往分类多按化学结构进行分类，如三环类抗抑郁药米帕明、阿米替林、多塞平、地昔帕明、去甲替林等。目前，按药物作用机制将抗抑郁药分为：

(1) 选择性5-羟色胺再摄取抑制剂（selective serotonin reuptake inhibitor，SSRI）　如氟西汀、帕罗西汀、舍曲林、氟伏沙明、西酞普兰、艾司西酞普兰等，是近年临床上广泛应用的抗抑郁药，具有疗效好、不良反应少、耐受性好、服用方便等特点。

(2) 选择性5-羟色胺及去甲肾上腺素再摄取抑制剂（selective serotonin-norepinephrine reuptake inhibitor，SNRI）　如文拉法辛、度洛西汀及米那普仑。

(3) 选择性去甲肾上腺素再摄取抑制剂（norepinephrine reuptake inhibitor，NRI）　瑞波西汀为代表药物。通过对去甲肾上腺素再摄取的选择性阻断，提高脑内NE水平，从而产生抗抑郁作用。该药不影响多巴胺以及5-HT的再摄取，它与肾上腺素、胆碱能、组胺、多巴胺以及5-HT受体的亲和力较低。

(4) 5-HT受体拮抗/再摄取抑制剂（5-HT receptor antagonist/reuptake inhibitor，SARI）　又称5-HT平衡抗抑郁剂（5-HT balanced antidepressant，SMA），主要有曲唑酮和奈法唑酮两种。药物作用机制是阻断5-HT受体，抑制5-HT和NE再摄取。它们的疗效与米帕明及其他抗抑郁药相当。

(5) 选择性5-HT再摄取激活剂（selective serotonin reuptake activators，SSRA）　如噻奈普汀，结构上属于三环类抗抑郁药。可增加突触前膜5-HT再摄取，增加囊泡中5-HT的贮存，且改变其活性，使突触间隙5-HT浓度减少，而对5-HT的合成及突触前膜的释放无影响。

(6) NE及DA再摄取抑制剂（norepinephrine- dopamine reuptake inhibitor，NDRI）　中度抑制NE、较弱抑制DA再摄取，不影响5-HT再摄取，主要有安非他酮，其为单环胺酮结构，化学结构与精神兴奋药苯丙胺类似。

(7) 可逆性单胺氧化酶抑制剂（reversible monoamine oxidase inhibitor，RMAOI）　如吗氯贝胺。

(8) NE及特异性5-HT能抗抑郁药（NE and specific 5-HT antidepressant，NaSSA）　如米氮平。

（三）抗焦虑药

用于抗焦虑的药物主要分四大类：

(1) 苯二氮䓬类　此类药物如地西泮、氯氮卓、奥沙西泮、硝西泮、氟西泮等。这类药物都具有抗焦虑作用和镇静作用，大剂量有催眠作用，亦是一类有效的肌肉松弛剂和抗癫痫药物。药物主要作用于大脑网状结构和边缘系统，产生镇静催眠作用。

(2) 氨甲酸酯类　如甲丙氨酯等。本类药物具有镇静和抗焦虑作用，可用于睡眠障碍，本药主要用于改善神经官能症的紧张焦虑状态。

(3) 二苯甲烷类　如盐酸羟嗪等，本类药物具有镇静、弱安定及肌肉松弛作用，并有抗组织胺作用，因而可用于治疗失眠。一般主要用于轻度的焦虑、紧张、情绪激动状态和绝经期焦虑不安等精神、神经症状。

(4) 其他类　如氯美扎酮、谷维素等。主要用于调整自主神经功能，改善内分泌平衡障碍、焦虑状态、神经失调症等，对焦虑形成的失眠也有较好的作用。

除上述四大类外，有时临床也配合应用β受体拮抗药、吩噻嗪类抗精神病药、三环类抗抑郁药、巴比妥类药物和其他镇静药等。

第二节　精神分裂症

一、疾病介绍

精神分裂症(schizophrenia)是一组以感知、思维、情感、意志和行为不协调、精神活动与现实相脱离为主要特征的最常见的精神疾病。一般无意识障碍和明显的智能障碍，常起病缓慢，病程多迁延，有慢性化倾向和精神衰退的可能，部分患者可痊愈或基本痊愈。

(一) 临床分期分型

1. 传统临床分型

根据美国《精神障碍诊断统计手册》第5版(DSM-5)和《国际疾病与分类》第10版(ICD-10)将精神分裂症分为以下几个常见亚型：偏执型、紧张型、青春型、单纯型、未定型。

2. 发作的不同时期分型

2014年5月正式公布的DSM-5根据精神分裂症临床症状的演变，将临床分型取消，取而代之的是按发作的不同时期，分为：初次发作，目前在急性发作期；初次发作，目前为部分缓解；初次发作，目前为完全缓解；多次发作，目前在急性发作期；多次发作，目前为部分缓解；多次发作，目前为完全缓解。

3. 阳性、阴性症状分型

阳性症状指精神功能的异常或亢进，包括幻觉、妄想、明显的思维形式障碍、反复的行为紊乱和失控。阴性症状指精神功能的减退或缺失，包括情感平淡、言语贫乏、意志缺乏、无快感体验、注意障碍。Ⅰ型精神分裂症(以阳性症状为主的精神分裂症)和Ⅱ型精神分裂症(以阴性症状为主的精神分裂症)分类见表13-1。

表 13-1　精神分裂症的Ⅰ型和Ⅱ型分类

	Ⅰ型精神分裂症	Ⅱ型精神分裂症
主要症状	妄想、幻觉等阳性症状为主	情感淡漠、言语贫乏等阴性症状为主
对神经阻滞剂反应	良好	差
认知功能	无明显改变	伴有改变
预后	良好	差
生物学基础	多巴胺功能亢进	脑细胞丧失退化（额叶萎缩），多巴胺功能没有特别变化

4．临床症状群描述

近年来，有些学者根据症状的聚类分析结果，将精神分裂症患者的临床表现分为以下 5 个症状群（5 维症状）：阳性症状、阴性症状、认知症状、攻击敌意、焦虑抑郁。

（二）评估

评估的目的在于明确精神分裂症的相关症状及其严重程度，以及是否存在共病；掌握患者的症状表现、持续时间、病程特点以及风险；了解症状对患者社会功能的影响，探寻可能的社会、心理或躯体危险因素，从而为诊断和制定治疗方案提供依据。

相关评估包括：① 系统的精神检查、体格检查和神经系统检查、物理及实验室检查。② 临床特征评估。常用的评估精神病性临床特征的工具包括阳性和阴性症状量表（PANSS）、简明精神病性症状量表（BPRS）。③ 冲动风险评估。④ 自杀风险评估。⑤ 社会功能评估，可以选择个人和社会功能量表（PSP）。⑥ 依从性评估。⑦ 社会支持及预后评估。根据评估结果为患者选择合适的治疗场所和方案。

二、疾病治疗原则

精神分裂症的治疗应当早期、综合和全程治疗，治疗策略包括急性期、巩固期、维持期以及慢性患者的治疗策略。

（一）首发患者急性期治疗策略

（1）早发现、早治疗。

（2）积极进行全病程治疗

（3）根据病情、家庭照料情况和医疗条件选择治疗场所，包括住院、门诊、社区和家庭病床治疗。

（4）根据经济情况，尽可能选用疗效确切、不良反应轻、便于长期治疗的抗精神病药物。

（5）积极进行家庭教育，配合对患者的长期治疗。

（6）定期对患者进行心理治疗、康复和职业训练。

（二）巩固期（稳定期）治疗策略

（1）仍以药物治疗为主。以原有效药物、原有效剂量坚持继续巩固治疗，促进阴性症状进一步改善，疗程至少6个月。

（2）治疗场所建议在门诊或社区进行治疗。

（3）开展家庭教育和对患者的心理治疗。

（三）维持期（康复期）治疗策略

（1）根据个体及所用药物情况，确定是否减少剂量，把握预防复发所需剂量。

（2）疗效稳定，无特殊不良反应，尽可能不换用药物。

（3）疗程视患者个体情况而定，5年内有2次以上（包括2次）发作者应长期维持治疗。

（4）治疗场所主要在门诊随访和社区随访。

（5）加强对患者及家属的心理治疗。

（四）慢性患者的治疗策略

（1）进一步控制残留症状，提高疗效。可采用换药、加量、合并治疗等方法。

（2）加强随访，掌握病情变化，调整治疗。

（3）治疗场所可以在门诊、社区或住院。

（4）进行家庭教育。

（五）药物治疗原则

（1）一旦确定精神分裂症的诊断，尽早开始抗精神病药物治疗。根据临床症状群的表现，可选择一种非典型药物如利培酮、奥氮平、喹硫平、齐拉西酮或阿立哌唑等；也可选择典型药物如氯丙嗪、奋乃静、氟哌啶醇或舒必利等。

（2）急性发作病例，包括复发和病情恶化的患者，根据既往用药情况继续使用原有效药物，剂量低于有效治疗剂量者，可增加至治疗剂量继续观察；如果已达治疗剂量仍无效者，酌情加量或考虑换用另一种化学结构的非典型药物或典型药物。疗效不佳者也可以考虑使用氯氮平，但应该严格定期检查血液白细胞与中性粒细胞数量。

（3）以单一用药为原则。治疗个体化，因人而异。从小剂量起始，逐渐加至有效剂量。药物滴定速度视药品不良反应及患者症状改善而定。维持治疗，剂量可酌情减少，足疗程治疗。

（4）定期评价疗效，指导治疗方案。定期评定药品不良反应，并对症处理。

（5）注重药品不良反应，药品不良反应可引起或加重精神症状，影响患者的生活质量。

三、临床常用治疗药物

（一）第一代抗精神病药物

第一代抗精神病药物是指主要作用于中枢 D_2 受体的抗精神病药物，包括氯丙嗪、奋乃静、氟奋乃静及其长效制剂、三氟拉嗪、氟哌啶醇及其长效制剂、五氟利多、舒必利等，其治疗精神分裂症阳性症状有效。第一代抗精神病药物的主要不足包括：对患者的认知损害与阴性症状疗效有限，约有 30%的患者阳性症状不能有效缓解；锥体外系不良反应和迟发性运动障碍风险较高等，导致患者的治疗依从性差。

（二）第二代抗精神病药物

第二代抗精神病药物包括一系列药理机制或化学结构不同的化合物，如氯氮平、利培酮、奥氮平、喹硫平、齐拉西酮、阿立哌唑、氨磺必利、帕利哌酮、布南色林、哌罗匹隆和鲁拉西酮等。第二代抗精神病药物可有效改善阳性症状、部分阴性症状与认知损害，治疗中断率低于第一代抗精神病药物。具体内容见表 13-2。

表 13-2　常用抗精神病药长期治疗推荐的（口服）给药剂量及不良反应

药品	常　用　剂　量	主要不良反应
第一代抗精神病药物（典型抗精神病药物）		
氯丙嗪	从小剂量开始，一次 25～50 mg，一日 2～3 次，每隔 2～3 日缓慢逐渐递增至每日 300～450 mg，分次服，症状减轻后再减至每日 100～150 mg	常见口干、上腹不适、食欲缺乏、乏力及嗜睡。可引起体位性低血压、心悸或心电图改变。可出现锥体外系反应，如震颤、僵直、流涎、运动迟缓、静坐不能、急性肌张力障碍。长期大量服药可引起迟发性运动障碍。可引起血浆中泌乳素浓度增加，可能有关的症状为溢乳、男子女性化乳房、月经失调、闭经
奋乃静	从小剂量开始，一次 2～4 mg，一日 2～3 次。以后每隔 1～2 日增加 6 mg，逐渐增至常用治疗剂量一日 20～60 mg。维持剂量一日 10～20 mg	主要有锥体外系反应，如震颤、僵直、流涎、运动迟缓、静坐不能、急性肌张力障碍等。长期大量服药可引起迟发性运动障碍
氟奋乃静	从小剂量开始，每次 2 mg，一日 2～3 次。逐渐增至一日 10～20 mg，最高量为一日不超过 30 mg	锥体外系反应多见，如静坐不能、急性肌张力障碍和类帕金森病。长期大量使用可发生迟发性运动障碍。可发生心悸、失眠、乏力、口干、视物模糊、排尿困难、便秘、溢乳、男子女性化乳房、月经失调、闭经等

续表

药品	常用剂量	主要不良反应
三氟噻吨	每日 1.5～8 mg	主要不良反应为锥体外系症状，表现为肌张力增高、震颤、静坐不能
氟哌啶醇	口服从小剂量开始，起始剂量一次 2～4 mg，一日 2～3 次。逐渐增加至常用量一日 10～40 mg，维持剂量一日 4～20 mg	主要的不良反应为锥体外系不良反应。通常发生在治疗的最初几天。可以表现为帕金森综合征样症状、静坐不能或急性肌张力障碍(包括角弓反张和动眼神经危象)。可引发心脏传导阻滞，有猝死病例报告
舒必利	开始剂量为一次 100 mg，一日 2～3 次，逐渐增至治疗量一日 600～1200 mg，维持剂量为一日 200～600 mg	主要的不良反应为失眠、烦躁、泌乳素水平升高和高泌乳素血症，以及锥体外系症状，也可出现心电图改变及一过性丙氨酸氨基转移酶升高
硫必利	开始每天 150～300 mg，分 3 次服，渐增至每天 300～600 mg：待症状控制后 2～3 个月，酌减剂量。维持量每天 150～300 mg	较常见的为嗜睡、溢乳、闭经(停药后可恢复正常)、消化道反应及头晕、乏力等
第二代抗精神病药物(非典型抗精神病药物)		
氯氮平	从小剂量开始，第一次剂量为一次 25 mg，一日 2～3 次，逐渐缓慢增加至常用治疗量一日 200～400 mg，最高量可达一日 600 mg。维持量为一日 100～200 mg	常见不良反应有过度镇静、流涎、中枢或外周抗胆碱能作用、心血管系统影响(常见心率过速)、体重增加等。已有氯氮平致糖脂代谢障碍和引发 2 型糖尿病的病例报道；氯氮平的严重不良反应主要是血液系统改变，白细胞减少和粒细胞降低，其发生率大约是其他抗精神病药物的 10 倍。可以降低癫痫发作阈，引发剂量相关的癫痫发作
利培酮	推荐起始剂量为一日 2 次，一次 1 mg，第二天增加到一日 2 次，一次 2 mg；如能耐受，第三天可增加到一日 2 次，一次 3 mg。最大有效剂量范围为一日 4～8 mg，一日 2 次	常见的不良反应为剂量相关性锥体外系副作用和血催乳素水平增高，其他常见的不良反应包括镇静、头晕等
奥氮平	推荐起始剂量是一日 10 mg，一日 1 次	主要的不良反应为短暂的镇静、体位性低血压，体重增加，锥体外系副作用的危险较低，有恶性综合征、暂时性催乳素升高的个案报告
喹硫平	治疗初期的日总剂量为：第一日 50 mg，第二日 100 mg，第三日 200 mg，第四日 300 mg。	主要的不良反应是嗜睡、头晕和体位性低血压。可引起甲状腺激素水平轻度降低，不伴有促甲状腺激素水平升高，这些改变均没有临床意义。对心血管系统无明显影响，偶尔出现 QTc 间期延长

续表

药品	常用剂量	主要不良反应
喹硫平	从第四日以后，将剂量逐渐增加到有效剂量范围，一般为每日 300～450 mg。可根据患者的临床反应和耐受性将剂量调整为每日 150～750 mg。一日 2 次，饭前或饭后服用	主要的不良反应是嗜睡、头晕和体位性低血压。可引起甲状腺激素水平轻度降低，不伴有促甲状腺激素水平升高，这些改变均没有临床意义。对心血管系统无明显影响，偶尔出现 QTc 间期延长
齐拉西酮	初始治疗：一次 20 mg，一日 2 次，餐时口服。视病情可逐渐增加到一次 80 mg，一日 2 次	主要不良反应为嗜睡、头晕、恶心和头重脚轻，偶有心动过速、体位性低血压和便秘
阿立哌唑	口服，每日 1 次。起始剂量为 10 mg，用药 2 周后，可根据个体的疗效和耐受性情况逐渐增加剂量，最大可增至 30 mg。此后，可维持此剂量不变。每日最大剂量不应超过 30 mg	常见不良反应有头痛、困倦、兴奋、焦虑、静坐不能、消化不良、恶心等
氨磺必利	推荐剂量为 400～800 mg/天口服，最高剂量为 1200 mg/天。阴性症状占优势阶段推荐剂量为 50～300 mg/天。最佳剂量约为 100 mg/天。应根据个体反应调整剂量	锥体外系副作用（如震颤、肌张力亢进、流涎、静坐不能等）与剂量有关。胃肠道异常：便秘、恶心、呕吐、口干等常见。内分泌异常：可导致血催乳素水平升高，可引起以下临床症状：乳溢、闭经、男子乳腺发育、乳房肿胀、阳痿、女性性冷淡，一般停止治疗后可恢复。心血管异常：常见低血压
帕利哌酮	本品推荐剂量为 6 mg，一日一次，早上服用。推荐的最大剂量是一日 12 mg	常见的不良反应是静坐不能和锥体外系副作用，高泌乳素血症也较常见

四、教学案例

患者女性，30 岁，大学文化，已婚，教师。因“敏感多疑，乱语 3 年余，加重半年”入院，患者于 3 年无明显诱因下出现精神症状，主要表现为整日胡思乱想，夜眠差，怀疑自己的丈夫出轨，能听到有人跟自己说话，未予以特殊处理及治疗。半年前患者上述症状加重，总听到有人在议论自己，怀疑丈夫想要谋害自己，在饭里面给自己下毒，夜眠差。病程中无头痛、发热、抽搐。

既往体健，半年前体检发现血压异常升高，余未见异常。近半年月经紊乱，无吸烟、饮酒史，无药物过敏及滥用史，无家族史。

体格检查:T 36.2 ℃,P 80 次/min,R 20 次/min,BP 140/90 mmHg。

躯体及神经系统检查:未见明显异常。

精神检查:患者由丈夫及母亲陪同步行入院,年貌相称,衣着欠整。意识清醒,仪态欠整,问话知答,对答切题,定向力完整,接触被动合作,关系妄想、嫉妒妄想、被害妄想存在。说“我老公外面有个‘小三’,挣的钱都给她了,天天在饭里给我下毒”。定向力正常,自知力无。

辅助检查:PANSS 量表评定总分 97 分(阳性量表分 34 分,阴性量表分 12 分,一般精神病理量表 51 分),其他暂未检。

入院第 1 日医嘱利培酮 1 mg bid po,联合阿普唑仑 0.4 mg qn po,完善以下内容:① 血常规、尿常规、大便常规;② 肝功能、肾功能、电解质、血糖、感染性疾病筛查(乙肝、丙肝、梅毒、艾滋病等);③ 胸片、心电图、脑电图;④ 心理测查:攻击风险因素评估量表、自杀风险因素评估量表、治疗中需处理的不良反应量表、日常生活能力量表等。患者第 3 日未诉特殊不适,睡眠改善,医嘱予以 1 周内利培酮加量至 2 mg bid po。检验结果未见明显异常,诊断“精神分裂症”。患者以该药物治疗方案联合心理-社会干预治疗 3 周后,睡眠明显好转,每晚睡眠 5~6 h,同时耳边议论声音变少,情绪较稳定。复查 PNASS 量表评定总分 51 分(阳性量表分 17 分,阴性量表分 10 分,一般精神病理量表 24 分),维持该方案继续治疗 2 周,同时在此期间减停阿普唑仑。利培酮加量至 5 mg/d,治疗 1 周后,幻听消失且患者自知力基本恢复,患者和家属要求出院,医师评估后同意,并嘱咐出院后注意事项。

(一) 病情评估

精神分裂症的诊断症状标准:具备下述①~④中的任何一组(如不甚明确常需要两个或多个症状)或⑤~⑨至少两组症状群中的十分明确的症状。国际疾病分类第 10 次修订本(ICD-10)的精神分裂症诊断标准:① 思维鸣响、思维插入、思维被撤走及思维广播;② 明确涉及躯体或四肢运动,或特殊思维、行动或感觉的被影响、被控制或被动妄想;妄想性知觉;③ 对患者的行为进行跟踪性评论,或彼此对患者加以讨论的幻听,或来源于身体某一部分的其他类型的幻听;④ 与文化不相称且根本不可能的其他类型的持续性妄想,如具有某种宗教或政治身份、或超人的力量和能力(如能控制天气或与另一世界的外来者进行交流);⑤ 伴转瞬即逝或未充分形成的无明显情感内容的妄想或伴有持久的超价观念、或连续数周或数月每日均出现的任何感官的幻觉;⑥ 思潮断裂或无关的插入语,导致言语不连贯,或不中肯,或语词新作;⑦ 紧张性行为,如兴奋、摆姿势或蜡样屈曲、违拗、缄默及木僵;⑧ 阴性症状,如显著的情感淡漠、言语贫乏、情感迟钝或不协调,常导致社会退缩及社会功能下降,但须澄清这些症状并非由抑郁症或神经阻滞剂治疗所致;⑨ 个人行为的某些方面发生显著而持久的总体性质的改变,表现为丧失兴趣、缺乏目的、懒散、自我专注及社会退缩。

病程标准:特征性症状在 1 个月以上的大部分时间内肯定存在。

精神分裂症的主要鉴别诊断为脑器质性及躯体疾病所致的精神障碍,精神活性物质所致的精神障碍,妄想性障碍和心境障碍。

该患者在确定诊断时评估了发病的原因及诱因，澄清病史资料，总结完整的体格检查和精神检查，确定有无共患的精神、躯体疾病、活性物质使用、感染性疾病(艾滋病、梅毒)等，并完善常规实验室检查和必要的脑影像学检查，诊断“精神分裂症”。

(二) 药物治疗方案评价

根据首发患者急性期治疗基本原则：早发现、早治疗；积极进行全病程治疗；根据病情、家庭照料情况和医疗条件选择治疗场所，包括住院、门诊、社区和家庭病床治疗；根据经济情况，尽可能选用疗效确切、不良反应轻、便于长期治疗的抗精神病药物；积极进行家庭教育，配合对患者的长期治疗；定期对患者进行心理治疗、康复和职业训练。该患者进行了住院治疗，以降低环境应激因素。

根据《精神分裂症防治指南(第二版)》药物治疗原则：一旦确定精神分裂症的诊断，尽早开始抗精神病药物治疗。根据临床症状群的表现，可选择一种非典型药物如利培酮、奥氮平、喹硫平、齐拉西酮或阿立哌唑等；也可选择典型药物如氯丙嗪、奋乃静、氟哌啶醇或舒必利等。该患者选用单药利培酮进行治疗。从小剂量 2 mg 开始，增加至有效剂量 5 mg，治疗过程中密切关注药品不良反应及患者症状改善情况。

由于患者同时伴有睡眠障碍，因此短期合用了苯二氮草类阿普唑仑，在症状好转后予以缓慢减停。在治疗过程中使用了标准化量表评估患者对药物的治疗反应并记录。

五、不合理处方评析

(一) 不合理门急诊处方

处方 1　患者：男性，年龄：27 岁。

临床诊断：精神分裂症。

处方用药：氟西汀分散片　　20 mg　　qd po。

处方评析(建议)：无适应证用药。氟西汀的适应证包括抑郁障碍、强迫症、精神性贪食症。该患者诊断精神分裂症，无氟西汀使用的适应证。建议使用第二代抗精神病药物，如利培酮、奥氮平、喹硫平、齐拉西酮或阿立哌唑等。

处方 2　患者：女性，年龄：30 岁。

临床诊断：精神分裂症。

处方用药：帕利哌酮缓释片　　6 mg　　bid po；

奥氮平片　　5 mg　　qn po。

处方评析(建议)：用法用量不适宜。帕利哌酮缓释片为长效制剂，半衰期为 23 h，一天用药 1 次即能保持稳定的血药浓度和较小的峰谷浓度变化，建议修改为 6 mg，一日 1 次，早上服用。

(二) 住院患者用药医嘱单案例

患者女性,32岁,系"疑人害己、行为紊乱,持续病程5年余"入院。既往史:高血压病史3年,未规律用药。查体:T 36.3℃,P 20次/分,BP 169/97 mmHg,神清,心、肺、腹部查体未见异常。辅助检查未见明显异常。血常规、胸部CT、心电图无异常。入院诊断:① 精神分裂症;② 高血压病。

医嘱单部分用药:	苯磺酸氨氯地平片	5 mg	po qd;
	艾司西酞普兰片	10 mg,	po qd;
	阿立哌唑片	30 mg,	bid po。

处方评析(建议):无适应证用药。艾司西酞普兰用于治疗抑郁症、惊恐障碍。该患者无相应诊断,无使用艾司西酞普兰的适应证。建议选用第二代抗精神病药物,如利培酮、奥氮平、喹硫平、齐拉西酮或阿立哌唑等。

用法用量不适宜。阿立哌唑起始剂量为一日10或15 mg,用药2周后逐渐增加剂量,最大可至一日30 mg,该患者使用30 mg bid,用量过大。建议起始剂量为一日10或15 mg,最大剂量30 mg。

第三节 心境障碍

一、抑郁症

(一) 疾病介绍

抑郁症(major depressive disorder, MDD)是精神障碍的常见类型,表现为多种独特的症状组合,其主要的症状是持续的情绪低落、兴趣缺乏、快感缺失、注意力不集中、睡眠障碍、疲劳乏力、自杀观念和躯体功能障碍等。

1. 疾病诊断和分级

抑郁症是一类具有"发作性"特点的精神疾病,诊断时既要评估目前发作的特点,还要评估既往发作的情况。抑郁症的诊断应结合病史、病程特点、临床症状、体格检查和实验室检查等进行综合考虑。

(1) 精神检查　全面的精神检查包括一般表现(意识、定向力、接触情况、日常生活表现等),认知过程(包括感知觉、注意力、思维、记忆力、智能、自知力等),情感活动,意志及行为表现等。在此基础上,重点关注患者的情绪及其相关症状,评估其抑郁是否伴有躁狂症状、认知缺陷和幻觉、妄想等精神病性症状。评估患者的自杀风险是抑郁症评估的重要环节。

同时还需评估与其他精神障碍和躯体疾病的共病情况。评估这些内容有助于治疗方法的选择。

（2）病史追踪　对于存在抑郁症状的患者，应当进行完整的心理社会和生物学评估。包括现病史、症状演化过程、是否有过自杀意念，既往是否有过躁狂发作或幻觉、妄想等精神病性症状发作，目前的治疗情况及疗效、过去的治疗史，家族史、个性特点、嗜好及重大生活事件影响等。

（3）诊断标准　完善上述精神检查以及信息收集后，依据诊断标准进行诊断和鉴别，具体诊断标准及分级见表13-3。

表13-3　ICD-10中“抑郁发作”的诊断标准及分级

<table>
<tr><td>一般标准</td><td colspan="2">1. 发作需持续至少2周
2. 在患者既往生活中，不存在足以符合轻躁狂或躁狂标准的轻躁狂或躁狂发作
3. 患者的工作、社交和生活功能受到影响
4. 不是由于精神活性物质或器质性精神障碍所致</td></tr>
<tr><td rowspan="2">症状</td><td>A</td><td>B</td></tr>
<tr><td>1. 集中注意的能力降低
2. 自我评价和自信降低
3. 自罪观念和无价值感（即使在轻度发作中也有）</td><td>1. 心情低落
2. 兴趣和愉快感丧失
3. 劳累感增加和活动减少的精力减低（稍做事情即觉明显的倦怠）
4. 认为前途暗淡悲观
5. 自伤或自杀的观念或行为
6. 睡眠障碍
7. 食欲下降</td></tr>
<tr><td>严重程度标准</td><td colspan="2">轻度：至少具备A和B中各2项
中度：至少具备A中的2项和B中的3项（最好4项）
重度：具备A中的所有3项和至少B中的4项</td></tr>
</table>

2. 评估

自2010年以来，国内外权威指南均强调基于评估的诊断、治疗与协作医疗模式可以改变凭借经验的传统诊治手段，有效提高抑郁障碍识别率，使诊疗规范化。完整的生物、心理、社会评估应贯穿抑郁障碍诊疗的全过程，具体评估工具见表13-4。

表13-4 常用抑郁障碍评估工具

评估方向	评估内容	推荐工具	性质
诊断	诊断正确性，避免误诊、漏诊	简明国际神经精神访谈（MINI）	他评
		DSM-Ⅳ轴Ⅰ障碍用临床定式检查（研究版，他评 SCID-Ⅰ）	
症状	严重程度，药物疗效	汉密尔顿抑郁量表（HAMD）	他评
		蒙哥马利抑郁评定量表（MADRS）	
		患者健康问卷抑郁量表（PHQ-9）	自评
		快速抑郁障碍症状自评问卷（QIDS-SR）	
		Zung 抑郁自评量表（SDS）	
		Beck 抑郁问卷（BDI）	
	自杀风险	哥伦比亚自杀严重程度评定量表	他评
		MINI 量表 C 模块	
	转躁风险	轻躁狂症状自评量表（HCL-32、HCL-33）	自评
		心境障碍问卷（MDQ）	
治疗	药物疗效	见上述症状部分	
	不良反应	Asberg 抗抑郁剂副反应量表（SERS）	他评
		药物副反应量表（TESS）	
		亚利桑那性体验量表（ASEX）	自评
	服药依从性	药物依从性评定量表（MARS）	他评
		简明依从性评定量表（BARS）	自评

（二）疾病治疗

1. 治疗目标

及时诊断，规范治疗，提高临床缓解率及治愈率，尽可能降低自伤、自杀率及病残率，改善认知功能，促进社会功能恢复，提高生活质量，并预防疾病的复发。

2. 疾病治疗原则

（1）全病程治疗　全病程治疗分为三期：急性期治疗（8～12周）、巩固期治疗（4～9个月）及维持期治疗（2～3年）。

① 急性期治疗（8～12周）：以控制症状为首要目的，尽量达到临床治愈（抑郁症状完全消失的时间>2周）与促进功能恢复到病前水平，提高患者的生命质量。

② 巩固期治疗（4～9个月）：以防止疾病复发为主，在此期间患者病情不稳定，反复发作的风险较大，原则上应继续使用急性期治疗有效的治疗方案，并定期对患者的症状、药品不良反应、治疗依从性和功能状态进行量化评估。

③ 维持期治疗（2～3年）：目前对维持治疗时间的研究尚不充分，维持治疗的时间在各

指南中差异较大，应根据患者的综合情况个体化考虑。但是对有复发倾向的患者，应该至少维持治疗2～3年，包括3次及以上的复发患者、有明显社会心理应激因素的患者、有残留症状或者发病年龄早或者有家族史的患者。

(2) 个体化治疗　选择个体化治疗方案时应考虑症状特点、性别、年龄、既往用药史、药物反应、躯体状况、有无自杀观念及不良事件发生等临床因素。

(3) 单一、足量、足疗程用药　通常抗抑郁药尽可能单一使用，并强调足量足疗程治疗。首发患者的起始剂量通常从较低开始，根据患者的反应在1～2周内逐渐滴定至有效剂量，以免发生明显不良反应影响患者治疗的依从性。既往接受过此类药物治疗者，可根据既往的耐受性，适当加快滴定速度，以期较早获得疗效。一般药物治疗2～4周开始起效，治疗的有效率与时间呈线性关系，如果患者使用足量药物治疗4～6周无效，换用同类其他药物或作用机制不同的药物可能有效。对难治性抑郁(经过2种或多种抗抑郁药足量足疗程治疗后无明显疗效)可以联合用药以增加疗效。

(4) 综合治疗　应采取药物治疗、心理治疗及物理治疗相结合的综合治疗方式。

(5) 关注认知功能及社会功能恢复　症状缓解不是治疗终点，认知功能及社会功能的恢复情况应得到足够关注。

3. 药物治疗原则

(1) 充分评估与监测原则　对诊断、症状及其特点、治疗以及影响药物治疗的躯体状况、患者的主观感受、社会功能、生活质量以及药物经济负担等进行充分的评估；定期应用实验室检查及精神科量表(自评量表和他评量表)进行疗效及耐受性、安全性方面的量化监测。

(2) 确定药物治疗时机原则　对于患者不愿接受药物治疗或专业医务工作者认为不需要治疗干预也可以康复的轻度抑郁障碍患者，通常应该在2周内进一步评估以决定是否用药。中重度抑郁障碍患者应尽早开始药物治疗。

(3) 个体化合理用药原则　应根据临床因素对抗抑郁药进行个体化选择。如考虑药物疗效或不良反应的性别差异选择药物种类。考虑不同年龄患者的代谢差异调整药物剂量。考虑患者既往用药史，优先选择过去药物疗效满意的种类。

(4) 抗抑郁药单一使用原则　通常抗抑郁药尽可能单一使用。对难治性病例可以联合用药以增加疗效。伴有精神病性症状的抑郁症，应该采取抗抑郁药和抗精神病药合用的药物治疗方案。

(5) 确定起始剂量及剂量调整原则　结合耐受性评估，选择适宜的起始剂量，根据药动学特点制定适宜的药物滴定速度，通常在1～2周达有效剂量。如果在服用抗抑郁药2周后无明显改善，且药物剂量有上调空间，可以结合患者耐受性评估情况增加药物剂量；对有一定疗效的患者，可以考虑维持相同剂量的抗抑郁药治疗至4周，再根据疗效和耐受性决定是否进行剂量调整。

(6) 换药原则　对于依从性好的患者，如果抗抑郁药的剂量达个体耐受的最大有效剂量或足量至少4周仍无明显疗效，即可确定药物无效并考虑换药。换药并不局限于不同种类之间，也可以在相同种类间进行；如果已经使用2种同类抗抑郁药无效，建议换用不同种类的药物治疗。

(7) 联合治疗原则　当换药治疗无效时，可考虑2种作用机制不同的抗抑郁药联合使用以增加疗效，一般不主张联用2种以上抗抑郁药，较少证据表明2种以上抗抑郁药联合治疗有效。也可以考虑其他治疗方式，附加锂盐、第2代抗精神病药或三碘甲状腺原氨酸等常常有效。

(8) 停药原则　对再次发作风险低的患者，维持期治疗结束后数周内逐渐停药，如果存在残留症状，最好不停药。应强调患者在停药前征求医生的意见。在停止治疗后的2个月内复发危险最高，应在停药期间坚持随访，仔细观察停药反应或复发迹象，需要时可快速回到原有药物的有效治疗剂量进行治疗。

(9) 加强宣教原则　治疗前向患者阐明药物治疗方案、药物性质、作用和可能发生的不良反应及对策，争取患者的主动配合，保证治疗的依从性。

(10) 治疗共病原则　积极治疗与抑郁发作共病的焦虑障碍、躯体疾病、物质依赖等。

（三）临床常用治疗药物

根据化学结构及作用机制的不同，常用的抗抑郁药可分为以下几种类型：

(1) 选择性5-羟色胺再摄取抑制剂(selective serotonin reuptake inhibitor，SSRI)　代表药物包括氟西汀、舍曲林、帕罗西汀、氟伏沙明、西酞普兰和艾司西酞普兰。整体疗效和可接受度良好，是一线抗抑郁药。

(2) 5-羟色胺和去甲肾上腺素再摄取抑制剂(selective serotonin and noradrenaline reuptake inhibitor，SNRI)　代表药物包括文拉法辛、度洛西汀和米那普仑。SNRI也是一线抗抑郁药，尤其对伴有明显焦虑或躯体症状的抑郁障碍患者，SNRI具有一定优势。

(3) 去甲肾上腺素能和5-羟色胺能抗抑郁剂(noradrenergic and specific serotonergic antidepressant，NaSSA)　代表药物为米氮平。属于一线抗抑郁药，对快感缺乏、精神运动性抑郁、睡眠欠佳(早醒)以及体重减轻均有疗效。

(4) 去甲肾上腺素与多巴胺再摄取抑制剂(noradrenaline and dopamine reuptake inhibitor，NDRI)　代表药物为安非他酮。对提升正性情感的效应更佳，属于一线抗抑郁药。与SSRI相比，安非他酮更可能导致体重下降，且可以改善抑郁障碍患者的性功能。

(5) 褪黑素受体激动剂(agonist of the melatonin receptor)　代表药物为阿戈美拉汀。属于一线抗抑郁药，可调节睡眠觉醒周期，增进睡眠。不良反应较少，对性功能无不良影响，使用前和使用期间需监测肝功能。

(6) 5-羟色胺受体拮抗/再摄取抑制剂(serotonin receptor antagonist/reuptake inhibitor，SARI)　代表药物为曲唑酮。属于二线抗抑郁药。曲唑酮心血管系统毒性小，适合老年患者，具有镇静作用，低剂量可改善睡眠。

(7) 去甲肾上腺素再摄取抑制剂(noradrenaline reuptake inhibitor，NARI)　代表药物为瑞波西汀。有研究表明瑞波西汀有助于改善抑郁障碍患者的动力和精力。目前为二线抗抑郁药。

(8) 选择性5-羟色胺再摄取激活剂(selective serotonin reuptake activator, SSRA)　代表药物为噻奈普汀。噻奈普汀是介于镇静性抗抑郁药和兴奋性抗抑郁药之间的一种,对躯体不适,特别是对于焦虑和心境紊乱有关的胃肠道不适症状有明显作用。属于二线抗抑郁药。

(9) 三环及四环类抗抑郁药(tricyclicand tetracyclicanti-depressant, TCA/Tetra TCA)　三环类抗抑郁药的代表药物为阿米替林、氯丙咪嗪、多塞平、丙咪嗪;四环类抗抑郁药的代表药物为马普替林和米安色林。三环及四环类抗抑郁药均属于传统抗抑郁药,其疗效强,但因抗胆碱能副作用、心脏毒性及较高的转躁率,故可接受度较差,属于二线抗抑郁药。

(10) 可逆性A型单胺氧化酶抑制剂(reversible inhibitors of monoamine oxidase-A, RIMA)　代表药物为吗氯贝胺。适用于内源性抑郁障碍及老年患者。由于其对饮食的限制以及药物相互作用导致的安全性问题,目前只作为三线抗抑郁药。

(11) 植物药与中药　获得国家药品监督管理局(national medical products administration, NMPA)批准用于治疗抑郁障碍的植物药和中药包括圣·约翰草提取物片、舒肝解郁胶囊和巴戟天寡糖胶囊,主要治疗轻中度抑郁障碍。

常用抑郁药物剂量及不良反应见表13-5。

表13-5　常用抗抑郁药物剂量及不良反应

药品	常　用　剂　量	主要不良反应
三环类抗抑郁药(TCAs)		
丙咪嗪	开始一次25～50 mg,一日2次,以后逐渐增加至一日总量100～250 mg。最高量一日不超过300 mg。早上与中午服用,晚上服药易引起失眠,不宜晚上使用	治疗初期可能出现失眠与抗胆碱能反应,如多汗、口干、震颤、眩晕、心动过速、视物模糊、排尿困难、便秘或麻痹性肠梗阻等。大剂量可发生心脏传导阻滞、心律失常、焦虑等。其他有皮疹,体位性低血压。偶见癫痫发作和骨髓抑制或中毒性肝损害
多塞平	开始一次25 mg,一日2～3次,以后逐渐增加至一日总量100～250 mg。最高量一日不超过300 mg	治疗初期可出现嗜睡与抗胆碱能反应,如多汗、口干、震颤、眩晕、视物模糊、排尿困难、便秘等。其他有皮疹、体位性低血压,偶见癫痫发作、骨髓抑制或中毒性肝损害
氯米帕明	初始剂量一次25 mg,一日2～3次,1～2周内缓慢增加至治疗量一日150～250 mg,最高量一日不超过300 mg	治疗初期可能出现抗胆碱能反应,如多汗、口干、视物模糊、排尿困难、便秘等。中枢神经系统不良反应可出现嗜睡,震颤、眩晕。可发生体位性低血压。偶见癫痫发作、心电图异常、骨髓抑制或中毒性肝损害等

续表

药品	常用剂量	主要不良反应
阿米替林	成人常用量开始一次 25 mg,一日 2～3 次,然后根据病情和耐受情况逐渐增至一日 150～250 mg,一日 3 次,最高量一日不超过 300 mg	治疗初期可能出现抗胆碱能反应,如多汗、口干、视物模糊、排尿困难、便秘等。中枢神经系统不良反应可出现嗜睡,震颤、眩晕。可发生体位性低血压。偶见癫痫发作、骨髓抑制及中毒性肝损害等
马普替林	每日用药量不宜超过 150 mg。 1.轻度到中度抑郁症,特别是用于治疗自行就诊的患者:口服,每次 25 mg,每日 1～3 次;或 25～75 mg,每日 1 次,应根据患者病情程度和反应而定。 2.严重抑郁症,特别是住院患者:口服,每次 25 mg,每日 3 次;或 75 mg,每日 1 次。必要时根据患者的反应将每日剂量逐渐增至 150 mg,分数次服或 1 次服用。 3.老年患者(年龄超过 60 岁):宜逐渐增加剂量。起始用量每次 10 mg,每日 3 次;或 25 mg,每日 1 次;必要时根据患者的反应将每日剂量逐渐增至 25 mg,每日 3 次;或 75 mg,每日 1 次	以口干、便秘、排尿困难、眩晕、视力模糊与心动过速等抗胆碱能症状为常见,程度较轻,多发生于服药的早期。中枢神经系统不良反应可出现嗜睡,失眠或激动,用药早期可能增加患者自杀的危险性。其他有皮疹,体位性低血压及心电图异常改变,以传导阻滞为主。偶见癫痫发作及中毒性肝损害
选择性 5-羟色胺再摄取抑制剂(SSRIs)		
氟西汀	推荐每天 20 mg。可以逐渐增加剂量达到 60 mg 的最大剂量。早餐后顿服	常见胃肠道反应、头晕、失眠、咽炎、鼻炎等
帕罗西汀	每日 20 mg,服用 2～3 周后根据病人的反应,每周以 10 mg 量递增 每日最大剂量可达 50 mg。剂量调整间隔时间至少为一周。每日早餐时顿服	常见便秘、腹泻、恶心等胃肠道反应、眩晕、头痛、失眠、性功能障碍
氟伏沙明	推荐起始剂量为每日 50 mg 或 100 mg,睡前一次服用。可根据患者反应进行剂量调整。每日剂量不得超过 300 mg。每日剂量大于 150 mg 时,分 2 次给药	常见食欲减退、腹痛、便秘、腹泻、口干、恶心、呕吐、紧张、焦虑、失眠、嗜睡、震颤、头痛、头晕、心悸
舍曲林	每日 50 mg,每日一次口服给药,早或晚服用均可,与或不与食物同服均可。疗效不佳而对药物耐受性较好的患者可增加剂量,调整剂量的时间间隔不应短于 1 周。最大剂量为 200 mg/日	常见失眠、头晕、头痛、腹泻、恶心、性功能障碍等

续表

药品	常用剂量	主要不良反应
西酞普兰	每次 20 mg，每日一次。可在一天的任何时间服用，不需要考虑食物摄入情况。最大剂量为每日 40 mg	常见恶心、呕吐、消化不良、腹泻、出汗、激越、焦虑、头痛、失眠、震颤、性功能障碍、低钠血症、皮肤出血性疾病
艾司西酞普兰	常用剂量为每日 10 mg，每日 1 次。根据患者的个体反应，每日最大剂量可以增加至 20 mg，可以与食物同服	常见恶心、腹泻、便秘、呕吐等胃肠道不适，失眠、嗜睡、头晕、焦虑等神经系统不良反应、性功能障碍等
5-羟色胺与去甲肾上腺素再摄取抑制剂（SNRIs）		
文拉法辛	普通片/胶囊：开始剂量为一次 25 mg，一日 2～3 次。视病情逐渐增至一日 75～225 mg，分 2～3 次服用。最高量为一日 350 mg。可与食物同时服用。 缓释胶囊/缓释片：起始剂量为每天 75 mg，每天一次服药。无效的患者，加量至最高每天 225 mg 可能有效。建议加量时，以 75 mg 为加量幅度，加量间隔 4 天以上。早晨或晚间一个相对固定时间和食物同时服用	可有胃肠道不适如恶心、厌食、腹泻等。亦可出现头痛、不安、无力、嗜睡、失眠、头晕或震颤等。少见不良反应有过敏性皮疹及性功能减退。可引起血压增高，且与剂量呈正相关。大剂量时可诱发癫痫。突然停药可见撤药综合征如失眠、焦虑、恶心、出汗、震颤、眩晕和感觉异常等
度洛西汀	推荐剂量为 40 mg/日（每次 20 mg，一日 2 次）至 60 mg/日（60 mg，一日 2 次或 30 mg，一日 2 次）	常见恶心、口干、嗜睡、便秘、食欲下降和多汗
米那普仑	初始剂量为每日 50 mg，逐渐增至每日 100 mg，一日 2～3 次，餐后口服	常见的不良反应主要是眩晕，出汗、焦虑、发热和排尿困难
去甲肾上腺素能和特异性 5-羟色胺能抗抑郁剂（NaSSAs）		
米氮平	有效剂量通常为每日 15～45 mg。治疗起始剂量为 15 mg 或 30 mg。通常在用药一至二周后起效	常见不良反应包括口干、困倦、头晕头疼、食欲增加、体重增加、水肿、白细胞减少等。使用时需注意过度镇静、防止跌倒，关注体重变化，定期监测血糖和白细胞
米安色林	开始时每日 30 mg，根据临床效果逐步调整剂量。有效剂量为每日 30～90 mg。每日量可分次服用，但最好能于睡前顿服（夜间一次服用能改善睡眠）	有可能引起伴有 AST、ALT、γ-GTP、ALP、总胆红素等明显升高的肝功能障碍、黄疸。有可能引起痉挛。有可能引起 QT 间期延长、室性心动过速（包括尖端扭转型室性心动过速）、心室纤颤，应密切观察，发现异常时中止给药，并采取相应措施

续表

药品	常用剂量	主要不良反应
5-羟色胺受体拮抗和再摄取抑制药(SARIs)		
曲唑酮	普通片：初始剂量为一日 50～100 mg(分次服用)，于饭后或点心后立即服用。每 3～4 天剂量可增加一日 50 mg。门诊患者一般以一日 200 mg(分次)服用为宜，最高剂量每天不得超过 400 mg(分次服用)；住院病人较严重者剂量可较大，最高用量不超过一日 600 mg(分次服用)。 缓释片：每日晚间临睡前一次性服用 75～150 mg。每日最高剂量可增加至 450 mg，分 2 次服用。住院患者(即较严重的抑郁症患者)每日剂量可以高达但不能超过 600 mg，分次服用	常见不良反应为嗜睡、疲乏、头昏、失眠、紧张和震颤等。另外还有体位性低血压、阴茎异常勃起等
去甲肾上腺素再摄取抑制药(NARIs)		
瑞波西汀	一次 4 mg，一日 2 次。2～3 周逐渐起效。用药 3～4 周后视需要可增至一日 12 mg，分 3 次服用。每日最大剂量不得超过 12 mg	十分常见：入睡困难(失眠)、口干、便秘、多汗。 常见：头痛、眩晕、心率加快、心悸、血管扩张、直立性低血压、视物模糊、厌食或食欲不振、恶心、排尿困难或尿潴留、尿路感染、性功能异常、寒战
去甲肾上腺素和多巴胺再摄取抑制剂(NDRIs)		
安非他酮	普通片：起始剂量为一次 75 mg，一日 2 次(早、晚各一次)。每日最大剂量 450 mg，但每次最大剂量不应超过 150 mg(2 片)，两次用药间隔不得少于 6 h。 缓释片：开始第 1～3 天为一次 150 mg，每日 1 次，连续使用 3 天，第 4 天后加至每日 2 次，每次 150 mg。推荐剂量为一日 300 mg，分 2 次服用，两次间隔时间大于 8 h	常见激越、口干、失眠、头痛/偏头痛、恶心/呕吐、便秘和震颤
单胺氧化酶抑制剂(MAOIs)		
吗氯贝胺	开始剂量为一次 50～100 mg，一日 2～3 次。逐渐增加至一日 150～450 mg，高量为一日 600 mg	有轻度恶心、口干、头痛、头晕、出汗、心悸、失眠、体位性低血压等。与酪胺含量高的食物(如奶酪)同服可能引起高血压。少见不良反应有过敏性皮疹。偶见意识障碍及肝功能损害。大剂量时可能诱发癫痫

续表

药品	常用剂量	主要不良反应
α_2 受体拮抗和 5-HT_1、5-HT_2 受体拮抗药		
米安色林	开始时每日 30 mg,根据临床效果逐步调整剂量。有效剂量为每日 30～90 mg	有可能引起伴有 AST、ALT、γ-GTP、ALP、总胆红素等明显升高的肝功能障碍、黄疸。有可能引起痉挛。有可能引起 QT 间期延长、室性心动过速(包括尖端扭转型室性心动过速)、心室纤颤,应密切观察,发现异常时中止给药,并采取相应措施
其他抗抑郁药		
噻奈普汀	推荐剂量是每日 3 次,一次 12.5 mg,于三餐(早、中、晚)前口服	罕见,一般并不严重:上腹疼痛,腹痛,口干,厌食,恶心,呕吐,便秘,胀气;失眠,嗜睡,噩梦,虚弱;心动过速,期外收缩,心前区疼痛;眩晕,头痛,晕厥,震颤,颜面潮红;呼吸不畅,喉部堵塞感;肌痛,背痛等
阿莫沙平	开始每次 50 mg 每日 3 次,以后渐加量至每次 100 mg,严重病例可增至每日 600 mg	不良反应较轻,常见的有消化道反应:口干、便秘。偶见眩晕、嗜睡、肌震颤。长期大量应用时可见锥体外系症状。罕见心率轻度升高、体位性低血压
氟哌噻吨美利曲辛	通常每天 2 片:早晨及中午各 1 片;严重病例早晨的剂量可加至 2 片。每天最大用量为 4 片。 老年患者:早晨服 1 片即可。 维持量:通常每天 1 片,早晨口服	常见失眠、不安、躁动、嗜睡、震颤、头晕、口干、便秘、疲劳,QT 间期延长。起效快,但该药撤药反应大,长期使用可能发生锥体外系不良反应
褪黑素受体激动剂		
阿戈美拉汀	推荐剂量为 25 mg,每日 1 次,睡前口服。 如果治疗 2 周后症状没有改善,可增加剂量至 50 mg 每日 1 次,即每次 2 片 25 mg,睡前服用,并严格监测肝功能	最常见不良反应为头痛、恶心和头晕。上述不良反应多为一过性,并且不会导致治疗中止

(四) 教学案例

患者女性,28 岁,博士在读,患者因“情绪低落、厌世、夜眠差 1 年,加重半年”就诊于精神科。患者主诉博士实验课题进展不顺利,导师对其要求较高,同学之间竞争激烈,情绪一直很低落,经常感到紧张不安,担心,易发脾气。夜间入睡困难,通常 12 点以后才能睡着,早上 4～5 点就醒了,醒后难以再次入睡。白天坐立不安,很难集中注意力。近半年症状加重,对很多事情无兴趣，以前喜欢做的事情现在也不想做了，活动减少，话语减少，总感到疲乏，无法完成正常的学习及同学间的交往，感觉活着没什么意思，活着还不如死了。

体格检查：T 36.3 ℃，P 70 次/分，R 20 次/分，BP 120/70 mmHg。

躯体及神经系统检查：未见明显异常。

精神检查：患者自行步入院，年貌相称，衣着整齐，略显消瘦，情绪低落，悲观消极，多问少答，对答切题，声音低微，思维连贯，情感反应协调，意志活动减退，未及明显幻觉妄想，自知力存在。

既往史：既往体健，月经周期不规律，无食物、药物过敏史，否认吸烟饮酒史。

辅助检查：血红蛋白 105 g/L，白蛋白 38 g/L，余血常规及生化未见明显异常。汉密尔顿抑郁量表（HAMD）（17 项）29 分，PANSS 量表评定总分 60 分（阳性量表分 13 分，阴性量表分 19 分）。诊断“抑郁障碍”。

医嘱予以艾司西酞普兰 10 mg qd po，阿普唑仑 0.4 mg qn po，1 周后调整艾司西酞普兰 15 mg qd。2 周后患者症状稍改善。继续维持艾司西酞普兰治疗，同时缓慢减停阿普唑仑。住院 4 周后，复查 HAMD 评分 9 分，PANSS 总分 34 分，其中阳性量表分 7 分，阴性量表分 4 分。患者明显好转，转为门诊继续治疗。

1. 病情评估

抑郁障碍的诊断：根据国际疾病与分类第 10 版（ICD-10），抑郁症的症状学标准里包括 3 条核心症状及 7 条其他症状。核心症状：① 心境低落；② 兴趣和愉快感丧失；③ 疲劳感、活力减退或丧失。其他症状：① 集中注意和注意力降低；② 自我评价和自信降低；③ 自罪观念和无价值感；④ 认为前途暗淡悲观；⑤ 自伤或自杀的观念或行为；⑥ 睡眠障碍；⑦ 食欲下降。当同时存在至少 2 条核心症状和 2 条其他症状时，才符合抑郁症的症状学标准。如果符合抑郁症的症状学标准，还需同时满足 2 周以上的病程标准，并存在对工作、社交有影响的严重程度标准，同时还应排除精神分裂症、双相情感障碍等重性精神疾病和器质性精神障碍以及躯体疾病所致的抑郁症状群，方可诊断抑郁症。

该患者在过去 2 周内，持续存在相关症状中的 3 条核心症状和 4 条其他症状，患有重度抑郁障碍。

2. 药物治疗方案评价

根据《抑郁症基层治疗指南》及《中国抑郁障碍防治指南（第二版）》，确定药物治疗时机原则中提示对于中重度抑郁障碍患者应尽早开始药物治疗。通常抗抑郁药尽可能单一使用，并强调足量足疗程治疗。首发患者的起始剂量通常从较低开始，根据患者的反应在 1～2 周内逐渐滴定至有效剂量，以免发生明显不良反应影响患者治疗的依从性。一般药物治疗 2～4 周开始起效，治疗的有效率与时间呈线性关系，如果患者使用足量药物治疗 4～6 周无效，换用同类其他药物或作用机制不同的药物可能有效。该患者评估重度抑郁障碍，应尽快开始药物治疗。根据《抑郁症治疗与管理的专家推荐意见》，国内外指南推荐抑郁症单药治疗的药物 5-羟色胺再摄取抑制剂（SSRIs）为一线药物。SSRIs 是抑郁症治疗中最常用的药物种类，以氟西汀、舍曲林、帕罗西汀、氟伏沙明、西酞普兰及艾司西酞普兰等药物为代表。

单独使用时各药治疗效果无显著差异。

因此病例中选用艾司西酞普兰作为初始治疗方案。患者同时伴有睡眠障碍，苯二氮䓬类药物可在短期内快速缓解抑郁症患者显著的焦虑症状及伴随的睡眠障碍，因此常作为治疗初期的增效剂。但临床使用中应充分考虑其药理特性带来的不良反应及滥用风险，在症状缓解后尽快停用、该患者短期联用了苯二氮䓬类阿普唑仑，同时在症状好转后予以缓慢减停。在治疗过程中使用了标准化量表评估患者对药物的治疗反应并予以记录。

（五）不合理处方评析

1. 不合理门急诊处方

处方1　患者：女性，年龄：20岁。

临床诊断：抑郁障碍。

处方用药：	氟伏沙明片	150 mg	bid po；
	阿戈美拉汀片	50 mg	qn po。

处方评析（建议）：联合用药不适宜。阿戈美拉汀主要经过细胞色素P450 CYP1A2（90%）和CYP2C19（10%）代谢，氟伏沙明为强效的CYP1A2和中度CYP2C9抑制剂，可明显抑制阿戈美拉汀的代谢，显著升高阿戈美拉汀的血药浓度，增加其不良反应发生风险，说明书提示禁止两者联用。建议将阿戈美拉汀换为其他助睡眠的药物，如阿普唑仑。

处方2　患者：男性，年龄：30岁。

临床诊断：抑郁障碍。

处方用药：	盐酸帕罗西汀片	20 mg	qn po。

处方评析（建议）：用法用量不适宜。该患者帕罗西汀睡前服用，用法不适宜。盐酸帕罗西汀建议每日早晨餐时顿服。因为抑郁障碍患者常表现为晨重暮轻，早晨服用帕罗西汀后达峰时间相对较快，可以有效改善抑郁障碍相关症状。

2. 住院患者用药医嘱单案例

患者女性，32岁，系“情绪低落伴夜眠差半年，总病程2年”入院。既往史：既往体健，无药物、食物过敏史。查体：T 36.3 ℃，P 20次/分，BP 120/70 mmHg，神清，心、肺、腹部查体未见异常。辅助检查未见明显异常。血常规、胸部及头颅CT、心电图无异常。入院诊断：抑郁状态。

医嘱单部分用药：	帕罗西汀片	20 mg	po qd；
	阿普唑仑	0.4 mg	qn po；
	舍曲林	50 mg	qd po；
	文拉法辛胶囊	25 mg	bid po。

处方评析（建议）：联合用药不适宜。抑郁障碍患者建议初始单药治疗。当换药治疗无效时，可考虑2种作用机制不同的抗抑郁药联合使用以增加疗效，一般不主张联用2种以上抗抑郁药，较少证据表明2种以上抗抑郁药联合治疗有效，同时帕罗西汀和舍曲林均属于SSRI类抗抑郁药，建议精简用药。建议停用舍曲林。

二、躁狂症

（一）疾病介绍

在《中国精神障碍分类与诊断标准》第三版中，躁狂症（mania）作为心境（情感）障碍中的独立单元，与双相障碍并列。典型临床表现是情感高涨、思维奔逸、活动增多的"三高"症状。躁狂发作时间需持续一周以上，一般呈发作性病程，每次发作后进入精神状态正常的间歇缓解期，大多数患者有反复发作倾向。躁狂症的病因并不清楚，可能是生物学、心理与社会环境等多因素共同参与的结果。遗传因素、体质因素、中枢神经递质的功能及代谢异常、精神因素都是躁狂症的诱发因素。

（二）疾病治疗

1. 一般治疗原则

(1) 早期识别，早期治疗，足量、足疗程、全程治疗。

(2) 综合治疗包括药物治疗、物理治疗、心理社会干预和危机干预，以改善治疗依从性。

(3) 躁狂发作复发率很高，需要树立长期治疗的理念。需要患者和家属共同参与。

① 急性治疗期：控制急性期兴奋。

② 巩固治疗期：巩固急性期治疗效果，防止症状波动。药物剂量一般维持原剂量不变。

③ 维持治疗期：防止复发，恢复社会功能。维持治疗的药物剂量和用药持续时间根据患者具体情况而制订个体化治疗方案。多次发作者，可在病情稳定达到既往发作时 2～3 个循环的间歇期或维持治疗 2～3 年后，根据病情逐步减少药物剂量、直至停药。在停药期间如有复发迹象，应及时恢复原治疗方案，缓解后给予更长时间的维持治疗。发病年龄早，有家族史的患者应维持治疗。

2. 药物治疗原则

(1) 以心境稳定剂治疗为主。躁狂发作时首选一种心境稳定剂治疗，根据病情需要，及时联合使用另一种心境稳定剂或非典型抗精神病药（如喹硫平、奥氮平、利培酮、阿立哌唑、齐拉西酮等）。

(2) 启动和优化治疗方案时，需评估依从性，对于未接受治疗的患者，建议采用一线单药或联合治疗手段。一线单药治疗推荐锂盐、喹硫平、双丙戊酸盐、阿塞那平、阿立哌唑、帕利哌酮（>6 mg）、利培酮。卡马西平、奥氮平、齐拉西酮及氟哌啶醇同样具有疗效方面的Ⅰ级证据，但由于安全性/耐受性风险被下调为二线治疗。推荐喹硫平、利培酮与锂盐或双丙戊酸盐联用作为躁狂急性期的一线联合治疗。

(3) 联合其他药物或换药（其他一线药物）：如果一线药物单药或联合治疗足剂量治疗效果不佳或无法耐受，应考虑换用或联合另一种一线药物。

(4) 联合其他药物或换药（二线治疗）：如果患者对一线药物应答不佳，则应考虑二线治疗，包括奥氮平、卡马西平、齐拉西酮、氟哌啶醇单药治疗，以及奥氮平联合锂盐或双丙戊酸盐。上述方案均具有较强的疗效证据，但由于其安全性及耐受性方面的顾虑被归为二线治疗。尽管锂盐联用双丙戊酸盐的临床应用相当广泛，但由于其疗效证据局限于非对照研究，同样被视为二线治疗方案。

(5) 联合其他药物或换药(三线治疗)：三线治疗的方案包括氯丙嗪单药治疗、氯硝西泮单药治疗、氯氮平单药或联合治疗，以及他莫昔芬单药治疗。尽管他莫昔芬具有疗效证据，但由于其潜在的子宫癌风险，以及临床经验相对缺乏，故被下调至三线治疗。卡马西平或奥卡西平、氟哌啶醇、他莫昔芬联合锂盐或双丙戊酸盐同样可作为三线治疗。作用于右前额叶皮质、110%运动阈值的重复经颅磁刺激(rTMS，3 级)也被推荐用于联合药物治疗。

(三) 临床常用治疗药物

目前已有大量药物用于躁狂治疗。除碳酸锂外，其他常用以治疗躁狂症的药物还有氯丙嗪、氟哌啶醇等抗精神病药，它们具有镇静作用，并可注射给药，常用来治疗较为严重的或有妄想、幻觉等症状的躁狂症，急性症状控制后，再改用锂盐治疗。氯丙嗪或氟哌啶醇，临床上作为二线的抗躁狂药，用于锂盐治疗失败、顽固、慢性或周期复发的躁狂症患者。卡马西平和丙戊酸钠等抗癫痫药也具有抗躁狂作用，但效果不及锂盐。近年来，第二代抗精神病药正逐渐取代传统情绪稳定剂成为抗躁狂最常使用的药物。常用抗躁狂药物剂量及不良反应见表 13-6。

表 13-6　常用抗躁狂药物剂量及不良反应

药品	常　用　剂　量	主要不良反应
碳酸锂	成人用量按体重 20～25 mg/kg 计算，躁狂症治疗剂量为一日 600～2000 mg，分 2～3 次服用，宜在饭后服，以减少对胃的刺激，剂量应逐渐增加并参照血锂浓度调整。维持剂量一日 500～1000 mg	常见不良反应口干、烦渴、多饮、多尿、便秘、腹泻、恶心、呕吐、上腹痛。神经系统不良反应有双手细震颤、萎靡、无力、嗜睡、视物模糊、腱反射亢进。可引起白细胞升高
喹硫平	当用作单一治疗或情绪稳定剂的辅助治疗时，治疗初期的日总剂量为第一日 100 mg，第二日 200 mg，第三日 300 mg，第四日 400 mg。到第六日可进一步将剂量调至每日 800 mg，但每日剂量增加幅度不得超过 200 mg	主要的不良反应是嗜睡、头晕和体位性低血压。可引起甲状腺激素水平轻度降低，不伴有促甲状腺激素水平升高，这些改变均没有临床意义。对心血管系统无明显影响，偶尔出现 QTc 间期延长
丙戊酸	治疗抗躁狂应从小剂量开始，推荐的起始给药剂量为一日 500 mg，分 2 次服用，早晚各 1 次，应该尽可能快地增加给药剂量，第三天达一日 1000 mg，第一周末达到 1500 mg/日，此后，可根据病情和丙戊酸的血药浓度调整剂量，维持的剂量范围在一日 1000～2000 mg，最大剂量不超过一日 3000 mg，治疗血药浓度在 50～125 μg/mL 范围内	常见：恶心、震颤、锥体外系障碍、头痛、眼球震颤、头晕、贫血、血小板减少、肝脏损伤等

续表

药品	常用剂量	主要不良反应
阿塞那平	推荐起始和维持剂量均为 10 mg,一日 2 次,根据耐受性剂量可减至 5 mg,一日 2 次	常见不良反应有嗜睡、眩晕、除静坐不能外的锥体外系反应和体重增加
阿立哌唑	每日 1 次。起始剂量为 10 mg,用药 2 周后,可根据个体的疗效和耐受性情况,逐渐增加剂量,最大可增至 30 mg,此后,可维持此剂量不变。每日最大剂量不应超过 30 mg	常见不良反应有头痛、困倦、兴奋、焦虑、静坐不能、消化不良、恶心等
帕利哌酮	本品推荐剂量为 6 mg,一日 1 次,早上服用。推荐的最大剂量是一日 12 mg	常见的不良反应是静坐不能和锥体外系副作用,高泌乳素血症也较常见
利培酮	成人:每日 1 次。推荐起始剂量为每日 1 次,每次 1～2 mg。多数患者的理想治疗剂量为每日 2～6 mg,可根据患者需要进行剂量调整。剂量调整的幅度为每日 1 mg,剂量调整至少间隔 24 h 或更长时间。 儿童和青少年(10～17 岁):推荐起始剂量为每日 0.5 mg,在早晨或晚上单次给药。如能耐受,在间隔 24 h 或更长时间后,可按照每日增加 0.5 mg 或 1 mg 的方式递增剂量。推荐的治疗剂量为每日 1～2.5 mg	帕金森病、静坐不能、肌张力障碍、震颤、镇静、头晕、焦虑、视物模糊、恶心、呕吐、上腹痛、胃部不适、消化不良、腹泻、唾液分泌过多、便秘、口干、食欲增加、体重增加、疲乏、皮疹、鼻充血、上呼吸道感染、鼻咽炎和咽喉疼痛等
奥氮平	躁狂发作单独治疗的推荐起始剂量是 15 mg,联合治疗中 10 mg,一日 1 次。对于使用奥氮平治疗躁狂发作的患者,预防复发的维持治疗剂量同前。对于新发的躁狂发作、混合发作或抑郁发作,应继续奥氮平治疗(需要时剂量适当调整),同时根据临床指征联合辅助治疗情感症状	常见体重增加、嗜睡、体位性低血压、血浆催乳素水平升高、胆固醇水平升高、血糖升高、头晕、帕金森综合征、转氨酶升高等
齐拉西酮	初始治疗:一次 20 mg,一日 2 次,餐时口服。视病情可逐渐增加到一次 80 mg,一日 2 次	主要不良反应为嗜睡、头晕、恶心和头重脚轻,偶有心动过速、体位性低血压和便秘
氟哌啶醇	口服从小剂量开始,起始剂量一次 2～4 mg,一日 2～3 次。逐渐增加至常用量一日 10～40 mg,维持剂量一日 4～20 mg	主要不良反应为锥体外系不良反应。通常发生在治疗的最初几天。可以表现为有帕金森综合征样症状、静坐不能或急性肌张力障碍(包括角弓反张和动眼神经危象)。可引发心脏传导阻滞,有猝死病例报告

（四）教学案例

患者男性，21岁，本科在读，患者因“兴奋话多，情绪高涨2个月”就诊于精神科。患者2个月前无明显诱因下出现言行异常，表现为情绪高涨，整日在网上乱买东西，夜间不睡觉，说睡觉耽误自己研发改变世界的伟大发明，说自己要改变世界格局。说自己认识国家领导人，经常跟国家领导人一起吃饭，要给自己父亲调到国务院工作。

体格检查：T 36.3 ℃，P 80次/分，R 22次/分，BP 110/70 mmHg。

躯体及神经系统检查：未见明显异常。

精神检查：患者自行步入院，年貌相称，意识清，仪态欠整，问话知答，情绪高涨，睡眠减少，兴奋话多，定向力正常，自知力不存在。

既往史：既往体健，无食物、药物过敏史，否认吸烟饮酒史。

辅助检查未见明显异常。杨氏躁狂量表（YMRS）22分。

诊断“躁狂发作”。医嘱予以碳酸锂片0.25 g bid po联合喹硫平片50 mg bid po治疗，治疗1周后，喹硫平增至500 mg/d，碳酸锂1.0 g/d，患者症状明显好转，可正常上课并与同学相处，定期随访，后续门诊随诊。

1. 病情评估

该患者发病表现为明显的情感症状，表现为情感高涨、易激惹、自我评价增高、睡眠减少，同时有精神病性症状，出现妄想。考虑伴有精神病性症状的躁狂发作。

2. 药物治疗方案评价

针对于狂躁症治疗，药物治疗选择首选推荐药物中的单用药物和联用方案。一线单药治疗推荐锂盐、喹硫平、双丙戊酸盐、阿塞那平、阿立哌唑、帕利哌酮（>6 mg）、利培酮。推荐喹硫平、利培酮与锂盐或双丙戊酸盐联用作为躁狂急性期的一线联合治疗。因此该患者选用喹硫平联合碳酸锂治疗适宜。

由于锂盐的治疗量和中毒量较接近，应对锂盐进行监测。急性期治疗血锂浓度为0.6～1.2 mmol/L，维持治疗的血锂浓度为0.5～0.8 mmol/L。老年患者的治疗血锂浓度不宜超过1.0 mmmol/L。因此该患者在治疗过程中建议监测血药浓度。

（五）不合理处方评析

1. 不合理门急诊处方

处方1　患者：女性，年龄：40岁。

临床诊断：双相障碍，伴有精神病性症状的躁狂发作。

处方用药：利培酮片　　5 mg　　bid po。

处方评析（建议）：用法用量不适宜。利培酮用于成人双相情感障碍的躁狂发作推荐起始剂量为每日1次，每次1～2 mg。多数患者的理想治疗剂量为每日2～6 mg，可根据患者需要进行剂量调整。该患者使用剂量过大。

处方2 患者：女性，年龄：27岁。

临床诊断：伴精神病性症状的双相情感障碍

处方用药：奥氮平片　　10 mg　　qd po；
　　　　　碳酸锂缓释片(0.3 g)　1.10 g　　qn po。

处方评析(建议)：用法用量不适宜。碳酸锂缓释片不可掰开使用，因碳酸锂治疗窗很窄，缓释片剂掰开后药物释放速度加快，存在中毒隐患。建议碳酸锂缓释片整片服用，参考血锂浓度进行调整。

2. 住院患者用药医嘱单案例

患者男性，39岁，系"言行紊乱1年，发热1周"入院，T 38.8 ℃，P 100次/分，R 30次/分，BP 110/70 mmHg。辅助检查：血常规白细胞12.51×10^9/L，中性粒细胞比例77.30%；肝肾功能、甲状腺功能、尿常规、心电图、超声心动图、头颅CT未见明显异常，肺部CT提示重症肺炎。

诊断"重症肺炎、双相情感障碍"。医嘱予以注射用美罗培南500 mg q8h，丙戊酸钠片1 g bid po治疗。

入院诊断：重症肺炎、双相情感障碍。

医嘱单部分用药：美罗培南　　500 mg + NS 100 mL　　q8h ivgtt；
　　　　　　　　丙戊酸钠片　1 g　　bid po。

处方评析(建议)：联合用药不适宜。碳青霉烯类抗菌药物与丙戊酸钠联用时，会导致丙戊酸钠血药浓度降低，影响药效发挥。建议根据药敏结果更换非碳青霉烯类抗菌药物，或更换其他治疗双相情感障碍的药物。

第四节　焦　虑　症

一、疾病介绍

焦虑障碍(anxiety disorder)是一组以焦虑症状群为主要临床相的精神障碍的总称。焦虑障碍的特点是过度恐惧和焦虑，以及相关的行为障碍。恐惧是指面临具体不利的或危险的处境时出现的焦虑反应，焦虑是指缺乏相应的客观因素下出现内心极度不安的期待状态，伴有紧张不安和自主神经功能失调症状。根据ICD-11和DSM-5的疾病分类，目前的焦虑障碍包括：① 广泛性焦虑障碍；② 惊恐障碍；③ 场所恐惧症；④ 社交焦虑障碍；⑤ 特定恐惧障碍；⑥ 分离性焦虑障碍；⑦ 选择性缄默；⑧ 其他药物或躯体疾病所致焦虑障碍。

焦虑障碍的临床表现为焦虑症状群，包括精神症状和躯体症状。精神症状表现为焦虑、担忧、害怕、恐惧、紧张不安；躯体症状表现为心慌、胸闷、气短、口干、出汗、肌紧张性震颤、颜面潮红或苍白等自主神经功能紊乱症状。

二、疾病治疗

（一）治疗原则

（1）综合治疗：药物治疗联合心理治疗，不同治疗阶段的侧重点不同。药物治疗起效快，心理治疗起效慢。治疗焦虑障碍的常用药物包括：抗抑郁药、抗焦虑药、苯二氮䓬类药物等。常用的心理治疗包括：认知行为治疗、行为治疗、人际关系治疗、精神动力治疗等。

（2）全病程治疗：焦虑障碍是一类慢性疾病，患病时间长、复发率高，对患者日常生活质量影响大。全病程治疗包括急性期治疗、巩固期治疗和维持期治疗三个时期。在临床症状缓解后需要巩固治疗，世界各国指南推荐焦虑障碍的药物维持治疗至少1～2年。维持治疗中需要加强心理治疗，以便患者有良好的心理素质，减少复发。

（3）个体化治疗：全面考虑患者的年龄、性别、病情、病程、躯体状况、既往药物治疗史、有无合并症等，因人而异地个体化合理治疗。

（二）药物治疗原则

（1）根据不同亚型的临床特点选择药物。

（2）合并躯体症状时，需注意药物相互作用、耐受性和并发症等情况，个体化合理用药。

（3）尽可能单一用药，足量、足疗程，根据病情需要可联合两种不同作用机制的抗焦虑药，不主张常规两种以上药物联用。

（4）治疗期间，观察药品不良反应及患者病情变化。

（5）妊娠和哺乳期患者用药，须注意药物对胎儿和婴儿的影响，须评估、权衡利弊。

（6）药物治疗从低剂量开始，一般治疗1～2周后可根据患者情况增加剂量，症状缓解后，仍需坚持服用抗焦虑药1～2年，不可自行调整药物治疗方案。

三、常用治疗药物分类

主要药物有苯二氮䓬类抗焦虑药、5-HT_{1A}受体部分激动剂、具有抗焦虑作用的抗抑郁药，包括选择性5-HT再摄取抑制剂（SSRIs）、5-HT和去甲肾上腺素再摄取抑制剂（SNRIs）及其他药物。

临床上，SSRIs和SNRIs类药物无成瘾性，整体不良反应较轻，常被推荐为一线药物。三环类抗抑郁药、抗惊厥药、非典型抗精神病药等其他药物虽然抗焦虑疗效肯定，但因为不良反应、耐受性以及长期使用的安全性等问题，被列为广泛性焦虑障碍的二线治疗药物。

为快速控制焦虑症状，早期可合并使用苯二氮䓬类抗焦虑药，待其他抗焦虑药起效后，缓慢减少苯二氮䓬类药物剂量，以免产生苯二氮䓬类药依赖，一种苯二氮䓬类药物连续使用时间通常不宜超过 4 周。建议治疗初期其他药物疗效尚未表现出来时，可以选择合用苯二氮䓬类药物，对于焦虑患者的躯体症状有较好疗效，但通常建议使用 2～3 周，随后逐渐减药、停药。

5-HT_{1A}受体部分激动剂常为合并用药，对轻症患者，也可单独使用。

常用抗焦虑障碍药剂量及不良反应见表 13-7。

表 13-7　常用抗焦虑障碍药剂量及不良反应

药品	常　用　剂　量	主要不良反应
选择性 5-羟色胺再摄取抑制剂(SSRIs)		
帕罗西汀	通常起始剂量 10～20 mg/d，治疗剂量 20～50 mg/d	常见便秘、腹泻、恶心等胃肠道反应、眩晕、头痛、失眠、性功能障碍
艾司西酞普兰	起始剂量 5～10 mg/d，治疗剂量 10～20 mg/d	常见恶心、腹泻、便秘、呕吐等胃肠道不适，失眠、嗜睡、头晕、焦虑等神经系统不良反应、性功能障碍等
5-羟色胺和去甲肾上腺素再摄取抑制剂(SNRIs)		
文拉法辛	起始剂量 37.5～75.0 mg/d，单次服药，最大剂量可达 225 mg/d。需要剂量滴定者，减药加药间隔最短 4 天	可有胃肠道不适如恶心、厌食、腹泻等。亦可出现头痛、不安、无力、嗜睡、失眠、头晕或震颤等。少见不良反应有过敏性皮疹及性功能减退。可引起血压增高，且与剂量呈正相关。大剂量时可诱发癫痫。突然停药可见撤药综合征如失眠、焦虑、恶心、出汗、震颤、眩晕和感觉异常等
度洛西汀	起始剂量 30～60 mg/d，治疗剂量 60～120 mg/d	常见恶心、口干、嗜睡、便秘、食欲下降和多汗
5-HT_{1A}受体部分激动剂		
丁螺环酮	起始剂量为 10～15 mg/d，分 2～3 次服用；第 2 周可以增加到 20～30 mg/d；常用治疗剂量为 20～40 mg/d；最大剂量为 60 mg/d	有头晕、头痛、恶心、呕吐及胃肠功能紊乱
坦度螺酮	成人剂量为 10 mg/次、一日 3 次。根据临床疗效和安全性增加剂量，最大 60 mg/d。老年人从小剂量开始，起始剂量 5 mg/次	主要的不良反应有困倦、眩晕感、恶心、不适、烦躁不安、食欲不振

续表

药品	常用剂量	主要不良反应
苯二氮䓬类		
阿普唑仑	每次 0.2～0.4 mg，一日 3 次，最大一日 4 mg	常见的不良反应，嗜睡，头昏、乏力等，大剂量偶见共济失调、震颤、尿潴留、黄疸
氯硝西泮	每次 0.5～1.0 mg，一日 2 次，最大一日 6 mg	常见的不良反应为嗜睡、头昏、共济失调、行为紊乱异常兴奋、神经过敏易激惹(反常反应)、肌力减退
劳拉西泮	每次 0.5～1.0 mg，一日 2 次，最大一日 6 mg	最常见的不良反应是镇静，其次是眩晕、乏力和步态不稳。镇静和步态不稳的发生率随着年龄的增长而增加
艾司唑仑	每次 0.5～1.0 mg，一日 3 次，最大一日 6 mg	常见的不良反应为口干、嗜睡、头昏、乏力、运动减退和协调性异常等，大剂量可有共济失调、震颤
三环类抗抑郁药		
马普替林	25～ 150 mg/d，分次服用	以口干、便秘、排尿困难、眩晕、视力模糊与心动过速等抗胆碱能症状为常见，程度较轻，多发生于服药的早期。中枢神经系统不良反应可出现嗜睡，失眠或激动，用药早期可能增加患者自杀的危险性。其他有皮疹、体位性低血压及心电图异常改变，以传导阻滞为主。偶见癫痫发作及中毒性肝损害
多塞平	50～250 mg/d，分次服用	治疗初期可出现嗜睡与抗胆碱能反应，如多汗、口干、震颤、眩晕、视物模糊、排尿困难、便秘等。其他有皮疹、体位性低血压，偶见癫痫发作、骨髓抑制或中毒性肝损害
其他抗抑郁药		
曲唑酮	50～200 mg/d，睡前服用。	常见不良反应为嗜睡、疲乏、头昏、失眠、紧张和震颤等。另外还有体位性低血压、阴茎异常勃起等
米氮平	小剂量开始，根据病情需要逐渐加量，15～45 mg/d，睡前服用	常见不良反应包括口干、困倦、头晕头疼、食欲增加、体重增加、水肿、白细胞减少等。使用时需注意过度镇静、防止跌倒，关注体重变化，定期监测血糖和白细胞
氟哌噻吨美利曲辛	1 片/次，每日 1～2 次，最大剂量一日 4 片，老年患者一日 2 片	常见失眠、不安、躁动、嗜睡、震颤、头晕、口干、便秘、疲劳，QT 间期延长。起效快，但该药撤药反应大，长期使用可能发生锥体外系不良反应

四、教学案例

患者女性，42岁，已婚，硕士研究生学历，银行职员，因"坐立不安、心慌胸闷、夜眠差1年"就诊于精神科门诊。患者1年前无明显诱因下出现整日坐立不安，心慌心悸，无故出汗，夜间睡眠差。脑子里经常想一些不好的事情，对孩子过度担心，担心自己孩子在学校被同学欺负，担心上学路上会出车祸。上班时整日担心办公楼会倒塌，担心电梯会出故障。经常夜间出现阵发性胸闷气短、出汗、呼吸困难等症状，多次就诊当地综合医院相关科室，各项检查均未见明显异常。

既往身体健康，无脑外伤及药物过敏史，无吸烟、饮酒史。

精神检查：意识清楚、仪态整，问话知答，对答切题，焦虑貌，主动诉说自己有病，求治心切，情感反应协调，定向完整，自知力存在。

辅助检查：血压110/70 mmHg，心电图为窦性心律，心率80次/分。心脏超声无异常，甲状腺功能无异常，血常规及生化未见明显异常。焦虑自评量表(SAS)78分，汉密尔顿焦虑量表(HAMA)28分。

诊断"广泛性焦虑障碍"。

初始治疗方案：阿普唑仑0.2 mg po tid，丁螺环酮5 mg po tid。患者服用1周后调整丁螺环酮10 mg po tid。症状得到缓解，患者睡眠改善，担忧明显减少，逐渐恢复日常家庭生活。后期患者逐渐减少阿普唑仑剂量至停药。

（一）病情评估

患者精神以及躯体症状经过检查，缺乏相应器质性证据，无物质滥用史，量表提示焦虑状态，病程持续半年以上，可以排除躯体及脑器质性疾病所致的焦虑障碍。根据《广泛性焦虑障碍基层诊疗指南(实践版·2021)》，为排除由躯体疾病或物质依赖所致的焦虑，评估药物治疗的禁忌证及不良反应，可根据需要对患者进行相关的实验室检查，如血常规、电解质、肝肾功能、甲状腺功能、性激素、血液药物检测、尿常规、尿液毒物检测、心电图、超声心动图、脑电图、CT、MRI等。

患者某些轻度抑郁症状是继发于焦虑状态，无抑郁症的核心症状(心境低落；兴趣和愉快感丧失；疲劳感，活力减退或丧失)，因此，排除抑郁发作。

精神检查未发现精神病性症状，因此排除精神分裂症及其他妄想性障碍所伴发的焦虑症状。

进一步确定焦虑障碍类型：该患者是持续、波动、泛化的担心紧张，其担心对象不明确、不固定，且无明显的回避行为，排除恐怖性焦虑障碍；不存在特征性的惊恐发作，排除惊恐障碍。考虑"广泛性焦虑障碍"诊断。

《广泛性焦虑障碍基层诊疗指南(实践版·2021年)》中指出，GAD-7量表(generalized anxiety disorder-7)是一个简短的自评问卷，只需数分钟就能完成。其得分范围为0～21

分，总分 5～9 分提示轻度、可能在临床水平以下的焦虑，建议加强监测；总分 10～14 提示中度、可能具有临床意义的焦虑，需进一步评估及治疗（如有需要）；总分 15～21 分提示严重焦虑，很可能需要治疗。该患者通过自评，得分 17 分（3 分、3 分、3 分、2 分、2 分、1 分、3 分），提示严重焦虑。

（二）治疗方案评价

根据焦虑障碍的治疗原则，对于轻中度的焦虑障碍、存在明显心理社会因素、药物治疗依从性差、或躯体状况不适宜药物治疗（如妊娠）的患者可优先考虑心理治疗。对于无明显诱因、病程持久、焦虑障碍程度较重，或伴有精神症状、失眠、药物滥用、与其他精神障碍或躯体疾病共病的患者可优先考虑药物治疗。该患者 GAD-7 评分 17 分，严重焦虑，优先考虑药物治疗。

根据个体化治疗原则，新型抗抑郁药如 SNRIs、SSRIs 以及 5-HT_{1A}受体部分激动剂被推荐作为广泛性焦虑障碍的一线治疗药物，为快速控制焦虑症状，早期可合并使用苯二氮䓬类抗焦虑药。该患者选用 5-HT_{1A}受体部分激动剂丁螺环酮同时联合阿普唑仑。

苯二氮䓬类抗焦虑药的停药应根据患者的情况制定个体化的药物减量方案，总体的指导原则为每 1～2 周减少剂量的 10%～25%，药物减量的前半部分（减到初始剂量的 50%）通常更容易，比后半部分减量速度也可更快一些。

五、不合理处方评析

（一）不合理门急诊处方

处方 1 患者：女性，年龄：70 岁。

临床诊断：① 焦虑障碍；② 脑梗死。

处方用药：氟哌噻吨美利曲辛片 1 mg/20 mg qn po；

阿司匹林肠溶片 0.1 g qd po。

处方评析（建议）：用法用量不适宜。氟哌噻吨美利曲辛为复方制剂，每片含有氟哌噻吨 0.5 mg 和美利曲辛 10 mg。其中氟哌噻吨小剂量具有抗焦虑和抗抑郁作用，美利曲辛为双相抗抑郁药，小剂量应用时具有兴奋作用，因此不宜晚上服用，易引起失眠。该患者用法为 qn，用法不适宜。应改为早晨服用。氟哌噻吨美利曲辛片药品说明书，该药成人通常每天 2 片：早晨及中午各 1 片；老年病人早晨服 1 片即可。该患者为老年患者，因此用量不适宜，建议剂量减少为 0.5 mg/10 mg（1 片）。

处方 2 患者：女性，年龄：27 岁。

临床诊断：焦虑障碍。

处方用药：盐酸丁螺环酮片 20 mg tid po。

处方评析（建议）：用法用量不适宜。丁螺环酮说明书提示该药一般开始一次 5 mg，一日

2～3 次。第 2 周可加至一次 10 mg(2 片),一日 2～3 次。常用治疗剂量一日 20～40 mg。该患者起始剂量过大,且超过说明书规定最大剂量。建议适当减少药物剂量。

(二) 住院患者用药医嘱单案例

患者男性,36 岁,体重 68 kg,身高 175 cm。患者为政府部门职员。2 年前因晋升问题与领导发生争执,后担心领导给其"穿小鞋",导致其每日茶饭不思,坐立不安。随后出现心慌、胸闷、呼吸不畅、头疼症状。患者入院精神科后,完善体格检查及相关实验室检查。

查体:神清,心、肺、腹部查体未见异常,焦虑面容、血压 150/90 mmHg。

辅助检查:血常规、电解质、肝肾功能、甲状腺功能、尿常规、心电图、超声心动图、头颅 CT、未见明显异常。

入院诊断:焦虑障碍,高血压。

医嘱单部分用药:厄贝沙坦片　　75 mg　　po qd;

盐酸帕罗西汀肠溶缓释片(25 mg 规格)　　12.5 mg　　po qd。

处方评析(建议):用法用量不适宜。盐酸帕罗西汀肠溶缓释片规格为 25 mg,为缓释制剂,且为肠溶制剂,应完整吞服,不能掰开、嚼碎,否则会破坏其肠溶缓释作用。建议患者选用普通剂型,如盐酸帕罗西汀片。

参 考 文 献

[1] 赵靖平,施慎逊.精神分裂症防治指南[M].2 版.北京:中华医学电子音像出版社,2015.

[2] 姚继红,韩瑞兰.临床药物治疗学[M].2 版.北京:科学出版社,2017.

[3] 李晓驷,王克永,董毅,等.安徽省精神分裂症分级诊疗指南[J].安徽医学,2018,39(2):105-126.

[4] 中华医学会行为医学分会,中华医学会行为医学分会认知应对治疗学组.抑郁症治疗与管理的专家推荐意见(2022 年)[J].中华行为医学与脑科学杂志,2023,32(3):193-202.

[5] 胡昌清,朱雪泉,丰雷,等.中国抑郁障碍防治指南(第二版)解读:药物治疗原则[J].中华精神科杂志,2017,50(3):172-174.

[6] 李凌江,马辛.中国抑郁障碍防治指南[M].2 版.北京:中华医学电子音像出版社,2015:56-67.

[7] 中华医学会,中华医学会杂志社,中华医学会全科医学分会,等.抑郁症基层诊疗指南(2021 年)[J].中华全科医师杂志,2021,20(12):1249-1260.

[8] 中华医学会,中华医学会杂志社,中华医学会全科医学分会,等.抑郁症基层诊疗指南(实践版·2021)[J].中华全科医师杂志,2021,20(12):1261-1268.

[9] Yatham L N, Kennedy S H, Parikh S V,等. 2018 加拿大心境障碍与焦虑障碍治疗协作组/国际双相障碍学会指南:双相障碍的管理[J]. 中华精神科杂志,2019,52(1):5-49.

[10] 国家卫生健康委办公厅.国家卫生健康委办公厅关于印发精神障碍诊疗规范(2020 年版)的通知[EB/OL][2020-11-23](2024-03-11).http://www.nhc.gov.cn/yzygj/s7653p/202012/a1c4397dbf504e1393b3d2f6c263d782.shtml.

[11] 中华医学会,中华医学会杂志社,中华医学会全科医学分会,等.广泛性焦虑障碍基层诊疗指南(2021 年)[J].中华全科医师杂志,2021,20(12):1232-1241.

[12] Zeind C S, Carvalho M G.实用临床药物治疗学精神疾病和物质滥用[M].姚贵忠,孙路路,译.北京:人民卫生出版社,2020.

[13] 唐宏宇,方贻儒.神经病学[M].北京:人民卫生出版社,2023.

[14] 张晓娟,温预关.临床处方审核案例详解丛书[M].北京:人民卫生出版社,2023.

[15] 陆林.沈渔邨精神病学[M].6版.北京:人民卫生出版社,2018.

[16] Huang Y, Wang Y, Wang H, et al. Prevalence of mental disorders in China: a cross-sectional epidemiological study[J]. Lancet Psychiatry, 2019, 6(3):211-224.

（邓晓娟　朱余友）

第十四章　心血管系统疾病的药物治疗

第一节　概　　述

一、心血管系统疾病概述

心血管系统疾病又称循环系统疾病，疾病种类涉及面广，凡是累及心血管系统的疾病均可统称为心血管系统疾病。心血管系统由心脏、血管和调节血液循环的神经体液组成，主要功能是为机体各组织器官运输血液，保证组织器官所需的氧、营养物质、酶和激素等的供应，维持机体新陈代谢的正常进行。心血管系统疾病主要包括高血压、冠状动脉粥样硬化性心脏病、心律失常、心力衰竭、心脏瓣膜病、先天性心脏病、主动脉疾病、感染性心内膜炎、心肌病、心包疾病等。心血管系统疾病主要危险因素包括高血压、血脂异常、吸烟、糖尿病、超重/肥胖、体力活动不足、膳食结构不合理、代谢综合征及大气污染等，其中高血压是心、脑、肾和周围血管等靶器官损害的主要危险因素。

自20世纪50年代以来，随着人们生活水平不断提升，平均寿命的延长，社会老龄化的不断加剧，心血管疾病患病人数和死亡率也持续升高。据《中国心血管健康与疾病报告2022》发布的流行病学数据显示，中国心血管病(cardiovascular disease，CVD)患病率处于持续上升阶段。推算我国CVD现患人数约3.3亿，其中高血压2.45亿，冠心病1139万，心力衰竭890万，肺源性心脏病500万，心房颤动487万，风湿性心脏病250万，先天性心脏病200万，脑卒中1300万，外周动脉疾病4530万。心血管疾病所致死亡率从20世纪50年代47.2/10万上升至现在的(291～336)/10万；疾病死因构成比20世纪50年代占6.61%，2020年CVD分别占农村、城市死因的48.00%和45.86%，提示疾病所致死亡中每5例就有2例死于心血管疾病。心血管疾病负担日益加重，已成为国家重大的公共卫生问题，临床医学、药学研究成果不断推陈出新，基于循证医学的研究成果不断用于临床，为心血管疾病的防治奠定了坚实的基础。

心血管疾病的诊断应根据病史、临床症状和体征、实验室检查和辅助检查等资料做出综合分析。

1．症状

心血管疾病的主要症状有胸痛、呼吸困难、胸闷、心悸、水肿、晕厥等，其他症状还包括咳嗽、头痛、头昏或眩晕、上腹胀痛、恶心、呕吐、声音嘶哑等。多数症状也见于一些其他系统的疾病，因此分析时要注意鉴别。

2．体征

体征对诊断多数心血管疾病具有特异性，常见体征有：端坐呼吸、发绀、贫血、颈静脉怒张、水肿等；心尖搏动异常、毛细血管搏动、静脉充盈或异常搏动、脉搏的异常变化、肝-颈静脉回流征、肝脾大、下肢水肿等；心界增大等；心音的异常变化、额外心音、心脏杂音和心包摩擦音、心律失常、肺部啰音、周围动脉杂音的“枪击声”等。

3．实验室检查

主要包括：① 血常规、尿常规；② 各种常规生化检查，如血脂检查；③ 心肌损伤标志物血肌钙蛋白、肌红蛋白和心肌酶的测定；④ 心力衰竭标志物脑钠肽的测定等。

4．辅助检查

可分为非侵入性检查和侵入性检查。非侵入性检查有：血压测定、心电图、心脏超声、冠状动脉 CTA 等。侵入性检查有：右心导管检查、左心导管检查、心脏电生理检查、冠状动脉造影术、腔内成像技术、血管狭窄功能性判断、心内膜和心肌活检、心包穿刺等。

二、心血管系统疾病的治疗原则

心血管系统疾病治疗应遵循的基本治疗原则包括关注各病种最新发布指南、跟进最新临床应用成果、采取明确治疗目标、制订个体化治疗方案、对各病种实施分层治疗手段、合理选择单药或联合用药治疗途径，必要时开展介入治疗。主要心血管系统疾病基本治疗原则如表 14-1 所示。

表 14-1　主要心血管系统疾病治疗原则

病种	治疗目标	治疗策略与原则
高血压	降低血压，改善心脑血管事件发生率。 降压目标：普通患者＜140/90 mmHg、肾病患者＜130/80 mmHg、老年患者收缩压＜150 mmHg	1. 按照低危、中危、高危和很高危分层治疗 2. 药物选用应个体化 3. 初始治疗应从小剂量有效剂量开始，关注患者安全性和耐受性 4. 必要时根据病情开展两药或多种药物联合应用有效控制血压 5. 积极开展患者药学监护

续表

病种	治疗目标	治疗策略与原则
冠状动脉粥样硬化性心脏病	缓解症状和缺血发作，预防心梗发作及死亡，提高患者生活质量	1. 对于不稳定型心绞痛(UA)/非ST段抬高型心肌梗死(NSTEMI)中危或高危患者，特别是心肌肌钙蛋白T(cTnT)或心肌肌钙蛋白Ⅰ(cTnⅠ)升高患者，应强化内科治疗，包括抗缺血治疗、抗血小板治疗、抗凝治疗、调脂治疗，必要时血运重建术(介入治疗或CABG术) 2. 对于ST段抬高型心肌梗死(STEMI)患者，应早发现、早住院，在加强休息、监测、建立静脉通道、镇痛、吸氧等一般治疗同时，应尽早进行心肌再灌注治疗和强化药物治疗，包括介入治疗、溶栓治疗及相关药物治疗 3. 积极开展患者药学监护
心力衰竭	缓解症状，提高运动耐量，提高生活质量，防止和延缓心肌重构发展，延长寿命，降低死亡率，减少住院时间和次数	1. 祛除心力衰竭诱因，预防和治疗原发病，减轻心脏负荷，改善心功能，调节神经内分泌，抑制心肌重构 2. 开展常规治疗(联合利尿剂、血管紧张素受体脑啡肽酶抑制剂(ARNI)/血管紧张素转化酶抑制剂(ACEI)/血管紧张素Ⅱ受体拮抗剂(ARB)、或β受体阻滞剂)；袢利尿剂首选使用；根据病情分级，除非禁忌证或不能耐受外，需要长期服用ARNI/ACEI/ARB、β受体阻滞剂、钠-葡萄糖协同转运蛋白2抑制剂(SGLT2i)和醛固酮受体拮抗剂(MRA) 3. 积极开展患者药学监护
心律失常	寻找和纠正诱因与病因、控制心室率、预防血栓栓塞并发症和恢复窦性心律	1. 针对病因和诱因进行治疗，先单独用药再联合用药，以最小剂量取得满意效果 2. 先考虑降低危险性再考虑缓解症状 3. 减少药品不良反应及用药引起的心律失常发生 4. 积极开展患者药学监护

三、常用药物分类及作用机制

（一）抗高血压药物

形成动脉血压的基本因素是心输出量和外周血管阻力，前者受心脏功能、回心血量和血容量的影响，后者主要受小动脉紧张度的影响，交感神经系统和肾素-血管紧张素系统(renin-angiotensin system，RAS)调节着上述两种因素，使血压维持在一定的范围内。参与调节血压的器官包括脑、心、肾、血管等人体重要的脏器。

凡能降低血压，可用于高血压治疗的药物称为抗高血压药。根据抗高血压药物作用部位及机制，可以将抗高血压药物分为以下几类：

1. 血管紧张素转化酶抑制剂(angiotensin-converting enzyme inhibitor，ACEI)

这类药能抑制血管紧张素转化酶的活性，使血管紧张素Ⅱ的生成减少以及缓激肽的降解减少，扩张血管，降低血压。常用药物有卡托普利、贝那普利、依那普利、培哚普利、雷米普利、赖诺普利等。

2. 血管紧张素Ⅱ受体拮抗剂(angiotensin Ⅱ receptor blocker，ARB)

这类药物作用于肾素-血管紧张素-醛固酮系统(renin-angiotensin-aldosterone system，RAAS)，通过抑制血管紧张素Ⅱ的1型受体(angiotensin type 1 receptor，AT_1 receptor)，从而抑制血管收缩及交感神经反射。常用药物有氯沙坦、缬沙坦、替米沙坦、奥美沙坦、坎地沙坦等。

3. 血管紧张素受体脑啡肽酶抑制剂(angiotensin receptor neprilysin inhibitor，ARNI)

这类药物是一种同时作用于肾素-血管紧张素-醛固酮系统和利钠肽(natriuretic peptides，NPs)，通过增强NPs的血压调节作用同时抑制RAAS而实现多途径降压的新型药物。

4. 钙通道阻滞剂(calcium channel blocker，CCB)

这类药物通过选择性阻滞电压门控性Ca^{2+}通道，抑制细胞外Ca^{2+}内流，松弛血管平滑肌，降低外周血管阻力达到降血压作用。常用药物有硝苯地平、氨氯地平、非洛地平、西尼地平、尼卡地平等。

5. 肾上腺素能受体阻滞剂

这类药物通过阻断肾上腺素受体(α、β)而产生降压作用。常用药物有多沙唑嗪、特拉唑嗪、哌唑嗪、普萘洛尔、美托洛尔、阿替洛尔、拉贝洛尔、卡维地洛等。

6. 利尿剂

这类药物主要通过调节血容量，限制Na^+摄入，改变体内Na^+平衡产生降血压作用。常用药物有噻嗪类利尿剂氢氯噻嗪、袢利尿剂呋塞米、保钾利尿剂氨苯蝶啶、醛固酮受体拮抗剂螺内酯等。

7. 中枢性降压药

这类药物激活延髓中枢α_2受体，抑制中枢神经系统释放交感神经冲动而降低血压；因降低压力感受器的活性可出现直立性低血压。常用药物有可乐定和甲基多巴等。

(二) 冠状动脉粥样硬化性心脏病治疗药物

冠状动脉粥样硬化性心脏病，主要发病机制是由于脂质代谢异常，胆固醇和甘油三酯等逐渐沉积于血管壁上形成动脉粥样硬化斑块，或由于冠状动脉痉挛，导致心脏冠状动脉管腔狭窄，造成心肌缺血、缺氧或坏死。根据药物的作用机制不同，主要可分为以下几类：

1．硝酸酯类

扩张冠状动脉，扩张小动脉和小静脉，降低心脏前后负荷。代表药物主要有硝酸甘油、硝酸异山梨酯、单硝酸异山梨酯等。

2．抗血小板药物

代表药物有阿司匹林、氯吡格雷、替格瑞洛、西洛他唑、替罗非班等。①阿司匹林可抑制血小板环氧化酶，抑制血小板凝聚，同时抑制血栓素 A_2 合成；②氯吡格雷的活性代谢产物选择性地抑制二磷酸腺苷（adenosine diphosphate，ADP）与其血小板 P2Y12 受体的结合，抑制血小板聚集。

3．抗凝药

代表药物有肝素、低分子肝素钠、华法林、利伐沙班等。① 华法林为双香豆素类中效抗凝剂，可竞争性对抗维生素 K，抑制肝细胞中凝血因子的合成，还具有降低凝血酶诱导的血小板聚集反应的作用，因而具有抗凝和抗血小板聚集功能；② 利伐沙班是一种新型口服抗凝药（NOAC），是直接Ⅹa 因子抑制剂，选择性地阻断Ⅹa 因子的活性位点，且不需要辅因子（例如抗凝血酶Ⅲ）以发挥活性。

4．溶栓药物

直接作用于内源性纤维蛋白溶解系统，能催化裂解纤溶酶原转化成纤溶酶，从而发挥溶栓作用。临床常用的药物有链激酶、尿激酶、阿替普酶、瑞替普酶等。

5．β 受体阻滞剂

主要作用为减慢心率，减弱心肌收缩力，降低血压，减轻心脏负荷。临床常用的药物有美托洛尔、比索洛尔等。

6．钙通道阻滞剂

主要作用为减慢心率，减弱心肌收缩力；扩张冠状动脉，解除冠状动脉痉挛；降低血压，减轻心脏负荷。代表药物有维拉帕米、地尔硫䓬、硝苯地平控释剂、氨氯地平等。

7．肾素-血管紧张素系统抑制剂

主要作用为降低血压，减轻心脏负荷；扩张冠状动脉；改善心室重塑，逆转左室肥厚；降低交感神经活性。代表药物有依那普利、福辛普利、贝那普利、培哚普利、氯沙坦钾、缬沙坦、奥美沙坦、替米沙坦、厄贝沙坦。能够耐受的患者长期服用有改善预后的作用。

8．他汀类药物

主要作用为抑制胆固醇合成，降低低密度脂蛋白；抑制炎症，改善内皮细胞功能，稳定斑块。临床常用的药物为瑞舒伐他汀、阿托伐他汀、氟伐他汀、普伐他汀、辛伐他汀等。

9．其他类型

随着化学和制药工业的不断发展，一些能量代谢调节药如曲美他嗪、尼可地尔可增加

ATP 门控性 K^+ 通道开放，舒张平滑肌而扩张冠脉，又可作为硝酸酯类供体。除此之外，特异性减慢心率药物伊伐布雷定等在临床中也发挥着重要的抗心绞痛作用。

（三）抗心力衰竭药物

心力衰竭是各种心脏结构或功能性疾病导致心室充盈和/或射血功能受损，一般表现为心肌收缩功能降低或障碍，导致心输出量降低、机体组织供氧及代谢血液供应减少而引起心脏功能的衰竭。根据发生机制，抗心力衰竭药可以分为：

1. 正性肌力药

这类药物通过抑制 Na^+-K^+-ATP 酶，增加心输出量，降低心室充盈压和抑制磷酸二酯酶活性达到正性肌力作用。临床常用的药物有强心苷类（洋地黄毒苷、地高辛、毒毛花苷K），β_1 受体激动剂（多巴酚丁胺），磷酸二酯酶抑制剂（氨力农、米力农、左西孟旦）等。

2. 利尿剂

这类药物通过利尿作用减少静脉压和心室前负荷，从而降低外周阻力及水钠潴留，通过血管扩张降低前后负荷而产生抗心衰作用。临床常用的药物有袢利尿剂呋塞米、噻嗪类利尿剂氢氯噻嗪、保钾利尿剂氨苯蝶啶、醛固酮受体拮抗剂螺内酯等。

3. 肾素-血管紧张素系统抑制剂

这类药物能够抑制血管紧张素Ⅱ的生成并抑制缓激肽的降解，进而减低心脏负荷，抑制平滑肌增生及肥厚；同时在机体组织中 RAAS 上发挥功效，进而降低机体血管和心脏组织中血管紧张素受体的表达，从而改善心肌的重构。临床常用的药物有 ACEI、ARB 等药物。

4. β 受体阻滞剂

主要对抗心衰患者交感神经系统过度激活引起的血管损害，降低心率，减少心肌耗氧量。目前具有治疗心衰获益循证医学证据的 β 受体阻滞剂只有琥珀酸美托洛尔、比索洛尔和卡维地洛等。

5. 血管紧张素受体-脑啡肽酶抑制剂

通过抑制脑啡肽酶，可升高利尿钠肽水平，对抗神经内分泌过度激活导致的血管收缩、钠潴留和心脏重构，因此发挥利钠、利尿、舒张血管、预防和逆转心肌重构的作用。临床常用的药物有沙库巴曲缬沙坦钠等。

6. 钠-葡萄糖共转运蛋白 2 抑制剂

钠-葡萄糖共转运蛋白 2 抑制剂（sodium-glucose cotransporter 2 inhibitor，SGLT2i）是一类新型口服降糖药物，其作用机制是抑制近端肾小管钠-葡萄糖重吸收，促进尿糖排泄，从而降低血糖浓度。多项研究表明 SGLT2i 的使用可以降低心血管不良事件发生的风险，改善 2 型糖尿病（T2DM）合并心血管风险高危甚至心力衰竭患者的预后。临床常用的药物有达格列净、恩格列净等。

（四）抗心律失常药物

心律失常主要是心动节律和频率异常。冲动形成异常和(或)冲动传导异常均可导致心律失常发生。心肌组织内形成折返、心肌细胞自律性增高和出现后除极是心律失常发生的主要机制。此外，遗传性长 Q-T 间期综合征也是临床常见的心律失常类型。

目前治疗心律失常的主要策略是降低心肌组织的异常自律性、减少后除极、调节传导性或有效不应期以消除折返。达到上述目的的主要方式包括：① 阻滞钠通道；② 拮抗心脏的交感效应；③ 阻滞钾通道；④ 阻滞钙通道。根据药物的主要作用通道和电生理特点，抗心律失常药物(anti-arrhythmic drug，AAD)可以分为以下几类：

1．Ⅰ类钠通道阻滞药

又称为膜稳定剂，主要阻滞钠离子快通道，降低心肌细胞对 Na^+ 通透性，使动作电位 0 相上升最大速率（V_{max}）减慢和幅度降低，延长动作电位时程（APD）和有效不应期（ERP）。临床常用药物主要有Ⅰa 类药物奎尼丁、丙吡胺，Ⅰb 类药物利多卡因、苯妥英钠，Ⅰc 类药物氟卡尼等。

2．Ⅱ类 β 肾上腺素受体阻断药

主要通过竞争性阻滞β受体，减慢 V_{max}，抑制 4 相自动去极化，相对延长 ERP；用于治疗室上性及室性快速性心律失常。该类药物有普萘洛尔、阿替洛尔、比索洛尔、卡维地洛等。

3．Ⅲ类延长动作电位时程药

又称钾通道阻滞药，是通过阻滞钾通道，减少 K^+ 外流，选择性延长动作电位时程而发挥抗心律失常作用。临床常用药物包括Ⅲa 类胺碘酮、决奈达隆、维纳卡兰、替地沙米等，用于治疗室上性和室性快速性心律失常；Ⅲb 类有尼可地尔、吡那地尔等；Ⅲc 类有钾通道(KAch)、G 蛋白偶联内向整流钾通道(GIRK4)阻滞药。

4．Ⅳ类钙通道阻滞药

这类药物主要通过阻断 L 型钙通道，减少钙电流，降低窦房结、房室结自律性，减慢房室结传导、延长房室结不应期而发挥抗心律失常作用。因此该类药物主要用于室上性快速性心律失常。常用药物有Ⅳa 地尔硫䓬、维拉帕米；Ⅳb 类如普罗帕酮及 IVc 类肌质网钙泵激动剂；Ⅳd 类为膜表面离子交换阻滞药；Ⅳe 类为磷酸激酶和磷酸化酶阻滞药等。

5．其他类型

包括：机械敏感性通道阻滞药、瞬态受体电压通道 TRPC3/TRPC6 阻滞药（Ⅴ类）、缝隙链接通道阻滞药。缝隙链接蛋白(Cx)作为缝隙链接的重要组成部分，阻断 Cx 可以降低心肌传导性，代表药物为 Cx40、Cx43、Cx45 阻断剂甘珀酸（Ⅵ类）；心律失常上游靶点调节剂(Ⅶ类)等。

第二节　原发性高血压

一、疾病介绍

高血压是一类临床心血管综合征，其发生与交感神经活动异常、神经体液功能紊乱、心血管自身调节功能减弱、激素失衡或电解质异常有密切关系。调整上述因素可以起到降低血压的作用。

高血压也是心脑血管病发病的独立危险因素之一，血压水平与心血管风险呈连续、独立、直接的正相关。脑卒中仍是目前我国高血压人群最主要的并发症，冠心病发病率也有明显上升，其他并发症包括心力衰竭、左心室肥厚、心房颤动、终末期肾病。因此，合理控制血压以及延缓靶器官损害的发生发展是高血压病治疗过程的首要任务。

临床上将高血压分为两类，第一类为原发性高血压，是一类以血压上升为主要表现而病因不明的独立疾病，占所有高血压患者的 90%～95%；第二类为继发性高血压，又称症状性高血压，这类疾病病因明确，高血压仅是这类疾病的临床表现之一，血压可暂时性或持续性升高。继发性高血压如能及时祛除病因，可使血压恢复正常。

原发性高血压以血压升高为主要临床表现，伴或不伴有心血管疾病危险因素的综合征，是最重要的心血管可控危险因素之一。目前根据诊室血压、结合家庭自测血压和 24 h 动态血压来进行诊断。原发性高血压具体病因尚不清楚，但是改变生活方式和长期药物治疗是终身必需的。

（一）原发性高血压的临床表现

根据起病和病情进展的缓急及病程的长短，原发性高血压分为两型——缓进型和急进型。前者又称为良性高血压，绝大部分患者属此型；后者又称恶性高血压，占本病患者的 1%～5%。

1. 缓进型高血压

多数原发性高血压因起病缓慢，早期多无症状，一般于体检时发现血压升高。头晕、头胀、头痛、失眠是高血压常见的神经系统症状，也可有头枕部或颈项扳紧感。高血压直接引起的症状多发生在早晨、情绪激动后和劳累后。此外也可出现眼花、耳鸣、心悸、疲倦、乏力等症状。症状的轻重与血压水平未必平行。随着病程进展，血压持久升高，有心、脑、肾等靶器官受损的表现。

2. 急进型高血压

在未经治疗的原发性高血压患者中，约 1% 为急进型高血压，起病较急骤，也可发病前有病程不一的缓进型高血压。典型表现为血压显著升高,舒张压多持续在130～140 mmHg或更高。男女比例约3∶1,多在青中年发病,其临床表现与缓进型高血压相似,但症状更加明显、病情严重、发展迅速,常于数月至1～2年内出现严重的心、脑、肾损害,发生脑血管意外、心力衰竭和尿毒症。常有视力模糊、失明、视网膜出血、渗出及视神经乳头水肿。肾脏损害最为显著,常有持续性蛋白尿,24 h尿蛋白可达3 g以上,并伴有血尿和管型,如不及时治疗常死于尿毒症。

(二)高血压的诊断

1. 血压测量

高血压定义:在未使用降压药物的情况下,非同日3次测量诊室血压,收缩压(SBP)≥140 mmHg和(或)舒张压(DBP)≥90 mmHg。SBP≥140 mmHg和DBP<90 mmHg为单纯收缩期高血压。患者既往有高血压史,目前正在使用降压药物,血压虽然低于140/90 mmHg,仍应诊断为高血压。根据血压升高水平,又进一步将高血压分为1级、2级和3级(表14-2)。动态血压监测(ABPM)的高血压诊断标准为:平均SBP/DBP 24 h≥130/80 mmHg;白天≥135/85 mmHg;夜间≥120/70 mmHg。家庭血压监测(HBPM)的高血压诊断标准为≥135/85 mmHg,与诊室血压的140/90 mmHg相对应。

根据血压水平、心血管危险因素、靶器官损害、临床并发症和糖尿病等进行心血管风险分层,分为低危、中危、高危和很高危4个层次。

《中国高血压防治指南(2018年修订版)》中高血压分类和定义见表14-2,血压升高患者心血管风险水平分层见表14-3。

表14-2　血压水平分类和定义

分类	收缩压(SBP)/mmHg	舒张压(DBP)/mmHg
正常血压	<120和	<80
正常高值	120～139和(或)	80～89
高血压	≥140和(或)	≥90
1级高血压(轻度)	140～159和(或)	90～99
2级高血压(中度)	160～179和(或)	100～109
3级高血压(重度)	≥180和(或)	≥110
单纯收缩期高血压	≥140和	<90

注:当SBP和DBP分属于不同级别时,以较高的分级为准。

表 14-3　血压升高患者心血管风险水平分层

其他心血管危险因素和疾病史	血压(mmHg)			
	SBP 130～139 和(或)DBP 85～89	SBP 140～159 和(或)DBP 90～99	SBP 160～179 和(或)DBP 100～109	SBP ≥180 和(或)DBP≥110
无		低危	中危	高危
1～2 个其他危险因素	低危	中危	中/高危	很高危
≥3 个其他危险因素，靶器官损害，或 CKD 3 期，无并发症的糖尿病	中/高危	高危	高危	很高危
临床并发症，或 CKD ≥4 期，有并发症的糖尿病	高/很高危	很高危	很高危	很高危

注：CKD：慢性肾脏疾病。

(1) 诊室准确测量血压

患者应在有靠背的椅子上静坐至少 5 min，双脚着地、上臂置于心脏水平。特殊情况下特别是存在直立性低血压危险的患者可取站立位测量血压。为保证测量准确，须使用适当大小的袖带(袖带内的气囊应至少环臂 80%)。血压至少应测量 2 次，听到第 2 次或更多声音中的第 1 音(第Ⅰ时相)时的水银柱高度为收缩压，而声音消失前的水银柱高度为舒张压(第Ⅴ时相)。

(2) 动态血压监测

动态血压监测能提供日常活动和睡眠时血压的情况。动态血压测值常低于诊室血压测值。动态血压监测值与靶器官损害的相关性优于诊室血压。动态血压监测能提供血压升高占测量总数的百分比、整体血压负荷及睡眠时血压降低的程度。大多数人在夜间血压下降 10%～20%，如果不存在这种血压下降现象，则其发生心血管事件的危险会增加。

(3) 家庭血压监测

由被测量者自我测量，也可由家庭成员协助完成，又称自测血压或家庭血压测量。自测血压有利于患者监测降压治疗的效果，增加患者的治疗依从性并评估白大衣高血压。家庭血压监测需要选择合适的血压测量仪器，并对患者进行血压自我测量知识、技能和方案的指导。家庭血压计应定期校准。

2. 体格检查

包括正确测量血压，比较并核实对侧血压，检查眼底，视网膜中心动脉压可增高，测体重指数(体重/身高^2)，测量腰围也非常有用；颈动脉、腹部动脉、股动脉有无杂音；甲状腺触诊；全面检查心肺；检查腹部有无肾脏扩大、肿块及动脉搏动、下肢水肿及动脉搏动；神经系统检查。

3. 实验室检查和其他诊断步骤

初始治疗前的常规实验室检查包括心电图、尿液分析、血糖、血细胞比容、血钾、肌酐(或相应的肾小球滤过率)、血钙以及血脂(禁食 9～12 h 后)水平,包括高密度脂蛋白胆固醇(HDL-C)、低密度脂蛋白胆固醇(LDL-C)和甘油三酯。选择性检查包括尿白蛋白或白蛋白肌酐比。除非血压控制不佳,不需进行更多明确病因的进一步检查。

二、疾病治疗

(一) 一般治疗原则

高血压治疗的根本目标是降低发生心脑肾及血管并发症和死亡的总危险。在改善生活方式的基础上,应根据高血压患者的总体风险水平决定给予降压药物,同时干预可纠正的危险因素、靶器官损害和并存的临床疾病。在条件允许的情况下,应采取强化降压的治疗策略,以取得最大的心血管获益。降压目标:一般高血压患者应降至 140/90 mmHg 以下;能耐受者和部分高危及以上的患者可进一步降至 130/80 mmHg 以下。

(二) 药物治疗方案

1. 高血压的一般治疗方案

不同类型人群,启动高血压药物治疗时机不一,比如一般高血压患者,血压≥140/90 mmHg 时启动降压,应降至 140/90 mmHg 以下,耐受者进一步降至 130/80 mmHg 以下;老年高血压患者中 79 岁以下患者血压≥150/90 mmHg 时启动降压,应降至 150/90 mmHg 以下,80 岁及以上老年患者收缩压≥160 mmHg 时启动降压,应降至 150/90 mmHg 以下;妊娠患者,血压≥150/100 mmHg 时启动降压(如无蛋白尿可考虑≥160/110 mmHg 时启动);冠心病、心衰、糖尿病和慢性肾病患者血压≥140/90 mmHg 时启动降血压治疗。

高血压的治疗应根据血压水平和心血管风险选择初始单药或联合治疗。

(1) 起始剂量:一般患者采用常规剂量;老年人特别是高龄老年人从安全考虑,初始治疗可先采用小剂量,能耐受则增加至常规剂量及足剂量。

(2) 长效降压药物:优先推荐可以维持 24 h 的长效降压药物。如使用中、短效制剂,则需每日 2～3 次给药,以达到平稳控制血压。

(3) 联合治疗:对 SBP≥160 mmHg 和/或 DBP≥100 mmHg、SBP 高于目标血压值 20 mmHg 和/或 DBP 高于目标血压值 10 mmHg 或高危及以上患者、或单药治疗未达标的高血压患者,应进行联合降压治疗,包括自由联合或单片复方制剂。对 SBP≥140 mmHg 和/或 DBP≥90 mmHg 的患者,也可起始小剂量联合治疗。

(4) 个体化治疗:根据患者合并症的不同和药物疗效及耐受性,以及患者个人意愿或长期承受能力,选择适合患者个体的降压药物。

(5) 药物经济学:高血压需终身治疗,需要考虑成本/效益。

2. 高血压药物联合治疗

90%的患者高血压的控制考虑联合用药，如ACEI/ARB/ARNI加CCB、ACEI/ARB/ARNI加利尿剂、CCB加β受体阻滞剂、CCB加利尿剂等，都是很好的组合。对于重度或较顽固的高血压有时需联合应用更多的药物，可以考虑在ACEI/ARB/ARNI和利尿剂合用的基础上加用第三类药物，如β受体阻滞剂、CCB、甲基多巴等作用于各级交感神经系统的药物。

(1) 现有的临床试验结果支持以下类别降压药的组合：① ACEI/ARB/ARNI + 二氢吡啶类CCB。② ACEI/ARB/ARNI + 噻嗪类利尿剂。③ 二氢吡啶类CCB + 噻嗪类利尿剂。④ 二氢吡啶类CCB + β受体阻滞剂。⑤ 利尿剂 + β受体阻滞剂。

(2) 联合用药有两种方式：各药的按需剂量配比处方，或采用固定配比复方。前者的优点是可以根据临床需要调整品种和剂量。后者的优点是方便，有利于提高患者的依从性。近年来涌现不同类别、不同品种、不同剂量配比制成许多固定复方制剂。

联合用药也不宜使用品种过多，一般以不超过3种为宜，品种过多时药物间的相互作用产生的不利影响难于避免，而且患者的依从性也较差。

(3) 当联合应用≥3种降血压药物还不能满意控制血压时，在考虑增加药物剂量的同时，应注意：① 联合用药中是否加用了利尿剂，如果没有，应首先考虑加用利尿剂。② 给药剂量和给药方法是否适当，如使用短效药物，是否注意了对24 h的血压控制，给药间隔是否合适(提倡每12 h或每8 h给药，避免每日2次或每日3次给药)。③ 患者是否按医嘱正确服药。④ 是否注意对非药物治疗的强调，如低盐饮食、戒烟、戒酒、降低体重等。⑤ 必要时应除外继发性高血压的可能性。

对于降压药物剂量的调整，大多数非重症或急症高血压，要寻找其最小有效耐受剂量药物，不宜降压太快，开始给小剂量药物，经治疗1个月后，如疗效不够而不良反应少或可耐受，可增加剂量；如出现不良反应不能耐受，则改用另一类药物。对重症高血压，需及早控制其血压，可以较早递增剂量和合并用药。随访时除患者主观感觉外，还要做必要的化验检查，减少靶器官损伤和药品不良反应的发生。对于非重症或急症高血压，经治疗血压长期稳定达1年以上，可以考虑减小剂量。目的为减少药物的可能副作用但以不影响疗效为前提。

3. 高血压药物使用注意事项

(1) 年龄因素的考虑：青年高血压患者(<45岁)交感神经系统张力和血浆肾素水平常偏高，可首选ACEI/ARB/ARNI或β受体阻滞剂。老年患者(>60岁)对CCB及利尿剂的反应较好。老年人易出现低钾血症，使用利尿剂时应加注意。直立性低血压也易在老年中出现，应尽量避免应用周围神经元阻滞药如胍乙啶等和作用强的血管扩张剂如米诺地尔等药。对高血压药物的具体选择需结合患者的年龄、病程的长短、血压升高的情况、存在的靶器官损害和合并症以及患者的文化层次和经济水平综合考虑。

(2) 降压的过程不宜过快，尤其是血压水平较高的患者和有脑卒中史的患者，降压过快可能出现心、脑血管供血不足的表现。对这些患者可以采取分步降压的方法，先将血压控制到160/100 mmHg，稳定一段时间后，如患者无不良反应，可以考虑再进一步将血压降低至目标范围。

(3) 血压波动不宜过大，为了有效防止靶器官损害，要求使每日血压控制在目标范围内，最好使用1次/天给药而降血压作用可以持续24 h的药物。

(4) 药物治疗应坚持不懈，切忌随意停药及更改治疗方案，这也是治疗效果欠佳的最常见的原因。建议患者应在医生的指导下减药或更换药物。如需更换某种药物时，忌突然停药，尤其是β受体阻滞剂，突然停药可能产生血压的反跳现象，诱发高血压危象。原则上高血压的治疗应该是终身性的，除一些1期高血压患者可停药外。

(5) 对于2、3期高血压、或危险分层为高危或很高危的患者，单一降压药很难使血压达标，可直接采用两类药物联合使用的方案，但在联合用药时，应考虑采用适当的联合用药剂量，通常也应遵循由小到大的原则，以免血压下降过快。

(6) 如果应用ACEI/ARB/ARNI或利尿剂，应监测血肌酐及血钾水平，若血肌酐>265 μmol/L或eGFR<30 mL/(min·1.73 m^2)，宜选用CCB和袢利尿剂。不推荐ACEI、ARB和ARNI联用，防止高血钾、晕厥及肾功能不全发生。大剂量噻嗪类利尿剂或与β受体阻滞剂联用可能对糖脂代谢或电解质平衡有影响，不建议联用。痛风患者应禁用利尿剂。妊娠期间禁用ACEI、ARB和ARNI以防胎儿损伤，不推荐使用利尿剂，防止因其减少孕妇血容量导致的子宫胎盘灌注不足。

(7) CCB类药物宜选择长效制剂且长期应用。一般应避免使用短效二氢吡啶类钙通道阻滞药。长效药物如氨氯地平或非洛地平，能安全有效地治疗高血压和减少心血管事件，包括心肌梗死(myocardial infarction，MI)。

(8) 血管扩张剂使用时宜监测对心率的影响：血管扩张剂常反射性地引起心率增快，这对已有心衰、心绞痛的患者可能产生不利影响，可合并应用β受体阻滞剂或选用其他药物。对已有心动过缓者，β受体阻滞剂及维拉帕米、地尔硫䓬等药可能使心率更慢，使用时应注意观察心率。

三、临床常用治疗药物

(一) 血管紧张素转换酶抑制剂(ACEI)

ACEI具有多重作用，除抑制血管紧张素转换酶、减少血管紧张素Ⅱ的合成之外，还减少醛固酮的分泌促进水、钠的排泄、抑制交感神经的兴奋性，此外，对激肽酶的抑制作用而延缓缓激肽的降解也有利于血压的下降。临床研究还表明，长期应用ACEI治疗高血压，能改善左室功能异常，并降低慢性心衰病死率和心肌梗死的风险。ACEI也能够减少蛋白质排泄，延缓糖尿病肾病和高血压肾病患者功能的进行性恶化。常用血管紧张素转换酶抑制剂治疗高血压的剂量及不良反应见表14-4。

表 14-4　常用血管紧张素转换酶抑制剂治疗高血压的剂量及不良反应

药品	常用剂量	常见不良反应
卡托普利	口服一次 12.5 mg，每日 2～3 次，按需要 1～2 周内增至 50 mg，每日 2～3 次，疗效仍不满意时可加用其他降压药	皮疹，可能伴有瘙痒和发热、心悸、心动过速、胸痛、咳嗽、味觉迟钝
贝那普利	未用利尿剂者开始治疗时每日推荐剂量为 10 mg，每日 1 次，若疗效不佳，可加至每日 20 mg	潮红、咳嗽、上呼吸道感染症状、胃肠功能紊乱、皮疹、瘙痒、光敏反应、尿频、疲劳
依那普利	原发性高血压起始剂量为 10～20 mg，每日 1 次，常用维持量为每日 20 mg，根据病人的需要，可调整至最大剂量每日 40 mg	晕眩、头痛、疲乏、低血压、恶心、腹泻、肌肉痉挛、皮疹、咳嗽
培哚普利	起始剂量为每日清晨一次 4 mg，经过一个月治疗后可以增加到每日一次 8 mg	头晕、头痛、感觉异常、视觉障碍、低血压、咳嗽、呼吸困难、腹痛、消化不良、恶心、皮疹、肌肉痉挛、乏力
赖诺普利	初始剂量为每日 10 mg，维持剂量 20 mg，每日 1 次，剂量视血压情况调整，长期临床对照试验中最大剂量为每日 80 mg	眩晕、头痛、腹泻、疲倦、咳嗽、恶心

（二）血管紧张素Ⅱ受体拮抗剂（ARB）

ARB 作用于肾素-血管紧张素-醛固酮系统，通过抑制血管紧张素Ⅱ的 AT_1 受体，从而抑制血管收缩及交感神经反射。其适应证与禁忌证同 ACEI。近年来研究发现，对于伴肾脏病变的高血压患者，ARB 可以减低蛋白尿，增加有效肾血流量，延缓肾脏病进展。常用血管紧张素Ⅱ受体拮抗剂治疗高血压的剂量及不良反应见表 14-5。

表 14-5　常用血管紧张素Ⅱ受体拮抗剂治疗高血压的剂量及不良反应

药品	常用剂量	常见不良反应
氯沙坦	通常起始和维持剂量为 50 mg 每天 1 次，部分患者剂量可增加到 100 mg 每天 1 次	腹痛、乏力、胸痛、水肿、心悸、心动过速、腹泻、消化不良、肌肉痉挛、头晕、头痛、咳嗽、上呼吸道感染
缬沙坦	80 mg 或 160 mg，每天 1 次	咳嗽、腹痛、高钾血症、血管性水肿
奥美沙坦	推荐起始剂量为 20 mg，每日 1 次，经 2 周治疗后仍需进一步降低血压的患者，剂量可增至 40 mg	头晕、乏力、腹痛、腹泻、咳嗽、头痛、高钾血症
坎地沙坦	4～8 mg，每日 1 次，必要时可增加剂量至 16 mg	血管性水肿、头痛、头晕、昏厥、高钾血症、肝酶升高、贫血、肌酐升高、乏力、皮疹

续表

药品	常用剂量	常见不良反应
厄贝沙坦	150 mg,每日一次,不能有效控制血压可增至 300 mg。特殊患者,如进行血液透析和年龄超过 75 岁,初始剂量可考虑 75 mg	头晕、恶心、呕吐、疲劳、心动过速、水肿、潮红、咳嗽
替米沙坦	常用初始剂量 40 mg,每日一次。最大剂量 80 mg,每日一次	腹痛、腹泻、消化不良、胀气、呕吐、贫血、高钾血症、抑郁、眩晕、乏力、咳嗽、水肿
阿利沙坦	240 mg,每日一次,继续增加剂量不能进一步提高疗效	头晕、头痛、血脂升高、转氨酶升高、高胆固醇血症、发热、乏力、心悸、胃部不适

(三) 血管紧张素受体脑啡肽酶抑制剂(ARNI)

ARNI 是一种同时作用于 RAAS 和利钠肽 NPs,通过增强 NPs 的血压调节作用同时抑制 RAAS 而实现多途径降压的新型药物。沙库巴曲缬沙坦是全球首个上市的 ARNI,2017 年以射血分数降低的心力衰竭(heart failure with reduced ejection fraction,HFrEF)适应证在中国上市。多项研究及荟萃分析表明,沙库巴曲缬沙坦对原发性高血压患者具有很好的降压作用,对心脏、肾脏和血管等靶器官也表现出优越的保护作用,多途径阻断心血管事件链,降低心血管事件的发生风险。

沙库巴曲缬沙坦是由脑啡肽酶(neprilysin,NEP)抑制剂沙库巴曲和 ARB(缬沙坦)按摩尔比 1∶1 组成的新型单一共晶体,是心血管领域首个双活性物质的共晶体。沙库巴曲缬沙坦同时增强 NPs 作用、抑制 RAAS 活性,发挥全面降压效应。除了全面降压作用外,沙库巴曲缬沙坦还具有卓越的心脏、肾脏、血管等靶器官保护作用。

沙库巴曲缬沙坦钠降压使用的常规剂量为 200 mg,1 次/天,对于难治性高血压患者可增至 300～400 mg/d。高龄老年人,伴有 HFrEF 的患者、合并 CKD3～4 期的患者可从低剂量 50～100 mg/d 开始。如患者耐受,每 2～4 周将剂量加倍,以达到患者最适宜的剂量,实现血压控制以及耐受的平衡。常见不良反应有:血管性水肿、低血压、肾功能损害、高钾血症等。

(四) 钙通道阻滞剂(CCB)

具有明确的降血压疗效,对糖、脂代谢无不良影响,副作用较少,一般均能耐受。对于心力衰竭和心肌梗死后的高血压患者,CCB 不作为首选的降压治疗用药,在使用推荐剂量的 ACEI/ARB/ARNI、利尿剂和β受体阻滞剂后如仍不能满意控制血压,可以考虑加用长效 CCB(单纯降压目的),如氨氯地平。

常用钙通道阻滞剂治疗高血压的剂量及不良反应见表 14-6。

表 14-6　常用钙通道阻滞剂治疗高血压的剂量及不良反应

药品	常　用　剂　量	常见不良反应
硝苯地平	普通片:起始剂量一次 10 mg,每天 3 次,维持剂量 10～20 mg,每日 3 次。每日最大剂量不宜超过 120 mg 控释片:30 mg 或 60 mg,每天 1 次 缓释片:20 mg,每天 2 次	外周水肿、头晕、头痛、恶心、乏力、面部潮红、一过性低血压、心悸
氨氯地平	起始剂量 5 mg,每日 1 次,最大剂量 10 mg,每日 1 次。虚弱、老年、或伴肝功能不全患者,起始剂量为 2.5 mg,每日 1 次	水肿、头晕、潮红、心悸
非洛地平	普通片:起始剂量 2.5 mg,每日两次。常用维持剂量每日为 5 mg 或 10 mg,必要时剂量可进一步增加 缓释片:起始剂量 5 mg,每日 1 次,常用维持剂量为 5 或 10 mg,每日 1 次。老年患者或肝功能损害的患者,2.5 mg,每日 1 次	面色潮红、头痛、头晕、心悸、疲劳

（五）肾上腺素能受体阻滞剂

（1）α 受体阻滞剂:不作为高血压治疗的首选药,适用于高血压伴前列腺增生患者,也用于难治性高血压患者的治疗。直立性低血压患者禁用。心力衰竭患者慎用。

（2）β 受体阻滞剂:β 受体阻滞剂的作用机制主要是阻断儿茶酚胺类肾上腺素能受体,目前采用选择性的 β_1 受体阻滞剂,从而减轻了对糖、脂代谢的不利影响。需注意的是,对于 β_1 受体的选择性只是相对而言,仍然禁用于患有较重的反应性支气管病者(如哮喘),对慢性阻塞性肺病患者仍应慎用。患有心功能不全者应与强心药或利尿剂联合使用。

常用交感神经抑制剂治疗高血压的剂量及不良反应见表 14-7。

表 14-7　常用交感神经抑制剂治疗高血压的剂量及不良反应

药品	常　用　剂　量	常见不良反应
特拉唑嗪	首次剂量 1 mg,睡前服用。维持剂量推荐 1～5 mg,每日 1 次,某些患者可达 20 mg 每日	疲劳、视物模糊、头昏眼花、鼻充血、恶心、外周水肿、心悸、嗜睡
哌唑嗪	0.5～1 mg,每日 3 次,逐步按疗效调整为每日 6～15 mg,分 2～3 次服用	眩晕、头痛、嗜睡、精神差、心悸、恶心、体位性低血压
美托洛尔	普通片:每日 100～200 mg,分 1～2 次服用 缓释片:47.5～95 mg,每日 1 次	头晕、头痛、心动过缓、心悸、运动时呼吸短促、腹痛、恶心
普萘洛尔	初始剂量 10 mg,每日 3～4 次,剂量应逐渐增加,日最大剂量 200 mg	眩晕、神志模糊、反应迟钝、头晕、心率过慢

（六）利尿剂

主要通过利钠排尿、降低容量负荷而发挥降压作用。利尿剂不仅具有显著的降血压疗效（在盐负荷大的患者更为如此），还能增强其他降血压药物如ACEI、β受体阻滞剂等的疗效。利尿剂长期应用可改善高血压患者的症状，对于心力衰竭的预防作用，显著优于α受体阻滞剂；对于糖尿病和/或肾病患者，利尿剂是实现血压达标的重要药物之一，其疗效远大于可能带来的对糖脂代谢的不良影响。利尿剂的价格低廉，使用方便，可单独应用治疗轻度高血压，也常与其他降压药合用以治疗中、重度高血压，是联合降压治疗中经常使用的一类药。

常用利尿剂治疗高血压的剂量及不良反应见表14-8。

表14-8　常用利尿剂治疗高血压的剂量及不良反应

药品	常用剂量	常见不良反应
氢氯噻嗪	每日25～100 mg，分1～2次服用，并按降压效果调整剂量	电解质紊乱、高糖血症、高尿酸血症
呋塞米	起始每日40～80 mg，分2次服用，并酌情调整剂量	肝酶升高、系统性血管炎、听力下降、眩晕、Stevens-Johnson综合征、高血糖
吲达帕胺	每24 h 2.5 mg，最好早晨服用	呕吐、斑丘疹性皮疹、低钾血症、眩晕、疲劳、头痛
螺内酯	开始每日40～80 mg，分次服用，至少2周，以后酌情调整剂量	高钾血症、恶心、呕吐、胃痉挛、腹泻

（七）中枢性降压药

交感神经系统在高血压发病中具有重要作用。在高血压中枢调节过程中，压力感受器发放的冲动投射至延髓腹外侧核、孤束核，通过调节交感神经传出冲动而调节血压。中枢α_2受体兴奋产生下列4种效应：① 交感神经发放冲动减少，心率减慢，血管平滑肌舒张；② 机体出现嗜睡状态；③ 唾液分泌减少；④ 生长激素分泌增加。代表性药物包括可乐定、甲基多巴等。

可乐定作用于中枢α_2受体，主要用于治疗中、重度高血压，生物利用率低，40%～60%以原药形式通过尿液排泄。很少作为一线用药，通常与其他降压药物联用。可乐定：起始剂量0.1 mg，每日2次。需要时隔2～4天递增，每日0.1～0.2 mg。常用维持剂量为每日0.3～0.9 mg，分2～4次口服。严重高血压需紧急治疗时开始口服0.2 mg，继以每小时0.1 mg，直到舒张压控制或总量达0.7 mg，然后用维持剂量。常见不良反应有：口干、昏睡、头晕、精神抑郁、便秘和镇静、性功能降低和夜尿多、瘙痒、恶心、呕吐、失眠等。

四、教学案例

患者男性，56岁，体重66 kg，身高171 cm。于1月前开始出现头颈部持续性疼痛，进行性加重，后颈部更明显，偶有短暂性头晕，休息 1 min 后可缓解，无心悸、胸痛、恶心、呕吐等不适。期间曾在某三甲医院门诊就诊，发现血压控制不佳，予以雷米普利 5 mg qd + 卡维地洛 10 mg qd + 西尼地平 10 mg qd + 哌唑嗪 1 mg tid 降压治疗，近期监测血压仍控制不佳，最高血压达 164/116 mmHg。为求进一步治疗以“高血压病”收住入院。既往史：高血压病史 15 年，曾服用非洛地平缓释片 5 mg 降压治疗。支气管扩张症 11 年，5 年前因“胆石症”行胆囊切除术。长期吸烟史，平均 1 包/天，长期饮酒史，每周喝约 1 斤白酒。查体：体温 36.4 ℃，脉搏 73 次/分，呼吸 18 次/分，血压 157/115 mmHg。神清，精神可，双肺呼吸音粗，未闻及明显干湿性啰音。心律齐，各瓣膜听诊区未闻及明显病理性杂音。腹平软，无压痛及反跳痛，双下肢不肿。辅助检查：血常规基本正常，氨基末端 B 型钠尿肽前体 84 pg/mL，糖化血红蛋白 A1c 5.90%，生化检查：钾 3.75 mmol/L，肌酐 66.10 mmol/L，丙氨酸氨基转移酶（ALT）15 U/L，总胆固醇（TC）3.78 mmol/L，甘油三酯（TG）1.60 mmol/L，高密度脂蛋白胆固醇（HDL-C）0.87 mmol/L（↓），低密度脂蛋白胆固醇（LDL-C）2.37 mmol/L。高血压五项（卧位）：血管紧张素Ⅱ（卧位）100.40 pg/mL，血醛固酮（卧位）78.98 pg/mL，肾素（卧位）7.57 pg/mL，醛固酮/肾素（卧位）10.44，皮质醇（8AM）495.75 nmol/L，甲状腺功能正常。超声心动图：LVEF：67%，左室壁厚度上限，二尖瓣及主动脉瓣反流（轻度），主动脉窦部增宽。

入院诊断：高血压 3 级、支气管扩张（症）、胆囊切除术后状态。

药物治疗方案：厄贝沙坦氢氯噻嗪 150 mg/12.5 mg qd po；硝苯地平控释片 30 mg bid po。

治疗好转后带药出院，出院时血压 116/91 mmHg。

（一）病情评估

患者 BMI 22.6 kg/m^2，肌酐清除率为 103 mL/min，属于正常范围。最高血压达 164/116 mmHg，高血压分级为 3 级，患者有 2 个高危因素（年龄（男＞55 岁）、吸烟），DBP＞110 mmHg，心血管风险水平可判断为很高危。

（二）药物治疗方案评价

高血压患者降压治疗的目的是通过降低血压，有效预防或延迟脑卒中、心肌梗死、心力衰竭、肾功能不全等并发症发生。《中国高血压防治指南（2018 修订版）》中指出，对血压≥160/100 mmHg、高于目标血压 20/10 mmHg 的高危患者，或单药治疗未达标的高血压患者应进行联合降压治疗，包括自由联合或单片复方制剂。两药联合时，应具有互补性，同时具有相加的降压作用，并可互相抵消或减轻不良反应。在应用 ACEI 或 ARB 基础上加用小剂量噻嗪类利尿剂，降压效果可以达到甚至超过原有的 ACEI 或 ARB 剂量倍增的降压幅度，加用二氢吡啶类 CCB 也有相似效果。三药联合的方案二氢吡啶类 CCB + ACEI（或 ARB）+ 噻嗪类利尿剂组成的联合方案最为常用。厄贝沙坦氢氯噻嗪片为 ARB + 利尿剂的复方制剂，再加上二氢吡啶类 CCB 硝苯地平，符合上述三药联合方案，给予患者复方制剂，使用方便，能提高患者依从性，药物治疗方案合理。

五、不合理处方评析

（一）不合理门急诊处方

处方 1 患者：女性，年龄：62 岁。

临床诊断：高血压、2 型糖尿病。

处方用药：			
	琥珀酸美托洛尔缓释片	95 mg	qd po；
	氢氯噻嗪片	25 mg	qd po；
	盐酸二甲双胍片	500 mg	bid po。

处方评析（建议）：遴选药物不适宜。美托洛尔和氢氯噻嗪联合使用会影响糖脂代谢，降低二甲双胍的作用。高血压合并糖尿病时，ACEI 和 ARB 为降压的首选药物，单药控制不佳时，优先推荐 ACEI/ARB 为基础的联合用药。该患者可考虑使用 ACEI/ARB + CCB 联合降压。

处方 2 患者：男性，年龄：56 岁。

临床诊断：原发性高血压。

处方用药：			
	卡托普利片	50 mg	bid po；
	螺内酯片	20 mg	bid po。

处方评析（建议）：遴选药物不适宜。ACEI 和螺内酯合用会引起高钾血症，可将螺内酯更换为氢氯噻嗪。

（二）住院患者用药医嘱单案例

患者女性，47 岁，体重 68 kg，身高 150 cm。患者于 2006 年起开始出现反复头晕，后测量发现血压升高，一直服用降压药治疗。近 3～4 个月熬夜多，睡眠差，再次出现头晕加重，血压最高达 170/95 mmHg 左右，现服用比索洛尔 5 mg qd，缬沙坦氨氯地平 1 片 bid，沙库巴曲缬沙坦钠 100 mg qd，血压仍控制不佳。入院以求进一步治疗。

既往史：发现血糖偏高半年，未药物治疗。

查体：体温 36.5 ℃，脉搏 61 次/分，呼吸 20 次/分，血压 153/91 mmHg。神清，双肺呼吸音清，心律齐，双下肢不肿。

辅助检查：糖化血红蛋白 A1c 9.90%（↑）；生化检查：钾 4.37 mmol/L，总胆固醇 6.37 mmol/L（↑），甘油三酯 2.86 mmol/L（↑），低密度脂蛋白胆固醇 4.01 mmol/L（↑），葡萄糖 9.77 mmol/L（↑）。

入院诊断：高血压 3 级、高脂血症、2 型糖尿病。

医嘱单部分用药：			
	硝苯地平控释片	30 mg	qd 吞服；
	富马酸比索洛尔片	5 mg	qd po；

沙库巴曲缬沙坦钠片　　200 mg　　　qd po。

处方评析(建议):患者使用三种抗高血压药物时,建议其中一种为利尿剂,如氢氯噻嗪片 12.5 mg qd po。患者脉搏 61 次/分,因 β 受体阻滞剂长期使用对血糖可能有影响,且可能掩盖低血糖反应,因此建议停用富马酸比索洛尔片。患者应启动降糖、降脂治疗,控制好血糖和血脂水平。

第三节　冠状动脉粥样硬化性心脏病

一、疾病介绍

冠心病是“冠状动脉粥样硬化性心脏病”的简称。当冠状动脉的内膜由于各种原因受损后,人体血液中游离的胆固醇等脂质就会进入冠脉血管内膜下,逐渐形成黄色小米粥样脂核,外周是纤维组织和僵硬的平滑肌,甚至出现钙化,这就是冠状动脉粥样硬化。斑块附着在动脉壁上越积越多,冠状动脉就会越来越狭窄,供应心脏的血液也会减少,心脏得不到足够的血液氧气,就会出现心绞痛、胸闷等症状。若斑块发生破裂,就会形成局部血栓造成冠状动脉堵塞,相应的心肌细胞得不到血液氧气就会坏死,即发生心肌梗死。由于冠状动脉发生狭窄的部位、范围以及程度不同,除了会出现胸闷、心绞痛以及心梗外,患者还会出现各种心律失常、心力衰竭等。

近年来,为适应冠心病诊疗理念的不断更新、便于治疗策略的制定,临床上提出两种综合征的分类,即慢性心肌缺血综合征和急性冠状动脉综合征(acute coronary syndrome, ACS)。前者表现为稳定型心绞痛,包括隐匿型冠心病、稳定型心绞痛及缺血性心肌病等。后者指冠心病急性发作,包括 ST 段抬高型心肌梗死(ST-elevation myocardial infarction, STEMI)、非 ST 段抬高型心肌梗死(non-ST-elevation myocardial infarction, NSTEMI)及不稳定型心绞痛(unstable angina, UA)。

血脂是血浆中脂类物质的总称,包括中性脂肪(甘油三酯和胆固醇)、类脂(磷脂、糖脂、固醇、类固醇)和游离脂肪酸。由于甘油三酯和胆固醇都是疏水性物质,不能直接在血液中被转运,也不能直接进入组织细胞中,它们必须与血液中的特殊蛋白质和极性类脂(如磷脂)一起组成脂蛋白,才能在血液中被运输,并进入组织细胞。脂蛋白绝大多数在肝脏和小肠组织中合成,并主要经肝脏进行分解代谢。位于脂蛋白中的蛋白质称为载脂蛋白(也称去辅基蛋白,Apo),它能介导脂蛋白与细胞膜上的脂蛋白受体结合并被摄入细胞内,在脂酶的作用下进行分解代谢。因而血脂代谢就是指脂蛋白代谢。

近 30 年来,中国人群的血脂水平逐步升高,血脂异常患病率明显增加。至今临床仍习惯用高胆固醇血症、高三酰甘油血症等来表示脂质代谢的异常。血胆固醇不能在周围组织细胞内进行降解，如无将其运回肝脏的机制，则胆固醇将堆积，沉着在动脉壁，形成动脉粥样硬化斑块。总胆固醇(TC)水平为200～220 mg/dL时，冠心病发生风险相对稳定；超过此限度，冠心病发生风险将随TC水平升高而增加。致动脉粥样硬化性脂蛋白为：低密度脂蛋白胆固醇(low density lipoprotein，LDL)、中密度脂蛋白胆固醇(intermediate density lipoprotein，IDL)和极低密度脂蛋白胆固醇(very low density lipoprotein，VLDL)。

（一）冠心病的临床表现

1. 症状

(1) 疼痛：以发作性胸闷为主要临床表现。压榨性、闷胀性、紧缩性或窒息性疼痛，也可有烧灼感，但不像针刺或刀割样锐痛，偶伴濒死的恐惧感觉，往往迫使患者立即停止活动，重者可出汗。位于胸骨体之后，可波及心前区，也可发生在上腹至咽部之间，但极少在咽部以上。疼痛出现后常逐步加重，达到一定程度后持续一段时间，然后逐渐消失，一般持续数分钟至十几分钟。常在体力劳动、情绪激动时发生，受寒、贫血、饱餐后步行、用力大便、心动过速或休克亦可诱发。一般休息或舌下含服硝酸甘油等硝酸酯类药物能在几分钟内缓解。

(2) 心肌梗死：可伴有心律失常、心力衰竭、低血压和休克。

2. 辅助检查

陈旧性心肌梗死的患者静息心电图会有非特异ST段和T波异常以及其他相应的改变。心绞痛发作时心电图可见以R波为主的导联中，ST段水平型或下斜型压低≥0.1 mV，有时出现T波平坦或倒置(变异型心绞痛则有关导联ST抬高)，发作缓解后逐渐恢复。心电图无改变的患者可考虑动态心电图或心脏负荷试验。动态心电图还可发现无症状心肌缺血(隐匿型冠心病)。心肌梗死急性期、有缺血事件、心力衰竭、严重心律失常禁做运动负荷试验。诊断有困难者可做放射性核素检查、多层螺旋CT冠状动脉成像(CTA)或行选择性冠状动脉造影。

血压、血糖、血脂检查了解心血管危险因素。肌钙蛋白(cTn)Ⅰ或T、肌红蛋白、肌酸激酶同工酶(CK-MB)等血清心肌损伤标志物检查以判断是否存在心肌梗死。

（二）冠心病的诊断

结合心血管危险因素、临床表现和辅助检查做出诊断(表14-9)，其中最肯定的客观诊断依据是发现心肌有缺血表现，同时患者有冠状动脉粥样硬化性阻塞性病变。需要指出的是，慢性稳定型心绞痛、UA/NSTEMI、STEMI三者之间的发病基础有所区别，所以治疗原则有所不同，需要相互间鉴别诊断。

表 14-9 冠心病的诊断标准

冠心病的类型	发病基础	临床表现	诊断
慢性稳定型心绞痛	稳定斑块导致冠状动脉直径狭窄 50%～70% 以上(临床有意义的固定狭窄),引起供血减少	胸痛或等同症状发作的性质、次数、持续时间及诱发胸痛发作的劳力程度、含服硝酸甘油的起效时间等在 1～3 个月内无明显变化	临床表现+心肌缺血的客观证据(心电图、心脏超声、放射性核素检查、冠状动脉 CT 及冠状动脉造影等)
非 ST 抬高的 ACS(UA、NSTEMI)	易损斑块破裂,导致不完全闭塞性血栓形成	胸痛或等同症状发作的性质、次数、持续时间及诱发胸痛发作的劳力程度、含服硝酸甘油的起效时间等在 1 个月内有明显变化	临床表现+心肌缺血的客观证据(心电图、心脏超声、放射性核素检查、冠状动脉 CT 及冠状动脉造影等),且无 ST 段抬高。如 cTn 升高伴有心电图动态改变,诊断为 NSTEMI
STEMI	易损斑块破裂,导致完全闭塞性血栓形成	胸痛或等同症状的持续时间超过 30 min,含服硝酸甘油不缓解	至少两个相邻的导联 ST 段抬高;心肌损伤标志物水平升高(cTn 与 CK-MB)

二、疾病治疗

在做好一级预防基础的同时,坚持二级预防治疗,可以控制或延缓冠心病的进展,减少冠心病的并发症,使病情长期稳定并改善原有病变,降低病残率和死亡率、提高生活质量。二级预防采取的主要措施有以下两个方面:

(一) 改变生活方式

(1) 戒烟。

(2) 合理饮食。尽早启动饮食治疗,控制膳食总热量,减少饱和脂肪酸、反式脂肪酸的摄入,以低脂膳食为宜;强调多吃新鲜水果、蔬菜,同时多吃鱼肉、瘦肉、豆制品等富含不饱和脂肪酸的食物,尽量以花生油、豆油等植物油为食用油;减少酒精的摄入量,限制钠盐(钠盐摄入量不超过 6 g/d)。

(3) 积极运动。个体化的运动锻炼能够有效降低心血管事件的发生率,并且能够在一定程度上降低高血糖、高血脂以及高血压的指标。医生根据患者既往体力活动情况和/或运动试验来确定风险,指导制订运动锻炼计划,鼓励患者最好每日进行一定时间的有氧运动,如快走、游泳、慢跑、跳绳等;同时增加日常生活的运动量。对于高危患者(例如近期刚发生的急性冠状动脉综合征或血管重建治疗、心力衰竭等),应谨慎制订锻炼计划,并在医师的监督下进行锻炼。

(4) 控制体重。控制 BMI 在 18.5～24.0 kg/m^2,腰围<90 cm。有效的体重管理策略包括前面提到的合理饮食、适当的运动锻炼,可以控制能量的摄入,并且增加能量的消耗。

(5) 保持情绪稳定。

(6) 积极控制其他危险因素。高血压病、糖尿病、血脂异常者需积极控制血压、血糖、血脂的指标在合理范围内。

(二) 药物治疗

药物治疗是冠心病二级预防的主要内容,直接关系到患者的病情是否能够得到控制、稳定,生活质量是否得到提高,心血管事件能否减少或避免出现。冠心病的二级预防可总结为"ABCDE"法则。

1. 长期服用阿司匹林(aspirin)和血管紧张素转换酶抑制药(ACEI)——A

每日常规服用阿司匹林 100 mg,可以预防心肌梗死等心血管事件。阿司匹林不能耐受的患者,可以使用吲哚布芬(indobufen)(每日 2 次,口服 100 mg/次)或者氯吡格雷(clopidogrel)(每日 1 次,口服 75 mg/次)替代。

血管紧张素转换酶抑制剂(ACEI)可以改善心脏功能,对于心衰、高血压以及肾功能异常者都有帮助。

2. 应用 β 受体阻滞剂(β-blocker)和控制血压(blood pressure control)——B

若无禁忌证的心梗后患者使用 β 受体阻滞剂,可明显降低心梗复发率、改善心功能和减少猝死的发生。

高血压可以加速、加重动脉粥样硬化的发展速度和程度,血压越高,发生心肌梗死的概率就越大。因此,控制高血压一直都是防治冠心病的重要组成部分,一般来说,血压控制在不超过 130/85 mmHg,冠心病的急性事件会极大降低,并且可减少高血压的并发症。

3. 降低胆固醇(cholesterol-lowering)和戒烟(cigarette quitting)——C

通过饮食控制血清胆固醇增高,适当服用降脂药如他汀类药,胆固醇降到 4.6 mmol/L 以下,这样可以极大降低心梗的再发率。心梗患者无论血清胆固醇增高还是正常,都要长期服用降脂药。

香烟中的尼古丁进入人体后,能够刺激人体的自主神经,使心跳加速,血管痉挛,血压升高,增加胆固醇的含量,加速了动脉粥样硬化的发生。因此,冠心病患者一定要戒烟。

4. 控制饮食(diet)和治疗糖尿病(diabetes)——D

心梗后的患者应当控制进食高胆固醇食物,提倡低脂饮食,多吃鱼和蔬菜,少吃肥肉和蛋黄。

糖尿病是引起血糖增高和脂质紊乱的重要原因。在同等条件下,糖尿病患者的冠心病患病率比血糖正常者要高出 2～5 倍。由此可见,控制糖尿病对冠心病患者非常重要。

5. 患者教育(education)和体育锻炼(exereise)——E

冠心病患者应学会一些有关心绞痛、心肌梗死等急性冠脉事件的急救知识,如发生心绞痛或出现心梗症状时可含服硝酸甘油或口服阿司匹林等。

心梗后随着患者的逐渐康复，可根据各自条件在医生的指导下，适当参与体育锻炼以及控制体重，减少再发心梗。冠心病的三级预防是指对心绞痛和心肌梗死患者采取积极治疗，以防治心衰、栓塞、心律失常、猝死等严重并发症的发生。一般需要住院治疗，具体的措施包括通过积极抗凝、溶栓、积极开通冠脉、保护心肌用药等措施改善心肌供血。

三、临床常用治疗药物

（一）改善缺血、减轻症状的药物

改善缺血、减轻症状的药物应与预防心肌梗死和死亡的药物联合使用，其中一些药物如β受体阻滞剂，同时兼具两方面的作用。目前改善缺血、减轻症状的药物主要包括β受体阻滞剂、硝酸酯类药物及钙通道阻滞剂。

1. β受体阻滞剂

β受体阻滞剂能够抑制心脏β肾上腺素能受体，从而减慢心率，减弱心肌收缩力，降低血压，减少心肌耗氧量和心绞痛发作，增加运动耐量。用药后要求静息心率降至55～60次/分，严重心绞痛患者如无心动过缓症状，可降至50次/分。如无禁忌证，β受体阻滞剂应作为稳定型心绞痛的初始治疗药物。目前临床更倾向于使用选择性β_1受体拮抗药，如美托洛尔、阿替洛尔及比索洛尔。伴严重心动过缓和高度房室传导阻滞、窦房结功能紊乱、明显支气管痉挛或支气管哮喘患者禁用β受体阻滞剂。外周血管疾病及严重抑郁均为应用β受体阻滞剂的相对禁忌证。慢性肺源性心脏病患者可谨慎使用高度选择性β_1受体阻滞剂。无固定狭窄的冠状动脉痉挛造成的缺血，如变异性心绞痛，不宜使用β受体阻滞剂，此时CCB是首选药物。β受体阻滞剂的使用剂量应个体化，由较小剂量开始逐渐增加，当达到上述静息心率时维持当前剂量。

2. 硝酸酯类药物

硝酸酯类药物为内皮依赖性血管扩张剂，能减少心肌耗氧量，改善心肌灌注，缓解心绞痛症状。常联合β受体阻滞剂或CCB治疗心绞痛，联合用药的抗心绞痛作用优于单独用药。舌下含服或喷雾用硝酸甘油可作为心绞痛发作时缓解症状用药，长效硝酸酯药物用于降低心绞痛发作的频率和程度，但不适宜治疗心绞痛急性发作。硝酸酯类药物是首选抗心肌缺血的血管扩张剂，能够通过降低心脏前后负荷保护心脏；扩张冠状动脉，增加缺血区心肌供血量，缩小心肌梗死范围；降低心力衰竭发生率和心室颤动（简称室颤）发生率。硝酸酯类药物还可降低心绞痛发生率，缩短缺血发作的持续时间。对于稳定性冠心病，硝酸酯类药物也应长期使用，治疗目的是预防和减少缺血事件的发生。

3. 钙通道阻滞剂

改善运动耐量和改善心肌缺血方面，CCB和β受体阻滞剂相当。二氢吡啶类CCB（硝苯地平)和非二氢吡啶类 CCB(维拉帕米)同样有效,非二氢吡啶类 CCB 的负性肌力效应较强。对变异性心绞痛或以冠状动脉痉挛为主的心绞痛,CCB 是一线治疗药物。地尔硫䓬和维拉帕米能够减慢房室传导,常用于伴有心房颤动或心房扑动的心绞痛患者。这两种药物不宜用于已有严重心动过缓、高度房室传导阻滞及病态窦房结综合征的患者。稳定型心绞痛合并心力衰竭可选择氨氯地平或非洛地平。β受体阻滞剂和长效 CCB 联用较单药更有效,两药联用可降低反射性心动过速。地尔硫䓬或维拉帕米和β受体阻滞剂的联用能使传导阻滞和心肌收缩力的减弱更明显,老年人、已有心动过缓或左室功能不良患者应避免联用。

4. 其他治疗药物

(1) 曲美他嗪:通过调节心肌能源底物,抑制脂肪酸氧化,优化心肌能量代谢,改善心肌缺血及左心功能,缓解心绞痛。可与β受体阻滞剂等抗心肌缺血药物联用。

(2) 尼可地尔:尼可地尔可开放血管 ATP 敏感性钾通道从而扩张各级冠状动脉,缓解冠状动脉痉挛,显著增加冠状动脉血流量。禁止与西地那非联用。

改善缺血、减轻症状的药物的剂量及不良反应见表 14-10。

表 14-10　改善缺血、减轻症状的药物的剂量及不良反应

种类	药品	常用剂量	常见不良反应
β受体阻滞剂	比索洛尔	5 mg,每日 1 次	心动过缓、传导阻滞、血压降低、肢端发凉、呼吸短促、腹痛、恶心、头晕、头痛、皮疹
	阿替洛尔	开始每次 6.25～12.5 mg,每日 2 次,按需要及耐受量渐增至 50～200 mg	
硝酸酯类药物	硝酸甘油	一次 0.25～0.5 mg,舌下含服,每 5 min 可重复 0.5 mg,直至疼痛缓解	头痛、面部潮红、心率反射性加快及低血压,上述不良反应以短效硝酸甘油更明显
	单硝酸异山梨酯	普通片:20 mg,每日 2 次 缓释片:每次 30 mg 或 40 mg,每日 1 次	
钙通道阻滞剂	维拉帕米	一般剂量 80～120 mg,每日 3 次,肝功能不全及老年人为 40 mg,每日 3 次	常见的不良反应包括外周水肿、便秘、心悸、面部潮红,低血压也时有发生,其他不良反应还包括头痛、头晕、虚弱无力等
	左氨氯地平	初始剂量 2.5 mg,每日 1 次,最大可增至 5 mg,每日 1 次	
其他治疗药物	曲美他嗪	常用剂量为 60 mg/d,分 3 次口服	皮疹、皮肤瘙痒、荨麻疹、虚弱
	尼可地尔	推荐静脉制剂使用剂量为 4～6 mg/h,48 h 内持续静脉应用。口服剂量为 6 mg/d,分 3 次口服	头痛、脓肿、头晕、心率加快、皮肤和黏膜溃疡、虚弱

（二）预防心肌梗死，改善预后的药物

1. 阿司匹林

抑制环氧化酶和血栓烷 A_2（TXA_2）的合成，从而发挥抗血小板聚集的作用。慢性稳定型心绞痛患者服用阿司匹林可降低心肌梗死、脑卒中或心血管性死亡的发生风险。

2. 氯吡格雷

血小板 P2Y12 受体拮抗药，为无活性前体药物，需经肝脏活化后通过选择性不可逆地抑制血小板 ADP 受体而阻断 P2Y12 依赖激活的血小板膜糖蛋白（GP）Ⅱb/Ⅲa 复合物，有效减少 ADP 介导的血小板激活和聚集。主要用于近期心肌梗死患者、与阿司匹林联合用于 ACS 患者（包括支架植入后），用来预防动脉粥样硬化血栓形成事件，同时可用于对阿司匹林禁忌患者。可用于对阿司匹林不耐受患者的替代治疗。

3. 替格瑞洛

新型血小板 P2Y12 受体拮抗药，为非前体药，无须经肝脏代谢激活即可直接起效，直接作用于血小板 ADP。与氯吡格雷相比，起效快、抗血小板作用强且可逆。既往 1～3 年前心肌梗死病史且合并一项以上缺血高危因素（＞65 岁、糖尿病、二次心肌梗死、冠状动脉多支病变、肾功能不全（肌酐清除率＜60 mL/min））的患者，可考虑采用阿司匹林联合替格瑞洛 12～30 个月的长期治疗，治疗期间严密监测出血，既往有脑出血病史的患者慎用。

4. 抗凝药物

稳定性冠心病心绞痛患者无需抗凝。经皮冠状动脉介入治疗（percutaneous coronary intervention，PCI）的稳定型冠心病患者需术中应用肝素，既需抗血小板又需抗凝的患者，可联用华法林或新型口服抗凝药物。对于 STEMI 患者，比伐芦定或肝素可作为急诊 PCI 术中抗凝、溶栓的辅助治疗和血栓高危患者的预防。

5. β 受体阻滞剂

心肌梗死后患者长期接受β受体阻滞剂二级预防，可降低相对死亡率 24%。具有内在拟交感活性的β受体阻滞剂心脏保护作用较差。需指出的是，目前仍被广泛使用的β受体阻滞剂——阿替洛尔，尚无明确证据表明其能够影响患者的死亡率。

6. 血管紧张素转换酶抑制剂或血管紧张素Ⅱ受体拮抗剂

血管紧张素Ⅱ（AngⅡ）是强烈的血管收缩剂和肾上腺皮质类醛固酮释放的激活剂。ACEI 通过抑制 AngⅡ的生物合成而控制高血压；ARB 选择性阻断 AT_1，阻断了 AngⅡ收缩血管、升高血压、促进醛固酮分泌、水钠潴留、交感神经兴奋等作用，产生与 ACEI 相似的降压作用。除有效降压外，ACEI 和 ARB 还具有心肾保护作用，可减少各类心血管事件的发生。对于稳定型心绞痛患者合并糖尿病、心力衰竭或左心室收缩功能不全的高危患者均应使用 ACEI。所有冠心病患者均能从 ACEI 治疗中获益，但低危患者获益可能较小。

7．他汀类药物

3-羟基-3 甲基戊二酰辅酶 A（HMG-CoA）还原酶抑制剂以降低血清、肝脏、主动脉中的TC 及极低密度脂蛋白胆固醇、LDL-C 水平为主，具有降血脂、保护血管内皮细胞功能、稳定粥样斑块等作用。多项随机双盲的一级或二级预防临床试验表明，他汀类药物能有效降低TC 和 LDL-C 水平，并因此减少心血管事件。

血脂异常，尤其是低密度脂蛋白胆固醇（LDL-C）升高是导致动脉粥样硬化性心血管疾病（ASCVD）发生、发展的关键因素。指南根据人群是否合并 ASCVD 的危险因素，例如高血压、糖尿病、吸烟、早发的冠心病家族史等，对不同人群进行危险分层，由个体心血管病发病危险程度决定低密度脂蛋白胆固醇（LDL-C）的目标值。没有高血压、糖尿病等危险因素的低危人群，建议 LDL-C 控制在 3.4 mmol/L 以下；有高血压或者本身血脂比较高的中、高危人群，建议 LDL-C 控制在 2.6 mmol/L 以下；而对于合并有冠心病、发生过急性心肌梗死、植入过支架的很高危患者，建议 LDL-C 控制在 1.8 mmol/L 以下，且较基线降低幅度＞50%（简称 1850）；对于糖尿病合并 ASCVD 的超高危患者建议 LDL-C 控制在 1.4 mmol/L 以下，且较基线降低幅度＞50%（简称 1450）。他汀类药物是降 LDL-C 治疗的首选一线药物。对于已诊断 ASCVD 的患者，这类人群属于很高危和超高危人群，无论 LDL-C 水平多少，均需要给予他汀类药物治疗。

在应用他汀类药物时，应严密监测转氨酶及肌酸激酶等生化指标，及时发现药物可能引起的肝脏损害和肌病。采用强化降脂治疗时，更应注意监测药物的安全性。

8．纤维酸衍生物及胆汁酸结合树脂

吉非罗齐：可使 HDL 增高 20%～25%。可增加口服抗凝药的药效，也有轻度升高血糖作用，合用本药时，糖尿病患者的胰岛素或口服降糖药剂量需适当调整。适用于伴 VLDL-甘油三酯增高的高脂蛋白血症。对家族性高乳微粒血症和高 LDL 病例无效。不用于胆石症。

贝特类：降低血甘油三酯（TG）的作用较强，可降低血纤维蛋白原；增加纤溶酶活性；减少血小板聚集性。可用于高甘油三酯血症，低高密度脂蛋白血症，高胆固醇血症及混合型高脂蛋白血症。代表药物主要有非诺贝特、苯扎贝特等。

胆汁酸结合树脂：考来烯胺、考来替泊、降胆葡胺等。考来烯胺是伴 LDL 增高者（杂合子型家族性高胆固醇血症和多基因高胆固醇血症）的首选药物，能显著降低血 LDL 和胆固醇。家族性高胆固醇血症（纯合子型）由于缺乏功能性受体，故对此类药物不起反应；杂合子型患者则有正常针对该受体的基因，对本品反应良好。树脂在小肠也与其他一些药物结合，如氯噻嗪类，苯巴比妥、保泰松、口服抗凝药、甲状腺素、洋地黄糖苷等应避免同时服用。一般可在服树脂前 1 h 或 4 h 后服用其他药物。

9．烟酸类

烟酸适用于Ⅲ、Ⅳ、Ⅴ型高脂蛋白血症。烟酸较大剂量迅速降低血甘油三酯和 VLDL，也减少 IDL 和 LDL。溃疡病、肝疾病、痛风或显著高尿酸血症、糖尿病、显著心律失常禁用。

烟酸可增加降压药的扩血管作用，可产生低血压。烟酸不宜在妊娠和哺乳期应用。药物相互作用：与他汀类合用，密切随访，注意发生肌病可能。烟酸与吉非罗齐合用，肌病的发生率增加约5倍。

10．选择性胆固醇吸收抑制剂

代表药物为依折麦布，可降低胆固醇、LDL水平。依折麦布与他汀类合用，降脂疗效增加。可单用于家族性高胆固醇血症患儿，成人单用疗效不佳。对大多数成人，开始用小剂量他汀类治疗，若单用他汀类降脂未达标，可加用依折麦布。依折麦布与非诺贝特合用也可增加升高HDL-C和降低TG作用。

11．前蛋白转换酶枯草溶菌素9/kexin9型(PCSK9)抑制剂

PCSK9是肝脏合成的分泌型丝氨酸蛋白酶，可与LDL受体结合并使其降解，从而减少LDL受体对血清LDL-C的清除。通过抑制PCSK9，可阻止LDL受体降解，促进LDL-C的清除。已上市的PCSK9抑制剂主要有PCSK9单抗，而PCSK9小干扰RNA，即Inclisiran，在欧美已批准上市。PCSK9单抗的作用机制系靶向作用于PCSK9蛋白。PCSK9抗体结合血浆PCSK9，减少细胞表面的LDL受体分解代谢，从而降低循环LDL-C水平。目前获批上市的有2种全人源单抗，分别是依洛尤单抗(evolocumab)和阿利西尤单抗(alirocumab)。研究证实依洛尤单抗和阿利西尤单抗可显著降低平均LDL-C水平达50%～70%。预防心肌梗死，改善预后的药物的剂量及不良反应见表14-11。

表14-11　预防心肌梗死，改善预后的药物的剂量及不良反应

种　类	药　品	常　用　剂　量	常见不良反应
抗血小板药物	阿司匹林	100 mg，每日1次	出血、消化不良、腹痛、腹泻
	氯吡格雷	单次负荷量300 mg，然后75 mg每日1次维持剂量	出血、血肿、腹泻、消化不良、淤伤
	替格瑞洛	单次负荷量180 mg，维持剂量90 mg，每日2次	呼吸困难、出血、高尿酸血症、头晕、头痛、低血压、腹泻、消化不良
抗凝药物	华法林	2～5 mg，每日1次	出血、肝酶升高、急性肾损伤、恶心、腹泻
	利伐沙班	15 mg或20 mg，每日1次	出血、腹部疼痛、消化不良、头晕、皮疹
β受体阻滞剂	参见表14-7、14-10		
ACEI/ARB	参见表14-4、14-5		
他汀类药物	阿托伐他汀	10 mg每日1次，最大剂量80 mg每日1次	肌病与横纹肌溶解、肝酶异常、腹部不适
	瑞舒伐他汀	常用起始剂量5 mg，每日1次，每日最大剂量20 mg	

续表

种　类	药　品	常　用　剂　量	常见不良反应
纤维酸衍生物	吉非罗齐	0.3～0.6 g,每日 2 次	胃肠道不适、头痛、头晕、乏力、皮疹、瘙痒、阳痿、肌炎
	非诺贝特	0.1g,每日 1～2 次	
烟酸类药物	烟酸	缓释片,推荐 1～4 周剂量为一次 0.5 g,每日 1 次;5～8 周剂量为一次 1 g,每日 1 次;8 周后,根据患者的疗效和耐受性逐渐增加剂量,如有必要,最大剂量可加至每日 2 g。推荐的维持剂量为每日 1～2 g,睡前服用	皮肤潮红,可伴有头晕、心动过速、心悸、气短、出汗、寒战和(或)水肿,极少数可导致晕厥。其他不良反应有腹痛、腹泻、消化不良和皮疹,偶见恶心、呕吐及鼻炎等
选择性胆固醇吸收抑制剂	依折麦布	推荐剂量为每日 1 次,每次 10 mg,可单独服用、或与他汀类联合应用、或与非诺贝特联合应用	肝酶升高、腹痛、腹泻、疲倦、头痛、肌痛、乏力、周围性水肿
PCSK9 抑制剂类药物	依洛尤单抗	推荐皮下注射剂量为 140 mg,每 2 周 1 次,或 420 mg,每月 1 次	局部注射反应、皮疹、湿疹、上呼吸道感染、鼻咽炎、胃肠炎
	阿利西尤单抗	推荐起始剂量为 75 mg 皮下注射,每 2 周 1 次,如 LDL-C 反应不佳,可增加至最大剂量 150 mg 皮下注射,每 2 周 1 次	局部注射部位反应、上呼吸道体征和症状、瘙痒

四、教学案例

患者女性,61 岁,体重 50 kg,身高 158 cm。患者自诉半月前轻微活动时出现胸痛不适,主要位于心前区,程度较轻,呈隐痛,7～8 min 后服用“速效救心丸”可缓解。2 h 前,患者胸痛症状加重,心前区呈持续性胀痛,放射至左肩背部及左手臂,伴全身冷汗、乏力、心悸,呕吐 2 次,均为胃内容物。服用“速效救心丸”2 次,半小时后疼痛持续不缓解,遂至急诊,诊断“急性心肌梗死”,收住心血管内科。患者自发病以来精神、食欲、睡眠欠佳,二便正常,体重无明显变化。有高血压病史 20 年,血压最高 170/110 mmHg,近期服用厄贝沙坦片 0.15 g qd;糖尿病史 7 年余,长期服用盐酸二甲双胍肠溶片 0.5 g tid;发现血脂升高 5 个月,近期服用阿托伐他汀 20 mg 降脂治疗;痛风史。

查体:T 36.7 ℃,P 75 次/分,R 19 次/分,BP 110/76 mmHg。神志清晰,急性痛苦面容,面色苍白,颈静脉无充盈,双肺呼吸音清,双肺未闻及干、湿性啰音。心前区无隆起,未触及震颤,心率 75 次/分,律齐,心音弱,各瓣膜听诊区未闻及病理性杂音。腹软,无压痛及反跳痛,肝、脾肋下未触及,双下肢无水肿。辅助检查:入院时心肌酶:肌酸激酶 75 U/L,肌酸激酶同工酶 16.37 U/L,高敏肌钙蛋白 T 0.044 ng/mL;随机血糖 10.96 mmol/L;血肌酐

67.42 μmol/L，天冬氨酸氨基转移酶 25.2 U/L，丙氨酸氨基转移酶 16.56 U/L；血常规：白细胞 6.62×10^9/L，中性粒细胞百分比 52.3%；电解质：K^+ 3.82 mmol/L，Na^+ 139.68 mmol/L；入院心电图：窦性心律，V_2、V_3 ST 段抬高，Ⅱ、Ⅲ、aVF、V_5、V_6 ST 段压低。给予吸氧、心电监护，行直接 PCI 术，术前停用盐酸二甲双胍肠溶片，予阿司匹林肠溶片 300 mg 嚼服、替格瑞洛片 180 mg 口服，冠脉造影示：右冠状动脉（RCA）近端有 30%～40%狭窄斑块；左冠状动脉主干（LM）正常，左前降支（LAD）近端闭塞，左回旋支（LCX）未见明显狭窄，于 LAD 闭塞处植入药物支架 1 枚，血流恢复 TIMI 3 级。患者血栓负荷过重，术中冠状动脉内注射替罗非班 1.25 mg，继以 9 mL/h（替罗非班 50 mL：12.5 mg + 5%NS 200 mL）维持静脉滴注 12 h。术后患者胸痛症状缓解。

入院诊断：急性前壁 ST 抬高型心肌梗死、高血压病 3 级、2 型糖尿病。

初始药物治疗方案：阿司匹林肠溶片 100 mg qd po；替格瑞洛片 90 mg bid po；阿托伐他汀钙片 20 mg qd po；富马酸比索洛尔片 2.5 mg qd po；恩格列净片 10 mg qd po；单硝酸异山梨酯缓释片 30 mg qd po。

入院第二天心肌酶（入院 20 h）：肌酸激酶 2887.88 U/L，肌酸激酶同工酶 179.27 U/L，高敏肌钙蛋白 T 8.33 ng/mL。血脂：低密度脂蛋白胆固醇 5.2 mmol/L；加用依洛尤单抗注射液 420 mg 每月 1 次 ih；患者治疗好转后带药出院。

（一）病情评估

患者 2 h 前以心前区胸痛症状为主，呈持续性胀痛，放射至左肩背部及左手臂，伴全身冷汗、乏力、心悸、恶心、呕吐，服用“速效救心丸”后不能完全缓解。入院心电图示：V_2、V_3 ST 段抬高，Ⅱ、Ⅲ、aVF、V_5、V_6 ST 段压低，提示前壁 ST 段抬高心肌梗死（超急性期）。入院时急查高敏肌钙蛋白 T 0.044 ng/mL，此时患者胸痛发作 2 h，肌钙蛋白 3～4 h 开始升高，10～24 h 达到峰值，入院 20 h 后复查高敏肌钙蛋白 T 8.33 ng/mL，符合心肌梗死肌钙蛋白变化规律。患者可以诊断为急性前壁 ST 抬高性心肌梗死。患者血压最高 170/110 mmHg，高血压分级为 3 级（很高危）。

（二）药物治疗方案评价

患者 STEMI 诊断明确，行直接 PCI 术，根据《急性 ST 段抬高型心肌梗死诊断和治疗指南（2019）》，无禁忌证的 STEMI 患者，均应立即嚼服肠溶阿司匹林 150～300 mg 负荷剂量，继以 75～100 mg/d 长期维持。该患者术前予阿司匹林肠溶片 300 mg 嚼服，术后以 100 mg/d 合理。指南推荐在直接 PCI 前（或最迟在 PCI 时）使用替格瑞洛 180 mg 负荷剂量，继以 90 mg，2 次/天。该患者替格瑞洛使用符合指南推荐。该患者术前虽已给予适当负荷量的替格瑞洛，但冠脉造影查见血栓负荷重，术中可使用替罗非班，有助于减少慢血流或无复流，改善心肌微循环灌注。

根据《二甲双胍临床应用专家共识（2023）》，在造影检查如使用碘化对比剂时，应暂时停用二甲双胍，在检查完至少 48 h 且复查肾功能无恶化后可继续用药，二甲双胍本身对肾功能无不良影响，但因二甲双胍以原形从肾脏排泄，向血管内注射碘化造影剂可能导致造影剂肾病，可能引起二甲双胍蓄积和增加乳酸性酸中毒的风险。故该患者直接PCI前停用二甲双胍合理。根据《中国2型糖尿病防治指南(2020年)》，无论糖化血红蛋白水平是否达标，2型糖尿病患者合并动脉粥样硬化性心脏病，建议首先联合有心血管疾病获益证据的GLP-1RA或SGLT2i。该患者T2DM合并STEMI，入院时血肌酐：67.42 μmol/L，估算肌酐清除率70.42 mL/(min·1.73 m^2)，故术后先单用恩格列净10 mg/d，复查肾功能无恶化后再联用二甲双胍控制血糖。

指南推荐所有无禁忌证的STEMI患者入院后均应尽早开始高强度他汀类药物治疗，且无须考虑胆固醇水平，患者使用阿托伐他汀钙片20 mg qd合理。比索洛尔减慢心率，降低心肌耗氧量，既能改善心绞痛症状，也能改善预后，患者合并高血压，比索洛尔兼具降压的作用，使用合理。单硝酸异山梨酯能减少心肌耗氧量，改善心肌灌注，缓解心绞痛症状。

患者发生过1次严重ASCVD事件(近期ACS病史(＜1年))和4个高危因素(早发冠心病(女＜65岁)、基线LDL-C≥4.9 mmol/L、糖尿病、高血压)，可判断为ASCVD超高危人群。ASCVD超高危人群LDL-C推荐目标值应＜1.4 mmol/L，且较基线降低幅度＞50%。患者近期规律服用阿托伐他汀20 mg qd，入院后查LDL-C 5.2 mmol/L仍较高，他汀类药物+胆固醇吸收抑制剂，LDL-C降幅为50%～60%；他汀类药物+PCSK9抑制剂LDL-C降幅约75%。指南推荐对于基线LDL-C水平较高的ASCVD超高危患者，预计他汀类药物联合胆固醇吸收抑制剂不能达标时，可考虑直接采用他汀类药物联合PCSK9抑制剂。故该患者加用依洛尤单抗注射液合理。

五、不合理处方评析

(一) 不合理门急诊处方

处方1 患者：男性，年龄：64岁。

临床诊断：急性冠状动脉综合征、高血压。

处方用药：		
阿司匹林肠溶片	100 mg	qd po；
硫酸氢氯吡格雷片	75 mg	qd po；
阿托伐他汀钙片	10 mg	qn po；
酒石酸美托洛尔片	25 mg	tid po；
依那普利片	10 mg	qd po；
硝苯地平片	10 mg	tid po。

处方评析(建议)：遴选药物不适宜。硝苯地平是短效二氢吡啶类钙拮抗剂，具有明显的反射性交感神经兴奋作用，可能引发不良心血管事件，ACS患者禁忌使用短效二氢吡啶类钙拮抗剂。长效二氢吡啶类钙拮抗剂反射性交感神经兴奋作用较轻，但也不主张常规用于ACS患者，若必须使用，最好与β受体阻滞剂合用。该患者建议停用硝苯地平片，改用氨氯

地平 5 mg qd po。

处方 2　患者：女性，年龄：55 岁。

临床诊断：冠心病、慢性胃炎。

处方用药：	阿司匹林肠溶片	100 mg	qd po；
	硫酸氢氯吡格雷片	75 mg	qd po；
	瑞舒伐托他汀片	10 mg	qd po；
	奥美拉唑肠溶胶囊	20 mg	qd po。

处方评析(建议)：遴选药物不适宜。氯吡格雷主要通过 CYP2C19 代谢才能产生活性，奥美拉唑会抑制 CYP2C19 酶活性，使氯吡格雷药效降低，甚至失效，增加心梗不良反应发生风险，不推荐联用。建议将奥美拉唑换成对氯吡格雷代谢影响较小的雷贝拉唑钠肠溶胶囊。

（二）住院患者用药医嘱单案例

患者，男性，60 岁，体重 63.5 kg，身高 168 cm。因黑便伴昏厥 2 天收入消化内科。入院后夜间患者出现间断胸口疼痛，考虑心肌缺血，予以硝酸甘油扩管处理。次日患者突发意识丧失，立即予以抢救，抢救成功后行植入支架 1 枚，因心源性休克转入心血管内科。转入时患者神志清楚，血压 97/44 mmHg，神清，精神一般，双肺呼吸音粗，未闻及明显干湿性啰音，心率 109 次/分、律齐，双下肢稍肿。无明显活动性出血。患者 CYP2C19 基因检测基因型为快代谢。

既往史：脑梗死病史 2 月余，阿司匹林控制，高血压病史 2 年。

转入诊断：心源性休克、冠状动脉粥样硬化性心脏病、急性心肌梗死、急性心力衰竭、消化道出血、贫血、肺部感染、脑梗死个人史。

医嘱单部分用药：替格瑞洛片　　90 mg　　bid po。

处方评析(建议)：患者急性心肌梗死，有消化道出血史，急诊植入支架 1 枚，已无明显活动性出血，应尽早双联抗血小板治疗。患者 CYP2C19 基因检测基因型为快代谢，应将替格瑞洛更换为氯吡格雷 75 mg qd po，同时加用吲哚布芬片 200 mg(负荷量)，继以 100 mg bid po 联合抗栓治疗。

第四节　心 力 衰 竭

一、疾病介绍

心力衰竭(heart failure，HF)简称心衰，它是一种复杂的临床综合征。定义包含三个方面：① 心脏结构和（或）功能异常导致心室充盈（舒张功能）和（或）射血能力（收缩功能）受损；② 产生相应的心衰相关的临床症状和（或）体征；③ 通常伴有利钠肽水平升高，和（或）影像学检查提示心源性的肺部或全身性瘀血，或血流动力学检查提示心室充盈压升高的客观证据。目前药物仍是治疗心力衰竭的主要手段，治疗中应考虑患者的血流动力学和病理生理特点，区分 HFrEF 和 HFpEF、急性心力衰竭和慢性心力衰竭，从而给予恰当的治疗。

（一）心力衰竭的临床表现

临床上左心衰竭较为常见，尤其是左心衰竭后继发右心衰竭而致的全心衰竭，由于严重广泛的心肌疾病同时波及左、右心而发生全心衰竭者在住院患者中更为多见。

1. 症状和体征

（1）左心衰竭

以肺循环瘀血及心排血量降低为主要表现。症状包括：不同程度的呼吸困难、咳嗽、咳痰、咯血、乏力、疲倦、运动耐量减低、头晕、心慌等器官、组织灌注不足及代偿性心率加快所致的症状。体征包括：肺部湿啰音、心脏方面除基础心脏病的固有体征外，一般均有心脏扩大（单纯舒张性心衰除外）及相对性二尖瓣关闭不全的反流性杂音、肺动脉瓣区第二心音亢进及舒张期奔马律。

（2）右心衰竭

以体循环瘀血为主要表现。症状包括：胃肠道及肝瘀血引起腹胀、食欲缺乏、恶心、呕吐、劳力性呼吸困难等。体征包括：对称性凹陷性水肿、胸腔积液、颈静脉搏动增强、充盈、怒张、肝瘀血肿大常伴压痛、心脏方面除基础心脏病的相应体征外，可因右心室显著扩大而出现三尖瓣关闭不全的反流性杂音。

除原发病的症状和体征外，心衰主要表现为乏力和运动耐量降低、液体潴留、肺循环和体循环瘀血、器官灌注不足的征象。呼吸困难是左心衰竭的主要表现之一，随着心力衰竭疾病的进展，依次表现为劳力性呼吸困难、端坐呼吸、夜间阵发性呼吸困难、静息呼吸困难。需要判断心衰是否是引起症状、体征的主要原因，除外其他可能情况。许多情况下，心衰的表现可能被误认为是由其他原因（如高龄，肺部、肝、肾疾病等）引起。全面体检，特别注意生命体征、心肺异常、体重变化、水肿和容量状况、颈静脉，根据症状、体征判断是左心、右心或全心衰竭，收缩性或舒张性心力衰竭。

2. 实验室检查和其他辅助检查

（1）检验检查

① 利钠肽是心衰诊断、病人管理、临床事件风险评估中的重要指标，临床上常用 BNP 及 NT-proBNP。未经治疗者若利钠肽水平正常可基本排除心衰诊断，已接受治疗者利钠肽水平高则提示预后差，但左心室肥厚、心动过速、心肌缺血、肺动脉栓塞、慢性阻塞性肺疾病（COPD）等缺氧状态、肾功能不全、肝硬化、感染、败血症、高龄等均可引起利钠肽升高，因此其特异性不高。

② 严重心衰或心衰失代偿期、败血症患者的肌钙蛋白可有轻微升高，但心衰患者检测肌钙蛋白更重要的目的是明确是否存在急性冠状动脉综合征。肌钙蛋白升高，特别是同时伴有利钠肽升高，也是心衰预后的强预测因子。

③ 常规检查，包括血常规、尿常规、肝肾功能、血糖、血脂、电解质等，对于老年及长期服用利尿剂、RAAS 抑制剂类药物的患者尤为重要，在接受药物治疗的心衰患者的随访中也需要适当监测。甲状腺功能检测不容忽视，因为无论甲状腺功能亢进或减退均可导致心力衰竭。

（2）辅助检查

① 6 min 步行试验：简单易行、安全方便，通过评定慢性心衰患者的运动耐力评价心衰严重程度和疗效。要求患者在平直走廊里尽快行走，测定 6 min 步行距离，根据 US Carvedilol 研究设定的标准＜150 m、150～450 m 和＞450 m 分别为重度、中度和轻度心衰。

② 心电图：心力衰竭患者一般均有心电图异常。可提供陈旧性心肌梗死、心肌缺血、左心室肥厚、心房扩大、心肌损伤、心律失常、心脏不同步等信息。有心律失常或怀疑存在无症状性心肌缺血时应行 24 h 动态心电图监测。

③ 超声心动图检查：是心衰患者首选的心脏影像学检查方法，可用于：ⅰ．心衰的诊断和鉴别诊断。对于疑诊心衰患者，首选经胸超声心动图（TTE）检查，评估心脏结构和功能，协助诊断心衰和分类。ⅱ．心衰病情严重程度评估及预后判断。ⅲ．心衰的治疗效果评价：根据心衰患者治疗后 LVEF 及心腔大小的变化，可以评估心衰的治疗效果。

④ 肺部超声检查：有助于急性呼吸困难发作患者鉴别诊断，还可以评估病情严重程度及治疗效果。

⑤ 心脏磁共振成像（CMR）检查：ⅰ．作为超声心动图检查的重要补充，进一步评估心脏的形态、功能及心肌组织特点；尤其是右心衰竭患者，推荐进行 CMR 检查，可以准确评估右心室结构和功能改变；ⅱ．协助诊断特定心衰病因，如致心律失常性右心室心肌病、心脏淀粉样变性、心脏结节病等。ⅲ．评估心肌纤维化特点及程度，协助心衰病因的诊断、危险分层及预后判断。

⑥ 冠状动脉 CT 血管成像或造影检查：对于心衰患者，如果存在缺血性心脏病危险因素，应该考虑冠状动脉 CT 血管成像或造影检查，协助心衰病因诊断。

（二）心力衰竭的分类和诊断

根据左心室射血分数（left ventricular ejection fraction，LVEF）的不同和治疗后的变化，分为射血分数降低的心衰（heart failure with reduced ejection fraction，HFrEF）、射血分数改善的心衰（heart failure with improved ejection fraction，HFimpEF）、射血分数轻度降低的心衰（heart failure with mildly reduced ejection fraction，HFmrEF）和射血分数保留的心衰（heart failure with preserved ejection fraction，HFpEF）。心力衰竭的分类和诊断标准见表 14-2。

表 14-12　心力衰竭的分类和诊断标准

分类	诊 断 标 准	备 注
HFrEF		
HFrEF	1. 症状和(或)体征 2. LVEF≤40%	随机临床试验主要纳入此类患者，有效的治疗已得到证实
HFimpEF	1. 病史 2. 既往 LVEF≤40%，治疗后随访 LVEF＞40%并较基线增加≥10% 3. 存在心脏结构(如左心房增大、左心室肥大)或左心室充盈受损的超声心动图证据	LVEF 改善并不意味着心肌完全恢复或左心室功能正常化；LVEF 也可能还会降低
HFmrEF	1. 症状和(或)体征 2. LVEF 41%～49%	此类患者临床特征、病理生理、治疗和预后尚不清楚，单列此组有利于对其开展相关研究
HFpEF	1. 症状和(或)体征 2. LVEF≥50% 3. 存在左心室结构或舒张功能障碍的客观证据，以及与之相符合的左心室舒张功能障碍/左心室充盈压升高[a]	需要排除患者症状是非心脏疾病所致

注：HFrEF 为射血分数降低的心力衰竭，HFimpEF 为射血分数改善的心力衰竭，HFmrEF 为射血分数轻度降低的心力衰竭，HFpEF 为射血分数保留的心力衰竭，LVEF 为左心室射血分数；a 左心室舒张功能障碍/左心室充盈压升高包括血浆利钠肽升高(窦性心律：B 型利钠肽(BNP)＞35 ng/L和(或)N 末端 B 型利钠肽原(NT-proBNP)＞125 ng/L；心房颤动：BNP≥105 ng/L 或 NT-proBNP≥365 ng/L)，静息或者负荷下超声心动图或心导管检查的结果异常(运动过程中超声心动图测得二尖瓣舒张早期血流速度与组织多普勒瓣环舒张早期运动速度比值(E/e')＞14。有创血流动力学检查，静息状态下肺毛细血管楔压(PCWP)≥15 mmHg(1 mmHg＝0.133 kPa)或左心室舒张末期压力≥16 mmHg，或负荷状态下 PCWP≥25 mmHg)。

目前心力衰竭患者的心功能评价仍按纽约心脏病学会(NYHA)制定的标准分级，根据患者主观感觉的活动能力分为 4 级。

Ⅰ级：心脏病患者日常活动量不受限制，一般活动不引起乏力、呼吸困难等心衰症状。

Ⅱ级：心脏病患者体力活动轻度受限，休息时无自觉症状，一般活动下可出现心衰症状。

Ⅲ级：心脏病患者体力活动明显受限，低于平时一般活动即引起心衰症状。

Ⅳ级：心脏病患者不能从事任何体力活动，休息状态下也存在心衰症状，活动后加重。

这种分级方案的优点是简便易行，但缺点是仅凭患者的主观感受和(或)医生的主观评价，短时间内变化的可能性较大，患者个体间的差异也较大。

二、疾病治疗

（一）病因

1. 基本病因

主要由原发性心肌损害和心脏长期容量和(或)压力负荷过重导致心肌功能由代偿最终发展为失代偿两大类。

(1) 原发性心肌损害　如冠心病心肌缺血、心肌梗死等缺血性心肌损害;各种类型的心肌炎及心肌病;糖尿病心肌病,继发于甲状腺功能亢进或减低的心肌病、心肌淀粉样变性等心肌代谢障碍性疾病等。

(2) 心脏负荷过重　高血压、主动脉瓣狭窄、肺动脉高压、肺动脉瓣狭窄等可导致心脏后负荷过重;心脏瓣膜关闭不全、室间隔缺损、动脉导管未闭等可导致心脏前负荷过重。持久的负荷过重必然会导致心肌发生结构和功能改变。

2. 常见诱因

(1) 感染　为最常见的诱因,呼吸道感染占首位,特别是肺部感染,可能与肺瘀血后清除呼吸道分泌物的能力下降有关。其他感染也可通过增加心脏的血流动力学负荷而直接损害心肌功能。

(2) 心律失常　心房颤动是诱发心力衰竭最重要的因素。心动过速和严重心动过缓也会使心排血量下降。

(3) 药物中毒　强心苷药物、利尿药、心脏抑制药物、抗心律失常药及糖皮质激素类药物等引起水钠潴留或心脏抑制。

(4) 其他　如贫血与出血、酸碱平衡失调、电解质紊乱、静脉液体输入过多或过快、妊娠和分娩、体力活动、情绪激动和气候变化、饮食过度或摄盐过多等均可诱发心衰。

（二）一般治疗原则

包括:① 积极治疗原发病:由于心力衰竭是各种器质性心脏病发展的终末阶段,故及时进行原发病治疗甚为重要,如高血压、糖尿病及甲状腺功能亢进的药物治疗,冠心病的介入治疗,风湿性心脏瓣膜病及先天性心血管病的介入或手术治疗等。② 去除诱因:如控制感染、纠正心律失常等。③ 调整生活方式:避免过度劳累及情绪激动是减轻心脏负荷的重要方法,待症状好转后适当活动,以避免下肢静脉血栓形成;控制水、钠摄入有利于减轻水肿;其他如戒烟,限酒及控制体重均对心力衰竭的防治有利。

治疗心衰患者的目的是提高生活质量和延长寿命,并防止临床综合征的进展,故心衰的治疗必须采取长期的综合性治疗措施。药物治疗的目标在于减轻中央循环充血和水肿,改善全身灌注;降低心肌氧耗,增加冠状动脉灌注;维持合适的心率;恢复压力感受器功能,逆转神经激素激活;恢复心脏大小、形状,促进心脏和血管的修复;防止心肌损害进一步加重,减轻或逆转心室重塑，降低病死率。

三、药物治疗方案

（一）利尿剂

利尿剂是 HFrEF 患者标准治疗中必不可少的部分。合理使用利尿剂是心衰药物治疗的基础。对于伴有容量超负荷证据的心衰患者均推荐使用利尿剂，减轻容量超负荷，改善心衰症状。利尿剂通过抑制肾小管特定部位对钠或氯离子的重吸收，使尿量增加，从而减少血浆和细胞外液量及体内钠总量，减少血容量和静脉回流，降低心脏前负荷，在不影响心输出量的同时降低心室充盈压，从而减轻体循环和肺循环瘀血，缓解水肿和呼吸困难，改善运动耐量。无论射血分数是否降低，只要有液体潴留的证据或曾有液体潴留（如颈静脉充盈、下肢水肿、胸腔或腹腔积液、体重在短期内明显增加），均应尽早将利尿药作为基础用药，与其他治疗心衰的药物合用。

（1）袢利尿药：属于强效利尿药，特别适用于有明显液体潴留或伴有肾功能受损的患者，首选药物为呋塞米或托拉塞米。作用于髓袢升支粗段髓质部，适用于大部分心力衰竭患者，特别适用于有明显液体潴留或伴肾功能受损的患者。

（2）噻嗪类利尿药：利尿强度中等，主要作用于远曲肾小管，较袢利尿药弱，仅适用于有轻度液体潴留、伴高血压而肾功能正常的心力衰竭患者。在肾功能减退[eGFR＜30 mL/(min·1.73 m^2)]患者中，噻嗪类利尿药作用减弱，不建议使用，但在顽固性水肿患者中（呋塞米每日用量超过 80 mg）噻嗪类利尿药可与袢利尿药联用。常用药物有氢氯噻嗪。

（3）保钾利尿药：属于低效利尿药，不论是否使用 ACEI/ARB，仅用于伴有低血钾的患者与袢利尿药、噻嗪类利尿药合用，以防治低血钾和加强疗效。常用药物为氨苯蝶啶和阿米洛利。该类药物作用于远曲小管和集合管，抑制 Na^+ 重吸收和减少 K^+ 分泌，利尿作用弱。醛固酮受体拮抗剂也是保钾利尿药，最新指南已将其归入醛固酮受体拮抗剂。

（4）血管升压素 V_2 受体拮抗剂：通过结合 V_2 受体减少水的重吸收，不增加钠的排除，代表药物托伐普坦（tolvaptan）。用于袢利尿剂等其他利尿剂治疗效果不理想的心力衰竭引起的体液潴留。本药可与其他利尿剂（袢利尿剂、噻嗪类利尿剂、抗醛固酮制剂）合并应用。但没有与人心房利钠肽（hANP）合并应用的经验。

常用利尿剂治疗心衰的剂量及不良反应见表 14-13。

表 14-13　常用利尿剂治疗心衰的剂量及不良反应

种类	代表药品	剂　量	不良反应
袢利尿剂	呋塞米	起始剂量 20～40 mg，1 次/天，每日最大剂量 120～160 mg	水与电解质紊乱：低血容量、低钾血症、低钠血症、低镁血症 耳毒性：耳鸣，听力减退 高尿酸血症

续表

种类	代表药品	剂　　量	不良反应
噻嗪类利尿剂	氢氯噻嗪	起始剂 12.5～25 mg，1～2 次/天，每日最大剂量 100 mg	电解质紊乱：低血容量、低钾血症、代谢性碱血症 代谢变化：高尿酸血症、高血糖
保钾利尿剂	氨苯蝶啶	25 mg[a]/50 mg[b]，1 次/天，每日最大剂量 200 mg	高钾血、恶心、呕吐
	阿米洛利	2.5 mg[a]/5 mg[b]，1 次/天，每日最大剂量 20 mg	
血管升压素 V_2 受体拮抗剂	托伐普坦	7.5～15 mg，1 次/天	口干、便秘、尿素氮升高、血尿酸升高、肝功能异常、高钠血症、头痛、头晕

注：a. 与 ACEI 或 ARB 联用时剂量；b. 不与 ACEI 或 ARB 联用时剂量；ACEI：血管紧张素转化酶抑制剂；ARB：血管紧张素Ⅱ受体拮抗剂。

（二）RAAS 抑制剂

（1）血管紧张素转换酶抑制剂（angiotensin convertinenzymeinhibitors，ACEI）：如卡托普利，通过抑制 ACE 减少血管紧张素Ⅱ（angiotensin Ⅱ，ATⅡ）生成而抑制 RAAS；并通过抑制缓激降解而增强缓激肽活性及缓激肽介导的前列腺素生成，发挥扩血管作用，改善血流动力学；通过降低心衰病人神经-体液代偿机制的不利影响，改善心室重塑。临床研究证实 ACEI 早期足量应用除可缓解症状，还能延缓心衰进展，降低不同病因、不同程度心力衰竭病人及伴或不伴冠心病病人的死亡率。

ACEI 以小剂量起始，如能耐受则逐渐加量，开始用药后 1～2 周内监测肾功能与血钾，后定期复查，长期维持终身用药。ACEI 的副作用主要包括低血压、肾功能一过性恶化、高血钾、干咳和血管性水肿等。对于妊娠期妇女、双侧肾动脉狭窄、高钾血症（＞6.0 mmol/L）和血管神经性水肿等患者应禁用；对于血肌酐水平显著升高（＞265 umol/L）、高钾血症（＞5.5～6 mmol/L）、有症状的低血压（收缩压＜90 mmHg）和左室流出道梗阻等患者应慎用。非甾体类抗炎药（NSAIDs）会阻断 ACEI 的疗效并加重其副作用，应避免使用。

（2）血管紧张素受体拮抗剂（angiotensin receptor blockers，ARB）：ARB 可阻断经 ACE 和非 ACE 途径产生的 ATⅡ与 AT_1 受体结合，阻断 RAS 的效应，但无抑制缓激肽降解作用，因此干咳和血管性水肿的副作用较少见。心衰患者治疗首选 ACEI，当 ACEI 引起干咳、血管性水肿时，不能耐受者可改用 ARB，但已使用 ARB 且症状控制良好者无须换为 ACEI。研究证实 ACEI 与 ARB 联用并不能使心衰患者获益更多，反而增加不良反应，特别是低血压和肾功能损害的发生，因此目前不主张心衰患者 ACEI 与 ARB 联合应用。

(3) 血管紧张素受体脑啡肽酶抑制剂(ARNI):代表药物沙库巴曲缬沙坦钠片,通过沙库巴曲代谢产物 LBQ657 抑制脑啡肽酶,同时通过缬沙坦阻断 AT_1 受体,对抗神经内分泌过度激活导致的血管收缩、钠潴留和心脏重构,因此发挥利钠、利尿、舒张血管、预防和逆转心肌重构的作用,显著降低心衰住院和心血管死亡风险,改善心衰症状和生活质量,推荐用于 HFrEF 患者。临床上用于慢性症状性 HFrEF(心功能Ⅱ~Ⅳ级,LVEF≤40%)成人患者。代表药物为沙库巴曲/缬沙坦(两种成分的配比大约为 1∶1),可作为 ACEI 和 ARB 的替代药物,可与其他治疗心力衰竭的药物合用。根据患者的耐受情况,应该间隔 2~4 周将剂量倍增,直至达目标维持剂量并长期维持。该药避免与 ACEI 合用,在从 ACEI 转换为 ARNI 时,与 ACEI 最后一次用药时间间隔≥36 h。有血管性水肿病史的患者禁用。由于 BNP 是脑啡肽酶的作用底物,因此在使用 ARNI 治疗时,BNP 水平会相应升高,但 NT-proBNP 并不升高,反而可能会随着心衰病情的好转而降低。

(4) 醛固酮受体拮抗剂(MRA):螺内酯等抗醛固酮制剂作为保钾利尿剂,能阻断醛固酮效应,抑制心血管重塑,改善心衰的远期预后。但必须注意血钾的监测,近期有肾功能不全、血肌酐升高或高钾血症者不宜使用。依普利酮(eplerenone)是一种选择性醛固酮受体拮抗剂,可显著降低轻度心衰患者心血管事件的发生风险、减少住院率、降低心血管病死亡率,且尤其适用于老龄、糖尿病和肾功能不全患者。常用 RAAS 抑制剂治疗心衰的剂量及不良反应见表 14-14。

表 14-14　常用 RAAS 抑制剂治疗心衰的剂量及不良反应

种类	代表药品	剂　量	不良反应
ACEI	卡托普利	6.25 mg,3 次/天,目标剂量 50 mg,3 次/天	皮疹,心悸,咳嗽,味觉迟钝,高钾血症
	贝那普利	2.5 mg,1 次/天,目标剂量 10~20 mg,1 次/天	头痛,眩晕,心悸,直立不耐受症状
ARB	厄贝沙坦	75 mg,1 次/天,目标剂量 300 mg,1 次/天	头晕,恶心,呕吐
	氯沙坦	25 mg,1 次/天,目标剂量 150 mg,1 次/天	头痛,乏力,恶心
MRA	螺内酯	eGFR 水平>50 mL/(min·1.73 m^2)推荐起始剂量 20 mg,1 次/天,推荐目标剂量 25~50 mg,1 次/天;eGFR 水平 31~50 mL/(min·1.73 m^2)推荐起始剂量 10 mg,1 次/天,推荐目标剂量 25~50 mg,1 次/天;eGFR 水平≤30 mL/(min·1.73 m^2)禁用	高钾血症,低血压,电解质和代谢异常,男性乳房发育症

续表

种类	代表药品	剂　　量	不良反应
MRA	依普利酮	eGFR 水平≥50 mL/(min・1.73 m^2)推荐起始剂量 25 mg,1 次/天,推荐目标剂量 50 mg,1 次/天;eGFR 水平 31～49 mL(min・1.73 m^2)谨慎使用;eGFR 水平≤30 mL(min・1.73 m^2)禁用	头晕,乏力,低血压
ARNI	沙库巴曲缬沙坦	25～100 mg[a],2 次/天,目标剂量 200 mg,2 次/天	血管性水肿,低血压,肾功能损害,高钾血症

注:ACEI:血管紧张素转化酶抑制剂;ARB:血管紧张素Ⅱ受体拮抗剂;ARNI:血管紧张素受体脑啡肽酶抑制剂;a. 能耐受中/高剂量 ACEI/ARB(相当于缬沙坦≥80 mg)的患者,沙库巴曲缬沙坦钠片规格:50 mg(沙库巴曲 24 mg/缬沙坦 26 mg);100 mg(沙库巴曲 49 mg/缬沙坦 51 mg)。

(三) β受体阻滞剂

β受体阻滞剂可抑制交感神经激活对心力衰竭代偿的不利作用。心力衰竭病人长期应用β受体阻滞剂能减轻症状、改善预后、降低死亡率和住院率,且在已接受 ACEI 治疗的病人中仍能观察到β受体阻滞剂的上述益处,说明这两种神经内分泌系统阻滞剂的联合应用具有叠加效应。

目前已经临床验证的β受体阻滞剂包括:选择性 β_1 受体阻滞剂美托洛尔、比索洛尔与非选择性肾上腺素能 a_1、β_1 和 β_2 受体阻滞剂卡维地洛(carvedilol)。β受体阻滞剂的禁忌证为支气管痉挛性疾病、严重心动过缓、二度及二度以上房室传导阻滞、严重周围血管疾病(如雷诺病)和重度急性心衰。所有病情稳定并无禁忌证的心功能不全患者一经诊断均应立即以小剂量起始应用β受体阻滞剂,逐渐增加达最大耐受剂量并长期维持。其主要目的在于延缓疾病进展,减少猝死。对于存在体液潴留的患者应与利尿剂同时使用。

突然停用β受体阻滞剂可致临床症状恶化,应予避免。多项临床试验表明,在慢性心力衰竭急性失代偿期或急性心力衰竭时,持续服用原剂量β受体阻滞剂不仅不增加风险,且较减量或中断治疗者临床转归更好。因此,对于慢性心衰急性失代偿的患者,应根据患者的实际临床情况,在血压允许的范围内尽可能地继续β受体阻滞剂治疗,以获得更佳的治疗效果。常用β受体阻滞剂治疗心衰的剂量及不良反应见表 14-15。

表 14-15　β受体阻滞剂剂量及不良反应

药　　品	常用剂量	不良反应
琥珀酸美托洛尔	11.875～23.75 mg,1 次/天,目标剂量 190 mg,1 次/天	疲劳,腹痛,恶心,肢端发冷,心动过缓,心悸

续表

药品	常用剂量	不良反应
酒石酸美托洛尔	6.25 mg,2～3 次/天,目标剂量 50 mg,2～3 次/天	疲劳,腹痛,恶心呕吐,肢端发冷,心动过缓,心悸
卡维地洛	3.125 mg,2 次/天,目标剂量 25 mg,2 次/天	头痛,头晕,乏力,心动过缓

(四) 血管扩张剂

血管扩张药可以降低心脏的前、后负荷。收缩压是评估患者是否适宜应用此类药物的重要指标。收缩压>90 mmHg 的患者可考虑使用,尤其适用于血压>110 mmHg 的急性心衰患者,可考虑作为起始治疗;收缩压<90 mmHg 或症状性低血压时禁用。有左心室肥厚或主动脉瓣狭窄的患者应慎用。

(1) 硝酸酯类药物适用于急性心衰合并高血压、冠心病心肌缺血、明显二尖瓣反流的患者。紧急时亦可选择舌下含服硝酸甘油。硝普钠适用于严重心衰、前后负荷增加及伴肺瘀血或肺水肿的患者,特别是高血压危象、急性主动脉瓣反流、急性二尖瓣反流和急性室间隔穿孔合并急性心衰等需快速减轻前、后负荷的疾病。

(2) 硝普钠使用不应超过 72 h,停药应逐渐减量,并加用口服血管扩张药,以避免反跳现象。

(3) 重组人利钠肽通过扩张静脉和动脉(包括冠状动脉)降低前、后负荷;同时具有一定促进钠排泄、利尿及抑制肾素-血管紧张素-醛固酮系统和交感神经系统的作用,适用于急性失代偿性心衰。该药对于急性心衰患者安全,可明显改善患者血流动力学和呼吸困难的相关症状。治疗心衰的常用血管扩张剂剂量及不良反应见表 14-16。

表 14-16　血管扩张剂剂量及不良反应

药　品	剂　量	不良反应
硝酸甘油	初始剂量 5～10 μg/min,最大剂量 200 μg/min,紧急时舌下含服硝酸甘油片	头痛、眩晕、虚弱
硝酸异山梨酯	初始剂量 1 mg/h,最大剂量 5～10 mg/h	头痛、潮红、眩晕、直立性低血压
硝普钠	初始剂量 0.2～0.3 μg/(kg · min),最大剂量 5 μg/(kg · min)	眩晕、头痛、运动失调、
重组人利钠肽	负荷量 1.5～2 μg/kg 或不用负荷量,继以 0.0075～0.01 μg/(kg · min)维持	低血压、低钾

(五) 洋地黄类药物

洋地黄类药物通过抑制 Na^{+}/K^{+}-ATP 酶,产生正性肌力作用,增强副交感神经活性,减慢房室传导。研究显示使用地高辛可改善心衰患者的症状和运动耐量。荟萃分析显示，心衰患者长期使用地高辛对死亡率的影响是中性的，但降低了住院风险。① 适用于在应用利尿药、ACEI/ARB、β受体阻滞剂、醛固酮受体拮抗剂后，LVEF≤45%，仍有症状的收缩性心衰（心功能≥Ⅱ级）患者，尤其是伴快速型心律失常（如房颤）的患者。② 右心衰竭：适用于心输出量<4 L/min 或心指数<2.5 L/(min·m^2)时，或合并心率>100 次/分的患者。

临床上主要代表药物是地高辛。在心力衰竭症状消失，恢复窦性心律，心脏收缩功能改善后，即可停用地高辛。不推荐用于无症状的左室收缩功能障碍，一般不用于射血分数正常、伴有心脏传导阻滞、梗阻性肥厚型心肌病的患者。低氧血症、低钾血症或低镁血症、高钙血症时容易发生洋地黄中毒，这些患者慎用。用药期间需监测患者血钾、血镁浓度，避免静脉注射钙剂。老年人、肾功能不全合并使用非二氢吡啶类钙通道阻滞剂患者需调整剂量并定期监测血药浓度。伴有快速心房颤动/心房扑动的收缩性心力衰竭是应用洋地黄的最佳指征，包括扩张型心肌病、二尖瓣或主动脉瓣病变、陈旧性心肌梗死及高血压性心脏病所致慢性心力衰竭。在利尿剂、ACEI/ARB 和β受体阻滞剂治疗过程中仍持续有心衰症状的患者可考虑加用地高辛。口服：成人常用量 0.125～0.5 mg（半片～2 片），每日 1 次，7 天可达稳态血药浓度。

（六）新型抗心力衰竭药物

1. SGLT-2 抑制剂

代表药物为达格列净（dapagliflozin），主要是通过抑制肾小管中近曲小管上的葡萄糖转运体，促进渗透性利尿，本身是内分泌的降糖药物，可以降低 2 型糖尿病患者血糖。但达格列净同时也具有利尿作用，以及逆转心室重构、改善血管重构和纤维化的作用，因此该药用于 HFrEF 成人患者（NYHA Ⅱ～Ⅳ级），降低心血管死亡和因心力衰竭住院的风险。指南同时推荐在 HFmrEF 和 HFpEF 患者使用 SGLT-2 抑制剂降低心衰住院或心血管死亡的风险。

2. 鸟苷酸环化酶(sGC)刺激剂

代表药物为维立西呱（vericiguat），sGC 是一氧化氮（NO）信号传导通路中一种重要的酶。当 NO 与 sGC 结合时，sGC 可催化细胞内环磷鸟苷（cGMP）的合成，cGMP 是第二信使，可调节血管张力、心肌收缩力和心脏重塑。心力衰竭与 NO 合成受损和 sGC 活性降低有关，可导致心肌和血管功能障碍。维立西呱通过直接刺激 sGC（不依赖 NO 或与 NO 协同作用），可增加细胞内 cGMP 的水平，从而松弛平滑肌和扩张血管。维立西呱用于近期心力衰竭失代偿经静脉治疗后病情稳定的射血分数降低（射血分数<45%）的症状性慢性心力衰竭成人患者，以降低发生心力衰竭住院或需要急诊静脉利尿剂治疗的风险。

3. 钙增敏剂

代表药物为左西孟旦（levosimendan），是一种钙离子增敏剂，通过结合心肌细胞上的肌钙蛋白 C 促进心肌收缩，通过介导 ATP 敏感的钾通道而发挥血管舒张作用，在增加心肌收缩力的同时扩张外周血管和冠状动脉，减轻心脏的前后负荷，因此具有强心、扩血管双重作用，可用于正接受β受体阻滞剂治疗的患者。该药在缓解临床症状、改善预后等方面不劣于多巴酚丁胺，可使心力衰竭患者的 BNP 水平明显下降。

4. 心脏窦房结起搏电流抑制剂

代表药物为伊伐布雷定(ivabradine)，选择性特异性作用于窦房结，剂量依赖性地抑制窦房结起搏电流，降低窦房结发放冲动的频率，使心率减慢，舒张期延长，冠脉血流量增加。对心肌的收缩、传导和心率复极化无影响，且无β受体阻滞剂的不良反应或反跳现象。

常用新型抗心力衰竭药物的剂量及不良反应见表 14-17。

表 14-17 常用新型抗心力衰竭药物的剂量及不良反应

种类	代表药物	常用剂量	不良反应
SGLT-2 抑制剂	达格列净	推荐剂量为 10 mg，口服，每日 1 次	血容量不足，糖尿病患者的酮症酸中毒
	恩格列净	推荐剂量是早晨 10 mg，每日 1 次，空腹或进食后给药	低血压，酮症酸中毒，急性肾损伤及肾功能损害，血容量不足
鸟苷酸环化酶刺激剂	维立西呱	推荐起始剂量 2.5 mg，每日 1 次，与食物同服，每 2 周左右加倍剂量，根据患者耐受情况调整至合适的维持剂量，最大维持剂量不得大于 10 mg，每日 1 次	低血压
钙增敏剂	左西孟旦	初始负荷剂量为 6～12 μg/kg，时间应大于 10 min，之后应持续输注 0.1 μg/(kg·min)	室性心动过速，低血压，头痛
心脏窦房结起搏电流抑制剂	伊伐布雷定	推荐起始剂量为 5 mg，一日两次	闪光现象(光幻视)，心动过缓

5. 中药治疗

代表药物为芪苈强心胶囊，该药可能通过改善氧化应激、抗心脏适应不良性肥大、心肌细胞凋亡以及促炎和促纤维化途径发挥对心血管有益的作用。用于冠心病、高血压病所致轻、中度充血性心力衰竭证属阳气虚乏者，对于已接受指南推荐的标准抗心衰治疗的 HFrEF 患者，联合应用芪苈强心胶囊 12 周可显著降低 NT-proBNP 水平，改善 NYHA 心功能分级、心血管复合终点事件(死亡、心脏骤停行心肺复苏、因心衰入院、心衰恶化需要静脉用药、卒中、心衰恶化患者放弃治疗)、6 min 步行距离以及生活质量。口服，一次 4 粒，一日 3 次。

四、教学案例

患者王某某，女性，70 岁，身高 155 cm，体重 60 kg，系“阵发胸闷、胸痛、心悸伴气促 10 天”入院，患者于 10 天前受凉后渐感阵发性胸闷、胸痛、心悸、气促不适，持续时间约数分钟不等，稍事活动即症状明显，休息后可减轻，伴有咳嗽、咳痰，痰为少许白色泡沫样痰，食欲较前下降，上腹部闷胀，夜间睡眠欠佳，不能平卧，近 10 天来上述症状反复发作，饮食差，病程中无发热、头痛、呕吐、抽搐、意识丧失。住院期间完善检查：辅助检查：白细胞 5.09×10^{9}/L，红细胞 4.24×10^{12}/L，血红蛋白 132 g/L 血小板 189×10^{9}/L，总蛋白 53.1 g/L，白蛋白32 g/L，尿素氮 6.5 mmol/L，肌酐 70.0 μmol/L，葡萄糖 10.2 mmol/L，谷丙转氨酶 20 U/L，谷草转氨酶 21 U/L，总胆固醇 3.34 mmol/L，甘油三酯 1.41 mmol/L，低密度脂蛋白胆固醇 2.14 mmol/L，高密度脂蛋白胆固醇 0.9 mmol/L，尿酸 321.00 μmol/L，钾 3.9 mmol/L，钠 143 mmol/L，钙 2.06 mmol/L，尿白细胞 21 个/μL，CRP 6 mg/L。氨基末端脑钠肽前体 5837.13 pg/mL，肌红蛋白<25 ng/mL，肌钙蛋白 I<0.05 ng/mL，乳酸脱氢酶 255 U/L，肌酸激酶同工酶<2.5 ng/mL。胸片示两肺纹理增多，心影增大，心脏彩超示：主动脉内径 33 mm，左房偏大 40 mm，左室偏大 60 mm，LVEF 32%，室间隔厚度 10 mm，左室舒张功能减低，后间隔活动幅度减低。门静脉超声示：门静脉血流瘀滞（门静脉主干 10.7 mm，V_{max} 28 cm/s，管腔内透声欠佳，见点状絮状回声流动）。心电图示：窦性心律，左心室肥大，ST-T 改变（Ⅰ、Ⅱ导联 ST 段水平型压低 0.05 mV，T 波低平，$V_{2\sim5}$导联 ST 段水平压低 0.1～0.2 mV，T 波非对称性倒置）。

诊断：① 冠状动脉粥样硬化性心脏病；② 心力衰竭、心功能Ⅲ级；③ 高血压 2 级；④ 2 型糖尿病。

药物治疗方案：阿司匹林片 100 mg po qd，替格瑞洛片 90 mg po bid，阿托伐他汀钙片 20 mg po qd，苯磺酸氨氯地平片 5 mg po qd，美托洛尔缓释片 23.75 mg po qd，沙库巴曲缬沙坦钠片 50 mg po bid，螺内酯片 20 mg po qd，呋塞米片 20 mg po bid，达格列净片 10 mg po qd。

（一）病情评估

根据《国家心力衰竭指南 2023》，患者诊断心力衰竭、心功能Ⅲ级的依据：① 病史：冠状动脉粥样硬化性心脏病、高血压病；② 症状：稍事活动即气喘明显，休息后可减轻，夜间不能平卧，腹胀；③ 体征：双肺可闻及少量湿啰音、颈静脉充盈、双下肢水肿（＋＋）；④ 实验室检查：氨基末端脑钠肽前体 5837.13 pg/mL；⑤ 胸片示两肺纹理增多，心影增大；⑥ 心脏彩超：示左房偏大 40 mm，左室偏大 60 mm，LVEF 32%，左室舒张功能减低；⑦ 门静脉彩超：示门静脉血流瘀滞。该患者治疗原则：① 积极抗心衰治疗。② 治疗原发病：患者冠状动脉粥样硬化性心脏病，PCI 术后，给予冠心病二级预防治疗。控制血压、血糖。③ 去除诱因：如控制感染等。④ 调整生活方式：避免过度劳累及情绪激动是减轻心脏负荷的重要方法，待症状好转后适当活动,以避免下肢静脉血栓形成;控制水、钠摄入有利于减轻水肿。

(二) 药物治疗方案评价

患者冠心病 PCI 术后,给予阿司匹林长期抗血小板治疗,阿托伐他汀降脂稳定斑块治疗合理。患者心力衰竭心功能Ⅲ级,《慢性心力衰竭“新四联”药物治疗临床决策路径专家共识》推荐对所有 HFrEF 患者,无禁忌证的情况下,应尽早启动 ARNI(ACEI/ARB) + SGLT2i + BB + MRA 即“新四联”治疗以改善预后。“新四联”药物都具有一定程度的降压作用,因此患者基线血压水平决定了启动的模式。小剂量药物联合优先,逐渐递增剂量;为尽早达成“新四联”,应优先联合药物治疗;为减少联合启动可能存在的低血压风险,强调小剂量药物联合启动。该患者已经启用“新四联”药物治疗:沙库巴曲缬沙坦钠、美托洛尔、达格列净和螺内酯。

(1) 利尿剂是改善心衰症状最明显的药物,小剂量使用呋塞米和螺内酯。呋塞米是排钾利尿剂,螺内酯是保钾利尿剂,两药联用可以减少对血钾的影响。螺内酯同时是醛固酮受体拮抗剂,能阻断醛固酮效应,抑制心室重塑,改善心衰的远期预后。

(2) 沙库巴曲缬沙坦钠片是 ARNI 类药物,可升高利钠肽、缓激肽及肾上腺髓质素等内源性血管活性肽水平,对抗神经内分泌过度激活导致的血管收缩、钠潴留及心脏重构,长期口服可减少心衰的发病率和死亡率;该患者 NYHA 心功能Ⅲ级,射血分数为 32%,有明显的心衰症状,沙库巴曲缬沙坦适用于射血分数减低的慢性心力衰竭患者(NYHA Ⅱ～Ⅳ级)。患者本身有咳嗽,沙库巴曲缬沙坦钠片咳嗽不良反应发生率低,可代替 ACEI 类药物用于心衰患者。

(3) 根据《中国 2 型糖尿病防治指南(2017 年版)》和《中国心力衰竭诊断和治疗指南 2024》:① 达格列净具有降低心血管高危风险的 2 型糖尿病患者的死亡率和心衰住院率;② 达格列净不依赖胰岛素而发挥降糖作用,单药使用时低血糖发生风险低,适用于该老年患者;③ 该患者有高血压,达格列净可通过减少钠重吸收以及渗透性利尿降低血压;④ 患者 BMI 为 25 kg/m^2,属于过重,达格列净增加尿糖排泄,热量丢失,降低体重,降低内脏脂肪。达格列净是钠-葡萄糖协同转运蛋白 2 抑制剂,能降低糖尿病患者的肾糖阈,减少 2 型糖尿病患者的尿糖重吸收,导致尿糖排泄增多,达到降低血糖的作用,使用合理。

(4) 患者心衰合并高血压,根据《中国高血压防治指南(2018 年修订版)》:患者年龄 70 岁,有冠心病、糖尿病、心力衰竭,血压应控制在 130/80 mmHg 以下,但不宜降的过低,收缩压应控制在 120～130 mmHg,舒张压应控制在 60～80 mmHg。该患者高血压药物使用合理:① 苯磺酸氨氯地平适用于老年高血压、伴冠心病、心衰的患者,可显著降低高血压患者脑卒中风险;② 美托洛尔缓释片具有减慢心率、降低心肌耗氧量、保护靶器官、预防猝死、降低心血管事件风险。③ 氨氯地平具有扩张血管和轻度增加心率的作用,恰好抵消 β 受体阻滞剂的缩血管及减慢心率的作用,两药联合可使不良反应减轻。

(5) 后期心衰药物调整策略:将能改善预后的药物如沙库巴曲缬沙坦钠和美托洛尔逐渐加量至患者可耐受的最大目标剂量。氨氯地平可以根据血压情况决定是否继续使用。

五、不合理处方评析

（一）不合理门急诊处方

处方1　患者：陆某某，性别：男性，年龄：74岁。

临床诊断：慢性心衰、高血压。

处方用药：		
卡托普利片	25 mg×100×1盒	12.5 mg po bid；
地高辛片	0.25 mg×100×1盒	0.125 mg po qd。

处方评析（建议）：遴选药品不适宜。地高辛与吲哚美辛、卡托普利等药物合用时可降低肾对地高辛的清除率，药物半衰期延长，有洋地黄中毒危险，建议在停药36 h后改为沙库巴曲缬沙坦钠片100 mg qd治疗。

处方2　患者：李某某，性别：男性，年龄：62岁。

临床诊断：2型糖尿病、高血压、慢性心力衰竭。

处方用药：		
氢氯噻嗪片	25 mg×100×1盒	25 mg po bid；
二甲双胍片	0.25 g×100×1盒	0.25 g po bid。

处方评析（建议）：氢氯噻嗪片可以利尿降压、治疗心衰引起的水肿，但治疗过程中容易引起低血钾，建议和螺内酯同服。二甲双胍片改为达格列净片，达格列净片是心衰治疗的新四联用药之一，既能降低血糖，又能改善心衰预后。

（二）住院患者用药医嘱单案例

患者汪某某，男性，84岁。患者3年前感冒后出现胸闷不适，考虑"心力衰竭、心房颤动"，长期口服美托洛尔、呋塞米、螺内酯、地高辛、沙库巴曲缬沙坦钠、达格列净、利伐沙班等药物。20天前感冒后再发胸闷心慌不适，伴有咳嗽咳痰，无明显发热，入院后诊断心力衰竭、心房颤动。

医嘱用药：		
琥珀酸美托洛尔缓释片	71.25 mg	po qd；
呋塞米片	20 mg	po qd；
螺内酯片	20 mg	po qd；
地高辛片	0.125 mg	po qd；
沙库巴曲缬沙坦钠片	50 mg	po bid；
达格列净片	10 mg	po qd；
利伐沙班	10 mg	po qd。

处方评析（建议）：地高辛主要用于收缩性心功能不全患者，该患者入院后心脏彩超检查示LVEF 42%，以舒张功能不全为主要表现，建议停用地高辛。患者房颤，需要抗凝治疗，利伐沙班用于房颤的常规剂量是20 mg po qd，患者高龄，体重76 kg，建议调整为15 mg po qd。

第五节　心 律 失 常

一、疾病介绍

心律失常(arrhythmia)是由于窦房结激动异常或激动产生于窦房结以外的传导缓慢、阻滞或经异常通道传导,即心脏活动的起源和(或)传导障碍导致心脏搏动的频率和(或)节律异常。心律失常是心血管疾病中重要的一组疾病。它可单独发病,亦可与其他心血管病伴发。其预后与心律失常的病因、诱因、演变趋势、是否导致严重血流动力障碍有关,可突然发作而致猝死,亦可持续累及心脏而致其衰竭。心律失常的治疗包括基础疾病或病因的治疗、药物治疗和非药物治疗,其中抗心律失常药物的临床合理应用是心血管疾病治疗中的一个难点。

(一) 心律失常的临床表现

1. 临床症状

早期症状往往不典型,包括心悸、乏力等,随着疾病的发生发展,患者发病早期可有心悸、出汗、乏力、憋气等症状,此时若心律恢复正常则无严重不适,若进一步发展可导致头晕、黑矇、晕厥,甚至猝死。

2. 实验室和其他辅助检查

(1) 常规化验:包括血、尿、大便常规和血型、肝肾功能、电解质、出凝血时间、血糖、血脂、肝炎病毒系列、HIV、梅毒等检查,以排除其他潜在的疾病或病因。

(2) 体格检查:除检查心率与节律外,某些心脏体征有助于心律失常的诊断。例如,完全性房室阻滞或房室分离时心率规则,因 PR 间期不同,第一心音强度随之变化。若心房收缩与房室瓣关闭同时发生,颈静脉可见巨大 α 波。左束支阻滞可伴随第二心音反常分裂。

(3) 常规心电图:此项检查为心律失常诊断的基础,可以帮助医生了解心律失常的类型、频率和严重程度。心电图检查是诊断心律失常最重要的一项无创伤性检查技术。应记录 12 或 18 导联心电图,并记录清楚显示 P 波导联的心电图长条以备分析,通常选择 V_1 或 Ⅱ 导联。心电图分析原则:①根据 P 波形态特征确定其节律,判断基本心律是窦性心律还是异位心律;②测定 PP 或 RR 间期,计算心房率或心室率有无心动过速或过缓,以及心律不齐;③测定 PR 间期和 QT 间期,判断有无延长或缩短;④比较 PP 间期和 RR 间期,寻找心房律和心室律的关系。

(4) 动态心电图:对于常规心电图未能记录到心动过速图形或心动过速发作频率较低或持续时间较短的情况,动态心电图可以帮助捕捉到这些短暂的异常心电图变化。

(5) 运动试验：患者在运动时出现心悸症状，可做运动试验协助诊断。但应注意，正常人进行运动试验，亦可发生期前收缩和心动过速，如房性期前收缩，室性期前收缩和房性心动过速等。运动试验常用于评估与儿茶酚胺有关的心律失常如儿茶酚胺敏感性室性心动过速，并评估心律失常危险性，协助判断预后等。但运动试验诊断心律失常的敏感性不如动态心电图。

(6) 超声心动图＋心功能检查：这两项检查可以评估心脏的结构和功能，帮助医生了解心律失常对心脏的影响。

(7) 心内电生理检查：是一种有价值的诊断方法，可以通过插入电极到心脏内部来直接测量心脏电活动的变化，进一步明确诊断和评估病情。

（二）心律失常的诊断

1．窦性心律失常

窦性心律者频率过快、过慢或节律不规则时，称为窦性心律失常。常见的有：

(1) 窦性心动过速：窦性心律，心率超过 100 次/分。健康人情绪激动、体力活动、吸烟、饮酒、饮茶或咖啡时可以诱发；某些疾病如发热、贫血、休克、甲状腺功能亢进、心肌缺血、心力衰竭等可以发生；有些药物如阿托品和肾上腺素等可以引起。患者除心悸外无其他明显症状。心电图示窦性心律。

(2) 窦性心动过缓：窦性心律，心率小于 60 次/分。常见于运动员、老年人、颅内压增高及某些器质性心脏病患者。轻者无明显症状，心率过慢时可引起头晕、胸闷和心悸。心电图示窦性心律。

(3) 窦性心律不齐：窦性心律，节律不规则。常见于儿童及青年，多无症状。心电图示窦性心律。

(4) 窦性停搏：窦房结于一个或多个心动周期中不产生冲动。常见于脑血管意外、急性心肌梗死、窦房结变性的患者；应用奎尼丁、强心苷、钾盐、乙酰胆碱等药物也可引起；另外，迷走神经张力增高或颈动脉窦过敏也可发生。轻者可无症状或仅感心悸，如停搏时间过长，可致眩晕、昏厥甚至猝死。心电图示很长一段时间无 P 波，其后可现异位节律点的逸搏。

(5) 病窦综合征：系窦房结及其周围组织病变导致窦房结起搏及传导功能障碍。常见病因包括冠心病、心肌病及心肌炎等。临床上以脑供血不足症状为主，轻者主诉头昏和眼花等，重者可出现昏厥和抽搐，即阿-斯综合征。心电图表现为窦性心动过缓、窦性停搏或窦房阻滞，也可与快速房性心律失常交替出现，称快慢综合征。

2．期前收缩

又称过早搏动(简称早搏)，是提早出现的异位心搏。根据起搏部位不同可分为房性、房室交界区性和室性早搏。可见于正常人，往往与精神紧张和吸烟等有关；亦可见于各种心脏病、电解质紊乱、心导管检查及服用强心苷和奎尼丁等药物时。轻者可有心跳间歇和停顿感，重者引起心悸、气短、乏力和心绞痛。

3. 阵发性心动过速

阵发性心动过速系阵发出现的迅速而规律的异位心律，具有突然发作、突然终止的特点，心率160～220次/分。

(1) 阵发性室上性心动过速：包括房性、房室交界区性心动过速(包括窦房折返性心动过速、房室结内折返性心动过速与心房折返性心动过速)，可见于健康人，亦见于风湿性心脏病、预激综合征、甲状腺功能亢进及强心苷中毒等。发作时多有心悸、胸闷和头晕症状，除非发作时间长、频率快或基础心脏病较严重，一般较少引起显著的血流动力学障碍。

(2) 阵发性室性心动过速：多见于严重而广泛的心肌病变，也见于强心苷和奎尼丁等药物中毒及心导管检查等；由于心排血量明显降低，易出现心绞痛、心力衰竭、休克甚至阿-斯综合征。

4. 扑动与颤动

异位节律点发出冲动时，频率超过阵发性心动过速形成扑动和颤动。

(1) 心房扑动与颤动(简称房扑、房颤)，房扑和房颤多见于器质性心脏病，如风湿性心脏病、心肌病和冠心病等，亦见于甲状腺功能亢进症和强心苷中毒等。可引起心悸、胸闷等；如果发作时心室率过快或原心脏病严重者，可导致心绞痛、急性左心衰竭或休克。另外，心房栓子脱落可致体循环栓塞，以脑栓塞常见。房扑心电图示P波消失，心率240～350次/分；房颤心电图示P波消失，心率350～600次/分。

(2) 心室扑动与颤动(简称室扑、室颤)：多见于急性心肌梗死、不稳定型心绞痛、严重低钾血症及强心苷中毒等，是心源性猝死的原因之一，患者突然意识丧失、抽搐，查体脉搏消失，血压下降为零，心音消失，继而呼吸停止。心电图示P-QRS-T波群消失，室扑为均匀连续大幅度波动，其频率为150～250次/分；室颤则表现为形态、频率、振幅完全不规则的波动，其频率为200～500次/分。

5. 房室传导阻滞

系冲动在房室传导的过程中受到阻滞。按阻滞程度可分为三度，第一度和第二度房室传导阻滞为不完全性，第三度为完全性。房室传导阻滞多见于冠心病、风湿性心脏病、心肌炎和强心苷中毒等。

(1) 第一度房室传导阻滞：多无症状，心电图示PR间期延长。

(2) 第二度房室传导阻滞：在心室率慢时可引起心悸、头晕及胸闷等症状，心电图示PR间期逐渐延长。通常又分为Ⅰ型和Ⅱ型两种。

(3) 第三度房室传导阻滞：轻者可无症状或感头晕、心悸、憋气等，重者可引起晕厥、抽搐，即阿-斯综合征发作，心率30～50次/分，心电图示心房、心室各自均匀搏动，心室率慢于心房率。

6. 心室内传导阻滞

指希氏束分支以下的传导阻滞，一般分为左、右束支及左束支前和后分支传导阻滞。心脏听诊无特异性发现。

二、疾病治疗

一般治疗原则：抗心律失常的治疗主要有兴奋迷走神经、应用抗心律失常药物、心脏电复律术、人工心脏起搏、射频消融和外科手术等方法。不同的心律失常所选择的治疗方法不同，即使同一种心律失常病因不同，治疗原则也不同。

1. 明确心律失常的病因

要明确基础心脏病及其严重程度，对于无明显器质性心脏病且无症状的偶发期前收缩、一度及二度Ⅰ型房室阻滞等，一般不需要抗心律失常治疗；频发期前收缩且症状明显者，尤其对于器质性心脏病如心肌梗死伴室性期前收缩、阵发性室速等需积极选用抗心律失常药物。

2. 消除诱因

有些心律失常仅靠消除诱因和进行病因治疗就可以达到治疗目的，如低血钾、药物中毒等，及时纠正低血钾及停用所用药物，可能使心律失常消失。对症状明显、持续发作和威胁生命的心律失常，应积极治疗。

3. 制订合理的治疗方案

通过去除病因或诱因仍不能消除的心律失常，伴有明显的临床症状者，需根据心律失常类型和药物作用特点选药。在抗心律失常治疗中，应注意药物对心功能的影响、致心律失常作用(arrhythmogenic effect)等。致心律失常作用是指在抗心律失常药物应用过程中所导致的新的心律失常，或使原有的心律失常加重；故在治疗中应密切观察，及时调整治疗方案，进行合理治疗。对于反复发作的某些心律失常如阵发性室上速，药物疗效差时，则选用介入方法，以达到根治目的。

三、药物治疗

临床常用的抗心律失常药物以药物的电生理效应为依据，分为四大类。

(一) Ⅰ类

根据对钠通道阻滞强度和阻滞后通道的复活时间常数将其分为3个亚类，即Ⅰa、Ⅰb、Ⅰc。

1. Ⅰa类

通过减慢动作电位0相上升速度(V_{max})，延长动作电位时程(acion potential duration, APD)，包括奎尼丁(quinidine)、普鲁卡因胺(procainamide)等，对房性、室性心律失常以及正道、旁道折返性心律失常均有效，但因其副作用较大，目前极少应用。Ⅰa类适度阻滞钠内流，轻度阻滞钾外流，使传导减慢，复极时间延长。代表药物：① 奎尼丁：适用于各种快速型心律失常。但由于毒性较大，目前主要用于房扑和房颤经复律后，维持窦性心律用，或在电复律前，与洋地黄类合用减慢心室率。也可用于防治顽固性频发性的房性和室性早搏。

预激综合征时，用本药可以中止室性心动过速。静脉给药，维持量 600～1000 mg。口服，负荷量：200 mg，每 6 h 1 次；维持量 200 mg，每 6～8 h 1 次。常见不良反应有胃肠道反应；长期用药后可出现头晕、耳鸣、恶心、视觉障碍等"金鸡纳反应"；心血管方面的毒性较严重，如房室及室内传导阻滞、甚至室性心动过速或心室纤颤，严重者可发展为奎尼丁晕厥。② 普鲁卡因胺：作用与奎尼丁相似，可用于室上性和室性心律失常的治疗，但以室性心律失常疗效较好。静脉给药，负荷量 6～13 mg/kg，速度 0.2～0.5 mg/(kg·min)；维持量 2～4 mg/min。口服，负荷量 500～1000 mg；维持量 250～500 mg，每 4～6 h 1 次。主要不良反应是胃肠道反应；长期应用时少数患者可出现红斑狼疮综合征，停药可恢复；静脉注射给药可导致低血压及室内传导阻滞等心脏毒性。

2. Ⅰb 类

不减慢 V_{max}缩短 APD，包括利多卡因(lidocaine)、美西律(maxiletine)、苯妥英钠(phenytoinsodium)等，主要对室性心律失常有效。Ⅰb 类轻度阻滞钠内流，使传导略减慢，复极时间缩短。代表药物：① 利多卡因：主要用于各种室性心律失常，一般作为首选药物应用，如心脏手术、心导管术、急性心肌梗死或强心苷中毒所致的室性期前收缩、室性心动过速或心室颤动。静脉给药，负荷量 1～3 mg/kg，速度 20～50 mg/min；维持量 1～4 mg/min。副作用较小，主要有嗜睡、头晕，较大剂量时可出现精神症状、低血压、肌肉抽动和呼吸抑制，剂量过大可引起心率减慢、室内传导阻滞等。② 美西律：可用于各种室性心律失常，常用于小儿先天性心脏病与室性心律失常。口服，维持量 150～200 mg，每 6～8 h 1 次。主要不良反应有头晕、恶心、震颤及心动过缓等。

3. Ⅰc 类

减慢 V_{max}，轻度延长动作电位时程(APD)，包括普罗帕酮(propafenone)、莫雷西嗪(moracizine)等，其作用与Ⅰa 类雷同，对房性、室性及正道、旁道均有效。Ⅰc 类重度阻滞钠内流，使传导明显减慢，对复极过程影响较小。代表药物普罗帕酮：适用于各种室上性心动过速、室性早搏、难治性及致命性室速。静脉给药，负荷量 1～1.5 mg/kg。口服，负荷量 600～900 mg；维持量 150～200 mg，每 8～12 h 1 次。常见的不良反应有恶心、呕吐等胃肠道反应及眩晕、味觉障碍、视力模糊，严重者可出现心律失常，并加重心衰。禁用于心源性休克和严重传导阻滞者。常用钠通道阻滞剂治疗心律失常的剂量及不良反应见表 14-18。

表 14-18　钠通道阻滞剂治疗心律失常的剂量及不良反应

种类	代表药物	剂　量	不良反应
Ⅰa 类(与Ⅲ类药物相似可能引起尖端扭转)	奎尼丁	成人常用量：一次 0.2～0.3 g	腹泻、低血压、N/V、金鸡纳反应、发热、血小板减少、致心律失常
	普鲁卡因	一日 2 片(1 次服用或分 2 次服用)，连续服用 12 天为一个疗程，停药 18 天继续服用下一个疗程	低血压、发热、粒细胞缺乏症、系统性红斑狼疮、头痛

续表

种类	代表药物	剂 量	不良反应
Ⅰa类（与Ⅲ类药物相似可能引起尖端扭转）	丙吡胺	成人常用量：第一次0.2 g，以后0.1～0.15 g，每6 h 1次	抗胆碱（口干、视物模糊、尿潴留）、心力衰竭、心律失常
Ⅰb类（不能用于治疗房性心律失常）	利多卡因注射液	1. 常用量①静脉注射1～1.5 mg/kg体重（一般用50～100 mg）作第一次负荷量静注2～3 min，必要时每5分钟后重复静脉注射1～2次，但1 h之内的总量不得超过300 mg。②静脉滴注一般以5%葡萄糖注射液配成1～4 mg/mL药液滴注或用输液泵给药。在用负荷量后可继续以每分钟1～4 mg速度静滴维持，或以每分钟0.015～0.03 mg/kg体重速度静脉滴注。老年人、心力衰竭、心源性休克、肝血流量减少、肝或肾功能障碍时应减少用量，以每分钟0.5～1 mg静滴，即可用本品0.1%溶液静脉滴注，每小时不超过100 mg。 2. 极量静脉注射1 h内最大负荷量4.5 mg/kg体重（或300 mg）。最大维持量为每分钟4 mg	嗜睡、躁动、肌肉抽搐、癫痫、感觉异常
	美西律	口服。第一次200～300 mg，必要时2 h后再服100～200 mg。一般维持量每日400～800 mg，分2～3次服。成人极量为每日1200 mg，分次口服	嗜睡、躁动、肌肉抽搐、癫痫、感觉异常、心律失常、N/V、腹泻
Ⅰc类（不能用于有器质性心脏病的患者）	莫雷西嗪	剂量应个体化，在应用本品前，应停用其他抗心律失常药物1～2个半衰期。成人常用量150～300 mg，每8 h 1次，极量为每日900 mg。	头晕、恶心、头痛、乏力、嗜睡、腹痛、消化不良、呕吐、出汗、感觉异常、口干
	普罗帕酮	口服：一次100～200 mg，一日3～4次。治疗量，一日300～900 mg，分4～6次服用。维持量一日300～600 mg，分2～4次服用。因为其局部麻醉作用，宜在饭后与饮料或食物同时吞服，不得嚼碎。	头晕、视物模糊、味觉异常、哮喘恶化

（二）Ⅱ类

为β受体阻滞剂，主要对室上性心律失常有效，对交感神经兴奋所致的室性心律失常亦有效。β受体阻滞剂阻断心肌的β受体，同时也有阻滞钠通道的作用，使自律性降低，传导减慢，复极时间缩短。代表药物：① 普萘洛尔：主要用于室上性心律失常，为窦性心动过速的首选药，对交感神经兴奋性过高、甲状腺功能亢进及嗜铬细胞瘤等引起的窦性心动过速疗效显著。静脉给药：负荷量0.2～0.5 mg，每5 min 1次，总量最大5 mg。口服，维持量10～60 mg，每6～8 h 1次。主要不良反应是可导致窦性心动过缓、房室传导阻滞，并可诱发心力衰竭和哮喘；长期应用对脂质代谢和糖代谢有不良影响；切忌突然停药以免引起反跳现象。② 美托洛尔：适用于高血压及冠心病伴期前收缩和心动过速者。静脉给药，5 mg稀释后5 min静注，必要时5 min后重复注射。口服，维持量12.5～50 mg，每12 h 1次。主要不良反应有失眠、肢端发冷、腹胀或便秘等，大剂量时有心血管抑制作用。常用β受体阻滞剂治疗心律失常的剂量及不良反应见表14-19。

表14-19　β受体阻滞剂剂量及不良反应

药品	剂　量	不良反应
美托洛尔	25～100 mg，2次/天	心血管系统：心率减慢、传导阻滞、血压降低 消化系统：恶心、胃痛腹泻 其他：气急、关节痛、瘙痒
比索洛尔	2.5～10 mg，1次/天	心动过缓、头晕、头痛
阿替洛尔	12.5～25 mg，3次/天	低血压、心动过缓、头晕、四肢冰冷

（三）Ⅲ类

为动作电位延迟剂，包括胺碘酮、决奈达隆、索他洛尔等；胺碘酮是目前临床应用较多的广谱抗心律失常药，尤其合并心肌梗死或心力衰竭的患者可选用。动作电位延迟剂抑制多种钾电流，明显阻滞钾外流，故又称为钾通道阻滞药；使复极时间延长，明显延长动作电位时程，不影响传导速度。代表药物胺碘酮（amiodarone）：对各种期前收缩、心动过速（室速、室上性）、房扑、房颤和预激综合征所致的房室折返性心动过速等有较好的疗效。因本药可扩张血管且对心肌无抑制作用，故是目前治疗冠心病等器质性心脏病或心功能不全伴潜在恶性快速性心律失常的首选药物。静脉给物，负荷量5 mg/kg，20～120 min内给完；维持量600～800 mg/24 h。口服，负荷量600 mg/d，连续给药8～10天；维持量100～400 mg，每天给药1次。主要不良反应有角膜微小沉淀、消化道反应、甲状腺功能紊乱和肺间质纤维化等，尤以长期服用者易于发生，大剂量时可引起心血管抑制作用和尖端扭转型室性心动过速等。决奈达隆用于有阵发性或持续性心房颤动病史的窦性心律患者，减少因心房颤动住院的风险。成年人推荐剂量为每次1片（400 mg），每日2次。早餐和晚餐时各服1片，开始服用本药时，必须停用Ⅰ类、Ⅲ类抗心律失常药物（例如：胺碘酮、普罗帕酮、奎尼丁、丙吡胺）和

CYP3A 的强效抑制剂类药物。常用动作电位延迟剂治疗心律失常的剂量及不良反应见表 14-20。

表 14-20　常用动作电位延迟剂治疗心律失常的剂量及不良反应

药品	剂　　量	不良反应
胺碘酮	负荷量：通常一日 600 mg(3 片)，可以连续应用 8～10 日 维持量：宜应用最小有效剂量。根据个体反应，可给予一日 100～400 mg。由于胺碘酮的延长治疗作用，可给予隔日 200 mg 或一日 100 mg。已有推荐每周停药二日的间歇性治疗方法	角膜微沉积、光过敏反应、甲状腺激素水平异常、乏力、震颤、心动过缓、充血性心力衰竭
索他洛尔	推荐的首剂量为一日 160 mg，分 2 次口服，每次间隔约 12 h，如有必要，经过适当的评估后，剂量可增加到一日 240～320 mg。对大多数病人来说，每日总量 160～320 mg 分 2 次服用，就可获得治疗效果，对于某些伴有危及生命的顽固的室性心律失常的患者需要的剂量可高达一日 480～640 mg，但只有当潜在的利大于弊时，才能用到这些剂量，因为本品半衰期长，按每日给药 2 次即可	无力、眩晕、呼吸困难、心动过缓
决奈达隆	成年人的推荐剂量为每次 1 片(400 mg)，每日 2 次。早餐和晚餐时各服 1 片。开始服用本品前，必须停用Ⅰ类、Ⅲ类抗心律失常药物(例如：胺碘酮、氟卡胺、普罗帕酮、奎尼丁、丙吡胺、多非利特、索他洛尔)和 CYP3A 的强效抑制剂类药物(例如：酮康唑)	腹泻、恶心、皮炎或皮疹、心动过缓、肝毒性

（四）Ⅳ类

为钙通道阻滞剂，通过抑制钙内流发挥抗心律失常作用，包括维拉帕米，地尔硫䓬对室上性心律失常疗效较好。钙通道阻滞剂，阻滞钙内流，降低窦房结和房室结细胞的自律性，减慢房室结的传导速度，延长房室结不应期。代表药物：维拉帕米，对室上性心律失常效果最好，是阵发性室上性心动过速的首选药；对房性心动过速、房颤和房扑，可通过减慢房室传导而控制心室率，但不能使其转为窦性心律；对室性早搏和室性心动过速有一定疗效。静脉给药，负荷量 5 mg，于 2～3 min 内给完，必要时 10～15 min 后可重复一次；维持量 0.005 mg/(kg・min)。口服，维持量 80～120 mg，每 6～8 h 1 次。主要不良反应有头晕、头痛和消化道反应，静注时可致心动过缓、房室传导阻滞、低血压等。Ⅰa、Ⅰc 及Ⅲ类药物均同时延长房室结与旁路的不应期，能有效终止预激综合征合并室上性心律失常的发作。常用钙通道阻滞剂治疗心律失常的剂量及不良反应见表 14-21。

合并用药的原则与注意事项：

1. 伊伐布雷定

该药仅通过 CYP3A4 代谢，因此 CYP3A4 抑制剂或诱导剂易与本品发生作用。比如，

表 14-21 常用钙通道阻滞剂治疗心律失常的剂量及不良反应

药品	剂量	不良反应
维拉帕米	慢性心房颤动服用洋地黄治疗的患者,每日总量为 240～320 mg,分 3 次或 4 次口服。预防阵发性室上性心动过速(未服用洋地黄的患者)成人的每日总量为 240～480 mg,一日 3 次或 4 次口服。年龄 1～5 岁:每日量 4～8 mg/kg,一日分 3 次口服;或每隔 8 h 口服 40～80 mg。>5 岁:每隔 6～8 h 口服 80 mg	便秘、眩晕、恶心、低血压、头痛
地尔硫䓬	口服,每次 1 粒,每日 1～2 次,如需增加剂量,每日剂量不超过 360 mg,分次服用,但需在医生指导下服用	浮肿、头痛、恶心、眩晕、皮疹

CYP3A4 抑制剂酮康唑、伊曲康唑、克拉霉素、奈非那韦、利托那韦、维拉帕米、地尔硫䓬、西柚汁等可使本品血药浓度大幅增加,易引起毒性反应;CYP3A4 诱导剂如利福平、巴比妥类降低本品的血药浓度,引起药效不足。本品最常见的不良反应为剂量依赖性的光幻视、视力模糊和心动过缓。此外也有头晕、头痛、血压不稳等,罕有复视、红斑、瘙痒等,偶有 Q-T 间期延长、肌肉痉挛等。本品禁用于心源性休克、急性心梗、重度低血压、房室传导阻滞,禁止与延长 Q-T 间期的药物合用,如奎尼丁、丙吡胺、苄普地尔、索他洛尔、伊布利特、西沙比利、注射用红霉素等。

2. 奎尼丁

本品与其他 AAD 合用可产生相加作用;可使地高辛肾清除率下降而增加药物浓度;与香豆素类药物合用,由于竞争性作用,会加强香豆素类药物的抗凝血作用;肝药酶诱导剂如苯巴比妥加速奎尼丁在肝中的代谢,缩短其血浆半衰期;西咪替丁和钙通道阻滞剂减慢奎尼丁代谢。本品不良反应方面,可能致心律失常,恶心、呕吐、腹泻等胃肠道反应,心脏毒性、金鸡纳反应、低血压等。本品对于Ⅱ度以上房室传导阻滞、病态窦房结综合征、Q-T 间期延长、低血压和严重肝肾功能损害者禁用。

3. 丙吡胺

本品可增强华法林抗凝作用,苯巴比妥、苯妥英钠和利福平可诱导本药的代谢。不良反应方面,本品主要为低血压、心脏抑制;还可见口干、便秘、尿潴留、视物模糊;可见 Q-T 间期延长,产生尖端扭转型心律失常等。对于Ⅱ度以上房室传导阻滞、病态窦房结综合征、青光眼、尿潴留患者禁用。

4. 利多卡因

西咪替丁、普萘洛尔会引起利多卡因浓度增高,与奎尼丁合用可能引起心脏停搏,与普鲁卡因胺合用有拮抗作用且可能会有精神症状,与胺碘酮合用加重传导阻滞或引起心脏停搏。不良反应方面,本品主要表现为中枢神经系统症状如眼球震颤,大剂量引起心率减慢、房室传导阻滞和低血压等。禁忌证方面,癫痫、显著心动过缓、Ⅱ度或Ⅲ度房室传导阻滞、严重低血压、严重心衰患者禁用。

5. 普萘洛尔

西咪替丁显著降低普萘洛尔的清除率，易导致毒性反应。不良反应方面，本品主要表现为窦性心动过缓、诱发心衰、哮喘、低血压、精神压抑、记忆力减退、影响糖代谢、影响脂质代谢、停药反跳现象等。对于严重心动过缓、窦房传导阻滞、高度房室传导阻滞、心源性休克患者禁用，高脂血症、糖尿病患者，本品慎用。

6. 胺碘酮

胺碘酮为 CYP3A4 的代谢底物，西咪替丁抑制 CYP3A4 会增加胺碘酮血药浓度，利福平诱导 CYP3A4 会降低胺碘酮血药浓度；胺碘酮增加地高辛、华法林浓度，加重心动过缓或房室传导阻滞，与排钾利尿药合用可能引起低血钾所致心律失常。不良反应方面，主要表现为窦性心动过缓、房室传导阻滞、Q-T 间期延长、角膜色素沉着、甲状腺功能亢进或甲状腺功能减退、肺间质纤维化等。严重房室传导阻滞、Q-T 间期延长、尖端扭转型室速患者禁用本品。

7. 腺苷

药物相互作用方面，双嘧达莫为腺苷摄取抑制剂，合用会增加腺苷作用，茶碱抑制腺苷受体，导致腺苷效应下降。本品不良反应主要表现为短暂心动过缓、低血压、头痛、出汗、眩晕等。严重哮喘、严重 COPD 患者禁用本品。

8. 决奈达隆

决奈达隆在体内经肝 CYP3A4 酶代谢，CYP3A4 酶抑制剂（抗真菌药和大环内酯类）可以使其血浆药物浓度升高 25 倍；CYP3A4 酶中度抑制剂如钙通道阻滞剂可以使其血浆药物浓度升高 1.5～1.7 倍；肝药酶诱导剂利福平，却使该药的血浆药物浓度降低 5 倍。决奈达隆（400 mg，2 次/天）与辛伐他汀、地高辛同服，可使辛伐他汀的血药浓度增高 2～4 倍，地高辛浓度增高 1.7～2.5 倍，因此合用时应适当调整上述药物的剂量，以免引起毒性。决奈达隆同时是 CYP2D6 酶抑制剂，能引起美托洛尔生物利用度的中度升高，因此将该药与 CYP2D6 的底物合用时要谨慎。本品不良反应最常见为胃肠道反应，包括恶心、呕吐和腹泻，具甲状腺功能减退样效应；可引起 QTc 间期延长，增加了尖端扭转型室性心动过速的风险。用于严重心衰患者可能增加死亡率，可引起尿素和肌酐水平的升高。

四、教学案例

患者女性，70 岁，身高 167 cm，体重 60 kg。自诉 1 个月前活动过程中出现间断胸闷、胸痛不适，胸痛部位位于胸骨中下段，性质为闷痛，范围约成人手掌大小，伴有心悸、气短，无头晕、头痛，无恶心、呕吐，无一过性黑矇及晕厥发作，患者自行服用硝酸甘油片 5 min 左右上述症状缓解，其后上述不适间断出现，与活动明显相关，每日发作 1～2 次，服药后能够缓解。昨晚患者再次出现上述不适症状加重，胸痛可放射至左后背部，夜间发作 4 次，服用硝酸甘油未完全缓解既往有高血压病史 30 年余，血压最高 200/110 mmHg，平时口服苯磺酸氨氯地平 5 mg po qd 控制，血压控制欠佳。既往有阵发性心房颤动，长期服用达比加群酯胶囊 150 mg bid po。入院后查体 T 36.7 ℃，P 86 次/分，R 20 次/分，BP 157/102 mmHg。心梗全套：Myo 68.51 ng/mL，cTnT 0.421 ng/mL，CK-MB 11.82 ng/mL，血常规：WBC 10.77×10^9/L，NE 6.21×10^9/L，NE% 89.1%，HGB 113g/L，RBC 5.03×10^{12}/L，PLT 234 $\times10^9$/L，血凝常规：PT 11.50 s，APTT 28.60 s，INR 1.05，D-Dimer 2.34 mg/L，肾功能：GLU 7.26 mmol/L，UREA 3.4 mmol/L，SCr 59.3 μmol/L，UA 315.0 μmol/L，血脂分析：TC 3.97 mmol/L，TG 1.47 mmol/L，HDL-C 0.89 mmol/L，LDL-C 2.76 mmol/L，电解质：血钾 4.0 mmol/L，血钠 142.80 mmol/L，血钙 2.45 mmol/L。(02-15 06:52)心电图示：① 窦性心律 ② ST 段压低；(02-15 07:17)心电图示：① 窦性心律；② ST 段广泛压低，T 波倒置。入院后冠脉造影结果示：左主干未见明显狭窄，前降支近段开口至中段可见弥漫钙化病变，近段开口可见 30%局限性狭窄，中段狭窄 80%～85%，TIMI 3 级，回旋支开口可见 30%局限性狭窄，TIMI 3 级，右冠弥漫性斑块形成，中段次全闭塞，最重达 95%，TIMI 2 级，远段可见斑块形成。急诊行 PCI 术，送药物涂层支架于右冠中段病变处，再次造影，见支架贴壁良好，血流 TIMI 3 级，手术效果良好。

出院诊断：① 冠心病、非 ST 段抬高型心肌梗死、PCI 术后；② 慢性心力衰竭 NYHA 心功能Ⅲ级；③ 阵发性心房颤动；④ 高血压病 3 级(很高危)。

(一) 病情评估

根据 NSTEMI 诊断标准，综合患者的症状、心电图的动态变化和心肌损伤生物标志物可判断该患者诊断为非 ST 段抬高型心肌梗死。患者阵发性心房颤动，需要对其进行血栓栓塞风险和出血风险评估，以确定冠心病合并房颤患者抗栓方案。

(1) 对于非瓣膜性房颤患者评估血栓栓塞风险使用 CHA_2DS_2-VASc-60 评分。男性 CHA_2DS_2-VASc-60≥2 分，女性 CHA_2DS_2-VASc-60≥3 分推荐口服抗凝。该患者高血压 1 分，年龄 70 岁 2 分，女性 1 分，共 4 分，属于缺血高危患者，需要口服抗凝药物。

(2) 对 NSTE-ACS 缺血风险评估，常用 GRACE 风险评分。该患者 GRACE 风险评分：年龄 70 岁，得 75 分；心率 86 次/分，得 9 分；收缩压 157 mmHg，得 24 分；肌酐 0.67 mg/dL，得 4 分；心电图 ST 段改变，得 28 分；心肌损伤标志物升高，得 14 分。共 154 分，>140 分，属于缺血高危患者。

(3) 冠心病合并房颤患者出血风险评估推荐采用 HAS-BLED 评分。该评分 0～2 分属于出血风险低危人群，3 分以上则为出血风险高危人群。该患者年龄 70 岁得 1 分，使用抗凝药物得 1 分，共 2 分，属于出血低危人群。

(二) 药物治疗方案评价

患者非 ST 段抬高型心肌梗死，PCI 术后，慢性心力衰竭，NYHA 心功能Ⅲ级，房颤，射频消融术后，高血压病 3 级(很高危)。患者应积极给予冠心病二级预防治疗，改善心功能，抗凝治疗预防血栓栓塞。

本案例着重分析该患者出院后的抗栓方案：

(1)《冠心病合并心房颤动患者抗栓管理中国专家共识》(2020年)推荐对于高缺血/血栓栓塞和低出血风险的患者，出院后三联抗栓治疗使用至术后1个月，然后改为口服抗凝药(oral anticoagulation，OAC)+P2Y12受体拮抗剂(首选氯吡格雷)双联抗栓至术后1年，1年后由医师决定停用抗血小板治疗，单用OAC，还是继续双联抗栓。

(2) 对于低缺血/血栓栓塞和高出血风险的患者，可在PCI围术期使用三联抗栓直至出院，出院后改为双联抗栓OAC+P2Y12受体拮抗剂至6个月，6个月后停用抗血小板治疗，单用OAC。

(3) OAC如果选择达比加群，若血栓栓塞风险较高者推荐150 mg每日2次，而出血风险较高者可选择110 mg每日2次。

(4) 该患者CHA2DS2-VASc-60评分4分，属于缺血高危患者；HAS-BLED评分2分，属于出血低危人群。故出院后应继续三联抗栓(阿司匹林肠溶片100 mg qd+氯吡格雷75 mg qd+达比加群酯150 mg bid)治疗至术后1个月，再改为双联抗栓(达比加群酯150 mg bid po和氯吡格雷75 mg qd po)治疗至术后1年，1年后复查决定后续方案。

五、不合理处方评析

(一) 不合理门急诊处方

处方1　患者：杨某某，性别：男性，年龄：61岁。

临床诊断：心房颤动 心功能Ⅲ级(NYHA分级)

处方用药：		
利伐沙班片	10 mg×5×6盒	10 mg po qd；
伊伐布雷定片	5 mg×14×4盒	5 mg po bid。

处方评析(建议)：遴选药品不适宜。伊伐布雷定是窦房结起搏电流(If)的特异性抑制剂，以剂量依赖性方式抑制If电流，降低窦房结发放冲动的频率，减慢心率，而对心内传导、心肌收缩力或心室复极化无影响，适用于窦性心律患者。该患者为房颤，建议选择β受体阻滞剂或胺碘酮控制房颤心室率。

处方2　患者：何某某，性别：女性，年龄：59岁。

临床诊断：心房颤动、心功能Ⅲ级(NYHA分级)，幽门螺杆菌(Hp)感染。

处方用药：		
地高辛片	0.25 mg×100×1盒	0.125 mg po qd；
克拉霉素分散片	0.25 g×12×10盒	0.5 g po bid。

处方评析(建议)：存在不良相互作用。地高辛与克拉霉素、伊曲康唑、环孢素、红霉素、维拉帕米、胺碘酮、普罗帕酮等药物联用时，其血药浓度会升高，且增加地高辛中毒风险。宜选择包括阿莫西林、左氧氟沙星、甲硝唑等与地高辛无相互作用的联合抗Hp方案。

(二) 住院患者用药医嘱单案例

患者汪某某，女性，65岁。患者于3年前开始，于活动后出现胸闷气喘，当时于外院诊断为

“心脏病”，平素自服呋塞米、螺内酯等药物。20余天前感上述症状较前加重，上2楼即出现明显气喘不适，不伴胸痛，不伴夜间阵发性呼吸困难，无头晕黑矇，无咳嗽咳痰咯血，无恶心呕吐等。4天前就诊于心内科门诊，BP 146/91 mmHg，心率87次/分，查NT-proBNP 3410 pg/mL，心电图示房扑、室早，心脏彩超提示：LVEF 34%；全心增大，左室收缩、舒张功能减低；二尖瓣反流(中重度)，主动脉瓣反流(轻度)。

诊断为心功能不全、扩张性心肌病、心律失常、高血压、心房扑动。

医嘱用药：达格列净片　10 mg po qd；
螺内酯　20 mg po qd；
沙库巴曲缬沙坦钠片　25 mg po bid；
利伐沙班片　15 mg po qd；
阿托伐他汀钙片　20 mg po qn。

处方评析(建议)：患者心功能不全合并高血压，入院测得血压146/91 mmHg，心率87次/分，建议加用心衰治疗四联药之一β受体阻滞剂琥珀酸美托洛尔23.75 mg po qd，另外患者血压偏高沙库巴曲缬沙坦钠片建议改为50 mg po bid治疗。

参考文献

[1] 孙国平.临床药物治疗学[M].北京：人民卫生出版社，2021.
[2] 葛均波，王建安.内科学心血管内科分册[M].2版.北京：人民卫生出版社，2022.
[3] 蔡映云，张幸国，胡丽娜.临床药物治疗学各论[M].北京：人民卫生出版社，2015.
[4] 杨宝峰，陈建国.药理学[M].9版.北京：人民卫生出版社，2018.
[5] 马丽媛，王增武，樊静，等.《中国心血管健康与疾病报告2022》要点解读[J].中国全科医学，2023，26(32)：3975-3994.
[6] 中国高血压防治指南(2018年修订版)[J].中国心血管杂志，2019，24(01)：24-56.
[7] 冠心病合理用药指南(第2版)[J].中国医学前沿杂志(电子版)，2018，10(06)：1-130.
[8] 沙库巴曲缬沙坦在高血压患者临床应用的中国专家建议[J].中华高血压杂志，2021，29(02)：108-114.
[9] 舒冰，陈龙威，沈爱宗.钠-葡萄糖共转运蛋白2抑制剂在心血管领域的临床应用进展[J].中国新药杂志，2023，32(05)：501-506.
[10] 中国2型糖尿病防治指南(2017年版)[J].中国实用内科志，2018，38(04)：292-344.
[11] 中国心力衰竭诊断和治疗指南2024[J].中华心血管病杂志，2024，52(3)：235-275.
[12] 抗心律失常药物临床应用中国专家共识.中华心血管病杂志，2023，51(3)：256-269.
[13] 中华医学会心血管病学分会，中华心血管病杂志编辑委员会.冠心病合并心房颤动患者抗栓管理中国专家共识[J].中华心血管病杂志，2020，48(07)：552-564.

(舒　冰　汪蓓蕾)

第十五章　呼吸系统疾病的药物治疗

第一节　概　　述

一、呼吸系统疾病简介

（一）流行病学和主要分类

呼吸系统疾病是我国最常见疾病，城乡居民两周患病率、两周就诊率、住院人数构成长期居第1位，疾病负担居第3位，已成为我国最为突出的公共卫生与医疗问题之一。慢性呼吸系统疾病是WHO定义的“四大慢病”之一，新发突发呼吸道传染病等公共卫生事件构成重大社会影响，我国2022年公布的法定传染病死亡人数中肺结核排名第二（仅次于艾滋病）。随着大气污染、庞大的吸烟人群、人口老龄化、新发和耐药致病原等问题的日益凸显，呼吸系统疾病的防治形势将越发严峻。按照呼吸系统解剖结构和病理生理特点，呼吸系统疾病主要分为气流受限性肺疾病、限制性通气功能障碍性肺疾病和肺血管疾病。感染、肿瘤作为两大原因影响下呼吸道，导致各种病理变化。以上这些疾病均可以进展导致呼吸衰竭。

（二）诊断

1. 病史和体格检查

详细的病史和体格检查是基础。呼吸系统疾病所致局部症状主要有咳嗽、咳痰、咯血、呼吸困难和胸痛等，在不同的肺部疾病中，它们有各自的特点。体征方面支气管病变以干、湿性啰音为主，肺部炎性病变可有呼吸音性质、音调和强度的改变，肺纤维化时可以听到特征性的Velcro啰音，气胸和胸腔积液可以出现患侧呼吸音消失。呼吸系统疾病也可以出现肺外表现，如杵状指（趾）等。

2. 实验室检查和其他辅助检查

（1）血液检查　包括外周血细胞，分类红细胞沉降率（ESR）、C反应蛋白（CRP）、降钙素原(PCT)等炎症标志物、G试验(1,3-β-D-葡聚糖试验)、GM试验(半乳甘露聚糖试验)、γ-干扰素释放试验、针对各种病原体(病毒、肺炎支原体、结核杆菌、真菌等)的血清抗体试验、血培养及聚合酶链式反应(PCR)等。

(2) 抗原皮肤试验　包括哮喘的变应原皮肤试验、结核菌素试验(PPD)等。

(3) 影像学检查

① 胸部X线:常用来明确呼吸系统病变部位、性质及与临床症状的关系。

② 胸部CT:能发现胸片不能发现的病变,对于明确肺部病变部位、性质以及有关气管、支气管通畅程度有重要价值。增强CT对淋巴结肿大、肺内肿块性病变有重要的诊断和鉴别诊断意义。CT肺血管造影(CTPA)是确诊肺栓塞的重要手段。胸部高分辨CT(HRCT)是诊断间质性肺疾病的主要工具。低剂量CT应用于肺癌早期筛查,减少辐射。

③ 正电子发射型计算机断层显像(PET):可以较准确地对肺癌、纵隔淋巴结转移及远处转移进行鉴别诊断。

④ 磁共振成像(MRI):对纵隔疾病和肺栓塞诊断有重要意义。

⑤ 放射性核素扫描:应用放射性核素作肺通气/灌注显像检查,对肺栓塞和血管病变的诊断价值较高,对肺部肿瘤及其骨转移的诊断也有较高的参考价值。

⑥ 胸部超声检查:可用于胸腔积液的诊断与穿刺定位,以及紧贴胸膜病变的引导穿刺等。

(4) 呼吸生理功能测定

肺通气功能测定主要包括用力肺活量(FVC),第1秒用力呼气容积(FEV1)等,慢阻肺表现为阻塞性通气功能障碍,而肺纤维化、胸廓畸形、胸腔积液、胸膜增厚或肺切除术后均显示限制性通气功能障碍。弥散功能测定有助于明确换气功能损害的情况,如间质性肺疾病、肺血管疾病多表现弥散功能障碍。动脉血气分析可以了解是否存在低氧或呼吸衰竭、高碳酸血症和酸碱失衡。呼吸肌功能和呼吸中枢敏感性反应测定,结合血气分析,可对呼吸衰竭的性质、程度以及防治和疗效等作出全面评价。另外,呼气峰流速(PEF)测定是患者借助峰流速仪自行监测有无气流受限的一种常规方法。

(5) 痰液检查　包括痰涂片革兰染色、抗酸染色、痰病原菌培养、痰细胞学检查等。

(6) 胸腔穿刺和胸膜活检　胸腔穿刺,常规胸腔积液检查可明确是渗出性还是漏出性胸液。生化检查如腺苷脱氨酶、癌胚抗原测定,有助于结核性与恶性胸液的鉴别。脱落细胞和胸膜穿刺病理活检对明确肿瘤或结核有诊断价值。

(7) 支气管镜与胸腔镜检查

① 电子支气管镜:可进行黏膜刷检和活检、经支气管镜肺活检(TBLB)、经支气管镜冷冻肺活检、经支气管镜对纵隔肿块或淋巴结穿刺针吸活检(TBNA)、经支气管镜支气管肺泡灌洗(BAL)等。

② 硬质支气管镜:多已被电子支气管镜所替代,目前主要用在复杂性气管内肿瘤或异物的摘除手术,气管支架的置放等。

③ 胸腔镜：可以直视观察胸膜病变，进行胸膜、肺活检，用于诊断胸膜和部分肺部疾病的诊断，并可实施胸膜固定术。

（8）肺活体组织检查　是确诊疾病的重要方法。获取活组织标本的方法主要有以下几种：①经支气管镜、胸腔镜或纵隔镜等内镜的方法，适用于病变位于肺深部或纵隔者；②在X线、CT引导下进行经皮肺活检，适用于非邻近心血管的肺内病变；③在B超引导下进行经皮肺活检，适用于病变部位贴近胸膜者；④开胸肺活检或电视辅助胸腔镜肺活检，适用于其他方法检查未能确诊又有很强指征者。

二、呼吸系统疾病的治疗原则

急性上呼吸道感染作为呼吸系统常见病，通常以对症治疗为主；肺炎作为感染性疾病，治疗主要包括抗感染治疗、支持治疗和并发症治疗，其中抗感染治疗可分为经验性抗感染治疗和目标病原体抗感染治疗；慢性呼吸系统疾病如哮喘、慢性阻塞性肺疾病的治疗原则主要是控制或缓解其临床症状，改善患者通气功能，减少急性发作或加重的风险；肺结核作为传染性疾病，化学治疗的基本原则是早期、规律、全程、适量、联合，主要目的为杀菌和灭菌、防止耐药菌产生以及减少结核菌的传播。

三、常用药物分类及作用机制

治疗呼吸系统疾病的常用药物主要分为四大类，包括支气管扩张药物、糖皮质激素、对症治疗药物、抗感染治疗药物。此外，还包括白三烯受体拮抗剂（LTRA）、5-脂氧合酶抑制剂、磷酸二酯酶-4抑制剂、抗IgE单克隆抗体、抗白介素类单克隆抗体、抗TSLP单克隆抗体等。其中，吸入性支气管扩张剂和糖皮质激素在哮喘和慢性阻塞性肺疾病等呼吸系统疾病的治疗中发挥着重要作用。

（一）支气管扩张药物

（1）β_2受体激动剂　是目前作用最强的支气管舒张剂，通过兴奋气道平滑肌和肥大细胞膜表面的β_2受体，舒张气道平滑肌，减少肥大细胞和嗜碱性粒细胞脱颗粒及炎性介质释放，降低微血管通透性，增加气道上皮纤毛摆动等机制缓解哮喘症状。

（2）抗胆碱能受体拮抗剂　通过与内源性胆碱竞争靶细胞上的毒蕈碱受体（M受体）而发挥作用。M受体有5个亚型，但呼吸道内只有M1、M2和M3有明确的生理活性。拮抗M1及M3受体可舒张支气管平滑肌并抑制黏液高分泌状态，拮抗M2受体则促使神经末梢释放乙酰胆碱，使支气管收缩，因此部分削弱了拮抗M1和M3受体所带来的支气管舒张作用。

（3）茶碱类药物　其作用机理比较复杂，过去认为通过抑制磷酸二酯酶，使细胞内

CAMP 含量提高所致。近来实验认为茶碱的支气管扩张作用部分是由于内源性肾上腺素与去甲肾上腺素释放的结果，此外，茶碱是嘌呤受体阻滞剂，能对抗腺嘌呤对呼吸道的收缩作用。

（二）糖皮质激素

糖皮质激素（GS）抗炎作用的基本机制可分为经典途径（基因途径）和非经典途径（非基因途径）。经典途径指 GS 通过细胞膜进入细胞，与细胞质内糖皮质激素受体（GR）结合形成活化的 GS-GR 复合物，进入细胞核内启动基因转录，引起转录增加或减少，改变介质相关蛋白的水平，对炎症反应所必需的细胞和分子产生影响而发挥抗炎作用。经典途径属于延迟反应，一般需要数小时起效。非经典途径是 GS 直接作用于细胞膜受体，数分钟起效。膜受体的数量仅占受体总量的 10%～25%，且解离常数远高于细胞质受体的解离常数。因此，需要大剂量糖皮质激素才能启动非经典途径。

（三）对症治疗药物

（1）解热镇痛药　解热镇痛抗炎药是一类具有解热、镇痛，而且大多数还有抗炎、抗风湿作用的药物。其通过抑制环氧化酶（COX）而抑制前列腺素（PGs）的合成，从而缓解或消除 PGs（特别是 PGE2）的致痛、致热和致炎作用。

（2）抗组胺药　主要作用于广泛分布于气道内的 H_1 受体而发挥经典药理效应，H_1 受体非依赖性途径则是通过药物抑制跨膜 Ca^{2+} 外流和环磷腺苷酸（cAMP）产生，稳定肥大细胞和嗜碱性粒细胞膜，从而减少细胞内炎症介质的释放。

（3）镇咳药　目前常用的镇咳药根据其作用机制分为两类：① 中枢性镇咳药：直接抑制延髓咳嗽中枢而发挥镇咳作用；② 外周性镇咳药：通过抑制咳嗽反射弧中的感受器、传入神经、传出神经或效应器中任何环节而发挥镇咳作用。

（4）祛痰药　祛痰药物发挥作用机制大致为：① 改善痰液的理化特性，降低痰液黏稠度；② 恢复气道上皮黏液层正常结构，促进纤毛清除功能；③ 抑制黏蛋白产生及分泌，破坏痰液中的黏液结构；④ 抗炎性损伤，或加强抗菌效果。根据作用机制将祛痰药物分为黏液溶解剂、恶心性祛痰剂、刺激性祛痰剂。

（四）抗感染治疗药物

常用药物分类及作用机制详见“第十章　感染性疾病的药物治疗”。

第二节　急性上呼吸道感染

一、疾病介绍

急性上呼吸道感染(acute upper respiratory tract infection)简称上感，是由各种病毒和/或细菌引起的主要侵犯鼻、咽或喉部急性炎症的总称。发病不分年龄、性别、职业和地区，免疫功能低下者或有慢性呼吸道疾病易感。成年人平均每年 2～4 次，学龄前儿童每年上呼吸道感染次数为 4～8 次。通常病情较轻、病程短、有自限性，预后良好。但由于发病率高，不仅可影响工作和生活，有时还可伴有严重并发症，特别是在有基础疾病患者、婴幼儿、孕妇和老年人等特殊人群，并有一定的传染性，应积极防治。

上感是人类最常见的传染病之一，好发于冬春季节，多为散发，且可在气候突变时小规模流行。主要通过患者喷嚏和含有病毒的飞沫空气传播，或经污染的手和用具接触传播。急性上感有 70%～80% 由病毒引起，包括鼻病毒、冠状病毒、腺病毒、流感和副流感病毒以及呼吸道合胞病毒、埃可病毒和柯萨奇病毒等。细菌感染占 20%～30%，可单纯发生或继发于病毒感染后发生，多见口腔定植菌溶血性链球菌，其次为流感嗜血杆菌、肺炎链球菌和葡萄球菌等，偶见革兰氏阴性杆菌。

（一）临床表现

(1) 普通感冒　普通感冒的症状主要由机体对感染的免疫应答所致，而不是缘于病毒对呼吸道的直接损害。主要表现为鼻部症状，如喷嚏、鼻塞、流清水样鼻涕，也可表现为咳嗽、咽干、咽痒或烧灼感甚至鼻后滴漏感。严重者有发热、轻度畏寒和头痛等。

(2) 急性病毒性咽炎和喉炎　主要表现为咽痒、灼热感、声音嘶哑、发热、咳嗽，查体可见喉部充血水肿，局部淋巴结肿大和触痛。

(3) 急性疱疹性咽峡炎　主要表现为明显咽痛、发热，查体可见咽部充血，软腭、悬雍垂、咽及扁桃体表面有灰白色疱疹及浅表溃疡，周围伴红晕。

(4) 急性咽结膜炎　主要表现为发热、咽痛、畏光、流泪、咽及结膜明显充血。

(5) 急性咽扁桃体炎　咽痛明显，伴发热、畏寒，体温可达 39 ℃以上。查体可发现咽部明显充血，扁桃体肿大和充血，表面有黄色脓性分泌物，有时伴有颌下淋巴结肿大、压痛，而肺部查体无异常体征。

(6) 新型冠状病毒感染　奥密克戎(Omicron)毒株主要以无症状或轻症为主，出现临床表现的患者常有发热、咳嗽、咽痛、乏力及肌痛等，部分患者出现味觉、嗅觉异常或丧失。

（二）实验室检查和其他辅助检查

（1）血常规检查　白细胞计数正常或偏低，伴淋巴细胞比例升高。细菌感染者可有白细胞计数与中性粒细胞增多和核左移现象。

（2）病原学检查　因病毒类型繁多，且大多数属于自限性疾病也无特效抗病毒药物，故一般无须病原学检查，但流感、新型冠状病毒（2019-nCoV）等病毒可能导致部分患者发生重症感染，需要时可用鼻拭子、咽拭子或鼻咽拭子免疫荧光法、酶联免疫吸附法、血清学诊断或病毒分离鉴定等方法确定病毒的类型。细菌培养可判断细菌类型并做药物敏感试验以指导临床用药。

（三）临床诊断

根据上述临床表现，结合周围血常规和胸部影像学（X射线或CT）检查阴性可作出临床诊断，但须与初期表现为感冒样症状的其他疾病鉴别。

二、疾病治疗

（一）一般治疗原则

由于大部分病毒目前尚无特效治疗药物，通常以对症治疗为主，对于流感、2019-nCoV等病毒所致上感，如患者存在进展为重症高危因素可予以相应抗病毒治疗，同时需戒烟、注意休息、多饮水、保持室内空气流通和防治继发性细菌感染。

（二）药物治疗方案

1. 对症治疗

（1）解热镇痛药　有头痛、发热、全身肌肉酸痛等症状的患者，可酌情使用解热镇痛药，如对乙酰氨基酚、布洛芬等。

（2）抗过敏药　有频繁喷嚏、多量流涕等症状的患者，可酌情选用马来酸氯苯那敏、氯雷他定或苯海拉明等抗过敏药物。

（3）鼻黏膜血管收缩药　有鼻塞、鼻黏膜充血、水肿、咽痛等症状者，应用盐酸伪麻黄碱等可选择性收缩上呼吸道黏膜血管的药物。

（4）镇咳药　对于咳嗽症状较为明显者，可给予右美沙芬、可待因等镇咳药。

对症治疗药物的具体常用剂量与不良反应见表15-1。

表 15-1　对症治疗药物常用剂量与不良反应

药物种类	药品	常　用　剂　量	不　良　反　应
解热镇痛药	对乙酰氨基酚	成人口服，0.3～0.6 g/次，每 4 h 1 次或 4 次/天，一日不超过 2 g	偶见皮疹、血小板减少症及粒细胞缺乏。长期大量用药会导致肾功能异常
	布洛芬	成人 0.2～0.4 g/次，每 4～6 h 1 次	主要不良反应为消化道症状，少数患者可出现胃溃疡和消化道出血。其他不良反应包括神经系统症状、肾功能不全
抗组胺药	马来酸氯苯那敏	成人 4～8 mg/次，3 次/天	常见不良反应有嗜睡、疲劳、口干、咽干、咽痛
	氯雷他定	成人 10 mg/次，1 次/天	治疗剂量未见明显的镇静作用。罕见的有视觉模糊、血压降低或升高、心悸、肝功能改变等
镇咳药	右美沙芬	成人 15～30 mg/次，3～4 次/天	偶有头晕、轻度嗜睡、口干、便秘及恶心等
	可待因	成人 15～30 mg/次，一天 30～90 mg；极量 90 mg/次、一天 240 mg	多见心理变态或幻想、呼吸不规则、心率异常等；少见呼吸抑制、惊厥、耳鸣、震颤等
	苯丙哌林	成人 20～40 mg/次，3 次/天	主要有乏力、头晕、上腹不适、食欲缺乏、皮疹等不良反应

2. 抗病毒治疗

普通感冒一般无须积极抗病毒治疗，对于流感、2019-nCoV 等病毒所致上感，如患者存在进展为重症高危因素可予以相应抗病毒治疗。

(1) 抗流感病毒　根据作用机制，目前的抗病毒药物主要可分为病毒 RNA 聚合酶抑制剂、神经氨酸酶抑制剂、血细胞凝聚素抑制剂、M2 离子通道阻滞剂等。

① 奥司他韦：是一种口服的神经氨酸酶抑制剂，通过作用于流感病毒表面的神经氨酸酶起到抑制流感病毒活性的作用，并阻止病毒颗粒从细胞释放，从而抑制流感病毒传播。适用于成人及年龄≥1 岁的儿童。

② 扎那米韦：是一种神经氨酸酶抑制剂，可与流感病毒神经氨酸酶活性部位紧密结合抑制神经氨酸酶，被用于治疗甲型和乙型流感。扎那米韦为吸入剂，适用于 7 岁以上人群。

③ 帕拉米韦：是一种环戊烷类抗流感病毒药物，其分子上具有多个作用于神经氨酸酶的活性位点，对流感病毒具有高度选择性。帕拉米韦通过静脉给药，主要经肾脏代谢，需要根据肾功能调整药物剂量。

④ 玛巴洛沙韦：通过抑制聚合酶酸性（PA）蛋白亚基的核酸内切酶活性，抑制病毒从宿主细胞中获得宿主 mRNA 5′端的帽子结构，从而直接抑制病毒复制，产生抗流感病毒作用。

⑤ 法维拉韦：是一种核苷类广谱抗 RNA 病毒药物，在机体细胞内经酶代谢为活性形式法维拉韦核酸三磷酸，通过特异性抑制流感病毒 RNA 聚合酶复合物中的聚合酶碱性蛋白 1（PB1）亚基发挥抗病毒作用。

⑥ 阿比多尔：是一种非核苷类广谱抗病毒药物，通过靶向血细胞凝聚素，抑制流感病毒的脂膜与宿主细胞膜融合，从而阻止病毒进入细胞，抑制病毒复制而发挥抗病毒作用。

（2）抗新冠治疗　新冠病毒感染抗病毒治疗可参照《新型冠状病毒感染诊疗方案（试行第十版）》，包括奈玛特韦片/利托那韦、莫诺拉韦。近期获批上市的药物还包括氢溴酸氘瑞米德韦、先诺特韦/利托那韦等。

① 奈玛特韦片/利托那韦：可阻止病毒蛋白酶裂解病毒多聚蛋白，从而阻止病毒复制。适用于发病 5 天以内的轻型和中型且伴有进展为重症高风险因素的成人。容易与多种常见药物发生相互作用，用药时需关注。

② 莫诺拉韦：可以导致病毒 RNA 复制错误，从而阻断新冠病毒复制。适用于发病 5 天以内的轻、中型且伴有进展为重症高风险因素的成年患者。

（3）其他病毒　对于呼吸道合胞病毒、人偏肺病毒及腺病毒感染，国内目前还没有特效的抗病毒药物，丙种球蛋白可以用于治疗重症患者。

抗病毒药物的具体常用剂量与不良反应见表 15-2。

表 15-2　抗病毒药物常用剂量与不良反应

药品	目的病毒	常用剂量	不良反应
干扰素	腺病毒、呼吸道合胞病毒、流感病毒、疱疹病毒、2019-nCoV	2019-nCoV：IFNa 雾化吸入：成人每次 500 万 U 或相当剂量 50 μg，加入灭菌注射用水 2 mL，2 次/天	流感样症状、骨髓抑制等
利巴韦林	各类呼吸道病毒，肠道病毒引起的疱疹性咽峡炎	成人，静滴，一次 0.5 g，2 次/天；口服，一次 0.15 g，3 次/天	溶血性贫血，恶心，呕吐，食欲缺乏等消化道反应
阿比多尔	甲、乙型流感病毒及其他呼吸道病毒（2019-nCoV）和肠道病毒	成人一次 0.2 g，3 次/天	主要为恶心、腹泻、头晕和转氨酶升高
更昔洛韦	巨细胞病毒、单纯疱疹病毒、水痘带状疱疹病毒	诱导期 5 mg/kg，1 次/12 h，疗程 14～21 天；维持期 5 mg/kg，1 次/天	腹痛、恶心、腹胀、感觉异常、皮疹等
奥司他韦	甲、乙型流感病毒	成人每次 75 mg，2 次/天	常见消化道反应

续表

药品	目的病毒	常用剂量	不良反应
扎那米韦	甲、乙型流感病毒	2次/天，每次两吸(5 mg/吸)	常见消化道、中枢神经系统和呼吸系统不良反应
帕拉米韦	流感病毒，包括H1、HA及H9N9等系列病毒、奥司他韦不能控制的重症型流感	一般用量为300 mg，单次静脉滴注；严重并发症患者，600 mg，单次静脉滴注。症状严重者，可1次/天，1～5天连续重复给药	腹泻、白细胞减少、嗜中心粒细胞减少、蛋白尿等
洛匹那韦/利托那韦	SARS-CoV、2019-nCoV、人类免疫缺陷病毒-1	2片/次，2次/天	常见不良反应为腹泻，通常为轻中度

(4) 支原体感染　支原体感染可采用红霉素、阿奇霉素等大环内酯类治疗。对于大环内脂类耐药的或者难治性的患者，可选用多西环素、米诺环素、替加环素及奥玛环素等四环素类药物。≥18岁的患者可采用左氧氟沙星、莫西沙星及西他沙星等喹诺酮类药物。

3. 抗菌药物治疗

单纯病毒感染无需使用抗菌药物，有白细胞计数升高、咽部脓苔、咳黄痰等细菌感染证据时，可酌情使用青霉素、头孢菌素、大环内酯类或喹诺酮类等抗菌药物。

三、教学案例

患者女性，68岁，3日前受凉后出现畏寒、发热(体温最高39.5℃)，伴全身肌肉酸痛、乏力、鼻塞、流涕、纳差、轻度咳嗽无痰，听诊双肺呼吸音清，未闻及干湿啰音。血常规显示白细胞计数正常，淋巴细胞比例82.5%。该患者发病时处于流感病毒流行高峰期。门诊予以奥司他韦75 mg bid po、布洛芬0.3 g q6h po、马来酸氯苯那敏0.3 g tid po治疗。

(一) 病情评估

患者系老年女性，于流感流行季起病，症状及血常规检查符合典型流感所致“急性起病，出现畏寒、高热、头痛、头晕、全身酸痛、乏力等中毒症状”、“白细胞总数不高或减低，淋巴细胞相对增加”。如要进一步明确病原学诊断，可行快速鼻咽拭子或血清病毒PCR等检查。

(二) 药物治疗方案评价

流感多为自限性，但是对于老年人、年幼儿童、孕产妇、肥胖者和有慢性基础疾病等高危人群，存在发生重症流感风险，少数病例进展快，发生急性呼吸窘迫综合征、急性坏死性脑病和多器官功能不全等，病情严重者甚至导致死亡。因此对于上述高危人群，除予以相应对症治疗外，亦可进行积极抗病毒治疗。奥司他韦经肝脏和(或)肠壁酯酶转化为活性代谢产物奥司他韦羧酸。适用于成人及年龄≥1岁的儿童，肾功能正常的成人给药方式为口服

75 mg/次，2 次/天，疗程为 5 天，肾功能不全者需根据肾功能调整剂量。奥司他韦可使流感患者病程缩短 30%，病情严重程度减轻 38%，流感并发症风险下降约 30%。常见的药品不良反应为恶心、呕吐和头痛，大多数偶发于治疗的第一天或第二天，并且在 1～2 天内自行缓解。

四、不合理处方评析

（一）不合理门急诊处方

处方 1 患者：黄某某，性别：女性，年龄：33 岁。

临床诊断：急性上呼吸道感染。

处方用药：			
处方用药：	复方氨酚烷胺片	1 片	bid po；
	对乙酰氨基酚片	0.3 g	q4～6h po。

处方评析（建议）：重复给药。复方氨酚烷胺片为复方制剂，每片含对乙酰氨基酚 250 mg、金刚烷胺 100 mg、人工牛黄 10 mg、咖啡因 15 mg 和马来酸氯苯那敏 2 mg。联合对乙酰氨基酚属于重复给药，其一日剂量不宜超过 2 g，增加药物性肝损伤风险。

处方 2 患者：陈某某，性别：男性，年龄：61 岁。

临床诊断：急性上呼吸道感染、阿司匹林哮喘。

处方用药：			
处方用药：	布洛芬片	0.2 g	q4～6h po；
	清开灵颗粒	2 袋	tid po。

处方评析（建议）：遴选药品不适宜。对于布洛芬过敏或阿司匹林过敏的哮喘患者应禁用布洛芬，如用于对症退热可考虑换为对乙酰氨基酚。

第三节 肺　炎

一、疾病介绍

肺炎（pneumonia）指终末气道、肺泡和肺间质的炎症，可由病原微生物、理化因素、免疫损伤、过敏及药物所致。根据发病场所，可分为社区获得性肺炎（CAP）、医院获得性肺炎（HAP）和呼吸机相关肺炎（VAP）；按照解剖分类，可分为大叶性肺炎、小叶性肺炎和间质性肺炎；按照病因分类可分为细菌性肺炎、非典型病原体所致肺炎、病毒性肺炎、真菌性肺炎、其他病原体所致肺炎和理化因素所致的肺炎。

（一）临床表现

肺炎的症状可轻可重，决定于病原体和宿主的状态。常见症状为咳嗽、咳痰，或原有呼吸道症状加重，并出现脓性痰或血痰，伴或不伴胸痛、病变范围大者可有呼吸困难、呼吸窘迫。大多数患者有发热。早期肺部体征无明显异常，重症者可有呼吸频率增快，鼻翼扇动，发绀。肺实变时有典型的体征，如叩诊浊音、语颤增强和支气管呼吸音等，也可闻及湿性啰音。并发胸腔积液者，患侧胸部叩诊呈浊音、语颤减弱、呼吸音减弱。

（二）实验室检查和其他辅助检查

（1）血常规：细菌感染者常表现为外周血白细胞计数和/或中性粒细胞百分比增加，部分患者白细胞减少。支原体和衣原体所致肺炎白细胞升高很少。

（2）C-反应蛋白：CRP 是一种机体对感染和非感染性炎症刺激产生应答的急性期蛋白，是细菌性感染较为敏感的指标，病毒感染时 CRP 通常较低。但其特异性差，需除外各种非感染性炎症导致的升高可能。

（3）氧合评估和动脉血气分析：对于老年、有基础疾病，特别是慢性心肺疾病患者需要进行外周血氧饱和度检查，必要时行动脉血气分析氧合和酸碱平衡状态。

（4）临床生化：血尿素氮可用于 CAP 患者的严重程度评分，肝肾功能情况可作为抗感染治疗药物的选择和剂量调整依据。

（5）胸部影像学：是诊断肺炎、判断病情严重程度、推测致病原、评估疗效的重要依据。

（三）临床诊断

1. 社区获得性肺炎（CAP）

（1）定义：是指在医院外罹患的肺实质炎症，包括具有明确潜伏期的病原体感染在入院后于潜伏期内发病的肺炎。

（2）诊断标准：① 社区发病。② 肺炎相关临床表现：新近出现的咳嗽、咳痰 或原有呼吸道疾病症状加重，伴或不伴脓痰、胸痛、呼吸困难及咯血；发热；肺实变体征和/或闻及湿性啰音；外周血白细胞计数$>10\times10^9/L$或$<4\times10^9/L$，伴或不伴细胞核左移。③ 胸部影像学检查显示新出现的斑片状浸润影、叶或段实变影、磨玻璃影或间质性改变，伴或不伴胸腔积液。符合①、③及②中任何 1 项，并除外肺结核、肺部肿瘤、非感染性肺间质性疾病、肺水肿、肺不张、肺栓塞、肺嗜酸粒细胞浸润症及肺血管炎等后，可建立临床诊断。

（3）病原学特点：CAP 常见病原体为肺炎链球菌、支原体、衣原体、流感嗜血杆菌和呼吸道病毒（甲、乙型流感病毒，腺病毒，呼吸道合胞病毒，副流感病毒和新冠病毒）等。目前我国肺炎支原体和肺炎链球菌对大环内酯类药物呈现较高耐药率，有别于其他国家。

2. 院内获得性肺炎（HAP）

（1）定义：HAP 亦称医院内肺炎，指患者住院期间没有接受有创机械通气，未处于病原感染的潜伏期，且入院≥48 h 后在医院内新发生的肺炎。呼吸机相关性肺炎（VAP）是指气管插管或气管切开的患者，接受机械通气 48 h 后发生的肺炎及机械通气撤机、拔管后 48 h 内出现的肺炎。

（2）诊断标准：胸部 X 线或 CT 显示新出现或进展性的浸润影、实变影、磨玻璃影，加上下列三个临床症状中的两个或以上，可建立临床诊断：① 发热，体温>38 ℃；② 脓性气道分泌物；③ 外周血白细胞计数$>10\times10^9$/L 或$<4\times10^9$/L。HAP 的临床表现、实验室和影像学检查特异性低，应注意与肺不张和肺水肿、基础疾病肺侵犯、药物性肺损伤、肺栓塞和急性呼吸窘迫综合征等相鉴别。临床诊断 HAP/VAP 后，应积极留取标本行微生物学检测。我国 HAP/VAP 常见病原菌包括鲍曼不动杆菌、铜绿假单胞菌、肺炎克雷伯杆菌、大肠埃希菌、金黄色葡萄球菌等。

二、疾病治疗

（一）一般治疗原则

肺炎的治疗主要包括抗感染治疗、支持治疗和并发症治疗，其中抗感染治疗为首要。根据有无病原学诊断及体外药敏试验结果分为经验性治疗和目标治疗。经验性治疗需结合本地区的流行病学资料、患者临床表现、年龄、肺炎获得方式、病情严重程度、影像学特征、有无耐药菌高危因素、肝肾功能状态、抗菌药物药动/药效学（PK/PD）特征等综合制定抗感染方案。此外，对于重症患者，气道分泌物引流、合理氧疗、机械通气、液体管理、血糖控制、营养支持等综合治疗措施也同等重要。

（二）药物治疗方案

1．经验性治疗

（1）社区获得性肺炎（CAP）　大多数已排除 COVID-19 的 CAP 患者在诊断时尚未确定病因，可针对最可能的病原体进行经验性抗菌药物治疗。最可能引起 CAP 的病原体因疾病严重程度、当地流行病学和感染耐药微生物的患者危险因素不同而有所差异。对于大多数在门诊治疗且其他方面健康的轻症 CAP 患者，可能的病原体范围有限。而对于病情严重到需要住院治疗的 CAP 患者，可能的病原体更为多样，初始治疗方案通常覆盖范围较广。在确立 CAP 临床诊断并安排合理病原学检查及标本采样后，需要根据患者年龄、基础疾病、临床特点、实验室及影像学检查、疾病严重程度、肝肾功能、既往用药和药物敏感性情况分析有可能的病原并评估耐药风险，选择恰当的抗感染药物和给药方案，及时实施初始经验性抗感染治疗。另外抗菌药物要参考其 PK/PD 特点。

CAP 患者的初始经验性抗感染治疗方案选择见表 15-3。

表 15-3　CAP 患者的初始经验性抗感染治疗方案选择

不同人群	常见病原体	抗感染药物选择
门诊治疗（推荐口服给药）		
无基础疾病青壮年	肺炎链球菌、肺炎支原体、流感嗜血杆菌、肺炎衣原体、流感病毒、腺病毒、卡他莫拉菌	① 氨基青霉素、青霉素类/酶抑制剂复合物；② 一代、二代头孢菌素；③ 呼吸喹诺酮类；④ 多西环素或米诺环素；⑤ 大环内酯类
有基础疾病或老年人（年龄≥65 岁）	肺炎链球菌、流感嗜血杆菌、肺炎克雷伯菌等肠杆菌科菌、肺炎衣原体、流感病毒、RSV 病毒、卡他莫拉菌	① 青霉素类/酶抑制剂复合物；② 二代、三代头孢菌素（口服）；③ 呼吸喹诺酮类；④ 青霉素类/酶抑制剂复合物、二代、三代头孢菌素联合多西环素、米诺环素或大环内酯类
需入院治疗、但不必收住 ICU（可选择静脉或口服给药）		
无基础疾病青壮年	肺炎链球菌、流感嗜血杆菌、卡他莫拉菌、金黄色葡萄球菌、肺炎支原体、肺炎衣原体、流感病毒、腺病毒、其他呼吸道病毒	① 青霉素 G、氨基青霉素、青霉素类/酶抑制剂复合物；② 二代、三代头孢菌素、头霉素类、氧头孢烯类；③ 上述药物联合多西环素、米诺环素或大环内酯类；④ 呼吸喹诺酮类；⑤ 大环内酯类
有基础疾病或老年人（年龄≥65 岁）	肺炎链球菌、流感嗜血杆菌、肺炎克雷伯菌等肠杆菌科菌、流感病毒、RSV 病毒、卡他莫拉菌、厌氧菌、军团菌	① 青霉素类/酶抑制剂复合物；② 三代头孢菌素或其酶抑制剂复合物、头霉素类、氧头孢烯类、厄他培南等碳青霉素类；③ 上述药物联合大环内酯类；④ 呼吸喹诺酮类
需入住 ICU（推荐静脉给药）		
无基础疾病青壮年	肺炎链球菌、金黄色葡萄球菌、流感病毒、腺病毒、军团菌	① 青霉素类/酶抑制剂复合物、三代头孢菌素、头霉素类、氧头孢烯类、厄他培南联合大环内酯类；② 呼吸喹诺酮类
有基础疾病或老年人（年龄≥65 岁）	肺炎链球菌、军团菌、肺炎克雷伯菌等肠杆菌科菌、金黄色葡萄球菌、厌氧菌、流感病毒、RSV 病毒	青霉素类/酶抑制剂复合物、三代头孢菌素或其酶抑制剂复合物、厄他培南等碳青霉烯类联合大环内酯类或呼吸喹诺酮类
有铜绿假单胞菌感染危险因素的 CAP，需住院或入住 ICU（推荐静脉给药）	铜绿假单胞菌、肺炎链球菌、军团菌、肺炎克雷伯菌等肠杆菌科菌、金黄色葡萄球菌、厌氧菌、流感病毒、RSV 病毒	① 具有抗假单胞菌活性的 β-内酰胺类；② 具有抗假单胞菌活性的喹诺酮类；③ 具有抗假单胞菌活性的 β-内酰胺类联合有抗假单胞菌活性的喹诺酮类或氨基糖苷类；④ 具有抗假单胞菌活性的 β-内酰胺类、氨基糖苷类、喹诺酮类三药联合

（2）医院获得性肺炎（HAP）与呼吸机相关肺炎（VAP） HAP 和 VAP 的经验性治疗应该包括覆盖金黄色葡萄球菌、铜绿假单胞菌和其他革兰氏阴性杆菌的抗菌药物。经验性治疗的具体方案选择应基于患者所在医疗机构的流行病原体和药敏谱，以及患者个体的多重耐药菌（MDR）感染危险因素，包括之前的微生物学数据。凡是临床上怀疑 HAP 或 VAP 的患者，应尽快采集诊断标本，有脓毒性休克征象或有迅速进展的器官功能障碍患者，应尽快启动抗菌药物治疗。

HAP 患者的初始经验性抗感染治疗具体建议见表 15-4。

表 15-4 HAP 患者的初始经验性抗感染治疗建议

非危重患者		危重患者
MDR 菌感染低风险 单药治疗	MDR 菌感染高风险 单药或联合治疗	联合治疗
抗铜绿假单胞菌青霉素类（哌拉西林等）、β-内酰胺酶抑制剂复合物（阿莫西林/克拉维酸、哌拉西林/他唑巴坦、头孢哌酮/舒巴坦等）、第三代头孢菌素（头孢噻肟、头孢曲松、头孢他啶等）、第四代头孢菌素（头孢吡肟、头孢噻利等）、氧头孢烯类（拉氧头孢、氟氧头孢等）、喹诺酮类（环丙沙星、左氧氟沙星、莫西沙星）	抗铜绿假单胞菌 β-内酰胺酶抑制剂（哌拉西林/他唑巴坦、头孢哌酮/舒巴坦等）、抗铜绿假单胞菌的头孢菌素类（头孢他啶、头孢吡肟、头孢噻利等）、抗铜绿假单胞菌碳青霉烯类（亚胺培南、美罗培南、比阿培南等） 以上药物单药或联合下列中的一种： 抗假单胞菌喹诺酮类（环丙沙星、左氧氟沙星等）、氨基糖苷类（阿米卡星、异帕米星等） 有 MRSA 感染风险时可联用： 糖肽类（万古霉素、去加万古霉素、替考拉宁）或利奈唑胺	抗铜绿假单胞菌 β-内酰胺酶抑制剂（哌拉西林/他唑巴坦、头孢哌酮/舒巴坦等）、抗铜绿假单胞菌碳青霉烯类（亚胺培南、美罗培南、比阿培南等） 以上药物联合下列中的一种： 抗假单胞菌喹诺酮类（环丙沙星、左氧氟沙星等）、氨基糖苷类（阿米卡星、异帕米星等） 有泛耐药（XDR）阴性菌感染风险时可联用下列药物： 多黏菌素类、替加环素 有 MRSA 感染风险时可联用： 糖肽类（万古霉素、去加万古霉素、替考拉宁）或利奈唑胺

注：通常不采用 2 种 β-内酰胺类药物联合治疗；氨基糖苷类药物仅用于联合治疗。

VAP 患者的初始经验性抗感染治疗具体建议见表 15-5。

表 15-5 VAP 患者的初始经验性抗感染治疗建议

MDR 菌感染低风险 单药或联合治疗	MDR 菌感染高风险 联合治疗
抗铜绿假单胞菌青霉素类（哌拉西林等）、抗铜绿假单胞菌的三代、四代头孢菌素（头孢他啶、头孢吡肟、头孢噻利等）、β-内酰胺酶抑制剂复合物（哌拉西林/他唑巴坦、头孢哌酮/舒巴坦等）、抗铜绿假单胞菌碳青霉烯类（亚胺培南、美罗培南、比阿	抗铜绿假单胞菌 β-内酰胺酶抑制剂（哌拉西林/他唑巴坦、头孢哌酮/舒巴坦等）、抗铜绿假单胞菌的三代、四代头孢菌素（头孢他啶、头孢吡肟、头孢噻利等）、氨曲南、抗铜绿假单胞菌碳青霉烯类（亚胺培南、美罗培南、比阿培南等）抗假单胞菌

续表

MDR 菌感染低风险 单药或联合治疗	MDR 菌感染高风险 联合治疗
培南等)、喹诺酮类(环丙沙星、左氧氟沙星等)、氨基糖苷类(阿米卡星、异帕米星等)	喹诺酮类(环丙沙星、左氧氟沙星等)、氨基糖苷类(阿米卡星、异帕米星等) 有 XDR 阴性菌感染风险时可联用下列药物：多黏菌素类、替加环素 有 MRSA 感染风险时可联用： 糖肽类(万古霉素、去加万古霉素、替考拉宁)或利奈唑胺

注：特殊情况下，才使用 2 种 β-内酰胺类药物联合治疗；氨基糖苷类药物仅用于联合治疗。

2. 特异性病原学的抗感染治疗

下列针对特定病原的抗感染治疗，仍然是根据流行病学经验进行推荐，当临床明确肺炎的感染病原菌结果，可以参照体外药敏试验结果制定相应的抗菌药物治疗方案。

(1) 肺炎链球菌肺炎　对于肺炎链球菌体外药敏结果提示青霉素 MIC＜2 mg/L 时，首选青霉素 G、氨苄西林、氨苄西林/舒巴坦、阿莫西林/克拉维酸、头孢唑林、头孢拉定、头孢呋辛、拉氧头孢、头霉素类；当青霉素 MIC≥2 mg/L 时，首选头孢噻肟、头孢曲松、左氧氟沙星、莫西沙星、吉米沙星。

(2) 金黄色葡萄球菌肺炎　当药敏结果显示甲氧西林敏感时，首选苯唑西林、氯唑西林、氨苄西林、阿莫西林/克拉维酸、氨苄西林/舒巴坦、头孢唑林、头孢拉定、头孢呋辛、拉氧头孢、头霉素类；当药敏结果显示甲氧西林耐药时，首选万古霉素、利奈唑胺，次选去甲万古霉素、替考拉宁等。其中万古霉素治疗期间应当监测谷浓度以评估疗效及肾毒性等不良反应，目标谷浓度为 10～20 mg/L。

(3) 肠杆菌科细菌肺炎　对于不产酶的肠杆菌科菌首选头孢呋辛、头孢噻肟、头孢曲松、头霉素类等；对于产超广谱 β 内酰胺酶(ESBL)的肠杆菌科菌引起的轻中度感染，可选择头霉素类、氧头孢烯类、β-内酰胺酶抑制剂；中重度感染可选择碳青霉烯类或联合治疗方案；对于碳青霉烯类耐药肠杆菌科细菌，主要治疗药物包括多黏菌素类、替加环素、头孢他啶/阿维巴坦，联合治疗药物包括磷霉素、氨基糖苷类、碳青霉烯类，其中当碳青霉烯类 MIC 为 4～16 μg/mL，需与其他药物联合使用，增加给药次数或剂量，延长滴注时间。

(4) 非发酵菌肺炎　对于铜绿假单胞菌可选择具有抗铜绿假单胞菌的活性药物：头孢菌素类(头孢他啶、头孢吡肟、头孢噻利)、碳青霉烯类(亚胺培南、美罗培南、比阿培南)、β-内酰胺酶抑制剂(哌拉西林/他唑巴坦、头孢哌酮/舒巴坦)、喹诺酮类(环丙沙星、左氧氟沙星)、氨基糖苷类(阿米卡星、妥布霉素、异帕沙星)、氨曲南、多黏菌素类；对于鲍曼不动杆菌可选择舒巴坦及其合剂、碳青霉烯类、多黏菌素类、氨基糖苷类或喹诺酮类；对于嗜麦芽窄食单胞菌可选择磺胺甲噁唑/甲氧苄啶、β-内酰胺酶抑制剂(头孢哌酮/舒巴坦、替卡西林/克拉维酸)、喹诺酮类(左氧氟沙星、环丙沙星、莫西沙星)、替加环素、四环素类(米诺环素、多西环素)。

(5) 军团菌肺炎　可首选阿奇霉素、红霉素、左氧氟沙星、吉米沙星、莫西沙星,次选多西环素、克拉霉素、米诺环素、磺胺甲噁唑/甲氧苄啶。当喹诺酮类药物联合大环内酯类药物时,应警惕发生心脏电生理异常的潜在风险。

(6) 肺炎支原体肺炎　对于成人支原体肺炎首选左氧氟沙星、莫西沙星、多西环素、米诺环素,次选阿奇霉素、克拉霉素、吉米沙星。对于儿童肺炎支原体肺炎,大环内酯类抗菌药物为首选治疗,优先推荐阿奇霉素治疗儿童轻症,其次可选用红霉素或克拉霉素。对于儿童重症,可疑或确定大环内酯类抗菌药物耐药,可选用新型四环素类抗菌药物:患儿年龄>8 岁,可优先选择米诺环素或多西环素。喹诺酮类抗菌药物:可选择左氧氟沙星或莫西沙星,<18 岁儿童使用属超说明书用药,需充分评估利弊,并取得家长知情同意,注意动态监测药物相关不良反应。

(7) 真菌性肺炎　真菌性肺炎是一种或多种地方性或机会性真菌引起的肺部感染过程。地方性真菌病原体可以引起健康宿主和免疫功能低下者感染,机会致病真菌往往引起先天性或获得性免疫缺陷的患者感染。可引起肺炎的真菌主要有隐球菌、曲霉菌、毛霉菌、念珠菌、组织胞浆菌、球孢子菌、赛多孢子菌、马尔尼菲青霉菌等。抗真菌药物主要包括唑类(氟康唑、伏立康唑、伊曲康唑、泊沙康唑、艾沙康唑等)、棘白菌素类(卡泊芬净、米卡芬净)、多烯类(两性霉素 B 相关制剂)和氟胞嘧啶,需要掌握不同种类药物的抗菌谱和药动学差异。对于念珠菌,需要重点区分定植或致病菌,还应关注不同分类如白色念珠菌、光滑念珠菌、近平滑念珠菌、克柔念珠菌等对抗真菌药物的敏感活性差异。肺曲霉病类型或病谱的多样性是病原体与宿主免疫反应相互作用的结果,通常可以分为侵袭性肺曲霉病、亚急性侵袭性肺曲霉病、慢性肺曲霉病和变应性支气管肺曲霉病,其治疗方案侧重有所不同。

(8) 病毒性肺炎　病毒性肺炎诊疗药物可参考本章“第二节　急性上呼吸道感染(二)药物治疗方案 2. 抗病毒治疗”相关内容。

三、教学案例

患者男性,72 岁,62 kg。1 个月前突发意识丧失,入院行头颅 CT 提示脑出血,因患者高龄,家属要求药物保守治疗。2 周前家属喂养期间患者出现呛咳,次日出现呼吸困难、咳黄黏痰,痰不易咳出,胸部 CT 提示双下肺后基底段斑片状阴影,予以头孢哌酮钠舒巴坦钠 2 g q12h 抗感染、平喘、化痰等对症治疗 3 天后,仍呼吸困难,遂行气管切开外接有创呼吸机辅助通气治疗。近日出现反复高热、黄脓痰,血常规提示白细胞计数、中性粒细胞百分比升高,CRP 211 mg/L,痰培养检出金黄色葡萄球菌 2+(甲氧西林耐药)、铜绿假单胞菌 2+(碳青霉烯类耐药、阿米卡星、多黏菌素敏感),抗感染治疗方案调整为万古霉素 1 g q12h+多黏菌素 B 50 mg q12h+阿米卡星 0.6 g qd。

(一) 病情评估

该患者系脑出血后院内药物保守治疗期间发生的肺炎,从发病场所分类属于医院获得性肺炎，从发病原因推测吸入性肺炎可能性较大。当患者存在神经系统病变或意识障碍时，如假性延髓性麻痹、脑血管疾病、癫痫发作、帕金森病、痴呆、药物毒品滥用（如镇静剂、麻醉药、某些抗抑郁药和酒精等）导致吞咽困难或声门关闭不协调、咳嗽反射受到抑制，异物或食物易被吸入气道。胸部CT提示肺部阴影常见于上叶后段、下叶背段或后基底段为主，呈坠积样，以右肺多见。纤维支气管镜检查可在气管或支气管中见到食物颗粒或胃内容物，具有诊断价值。防止口咽分泌物、食物和胃内容物误吸是预防吸入性肺炎的关键。该患者肺炎治疗期间可考虑插鼻胃管，感染治疗康复后期喂养时可把床头抬高35°～40°并采取适当体位进食，加强护理。对于卒中患者，尤其是亚洲患者，使用抗血管紧张素转化酶抑制剂可控制血压，同时降低吸入性肺炎风险。

（二）药物治疗方案评价

若吸入性肺部感染为院内获得性感染，需考虑革兰氏阴性菌（如铜绿假单胞菌）或耐甲氧西林金黄色葡萄球菌（MRSA），不需要即刻覆盖厌氧菌。该患者初始予以头孢哌酮舒巴坦经验性抗感染治疗无效，后病原学培养及药敏结果提示金黄色葡萄球菌（甲氧西林耐药）、铜绿假单胞菌（碳青霉烯类耐药、阿米卡星、多黏菌素敏感），符合病原学流行病学特征及前期治疗反应。对于甲氧西林耐药金黄色葡萄球菌所致肺炎，可选择糖肽类（万古霉素、去加万古霉素、替考拉宁）或利奈唑胺抗感染治疗。其中万古霉素可通过监测血药浓度以评估其抗感染疗效及肾毒性风险，目标谷浓度为10～20 mg/L，需根据肌酐清除率调整剂量；利奈唑胺作为抑菌剂，在肺上皮细胞衬液、肺泡巨噬细胞渗透性良好，在皮肤及软组织药物浓度高，无须根据肾功能调整剂量。此外，该患者合并铜绿假单胞菌感染，根据CHINET中国细菌耐药监测结果，2023年中国三级医院中铜绿假单胞菌对硫酸多黏菌素B耐药率为1.2%，多黏菌素类药物成为目前临床治疗泛耐药革兰氏阴性菌感染的最后一道有效屏障，但由于其存在异质性耐药，单药治疗存在失败风险。该铜绿假单胞菌药敏提示对多黏菌素和阿米卡星敏感，其中阿米卡星由于静脉给药后在肺泡上皮衬液中浓度较低，常用于联合给药。需要注意的事，多黏菌素及阿米卡星均存在一定肾毒性，联合给药期间应密切监测患者尿量及血肌酐变化。

四、不合理处方评析

（一）不合理门急诊处方

处方1　患者：王某某，性别：女性，年龄：51岁。

临床诊断：支气管扩张伴感染。

处方用药：莫西沙星片　　0.4 g qd po；

　　　　　氨溴索片　　　30 mg tid po。

处方评析（建议）：遴选药品不适宜。支气管扩张伴感染的经验性治疗，通常需要覆盖铜绿假单胞菌，可选择对铜绿假单胞菌有抗菌活性的β-内酰胺类、头孢类、喹诺酮类等。喹诺酮类药物中环丙沙星对于铜绿假单胞菌抗菌活性最强，也可选择左氧氟沙星，而莫西沙星对铜绿假单胞菌抗菌活性较弱，不宜选用。

处方 2 患者：杨某某，性别：男性，年龄：27 岁。

临床诊断：社区获得性肺炎。

处方用药：注射用头孢西丁钠 2 g qd ivgtt；

0.9%氯化钠注射液 100 mL qd ivgtt；

复方甲氧那明胶囊 2 片 tid po。

处方评析（建议）：给药频次不适宜。头孢西丁钠属于时间依赖性抗生素，其血清药物浓度超过最低抑菌浓度（MIC）的时间是决定疗效的重要因素，对于肾功能正常的患者，头孢西丁钠应每 6～8 h 给药一次。

（二）住院患者用药医嘱单案例

患者女性，46 岁，65 kg，9 天前无明显诱因后出现发热（最高体温 39.5 ℃）、咳嗽、咳黄脓痰，查血常规：白细胞计数 13.1×10^9/L（↑），中性粒细胞百分比 85.0%（↑）；C 反应蛋白 197.5 mg/L（↑）；肺部 CT 提示左下肺斑片状阴影。患者半年前诊断糖尿病、肾功能不全，长期口服二甲双胍控制血糖。门诊以“社区获得性肺炎、糖尿病、慢性肾功能不全”收治入院。入院痰涂片见少量阴性杆菌，痰培养肺炎克雷伯菌（$ESBL^-$），生化血肌酐：135 μmol/L。

医嘱用药：头孢他啶 2 g + 0.9%NS 100 mL ivgtt q8h。

处方评析（建议）：患者为社区获得性肺炎，有糖尿病基础疾病，痰培养肺炎克雷伯菌符合流行病学特征，结合痰涂片结果考虑为致病菌。药敏结果提示该株肺炎克雷伯菌不产超广谱 β 内酰胺酶，因此可选择头孢呋辛、头孢噻肟、头孢曲松、头孢他啶等，药品选择适宜。然而该患者诊断慢性肾功能不全，结合入院生化结果计算肌酐清除率约为 47 mL/min，头孢他啶主要经肾脏排泄，应调整剂量为 2 g q12～24 h。

第四节　支气管哮喘

一、疾病介绍

支气管哮喘（简称哮喘）是一种异质性疾病，是由多种细胞和细胞组分参与的气道慢性炎症性疾病，这种慢性炎症导致了气道高反应性的发生和发展。哮喘的发病机制尚未完全阐明，目前可概括为气道免疫-炎症机制、神经调节机制及其相互作用。

哮喘是世界上非常常见的慢性疾病之一，全球哮喘患者约有 3.58 亿、我国约有 4570 万哮喘病人，且患病率呈逐年上升趋势。全球疾病负担报告估计哮喘每年造成全球约 42 万人死亡。近年来，我国哮喘患者的控制率总体有明显的提升，但仍低于发达国家。根据全球和我国哮喘防治指南的资料显示，经过长期规范化治疗和管理，80%以上的患者可以达到哮喘的临床控制。

（一）临床表现

典型的哮喘症状为反复发作的喘息、气促、伴或不伴胸闷或咳嗽，夜间及晨间多发，常与接触变应原、冷空气、物理、化学性刺激以及上呼吸道感染、运动等有关。发作时双肺可闻及散在或弥漫性呼气相哮鸣音，呼气相延长。以上症状和体征可经药物治疗后缓解或自行缓解。此外，临床上还存在没有喘息症状、也无哮鸣音的不典型哮喘，患者可表现为发作性咳嗽、胸闷或其他症状。对以咳嗽为唯一或主要症状的不典型哮喘称为咳嗽变异性哮喘（CVA）；对以胸闷为唯一或主要症状的不典型哮喘，称为胸闷变异性哮喘（CTVA）或胸闷型哮喘；对无反复发作喘息、气促、胸闷、咳嗽等症状，但长期存在气道反应性增高者，称之为隐匿性哮喘。

（二）实验室检查和其他辅助检查

（1）血常规及痰嗜酸性粒细胞计数　大多数哮喘患者血液及诱导痰液中嗜酸性粒细胞计数增高（>2.5%），且与哮喘症状相关。诱导痰嗜酸性粒细胞计数（>2.5%）可作为评价哮喘气道炎症指标之一，也是评估糖皮质激素治疗反应性的敏感指标。

（2）肺功能检查

① 通气功能检测：哮喘发作时呈阻塞性通气功能障碍表现，用力肺活量（FVC）正常或下降，第1秒用力呼气容积（FEV1）、1秒率（FEV1/FVC%）以及最高呼气流量（PEF）均下降；残气量及残气量与肺总量比值增加。其中以FEV1/FVC%<70%或FEV1低于正常预计值的80%为判断气流受限的最重要指标。

② 支气管激发试验（BPT）：用于测定气道反应性。常用吸入激发剂为乙酰甲胆碱和组胺。观察指标包括FEV1、PEF等。结果判断与采用的激发剂有关，通常以使FEV1下降20%所需吸入乙酰甲胆碱或组胺累积剂量或浓度来表示，如FEV1下降≥20%，判断结果为阳性，提示存在气道高反应性。BPT适用于非哮喘发作期、FEV1在正常预计值70%以上患者的检查。

③ 支气管舒张试验（BDT）：用于测定气道的可逆性改变。常用吸入支气管舒张剂有沙丁胺醇、特布他林。当吸入支气管舒张剂20 min后重复测定肺功能，FEV1较用药前增加≥12%，且其绝对值增加≥200 mL，判断结果为阳性，提示存在可逆性的气道阻塞。

④ 呼吸流量峰值（PEF）及其变异率测定：PEF平均每日昼夜变异率（连续7天，每日PEF昼夜变异率之和/7）>10%，或PEF周变异率{(2周内最高PEF值—最低PEF值)/[(2周内最高PEF值+最低PEF值)×1/2]×100%}>20%，提示存在气道可逆性的改变。

（3）胸部X线/CT检查　哮喘发作时胸部X线可见两肺透亮度增加，呈过度通气状态，缓解期多无明显异常。部分患者胸部CT可见支气管壁增厚、黏液阻塞。

（4）特异性变应原检测　外周血变应原特异性IgE增高结合病史有助于病因诊断；血

清总 IgE 测定对哮喘诊断价值不大,但其增高的程度可作为重症哮喘使用抗 IgE 抗体治疗及调整剂量的依据。体内变应原试验包括皮肤变应原试验和吸入变应原试验。

(5) 动脉血气分析　严重哮喘发作时可出现缺氧。由于过度通气可使 $PaCO_2$ 下降,pH 上升,表现为呼吸性碱中毒。若病情进一步恶化,可同时出现缺氧和 CO_2 滞留,表现为呼吸性酸中毒。当 $PaCO_2$ 较前增高,即使在正常范围内也要警惕严重气道阻塞的发生。

(6) 呼出气一氧化氮(FeNO)检测　FeNO 测定可以作为评估气道炎症和哮喘控制水平的指标,也可以用于判断吸入激素治疗的反应。

(三) 临床诊断

患者符合上述典型哮喘的临床症状和体征,同时具备气流受限客观检查中的任一条(支气管舒张试验阳性、支气管激发试验阳性、平均每日 PEF 昼夜变异率＞10%或 PEF 周变异率＞20%)并除外其他疾病所引起的喘息、气急、胸闷和咳嗽,可以确诊。

二、疾病治疗

(一) 一般治疗原则

哮喘管理的主要目标是优化哮喘症状的控制,降低哮喘发作的风险,同时尽量减少药品不良反应。充分控制哮喘的个体预计应该能够参与工作、学习和生活,而不会因呼吸受限。哮喘管理包含 4 项基本内容:患者健康教育、尽量减少哮喘诱因暴露、监测症状或肺功能变化和药物治疗。识别并避免哮喘诱因是成功管理哮喘的一个重要内容,优化哮喘控制的关键之一是使患者积极参与其哮喘管理。成功的医患配合取决于充分且持续的哮喘教育,如果患者对疾病了解充分且有治疗积极性,则可在自身哮喘管理中发挥很大的作用。

(二) 药物治疗方案

哮喘的治疗药物可以分为控制药物、缓解药物和重度哮喘的附加治疗药物。其中控制药物主要通过抗炎作用使哮喘维持临床控制,包括吸入性全身性糖皮质激素(ICS)、全身性糖皮质激素、白三烯调节剂、长效 β_2 受体激动剂(LABA)、缓释茶碱、甲磺司特、色甘酸钠等,需要每天并长时间维持使用;缓解药物在出现哮喘症状时按需使用,通过迅速解除支气管痉挛缓解症状,包括速效吸入和短效口服 β_2 受体激动剂(SABA)、短效吸入性抗胆碱能药物(SAMA)、短效茶碱和全身性激素等;重度哮喘附加治疗药物主要包括抗 IgE 单克隆抗体、抗 IL-5 单克隆抗体、抗 IL-5 受体单克隆抗体、抗 IL-4 受体单克隆抗体等生物靶向药物以及大环内酯类药物等。

1. 常用治疗药物

糖皮质激素是最有效的控制哮喘气道炎症的药物,慢性持续期哮喘主要通过吸入和口服途径给药,吸入为首选途径。ICS 具有局部抗炎作用强、用药剂量小、全身不良反应少等特点。常用的吸入性糖皮质激素包括二丙酸倍氯米松、布地奈德、丙酸氟替卡松等。

$β_2$ 受体激动剂通过对气道平滑肌和肥大细胞等细胞膜表面的 $β_2$ 受体的作用，舒张气道平滑肌、减少肥大细胞和嗜碱性粒细胞脱颗粒和介质的释放、降低微血管的通透性、增加气道上皮纤毛的摆动等，缓解哮喘症状。可分为短效（维持时间 4～6 h）、长效（维持时间 10～12 h）以及超长效（维持时间 24 h）。其中长效制剂又可分为快速起效的（如福莫特罗、茚达特罗、维兰特罗和奥达特罗）以及缓慢起效的（如沙美特罗）。短效 $β_2$ 受体激动剂如沙丁胺醇、特布他林等，可迅速缓解支气管痉挛，数分钟起效维持数小时，应按需使用，不宜长期、单一、过量应用。

白三烯调节剂包括白三烯受体拮抗剂（LTRA）和 5-脂氧合酶抑制剂，是 ICS 之外可单独应用的长期控制性药物之一，可作为轻度哮喘的替代治疗药物和中重度哮喘的联合用药。LTRA 尤其适用于伴有过敏性鼻炎、阿司匹林哮喘、运动性哮喘患者的治疗，但使用期间要注意精神症状的不良反应。

茶碱具有舒张支气管平滑肌及强心利尿兴奋呼吸中枢和呼吸肌等作用，低浓度茶碱具有一定的抗炎作用。其有效血药浓度与中毒浓度接近，且影响茶碱代谢的因素较多，如同时应用喹诺酮或大环内酯类等药物可影响茶碱代谢而使其血药浓度升高，增加不良反应发生率（如恶心、呕吐、心率增快、心律失常等）。

抗胆碱能药物：吸入性抗胆碱能药物，如短效异丙托溴铵和长效噻托溴铵，具有一定的支气管舒张作用，但较 $β_2$ 受体激动剂较弱，起效也较慢。

2. 哮喘急性发作治疗方案

（1）支气管舒张剂　哮喘急性发作时，应选用能在数分钟内起效的 SABA，包括沙丁胺醇和特布他林定量气雾剂或溶液。如沙丁胺醇气雾剂在第 1 小时内每 20 min 吸入 2～4 喷。随后根据治疗反应，轻度急性发作可调整为每 3～4 h 吸入 2～4 喷，中度急性发作每1～2 h 吸入 4～8 喷。如果对 SABA 反应良好，通常无需使用其他药物。如果治疗反应不佳，应及时去医院急诊。抗胆碱能药物与 SABA 联合应用可协同舒张支气管，对重度哮喘急性发作，联合 SABA 和 SAMA 比单一使用可更好改善肺功能、降低住院率。常用药物如溴化异丙托品气雾剂，每次 40～80 μg，每日 3～4 次；经雾化泵吸入溴化异丙托品溶液，常用剂量为 250 μg，每日 3～4 次。氨茶碱负荷剂量为 4～6 mg/kg，维持剂量为 0.6～0.8 mg/(kg·h)，有条件的情况下应监测其血药浓度，安全范围为 6～15 mg/L。茶碱与激素和抗胆碱能药物联用具有协同作用，但与 $β_2$ 受体激动剂易出现心率增快和心律失常，应慎用并适当减少剂量。

（2）糖皮质激素　糖皮质激素是最有效的抑制哮喘气道炎症的药物，也是治疗中重度哮喘急性发作的重要药物。急性哮喘发作时可通过溶液雾化吸入、口服或静脉应用。① 雾化吸入：布地奈德每次 0.5～1 mg，每日 2 次；中重度患者每次 1～2 mg，每日 3 次。② 口服：口服激素吸收好，起效时间与静脉给药接近，中重度急性发作时可口服激素，泼尼松或泼尼松龙 0.5～1.0 mg/kg 或等效甲泼尼龙片。③ 静脉：严重的急性发作患者或不宜口服激素的患者应及时静脉注射或滴注激素。甲泼尼龙 40～80 mg/d 或琥珀酰氢化可的松 400～1000 mg/d 分次给药。无激素依赖倾向者，可在 3～5 天内停药，有激素依赖倾向者应酌情延长给药时间并待症状控制后改为口服给药。

（3）非常规药物治疗　经过上述积极常规治疗仍无法控制的急性哮喘发作，《支气管哮喘急性发作评估及处理中国专家共识》中建议可在与患者和家属沟通和严密监测病情和患者生命体征的情况下，权衡利弊，酌情试用下列药物：① 硫酸镁：25% mg SO_4 10 mL 加入葡萄糖注射液 250～500 mL，静脉滴注，滴速为 30～40 滴/min。可使部分严重哮喘发作患者的呼吸困难、肺功能和动脉血气分析结果获得改善。应注意监测患者的血压和神志，肾功能不全和有心肌损害的患者慎用。②肾上腺素：伴有过敏性休克和血管性水肿的重症哮喘患者，可皮下注射肾上腺素 0.5～1 mg。部分应用足量 β_2 受体激动剂治疗无效的重度哮喘发作者静脉滴注肾上腺素获效。用法：盐酸肾上腺素 1 mg 加入 500～1000 mL 葡萄糖液内静脉滴注，滴速 15～30 滴/min，每日 1～2 次。根据患者的心率、心律和血压及时调整滴速。可试用于年龄＜50 岁，无心血管疾病的重度哮喘发作患者。肾上腺素忌与碱性药物配伍，严重缺氧、心律失常、器质性心脏病和甲状腺功能亢进症患者忌用。

3．哮喘长期治疗方案（阶梯式治疗方案）

哮喘治疗方案的选择既有群体水平的考虑也要兼顾患者的个体因素。在群体水平上需要关注治疗的有效性、安全性、可获得性和效价比。哮喘治疗以抗炎为基础，对气道炎症水平的监测有助于指导药物治疗方案的调整。而个体水平需要考虑患者哮喘的临床表型、可能的疗效差异、患者的喜好、吸入技术、依从性、经济能力和医疗资源等实际情况。

哮喘患者长期（阶梯式）治疗方案具体见表 15-6。

表 15-6　哮喘患者长期（阶梯式）治疗方案

药物	1 级	2 级	3 级	4 级	5 级
推荐选择控制药物	按需 ICS-福莫特罗	低剂量 ICS 或按需 ICS-福莫特罗	低剂量 ICS＋LABA	中剂量 ICS＋LABA	参考临床表型加抗 IgE 单克隆抗体、或加抗 IL-5、抗 IL-5R、抗 IL-4R 单克隆抗体
其他选择控制药物	按需使用 SABA 时即联合低剂量 ICS	白三烯受体拮抗剂（LTRA）或低剂量茶碱	中剂量 ICS 或低剂量 ICS 加 LTRA 或加茶碱	高剂量 ICS 加 LAMA 或加 LTRA 或加茶碱	高剂量 ICS＋LABA 加其他治疗，如加 LAMA，或加茶碱或加低剂量口服激素
首选缓解药物	按需使用低剂量 ICS＋福莫特罗，处方维持和缓解治疗的患者按需使用低剂量 ICS＋福莫特罗				
其他可选缓解药物	按需使用 SABA				

注：LABA：长效 β_2 受体激动剂；SABA：短效 β_2 受体激动剂；ICS：吸入性糖皮质激素；LAMA：长效抗胆碱能受体拮抗剂；LTRA：白三烯受体拮抗剂；IgE：免疫球蛋白 E；IL-5：白介素 5；IL-5R：白介素 5 受体；IL-4R：白介素 4 受体。

4. 吸入装置的选择

吸入疗法是慢性气道疾病的一线基础治疗方法。然而,不同吸入装置各有特点,理想的吸入装置应满足药物输出率、培训和使用难易度、可靠性以及储存和携带便利性等诸多要求。常见吸入装置包括:① 加压定量吸入剂(pMDI),是将药物、辅料和抛射剂共同灌装在具有定量阀门的耐压容器中,通过揿压阀门,药物和抛射剂便以气溶胶形式喷出。② 干粉吸入剂(DPI),吸附着药物微粉的载体分装在胶囊或给药装置的储药室中,在吸气气流作用下,药物微粉以气溶胶的形式被吸入肺内。③ 软雾吸入剂(SMI),是一种独特的吸入制剂,其释放雾滴微细,运行速度慢、持续时间长,从而提高药物的可吸入时间和肺部沉积率。并非所有的吸入装置都适用于每位患者,需要考虑患者使用装置的能力及偏好以及患者的吸气流速、手口协调性、是否需机械通气等综合选择(图 15-1)。

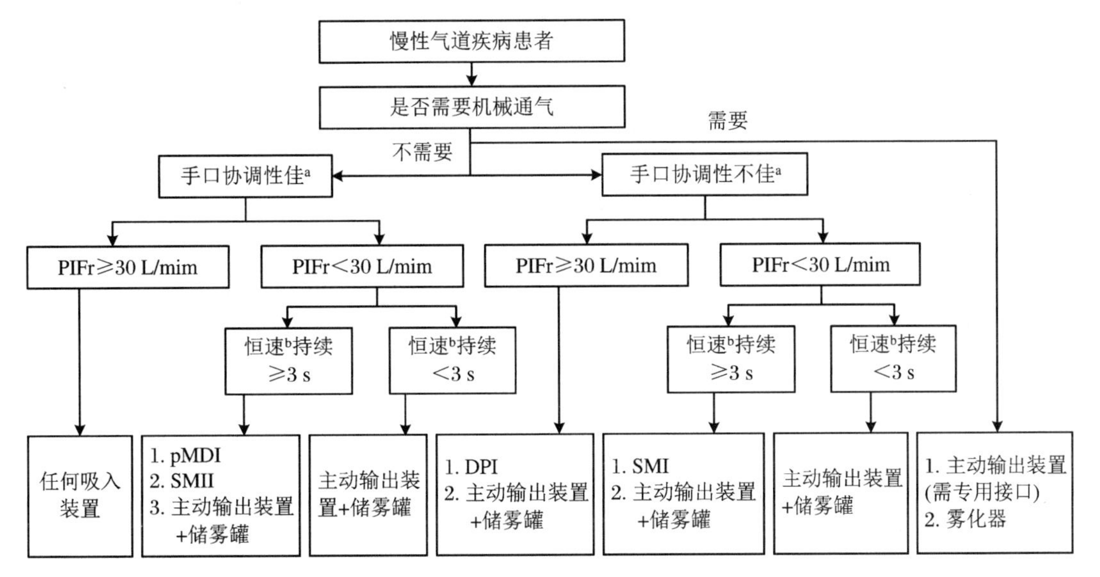

图 15-1　慢性气道疾病患者的吸入装置选择流程

PIFr 为吸气峰流速。a. 可通过主动吸入装置评估患者的手口协调性(建议使用含短效支气管舒张剂的装置);b. 恒速高低由患者确定。

三、教学案例

患者男性,51 岁,约 20 年前无明显诱因下反复出现胸闷气喘,气喘呈阵发性发作,每逢冬春季节可有加重,极少住院治疗,1 周前患者胸闷气喘再次加重,持续不能缓解。急诊查体:患者烦躁不安,呼吸急促、口唇发绀、桶状胸;听诊:呼吸 33 次/分,双肺弥漫性哮鸣音,脉率 131 次/分,律齐。患者既往支气管舒张试验阳性,长期不规律使用吸入布地奈德/福莫特罗粉吸入剂 320 μg/4.5 μg,1 吸,bid。急诊以"支气管哮喘急性发作"收治入院。辅助检查:血氧饱和度 85%(静息状态下);血气分析(吸空气):pH 7.36,$PaCO_2$ 45 mmHg,PaO_2 55 mmHg。予以注射用甲泼尼龙 40 mg bid ivgtt、布地奈德 1.0 mg + 硫酸特布他林 5.0 mg +

异丙托溴铵 500 μg tid 雾化吸入、控制性氧疗(氧饱和度维持在 93%～95%)。患者咨询其出院后是否可选用美泊利单抗治疗哮喘。

(一) 病情评估

该患者存在典型的哮喘临床症状及体征(反复发作性胸闷气喘、双肺弥漫性哮鸣音)、可变气流受限的客观检查(支气管舒张试验阳性),并除外其他疾病引起的上述症状,哮喘诊断明确。

哮喘发作的程度轻重不一,病情发展的速度也不同,可在数小时或数天内出现,偶尔可在数分钟内危及生命。哮喘发作时可通过患者的症状、肺功能及动脉血气分析对其急性发作的严重程度进行分级。通常轻度和部分中度急性发作患者可遵循“哮喘行动计划”实施自我处理,初始治疗 2 天后如效果不佳或持续恶化者应到医院就诊,即便获得缓解也建议到医院评估控制水平,查找发作诱因,调整治疗方案;对于中重度发作和危及生命的危重度发作患者应尽快入院治疗。该患者此次急性发作时伴有焦虑、烦躁,呼吸频率＞30 次/分,脉率＞120 次/分,听诊双肺弥漫性哮鸣音,静息状态下血氧饱和度＜90%、PaO_2＜60 mmHg,经评估为支气管哮喘急性发作(重度)。此外,该患者此次无明显诱因下出现哮喘急性发作、经问诊其哮喘控制药物布地奈德/福莫特罗粉吸入剂长期不规律使用,应检查其吸入装置操作方法是否正确,并使用支气管哮喘用药依从性量表(MARS-A)评估其用药依从性,可通过开展慢病科普教育及出院后门诊长期随访等管理措施以减少其急性发作次数、达到哮喘控制。

(二) 药物治疗方案评价

哮喘发作的治疗取决于哮喘加重的严重程度以及对治疗的反应。目的在于尽快缓解症状、接触气流受限及改善低氧血症,同时还应制订长期治疗方案并预防再次急性发作。药物治疗包括支气管舒张剂的应用、全身激素的应用、合并感染时予以相应抗感染治疗等。该患者属于重度哮喘急性发作可采用 SABA 联合 SAMA 雾化吸入治疗扩张支气管,也可以联合静脉滴注茶碱类药物治疗。此外,重度哮喘急性发作时应尽早使用全身激素,严重的急性发作患者可静脉给药,甲泼尼龙推荐 80～160 mg/d,静脉和口服的序贯疗法可减少激素的用量和不良反应,如静脉使用 2～3 天,继以口服 3～5 天。雾化激素可部分代替全身激素,减少全身激素的不良反应,布地奈德等吸入激素以压缩空气或高流量氧气驱动装置雾化吸入,对于中重度患者每次 1～2 mg,每日 3 次。该患者初始治疗方案合理,应在治疗 1 h 后再次评估患者对初始治疗反应,并根据反应不同进行进一步治疗。针对该患者的用药咨询,美泊利单抗属于抗 IL～5 单克隆抗体,通过阻断 IL-5 的作用,抑制体内的嗜酸粒细胞增多。研究结果显示,抗 IL-5 单克隆抗体可以减少近 50%的急性发作,减少约 1/3 的急诊或住院率,减少口服激素剂量,改善哮喘控制和肺功能等。GINA 指南指出,对于使用第 4 级、第 5 级方案治疗,哮喘仍然不能控制,外周血嗜酸粒细胞≥300/μL 的重症哮喘患者,推荐使用抗 IL-5 单克隆抗体和抗 IL-5R 单克隆抗体治疗。该患者使用布地奈德/福莫特罗粉吸入剂 320 μg/4.5 μg,1 吸,bid 属于第 4 级治疗方案,然而其用药不规律,应首先考虑通过提升其用药依从性和吸入技术后进一步评估哮喘症状控制水平。此外，还应明确该患者是否属于重度哮喘，并且检查其外周血嗜酸粒细胞水平，从而综合判断其是否适用于美泊利珠单抗。

四、不合理处方评析

（一）不合理门急诊处方

处方1　患者：陈某某，性别：女性，年龄：52岁。

临床诊断：支气管哮喘。

处方用药：氟替美维吸入粉雾剂　　1吸 qd 吸入；

　　　　　孟鲁司特钠片　　10 mg qn po。

处方评析（建议）：无适应证用药。氟替美维吸入粉雾剂为多剂量吸入粉雾剂，糠酸氟替卡松、乌美溴铵、维兰特罗分别以泡囊的形式储存于装置中，为 ICS + LABA + LAMA 的复方制剂。其适应证为慢性阻塞性肺疾病患者的维持治疗，哮喘患者的安全性和有效性尚不明确，不适用于治疗哮喘。

处方2　患者：钱某某，性别：男性，年龄：37岁。

临床诊断：支气管哮喘急性发作。

处方用药：5%葡萄糖注射液　　100 mL bid ivgtt；

　　　　　注射用甲强龙　　40 mg bid ivgtt；

　　　　　异丙托溴铵吸入溶液　　2 mL(500 μg) tid 雾化。

处方评析（建议）：遴选药品不适宜。SABA 是缓解哮喘急性症状的首选药物。SAMA 舒张支气管的作用较 SABA 要弱，起效也较慢。急性发作时异丙托溴铵（SAMA）不宜单独使用，可在 SABA（如硫酸特布他林雾化液）基础上联合使用。

（二）住院患者用药医嘱单案例

患者女性，27岁，反复气喘发作3年，1年前诊断支气管哮喘，2天前接触花粉后出现胸闷气喘、时有烦躁，无咳嗽咳痰、发热等症状。听诊：双肺散在哮鸣音，呼吸25次/分，脉搏110次/分。入院诊断：支气管哮喘急性发作。入院查血常规、C-反应蛋白、胸部CT无明显异常。

医嘱用药：泼尼松片　　50 mg qd po；

　　　　　左氧氟沙星注射液　　0.4 g qd ivgtt；

　　　　　布地奈德 1 mg + 硫酸特布他林 5 mg + 异丙托溴铵 500 μg，bid，雾化吸入。

处方评析（建议）：无适应证用药。根据患者精神状态、呼吸频率、脉搏等可初步判断为哮喘急性发作（中度），大多数轻中度哮喘发作不必常规应用抗菌药物，除非有明确呼吸道感染的证据，如发热、脓痰、炎症指标升高或肺部感染影像学表现等。

第五节　慢性阻塞性肺疾病

一、疾病介绍

慢性阻塞性肺疾病(COPD)简称慢阻肺，是一种常见的、可预防和治疗的慢性气道疾病，其特征是持续存在的气流受限和相应的呼吸系统症状；其病理学改变主要是气道和(或)肺泡异常，通常与显著暴露于有害颗粒或气体相关，遗传易感性、异常的炎症反应以及与肺异常发育等众多的宿主因素参与发病过程；严重的合并症可能影响疾病的表现和病死率。上述因素决定了慢阻肺存在明显的异质性。王辰院士牵头的一项基于2016年"中国成人肺部健康研究"调查结果显示，我国20岁及以上成人慢阻肺患病率为8.6%，40岁以上人群患病率高达13.7%，估算我国患者数近1亿，提示我国慢阻肺发病仍然呈现高态势。根据全球疾病负担调查，慢阻肺是我国2016年第5大死亡原因，2017年第3大伤残调整寿命年的主要原因。

(一) 临床表现

(1) 主要临床表现　慢阻肺的主要症状是慢性咳嗽、咳痰和呼吸困难。早期慢阻肺患者可以没有明显的症状，随病情进展日益显著；咳嗽、咳痰症状通常在疾病早期出现，而后期则以呼吸困难为主要表现。

(2) 症状特征及演变　① 慢性咳嗽：是慢阻肺常见的症状。咳嗽症状出现缓慢，迁延多年，冬季加重为著。② 咳痰：多为咳嗽伴随症状，痰液常为白色黏液浆液性，常于早晨起床时剧烈阵咳，咳出较多黏液浆液样痰后症状缓解；急性加重时痰液可变为黏液脓性而不易咳出。③ 气短或呼吸困难：早期仅在劳力时出现，之后逐渐加重，以致日常活动甚至休息时也感到呼吸困难；活动后呼吸困难是慢阻肺的"标志性症状"。④ 胸闷和喘息：部分患者有明显的胸闷和喘息，此非慢阻肺特异性症状，常见于重症或急性加重患者。

(3) 体征　慢阻肺的早期体征可不明显，随着疾病进展，可出现呼吸浅快、缩唇呼吸、球结膜水肿、口唇紫绀、桶状胸、双下肢水肿等体征。

(二) 实验室检查和其他辅助检查

(1) 肺功能检查　肺功能检查是目前慢阻肺诊断的"金标准"，也是慢阻肺的严重程度评价、疾病进展监测、预后及治疗反应评估中最常用的指标。慢阻肺的肺功能检查除了常规的肺通气功能检测如FEV1、FEV1与FVC的比值(FEV1/FVC)以外，还包括容量和弥散功能测定等，有助于疾病评估和鉴别诊断。吸入支气管舒张剂后FEV1/FVC＜70%是判断存在持续气流受限，诊断慢阻肺的肺功能标准。

(2) 胸部X线检查　慢阻肺早期胸片无异常变化。以后可出现肺纹理增粗、紊乱等非特异性改变，也可出现肺气肿。X线胸片改变对慢阻肺诊断的特异性不高，但对于与其他肺疾病进行鉴别具有重要价值，对于明确自发性气胸、肺炎等常见并发症也十分有用。

(3) 胸部CT检查　CT检查可见慢阻肺小气道病变的表现、肺气肿的表现以及并发症的表现，但其主要临床意义在于排除其他具有相似症状的呼吸系统疾病。

(4) 脉搏氧饱和度(SpO_2)监测和动脉血气分析　当患者临床症状提示有呼吸衰竭或右心衰竭时应监测SpO_2。如果$SpO_2<92\%$，应该进行动脉血气分析检查。呼吸衰竭的动脉血气分析诊断标准为静息状态下海平面呼吸空气时$PaO_2<60$ mmHg(1 mmHg = 0.133 kPa)，伴或不伴有$PaCO_2>50$ mmHg。

(5) 心电图和超声心动图检查　对于终末期慢阻肺以及慢阻肺急性加重的鉴别诊断、并发肺源性心脏病以及慢阻肺合并心血管系统疾病的诊断、评估和治疗具有一定的临床意义与实用价值。

(6) 其他　稳定期外周血嗜酸粒细胞(EOS)计数对慢阻肺药物治疗方案是否联合ICS有一定的指导意义。慢阻肺合并细菌感染时，外周血白细胞计数增高，核左移。痰培养有助于明确病原学查出病原菌。

(三) 临床诊断

1. 诊断标准

慢阻肺的诊断主要依据危险因素暴露史、症状、体征及肺功能检查等临床资料，并排除可引起类似症状和持续气流受限的其他疾病，综合分析确定。肺功能检查表现为持续气流受限是确诊慢阻肺的必备条件，吸入支气管舒张剂后FEV1/FVC<70%即明确存在持续的气流受限，若能同时排除其他已知病因或具有特征病理表现的气流受限疾病，则可诊断为慢阻肺。

2. 慢阻肺的综合评估

慢阻肺病情评估应根据患者的临床症状、肺功能受损程度、急性加重风险以及合并症/并发症等情况进行综合分析，其目的在于确定疾病的严重程度，包括气流受限的严重程度、患者健康状况及未来不良事件的发生风险(如急性加重、住院或者死亡等)，以最终指导治疗。

(1) 症状评估：可采用改良版英国医学研究委员会(modified British medical research council，mMRC)呼吸困难问卷(表15-7)对呼吸困难严重程度进行评估，或采用慢阻肺患者自我评估测试(COPD assessment test，CAT)进行综合症状评估(表15-8)。

表15-7　改良版英国医学研究委员会(mMRC)呼吸困难问卷

呼吸困难等级	呼吸困难严重程度
0级	只有在剧烈活动时才感到呼吸困难
1级	在平地快步行走或步行爬小坡时出现气短

续表

呼吸困难等级	呼吸困难严重程度
2级	由于气短，平地行走时比同龄慢或需要停下来休息
3级	在平地行走 100 m 左右或数分钟后需要停下来喘气
4级	因严重呼吸困难以至于不能离开家，或在家穿衣服、脱衣服时出现呼吸困难

表 15-8　慢性阻塞性肺疾病患者自我评估测试(CAT)

序号	症　状	评分	症　状
1	我从不咳嗽	0 1 2 3 4 5	我总是咳嗽
2	我肺里一点痰都没有	0 1 2 3 4 5	我有很多痰
3	我一点也没有胸闷的感觉	0 1 2 3 4 5	我有很严重的胸闷感觉
4	当我在爬坡或爬一层楼梯时没有喘不过气的感觉	0 1 2 3 4 5	当我上坡或爬 1 层楼时，会感觉严重喘不上气
5	我在家里的任何活动都不受到慢阻肺的影响	0 1 2 3 4 5	我在家里的任何活动都很受慢阻肺的影响
6	尽管有肺病我仍有信心外出	0 1 2 3 4 5	因为我有肺病，我没有信心外出
7	我睡得好	0 1 2 3 4 5	因为有肺病我睡得不好
8	我精力旺盛	0 1 2 3 4 5	我一点精力都没有

(2) 肺功能评估：可使用 GOLD 分级(表 15-9)，按照气流受限严重程度进行肺功能评估，即以 FEV1 占预计值%为分级标准。慢阻肺患者根据气流受限程度分为 1～4 级。

表 15-9　慢性阻塞性肺疾病患者气流受限严重程度的肺功能分级

分级	严重程度	肺功能 (基于使用支气管舒张剂后 FEV1)
GOLD 1 级	轻度	FEV1 占预计值%≥80%
GOLD 2 级	中度	50%≤FEV1 占预计值%<80%
GOLD 3 级	重度	30%≤FEV1 占预计值%<50%
GOLD 4 级	极重度	FEV1 占预计值%<30%

(3) 稳定期慢阻肺综合评估与分组：依据上述肺功能分级和对症状及急性加重风险的评估，即可对稳定期慢阻肺患者的病情严重程度进行综合性评估，并依据该评估结果选择稳定期的治疗方案(图 15-2)。

急性加重史		
≥2次中度急性加重 或≥1次导致入院	E组 LABA+LAMA 如果血eos＞300考虑LABA+LAMA+ICS	
0~1次中度急性加重 (未导致入院)	A组 一种支气管扩张剂	B组 LABA+LAMA
	mMRC 0～1 CAT＜10	mMRC≥2 CAT≥10
	症状	

图 15-2　稳定期慢阻肺综合评估与分组

急性加重次数是指每年急性加重次数；eos：嗜酸粒细胞计数/μL

二、疾病治疗

（一）一般治疗原则

慢阻肺的治疗包括稳定期的管理以及急性加重期的治疗。稳定期的管理具体包括健康教育与危险因素管理、药物治疗及非药物干预。其中非药物干预亦是稳定期慢阻肺治疗的重要组成部分，与药物治疗起到协同作用，包括：患者管理、呼吸康复治疗、家庭氧疗、家庭无创通气、疫苗、气道内介入、外科治疗等。管理目标主要基于症状和未来急性加重风险：① 减轻当前症状：包括缓解呼吸系统症状、改善运动耐量和健康状况；② 降低未来风险：包括延缓疾病进展、防治急性加重及减少病死率。慢阻肺急性加重期（AECOPD）的治疗目标为减轻急性加重症状、改善并发症、预防再次急性加重的发生。

（二）药物治疗方案

1. 稳定期治疗

（1）教育与管理　其中最重要的是劝导吸烟的患者戒烟，这是减慢肺功能损害最有效的措施，也是最难落实的措施。医务人员自己首先应该不吸烟。对吸烟的患者采用多种宣教措施，有条件者可以考虑使用辅助药物。因职业或环境粉尘、刺激性气体所致者，应脱离污染环境。

（2）支气管扩张剂　支气管舒张剂是慢阻肺的基础一线治疗药物，通过松弛气道平滑肌扩张支气管，改善气流受限，从而减轻慢阻肺的症状、增加运动耐力、改善肺功能和降低急性加重风险。与口服药物相比，吸入制剂的疗效和安全性更优，因此多首选吸入治疗。① β_2 受体激动剂：短效 β_2 受体激动剂（SABA）主要用于按需缓解症状，长期规律应用维持治疗的效果不如长效支气管舒张剂。长效 β_2 受体激动剂(LABA)较 SABA 更好的持续扩张小气道,改善肺功能和呼吸困难症状,可作为有明显气流受限患者的长期维持治疗药物。包括沙美特罗、福莫特罗、茚达特罗、奥达特罗和维兰特罗等。② 抗胆碱能药物:抗胆碱能药物通过阻断 M1 和 M3 胆碱受体,扩张气道平滑肌,改善气流受限和慢阻肺的症状,可分为短效和长效两种类型。长效抗胆碱能药物(LAMA)能够持久的结合 M3 受体,快速与 M2 受体分离,从而延长支气管扩张作用时间超过 12 h,新型 LAMA 作用时间超过 24 h,常用 LAMA 包括噻托溴铵、格隆溴铵、乌美溴铵等。LAMA 在减少急性加重及住院频率方面优于 LABA,长期使用可以改善患者症状及健康状态,也可减少急性加重及住院频率。③ 茶碱类药物:茶碱类药物可解除气道平滑肌痉挛,在我国慢阻肺治疗中使用较为广泛。缓释型或控释型茶碱口服 1～2 次/天可以达到稳定的血浆药物浓度,对治疗稳定期慢阻肺有一定效果。

(3) 糖皮质激素　不推荐对稳定期慢阻肺患者使用单一 ICS 治疗,应在使用 1 种或 2 种长效支气管舒张剂的基础上可以考虑联合 ICS 治疗。对于稳定期患者在使用支气管舒张剂基础上是否加用 ICS,要根据症状和临床特征、急性加重风险、外周血嗜酸粒细胞数值和合并症及并发症等综合考虑。稳定期慢性阻塞性肺疾病患者吸入性糖皮质激素(ICS)的具体使用建议见表 15-10。

表 15-10　稳定期慢性阻塞性肺疾病患者吸入性糖皮质激素(ICS)使用建议

推荐使用(存在下列因素之一)	考虑使用(存在下列因素之一)	不推荐使用(存在下列因素之一)
1. 有慢阻肺急性加重住院史和(或)≥2 次/年中度急性加重	1. 有每年 1 次中度急性加重	1. 反复发生肺炎
2. 外周血嗜酸粒细胞计数≥300 个/μL	2. 外周血嗜酸粒细胞计数为 100～300 个/μL	2. 外周血嗜酸粒细胞计数<100 个/μL
3. 合并支气管哮喘或具备哮喘特征		3. 合并分枝杆菌感染

(4) 祛痰药　对痰不易咳出者可应用,常用药物有盐酸氨溴索、N-乙酰半胱氨酸和羧甲司坦等。后两种药物可以降低部分病人急性加重的风险。

(5) 其他药物　磷酸二酯酶-4 抑制剂罗氟司特用于具有 COPD 频繁急性加重病史的病人,可以降低急性加重风险。有研究表明大环内酯类药物(红霉素或阿奇霉素)应用 1 年可以减少某些频繁急性加重的慢阻肺病人的急性加重频率,但有可能导致病原体耐药率增加。

2. 急性加重期的治疗

AECOPD 的特异性药物治疗仍然集中在抗菌药、支气管舒张剂和糖皮质激素等。

(1) 支气管扩张剂　雾化吸入短效 β_2 受体激动剂,或短效 β_2 受体激动剂-短效抗胆碱能联合制剂是 AECOPD 患者的主要治疗方案。一般不推荐吸入长效支气管舒张剂(β_2 受体激动剂或抗胆碱能药物或联合制剂)。但建议出院前尽早开始应用长效支气管舒张剂,包括双支气管舒张剂、双支气管舒张剂 + ICS。目前由于静脉使用甲基黄嘌呤类药物(茶碱或氨茶碱)有显著不良反应,已经不建议单独用于治疗 AECOPD。

(2) 糖皮质激素　患者全身应用糖皮质激素可缩短 AECOPD 康复时间,改善肺功能(如 FEV1)和氧合,降低早期反复住院和治疗失败的风险,缩短住院时间。口服糖皮质激素与静脉应用糖皮质激素疗效相当。通常外周血 EOS 增高的 AECOPD 患者对糖皮质激素的治疗反应更好。AECOPD 住院患者宜在应用支气管舒张剂的基础上,加用糖皮质激素治疗。能正常进食的患者建议口服用药。我国住院 AECOPD 患者多用泼尼松龙 40 mg/d,疗程 5～7 天。重症患者建议加用会联合雾化吸入布地奈德 3～4 mg/d。

(3) 抗菌药物　抗菌药物应用指征包括:① 呼吸困难加重、痰量增加和痰液变脓性 3 种症状同时出现;② 仅出现其中 2 种症状,但包括痰液变脓性;③ 严重的急性加重,需要有创机械通气或 NIV。如果只有 2 种加重症状,但无痰液变脓性或者只有 1 种急性加重的症状时,一般不建议应用抗菌药物。初始经验性抗感染治疗,可根据有无铜绿假单胞菌感染危险因素进行治疗方案选择。抗菌药物的推荐治疗疗程为 5～7 天,严重感染、合并肺炎、支气管扩张症等适当延长抗菌药物疗程至 10～14 天。

(4) 其他药物治疗　在出入量和血电解质监测下适当补充液体和电解质;注意维持液体和电解质平衡;注意营养治疗,对不能进食者需经胃肠补充要素饮食或给予静脉高营养。

3. 吸入装置的选择

可参考本章“第三节　支气管哮喘(二) 药物治疗方案 4. 吸入装置的选择”相关内容。

三、教学案例

患者,男性,71 岁,患者 2 天前受凉后出现咳嗽咳黄脓痰,不易咳出,伴有胸闷喘促,静息时即喘促不适,家属测指尖血氧饱和度 70%左右,遂送至急诊,胸部 CT 提示两肺多发支气管扩张,予以吸氧、抗感染、化痰治疗后喘促较前缓解,吸氧状态下血氧饱和度 90%,为求进一步诊治收住呼吸与危重症医学科。患者既往慢性阻塞性肺疾病病史 20 余年、前列腺增生病史 5 余年。入院诊断“AECOPD、支气管扩张、前列腺增生”。查体神清、口唇无紫绀,呼吸平稳,25 次/分。实验室及辅助检查:血常规 WBC 10.5×10^9/L(↑)、中性粒细胞百分比 74.4%(↑),C 反应蛋白 57.9 mg/L(↑),肝肾功能无明显异常。予以布地奈德混悬液 1 mg+硫酸特布他林雾化溶液 5 mg tid 雾化吸入、二羟丙茶碱注射液 0.25 g bid ivgtt、注射用氨溴索 30 mg bid ivgtt 对症抗炎化痰平喘、莫西沙星 0.4 g qd ivgtt 抗感染治疗。3 日后患者胸闷气喘症状较前进一步好转,然咳嗽咳痰较前加剧,复查血常规 WBC 11.6×10^9/L(↑)、中性粒细胞百分比 84.4%(↑),C 反应蛋白 82.6 mg/L(↑)。

(一) 病情评估

AECOPD 的主要症状是气促加重,常伴有喘息、胸闷、咳嗽加剧、痰量增加、痰液颜色和(或)黏度改变以及发热等。AECOPD 患者的基本治疗主要为支气管扩张剂、糖皮质激素和抗感染治疗等。抗菌药物应用指征包括:① 呼吸困难加重、痰量增加和痰液变脓性 3 种症状同时出现;② 仅出现其中 2 种症状,但包括痰液变脓性;③ 严重的急性加重,需要有创机械通气或 NIV。如果只有 2 种加重症状，但无痰液变脓性或者只有 1 种急性加重的症状时，一般不建议应用抗菌药物。该患者此次起病胸闷加重，伴有咳嗽咳黄脓痰，且查白细胞、中性比、C 反应蛋白升高，抗菌药物应用指征明确。在经验性抗感染治疗前还应积极完善病原学检查，如送检痰涂片、痰培养等。患者经对症抗炎平喘、化痰治疗后，喘息症状改善明显，复查炎症指标进一步升高，提示经验性抗感染治疗效果不佳。对于 AECOPD 患者的经验性抗感染治疗，应评估患者有无铜绿假单胞菌感染危险因素，该患者合并支气管扩张易定植铜绿假单胞菌，经验性治疗时应予以覆盖。

（二）药物治疗方案评价

AECOPD 时单用短效吸入 β_2 受体激动剂或联用短效抗胆碱能药物是常用的治疗方法，通常以吸入用药。由于慢阻肺患者在急性加重期往往存在严重呼吸困难、运动失调或感觉迟钝，因此以使用压力喷雾器较合适。该患者既往前列腺增生病史，抗胆碱能药物可能加重其排尿困难、导致尿潴留，故雾化方案中未联用异丙托溴铵。茶碱类药物除有支气管扩张作用外，还能改善呼吸肌功能，增加心排血量，减少肺循环阻力，兴奋中枢神经系统，并有一定的抗炎作用，但由于其存在不良反应风险，现一般不单独用于治疗 AECOPD。AECOPD 住院患者宜在应用支气管舒张剂的基础上，加用糖皮质激素。临床上也可雾化吸入布地奈德替代口服糖皮质激素，但需联合吸入短效支气管舒张剂才能扩张支气管。抗感染治疗方案方面，该患者具有铜绿假单胞菌感染危险因素，抗感染治疗方案可选择有抗铜绿假单胞菌活性的 β 内酰胺类抗菌药物（头孢他啶、头孢哌酮、哌拉西林等）或喹诺酮类抗菌药物（环丙沙星、左氧氟沙星）等。莫西沙星虽然同为喹诺酮类抗菌药物，但其对于铜绿假单胞菌抗菌活性较差，不宜选择。此外，还应积极完善病原学检查，根据微生物学检测结果调整抗菌药物治疗方案。

四、不合理处方评析

（一）不合理门急诊处方

处方 1 患者：沈某某，性别：女性，年龄：58 岁。

临床诊断：慢性阻塞性肺疾病。

处方用药：乌美溴铵维兰特罗吸入粉雾剂　　1 吸 qd 吸入；

　　　　　孟鲁司特钠片　　10 mg qn po。

处方评析（建议）：无适应证用药。孟鲁司特钠是 CysLT1 受体拮抗剂，可抑制 LTC4、LTD4、LTE4 与 CysLT1 受体的结合，减轻气道炎症反应，适用于哮喘、过敏性鼻炎患者，且对阿司匹林哮喘、运动性哮喘患者的疗效较好。目前，国内医疗机构超说明书使用孟鲁司特钠多集中在慢性阻塞性肺疾病、支气管炎、咳嗽等疾病。《咳嗽的诊断和治疗指南（2021 版）》仅推荐孟鲁司特钠用于咳嗽变异型哮喘引起的咳嗽可能有效，对于其他原因导致的咳嗽，未予推荐。

处方 2　患者：方某某，性别：男性，年龄：60 岁。

临床诊断：慢性阻塞性肺疾病。

处方用药：乙酰半胱氨酸胶囊　　0.2 g tid po；

布地格福吸入气雾剂　　2 吸 qd 吸入。

处方评析(建议)：用法用量不适宜。布地格福吸入气雾剂是由糖皮质激素布地奈德、长效 β_2 受体激动剂富马酸福莫特罗和长效胆碱能受体拮抗剂格隆溴铵组成的固定剂量三复方制剂，可用于慢性阻塞性肺疾病患者的维持治疗。推荐用法用量为每次 2 吸，每日 2 次。

(二) 住院患者用药医嘱单案例

患者，男，65 岁，患者反复发作胸闷气喘 10 余年，未正规诊疗，近 1 个月无明显诱因下闷喘复发加重，并伴有咳嗽咳黄脓痰，无发热畏寒。查体可见桶状胸、杵状指，听诊两肺散在哮鸣音。门诊以"慢性阻塞性肺疾病急性加重"收治入院。

医嘱用药：左氧氟沙星注射液　　0.4 g qd ivgtt；

注射用甲泼尼龙　　40 mg qd ivgtt；

噻托溴铵粉吸入剂　　1 吸(18 μg) qd 吸入；

沙美特罗替卡松粉吸入剂　　1 吸(50 μg/250 μg) bid 吸入。

处方评析(建议)：遴选药物不适宜。雾化吸入短效 β_2 受体激动剂(如特布他林、沙丁胺醇)或短效 β_2 受体激动剂联合短效抗胆碱能药物(如异丙托溴铵)是 AECOPD 的主要治疗方案。沙美特罗、噻托溴铵分别属于长效 β_2 受体激动剂和长效抗胆碱能药物，吸入长效支气管舒张剂对于 AECOPD 效果研究匮乏，一般不推荐。但是建议出院前尽早开始应用长效支气管舒张剂，包括双支气管扩张剂、双支气管舒张 + ICS。

第六节　肺　结　核

一、疾病介绍

结核病(tuberculosis)是由结核菌感染引起的一种慢性传染性疾病，在全球广泛流行，是全球关注的公共卫生和社会问题，也是我国重点控制的疾病之一，其中肺结核是结核病最主要的类型。肺结核是指发生在肺组织、气管、支气管和胸膜的结核，包含肺实质的结核、气管支气管结核和结核性胸膜炎，占各器官结核病总数的 80%～90%。根据病变部位及胸部影像学表现的不同，肺结核分为原发性肺结核、血行播散型肺结核、继发性肺结核、气管支气管结核、结核性胸膜炎。结核病的传染源主要是结核病患者，尤其是痰菌阳性者，主要通过把含有结核菌的微粒排到空气中进行飞沫传播。全球有 1/3 的人(约 20 亿人)曾受到结核菌的感染。全国现有活动性结核患者499万例，患病率459/10万，地区差异大，西部地区的肺结核患病率明显高于全国平均水平，而东部地区低于平均水平。

（一）临床表现

（1）症状　① 呼吸系统症状：咳嗽、咳痰2周以上或咯血是肺结核的常见可疑症状。一般咳嗽较轻，干咳为主或少许黏液痰。有空洞形成时，痰增多，合并其他细菌感染时，痰可呈脓性。部分患者可有咯血，大多数为小量咯血。病灶累及胸膜时可出现胸痛，胸痛随呼吸运动和咳嗽加重。呼吸困难多见于病变累及多个肺叶、段以上支气管或气管、中到大量胸腔积液的患者。② 全身症状：发热是最常见症状，多为午后潮热，中低热为主，少数可出现高热。部分患者有倦怠、乏力、盗汗、食欲减退和体重减轻等。育龄期女性可有月经不调。

（2）体征　体征取决于病变性质及范围。病变范围较小时，可无任何体征。渗出性病变范围较大或干酪样坏死时，可有肺实变体征，如语颤增强、叩诊浊音、听诊闻及支气管呼吸音和细湿啰音。当存在较大的空洞性病变时，可闻及支气管呼吸音。当存在较大范围纤维条索时，可出现气管向患侧移位、患侧胸廓塌陷、叩诊浊音、听诊呼吸音减弱、闻及啰音。结核性胸膜炎多数有胸腔积液体征，气管支气管结核可有局限性干啰音，气管狭窄严重者可出现吸气相三凹征。

（二）实验室检查和其他辅助检查

（1）X线胸片检查　是诊断肺结核的常规首选方法。病变多位于上叶尖后段、下叶背段和后基底段，呈多态性，即浸润、增殖、干酪、纤维钙化性病变可同时存在，病变密度不均匀、边缘较清楚和变化速度较慢，易形成空洞和传播灶。

（2）胸部CT　CT较普通X线胸片检查更敏感，能发现隐匿的胸部微小病变和气管支气管内病变，并能清晰显示肺结核病变特点和性质、病灶与支气管的关系以及纵隔淋巴结有无肿大。增强CT和支气管动脉CT有利于与肺癌等疾病的鉴别，同时可明确中量以上咯血的责任血管以指导支气管动脉栓塞术治疗中大量咯血。

（3）痰液涂片抗酸杆菌镜检　是简单、快速、易行和较可靠的方法，但欠敏感。痰涂片阳性仅说明痰中存在抗酸杆菌，由于我国的非结核分枝杆菌感染并不多见，故痰中检出抗酸杆菌对诊断肺结核有极重要的意义。一般至少检测3次。

（4）结核菌培养　结核菌培养为痰结核菌检查提供准确可靠的结果，灵敏度高于涂片，常作为结核病诊断的“金标准”。但培养周期较长，一般为2～8周。培养阳性需行药物敏感性检测，以指导抗结核药物的选择和尽早发现耐药结核。

（5）结核菌核酸检测　以核酸扩增技术为基础的多种分子生物学诊断方法可检测标本中结核菌的核酸。分子生物学检测比涂片、培养敏感，可选择结核分枝杆菌及利福平耐药检测系统（Xpert MTB/RIF）、环介导等温扩增、恒温扩增、基因芯片等。

（6）结核菌素皮肤试验（tuberculin skin test，TST）　用于判断是否存在结核菌感染，而非结核病。在我国，由于受到卡介苗接种的影响，在临床结核病诊断中TST阳性的价值低于阴性的价值。重症结核、免疫功能缺陷或抑制者合并结核病时，TST 也可为阴性。

(7) γ-干扰素释放试验(IGRA)和结核抗体检测　IGRA 结果不受卡介苗接种和非结核分枝杆菌感染的影响，在发达国家 IGRA 正逐渐取代 TST 试验作为潜伏性结核感染的首选检测方法。也可采集外周血清检测结核抗体。

(8) 胸水检查　存在胸腔积液者可行胸腔穿刺术抽取胸水进行胸水常规、生化、结核菌等相关检查。结核性胸膜炎的胸水为渗出液，单核细胞为主，胸水腺苷脱氨酶(ADA)常明显升高，通常≥40 U/L。

(9) 支气管镜检查或其他病理组织学检查　支气管镜检查常应用于临床表现不典型的肺结核以及气管支气管结核的诊断，可以在病变部位钳取活体组织进行病理学检查和结核菌培养，同时可采集分泌物或支气管肺泡灌洗液进行结核菌的涂片、培养以及核酸检测。外周病变性质不清者可进行经皮肺穿刺获得肺组织，考虑结核性胸膜炎者可进行内科胸腔镜获取胸膜进行病理组织学检查。

(三) 临床诊断

根据病史、影像学和结核菌检查结果可将肺结核患者分为疑似病例、临床诊断病例以及确诊病例。

1. 符合下列条件之一者为疑似病例

(1) 有肺结核可疑症状的 5 岁以下儿童，同时伴有与痰涂片阳性肺结核患者密切接触史或结核菌素皮肤试验(TST)强阳性或 γ-干扰素释放试验(IGRA)阳性。

(2) 仅胸部影像学检查结果显示有与活动性肺结核相符的病变。

2. 符合下列条件之一者为临床诊断病例

(1) 痰涂片 3 次阴性，胸部影像学检查显示有与活动性肺结核相符的病变，且伴有咳嗽、咳痰、咯血等肺结核可疑症状。

(2) 痰涂片 3 次阴性，胸部影像学检查显示有与活动性肺结核相符的病变，且 TST 强阳性。

(3) 痰涂片 3 次阴性，胸部影像学检查显示有与活动性肺结核相符的病变，且结核抗体检查阳性。

(4) 痰涂片 3 次阴性，胸部影像学检查显示有与活性肺结核相符的病变，且肺外组织病理检查证实为结核病变。

(5) 痰涂片 3 次阴性的疑似肺结核病例，经诊断性治疗或随访观察可排除其他肺部疾病者。

(6) 支气管镜检查符合气管、支气管结核改变。

(7) 单侧或双侧胸腔积液，胸水检查提示渗出液，胸水腺苷脱氨酶(ADA)明显升高，伴有 TST 阳性或 IGRA 阳性。

3. 符合下列条件之一者为确诊病例

(1) 痰涂片阳性肺结核。即符合下列 3 项之一者：① 2 份痰标本直接涂片抗酸杆菌镜检阳性。② 1 份痰标本直接涂片抗酸杆菌镜检阳性 + 肺部影像学检查符合活动性肺结核影像学表现。③ 1 份痰标本直接涂片抗酸杆菌镜检阳性 + 1 份痰标本结核菌培养阳性。

(2) 仅培养阳性肺结核。同时符合下列两项者:① 痰涂片阴性。② 肺部影像学检查符合活动性肺结核影像学表现 + 1 份痰标本结核菌培养阳性。

(3) 肺部影像学检查符合活动性肺结核影像学表现,分子生物学检测阳性。

(4) 肺或胸膜病变标本病理学诊断为结核病变者。

二、疾病治疗

(一) 一般治疗原则

肺结核的治疗包括化学治疗、对症治疗以及手术治疗等,其中化学治疗是核心。结核病化学治疗的基本原则是早期、规律、全程、适量、联合。整个治疗方案分强化期和巩固期两个阶段。化学治疗的主要作用为杀菌和灭菌、防止耐药菌产生、减少结核菌的传播。

(二) 药物治疗方案

1. 常用抗结核病药物

(1) 异烟肼(isoniazid,INH,H)　异烟肼是一线抗结核药物中单一杀菌力最强的药物,特别是早期杀菌力。INH 对巨噬细胞内外的结核菌均有杀菌作用。

(2) 利福平(rifampicin,RFP,R)　对巨噬细胞内外的结核菌均有快速杀菌作用,特别是对偶尔繁殖的 C 菌群有独特杀菌作用。

(3) 吡嗪酰胺(pyrazinamide,PZA,Z)　具有独特的杀菌作用,主要是杀灭巨噬细胞内酸性环境中的结核菌。

(4) 乙胺丁醇(ethambutol,EMB,E)　合成抑菌抗结核药,可渗入结核分枝杆菌体内干扰 RNA 的合成,从而抑制细菌的繁殖,只对生长繁殖期的分枝杆菌有效。

(5) 链霉素(streptomycin,SM,S)　对巨噬细胞外碱性环境中的结核菌有杀菌作用。备选药物有左氧氟沙星、莫西沙星和阿米卡星等。

2. 标准化学治疗方案

(1) 初治活动性肺结核(含痰涂片阳性和阴性)　通常选用 2HRZE/4HR 方案,即强化期使用异烟肼、利福平、吡嗪酰胺、乙胺丁醇,1 次/天,共 2 个月;巩固期使用异烟肼、利福平 1 次/天,共 4 个月。若强化期第 2 个月末痰涂片仍阳性,强化方案可延长 1 个月,总疗程 6 个月不变。对粟粒型肺结核或结核性胸膜炎上述疗程可适当延长,强化期为 3 个月,巩固期 6~9 个月,总疗程 9~12 个月。在异烟肼高耐药地区,可选择 2HRZE/4HRE 方案。

(2) 复治活动性肺结核(含痰涂片阳性和阴性)　常用方案为 2HRZSE/6HRE,3HRZE/6HR,2HRZSE/1HRZE/5HRE。复治结核应进行药敏试验,对上述方案治疗无效的复治肺结核应参考耐多药结核可能,需按耐药或耐多药结核治疗。

(3) 耐药结核和耐多药结核　对包括异烟肼和利福平在内的2种以上药物产生耐药的结核为耐多药结核(MDR-TB)。WHO根据药物的有效性和安全性将治疗耐药结核的药物分为A、B、C、D 4组,其中A、B、C组为核心二线药物,D组为非核心的附加药物。A组:氟喹诺酮类,包括高剂量左氧氟沙星(≥750 mg/d)、莫西沙星及加替沙星。B组:二线注射类药物,包括阿米卡星、卷曲霉素、卡那霉素、链霉素。C组:其他二线核心药物,包括乙硫异烟胺(或丙硫异烟胺)、环丝氨酸(或特立齐酮)、利奈唑胺和氯法齐明。D组:可以添加的药物,但不能作为MDR-TB治疗的核心药物,分为3个亚类,D1组包括吡嗪酰胺、乙胺丁醇和高剂量异烟肼;D2组包括贝达喹啉和德拉马尼;D3组包括对氨基水杨酸、亚胺培南西司他丁、美罗培南、阿莫西林克拉维酸、氨硫脲。

耐药结核治疗的强化期应包含至少5种有效抗结核药物,包括吡嗪酰胺及4个核心二线抗结核药物:A组1个,B组1个,C组2个。如果以上的选择仍不能组成有效方案,可以加入1种D2组药物,再从D3组选择其他有效药物,从而组成含5种有效抗结核药物的方案。

3. 症状治疗

(1) 发热　有效抗结核治疗后肺结核所致的发热大多在1周内消退,少数发热不退者可应用小剂量非类固醇类退热剂,如布洛芬。急性血行播散型肺结核或伴有高热等严重毒性症状或高热持续不退者,可在抗结核药物治疗基础上使用类固醇糖皮质激素,一般每日20～30 mg泼尼松,根据炎症消退情况每1～2周减量,每次5 mg,疗程一般不超过4周。糖皮质激素可能有助于改善症状,但必须在充分有效抗结核药物的前提下使用。

(2) 咯血　小量咯血时多以安慰和消除紧张情绪、卧床休息为主,可用氨基己酸、凝血酶、卡洛磺等药物止血。大咯血可危及生命,应特别警惕和尽早发现窒息先兆征象。迅速畅通气道是抢救大咯血窒息的首要措施,包括体位引流、负压吸引、气管插管。大咯血者可使用垂体后叶素8～10 U缓脉静脉推注,血压正常者可使用酚妥拉明10～20 mg加入生理盐水250 mL中缓慢静脉滴注。对于药物难以控制的大咯血,在保证气道通畅的情况下应紧急转诊至有条件的专科或综合医院进行手术治疗或支气管动脉栓塞术。

抗结核治疗药物常用剂量与不良反应具体见表15-11。

表15-11　抗结核治疗药物常用剂量与不良反应

药物种类	药品	常用剂量	不良反应
抗结核药	异烟肼	(1) 成人:① 口服:(a) 预防:0.3 g/d、顿服。(b) 治疗:与其他抗结核药合用,5～8 mg/(kg·d),0.3～0.4 g/d、顿服;或15 mg/(kg·d),最多0.9 g,每周2～3次。② 肌内注射:剂量同口服。③ 静脉滴注:用于重症病例,0.3～0.6 g/d。多用于不能口服的患者。(2) 儿童:10～15 mg/(kg·d),一日总量不超过0.3 g,顿服	较多发生步态不稳或麻木针刺感、烧灼感或手指疼痛;深色尿、眼或皮肤黄染;食欲不佳、异常乏力或软弱、恶心或呕吐。极少发生视力模糊或视力减退,合并或不合并眼痛;发热、皮疹、血细胞减少及男性乳房发育等

续表

药物种类	药品	常用剂量	不良反应
抗结核药	利福平	(1) 成人:口服,与其他抗结核药合用,0.45～0.60 g/d、顿服,最大日剂量不超过1.2 g。(2)老年人:口服,10 mg/kg/d、顿服。(3)1月龄以上儿童:口服,10～20 mg/(kg·d),空腹,顿服或分2次服,一日总量不超过0.6 g	最常见的不良反应为胃肠道反应如厌食、恶心、呕吐等,一般均能耐受。肝毒性也是利福平较常见的不良反应,主要表现为一过性的无症状血清转氨酶升高,可自行恢复。其他不良反应为大小便、唾液、痰液、泪液等可呈橘红色
	吡嗪酰胺	口服。(1) 成人:与其他抗结核药联合,15～30 mg/(kg·d)、顿服,或1.5 g/d,间歇疗法可增至2.0 g/d、顿服,或分2～3次服用。(2) 儿童:15～30 mg/(kg·d),分3～4次服用,除非必须,通常不用,如必须应用时需充分权衡利弊	主要不良反应为关节痛(由高尿酸血症引起,常呈轻度,有自限性)、消化道不良反应。发生较少的不良反应有发热、异常乏力、肝毒性等
	乙胺丁醇	(1) 成人:需与其他抗结核药物联合使用。① 结核初治:口服,15 mg/kg、顿服;或一次最高2.5 g,每周2～3次。② 结核复治:口服,25 mg/kg、顿服,最高一日1.25 g,连续2～3个月后,继以15 mg/kg、顿服。 (2) 儿童:13岁以上儿童用量与成人相同;13岁以下儿童用量15 mg/(kg·d),但一般不做推荐	发生较多的不良反应为视神经炎,表现为视物模糊、眼痛、红绿色盲或视力减退、视野缩小,用量＞25 mg/(kg·d)时易发生
氨基糖苷类	链霉素	(1) 成人:与其他抗结核药合用,肌内注射。1.00 g/d、分1～2次,或每次0.75 g、1次/天;如临床情况许可,可改用间歇给药,即改为每周2～3次,1.00 g/次;老年患者每次0.50～0.75 g、1次/天。(2)儿童:肌内注射。与抗结核药合用,20 mg/(kg·d)、1次/天,一日最大量不超过1.00 g。(3)新生儿:10～20 mg/kg	发生率较高的有听力减退、耳鸣或耳部胀满感;血尿、排尿次数减少或尿量减少、食欲缺乏、极度口渴;步态不稳、眩晕;恶心或呕吐;麻木、针刺感或面部灼烧感;视力减退等
	阿米卡星	(1)成人:肌内注射或静脉滴注,每次15 mg/kg,1次/24 h;或每次7.5 mg/kg,1次/12 h。成人量一日不超过1.5 g,疗程不超过10 d。(2)儿童:肌内注射或静脉滴注,首剂10 mg/kg,继以每12 h 7.5 mg/kg	参考链霉素

续表

药物种类	药品	常用剂量	不良反应
喹诺酮类	左氧氟沙星	与其他抗结核药联合用于成年人耐药结核的治疗。口服:750 mg/次、顿服	常见不良反应包括皮疹,胃肠道不良反应如腹泻、恶心,神经系统不良反应如头晕、头痛、失眠等
	莫西沙星	与其他抗结核药联合用于成年人耐药结核的治疗。口服及静脉给药剂量相同,均为 0.4 g/次、1 次/天	参考左氧氟沙星

三、教学案例

患者男性,33 岁,55 kg。4 月前出现低热、盗汗、咳嗽、咳痰症状,自行购买头孢类抗生素口服无效,自发病以来体重减少约 5 kg。门诊胸部 CT 提示两肺上叶斑片状阴影,左下肺空洞,部分结节影。送检痰涂片抗酸染色阳性,诊断"肺结核(活动期)"。予以异烟肼 0.3 g+利福平 0.6 g+吡嗪酰胺 1 g+乙胺丁醇 0.75g qd po 抗结核治疗。治疗 1 月后患者咳嗽咳痰症状好转,但出现食欲不佳、恶心等症状,患者担心抗结核药物肝毒性,自行停用上述药物。3 周前患者出现发热、咳嗽咳痰加重并伴少量咯血,查生化指标基本正常,胸部 CT 提示左下肺空洞较前增大、两肺多发结节影及斑片状阴影,结核药敏试验提示(利福平耐药)。

(一) 病情评估

该患者痰涂片阳性肺结核、肺部影像学检查符合活动性肺结核影像学表现,为肺结核确诊病例。肺结核的治疗包括化学治疗、对症治疗及手术治疗等,其中化学治疗是核心。基本原则是早期、规律、全程、适量、联合。整个治疗方案分强化期和巩固期两个阶段。化学治疗的主要作用为杀菌和灭菌、防止耐药菌产生、减少结核菌的传播。该患者初始治疗方案符合初始活动性肺结核强化期标准用药,患者因怀疑抗结核治疗药品不良反应自行停药,症状加重后复查影像学较前进展,完善结核药敏试验提示结核菌对利福平耐药,判定为耐药结核。患者在抗结核治疗期间应按要求定期检查,如发生药品不良反应告知医生并在专业指导下调整治疗方案,自行停药可能诱导结核耐药导致治疗失败。

(二) 药物治疗方案评价

患者年轻男性,初始抗结核治疗方案及用法用量符合指南推荐要求。抗结核治疗药物中引起肝损害的抗结核药物主要有异烟肼、利福平、吡嗪酰胺、对氨基水杨酸、丙硫异烟胺,其次是乙胺丁醇和氟喹诺酮类的药物,用药期间应定期随访肝功能,不可自行停药。对于耐药结核,强化期治疗应包含至少 5 种有效抗结核药物,包括吡嗪酰胺及 4 种核心二线抗结核药物:A 组(氟喹诺酮类)1 个,B 组(阿米卡星、卷曲霉素、卡那霉素、链霉素)1 个,C 组(乙硫异烟胺或丙硫异烟胺、环丝氨酸或特立齐酮、利奈唑胺、氯法齐明)2 个。下一步应对该患者抗结核治疗方案进行调整，并加强患者结核用药教育，随访评估抗结核疗效与药品不良反应。

四、不合理处方评析

（一）不合理门急诊处方

处方1　患者：方某某，性别：女性，年龄：86岁。

临床诊断：肺结核（初治，强化期）。

处方用药：异烟肼　　0.3 g qd po；

利福平　　0.45 g qd po；

吡嗪酰胺　　0.75 g qd po；

乙胺丁醇　　0.75 g qd po。

处方评析（建议）：遴选药品不适宜。初始活动性肺结核强化期通常选用异烟肼、利福平、吡嗪酰胺、乙胺丁醇，1次/天，共2个月。但吡嗪酰胺引起严重不良事件的风险随着年龄的增加而显著增加。因此，不建议年龄80岁以上的轻症和低耐药风险患者在强化期使用吡嗪酰胺，通时建议强化期未使用吡嗪酰胺的患者总疗程应延长到至少9个月。

处方2　患者：高某某，性别：男性，年龄：35岁。

临床诊断：肺结核（初治）

处方用药：利福平　　0.6 g qd po；

异烟肼　　0.3 g qd po；

吡嗪酰胺　　1 g qd po；

氯法齐明　　0.1 g qd po。

处方评析（建议）：联合用药不适宜。氯法齐明是治疗耐药结核和耐多药结核的二线核心药物。该患者为肺结核（初治），初始活动性肺结核通常选用2HRZE/4HR方案，即强化期使用异烟肼、利福平、吡嗪酰胺、乙胺丁醇，1次/天，共2个月；巩固期使用异烟肼、利福平，1次/天，共4个月。

（二）住院患者用药医嘱单案例

患者女性，43岁，70 kg，发热、咳嗽咳痰伴痰中带血1周，门诊查血沉65 mm/h（↑），胸部CT见右肺上叶、左肺多发结节及实变影，纵隔淋巴结肿大。为求进一步诊治收住感染科。入院查痰抗酸染色、结核感染T细胞检测（T-SOPT）均阳性，诊断“肺结核”。患者血常规、生化等检查无明显异常。

医嘱用药：异烟肼　　0.3 g qd po；

利福平　　0.6 g qd po；

吡嗪酰胺　　1 g qd po；

乙胺丁醇　　　0.75 g qd po；

对乙酰氨基酚　0.3 g q6h po。

处方评析(建议):遴选药物不适宜。对于结核感染引起的发热,有效抗结核治疗后大多在1周内消退,少数发热不退者可应用小剂量非甾体抗炎药如布洛芬。急性血行播散肺结核或伴有高热等严重毒性症状或高热持续不退者,可在抗结核药物基础上使用糖皮质激素,一般每日20～30 mg泼尼松。由于异烟肼可以增加对乙酰氨基酚毒性,且利福平与对乙酰氨基酚合用时,可增加肝毒性及肾毒性,故不建议使用。

参考文献

[1] 孙国平.临床药物治疗学[M].北京:人民卫生出版社,2021.

[2] 蔡映云,张幸国,胡丽娜.临床药物治疗学各论[M].北京:人民卫生出版社,2015.

[3] 杨宝峰,陈建国.药理学[M].9版.北京:人民卫生出版社,2018.

[4] 中华医学会,中华医学会临床药学分会,中华医学会杂志社,等.急性上呼吸道感染基层合理用药指南[J].中华全科医师杂志,2020,19(8):689-697.

[5] 成人急性呼吸道病毒感染急诊诊疗专家共识组.成人急性呼吸道病毒感染急诊诊疗专家共识[J].中华急诊医学杂志,2021,30(12):1417-1428.

[6] 中华医学会呼吸病学分会.中国成人社区获得性肺炎诊断和治疗指南(2016年版)[J].中华结核和呼吸杂志,2016,39(4):253-279.

[7] 中华医学会呼吸病学分会感染学组.中国成人医院获得性肺炎与呼吸机相关性肺炎诊断和治疗指南(2018年版)[J].中华结核和呼吸杂志,2018,41(4):255-280.

[8] 中华医学会呼吸病学分会哮喘学组.支气管哮喘防治指南(2020年版)[J].中华结核和呼吸杂志,2020,43(12):1023-1048.

[9] 中华医学会呼吸病学分会,哮喘学组中国哮喘联盟.支气管哮喘急性发作评估及处理中国专家共识[J].中华内科杂志,2018,57(1):4-14.

[10] 中国医学装备协会呼吸病学专委会吸入治疗与呼吸康复学组.稳定期慢性气道疾病吸入装置规范应用中国专家共识(2023版)[J].中华结核和呼吸杂志,2023,46(11):1055-1067.

[11] 中华医学会呼吸病学分会慢性阻塞性肺疾病学组,中国医师协会呼吸医师分会慢性阻塞性肺疾病工作委员会.慢性阻塞性肺疾病诊治指南(2021年修订版)[R].2021.

[12] 慢性阻塞性肺疾病急性加重诊治专家组.慢性阻塞性肺疾病急性加重诊治中国专家共识(2023年修订版)[J].国际呼吸杂志,2023,43(02):132-149.

[13] 中华医学会,中华医学会杂志社,中华医学会全科医学分会,等.肺结核基层诊疗指南(2018年)[J].中华全科医师杂志,2019,18(8):709-717.

[14] 中华医学会,中华医学会临床药学分会,中华医学会杂志社,等.肺结核基层合理用药指南[J].中华全科医师杂志,2020,19(10):891-899.

(陈泳伍　胡代菊)

第十六章　消化系统疾病的药物治疗

第一节　概　　述

消化系统主要分为消化管和消化腺两部分。消化管包括口腔、咽、食管、胃、小肠和大肠。其中,小肠包括十二指肠、空肠、回肠;大肠包括盲肠、阑尾、结肠、直肠、肛管。消化腺包括小消化腺和大消化腺。小消化腺分布在消化管的管壁内,大消化腺为肝脏、胰脏和三对唾液腺(腮腺、下颌下腺、舌下腺)。

消化系统的基本生理功能是将摄取的食物进行消化,吸收及排泄。消化过程主要通过消化管的运动和消化腺分泌物的酶解作用,使大块的、分子结构复杂的食物分解为能被吸收的、分子结构简单的小分子化学物质。分解后的营养物质被小肠(主要是空肠)吸收进入体内,进入血液和淋巴液。未被吸收的残渣部分,则通过大肠以粪便形式排出体外。

一、消化系统疾病概述

随着社会发展、环境变迁、人们生活方式的变化,消化系统疾病的发病率逐年增加,已成为严重危害全球包括我国居民健康的一类疾病。全球疾病负担(global burden of disease,GBD)研究数据库显示,2019 年全球消化系统疾病的发病人数为 73.2 亿人,患病人数为 28.6 亿人,占所有疾病患病率的 1/3 以上,其新发病例数约占所有疾病新发病例数的 1/5。

消化系统疾病按病变器官分类,可分为:食管疾病(胃食管反流病、食管癌、食管贲门失弛缓症等)、胃十二指肠疾病(胃炎、消化性溃疡、胃癌、十二指肠炎等),小肠疾病(小肠结核、克罗恩病、各种小肠肿瘤等),结肠疾病(各种结肠炎、肠易激综合征、溃疡性结肠炎、结肠癌、缺血性肠病等),肝脏疾病(肝炎、肝脓肿、肝硬化、原发性肝癌等),胆道疾病(胆石症、胆囊炎、胆管炎等),胰腺疾病(急、慢性胰腺炎和胰腺癌等),腹膜、肠系膜疾病(急慢性腹膜炎、肠系膜淋巴结结核、腹膜转移癌)等。

消化系统疾病与全身性疾病关系密切。一方面,消化系统疾病可有消化道外其他系统或全身表现,甚至在某个时期内会掩盖本系统的基本症状;另一方面,全身疾病常以消化系统症状为其主要表现或者消化道病变仅是全身疾病的一个组成部分。因此,认真收集临床资料，包括病史、体征、实验室检查及辅助检查结果，进行全面的分析与判断，才能得到正确的诊断。

1. 病史采集

病史采集是诊断消化系统疾病的重要依据，包括疾病发生发展过程（如腹痛的性质、与饮食体位的关系）、近期生活饮食习惯、饮酒史、家族史、既往疾病及用药史、输血史等。

2. 查体

需仔细检查有无黄疸及蜘蛛痣，腹部有无膨隆、包块、压痛、反跳痛、腹肌强直、振水音、移动性浊音及肠鸣音情况；肝脾大小、硬度、边缘、表面及有无触痛等。

3. 实验室检查

实验室检查包括血常规、肝功能、凝血功能、自身抗体、肿瘤标志物、淀粉酶、脂肪酶、粪便化验等，是消化系统疾病诊断的重要依据。

4. 辅助检查

(1) 影像学检查　超声、CT、磁共振等检查手段在肝胆胰疾病的诊断中发挥重要作用。

(2) 内镜检查　近些年电子胃肠内镜技术的迅速发展及广泛应用，大大提高了消化系统疾病的诊断水平。内镜不仅普遍用于诊断，在治疗上也有很多新进展，如消化道早癌的内镜黏膜下剥离术（endoscopic submucosal dissection，ESD），经内镜逆行胰胆管造影（endoscopic retrograde cannulation of the pancreatic，ERCP）下的胆总管取石术、胆总管梗阻引流术，食管胃底曲张静脉内镜硬化剂及套扎治疗术等。

二、消化系统疾病的治疗原则

消化系统疾病病种较多，病因涉及生活饮食方式、急慢性感染、药物毒性或不良反应、免疫遗传等多种因素。一部分疾病表现为急性发病过程，祛除诱因后短期药物治疗即可痊愈，如消化性溃疡、急性胃肠炎、急性胰腺炎等；一部分疾病表现为慢性发病过程，需要长期用药方能控制疾病症状，延缓疾病进展，如病毒性肝炎、肝硬化、炎症性肠病等。

消化系统疾病的治疗手段包括一般治疗、药物治疗、内镜或外科手术治疗等。所有治疗前必须结合病史、查体、实验室检查及辅助检查，明确诊断，寻找病因，然后再选择相应的治疗方案，以达到缓解临床症状、抑制疾病进展和防治并发症的目的。

1. 一般治疗

消化系统疾病多与饮食生活方式有关，积极调整饮食生活方式对疾病的治疗至关重要。规律作息，劳逸结合，避免过度劳累和精神紧张。戒烟酒，定时进餐，清淡饮食，避免辛辣及刺激性饮食等。

2. 对症治疗

消化系统疾病的临床症状有很多类型，如恶心呕吐、腹痛、腹泻、腹胀、便秘、消化道出血等，如不及时处理会导致机体功能及代谢紊乱，从而进一步加剧病情发展。因此，在原发病明确诊断或治疗前，往往需考虑先予以对症治疗。例如消化性溃疡的腹痛主要给予抑酸药或黏膜保护剂缓解症状、胃食管反流病的反酸烧心需要给予抑酸药或促胃肠动力药治疗、食管胃底静脉曲张出血需要给予降低门脉药物治疗等。

3. 病因治疗

大多数消化系统疾病的病因未明，治疗上主要通过缓解症状，预防复发。对于病因明确的消化系统疾病，需要积极进行病因治疗，从而减少复发或延缓疾病进展。例如乙肝肝硬化的抗乙肝病毒治疗、消化性溃疡的根除幽门螺杆菌治疗、高脂血症性急性胰腺炎的降脂治疗等。

三、常用药物分类及作用机制

（一）抑酸药

抑酸药是抑制胃酸分泌的药物，主要包括质子泵抑制剂、组胺2（H_2）受体拮抗剂、钾离子竞争性酸阻滞剂、乙酰胆碱受体阻滞剂及胃泌素受体阻滞剂。主要用于一些酸相关性疾病，如消化性溃疡、胃食管反流病、慢性胃炎等。

（1）质子泵抑制剂（proton pump inhibitor，PPI）　是临床最常用的抑酸药，抑酸作用强，持续时间长。临床常用的药物包括：奥美拉唑、艾司奥美拉唑、雷贝拉唑、泮托拉唑、艾普拉唑等。

作用机制：该类药物为弱碱性药物，在壁细胞泌酸微管的高酸环境中浓集并转化为活性形式，从而抑制该部位的H^+-K^+-ATP酶（质子泵），阻断了胃酸分泌的最后步骤，对基础胃酸分泌和受刺激后的胃酸分泌均产生很强的抑制作用。

（2）H_2受体拮抗剂（H_2 receptor antagonist，H_2RA）　临床常用的药物包括西咪替丁、雷尼替丁、法莫替丁等。由于此类药物的抑酸作用弱于PPI，临床应用越来越少。

作用机制：选择性地阻断胃壁细胞组胺2受体，可以抑制白天和黑夜的基础胃酸分泌，也抑制由于食物、组胺、胃泌素等刺激该受体引起的胃酸分泌。

（3）钾离子竞争性酸阻滞剂（potassium competitive acid blocker，P-CAB）　临床常用的药物包括伏诺拉生、替戈拉生、凯普拉生等。此类药物由于强大持续的抑酸作用，越来越多地应用于胃食管反流病、幽门螺杆菌根除等。

作用机制：以钾离子竞争性方式可逆性抑制K^+与质子泵的结合，阻止质子泵的K^+与H^+交换，从而抑制胃酸分泌。

（4）其他　乙酰胆碱受体阻滞剂及胃泌素受体阻滞剂由于抑酸强度弱，临床已很少使用，本章不再赘述。

（二）胃黏膜保护药

常用的药物包括替普瑞酮、瑞巴派特、吉法酯、铝碳酸镁、磷酸铝、枸橼酸铋钾、胶体果胶铋等。这类药物常与抑酸药联合用于消化性溃疡,急性胃黏膜损伤的治疗。

作用机制:大部分胃黏膜保护药如替普瑞酮、瑞巴派特、吉法酯等,主要通过增加胃黏膜血流量、前列腺素的合成和胃黏液分泌,清除氧自由基,抑制药物、乙醇等对胃黏膜的损伤,发挥保护胃黏膜、促进溃疡修复愈合的作用。还有一些胃黏膜保护药,如铝碳酸镁、磷酸铝、枸橼酸铋钾、胶体果胶铋等,主要通过覆盖于溃疡或糜烂面形成保护性屏障,从而促进溃疡愈合。

(三)促胃肠动力药

主要包括多巴胺受体拮抗剂、5-羟色胺4($5\text{-}HT_4$)受体激动剂、胃动素受体激动剂等。可改善恶心、呕吐、早饱、腹胀、嗳气、便秘等症状。常用于功能性消化不良、胃食管反流病、胃轻瘫等。

(1) 多巴胺受体拮抗剂　常用药物包括甲氧氯普胺、多潘立酮、伊托必利等。

甲氧氯普胺的作用机制:为多巴胺2(D_2)受体拮抗剂,主要作用于延髓催吐化学感受区(CTZ)中多巴胺受体而提高CTZ的阈值,发挥强大的中枢性镇吐作用。对于胃肠道的作用主要在上消化道,促进胃及上部肠段的运动;提高静息状态胃肠道括约肌的张力,增加下食管括约肌的张力和收缩的幅度,使食管下端压力增加,阻滞胃-食管反流,加强胃和食管蠕动,并增强对食管内容物的廓清能力,促进胃的排空;促进幽门、十二指肠及上部空肠的松弛,形成胃窦、胃体与上部小肠间的功能协调。这些作用也可增强本品的镇吐效应。对小肠和结肠的传送作用尚不确定。

多潘立酮的作用机制:主要是外周多巴胺受体的竞争性拮抗剂,可直接作用于胃肠壁,增加胃肠道的蠕动和张力,促进胃排空,增加胃窦和十二指肠运动,协调幽门的收缩,同时也能增强食管的蠕动和食管下端括约肌的张力,抑制恶心、呕吐。

伊托必利的作用机制:对多巴胺D_2受体的拮抗作用而增加乙酰胆碱的释放,同时通过对乙酰胆碱酶的抑制作用来抑制已释放的乙酰胆碱分解,从而增强胃、十二指肠收缩力,加速胃排空,并有抑制呕吐的作用。

(2) 5-羟色胺4($5\text{-}HT_4$)受体激动剂　代表药物有莫沙必利、普芦卡必利等。

作用机制:通过兴奋胃肠道胆碱能中间神经元及肌间神经丛的$5\text{-}HT_4$受体,促进乙酰胆碱的释放,从而增强胃肠道运动,改善患者的胃肠道症状。可作用于全消化道。

(3) 胃动素受体激动剂　代表药物是红霉素。

作用机制:通过激动胃动素受体,增加胃动素释放,促进胃肠运动,提高下食管括约肌张力使胃肠内容物向前推进。

(四)胃肠解痉药

主要包括胃肠道高选择性钙通道拮抗剂、抗胆碱药物、直接平滑肌松解剂和外周阿片受体拮抗剂。

(1) 胃肠道高选择性钙通道拮抗剂　代表药物有匹维溴铵、奥替溴铵等。

作用机制:对结肠平滑肌具有高度选择作用,通过抑制钙离子进入肠壁平滑肌细胞、防止肌肉过度收缩而发挥解痉作用,能消除肠平滑肌的高反应性,增加肠道蠕动能力。

(2) 抗胆碱药物　代表药物有阿托品、山莨菪碱、东莨菪碱等。

作用机制:通过阻断 M 胆碱受体,抑制乙酰胆碱递质与受体相结合,进而解除胃肠道平滑肌痉挛,调节肠道动力,继而达到解痉镇痛的作用。

(3) 直接平滑肌松解剂　代表药物有间苯三酚。

作用机制:是亲肌性非阿托品非罂粟碱类纯平滑肌解痉药,可直接作用于胃肠道平滑肌,使平滑肌松弛以发挥解痉作用,不会产生一系列抗胆碱样副作用,对心血管功能没有影响。

(4) 外周阿片受体拮抗剂　代表药物有曲美布汀。

作用机制:特异性作用于胆碱能及肾上腺素能神经末梢的阿片 μ 及 κ 受体,具有胃肠道运动功能双向调节作用,高动力时使其降低,低动力时促进运动。

(五) 泻药

主要包括渗透性泻药、润滑性泻药、膨胀性泻药和刺激性泻药。

(1) 渗透性泻药　常用药物有乳果糖、聚乙二醇、硫酸镁等。

作用机制:口服后在肠道内难以吸收,使肠腔内形成高渗状态,抑制肠道水分的吸收,使粪便体积增加,同时刺激肠道蠕动,促进排便。

(2) 润滑性泻药　包括甘油、液体石蜡等。

作用机制:可以口服或灌肠,具有软化大便和润滑肠壁的作用,使粪便容易排出。

(3) 膨胀性泻药　代表药物有欧车前、麦麸车前草、甲基纤维素以及聚卡波菲钙等。

作用机制:具有强吸水性,在肠道内膨胀形成胶体,增加粪便含水量和粪便体积,使粪便变得松软,从而易于排出。

(4) 刺激性泻药　包括比沙可啶、酚酞、蓖麻油、大黄、番泻叶等。

作用机制:主要作用于肠肌间神经丛,刺激结肠收缩和蠕动,缩短结肠转运时间,同时可刺激肠液分泌,增加水电解质交换,起到促进排便作用。

(5) 促分泌药　代表药物有利那洛肽。

作用机制:为鸟苷酸环化酶 C(GC-C)激动剂,通过与小肠上皮管腔表面的 GC-C 受体结合,使细胞内和细胞外环鸟苷酸(cGMP)浓度升高。细胞内 cGMP 可增加小肠腔内氯化物和碳酸氢盐的分泌量,最终使小肠液分泌增多和结肠转运速度增快。细胞外 cGMP 通过降低疼痛神经纤维的活性,从而减轻内脏疼痛。

(六) 止泻药

主要包括吸附剂、抗动力剂、抗分泌剂、微生态制剂等。

(1) 吸附剂　包括蒙脱石、药用炭等。

作用机制:通过药物表面吸附作用,对消化道内的病毒、病菌及其产生的毒素、气体等有极强的固定、抑制作用，阻止它们被肠黏膜吸收或损伤肠黏膜而发挥止泻作用。

(2) 抗动力剂　代表药物包括洛哌丁胺、地芬诺酯等。

作用机制：通过减弱肠蠕动、制止推进性收缩而达到止泻作用。

(3) 抗分泌剂　常用药物为消旋卡多曲。

作用机制：选择性、可逆性地抑制脑啡肽酶，从而保护内源性脑啡肽免受降解，延长消化道内源性脑啡肽的生理活性，减少水和电解质的过度分泌，发挥止泻作用。

(4) 益生菌　包括双歧杆菌、枯草杆菌、酪酸梭菌、地衣芽孢杆菌等。

作用机制：直接补充生理性细菌，调整肠道菌群；抑制肠道中对人具有潜在危害的菌类甚至病原菌，减少肠源性毒素的产生和吸收。

（七）止吐药

主要包括促动力药、抗组胺药等。

(1) 促动力药：临床常用药物包括多潘立酮、甲氧氯普胺、莫沙必利、伊托必利、红霉素等。

作用机制：通过作用于胃肠道多巴胺受体、5-羟色胺受体、胃动素受体等，调节神经递质和体液因子，进而促进胃肠道运动、改善胃排空，发挥止吐作用。

(2) 抗组胺药　代表药物包括苯海拉明、茶苯海明、异丙嗪等。

作用机制：阻断中枢组胺 H_1 受体，使组胺不能与受体结合，对抗组胺收缩胃肠道平滑肌的作用，发挥止吐作用，对于晕动病引起的恶心呕吐有较好的治疗和预防作用。

(3) 吩噻嗪类药物　包括吩噻嗪类（如氯丙嗪、奋乃静等）和丁酰苯类（如氟哌啶醇等）。

作用机制：作用于呕吐中枢，抑制延脑催吐化学感受区，对各种呕吐（除晕动病呕吐外）均有效。

(4) 5-HT_3 受体拮抗剂：代表药物包括昂丹司琼、格雷司琼、托烷司琼、阿扎司琼、阿洛司琼等。

作用机制：通过作用于迷走神经和中枢神经系统内的 5-HT_3 受体，抑制迷走神经传入纤维的兴奋，阻断向呕吐中枢的传入冲动，抑制呕吐，对由化疗、放疗及手术引起的恶心呕吐具有良好的预防和治疗作用。

（八）助消化药

促进胃肠道消化功能的药物，主要指胰酶制剂，代表药物包括胰酶肠溶胶囊、复方消化酶、米曲菌胰酶、复方阿嗪米特等。在消化液分泌不足时，外源性补充可起到补充、替代的作用。

作用机制：多种酶的混合物，主要含胰蛋白酶、胰淀粉酶和胰脂肪酶等，在中性或弱碱性条件下活性较强。胰蛋白酶能使蛋白质转化为蛋白胨，胰淀粉酶能使淀粉转化为糖，胰脂肪酶则能使脂肪分解为甘油及脂肪酸，从而促进消化、促进食欲。

（九）利胆药

代表药物如熊去氧胆酸、腺苷蛋氨酸、茴三硫等。

作用机制：促进胆汁分泌或胆囊排空，或具有一定的溶石作用。此类药适用于胆道结石、胆汁淤积等。

（十）降低门脉压力的药物

（1）生长抑素及类似物　包括生长抑素（天然十四肽）、奥曲肽（八肽生长抑素类似物）。

作用机制：选择性地直接收缩内脏血管平滑肌，抑制其他扩血管物质（如高血糖素、血管活性肠肽、P物质等）作用，间接阻断内脏血管扩张，从而减少门脉血流量；增加下食管括约肌压力，使食管下段静脉丛收缩，导致曲张静脉内血流量减少；减少肝动脉血流量，明显降低肝内血管阻力，因而可使门脉大部分血流通过阻力降低的肝内血管；可以降低肝静脉楔压，减少奇静脉血流量，降低曲张静脉内压，从而控制胃食管静脉破裂出血；对促胃液素的分泌有一定抑制作用，可减少胃酸生成。

（2）血管升压素　包括垂体后叶素、特利加压素等。

作用机制：通过强力地收缩内脏血管，减少所有内脏器官的血流，使门静脉入肝血流减少，降低门静脉压力。垂体后叶素由于生物半衰期短、疗效有限及较严重的心脑血管副作用，已很少应用。特利加压素为人工合成的血管升压素缓释剂，不良反应较血管升压素少而轻，不会对静脉血压产生明显影响。

（3）其他　例如普萘洛尔、卡维地洛、单硝酸异山梨酯等。

普萘洛尔的作用机制：阻滞心脏β受体，减慢心率，减弱心肌收缩力，从而减少心输出量，减少肝动脉和门静脉灌流；阻滞内脏血管的β受体，引起内脏血管收缩，减少门静脉血流，从而降低门脉压力。

卡维地洛的作用机制：为同时具有阻断α_1受体作用的非选择性β受体阻滞剂，除了非选择性阻断β受体来降低门脉血流量，还可通过抗α_1肾上腺素能活性来降低肝血管张力和阻力，从而更大幅度降低门脉压力。

单硝酸异山梨酯的作用机制：直接扩张门静脉侧支循环血管，降低门脉阻力；松弛肝血窦前纤维和窦隔的肌纤维，降低肝内阻力；因动脉血压下降，扩张静脉系统，心脏前负荷下降，由压力感受器介导的内脏血管收缩，减少门静脉血流量。

（十一）肝病辅助用药

（1）基础保肝药　代表药物如水飞蓟素、多烯磷脂酰胆碱、还原型谷胱甘肽、葡醛内酯、硫普罗宁等。

作用机制：稳定肝细胞膜、降低毒物对肝细胞影响、参与体内核酸和能量代谢、促进蛋白质合成等作用。

（2）降转氨酶药　如五味子制剂（联苯双酯、五酯胶囊等）、甘草酸制剂（复方甘草酸苷、甘草酸二铵、异甘草酸镁)等。

作用机制:五味子制剂通过增强肝脏解毒功能、减轻肝脏的病理损伤,促进肝细胞再生并保护肝细胞从而改善肝功能,使转氨酶快速大幅度下降。甘草酸制剂类似肾上腺皮质激素,可发挥非特异性抗炎作用、保护肝细胞膜、显著降低转氨酶、改善肝功能。

(十二) 炎症性肠病用药

包括 5-氨基水杨酸制剂,糖皮质激素、免疫抑制剂、生物制剂、Janus 激酶抑制剂等。

(1) 5-氨基水杨酸(5-aminosalicylic acid,5-ASA)制剂　代表药物有柳氮磺胺吡啶、美沙拉秦、奥沙拉秦、巴柳氮等。

作用机制:作用于肠道炎症黏膜,抑制引起炎症的前列腺素合成和炎症介质白三烯的形成,清除氧自由基,发挥抗炎作用。

(2) 糖皮质激素　临床常用的本类药物包括泼尼松、氢化可的松、甲强龙等。

作用机制:该类药物具有抗炎及免疫抑制作用,通过干扰淋巴细胞发挥免疫抑制作用,阻碍抗原被巨噬细胞吞噬,抑制免疫细胞增殖,阻止补体活化,减弱炎症反应等。糖皮质激素还能降低血管壁和细胞膜的通透性,减少炎性渗出,并能抑制组胺及其他毒性物质的形成与释放,抑制结缔组织的增生。

(3) 免疫抑制剂　代表药物有硫唑嘌呤、环孢素等。

硫唑嘌呤的作用机制:能够拮抗嘌呤代谢,从而抑制 DNA、RNA 和蛋白质的合成,从而抑制淋巴细胞的增殖,即阻止抗原敏感性淋巴细胞转化为免疫母细胞,产生免疫抑制作用。细胞内嘌呤合成的减少导致循环 B 和 T 淋巴细胞数量减少、免疫球蛋白合成减少,以及 IL-2 分泌减少。

环孢素的作用机制:以高度亲和力分别与存在于大多数细胞中的两个细胞质蛋白家族相结合。药物-受体复合物可特异性和竞争性地结合钙调磷酸酶(一种钙调蛋白依赖性磷酸酶),并对其产生抑制作用。该过程会抑制转录因子 NF-AT 家族的易位,从而减少下列细胞因子基因的转录激活:IL-2、TNF-α、IL-3、IL-4、粒-巨噬细胞集落刺激因子和干扰素-γ,最终减少 T 淋巴细胞的增殖。

(4) 生物制剂　主要有肿瘤坏死因子 α 拮抗剂(英夫利西单抗、阿达木单抗),整合素抑制剂(维得利珠单抗)、白介素 12/23 抑制剂(乌司奴单抗)等。

英夫利西单抗(infliximab,IFX)的作用机制:为人-鼠嵌合单克隆抗体,可与 TNF-α 的可溶形式和跨膜形式以高亲和力结合,抑制 TNF-α 与受体结合,从而使 TNF-α 失去生物活性。TNF-α 的生物活性包括:诱导促炎性细胞因子,如白介素(IL)-1 和 6;增加内皮层通透性以及内皮细胞和白细胞表达黏附分子以增强白细胞迁移;激活中性粒细胞和嗜酸性粒细胞的功能活性;诱生急性期反应物和其他肝蛋白以及诱导滑膜细胞和/或软骨细胞产生组织降解酶。

阿达木单抗(adalimumab,ADA)的作用机制:为全人源性单克隆抗体,可以与 TNF-α 特异性结合,通过阻断 TNF-α 与 p55 和 p75 细胞表面 TNF 受体的相互作用从而消除其生物学功能。还可以调节由 TNF 介导或调控的生物学效应,包括改变对白细胞游走起到重要作用的黏附分子的水平。

维得利珠单抗(vedolizumab,VDZ)的作用机制:α4β7 整合素表达在优先迁移至胃肠道的记忆 T 淋巴细胞亚群表面。黏膜地址素细胞黏附分子-1(MAdCAM-1)主要在肠道内皮细胞上表达,在 T 淋巴细胞归巢至肠道淋巴组织中起关键作用。α4β7 整合素与 MAdCAM-1 的相互作用是溃疡性结肠炎和克罗恩病慢性炎症形成的重要因素。本品为人源化单克隆抗体,可与 α4β7 整合素特异性结合,阻断其与 MAdCAM-1 相互作用,抑制记忆 T 淋巴细胞穿过内皮迁移至胃肠道的炎症组织。

乌司奴单抗(ustekinumab,UST)的作用机制:为人源化单克隆抗体,可与人白细胞介素 IL-12 和 IL-23 的 p40 蛋白亚单位以高亲和力特异性结合。IL-12 和 IL-23 是天然产生的细胞因子,参与炎症和免疫应答过程,例如自然杀伤细胞的活化和 $CD4^+$ T 细胞的分化和激活。乌司奴单抗可通过阻断与细胞表面受体链 IL-12Rβ1 的相互作用,从而破坏 IL-12 和 IL-23 介导的信号传导和细胞因子的级联反应。

(5) Janus 激酶(JAK)抑制剂　代表药物为乌帕替尼。

作用机制:JAK 是细胞内酶,可传递细胞膜上的细胞因子或生长因子受体相互作用产生的信号,从而影响血细胞生成的细胞过程和免疫细胞功能。在此信号转导通路中,JAK 磷酸化并激活信号转导与转录活化因子(STAT),STAT 调节细胞内基因表达等活动。乌帕替尼在 JAK 位点调节此信号传导通路,阻滞 STAT 的磷酸化和活化。

第二节　消化性溃疡

一、疾病介绍

消化性溃疡(peptic ulcer,PU)是指在各种致病因子的作用下,消化道黏膜发生炎症反应与坏死、脱落,形成破损,溃疡的黏膜坏死缺损穿透黏膜肌层,严重者可达固有肌层或更深,可发生于食管、胃及十二指肠,也可发生于胃-空肠吻合口附近,或含有胃黏膜的 Meckel 憩室内。其中胃溃疡和十二指肠溃疡最常见。

消化性溃疡的发生是对胃十二指肠黏膜的侵袭因素与黏膜自身防御/修复因素之间失去平衡的结果。这种失平衡可能是由于侵袭因素增强,亦可能是防御/修复因素减弱,或两者兼有。胃溃疡主要是防御/修复因素减弱,十二指肠溃疡主要是侵袭因素增强。

胃十二指肠黏膜的防御和修复机制,包括黏液-碳酸氢盐屏障、黏膜屏障、黏膜血流量、细胞更新、前列腺素和表皮生长因子等。侵袭因素主要包括以下几方面:幽门螺杆菌(*Helicobacter pylori*,Hp)、药物因素(如非甾体抗炎药(NSAIDs)、糖皮质激素、抗血小板药物等)、吸烟、应激和心理因素、刺激性饮食等。

胃镜检查是诊断消化性溃疡最主要的方法。内镜下消化性溃疡可分为活动期(active stage,A)、愈合期(healing stage,H)、瘢痕期(scar stage,S)。

二、疾病治疗

(一) 生活方式干预

(1) 作息规律,工作宜劳逸结合,避免过度劳累和精神紧张,如有焦虑不安,应予以心理疏导和评估,必要时可给予抗焦虑药物治疗。

(2) 戒烟酒,进餐定时,清淡饮食,避免过于辛辣及刺激性食物。

(3) 应尽可能停服 NSAIDs,若病情不允许,应根据病情决定替代方案。

(二) 药物治疗方案

1. 治疗目标

祛除病因(根除 Hp,尽可能停服阿司匹林或其他 NSAIDs、戒烟等),消除症状,愈合溃疡,防止溃疡复发和避免并发症。

2. 治疗原则

(1) 抑制胃酸分泌:目前临床上常用的抑制胃酸分泌药物有 PPI 和 H_2 受体拮抗剂两大类。PPI 抑制胃酸分泌作用比 H_2RA 更强,且作用持久,是治疗消化性溃疡的首选药物。若临床不能获得 PPI,或使用 PPI 有禁忌的情况下,可考虑选用 H_2RA。钾离子竞争性酸阻滞剂是新型抑酸剂,起效更快、抑酸更持久、服用不受进餐影响,已成为治疗消化性溃疡的新一线药物。十二指肠溃疡的疗程通常为 4～6 周,胃溃疡为6～8 周。

(2) 黏膜保护治疗:抑制胃酸分泌的基础上加用胃黏膜保护剂能快速缓解症状以及提高溃疡修复质量。

(3) 根除 Hp 治疗:对于幽门螺杆菌阳性的消化性溃疡患者需积极进行 Hp 根除,推荐铋剂四联方案和高剂量双联方案。疗程推荐为 14 天。

(4) NSAIDs 溃疡的治疗:对 NSAIDs 相关性溃疡,应尽可能暂停或减少 NSAIDs 剂量。如果病情需要继续服用,尽可能选用对胃肠道黏膜损害较小的 NSAIDs,或高选择性 COX-2 抑制剂,然后采用常规治疗溃疡方案进行治疗。此外,对计划长期服用 NSAIDs 的患者,如果 Hp 阳性推荐根除 Hp 治疗。

(5) 合并急性上消化道出血的治疗:对出现急性上消化道出血的患者,积极扩容补液,维持生命体征平稳;血红蛋白<70 g/L 的出血患者在内镜检查和治疗前输注红细胞悬液;给予抑酸药提高胃内 pH,促进血小板聚集和纤维蛋白凝块的形成,避免血凝块过早溶解,有利于止血和预防再出血。目前临床多采用大剂量质子泵抑制剂静脉滴注(如艾司奥美拉唑首剂输注 80 mg,后以 8 mg/h 的滴速维持 72 h);低危患者若病情允许,也可考虑

PPI 常规剂量，一日 2 次静脉滴注或口服治疗。因艾普拉唑半衰期较长，一日 1 次给药即可。

三、临床常用治疗药物方案

（一）抑制胃酸分泌药物

消化性溃疡最主要的治疗药物，临床常用的为质子泵抑制剂、钾离子竞争性酸阻滞剂、H_2受体拮抗剂，按照溃疡疗程使用安全性较好，长期使用(半年以上)不良反应风险增加。药物的治疗剂量及不良反应具体见表 16-1。

表 16-1　常用抑制胃酸分泌药物的治疗剂量及不良反应

药　品	常　用　剂　量	不　良　反　应
奥美拉唑	20 mg/次，1～2 次/天，饭前半小时服用	常见腹泻、腹痛、恶心、便秘、消化不良、头晕头痛等。长期使用可出现骨质疏松、感染、间质性肾炎等
兰索拉唑	30 mg/次，1～2 次/天，饭前半小时服用	
泮托拉唑	40 mg/次，1～2 次/天，饭前半小时服用	
艾司奥美拉唑	20 mg/次，1～2 次/天，饭前半小时服用	
雷贝拉唑	10 mg/次，1～2 次/天，饭前半小时服用	
艾普拉唑	5～10 mg/次，1 次/天，饭前半小时服用	
法莫替丁	20 mg/次，2 次/天	口干、头晕、失眠、便秘、腹泻、皮疹、面部潮红、白细胞减少、转氨酶增高等
伏诺拉生	20 mg/次，1 次/天	休克、过敏反应、全血细胞减少、粒细胞缺乏症、白细胞减少、血小板减少、肝功能损害、恶心、腹胀、皮疹、水肿等
替戈拉生	50 mg/次，1 次/天	
凯普拉生	20 mg/次，1 次/天	

（二）胃黏膜保护剂

胃黏膜保护剂在消化性溃疡治疗中，需与抑制胃酸药物联合使用，单用效果不佳，此类药物整体安全性较好。药物的治疗剂量及不良反应具体见表 16-2。

表 16-2　常用胃黏膜保护剂的治疗剂量及不良反应

药　品	常　用　剂　量	不　良　反　应
铝碳酸镁	0.5～1 g/次，3 次/天	便秘、稀便、口干、食欲缺乏、呕吐、过敏反应
磷酸铝	20～40 g/次，2～3 次/天	便秘、恶心、呕吐
瑞巴派特	0.1 g/次，3 次/天	皮疹，便秘、腹泻、恶心、呕吐，转氨酶上升，白细胞减少、粒细胞减少等

续表

药 品	常 用 剂 量	不 良 反 应
替普瑞酮	50 mg/次,3 次/天	肝功能异常、便秘、腹泻、口干、腹痛、腹胀,头痛,皮疹等
胶体果胶铋	100～200 mg/次,3～4 次/天	粪便可呈无光泽的黑褐色,但无其他不适,属于正常反应,停药后 1～2 天内粪便色转为正常
枸橼酸铋钾	110 mg/次,4 次/天	服药期间口内可能带有氨味,并使舌苔及大便呈灰黑色,停药后即自行消失;偶见恶心、便秘

(三) 根除 Hp 治疗药物

铋剂四联方案:标准剂量 PPI + 标准剂量铋剂(两者皆为 2 次/天,餐前半小时口服) + 2 种抗菌药物(餐后口服),疗程为 14 天。标准剂量 PPI 为艾司奥美拉唑 20 mg、雷贝拉唑 10 mg(或 20 mg)、奥美拉唑 20 mg、兰索拉唑 30 mg、泮托拉唑 40 mg、艾普拉唑 5 mg。伏诺拉生也可替换质子泵抑制剂用于四联方案(20 mg/次,2 次/天)。标准剂量铋剂为枸橼酸铋钾 220 mg。铋剂四联方案的抗菌药物组合见表 16-3。对于青霉素过敏的 Hp 感染者,建议使用含四环素和甲硝唑的铋剂四联方案,或头孢呋辛代替阿莫西林的铋剂四联方案。青霉素过敏 Hp 感染的铋剂四联方案中推荐的抗菌药物组合见表 16-4。

高剂量双联方案为阿莫西林(≥3.0 g/d,如 1.0 g/次、3 次/天或 0.75 g/次、4 次/天)联合质子泵抑制剂,如艾司奥美拉唑或雷贝拉唑(双倍标准剂量、2 次/天或标准剂量、4 次/天)。

表 16-3 铋剂四联方案的抗菌药物组合

抗 菌 药 物 1	抗 菌 药 物 2
阿莫西林 1000 mg,2 次/天	克拉霉素 500 mg,2 次/天
阿莫西林 1000 mg,2 次/天	左氧氟沙星 500 mg,1 次/天或 200 mg,2 次/天
四环素 500 mg,3～4 次/天	甲硝唑 400 mg,3～4 次/天
阿莫西林 1000 mg,2 次/天	甲硝唑 400 mg,3～4 次/天
阿莫西林 1000 mg,2 次/天	四环素 500 mg,3～4 次/天

表 16-4 青霉素过敏 *H. pylori* 感染的铋剂四联方案中推荐的抗菌药物组合

抗 菌 药 物 1	抗 菌 药 物 2
四环素 500 mg,3～4 次/天	甲硝唑 400 mg,3～4 次/天
克拉霉素 500 mg,2 次/天	甲硝唑 400 mg,4 次/天
头孢呋辛 500 mg,2 次/天	左氧氟沙星 500 mg,1 次/天

四、教学案例

患者男性,23 岁,70 kg,1 天前患者进食冰西瓜后下午出现黑色稀糊状便,伴有恶心呕吐一次,为食物残渣及黄色液体,后患者出现活动后心慌心悸。遂就诊其校医院,完善大便隐血阳性。为求进一步诊治就诊我院急诊,急诊血常规提示血红蛋白 93 g/L,急诊胃镜见十二指肠球部变形,前壁见一溃疡面,大小约 0.8 cm×0.8 cm,表面附着血凝块,周围黏膜充血水肿明显。诊断意见:十二指肠球部溃疡(Forrest Ⅱb)。急诊予以"十二指肠球部溃疡伴出血"收住入院。既往体健,无特殊用药史。查体:体温 36.8 ℃,脉搏 94 次/分,呼吸 16 次/分,血压 89/58 mmHg。推入病房,贫血貌、全身皮肤黏膜苍白,腹软,肝脾肋下未及,无压痛反跳痛。入院后复查血红蛋白 66 g/L,肝肾功能电解质未见异常。初始药物治疗方案:禁食、补液、艾司奥美拉唑 40 mg+0.9%NS 50 mL 持续微量泵泵入 8 mg/h,首日总补液量2750 mL。经治疗后未再出现呕血黑便,大便转黄,改为艾司奥美拉唑 40 mg+0.9%NS 100 mL ivgtt bid,后改为艾司奥美拉唑肠溶片 20 mg bid,铝碳酸镁咀嚼片 0.5 g tid 口服带药出院。

(一)病情评估

消化性溃疡多以中上腹反复发作的节律性疼痛为主要表现,部分患者会以呕血,黑便,穿孔等并发症的发生为首次症状。胃镜检查是诊断消化性溃疡最主要的方法。此外,需要特别关注患者有无 NASIDs、激素等服药史,有无 Hp 感染,有无饮食不规律、精神应激因素等,以明确病因。

消化性溃疡合并急性上消化道出血,失血量直接关系到病情严重程度,需综合各临床指标判断失血量的大小。此外,是否继续活动性出血或有无再出血风险的评估,对进一步治疗方案的实施具有重要的指导意义。内镜下 Forrest 分级是消化性溃疡出血评估再出血的风险的一种方法,见表 16-5。

表 16-5 Forrest 分级

Forrest 分级	溃疡病变的内镜下表现	再出血概率
Ⅰa	喷射样出血	55%
Ⅰb	活动性渗血	55%
Ⅱa	血管显露	43%
Ⅱb	附着血凝块	22%
Ⅱc	黑色基底	10%
Ⅲ	基底洁净	5%

该患者 23 岁,学生,既往体健,黑便 1 天入院,既往无肝病等慢性病史及用药史,胃镜示十二指肠球部溃疡(Forrest Ⅱb),诊断为十二指肠溃疡合并急性上消化道出血明确。该患者发病后曾有心慌心悸,入院后血压偏低,血红蛋白最低 66 g/L,考虑出血量较大,至少 500 mL

以上，有再出血风险。

（二）药物治疗方案评价

抑酸治疗是缓解消化性溃疡症状、愈合溃疡的最主要措施。抑酸基础上联用胃黏膜保护剂，可提高溃疡愈合质量，有助于减少复发。消化性溃疡并发急性上消化道出血时，需禁食、补液、稳定生命体征，补液量为生理基础补液量＋丢失量。基础补液量按照30～40 mL/kg计算，丢失量按照失血量进行估算。PPI是主要治疗药物，大剂量PPI（8 mg/h）静脉输注可维持胃内pH>6.0超过22 h，从而有效控制出血。低危患者也可直接给予PPI常规剂量，一日2次，静脉滴注。待出血停止后改为口服序贯治疗。对于不适合静脉输注的患者，大剂量口服PPI可作为有效替代方案。十二指肠溃疡PPI总疗程为4～6周。

该患者入院时血压偏低，禁食后补液量给予生理基础需求量＋丢失量，患者体重70 kg，入院首日补液2750 mL较为适宜。质子泵抑制剂品种较多，如奥美拉唑、泮托拉唑、艾司奥美拉唑等静脉滴注皆可用于出血患者，考虑到抑酸强度以及静脉持续静滴时药液的稳定性等，该患者给予艾司奥美拉唑8 mg/h静脉持续泵入较为适宜，后患者出血停止，艾司奥美拉唑改为40 mg bid静脉滴注，出院时改为20 mg bid po适宜。此外，该患者给予胃黏膜保护剂铝碳酸镁咀嚼片0.5 g tid口服，通过局部作用，中和胃酸，并在溃疡面形成一层具有保护功效的薄膜，促进溃疡的愈合。也可选择磷酸铝、替普瑞酮等其他胃黏膜保护剂治疗。

五、不合理处方评析

（一）不合理门急诊处方

处方1　患者：男性，年龄：13岁。

临床诊断：十二指肠溃疡、幽门螺杆菌感染。

处方用药：		
艾司奥美拉唑镁肠溶片	20 mg×7×8盒	20 mg qd po；
阿莫西林胶囊	0.5 g×24×2盒	1.0 g bid po；
左氧氟沙星片	0.1 g×10×7盒	0.5 g qd po；
枸橼酸铋钾片	0.11 g×40×1盒	0.22 g bid po。

处方评析（建议）：遴选药物不适宜。患者为13岁未成年，不可选用左氧氟沙星；用法用量不适宜，艾司奥美拉唑镁肠溶片用于根除HP，应每日2次给药。

处方2　患者：女性，年龄：58岁。

临床诊断：消化性溃疡、冠心病、PCI术后、高血压病。

处方用药：		
奥美拉唑肠溶胶囊	20 mg×14粒×1盒	20 mg bid po；
替普瑞酮胶囊	50 mg×20粒×2盒	50 mg tid po；
氯吡格雷片	75 mg×7片×1盒	75 mg qd po；
贝那普利片	5 mg×14片×1盒	10 mg qd po；

氟伐他汀片　　　　　　　　　20 mg×14 片×1 盒　　40 mg qd po。

处方评析(建议):遴选药物不适宜。氯吡格雷与奥美拉唑之间有相互作用,两者都是通过 P450 CYP2C19 代谢,奥美拉唑影响氯吡格雷代谢,影响氯吡格雷发挥抗血小板作用,两者不宜联合使用。

(二) 住院患者用药医嘱单案例

患者男性,57 岁,患者 3 天前无明显诱因下出现头晕心慌、出冷汗,数分钟后解暗红色稀糊状大便一次,水冲发红。后数小时内反复解暗红色稀糊状大便,并伴头晕心慌、血压下降。当地医院血常规示 HB 75 g/L,予以抑酸、补液扩容等治疗,患者仍有反复解暗红色血便。今日上午再次解血便,约 50 mL,暗红色,内含血凝块,无明显头晕心慌。现患者为求进一步诊治入住消化内科。

既往史:否认高血压、糖尿病等慢性病史,否认特殊用药史及过敏史。

查体:T 36.8 ℃,P 78 次/分,R 22 次/分,BP 138/67 mmHg。神清,精神可,贫血貌,腹平软,未扪及明显包块,无压痛及反跳痛,肝脾肋下未及,移动性浊音(-),肠鸣音活跃。

辅助检查:血常规:血红蛋白 85 g/L。肝功能:总蛋白 52.0 g/L、白蛋白 32.9 g/L、球蛋白 19.1 g/L。粪便常规:黑色稀水便、镜检 RBC 0~2 个/HP、隐血阳性。胃镜:十二指肠球部溃疡(活动期),钛夹封闭止血;慢性非萎缩性胃炎(活动期)。心电图:正常心电图。止凝血(六项)、免疫十项、肾功能、电解质、血糖未见明显异常。

入院诊断:消化道出血。

医嘱单部分用药:艾司奥美拉唑　　40 mg+5%GS 50 mL　　10 mL/h 静脉泵入;
　　　　　　　　维生素 K_1　　　　　　　　　　　　　10 mg im qd。

处方评析(建议):溶媒选择不适宜,注射用艾司奥美拉唑为弱碱性,溶媒应选用偏中性的 0.9%氯化钠注射液,选择 5% GS 不适宜;药物选择不适宜,患者无凝血功能异常,消化性溃疡出血给予维生素 K_1 不适宜。

第三节　炎症性肠病

一、疾病介绍

炎症性肠病(inflammatory bowel disease,IBD)是一种慢性非特异性肠道炎性疾病,主要包括溃疡性结肠炎(ulcerative colitis,UC)和克罗恩病(Crohn's disease,CD)。炎症性肠病最常发生于青壮年,病因尚未完全明确,已知肠道黏膜免疫系统异常所导致的炎症反应在炎症性肠病的发病中起重要作用,目前认为这是由多因素相互作用所致,主要包括环境、遗传、感染和免疫因素等。

溃疡性结肠炎主要累及大肠黏膜与黏膜下层。临床表现可有持续或反复发作的腹泻、黏液脓血便伴腹痛、里急后重和不同程度的全身症状，病程多在6周以上，还可有关节、皮肤、眼、口及肝、胆等肠外表现。

克罗恩病从口腔至肛门各段消化道均可受累，最多见于末段回肠和邻近结肠。临床表现呈多样化，消化道表现主要有腹泻和腹痛，可有血便；全身性表现主要有体重减轻、发热、食欲缺乏、疲劳、贫血等，青少年患者可见生长发育迟缓；肠外表现与溃疡性结肠炎相似；并发症常见的有瘘管、腹腔脓肿、肠狭窄和梗阻、肛周病变，较少见的有消化道大出血、急性穿孔，病程长者可发生癌变。

炎症性肠病的诊断缺乏金标准，需要结合临床表现、实验室检查、影像学检查、内镜及病理组织学检查，在排除其他疾病的基础上进行综合判断。完整的诊断应包括疾病分型、疾病活动程度、累及部位及并发症。

二、疾病治疗

（一）生活方式干预

CD患者必须戒烟。继续吸烟会明显降低治疗效果，增加手术率和术后复发率。注意休息，避免劳累和精神过度紧张。少渣饮食，注意维生素、叶酸和矿物质的补充，忌食生冷刺激性的食物，必要时给予肠内营养。

（二）药物治疗方案

1. 治疗目标

诱导疾病缓解、维持缓解；近期目标为临床症状缓解、血清/粪便炎性指标正常；远期目标为临床症状缓解、血清/粪便炎性指标正常、内镜下黏膜愈合。

2. 治疗原则

需根据疾病的分期、严重程度及病变累及的范围选择不同的治疗药物，如氨基水杨酸类药物、糖皮质激素、免疫抑制剂、生物制剂、选择性JAK抑制剂等，从而诱导及维持症状的缓解，减少复发和手术的风险。

(1) UC的药物治疗方案

① 轻中度活动期：建议口服5-ASA。直肠型建议应用5-ASA直肠给药。左半结肠型建议口服5-ASA联合灌肠治疗，灌肠药物包括5-ASA、局部糖皮质激素制剂及中药等。若5-ASA治疗无效，建议更换为口服全身糖皮质激素或生物制剂。

② 重度活动期：建议给予口服或静脉糖皮质激素。糖皮质激素依赖的患者可联合硫嘌呤类药物以帮助激素减停，或换用IFX、VDZ治疗。对氨基水杨酸类药物、糖皮质激素、免疫抑制剂治疗应答不佳或不能耐受，建议使用IFX或VDZ诱导缓解。生物制剂无效可考

虑使用 JAK 抑制剂。

③ 急性重度溃疡性结肠炎：补液，维持水、电解质、酸碱平衡，纠正贫血、低白蛋白血症，检查并治疗艰难梭菌（*C. diff*）、巨细胞病毒（CMV）等机会性感染；首选静脉糖皮质激素（氢化可的松 300～400 mg/d 或甲泼尼龙 40～60 mg/d），治疗 3 天（可适当延长至 5～7 天）仍然无效时，可转换治疗药物如 IFX、环孢素等；如既往反复激素治疗，有激素依赖或激素抵抗，可首选生物制剂治疗；不推荐常规使用抗菌药物，中毒症状明显或局部腹膜炎者可考虑静脉使用；可考虑预防性应用低分子肝素降低血栓形成风险。

④ 维持期：轻度活动性直肠型 5-ASA 诱导缓解后建议选择≥0.5～1.0 g/d 美沙拉秦栓或≥2 g/d 美沙拉秦口服（不超过 4 g/d）维持治疗。轻度活动性全结肠型 5-ASA 诱导缓解后建议选择≥2 g/d 美沙拉秦口服维持治疗。激素无效或依赖的轻中度活动性 UC，可使用免疫抑制剂、生物制剂、JAK 抑制剂维持缓解。对于中重度活动性 UC 及急性重度 UC 患者，生物制剂或 JAK 抑制剂诱导缓解后继续生物制剂或 JAK 抑制剂维持治疗。

（2）CD 的药物治疗方案

① 轻度活动期：可考虑使用局部或系统性糖皮质激素进行诱导缓解。伴有高危因素或传统药物治疗失败的患者，可考虑使用生物制剂进行诱导缓解治疗。

② 中重度活动期：推荐系统性糖皮质激素、抗 TNF 单抗、维得利珠单抗、乌司奴单抗诱导缓解，选择性 JAK 抑制剂可用于抗 TNF 治疗失败的患者的诱导缓解。

③ 维持期：可使用嘌呤类药物及甲氨蝶呤维持治疗；生物制剂诱导缓解的患者建议继续使用同种生物制剂维持治疗；选择性 JAK 抑制剂诱导缓解的患者建议继续使用同种药物维持治疗。

三、临床常用治疗药物方案

（一）5-氨基水杨酸制剂

大部分 5-氨基水杨酸制剂可在结肠有效释放，治疗轻中度溃疡性结肠炎疗效较好；由于其在克罗恩病的治疗中作用有限，临床现已很少推荐。具体药物的治疗剂量及不良反应见表 16-6。

表 16-6　常用 5-氨基水杨酸制剂的治疗剂量及不良反应

药　品	常　用　剂　量	不　良　反　应
柳氮磺吡啶	3～4 g/天，分次口服	厌食、恶心、呕吐、体温上升、红斑、瘙痒、头痛心悸、可逆的少精子症、骨髓抑制、蛋白尿血尿、胰腺炎、荨麻疹、变性珠蛋白小体贫血、溶血性贫血、紫绀等

续表

药品	常用剂量	不良反应
美沙拉秦(口服制剂)	2～4 g/d,分次口服或顿服	腹泻、腹痛、恶心、呕吐、头痛、皮疹、急性胰腺炎、心包炎、心肌炎、白细胞减少症等
美沙拉秦(栓剂/灌肠剂)	每次1枚(1 g),1日1次,纳肛 每次1支(60 g:4 g),1日1次,灌肠	腹部不适、腹泻、胃肠胀气、恶心及呕吐、头痛、头晕、过敏反应等
巴柳氮	4～6 g/d,分次口服	腹痛、腹泻、咳嗽、咽炎、鼻炎、关节病、肌痛、疲乏、失眠、泌尿系感染等
奥沙拉嗪	2～4 g/d,分次口服	腹泻、恶心呕吐、上腹部不适、消化不良、腹部痉挛、皮疹、头痛、头晕、失眠、关节痛、白细胞减少等

(二)免疫抑制剂

免疫抑制剂可在一定程度上改善炎症性肠病的症状,但肠道黏膜愈合率偏低。临床长期使用需警惕严重不良反应的发生。药物的治疗剂量及不良反应具体见表16-7。

表16-7　常用免疫抑制剂的治疗剂量及不良反应

药　品	常　用　剂　量	不　良　反　应
氢化可的松/泼尼松/甲泼尼龙	中度按泼尼松0.75～1 mg/(kg·d)口服。重度给予氢化可的松300～400 mg/d或甲泼尼龙40～60 mg/d静脉滴注,缓解后逐渐减量至停药	高血压、精神症状、医源性皮质醇增多症、类固醇性糖尿病、骨质疏松、股骨头无菌性坏死等
硫唑嘌呤	1.3 mg/(kg·d)口服	呕吐、腹泻、白细胞减少、贫血、血小板减少、发热、寒战、皮疹、肌痛、关节痛、肝功能异常等
甲氨蝶呤	25 mg/周肌肉或皮下注射,12周缓解后改为15 mg/周肌肉或皮下注射,改为口服会疗效下降	溃疡性口腔炎、白细胞减少、恶心、腹部不适、不适、疲劳、寒战发热、头痛、头晕、困倦、耳鸣、视力模糊、眼睛不适、感染等
沙利度胺	50～200 mg/d口服	口鼻黏膜干燥、倦怠、嗜睡、眩晕、皮疹、便秘、面部水肿、多发性神经炎、过敏反应等、严重的致畸性等
环孢素	2～4 mg/(kg·d)静脉滴注,缓解后改为口服,6个月内转换硫唑嘌呤后停药	高血压病、机会性感染、肾毒性、癫痫发作、感觉异常、低钾血症、低钙血症、低镁血症和牙龈增生等

（三）生物制剂及JAK抑制剂

生物制剂及JAK抑制剂作为新型治疗药物，可有效提高炎症性肠病的缓解率和黏膜愈合率，但仍需警惕感染、恶性肿瘤、抗药抗体等风险的发生。药物的治疗剂量及不良反应具体见表16-8。

表16-8　常用生物制剂及JAK抑制剂的治疗剂量及不良反应

药　品	常　用　剂　量	不　良　反　应
英夫利西单抗	5 mg/kg 静脉输注给药，在第0、2和6周以及随后每8周给药1次。对于疗效不佳的患者，可考虑将剂量调整至10 mg/kg	各种感染、输液反应、白细胞减少、贫血、抑郁失眠、头晕头痛、感觉异常、结膜炎、心动过速、血压异常、胃肠道不适、肝功能异常、银屑病、荨麻疹、湿疹、脱发、关节痛、肌痛、发热寒战、水肿、黑色素瘤以外的皮肤癌、淋巴瘤等
阿达木单抗	第0周160 mg皮下注射，在随后的第2周为80 mg。诱导治疗后，推荐每2周1次40 mg给药	感染(比如鼻咽炎、上呼吸道感染和鼻窦炎)、注射部位反应(红斑、瘙痒、出血、疼痛或肿胀)、头痛、骨骼肌肉疼痛、血脂升高、白细胞减少症、黑色素瘤以外的皮肤癌、淋巴瘤等
维得利珠单抗	300 mg静脉输注给药，在第0、2和6周以及随后每8周给药1次	发热、鼻咽炎、支气管炎、胃肠炎、上呼吸道感染、流感、鼻窦炎、咽炎、头痛、高血压、呼吸道感染、外阴阴道念珠菌病、口腔念珠菌病、带状疱疹等
乌司奴单抗	首次静脉滴注：体重≤55 kg给予260 mg；>55 kg至≤85 kg　给予390 mg；>85 kg给予520 mg。以后每8或12周90 mg皮下注射	上呼吸道感染、鼻咽炎、鼻窦炎、头晕、头痛、口咽疼痛、瘙痒、关节痛、疲乏、注射部位红斑、注射部位痛、鼻充血、皮肤剥脱、痤疮等
乌帕替尼	每天1次，每次45 mg，持续8周。缓解期：每天1次，每次15 mg。对于难治性、严重或广泛性疾病的患者，可以每天1次，每次30 mg	上呼吸道感染、单纯疱疹、肝酶升高、头晕、头痛、口咽疼痛、瘙痒、痤疮、血脂升高、血栓、白细胞减少、肝功能异常等

四、教学案例

患者女性，46岁，体重49 kg。1年半前因腹痛伴有腹泻，大便2～3次/天，带有黏液及脓血，至当地医院住院，完善肠镜检查：结肠炎症性改变。病理结果回报诊断溃疡性结肠炎，治疗上予以美沙拉秦肠溶片 1 g tid 口服及美沙拉秦灌肠液 4 g bid 灌肠，后患者大便无黏液脓血出院。期间定期医院随访，大便未再出现黏液脓血，规律服用美沙拉秦肠溶片 1 g tid 治疗。3 月前患者自觉症状好转，故停药。2 月前患者出现黏液脓血便，完善肠镜检查提示：溃疡性结肠炎，继续服用美沙拉秦肠溶片 1 g tid 口服。10 余天前患者因便血加重伴有右下腹痛，大便 6～7 次/天，伴有全身乏力，入住当地医院，予以美沙拉秦肠溶片 1.0 g qid po、注射用甲泼尼龙 40 mg qd 静脉滴注，未见明显好转，遂就诊于我院门急诊，拟"溃疡性结肠炎，重度"收住我科，病程中，患者精神一般，饮食欠佳，睡眠一般，大便如上述，小便正常，近期体重减少 5 kg。查体：体温 38.0 ℃，脉搏 80 次/分，呼吸 19 次/分，血压 90/65 mmHg。腹软，肝脾肋下未及，移动性浊音(－)，双下肢无浮肿，NS(－)。患者入院后完善相关检查，血常规：血红蛋白 90 g/L。血电解质：钾 2.64 mmol/L，钙 1.73 mmol/L。(超敏)C 反应蛋白 54.09 mg/L。血沉 56 mm/h。肝功能：白蛋白 26.3 g/L。止凝血(六项)：D-二聚体 1.68 μg/mL。TORCH 系列阴性，巨细胞病毒 DNA 阴性，EB 病毒核酸检测阴性。粪便难辨梭菌培养未检测出难辨梭菌。乙状结肠镜：考虑重症溃疡性结肠炎。病理免疫组化 CMV 阴性。其余实验室及辅助检查结果基本正常。初始药物治疗方案：美沙拉秦灌肠液 1 支外用 qd、美沙拉秦缓释颗粒 1 g po qid、注射用氢化可的松琥珀酸钠 0.1 g＋0.9%氯化钠注射液 100 mL ivgtt q8h、低分子量肝素钙注射液 5000 IU 皮下注射 qd、补钾等，后患者大便黏液脓血逐渐减少，腹痛症状明显好转，激素改为口服带药出院。

(一) 病情评估

UC 病情分为活动期和缓解期，活动期 UC 按严重程度分为轻、中、重度。临床上常采用改良 Truelove 和 Witts 疾病严重程度分型或改良 Mayo 评分，见表 16-9、表 16-10。

表 16-9　改良 Truelove 和 Witts 疾病严重程度分型

严重程度分型	排便次数(次/天)	便血	脉搏(次/分)	体温(℃)	血红蛋白	红细胞沉降率(mm/1h)
轻度	＜4	轻或无	正常	正常	正常	＜20
重度	＞6	重	＞90	＞37.8	＜75%的正常值	＞30

注：中度介于轻、重度之间。

该患者入院时体温 38.0 ℃，大便 6～7 次/天，每次皆含有黏液脓血；实验室检查提示血红蛋白 90 g/L，(超敏)C 反应蛋白 54.09 mg/L，血沉 56 mm/1h，白蛋白 26.3 g/L；肠镜提示重症溃疡性结肠炎；采用改良 Truelove 和 Witts 疾病严重程度分型或改良 Mayo 评分(11 分)皆考虑该患者为溃疡性结肠炎，重度活动期。

表 16-10 评估溃疡性结肠炎活动性的改良 Mayo 评分系统

项目	0分	1分	2分	3分
排便次数	正常	比正常增加 1～2 次/天	比正常增加 3～4 次/天	比正常增加 5 次/天或以上
便血	未见出血	不到一半时间内出现便中混血	大部分时间内为便中混血	一直存在出血
内镜发现	正常或无活动性病变	轻度病变(红斑、血管纹理减少、轻度易脆)	中度病变(明显红斑、血管纹理缺乏、易脆、糜烂)	重度病变(自发性出血,溃疡形成)
医师总体评价	正常	轻度病情	中度病情	重度病情

注:评分＜2 分且无单个分项评分＞1 分为临床缓解,3～5 分为轻度活动,6～10 分为中度活动,11～12 分为重度活动。

(二)药物治疗方案评价

轻中度活动期主要使用 5-ASA 制剂口服,重度活动期首选静脉糖皮质激素诱导缓解。甲泼尼龙 40～60 mg/d,或氢化可的松 300～400 mg/d。此外,还需注意以下治疗:① 补液、补充电解质,防治水电解质、酸碱平衡紊乱。病情严重者暂禁食,予胃肠外营养。② 对中毒症状明显者可考虑静脉使用广谱抗菌药物。③ 合并机会性感染的治疗,一旦合并 *C. diff* 感染和 CMV 结肠炎,应给予积极的药物治疗,治疗 *C. diff* 感染药物有甲硝唑和万古霉素等。治疗 CMV 结肠炎药物有更昔洛韦和膦甲酸钠等。④可考虑预防性应用低分子肝素降低血栓形成风险。

该患者为中年女性,确诊溃疡性结肠炎重度活动期,静脉使用激素仍然是首选且有效的缓解症状的途径,可选择氢化可的松 300～400 mg/d 或甲泼尼龙 40～60 mg/d。由于氢化可的松注射液中含有乙醇,且稳定性差,临床已很少使用。该患者选择的注射用氢化可的松琥珀酸钠为氢化可的松的水溶性盐类化合物,稳定性好且不含乙醇,临床应用安全性高。同时考虑氢化可的松为短效糖皮质激素,作用持续时间为 8～12 h,故注射用氢化可的松琥珀酸钠 0.1 g ivgtt q8h 给药。此外,患者有腹痛,D-二聚体高,考虑患者因溃疡性结肠炎发作血液处于高凝状态,可有微血栓形成导致腹痛,故给予低分子量肝素钙注射液 5000 IU 皮下注射 qd。此外,氨基水杨酸制剂是治疗溃疡性结肠炎的主要药物,患者院外曾使用过美沙拉秦治疗且有效,目前激素是否有效未知,可暂给予美沙拉秦同时使用较为适宜。考虑溃疡部位在全结肠,故美沙拉秦缓释颗粒 1.0 g po qid,美沙拉秦灌肠液 4 g 灌肠较为适宜。

五、不合理处方评析

（一）不合理门急诊处方

处方1　患者：男性，年龄：23岁。

临床诊断：克罗恩病。

处方用药：乌帕替尼缓释片　　15 mg×28片×1盒　　15 mg tid po。

处方评析(建议)：给药频次不适宜。乌帕替尼缓释片应为每日给药1次，应给予45 mg qd po。

处方2　患者：女性，年龄：48岁。

临床诊断：溃疡性结肠炎（直肠型）。

处方用药：美沙拉秦灌肠液　　60 g∶4 g×7支×1盒　　1支qd灌肠。

处方评析(建议)：遴选药物不适宜。溃疡性结肠炎（直肠型）应选择美沙拉秦栓，选择美沙拉秦灌肠液不适宜。

（二）住院患者用药医嘱单案例

患者女性，25岁，54 kg，1年余前无明显诱因下出现大便次数增多，3～4次/天，为黄色成形软便，无黏液，未予重视，随后患者症状逐渐加重，大便不成形，为黄色糊状便，8～9次/天，有黏液，无脓血，间断出现脐周偏右痛，为阵发性绞痛不适，可自行缓解，疼痛明显时可触及腹部包块。我院CT及肠镜病理皆提示克罗恩病，故综合患者临床表现、内镜、病理及影像，考虑诊断克罗恩病（结肠型，非狭窄非穿透型）基本明确，与患者及家属充分沟通，给予泼尼松40 mg口服qd＋硫唑嘌呤50 mg口服qd治疗，后患者遵医嘱停服激素，其后无明显腹痛，大便次数4～5次/天，以黄色稀糊状便为主。1月前患者无明显诱因下再次出现腹痛，定位于右下腹呈阵发性绞痛，曾出现大便带血，为暗红色血液与糊状便混合，排便后腹痛可稍缓解，自诉当地诊所予静脉输液"消炎"3天，具体药物不详，后腹痛缓解、便血消失。现患者为进一步诊治入院。

既往史：否认高血压、糖尿病等慢性病史，否认特殊用药史及过敏史。

查体：体温36℃，脉搏78次/分，呼吸18次/分，血压115/70 mmHg。腹软，无压痛及反跳痛，肝脾肋下未及，肝区叩痛（－），移动性浊音（－），肠鸣音正常。

辅助检查：肝功能：白蛋白29 g/L。血常规：血红蛋白99 g/L。红细胞沉降率36 mm/h。（超敏）C-反应蛋白39.8 mg/L。钙卫蛋白＞1800.00 μg/g。肠镜：全结肠节段性分布纵行溃疡，伴铺路石样改变。诊断意见：克罗恩病治疗后复查（活动期）。

入院诊断：克罗恩病（结肠型，非狭窄非穿透型）。

医嘱单部分用药：乌司奴单抗　　90 mg＋0.9% NS 250 mL　　ivgtt st。

处方评析(建议)：给药途径不适宜。注射用乌司奴单抗（90 mg）为皮下注射剂型，静脉滴注不适宜。

第四节　门脉高压症

一、疾病介绍

门静脉高压症(portal hypertension,PHT)是指由不同病因引起的门静脉血流受阻或血流异常增多导致门静脉系统压力持续增高、广泛侧支循环形成的临床综合征。任何原因引起的肝硬化均有可能引起门静脉高压,但部分患者(20%左右)来源于非肝硬化门静脉高压,如肝后型(布加综合征、心源性等)、肝前型(肝门区肿瘤、胰源性门静脉高压症、门静脉血栓/癌栓、动门静脉瘘等)、部分肝内型(特发性门静脉高压、肝小静脉闭塞综合征、肝窦阻塞综合征等)等。本节主要针对肝硬化性门静脉高压症进行阐述。

门静脉高压临床表现主要为脾大、脾功能亢进、食管胃底等侧支静脉曲张和腹水。严重的门静脉高压症常可导致食管胃底静脉、痔静脉、腹膜后间隙静脉破裂出血;也可造成门静脉高压性胃病导致胃黏膜糜烂或溃疡而出血。

临床显著门静脉高压症(clinically significant portal hypertension, CSPH)是静脉曲张形成、肝硬化失代偿(腹水、静脉曲张破裂出血及肝性脑病)、术后肝功能衰竭及肝细胞癌发生的独立危险因素。满足以下条件之一即可诊断:① 肝静脉压力梯度(hepaticvenous pressure gradient,HVPG)>10 mmHg;② 超声、CT或MRI检查结果提示门-体侧支循环形成;③ 瞬时弹性成像检测肝脏硬度值>20 kPa;④ 内镜检查显示食管、胃底静脉曲张。

我国《肝硬化门静脉高压症食管、胃底静脉曲张破裂出血专家诊治共识(2019版)》建议根据肝硬化分期(代偿期和失代偿期)和门静脉压力梯度对门静脉高压症患者进行危险程度分级,以便对不同等级的患者进行针对性监测、管理和治疗,具体内容见表16-11。

表16-11　门静脉高压症危险程度分级及治疗目标

危险分级	肝硬化分期	肝静脉压力梯度(mmHg)	静脉曲张	并发症	治疗目标
一	代偿期	>5~<10	无	无	预防临床显著门静脉高压
二	代偿期	≥10	无	无	预防失代偿
三	代偿期	≥10	有	无	预防失代偿(首次出血)
四	失代偿期	≥12	有	静脉曲张破裂出血	控制出血;预防再次出血或死亡
五	失代偿期	≥12	有	有出血史但无并发症	预防失代偿期并发症
六	失代偿期	≥12	有	有出血史合并并发症	预防失代偿期并发症,死亡或移植

注:未纳入肝硬化失代偿期无静脉曲张患者;1 mmHg = 0.133 kPa。

二、疾病治疗

（一）生活方式干预

（1）注意休息，避免情绪剧烈波动，不要剧烈运动，杜绝任何能增加腹腔压力的活动，如呕吐、便秘、咳嗽、大笑等。

（2）戒烟酒，调整饮食结构，清淡饮食，避免辛辣生冷等刺激性饮食，避免高脂、高盐饮食，宜吃营养丰富易消化的软食，切不可吃粗糙过硬的食品。腹水患者，要限制食盐的摄入。未发生肝性昏迷时，可适当进食优质蛋白质。

（二）药物治疗方案

1．治疗目标

减少出血及复发风险，挽救生命，减少其他并发症的发生，延缓疾病的进展。

2．治疗原则

（1）病因治疗　引起肝硬化的病因包括病毒、酒精、自身免疫、遗传代谢、药物及寄生虫病等，病因治疗是降低门静脉高压的基础。如针对乙肝肝硬化，积极抗乙肝病毒治疗可减轻肝纤维化，降低门静脉压力，从而预防静脉曲张发生或出血，降低终末期肝病和肝癌的发生。

（2）抗炎抗肝纤维化的治疗　某些疾病无法进行病因治疗，或充分病因治疗后肝脏炎症和/或肝纤维化仍然存在或进展的患者，可考虑给予抗炎抗肝纤维化的治疗。目前常用的抗肝纤维化药物包括安络化纤丸、扶正化瘀胶囊、复方鳖甲软肝片等。

（3）预防静脉曲张的治疗　无食管静脉曲张患者，只需进行病因治疗和抗炎抗肝纤维化，无须采取预防措施；轻度食管静脉曲张患者仅在出血风险较大时，推荐使用非选择性β受体阻滞剂。中重度食管静脉曲张及胃静脉曲张患者，推荐使用非选择性β受体阻滞剂如普萘洛尔、卡维地洛等进行预防。

（4）急性食管胃静脉曲张出血的治疗　① 补液扩容，纠正低血容量休克。注意限制性血容量的恢复，血浆或输血等过度扩容可导致容量超负荷，加重门静脉高压相关并发症。避免仅用盐溶液补液，从而加重腹水或其他血管外部位体液潴留。② 早期应用降门静脉压及抗菌药物是首要的治疗方案。降门静脉压药物有特利加压素、生长抑素及奥曲肽等。抗菌药物首选头孢三代类抗菌药物，疗程3～5天，如有感染的证据，疗程可延长。质子泵抑制剂可提高胃液pH，提高消化道出血的止血成功率。③ 防止出血相关并发症，如感染、电解质酸碱平衡紊乱、肝性脑病等。

（5）二级预防：推荐使用普萘洛尔、卡维地洛联合内镜等进行预防。

三、临床常用治疗药物方案

（一）抗乙肝病毒药物

乙肝肝硬化门静脉高压症患者需积极使用抗乙肝病毒药物延缓疾病的进展，用药期间需密切监测乙肝病毒载量、肝功能、乙肝五项等，决不可随意停药，否则会出现病情进一步加重甚至肝衰竭死亡的风险。药物的治疗剂量及不良反应具体见表16-12。

表16-12　常用抗乙肝病毒药物的治疗剂量及不良反应

药　品	常　用　剂　量	不　良　反　应
恩替卡韦	每次0.5 mg，每日1次，餐前或餐后至少2 h服用	头痛头晕、疲劳、恶心呕吐、嗜睡、失眠、ALT升高、腹痛、腹泻、腹部不适、肌痛、风疹、消化不良、中性粒细胞下降、乳酸性酸中毒/重度脂肪性肝肿大等
替诺福韦酯	每次300 mg，每日1次	皮疹、腹泻、头痛、关节痛、抑郁、衰弱、恶心、上呼吸道感染、乳酸性酸中毒/严重肝肿大伴脂肪变性、肾功能不全、肝毒性、胰腺炎等
丙酚替诺福韦	每次25 mg，每日1次，与餐同服	腹泻、呕吐、恶心、腹痛、腹胀、胃肠胀气、疲劳、头痛、头晕、皮疹、瘙痒症、丙氨酸氨基转移酶增加、关节痛等
艾米替诺福韦	每次25 mg，每日1次，与餐同服	ALT升高、AST升高、甲状旁腺激素升高、低磷血症、血脂升高、乳酸性酸中毒/严重肝肿大伴脂肪变性等
拉米夫定	每次100 mg，每日1次	上呼吸道感染样症状、头痛、恶心、身体不适、腹痛和腹泻等
阿德福韦酯	每次10 mg，每日1次	头痛、乏力、食欲下降、口苦、恶心、腹痛、腹胀、腹泻、便秘、血白细胞及血小板减少、尿镜检RBC异常、ALT升高、AST升高、磷酸肌酸激酶升高、血磷降低、肌酐升高、淀粉酶升高、尿素氮升高等
替比夫定	每次600 mg，每日1次	虚弱，头痛、腹痛、恶心、胃肠胀气、腹泻和消化不良、CK升高、横纹肌溶解、重症肌无力、肾毒性等

（二）抗肝纤维化药物

在抗肝纤维化治疗中，目前尚无抗纤维化的西药，一些中药具有活血化瘀、扶正补虚和清热（解毒）利湿等作用，在抗病毒治疗基础上加用这些药物治疗慢性乙型肝炎、肝硬化患者可进一步减轻肝纤维化和肝硬化病情。药物的治疗剂量及不良反应具体见表16-13。

表16-13　常用抗肝纤维化药物的治疗剂量及不良反应

药　品	常　用　剂　量	不　良　反　应
安络化纤丸	6 g bid,3个月为一个疗程	尚不明确
扶正化瘀胶囊	1.5 g,tid,24周为一疗程	偶见胃中不适
复方鳖甲软肝片	2.0 g,tid,6个月为一疗程	偶见轻度消化道反应,一般可自行缓解

（三）降门脉压力药

食管胃静脉曲张患者可根据病情,选择使用非选择性β受体阻滞剂(如卡维地洛、普萘洛尔、纳多洛尔)进行预防出血,用药前需注意排除支气管哮喘、心动过缓、重度或急性心衰、房室传导阻滞等禁忌证;急性食管胃静脉曲张出血患者需早期应用降门静脉压药物,有特利加压素、生长抑素及奥曲肽等。药物的治疗剂量及不良反应具体见表16-14。

表16-14　常用降门脉压力药物的治疗剂量及不良反应

药　品	常　用　剂　量	不　良　反　应
卡维地洛	起始剂量6.25 mg,如耐受可1周后增至12.5 mg、每日1次。须和食物一起服用,以减慢吸收,降低体位性低血压的发生	乏力、心动过缓、体位性低血压、体位依赖性水肿、下肢水肿、眩晕、失眠、嗜睡、腹痛、腹泻、血小板减少、高脂血症、背痛、病毒感染、鼻炎、咽炎、呼吸困难、泌尿道感染等
普萘洛尔	起始剂量10 mg、每日2次,渐增至最大耐受剂量	眩晕、神志模糊(尤见于老年人)、精神抑郁、反应迟钝等中枢神经系统不良反应:头昏(低血压所致);心率过慢(50次/分);较少见的有支气管痉挛及呼吸困难、充血性心力衰竭等
纳多洛尔	起始剂量20 mg、每日1次,渐增至最大耐受剂量	心动过缓、心力衰竭、头晕、疲劳等
特利加压素	首剂2 mg静脉推注,继以2 mg每4 h推注一次,2～12 mg/d,如出血控制可逐渐减量至1 mg每4 h静脉推注。持续静脉滴注可能比间歇推注有效,且不良反应更少。一般疗程3～5天	心脏和外周器官的缺血、心律失常、高血压、肠道缺血、皮肤苍白、腹痛、腹泻和头痛等
生长抑素	250～500 μg/h,持续静脉滴注,一般疗程3～5天	恶心、呕吐、眩晕、脸红、腹泻、腹胀、腹部不适,皮疹瘙痒,心悸潮红、过敏样反应等
奥曲肽	25～50 μg/h,持续静脉滴注,一般疗程3～5天	腹泻、腹痛、恶心、胃肠胀气、头痛、胆石症、高血糖症和便秘等

四、教学案例

患者女性，46岁，10余年前因反复低热就诊于当地医院，完善相关检查发现乙肝病毒阳性，当时未给予抗病毒治疗。昨日晚间患者因进食黄瓜后出现黑便，伴呕吐，呕吐物为咖啡样液体伴食物残渣，当时未予重视。今日上午患者无明显诱因出现呕血，为暗红色血凝块，伴头晕心慌及一过性晕厥，为求进一步诊治入住我院。查体：T 36.8 ℃，P 97次/分，R 23次/分，BP 100/70 mmHg。慢性肝病面容，贫血貌，推入病房。全身皮肤黏膜无黄染，腹软，全腹无压痛及反跳痛，肝肋下未及，脾脏触诊不满意，未及明显腹部鼓包。肠鸣音不亢，双下肢不肿。入院后实验室检查：血常规：白细胞计数 11.38×10^9/L，嗜中性粒细胞百分比76.81%，血红蛋白95 g/L，血小板计数 92×10^9/L。止凝血(六项)：血浆凝血酶原时间14.0 s。肝功能：白蛋白38.0 g/L，总胆红素19.8 umol/L。输血前免疫十一项：乙肝表面抗原(+)，乙肝E抗体(+)，乙肝核心抗体(+)。乙肝DNA定量检测：<500，未检出。肾功能、电解质、血糖、C反应蛋白基本正常。腹部CT平扫+增强：肝硬化、脾大；左侧附件囊肿；腹腔少量积液；食管-胃底静脉曲张，左肾分流道形成。胃镜：食管胃静脉曲张(重度)，行组织胶+硬化剂治疗。诊断：① 肝硬化伴食管胃底静脉曲张破裂出血；② 乙型肝炎肝硬化失代偿期；③ 门静脉高压。治疗上给予：0.9%氯化钠注射液100 mL+注射用艾司奥美拉唑40 mg ivgtt bid，0.9%氯化钠注射液47 mL+注射用生长抑素3.0 mg持续泵入250 μg/h，0.9%氯化钠注射液100 mL+注射用头孢曲松钠2 g ivgtt qd，恩替卡韦片0.5 mg po qd等，患者症状好转，大便转黄，各项指标平稳，无不适主诉，予以出院。

(一) 病情评估

食管胃静脉曲张出血是肝硬化门脉高压最常见、最严重的并发症。食管胃静脉曲张出血的患者应在建立静脉通道、充分扩充血容量后，尽早进行内镜检查，明确出血原因。

72 h内出现以下表现之一者为继续出血：6 h内输血4个单位以上；生命体征不稳定(收缩压<70 mmHg、心率>100次/分或心率增加>20次/分)；间断呕血或便血，收缩压降低20 mmHg以上或心率增快>20次/分，继续输血才能维持血红蛋白稳定；药物或内镜治疗后呕鲜血；在没有输血的情况下，血红蛋白下降30 g/L以上。

出现以下表现之一者为再出血：出血控制后再次有活动性出血的表现(呕血或便血；血压降低20 mmHg以上或心率增加>20次/分；在没有输血的情况下血红蛋白下降30 g/L以上)。

此外，肝硬化患者还应结合总胆红素、白蛋白、凝血酶原时间、腹水、肝性脑病情况，进行肝功能Child-Pugh评分；评估有无其他肝硬化并发症的发生，如出血、感染、电解质紊乱等；对肝硬化病因进行评估。

该患者乙肝表面抗原(+)，乙肝E抗体(+)，乙肝核心抗体(+)，已出现肝硬化、脾大、腹水、重度食管胃静脉曲张并发出血，乙型肝硬化失代偿期诊断明确。患者总胆红素、白蛋白、凝血酶原时间正常，存在少量腹水，无肝性脑病，Child-Pugh 评分为 6 分，A 级。此次入院该患者有呕血黑便，并伴有头晕心慌及一过性晕厥，血红蛋白最低 95 g/L，出血量较大，需警惕再出血。

（二）药物治疗方案评价

根据《肝硬化门静脉高压食管胃静脉曲张出血的防治指南》（2022 版），对于出血患者，首先需积极补液扩容，纠正低血容量休克。同时需注意限制性血容量的恢复，血浆或输血等过度扩容可导致容量超负荷，加重门静脉高压相关并发症。

食管胃底静脉曲张活动性出血，早期应用降门静脉压力药物是首要的治疗方案。临床常用降门静脉压药物有：特利加压素、生长抑素及奥曲肽等。垂体后叶素由于生物半衰期短、疗效有限及较严重的副作用，在急性食管胃静脉曲张出血治疗中已很少应用。非选择性 β 受体阻滞剂可有效降低门静脉压力，但它可以降低血压和抑制心脏泵功能，在急性食管胃静脉曲张出血期应用存在风险，不宜使用。该患者选择生长抑素 250 μg/h 持续静脉滴注，用药期间注意关注患者胃肠道反应及血糖变化。

肝硬化活动性消化道出血时，常存在胃肠黏膜炎症水肿、细菌移位，20%左右患者 48 h 内发生细菌感染。抗菌药物是肝硬化急性食管胃静脉曲张出血治疗不可或缺的方法，首选头孢三代类抗菌药物。药物选择可用头孢曲松 1～2 g/d，疗程 3～5 天，如有感染的证据，疗程可延长。该患者给予三代头孢菌素头孢曲松 2 g qd 静脉滴注预防感染，需注意疗程，及时停用。

当胃液 pH>5，可以提高消化道出血的止血成功率。PPI 种类较多，包括奥美拉唑、泮托拉唑等，皆可使用。该患者为急性食管胃底静脉曲张破裂出血，有呕血黑便，并伴有头晕、心慌及一过性晕厥，消化道出血量较大，故在生长抑素的基础上加用艾司奥美拉唑钠 40 mg bid 静滴。

根据《慢性乙型肝炎防治指南》2022 版，失代偿期乙型肝炎肝硬化患者无论其 ALT 和 HBV-DNA 水平及 HBeAg 阳性与否，均建议抗病毒治疗。抗乙肝病毒药物推荐选择高效低耐药品种如恩替卡韦、富马酸替诺福韦酯、丙酚替诺福韦、艾米替诺福韦。该患者乙肝肝硬化失代偿期诊断明确，需积极进行抗乙肝病毒治疗，故该患者给予恩替卡韦 0.5 mg qd po 治疗，需嘱患者不可随意停药。

五、不合理处方评析

（一）不合理门急诊处方

处方 1　患者：男性，年龄：53 岁。

临床诊断：酒精性肝硬化失代偿期，门静脉高压，支气管哮喘。

处方用药：普萘洛尔　　5 mg×100 片　　10 mg bid po。

处方评析(建议):存在禁忌证。普萘洛尔为非选择性β受体阻滞剂,可导致支气管痉挛,合并支气管哮喘患者禁用。

处方2 患者:男性,年龄:37岁。

临床诊断:乙肝肝硬化失代偿期,门静脉高压。

处方用药:拉米夫定 100 mg×30片 100 mg qd po。

处方评析(建议):遴选药物不适宜。抗乙肝病毒药物推荐选择高效低耐药品种如恩替卡韦、富马酸替诺福韦酯、丙酚替诺福韦、艾米替诺福韦。拉米夫定耐药率较高,不建议用于肝硬化失代偿期。

(二)住院患者用药医嘱单案例

患者男性,41岁。2月前患者无明显诱因下出现黑便1次,呕血2次,伴有头晕症状,就诊当地医院,胃镜提示食管静脉曲张,乙肝大三阳,给予禁食、止血补液、纠正水电解质平衡等对症治疗好转,出院后带药恩替卡韦分散片0.5 mg qd po。1月前在我院行内镜下食管硬化剂+胃底组织胶治疗,症状平稳后出院。昨日患者晨起呕少许血丝,伴头晕、乏力,腹胀、胃部不适,后加重,出现恶心,呕血,多为血凝块,量约60 mL。急诊予以奥曲肽、艾司奥美拉唑持续静脉泵入,拟“消化道出血”收住消化内科。

查体:体温36℃,脉搏107次/分,呼吸20次/分,血压106/79 mmHg。精神稍差,贫血貌,腹部柔软,无压痛及反跳痛,腹部无包块。肝肋下未触及,脾肋下4 cm,双下肢轻度水肿。

辅助检查:

胸痛三项+急诊降钙素原:PCT 0.097 ng/mL,其他无异常。

肝肾功能、电解质血糖+急诊心肌酶谱:ALB 32.6 g/L,TBIL 11.70 μmol/L,ALT 41 U/L,AST 30 U/L,尿素7.90 mmol/L,肌酐57.0 μmol/L,葡萄糖11.85 mmol/L,血钾4.05 mmol/L。

止凝血(四项):PT 16.5 s,PT% 64%,INR 1.34。

血常规:白细胞计数6.49×10^9/L,嗜中性粒细胞百分比74.11%,红细胞计数2.64×10^{12}/L,血红蛋白61 g/L,红细胞比容19.9%,平均红细胞体积75.40 fL。

常规12导心电图检查:窦性心动过速。

入院诊断:消化道出血,肝硬化食管胃底静脉曲张破裂出血可能。

医嘱单部分用药:0.9%氯化钠注射液50 mL+注射用艾司奥美拉唑40 mg持续泵入8 mg/h;

0.9%氯化钠注射液47 mL+注射用生长抑素3.0 mg持续泵入500 μg/h;

5%葡萄糖注射液100 mL+注射用还原性谷胱甘肽1.2 g静脉滴注qd。

处方评析(建议):适应证不适宜。患者虽处于肝硬化失代偿期,但肝功能正常,无须给予还原性谷胱甘肽治疗。

第五节 急性胰腺炎

一、疾病介绍

急性胰腺炎(acute pancreatitis,AP)是一种常见的消化系统疾病,主要是由于胰酶在胰腺内被激活,导致胰腺及胰周组织自我消化,出现胰腺局部水肿、出血甚至坏死。病因包括胆石症、高甘油三酯血症、饮酒、药物、ERCP 手术等。患者可表现为突然上腹或中上腹疼痛,呈持续性,向腰背部放射,伴恶心、呕吐,部分可出现全身炎症反应综合征(systemic inflammatory response syndrome,SIRS),严重患者并发器官功能衰竭。

诊断 AP 需要至少符合以下 3 个标准中的 2 个:① 与发病一致的腹部疼痛;② 血清淀粉酶和(或)脂肪酶大于正常上限的 3 倍;③ 腹部影像的典型表现(胰腺水肿/坏死或胰腺周围渗出积液)。

临床上多采用修订版 Atlanta 分级(revised Atlanta classification,RAC)标准对急性胰腺炎严重程度进行分级:① 轻症急性胰腺炎(mild acute pancreatitis,MAP):占急性胰腺炎的 80%~85%,不伴有器官功能障碍及局部或全身并发症,通常在 1~2 周内恢复,病死率极低;② 中重症急性胰腺炎(moderately severe acute pancreatitis,MSAP):伴一过性(≤48 h)的器官功能障碍和(或)局部并发症,早期病死率低,如坏死组织合并感染,则病死率增高;③ 重症急性胰腺炎(severe acute pancreatitis,SAP):占急性胰腺炎的 5%~10%,伴有持续(>48 h)的器官功能障碍,病死率高。

二、疾病治疗

(一) 生活方式干预

(1) 急性期给予禁食,在可耐受的情况下可尽早开放饮食,恢复饮食应从少量、无脂、低蛋白饮食开始,逐渐增加食量和蛋白量,直至恢复正常饮食。

(2) 恢复期减少酗酒和吸烟,超重或肥胖者通过低脂肪饮食和体育锻炼减轻体重。定期健康体检,发现高脂血症和糖尿病后应积极控制血脂和血糖,有胆道疾病及时内镜或手术干预,以降低 AP 发病率。

(二) 药物治疗方案

1. 治疗目标

控制症状、防治并发症;消除病因、减少复发。

2. 治疗原则

(1) 液体复苏　早期积极补液,在发病12～24 h最为有效,超过24 h补液可能作用有限。积极补液的定义为每小时输入250～500 mL(或5～10 mL/(kg·h))的等渗晶体溶液。患者存在慢性心功能不全或肾衰竭时应限液、限速,注意观察输液引起的肺水肿。

(2) 抑制胰酶分泌及活性　生长抑素及奥曲肽可以通过直接抑制胰腺外分泌而发挥作用,也可对抗SIRS。蛋白酶抑制剂(乌司他丁、加贝酯)能够广泛抑制与AP进展有关的胰蛋白酶、糜蛋白酶、弹性蛋白酶、磷脂酶A等的释放和活性,还可稳定溶酶体膜改善胰腺微循环,减少AP并发症,主张早期足量应用。PPI可通过抑制胃酸分泌而间接抑制胰腺分泌,还可以预防应激性溃疡的发生。

(3) 抗感染治疗　对于胆源性急性胰腺炎或伴有感染的MSAP和SAP,应尽早开始抗菌药的经验性治疗。其感染源多来自于肠道,通常为肠杆菌科细菌、肠球菌属和拟杆菌属等厌氧菌的混合感染。应选用能覆盖革兰氏阴性杆菌和脆弱拟杆菌等厌氧菌、脂溶性高、能透过血胰屏障的抗菌药,如碳青霉烯类、喹诺酮类,第三代头孢菌素,甲硝唑等,疗程为7～14天,特殊情况下可延长应用。若怀疑真菌感染,可经验性应用抗真菌药。获得病原学检测结果后应根据治疗反应和检查结果调整治疗方案。应重视感染病灶的有效引流,有手术指征者应进行外科处理。

(4) 改善肠道功能　对有明显腹胀者应采取胃肠减压,可用大黄或生理盐水灌肠,口服生大黄、清胰汤或乳果糖口服液促进排便。

(5) 营养支持　对于MAP患者,在短期禁食期间静脉补液即可。SAP时,在肠蠕动尚未恢复时应先给予肠外营养。每日补充能量25～30 kcal/(kg·d),肥胖者和女性减10%。热氮比以100 kcal∶1 g或氨基酸1.2 g/(kg·d)为宜,根据血电解质水平补充钾、钠、氯、钙、镁、磷,并注意补充水溶性和脂溶性维生素,采用全营养混合液方式输入。高脂血症患者由于血脂过高,在发病初期应以碳水化合物供能为主,禁止静脉输入脂肪乳剂,防止血脂进一步升高而加重胰腺炎,当血甘油三酯≤5.65 mmol/L时可适量给予中/长链脂肪乳剂,并监测血脂变化。一旦腹痛缓解、肠功能恢复,应尽早进行肠内营养。肠内营养是维持肠黏膜屏障,防止肠道衰竭、菌群移位的重要措施。采用鼻腔肠管或鼻胃管输注法,注意营养制剂的配方、温度、浓度和输注速度,并依据耐受情况进行调整。

(6) 病因治疗　高甘油三酯血症急性胰腺炎(hypertriglyceridemic acute pancreatitis, HTG-AP)患者将血清甘油三酯TG水平快速降低至500 mg/dL(5.65 mmol/L)以下是治疗的关键。轻型HTG-AP患者应尽早口服降脂药物,首选贝特类降脂药物。低分子肝素可促进HTG-AP患者TG水解,由于单独、长期使用低分子肝素可能导致TG水平再次升高,应与其他降脂药物联合应用。尽早应用胰岛素控制HTG-AP可促进血浆乳糜颗粒降解、降低血清TG水平,但需监测血清TG水平并严格监测血糖。

(7) 镇痛治疗　可根据AP病情慎重选择镇痛药物,如注射盐酸布桂嗪、盐酸哌替啶等。因吗啡类药物会导致奥狄括约肌收缩,胆碱能受体拮抗剂如阿托品、山莨菪碱等则会诱发或加重肠麻痹,以上两类药物都不推荐使用。

三、临床常用治疗药物方案

（一）抑制胰酶分泌及活性的药物

生长抑素、奥曲肽及蛋白酶抑制剂（乌司他丁、加贝酯）可抑制胰酶分泌及活性，在急性胰腺炎中有一定的治疗价值。药物的治疗剂量及不良反应具体见表 16-15。

表 16-15　常用抑制胰酶分泌及活性药物的治疗剂量及不良反应

药　品	常　用　剂　量	不　良　反　应
生长抑素	250 μg/h 持续静脉泵入	恶心、眩晕、脸红、治疗初期会引起短暂的血糖水平下降等
奥曲肽	0.1 mg/次，3 次/日，皮下注射	注射局部反应包括疼痛、注射部位针刺或烧灼感伴红肿，胃肠道反应包括食欲缺乏、恶心、呕吐、痉挛性腹痛、胀气、稀便、腹泻及脂肪痢，低血糖，急性胰腺炎，脱发，肝功能失调包括缓慢发生的高胆红素血症伴碱性磷酸酶、谷氨酰转移酶和氨基转移酶轻度增高等
乌司他丁	初期每次 10 万单位溶于 500 mL 5% 葡萄糖注射液或氯化钠注射液中静脉滴注，每日 1～3 次，以后随症状消退而减量	白细胞减少、嗜酸性粒细胞增多、恶心、呕吐、腹泻，氨基转移酶升高、血管痛、发红、瘙痒、皮疹等
加贝酯	每次 100 mg 静脉滴注，治疗开始 3 天每日用量 300 mg，症状减轻后改为 100 mg/日，疗程 6～10 天	注射血管局部疼痛，皮肤发红等刺激症状及轻度浅表静脉炎，偶有皮疹、颜面潮红及过敏症状，极个别病人可能发生胸闷、呼吸困难和血压下降等过敏性休克现象

（二）降脂药

HTG-AP 患者主要以甘油三酯升高为主，常用口服降脂药物包括贝特类降脂药物、他汀类药物、烟酸、ω-3 脂肪酸。贝特类降脂药物为首选药物，使用过程中需注意监测肝功能和肌酶。药物的治疗剂量及不良反应具体见表 16-16。

（三）中医中药

可用单味中药（如大黄、芒硝），中药方剂（如清胰汤）。生大黄片 50 g 用 100 mL 开水浸泡 10～15 min，稍冷却后口服；间隔 2～4 h 重复服用，控制排便次数 2～4 次/天；频繁呕吐或不能耐受口服者，可行鼻胃/空肠管注入，给药后夹管 2 h 再开放负压吸引减压。500 g 芒硝外敷腹部，变湿变硬即更换。

表 16-16 常用降脂药的治疗剂量及不良反应

药 品	常 用 剂 量	不 良 反 应
非诺贝特	每次 0.1～0.2 g，每日 1 次口服	报道出现过肌肉功能失调（弥散性疼痛，触痛感，肌无力）和少见的严重的横纹肌溶解症，消化不良、转氨酶升高，偶见过敏性皮肤反应
阿托伐他汀	每次 10～20 mg，每日 1 次口服	胃肠道不适，其他还有头痛、皮疹、头晕、视觉模糊和味觉障碍。可引起肝功能损伤及横纹肌溶解
辛伐他汀	每次 20～40 mg，每日 1 次口服	
瑞舒伐他汀	每次 5～10 mg，每日 1 次口服	

四、教学案例

患者女性，44 岁，近期连续进食油腻食物后，2 天前出现上腹部疼痛，无恶心呕吐，无腹泻。就诊于当地医院，血常规：白细胞 14.16×10^9/L，中性粒细胞百分比 86.1%。胆固醇 12.70 mmol/L，甘油三酯 63.90 mmol/L。血淀粉酶 57.4 U/L，血脂肪酶 8.3 U/L。予以禁食水、胃肠减压、抑酸抑酶、补液等对症治疗后症状未见好转。今日患者为求进一步诊治就诊于我院急诊，腹盆腔 CT 平扫提示急性胰腺炎，故收住我科。患者病程中无畏寒发热，小便量正常，大便未解，体重近期未监测。既往史：患者平素健康状况良好，否认高血压、糖尿病、脑血管疾病等，无食物、药物过敏史。入院后查体：体温 36.3℃，脉搏 99 次/分，呼吸 22 次/分，血压 104/62 mmHg，未吸氧血氧饱和度 90%，体重 67 kg。神清，精神一般，腹软，肝脾肋下未及，上腹压痛，无反跳痛，移动性浊音（－）。实验室检查：血常规：白细胞 19.48×10^9/L，中性粒细胞百分比 90.1%。淀粉酶 61 U/L，脂肪酶 318 U/L。血糖 10.09 mmol/L。（超敏）C 反应蛋白 202.04 mg/L。止凝血（六项）：纤维蛋白原含量 8.21 g/L，D-二聚体 2.00 μg/mL，纤维蛋白（原）降解产物 5.80 μg/mL。肝肾功能、电解质、免疫十一项、抗核抗体 13 项、肿瘤四项（AFP，CEA，CA19-9，CA125）、免疫球蛋白亚型 IgG4 未见异常。诊断：急性胰腺炎（中重症，高脂血症性）。予以禁食补液（2750 mL）、吸氧、胃肠减压、大黄通便等。药物治疗方案：注射用生长抑素 3 mg＋0.9%氯化钠注射液 47 mL 持续微量泵入 250 μg/h，艾司奥美拉唑钠 40 mg＋0.9%氯化钠注射液 100 mL 静脉滴注 bid，注射用乌司他丁 10 万 IU＋0.9%氯化钠注射液 500 mL 静脉滴注 qd，头孢哌酮钠舒巴坦钠 2 g＋0.9%氯化钠注射液 100 mL 静脉滴注 q12h，依诺肝素钠注射液 4000 IU 皮下注射 qd，非诺贝特缓释胶囊 0.25 g口服 qd，生大黄 50 g 泡水 100 mL 当茶饮。患者治疗后腹痛消失，恢复经口饮食，无明显腹痛、呕吐等不适，正常排气排便，查实验室指标较前好转，准予出院。出院带药：非诺贝特缓释胶囊 0.25 g 口服 qd，雷贝拉唑钠肠溶片 10 mg 口服 qd。

（一）病情评估

急性胰腺炎的诊断标准包括以下 3 项：① 上腹部持续性疼痛。② 血清淀粉酶和（或）脂肪酶浓度至少高于正常上限值 3 倍。③ 腹部影像学检查结果显示符合急性胰腺炎影像学改变。上述 3 项标准中符合 2 项即可诊断为急性胰腺炎。急性胰腺炎按照严重程度可分为轻症急性胰腺炎（MAP）、中重症急性胰腺炎（MSAP）、重症急性胰腺炎（SAP）。

根据 2021 年《高甘油三酯血症性急性胰腺炎诊治急诊专家共识》，高甘油三酯血症性急性胰腺炎的诊断首先符合 AP 诊断标准；其次血清 TG 水平≥1000 mg/dL（11.3 mmol/L），或血清 TG 水平为 500～1000 mg/dL（5.65～11.3 mmol/L）但血清呈乳糜状；再次排除 AP 的其他病因。

该患者存在持续上腹痛，腹部 CT 提示急性胰腺炎影像学表现，且入院后患者白细胞、血糖、CRP 明显升高，血氧饱和度偏低，考虑中重症急性胰腺炎诊断。此外，该患者血脂明显升高，胆固醇 12.70 mmol/L，甘油三酯 63.90 mmol/L，故诊断为高甘油三酯血症胰腺炎成立。

（二）药物治疗方案评价

对于急性胰腺炎患者，需要早期液体复苏，一经诊断应立即开始进行控制性液体复苏，保证生命体征平稳。补液量包括基础需要量和流入组织间隙的液体量。输液种类包括胶体物质（如新鲜血浆、人血白蛋白）、0.9%氯化钠溶液和平衡液（乳酸林格液）。扩容时应注意晶体与胶体的比例（推荐初始比例为 2∶1），并控制输液速度，以防加重组织水肿并影响脏器功能。该患者体重 67 kg，禁食水，24 h 补液量 2750 mL，恢复进食后可减少补液量。

急性胰腺炎是由于胰酶被激活所致的胰腺及其周围组织自身消化的化学性炎症，胰腺及胰周炎症反应和大量胰液渗出造成胰腺水肿、出血、坏死、溶血，肠系膜水肿，肠麻痹，微循环障碍，休克，肠源性内毒素、消化酶、坏死组织液等通过血液循环、淋巴管途径等吸收入血激活炎症细胞释放炎症介质，引起全身炎症反应综合征、多器官功能障碍。生长抑素及奥曲肽是目前治疗急性胰腺炎的有效药物，具有强有力的抑制胰腺外分泌的功能，也可对抗 SIRS。蛋白酶抑制剂（乌司他丁、加贝酯）可抑制炎症介质和细胞因子的释放，还可稳定溶酶体膜，改善胰腺微循环，减少 AP 并发症，主张早期足量应用。质子泵抑制剂抑制胃酸分泌，可以间接减少胰腺分泌和预防应激性溃疡的发生。该患者给予生长抑素 250 μg/h 持续微量泵入，艾司奥美拉唑钠 40 mg 静脉滴注 bid，乌司他丁 10 万 IU 静脉滴注 qd 可有效控制疾病进展，患者症状好转后可逐步减停。

急性胰腺炎无需常规使用抗菌药物，但对于胆源性 MAP 或伴有感染的 MSAP 和 SAP 应常规使用。胰腺感染的致病菌主要为革兰氏阴性菌和厌氧菌等肠道常驻菌，可选择碳青霉烯类、喹诺酮类、第三代头孢菌素、甲硝唑等。该患者为中重症急性胰腺炎（高脂血症性），入院时血白细胞、CRP 都明显升高，无法确定为急性胰腺炎起病时的炎症反应还是合并感染，该患者直接给予头孢哌酮舒巴坦 2 g 静脉滴注 q12h 依据不充分。

除急性胰腺炎的常规治疗外，针对高甘油三酯血症性急性胰腺炎还需进行降血脂治疗，将甘油三酯水平降至 5.65 mmol/L 以下。治疗药物包括使用常规降脂药物、低分子肝素、胰岛素等。低分子肝素可促进患者 TG 水解，但由于单独、长期使用低分子肝素可能导致

TG 水平再次升高，因此应与其他降脂药物联合应用。贝特类药物不仅可减少肝脏 TG 生成，还可促使 TG 逆向转运，进而显著降低 TG 水平，是高脂血症急性胰腺炎患者首选口服降脂药物，故该患者给予依诺肝素钠 4000 IU 皮下注射与非诺贝特缓释胶囊 0.25 g 口服 qd 联合治疗。

五、不合理处方评析

（一）不合理门急诊处方

处方 1　患者：女性，年龄：27 岁。

临床诊断：急性胰腺炎。

处方用药：山莨菪碱注射液　　5 mg×1 支　　5 mg im st。

处方评析(建议)：存在禁忌证。急性胰腺炎多存在肠道麻痹，停止排便排气，山莨菪碱为解痉药，可加重肠道麻痹，不可使用。

处方 2　患者：男性，年龄：55 岁。

临床诊断：轻型高脂血症性急性胰腺炎。

处方用药：左氧氟沙星氯化钠注射液　　0.5 g×1 瓶　　0.5 g ivgtt st；

甲硝唑氯化钠注射液　　0.5 g×1 瓶　　0.5 g ivgtt st；

奥曲肽注射液　　0.1 mg×1 支　　0.1 mg ih st。

处方评析(建议)：无适应证用药。轻型高脂血症性急性胰腺炎无需抗感染治疗，使用左氧氟沙星氯化钠和甲硝唑氯化钠无适应证。

（二）住院患者用药医嘱单案例

患者男性，77 岁，患者半月前出现腹痛不适，位于上腹部，为阵发性绞痛，遂至当地医院就诊，上腹部 CT 示急性胆囊炎，予以抗炎补液等对症处理，患者好转后出院。1 天前患者出现上腹部持续性疼痛，为求进一步诊治入住我院。

查体：体温 37.2 ℃，脉搏 87 次/分，呼吸 20 次/分，血压 112/90 mmHg。精神差，腹部轻压痛，反跳痛(－)。

辅助检查：血常规：白细胞计数 5.34×10^{9}/L，红细胞计数 4.15×10^{12}/L，血红蛋白 133 g/L。淀粉酶 2837 U/L，脂肪酶 4890 U/L。(超敏)C 反应蛋白 10.73 mg/L。肝功能：总胆红素 28.50 μmol/L，谷丙转氨酶 319 U/L，谷草转氨酶 196 U/L，碱性磷酸酶 334 U/L，γ-谷氨酰转移酶 567 U/L。血糖 6.95 mmol/L。肾功能电解质正常。腹盆腔 CT 平扫：① 急性胰腺炎；② 胆囊炎；③ 肝囊肿可能；④ 双肾囊肿可能；⑤ 前列腺钙化灶；⑥ 腹盆腔少量积液。上腹部 MRI 平扫＋增强＋DW：① 急性胰腺炎治疗后改变；② 胆囊炎，胆泥淤积；③ 胆总管下段结石；④ 肝囊肿；⑤ 双肾囊肿；⑥ 腹腔少量积液。

诊断：胆源性急性胰腺炎。

医嘱单部分用药：0.9%氯化钠注射液 100 mL + 注射用艾司奥美拉唑 40 mg ivgtt bid；
0.9%氯化钠注射液 47 mL + 注射用生长抑素 3.0 mg 持续泵入 500 μg/h；
0.9%氯化钠注射液 100 mL + 头孢西丁 2.0 g ivgtt q8h。

处方评析(建议)：用法用量不适宜。生长抑素用于急性胰腺炎的治疗剂量应为 250 μg/h，给予 500 μg/h 剂量偏大。

参 考 文 献

[1] 中华消化杂志编辑委员会.消化性溃疡诊断与治疗共识意见(2022 年・上海)[J].中华消化杂志，2023，43(3)：176-186.

[2] 中华医学会消化病学分会幽门螺杆菌学组.2022 中国幽门螺杆菌感染治疗指南[J].中华消化杂志，2022，42(11)：745-756.

[3] 中华医学会消化病学分会炎症性肠病学组，中国炎症性肠病诊疗质量控制评价中心.中国克罗恩病诊治指南(2023 年・广州)[J].中华炎性肠病杂志，2024：8(1)：2-32.

[4] 中华医学会消化病学分会炎症性肠病学组，中国炎症性肠病诊疗质量控制评价中心.中国溃疡性结肠炎诊治指南(2023 年・西安)[J].中华炎性肠病杂志，2024：8(1)：33-58.

[5] 中华医学会肝病学分会，中华医学会消化病学分会，中华医学会内镜学分会.肝硬化门静脉高压食管胃静脉曲张出血的防治指南[J].中华内科杂志，2023，62(1)：7-22.

[6] 中华医学会肝病学分会，中华医学会感染病学会分会.慢性乙型肝炎防治指南(2022 年版)[J].中华传染病杂志，2023，41(1)：3-28.

[7] 中华医学会消化病学分会胰腺疾病学组，《中华胰腺病杂志》编辑委员会，《中华消化杂志》编辑委员会.中国急性胰腺炎诊治指南(2019 年.沈阳)[J].临床肝胆病杂志，2019，35(12)：2706-2711.

[8] 高甘油三酯血症性急性胰腺炎诊治急诊共识专家组.高甘油三酯血症性急性胰腺炎诊治急诊专家共识[J].中华急诊医学杂志，2021，30(8)：937-947.

(汪燕燕　胡　静)

第十七章　血液系统疾病的药物治疗

第一节　概　　述

一、疾病概述

（一）流行病学和主要分类

血液系统疾病是一类涉及血液成分异常或血液生成、调节机制障碍的疾病。这些疾病包括但不限于贫血、白血病、淋巴瘤、多发性骨髓瘤以及出血和血栓性疾病等。血液系统疾病的病因复杂，可能涉及遗传、环境、感染、免疫等多种因素。

在药物治疗方面，血液系统疾病的治疗策略往往依赖于疾病的类型、分期、患者的整体健康状况以及预后因素。常见的药物治疗方法包括化疗、靶向治疗、免疫疗法、激素疗法以及支持性治疗等。化疗药物常用于杀死或抑制恶性细胞的生长，而靶向治疗药物则能更精确地针对特定病变细胞或通路，减少副作用。免疫疗法则通过激活或调节患者自身的免疫系统来对抗疾病。

（二）诊断

血液系统疾病的诊断一般包括以下内容：

（1）病史采集　详细询问患者的症状、家族史、生活习惯等，以了解可能的病因和诱因。

（2）体格检查　检查患者的皮肤、淋巴结、脾脏、肝脏等，以发现可能的体征异常。

（3）血常规检查　是血液系统疾病诊断的基础，通过检查血液中红细胞、白细胞、血小板等数量和质量的变化，初步判断是否存在血液系统疾病。

（4）骨髓检查　是血液系统疾病诊断的重要手段，通过抽取骨髓样本进行显微镜检查、细胞化学染色、免疫组化等方法，观察骨髓细胞的形态、数量、比例等，进一步判断是否存在血液系统疾病及其类型。

（5）细胞遗传学检查　对于某些血液系统疾病，如白血病、淋巴瘤等，需要进行细胞遗传学检查，包括染色体核型分析、荧光原位杂交技术等，以了解疾病的遗传特征。

(6) 分子生物学检查　随着分子生物学技术的发展，分子生物学检查在血液系统疾病诊断中的应用越来越广泛，如聚合酶链反应技术、DNA 测序技术、基因芯片技术等，可用于检测疾病相关的基因突变、融合基因等。

(7) 影像学检查　对于某些血液系统疾病，如多发性骨髓瘤、淋巴瘤等，需要进行影像学检查，如 X 线、CT、MRI 等，以了解病变的范围和程度。

综合以上各项检查内容，医生可以对血液系统疾病进行准确的诊断和分型，为后续的治疗提供重要的依据。

二、血液系统疾病的治疗原则

（一）补充治疗

用于造血因子缺乏血液病的治疗，如缺铁性贫血的铁剂治疗、巨幼细胞贫血应补充叶酸或维生素 B_{12}。遗传性或获得性凝血因子缺乏患者主要也采用补充治疗原则，可以补充凝血因子治疗的制剂有新鲜冰冻血浆、冷沉淀、纤维蛋白原、凝血因子Ⅷ浓缩物、vWF(von Willebrand factor)浓缩物、凝血因子Ⅸ浓缩物、凝血酶原复合物等。成分输血实质上也是补充治疗。肾性贫血补充促红细胞生成素，也可以看成内分泌激素的替代治疗。维生素 K 缺乏症导致的凝血功能障碍可通过补充维生素 K 得到纠正。

（二）抗肿瘤化学治疗

目前，血液系统恶性肿瘤的主要治疗方法是抗肿瘤化学治疗，即化疗。近代化疗始于 20 世纪 40 年代，到 70 年代已有不少成熟的联合化疗方案：例如治疗急性髓系白血病的柔红霉素 + 阿糖胞苷(DA 方案)、治疗急性淋巴细胞白血病的长春新碱 + 柔红霉素 + 环磷酰胺 + 门冬酰胺酶 + 泼尼松(VDCLP 方案)、治疗霍奇金淋巴瘤的环磷酰胺 + 多柔比星 + 长春新碱 + 泼尼松(CHOP 方案)、治疗多发性骨髓瘤的长春新碱 + 多柔比星 + 地塞米松(VAD 方案)等。

（三）分子靶向治疗

分子靶向治疗可以直接作用于靶基因或其表达产物而达到治疗目的，使治疗恶性血液病具有特异选择性。甲磺酸伊马替尼是一种高度特异的酪氨酸激酶抑制剂，是针对 Ph 染色体阳性白血病，BCR-ABL 融合基因产物的分子靶向药物，二代酪氨酸激酶抑制剂(tyrosine kinase inhibitors，TKI)有达沙替尼和尼罗替尼。采用表观遗传学原理的药物，如干扰 DNA 甲基化(5-氮杂胞苷)和 DNA 甲基转移酶抑制剂(地西他滨)用于骨髓增生异常综合征(myelodysplastic syndromes，MDS)的治疗；作用于白血病细胞表面 BCL-2(一种抗凋亡蛋白)受体的药物维奈克拉；塞利尼索通过阻滞核输出蛋白 1 (XPO1)，可逆性抑制肿瘤抑制蛋白(TSPs)、生长调节蛋白和致癌蛋白 mRNA 的核输出,用于多发性骨髓瘤和淋巴瘤的治疗;布鲁顿氏酪氨酸蛋白激酶(Bruton’s tyrosine kinase,BTK)抑制剂作用于布鲁顿氏酪氨酸激酶,参与 B 细胞的增殖、分化与凋亡过程,常见药物有伊布替尼、奥布替尼、泽布替尼等,都是分子靶向治疗药物。

(四)诱导分化治疗

诱导分化治疗是使癌变的细胞逆转分化为正常细胞的过程,我国科学家发现全反式维A酸和三氧化二砷通过诱导分化,可使异常早幼粒细胞加速凋亡或使其分化为正常成熟的粒细胞,对急性早幼粒细胞白血病有极高的缓解率和肯定的疗效。

(五)生物免疫治疗

生物免疫治疗是指以生物技术为基础,运用生物技术和生物制剂对疾病进行治疗的一种新型治疗方法。生物免疫治疗方法主要包括单克隆抗体、细胞治疗、分子疫苗、细胞因子治疗、过继免疫治疗等。多种具有治疗作用的细胞因子的发现以及重组 DNA 技术的成熟,促进了大批具有广泛生物学活性和抗肿瘤作用的生物制剂的诞生,如干扰素、白介素、肿瘤坏死因子、淋巴因子激活的杀伤细胞(lymphokine activated killer cell,LAK 细胞)等。以细胞为基础的过继免疫治疗近年来成为研究热点并且进展迅速,除 LAK 细胞外,还进一步出现 NK 细胞、CAR-T 细抱、TIL 细胞、CTL 细胞、CIK 细胞、DC-CIK 细胞、TCR 治疗等,均有不同程度的效果。随着对肿瘤免疫机制的深入研究,肿瘤疫苗技术也取得了进一步发展,生物免疫疗法将成为恶性肿瘤继化疗和放疗之后的另一种有前途的治疗手段。

(六)放射治疗

放射治疗简称放疗,是利用聚焦高能量的放射线,破坏肿瘤细胞的遗传物质 DNA,使其失去再生能力从而杀伤肿瘤细胞,是治疗恶性肿瘤重要手段之一。在实体瘤中应用广泛,在血液肿瘤中,放射治疗也扮演着重要的角色。如利用放射性核素释放的射线能量,可以对病灶进行照射治疗,用于中枢神经系统白血病、早期霍奇金淋巴瘤等血液系统恶性肿瘤的治疗。

(七)造血干细胞移植

造血干细胞移植(hematopoietic stem cell transplantation, HSCT)是一种治疗手段,经过大剂量放化疗或其他免疫抑制预处理,清除受体体内的肿瘤细胞、异常克隆细胞,阻断发病机制,然后将自体或异体造血干细胞移植给受体,使受体重建正常造血和免疫功能,从而达到治疗目的。可分为异基因骨髓移植、同基因骨髓移植、外周血造血干细胞移植、脐带血造血干细胞移植,异基因骨髓移植又根据预处理方案分为骨髓清除和非骨髓清除两种。其中,外周血干细胞移植因具有采集方便、造血恢复快、移植物抗宿主病轻、免疫性合并症少等优点,近年来临床应用逐渐增多。用于治疗多种疾病,包括恶性血液病(如白血病、恶性淋巴瘤)、骨髓功能衰竭、部分非血液系统恶性肿瘤(如多发性骨髓瘤、急性放射病)、部分遗传性疾病以及自身免疫性疾病等。通过造血干细胞移植,可以改善患者的预后,提高患者的长期生存率,甚至达到根治肿瘤的目标。

三、血液系统疾病常用药物分类及作用机制

血液系统疾病常用药物分为血液病抗肿瘤药,促凝血药、抗凝血药与促进血细胞增生药。

(一) 血液病抗肿瘤药

根据抗肿瘤药物的传统分类和研究进展,将抗肿瘤药物分为:细胞毒类药物、肿瘤分子靶向和免疫治疗药物。

1. 细胞毒类药物

(1) 作用于DNA化学结构的药物

① 烷化剂:烷化剂(alkylating agents)是一类具有活泼烷化基团,能与细胞DNA或蛋白质的氨基、巯基、羟基和磷酸基等形成交叉联结或引起脱嘌呤作用,造成DNA结构和功能损害,甚至导致细胞死亡的药物。本类药物主要有氮芥(chlormethine)、苯丁酸氨芥(chlorambucil),环磷酰胺(cyclophosphamide,CTX)、异环磷酰胺(ifosfamide)、美法仑(melphalan)、塞替派(thiotepa)、白消安(busulfan)、卡莫司汀(carmustine)等。多数烷化剂对恶性淋巴瘤、白血病、乳腺癌、卵巢癌有效;部分对消化道肿瘤、肺癌、睾丸癌、肉瘤有效;少数对甲状腺癌、鼻咽癌、膀胱癌、恶性黑色素瘤等有效。亚硝脲类对脑瘤及脑转移瘤有效。

② 蒽环类:包括柔红霉素(daunorubicin)、米托蒽醌(mitoxantrone)、多柔比星(doxorubicin)、表柔比星(epirubicin)等。骨髓抑制及心脏毒性是最重要的副作用,某些者甚至发生严重的骨髓再生障碍。主要用于治疗急性白血病、恶性淋巴瘤、肉瘤。多柔比星、表柔比星、吡柔比星还可用于治疗乳腺癌、肺癌、消化道肿瘤、头颈部恶性肿瘤、泌尿生殖系统肿瘤。柔红霉素对神经母细胞瘤有效。表柔比星对黑色素瘤、多发性骨髓瘤有效。

③ 铂类:主要有顺铂(cisplatin,DDP)、卡铂(carboplatin,碳铂)、奥沙利铂(oxaliplatin)等。顺铂和卡铂主要用于治疗肺癌、卵巢癌、膀胱癌、头颈部鳞癌和生殖细胞癌;顺铂还可用于治疗骨肉瘤及神经母细胞瘤等;卡铂亦可用于治疗食管癌和间皮瘤等;奥沙利铂主要用于治疗转移性结直肠癌,原发肿瘤完全切除后的Ⅲ期结肠癌。

④ 抗生素类:包括丝裂霉素(mitomycin)、博来霉素(bleomycin,BLM)等。主要用于治疗头颈部肿瘤、消化道肿瘤、皮肤癌、肺癌、乳腺癌、宫颈癌。此外,丝裂霉素对膀胱肿瘤有效;博来霉素对恶性淋巴瘤和神经胶质瘤有效;平阳霉素对恶性淋巴瘤、阴茎癌、外阴癌有效。

(2) 影响核酸合成的药物

这类药物又称抗代谢药,能模拟正常代谢物质,干扰核酸尤其是DNA的生物合成,阻

止肿瘤细胞的分裂繁殖。它们是细胞周期特异性药物,主要作用于细胞周期是 S 期。

① 二氢叶酸还原酶抑制剂:主要有甲氨蝶呤(methotrexate)、培美曲塞(pemetrexed)等。主要不良反应有骨髓抑制,皮肤系统、消化系统、泌尿系统和中枢神经系统反应等。甲氨蝶呤主要用于治疗急性白血病,特别是急性淋巴细胞性白血病、恶性葡萄胎、绒毛膜上皮癌、乳腺癌、恶性淋巴瘤、头颈部癌、肺癌、成骨肉瘤等。培美曲塞可联合顺铂用于治疗无法手术的恶性胸膜间皮瘤。

② 胸腺核苷合成酶抑制剂:包括氟尿嘧啶(fluorouracil)、卡培他滨(capecitabine)、替加氟(tegafur)、卡莫氟(carmofur)等。主要用于治疗消化道肿瘤、乳腺癌。部分药物还可用于肺癌、宫颈癌、卵巢癌、膀胱癌及皮肤癌、鼻咽癌的治疗。氟尿嘧啶较大剂量可治疗绒毛膜上皮癌。替吉奥主要用于治疗晚期胃癌。

③ 嘌呤核苷合成酶抑制剂:主要有嘌呤(mercaptopurine,MP)等。适用于治疗绒毛膜上皮癌、恶性葡萄胎、急性淋巴细胞白血病及非淋巴细胞白血病、慢性粒细胞白血病的急变期。

④ 核苷酸还原酶抑制剂:本类药物主要有羟基脲(hydroxycarbamide)等。适用于治疗慢性粒细胞白血病、对白消安耐药的慢性粒细胞白血病、黑色素瘤、肾癌、头颈部癌、宫颈鳞癌(与放疗联合)。

⑤ DNA 多聚酶抑制剂:主要有阿糖胞苷(cytarabine)、吉西他滨(gemcit abine)等。阿糖胞苷主要用于治疗急性非淋巴细胞白血病、急性淋巴细胞白血病、慢性髓细胞白血病(急变期)、儿童非霍奇金淋巴瘤、鞘内应用预防和治疗脑膜白血病。吉西他滨主要用于治疗局部晚期或已转移的非小细胞肺癌、局部晚期或已转移的胰腺癌。

(3) 作用于 DNA 复制的拓扑异构酶抑制剂

本类药物通过抑制拓扑异构酶而发挥细胞毒作用,使 DNA 不能复制,造成不可逆的 DNA 链破坏,从而导致肿瘤细胞死亡。主要包括:① 拓扑异构酶Ⅰ抑制剂,如伊立替康(irinotecan)、托泊替康(topotecan)、羟喜树碱(hydroxycamptothecin);② 拓扑异构酶Ⅱ抑制剂,如依托泊苷(etoposide)、替尼泊苷(teniposide)。常见不良反应有骨髓抑制、胃肠道反应。伊立替康用于治疗晚期结直肠癌。托泊替康用于治疗小细胞肺癌以及初始化疗或序化疗失败的转移性卵巢癌;羟喜树碱、依托泊苷和替尼泊苷多用于治疗恶性淋巴瘤、白血病消化道肿瘤、肺癌、膀胱癌;羟喜树碱还可治疗头颈部上皮癌;依托泊苷对恶性生殖细胞瘤神经母细胞瘤、横纹肌肉瘤、卵巢癌有效;替尼泊苷对颅内恶性肿瘤有效。

(4) 干扰蛋白合成的药物

本类药物主要作用于有丝分裂 M 期干扰微管蛋白合成,通过干扰有丝分裂中纺锤体的形成,使细胞停止于有丝分裂中期。如紫杉类、长春碱类、鬼臼碱类及高三尖杉酯碱等。

① 紫杉类:包括紫杉醇(paclitaxe)、多西他赛(docetaxel)等。主要用于治疗乳腺癌、非小细胞肺癌;紫杉醇还可用于治疗卵巢癌、头颈部癌、食管癌、精原细胞瘤、复发非霍奇金淋巴瘤等。

② 长春碱类:包括长春碱(vinblastine)、长春新碱(vincristine)、长春地辛(vindesine)、长春瑞滨(vinorelbine)等。主要用于治疗肺癌、乳腺癌,长春碱、长春新碱、长春地辛还可用

于治疗恶性淋巴瘤、消化道癌、生殖细胞肿瘤、黑色素瘤。长春新碱亦可用于治疗尤文肉瘤、肾母细胞瘤、神经母细胞瘤等。

③ 高三尖杉酯碱：高三尖杉酯碱（homoharringtonine）用于治疗急性非淋巴细胞白血病、骨髓增生异常综合征、慢性粒细胞白血病、真性红细胞增多症等。

（5）其他细胞毒药物

主要有门冬酰胺酶（asparaginase），通过分解肿瘤细胞增殖所必需的门冬酰胺而起到抗肿瘤作用。用于急性白血病、慢性淋巴细胞白血病、霍奇金淋巴瘤及非霍奇金淋巴瘤、黑色素瘤等的治疗。

2. 肿瘤分子靶向、免疫治疗药物

（1）单克隆抗体

① 利妥昔单抗：主要用于 CD20 阳性的 B 淋巴细胞型非霍奇金淋巴瘤的治疗。

② 奥妥珠单抗：用于初治的Ⅱ期伴有巨大肿块、Ⅲ期或Ⅳ期滤泡性淋巴瘤。

③ 贝林妥欧单抗：用于治疗成人复发或难治性前体 B 细胞急性淋巴细胞白血病。

④ 维布妥昔单抗：治疗 CD30 阳性淋巴瘤成人患者：复发或难治性系统性间变性大细胞淋巴瘤（sALCL）；复发或难治性经典型霍奇金淋巴瘤（cHL）。既往接受过系统性治疗的原发性皮肤间变性大细胞淋巴瘤（pcALCL）或蕈样真菌病（MF）。

⑤ 派安普利单抗：用于二线系统化疗的复发或难治性经典型霍奇金淋巴瘤成人患者。

⑥ 维泊妥珠单抗：联合利妥昔单抗、环磷酰胺、多柔比星和泼尼松适用于治疗既往未经治疗的弥漫大 B 细胞淋巴瘤。

⑦ 达雷妥尤单抗：与来那度胺和地塞米松联合用药或与硼替佐米、美法仑和泼尼松联合用药治疗不适合自体干细胞移植的新诊断的多发性骨髓瘤。

（2）细胞分化诱导剂　全反式维甲酸主要用于急性早幼粒细胞白血病的治疗。

（3）表观遗传学调节剂

① 阿扎胞苷、地西他滨：DNA 去甲基化药物，主要用于骨髓增生异常综合征、慢性粒-单核细胞白血病、急性髓细胞性白血病的治疗。

② 西达本胺：组蛋白去乙酰化酶抑制剂，主要用于外周 T 细胞淋巴瘤的治疗。

（4）细胞凋亡诱导剂

① 硼替佐米、伊沙佐米、卡非佐米：蛋白酶体抑制剂，主要用于多发性骨髓瘤的治疗。

② 亚砷酸：适用于急性早幼粒细胞白血病的治疗。

（5）免疫调节剂　沙利度胺、来那度胺可用于多发性骨髓瘤的治疗。

（6）小分子激酶抑制剂　泽布替尼、伊马替尼、达沙替尼、普纳替尼、尼洛替尼、芦可替尼等可用于急性髓细胞性白血病、慢性髓细胞性白血病、淋巴瘤及骨髓纤维化等的治疗。

（二）促凝血药、抗凝血药与促进血细胞增生药

1. 促凝血药

促凝血药（coagulants）可通过激活凝血过程的某些凝血因子而加快血液凝固。

(1) 促进凝血因子活性的促凝血药——维生素 K

维生素 K 广泛存在于自然界中，是脂溶性维生素中含有 2-甲基-1，4 萘醌的同系物，主要有 K_1、K_2、K_3、K_4 等四种。其中，维生素 K_1 和维生素 K_2 作用快、维持时间长，作为脂溶性物质，经肠道吸收需胆盐帮助，故须注射给药。维生素 K_3 和维生素 K_4 为人工合成品，是水溶性化合物，吸收不需胆盐。维生素 K 主要用于阻塞性黄疸和胆瘘、新生儿出血及长期口服抗菌药物所继发的维生素 K 缺乏症，也可用于治疗双香豆素类抗凝药和水杨酸过量引起的出血。

(2) 抑制纤溶系统的促凝血药

① 氨基己酸(aminocaproic acid)：对纤维蛋白溶酶原的激活因子产生竞争性抑制，使纤维蛋白溶酶原不能被激活为纤维蛋白溶酶，可使已形成的血凝块不致被溶解和破坏，达到防止由于纤维蛋白溶解增强所致的出血，从而抑制纤维蛋白的溶解而达到止血目的。常用于外科手术出血、妇产科出血及肝硬化出血等。

② 氨甲苯酸(aminomethylbenzoic acid)：具有抗纤维蛋白溶解作用，其作用机制与6-氨基己酸相同，但其作用较之强 4～5 倍。口服易吸收，生物利用度为 70%。经肾排泄，半衰期为 60 min。毒性较低，不易生成血栓。适用于纤维蛋白溶解过程亢进所致出血，如肺、肝、胰、前列腺、甲状腺、肾上腺等手术时的异常出血，妇产科和产后出血以及肺结核咯血或痰中带血、血尿、前列腺肥大出血、上消化道出血等，对一般慢性渗血效果较显著，但对癌症出血以及创伤出血无止血作用。

(3) 作用于血管的促凝血药

① 卡巴克络(carbazochrome)：它是肾上腺素缩氨脲与水杨酸的复合物。它可减慢 HT 分解，从而促进毛细血管收缩，降低毛细血管通透性，增进断裂毛细血管断端的回缩用。常用于因毛细血管通透性增高引起的出血，如鼻出血、咯血、血尿、颅内出血、视网膜血等。

② 垂体后叶素(pituitrin)：它能兴奋子宫平滑肌，并能使血管平滑肌收缩，对小动脉释微循环尤为明显，通过血管收缩作用，可使血管破损部位易于发生凝血过程，达到止血目的可用于肺血管破裂的咯血及门脉高压时的上消化道出血。

③ 二乙酰氨乙酸乙二胺(ethylenediamine diaceturate)：它是一种新型止血药。作用迅速，毒性低，一般无不良反应。个别有头昏、无力、口干、腹痛等现象出现，停药后可自行消失。用于各种出血，如消化道出血、呼吸道出血、妇科出血、眼鼻出血等。

(4) 局部止血药——凝血酶

凝血酶(thrombin)为牛血或猪血中提取的凝血酶原。用于手术中不易结扎的小血管止血、消化道出血及外伤出血等；但本品严禁注射。

2. 抗凝血药

抗凝血药(anticoaguants)是一类通过影响凝血过程不同环节，阻止血液凝固的药物，主要用于血栓栓塞性疾病的预防与治疗。

(1) 肝素

肝素(heparin)是一种由葡萄糖胺、L-艾杜糖醛苷、N-乙酰葡萄糖胺和 D-葡糖醛酸交替组成的黏多糖硫酸脂。制剂分子量在1200～40000，抗血栓与抗凝血活性与分子量大小有关。肝素具有强酸性，并高度带负电荷。肝素是一种酸性黏多糖，主要是由肥大细胞和嗜碱性粒细胞产生。肺、心、肝、肌肉等组织中含量丰富，生理情况下血浆中含量甚微。无论在体内还是体外，肝素的抗凝作用都很强，故临床把它作为抗凝剂广泛使用。

（2）香豆素类

香豆素类是一类含有4-羟基香豆素基本结构的物质，是维生素K拮抗剂，在肝脏抑制维生素K由环氧化物向氢配型转化，从而阻止维生素K的反复利用，影响含有谷氨酸残基的凝血因子Ⅱ、Ⅶ、Ⅸ、Ⅹ的羧化作用，使这些因子停留于无凝血活性的前体阶段，从而影响凝血过程。

3．促进血细胞增生药

（1）造血生长因子

造血生长因子是促进骨髓造血细胞分化、增殖和定向成熟的一系列活性蛋白，临床使用的均为基因重组注射剂。包括集落刺激因子（colony stimulating factor，CSF），如粒细胞集落刺激因子（granulocyte colony stimulating factor，G-CSF）和粒细胞-巨噬细胞集落刺激因子（granulocyte-macrophage colony stimulating factor，GM-CSF）；白细胞介-11（interleukin-11，IL-11）；红细胞生成素（erythropoietin，EPO）；血小板生成素（thrombopoietin，TPO）。

① G-CSF：分为长效和短效制剂，主要用于干细胞移植后促进中性粒细胞生成；恶性实体肿瘤、白血病化疗后的中性粒细胞减少；骨髓增生异常综合征、再生障碍性贫血。

② GM-CSF：分为长效和短效制剂，作用于巨核细胞分化的早期阶段。主要用于干细胞移植后、化疗放疗后骨髓严重抑制时中性粒细胞减少的患者。基本用药原则与G-CSF相同。

③ IL-11：适合多种原因导致的血小板减少症。在肿瘤化疗中可做预防或治疗用药。基本用药原则与CSF相同，二者可同时使用。

④ EPO：肾性贫血是EPO的首选适应证；也可在一定程度上纠正由恶性肿瘤及化疗引起的贫血；还可减少手术中的输血量。对失血性贫血及铅中毒等所致贫血无效。肿瘤患者应用EPO须符合如下条件：红细胞比容（HCT）＜30%或血红蛋白浓度（Hb）＜90 g/L，再加上以下5项中任何一项：ⅰ．正在接受化疗或放疗；ⅱ．肿瘤侵及骨髓；ⅲ．骨髓增生异常综合征；ⅳ．转铁蛋白饱和率＜20%；ⅴ．血清铁＞100 ng/mL。

⑤ TPO：主要用于：ⅰ．实体瘤化疗后所致的血小板减少症，血小板低于50×10^{9} L，且医生认为有必要进行升高血小板治疗的患者；ⅱ．恶性实体瘤化疗预计可能引起血小板减少及诱发出血时，可于化疗结束后6～24 h使用；ⅲ．化疗伴发白细胞严重减少或贫血时，可与CSF或EPO联用。

（2）兴奋骨髓造血功能药

① 利可君：能增强造血系统的功能，用于防治各种原因引起的白细胞减少、再生障碍性贫血。口服一次20 mg，一日3次。

② 艾曲波帕、海曲泊帕、罗普司亭:TPO受体激动剂,用于纠正机体血小板减少的状态。

③ 罗沙司他:小分子低氧诱导因子脯氨酰羟化酶抑制剂类治疗肾性贫血的药物。低氧诱导因子的生理作用不仅使红细胞生成素表达增加,也能使红细胞生成素受体及促进铁吸收和循环的蛋白表达增加。

第二节 贫　血

一、营养性贫血

(一) 疾病介绍

贫血(anemia)是指循环血液中红细胞数量或血红蛋白量低于正常。贫血可根据红细胞的形态特点及贫血的病因和发病机制分类。按红细胞形态学分为大细胞性贫血、正常细胞性贫血和小细胞低色素性贫血。按病因和发病机制分为红细胞生成减少、红细胞破坏增多和失血。

营养性贫血是指由于营养不良,导致参与血红蛋白和血红细胞形成的营养素包括铁、叶酸、维生素 B_{12}、维生素 B_6、维生素A、维生素C、蛋白质及铜等不足而产生的贫血,包括缺铁性贫血(iron deficiency anemia,IDA)和巨幼细胞贫血(megaloblastic anemia,MA)。

缺铁性贫血是指体内贮存铁缺乏时,血红蛋白合成减少引起的小细胞低色素性贫血,在育龄妇女和婴幼儿中的发病率较高,流行分布存在地区差异。根据一项Meta分析显示,在我国2000～2020年的10年间,0～14岁儿童缺铁性贫血(IDA)总患病率为19.9%。第四次中国居民营养与健康现状调查报告显示,中国居民平均贫血患病率为20.1%,贫血人数超2亿,其中2岁以内婴幼儿(31.1%)、60岁以上老年人(29.1%)以及15～50岁育龄女性(19.9%)贫血患病率最高。

巨幼细胞贫血是指叶酸或维生素 B_{12} 缺乏或某细胞核脱氧核糖核酸(DNA)合成障碍所致的贫血。本病特点呈大细胞性贫血,骨髓内出现巨幼红细胞系列,并且粒系统及巨核细胞系列也见于巨幼样改变。该病在经济不发达地区或进食新鲜蔬菜、肉类较少的人群中多见。

1. 缺铁性贫血

(1) 临床表现

① 常见症状:贫血常为隐匿起病。症状进展缓慢,患者常能很好地适应,并能继续从事工作。贫血的常见症状是头晕、头痛、乏力、易倦、心悸、活动后气短、眼花、耳鸣等。

② 特殊表现:缺铁的特殊表现有口角炎、舌乳头萎缩、舌炎,严重的缺铁可有匙状指甲(反甲)、食欲减退、恶心及便秘。欧洲的患者常有吞咽困难、口角炎和舌异常。

③ 非贫血症状：缺铁的非贫血症状表现为儿童生长发育迟缓或行为异常，烦躁、易怒、上课注意力不集中。异食癖是缺铁的特殊表现，也可能是缺铁的原因，其发生的机制不清楚，患者常控制不住地仅进食一种“食物”，如冰块、黏土、淀粉等。

（2）实验室和其他辅助检查

① 血常规：除 Hb、RBC 和 Hct 的改变外，还出现小细胞低色素性贫血的指标变化，包括平均红细胞体积（MCV）小于 80 fL，平均红细胞血红蛋白含量（MCH）小于 27 pg。平均红细胞血红蛋白浓度（MCHC）小于 32%；反映红细胞大小不等的指标，如红细胞分布宽度（RDW）增加，网织红细胞内平均血红蛋白浓度（CHr）降低，网织红细胞正常或轻度增加。血清铁降低，总铁结合力增高，故转铁蛋白饱和度降低。血清铁蛋白低于 14 μg/L。

② 血涂片：呈小细胞低色素性贫血，镜下可见红细胞大小不等，以小细胞为主，可出少量形状不规则的红细胞，中心淡染区扩大，嗜多色及嗜碱性点彩红细胞增多。

（3）诊断

① 缺铁或称潜在缺铁

此时仅有体内贮存铁的消耗。符合以下ⅰ再加上ⅱ或ⅲ中任何一条即可诊断：

ⅰ. 有明确的缺铁病因和临床表现。

ⅱ. 血清铁蛋白小于 14 μg/L。

ⅲ. 骨髓铁染色显示铁粒幼细胞小于 10%或消失，细胞外铁缺如。

② 缺铁性红细胞生成

指红细胞摄入铁较正常时减少，但细胞内血红蛋白的减少尚不明显。符合缺铁的诊断标准，同时有以下任何一条者即可诊断：

ⅰ. 转铁蛋白饱和度小于 15%。

ⅱ. 红细胞游离原卟啉大于 0.9 μmol/L。

③ 红细胞内血红蛋白减少明显，呈现小细胞低色素性贫血。诊断依据是：

ⅰ. 符合缺铁及缺铁性红细胞生成的诊断。

ⅱ. 小细胞低色素性贫血。

ⅲ. 铁剂治疗有效。

2. 巨幼细胞贫血

（1）临床表现

① 贫血表现：如乏力、头晕、心悸等，如同时伴有白细胞及血小板减少，可有感染及出血倾向。

② 消化系统表现：食欲减退、腹胀、腹泻或便秘、黄疸、舌痛、舌质色红和表面光滑（俗称“牛肉舌”）。

③ 神经系统症状：维生素 B 缺乏时，患者可有神经系统表现，如周围神经病变，亚急性或慢性脊髓后侧索联合变性。小儿和老年患者常表现为精神症状，如无欲、抑郁、嗜睡或精神错乱。

(2) 实验室和其他辅助检查

① 血常规:大细胞性贫血,MCV 常大于 100 fL,可表现为全血细胞减少。网织红细胞计数正常或轻度增高。外周血涂片表现为大卵圆形红细胞增多,中性粒细胞分叶过多,可有5叶或6叶以上的分叶。

② 骨髓检查:骨髓增生活跃,以红系细胞为主,红系各阶段细胞较正常增大,核浆发育不平衡,核染色质呈分散的颗粒状浓缩,出现"幼核老浆"现象。粒系及巨核系也可发生巨幼变。巨幼红细胞容易在骨髓内破坏,有无效红细胞生成。

③ 生化检查

ⅰ. 血清叶酸和维生素 B_{12} 测定:血清叶酸参考值为 6～20 ng/mL,血清维生素 B_{12} 参考为 200～900 pg/mL。

ⅱ. 红细胞叶酸测定:参考值为 140～250 ng/mL,红细胞叶酸能较准确地反映体内叶酶的储备情况,诊断价值较大。小于 100 ng/mL 时表示叶酸缺乏。

(3) 诊断

① 符合巨幼细胞性贫血的临床表现。

② 实验室检查:大细胞性贫血,MCV＞100 fL,大多红细胞呈大卵圆形,中性粒细胞核分叶过多,5 叶以上＞5%或有 6 叶者出现。骨髓呈现典型的巨幼样改变,巨幼红细胞＞10%,粒细胞系及巨核细胞系统亦有巨型改变,无其他病态造血表现。血清叶酸水平降低＜3 ng/mL,红细胞叶酸水平＜227 nmol/L,维生素 B_{12} 水平降低＜100n g/mL。

(二) 疾病治疗

1. 一般治疗原则

(1) 缺铁性贫血:查找病因,尽可能去除引起缺铁的原因,对由于摄入不足引起的缺铁性贫血应注意补充含铁丰富的食物,如动、植物蛋白质和绿色蔬菜等。

(2) 巨幼细胞贫血:积极去除病因,叶酸广泛存在于新鲜蔬菜和肉食中,但由于对热敏感,在烹饪过程中易使叶酸破坏,应纠正偏食习惯和不良的烹调习惯,婴儿母乳喂养及时添加辅食;孕妇多食新鲜蔬菜和优质蛋白质。

2. 药物治疗方案

(1) 缺铁性贫血

① 口服铁剂:常用的药物有琥珀酸亚铁片(0.1～0.2 g/次,3 次/天)、多糖铁复合物(150 mg/次,2 次/天)、硫酸亚铁片(0.3～0.6 g/次,1～3 次/天),硫酸亚铁缓释片(0.45 g/次,2 次/天),富马酸亚铁片(0.2～0.4 g/次,3 次/天)。服用铁剂同时服用维生素 C 片(0.1 g/次,3 次/天)。患者服用铁剂后,自觉症状可很快消失。服药 5 日后网织红细胞开始增加,5～10 天达到高峰;1～2 周后血红蛋白开始上升,1～2 个月后接近正常。在贫血纠正后应继续口服 3～6 个月铁剂以补足贮存铁。若服用铁剂治疗后 3 周,网织红细胞或血红蛋白无明显增加,应检查原有诊断是否正确;是否按医嘱用药;病因是否去除;是否存在胃肠道吸收障碍等。

② 注射铁剂：注射铁剂主要用于胃肠道吸收障碍、不能耐受口服铁剂、大量失血、长期缺铁或口服补铁不能满足机体需要等患者。常用注射铁剂有右旋糖酐铁、蔗糖铁。

(2) 巨幼细胞贫血

① 叶酸治疗：口服叶酸 5～10 mg，每日 3 次，胃肠道吸收障碍者可肌内注射甲酰四氢叶酸钙 3～6 mg，每日 1 次，应用至贫血和病因纠正。因严重肝病或抗叶酸制剂如甲氨蝶呤所致的营养性贫血可直接应用四氢叶酸治疗。对于单纯维生素 B_{12} 缺乏的患者，不宜单用叶酸治疗，否则可导致维生素 B_{12} 的含量进一步降低，产生或加重神经系统症状。

② 维生素 B_{12} 治疗：肌内注射维生素 B_{12} 100 μg，每日 1 次(或 200 μg 隔日 1 次)，有神经系统受累者可给予每日 500～1000 μg 的较大剂量长时间(半年以上)治疗。维生素 B_{12} 初始剂量连续应用 2 周后可改为每周 1 次，直至血常规完全恢复。对全胃切除或恶性贫血患者，维生素 B_{12} 100 μg，每月 1 次肌内注射，终生维持治疗。

(三) 教学案例

患者女性，43 周岁，因头昏乏力 1 月余至我院就诊，近期无发热病史，无黑便病史，否认有关节疼痛病史。既往体检也提示有贫血，未曾重视，近 1 月症状有加重。追问病史，近半年月经不规律，月经量偏多，当地医院予以口服铁剂治疗半月。查体：神志清楚，中度贫血貌，巩膜无黄染，肝脾肋下未触及肿大。实验室检查血常规提示：红细胞(RBC)数量 3.1×10^{12}/L，血红蛋白浓度(HGB) 75 g/L，红细胞比容(Hct) 0.25，平均红细胞体积(MCV) 76 fL，平均红细胞血红蛋白浓度(MCHC) 300 g/L，血清铁蛋白 3.3 g/L。

1. 病情评估

该患者存在小细胞低色素性贫血，伴有月经增多病史，血清铁蛋白减低至 3.3 g/L，提示为继发性缺铁性贫血。针对缺铁性贫血需要深挖病因，该患者月经增多导致患者存在慢性贫血，近期加重，且患者在口服铁剂半月后血清铁蛋白依然减低至 1.2 g/L，需要考虑是否合并有其他类型的血红蛋白丢失。患者虽然无黑便病史，依然建议完善肿瘤指标和胃镜肠镜。最终结果提示为十二指肠肿瘤。在外科行手术治疗后予以补充铁剂治疗。

2. 药物治疗方案评价

琥珀酸亚铁：每天 3 次，每次 1 粒；维生素 C：每天 3 次，每次 1 粒。该方案维持 3～4 个月。缺铁性贫血不能盲目地补充铁剂，一定要在积极控制病因的基础上配合补铁治疗才能取得效果。

(四) 不合理处方分析

1. 不合理门急诊处方

处方 1　患者：女性，年龄：35 岁。

临床诊断：缺铁性贫血。

处方用药：硫酸亚铁片，每日 3 次，每次 2 片，饭后服用；

维生素C片，每日3次，每次1片，与硫酸亚铁片同服；

奥美拉唑肠溶胶囊，每日2次，每次1粒，餐前服用；

阿司匹林肠溶片，每日1次，每次1片，晚上服用。

处方评析(建议)：

(1) 无适应证用药。阿司匹林肠溶片是无适应证用药，无诊断适应证。

(2) 联合用药不适宜。硫酸亚铁片与阿司匹林肠溶片同服可能增加胃肠道刺激，导致患者恶心、呕吐、腹痛等不良反应加重。阿司匹林能够抑制血小板聚集，但同时也可能降低胃黏膜的保护作用，增加硫酸亚铁对胃部的刺激。建议避免同时使用。

(3) 给药时机不适宜。硫酸亚铁片和维生素C片同服是为了促进铁的吸收，但奥美拉唑肠溶胶囊的给药时机为餐前，而硫酸亚铁片为饭后服用。奥美拉唑作为质子泵抑制剂，能够抑制胃酸分泌，降低胃的酸性环境，而铁的吸收需要在一定的酸性环境中进行。因此，奥美拉唑的餐前服用可能会影响硫酸亚铁在餐后的吸收效果，建议避免使用。

处方2 患者：女性，年龄：45岁。

临床诊断：缺铁性贫血。

处方用药：硫酸亚铁片，每日3次，每次2片，饭后服用；

维生素C片，每日3次，每次1片，与硫酸亚铁片同服；

多糖铁复合物胶囊，每日1次，每次1～2粒。

处方评析(建议)：重复用药。多糖铁复合物胶囊与硫酸亚铁片同为补铁剂，两者同时服用属于重复用药，建议使用其中一种即可。

2. 住院患者用药医嘱案例

患者男性，64岁，诊断巨幼细胞贫血，入院后积极行完善相关检查，对症治疗。

医嘱用药：口服叶酸片，每日3次，每次5 mg；

肌注维生素B_{12}注射液，每周2次，每次1 mg；

静脉滴注奥美拉唑钠，每日1次，用于预防消化道溃疡。

处方评析(建议)：给药频次不适宜。维生素B_{12}注射液通常建议每日或隔日使用，以保证稳定的血药浓度。医嘱中每周2次的给药频率可能导致血药浓度波动，影响治疗效果，建议每日或隔日1次。此外，静脉滴注奥美拉唑钠用于预防消化道溃疡，但巨幼细胞贫血患者本身就有可能出现胃肠道症状，长期使用奥美拉唑可能掩盖病情，不利于及时观察和调整治疗方案，建议避免使用奥美拉唑。

二、溶血性贫血

(一) 疾病介绍

溶血性贫血可按病因可分为红细胞内在缺陷与红细胞外在因素，或分为先天性和后天获得性，也可按红细胞破坏场所分为血管内溶血和血管外溶血等。常见的溶血性贫血包括自身免疫性溶血性贫血(autoimmune hemolytic anemia,AIHA)和阵发性睡眠性血红蛋白尿症(paroxysmal nocturnal hemoglobinuria,PNH)。AIHA 是体内 B 淋巴细胞免疫调节紊乱,产生自身抗体和(或)补体,并吸附于红细胞表面,致红细胞破坏加速而引起的一组溶血性贫血。AIHA 的自身抗体根据其作用于红细胞所需温度可分为温抗体型和冷抗体型。温抗体型相对常见,约占 70%。冷抗体型相对少见,包括冷凝集素病(cold agglutinin disease,CAS)、阵发性冷性血红蛋白尿症(paroxysmal cold hemoglobinuria,PCH)。

1. 临床表现

(1) 温抗体型 AIHA　可见于任何年龄,以中青年为主,病情程度变化大。急性型多发于儿童伴病毒感染,偶见于成人。起病急骤,有寒战、高热、腰部痛、呕吐,严重时休克、昏迷。多数患者起病缓慢,成人多见,无性别差异,表现为虚弱、头昏,体征包括皮肤黏膜苍白,体格检查约 1/3 患者有黄疸和肝大,半数以上有轻中度脾大。继发性患者有原发病的临床表现。病毒感染可导致病情加重,尤其在儿童患者可诱发危及生命的溶血。本病如伴发免疫性血小板减少称为“Evans 综合征”。

(2) CAS　具有三大临床表现:① 发绀症。在寒冷条件下,多数患者耳郭、鼻尖、手指、足趾发绀,加温后消失。② 溶血综合征。急性型可有发热、寒战、血红蛋白尿、急性肾功能不全等,慢性型可有贫血、黄疸、轻度肝脾大等。③ 继发性 CAS 可有原发病表现。

(3) PCH　患者在寒冷环境下可急性发作,表现为寒战、高热、乏力、腰背及下肢疼痛,随后出现血红蛋白尿,上述表现可持续数小时至数天。反复发作者可出现面色苍白、轻度黄疸、肝脾大等。由梅毒引起者可伴有雷诺现象。

2. 实验室和其他辅助检查

(1) 血常规及外周血细胞形态　贫血程度轻重不一,外周血涂片可见多数球红细胞及幼红细胞,Ret 增多。

(2) 骨髓　红系增生显著,以幼红增生为主,偶见红细胞系轻度巨幼样变。溶血/再生障碍危象时,Ret 极度减少,骨髓象呈再生障碍表现,血常规呈全血细胞减少。

(3) 抗人球蛋白试验(Coombs 试验)　可测定吸附在红细胞膜上的不完全抗本及补体,试验阳性是诊断 AIHA 的重要依据。

3. 诊断

(1) Coombs 试验阳性,近 4 个月内无输血及可疑药物服用史;冷凝集素效价正常,可以考虑温抗体型 AHA 的诊断。

(2) Coombs 试验阴性,但临床表现符合,糖皮质激素或切脾有效,可诊断为 Coombs 试验阴性的 AIHA。

(二) 疾病治疗

1. 一般治疗原则

积极寻找病因,去除诱因,消除自身抗体形成的病因,阻断抗体产生,对症治疗,防治并发症。输血:输入全血血浆可提供补体,有时可加重溶血,因此输血应严格控制,仅限于急性溶血及溶血危象需要迅速纠正贫血时,最好选用经严格交叉配血的洗涤红细胞,缓慢输入,冷抗体型 AIHA 注意保暖,密切观察输血后的临床症状和体征。

2. 药物治疗方案

(1) 糖皮质激素　为治疗温抗体型 AIHA 的首选药物,初始治疗应足量,常用剂量以泼尼松为例 60 mg/d,或 1～1.5 mg/(kg·d),一般 1 周左右即可见效。有效后待血红蛋白和网织红细胞百分数接近正常时可逐渐减量,减量的速度取决于患者对药物的反应,一般在 4～6 周内减至初始剂量的一半,在 20 mg/d 以下剂量时减量速度更需缓慢,避免病情复发。维持治疗的时间需根据病因及减量过程中患者的反应而定,一般维持剂量至少 3～6 个月,最后停药。若皮质激素治疗 3 周无效,或疗效依赖于较大剂量糖皮质激素,应考虑更换其他治疗方法。急性溶血发生时应给予静脉用糖皮质激素,病情稳定后过渡为口服,再逐渐减量。静脉激素应用 3 天不能控制的急性溶血,应及早加用其他药物治疗。

(2) 免疫抑制剂

① 温抗体型 AIHA 常用硫唑嘌呤 2～2.5 mg/(kg·d)或环磷酰胺 1.5～2 mg/(kg·d),起效后逐渐减至维持剂量 6 个月以上。与肾上腺皮质激素合用可能提高疗效,治疗 3 个月无效者应更换其他疗法。严重患者可联合使用肾上腺皮质激素与达那唑 0.2 g,口服,每天 3 次,有协同作用,贫血纠正后激素可逐渐减量直至停药,单用达那唑维持,疗程一般不少于 1 年。此外,对肾上腺皮质激素和达那唑联合治疗无效患者,可使用环孢素 4～6 mg/(kg·d),或大剂量丙种球蛋白 0.4 g/(kg·d),共 5 天,以及吗替麦考酚酯,起始 500 mg/d 之后 1000 mg/d。

② 冷抗体型 AIHA 有报道苯丁酸氨芥治疗慢性 CAS 获得较好疗效,剂量为 2～4 mg/d,疗程 3～6 个月。也可使用环磷酰胺,每日 250 mg,连用 4 天,2～3 周后重复 1 次。

(三) 教学案例

患者女性,33 周岁,因进行性乏力 1 周至我院就诊,近 2 周前有上呼吸道感染病史,自服抗感染药物后好转。无黑便病史,偶有关节疼痛病史。既往体检无贫血。月经规律,月经量正常。查体:精神萎靡,神智淡漠,重度贫血貌,巩膜中度黄染,肝脾肋下未触及肿大。实验室检查血常规提示:红细胞(RBC)数量 1.7×10^{12}/L,血红蛋白浓度(HGB)39 g/L,红细胞比容(Hct)0.25,平均红细胞体积(MCV)98 fL,网织红细胞百分比 23.4%。总胆红素 131.4 μmol/L,直接胆红素 14.9 μmol/L,间接胆红素 116.5 μmol/L,丙氨酸氨基转移酶 74.2 IU/L,天冬氨酸氨基转移酶 66.5 IU/L。Coombs 试验:阳性。骨髓细胞学提示骨髓增生明显活跃。

1. 病情评估

该患者存在溶血性贫血,且考虑为自身免疫性溶血性贫血。对于该类疾病的治疗主要以激素为治疗手段。同时要积极寻找是否合并继发因素,如风湿结缔组织疾病等。该患者在激素治疗后效果不明显,更需要深挖病因。随后患者风湿结果返回,提示为系统性红斑狼疮,请风湿科会诊后给予抗风湿治疗,患者血红蛋白逐渐恢复正常。

2. 药物治疗方案评价

风湿疾病未诊断前给予强的松(1 mg/kg),系统性红斑狼疮诊断后给予甲强龙 0.5 g 冲击治疗。溶血性贫血的种类较多,其中诱因也很多,在治疗效果未达到预期时一定要积极寻找隐藏的病因。

(四) 不合理处方分析

1. 不合理门急诊处方

处方 1　患者:女性,年龄:45 岁。

临床诊断:免疫性溶血性贫血。

处方用药:醋酸泼尼松片,每日 3 次,每次 2 片;

叶酸片,每日 1 次,每次 1 片;

阿司匹林肠溶片,每日 1 次,每次 1 片。

处方评析(建议):

(1) 药品遴选不适宜。叶酸片通常用于巨幼细胞贫血的治疗,而非溶血性贫血的直接治疗,其在此处方中的使用缺乏明确指征。

(2) 联合用药不适宜。阿司匹林肠溶片能够抑制血小板聚集,可能增加溶血性贫血患者出血的风险,尤其是在溶血过程中红细胞破坏释放的血红蛋白可能增加肾脏负担,导致血尿等不良反应。

处方 2　患者:男性,年龄:61 岁。

临床诊断:溶血性贫血。

处方用药:醋酸泼尼松片,5 mg 每日 3 次,每次 2 片。

处方评析(建议):药品遴选不适宜。溶血性贫血的治疗通常需要针对病因进行,如免疫性溶血性贫血可能需要使用免疫抑制剂或糖皮质激素。处方中的醋酸泼尼松片作为糖皮质激素,适用于部分免疫性溶血性贫血患者,但缺乏病因学诊断支持其使用。

2. 住院患者用药医嘱案例

患者中年男性,38 岁,慢性病程,以“间断乏力伴黄疸 9 年,加重半个月”为主诉入院。

现病史:患者近期无发热,时有干咳,无恶心呕吐,无腹痛腹泻,无皮疹,无皮肤瘙痒,无呕血及黑便,无鼻衄及齿龈出血,无胸闷及胸痛,尿色发红,量不少,无尿频尿急尿痛,大便正常,饮食睡眠尚可,精神状态不佳,近 1 月体重减轻 5 kg。诊断免疫性溶血性贫血,入院后积极行完善相关检查,对症治疗。

医嘱用药:注射用甲泼尼龙琥珀酸钠,120 mg,每日 1 次,静脉滴注;

碳酸钙 D_3 片,600 mg,一次 1 片,每日 2 次;

醋酸泼尼松片,5 mg,每日 3 次,每次 2 片。

处方评析(建议):重复用药。免疫性溶血性贫血可能需要使用免疫抑制剂或糖皮质激素,醋酸泼尼松片与甲泼尼龙琥珀酸钠同属于糖皮质激素,属于重复用药,建议使用其中一种。

三、再生障碍性贫血

（一）疾病介绍

再生障碍性贫血(aplastic anemia,AA)简称“再障”,是一种由于物理、化学、生物或不明原因引起的骨髓造血干细胞及骨髓微环境受损的骨髓衰竭综合征,以全血细胞减少及其所致的贫血、感染和出血为特征。根据病因分为原发性再障和继发性再障,根据病情轻重和进展情况分为重型(急性)再障和非重型(慢性或轻型)再障。

1. 临床表现

① 贫血:面色苍白、乏力、头昏及心悸。重型再障(SAA)起病急,贫血重。② 出血:表现为皮肤、黏膜出血;月经过多;SAA出血症状严重,可致死。③ 感染:重型再障感染凶险,严重者可因败血症而死亡,一般常规治疗效果不佳。④ 肝、脾、淋巴结一般不增大。

2. 实验室和其他辅助检查

(1) 外周血常规　至少符合以下两项:① 血红蛋白(Hb)<100 g/L,且Ret计数降低。② 血小板(PLT)$<100\times10^9$/L。③ 中性粒细胞(ANC)$<1.5\times10^9$/L。

(2) 骨髓　增生减低或重度减低,巨核细胞明显减少或缺如。骨髓小粒空虚,非造血细胞及脂肪细胞增多。骨髓活检显示造血组织均匀减少。

(3) 重型再障(SAA)的诊断还必须符合以下条件　① 血常规至少符合以下两项:ANC$<0.5\times10^9$/L,PLT$<20\times10^9$/L,Ret$<20\times10^9$/L;如ANC$<0.2\times10^9$/L,则为极重型再障(VSAA)。② 骨髓:增生广泛重度降低,造血细胞比例<30%。

3. 诊断

① 全血细胞减少,Ret绝对值减少。② 一般无肝、脾、淋巴结增大。③ 骨髓至少一个部位增生减低或重度减低(如增生活跃,需有巨核细胞明显减少),骨髓小粒非造血细胞增多。④ 能排除其他引起全血细胞减少的疾病。⑤ 一般抗贫血药物治疗无效。

（二）疾病治疗

1. 一般治疗原则

早期诊断,早期治疗,综合治疗,坚持治疗,缓解后维持治疗。去除病因及支持治疗,尽早寻找病因,避免与有害因素进一步接触。贫血患者予输注红细胞悬液治疗,维持血红蛋白大于60 g/L,老年患者血红蛋白大于80 g/L。血小板小于$(10\sim20)\times10^9$/L或有明显出血倾向者应预防性输注血小板。感染是再障常见和严重的并发症,严重时可威胁生命,死亡率较高。感染的风险取决于患者中性粒细胞、单核细胞的数量,以及患者自身的个体差异。再障患者可发生细菌及真菌感染,严重者可发生致命性的曲霉菌感染。重型再障患者应予以保护性隔离,有条件者应入住层流病房;避免出血,防止外伤及剧烈活动;杜绝接触危险因素，包括对骨髓有损伤作用和抑制血小板功能的药物；必要时给予心理护理。欲进行移植及抗胸腺细胞球蛋白（antithymocyte globulin，ATG）/抗淋巴细胞球蛋白（antilymphocyte globulin，ALG）治疗者建议给予预防性抗病毒治疗，如予以阿昔洛韦。骨髓移植后需预防卡氏肺孢菌感染，如用复方磺胺甲唑片，但 ATG/ALG 治疗者不必常规应用。

2．药物治疗方案

（1）药物的选择

① 非重型再障雄激素、环孢素、造血生长因子及中药治疗。

② 重型再障 ATG/ALG、环孢素、大剂量免疫球蛋白。

（2）药物的用法用量及使用疗程

① 雄激素：司坦唑醇每次 2 mg，每日 3 次，口服；十一酸睾酮每次 40 mg，每日 3 次，口服。雄激素需用药 6 个月才能判断疗效，病情缓解后不宜突然停药，需维持治疗，总疗程在 2 年以上，以减少复发。

② 环孢素：3～5 mg/(kg・d)分 2 次口服。治疗宜维持 1 年以上，待达到最大疗效后再缓慢逐渐减量，直至停药。环孢素治疗再障的效果与血药浓度具有相关性。目前确切有效血药浓度并不明确，有效血药浓度窗较大，一般目标血药浓度（谷浓度）为成人 150～250 ng/mL，儿童 100～150 ng/mL。鉴于肾毒性和高血压的风险，建议老年再障患者的环孢素治疗血药谷浓度在 100～150 ng/mL。环孢素起效较慢，一般需要 3 个月甚至更长时间才会出现疗效；疗程较长，减量过快会显著增加复发风险，因此推荐达到最大疗效后，在减药之前继续服用至少 12 个月，再缓慢减量，如每 3 个月减少 25 mg。缓解常为持续性，但部分患者停药后可复发，复发后再度应用环孢素大多数仍有效。

③ ATG/ALG：用量根据厂家和免疫动物来源不同，一般来源于马和猪的 ATG 用量 12～20 mg/(kg・d)，来源于兔的用量为 3～5 mg/(kg・d)，连用 5 天。免疫抑制治疗后可能出现复发。ATG/ALG 第一次治疗无效或是复发患者推荐第二次使用，多数患者 3 个月以上才显示疗效，因此两次给药间隔一般应至少 3 个月，30%～60%的患者第二次治疗后有效。

④ 其他：G-CSF：5～10 μg/(kg・d)，皮下注射；EPO：100～150 U/(kg・d)，皮下注射；免疫球蛋白：0.4～1 g/(kg・d)静脉点滴，连用 3～5 天。

（三）教学案例

患者男性，33 岁，因进行性乏力 1 月伴牙龈出血 2 天至我院就诊。近 1 月前有上呼吸道感染病史，自服抗感染药物后好转。无黑便病史，偶有关节疼痛病史。既往体检无贫血。查体：精神萎靡，神志淡漠，重度贫血貌，巩膜无黄染，肝脾肋下未触及肿大。实验室检查血常规提示：白细胞（WBC）0.33×10^9/L，中性粒细胞 0.11×10^9/L，红细胞（RBC）数量 1.4×10^{12}/L，血红蛋白浓度（HGB）55 g/L，平均红细胞体积（MCV）92 fL，血小板 5×10^9/L，网织红细胞百分比 0.01%。骨髓细胞学提示骨髓增生极度低下。入院后患者体温达 38.3℃，伴咳嗽，肺部 CT 提示双肺炎症。有一胞姐，HLA 配型为完全不相合。

1. 病情评估

该患者存在全血细胞减少,根据骨髓等相关检查,诊断为再生障碍性贫血(SAA)。考虑可能与患者自服的抗感染药物相关,现诱因无针对性治疗,需要对再生障碍性贫血启动治疗,考虑患者为SAA,如有HLA全相合的干细胞供者,可以首先造血干细胞移植,但该患者的胞姐与其HLA配型为完全不相合,则需给予免疫抑制治疗策略。治疗期间患者反复高热,血培养现后提示为肺炎克雷伯杆菌、金黄色葡萄球菌。痰培养提示曲霉菌。给予积极抗感染,同时间断输注红细胞和血小板。患者在1个月后白细胞逐渐恢复,3个月后血红蛋白和血小板逐渐恢复。

2. 药物治疗方案评价

环孢素3～5 mg/(kg·d)分2次口服,维持浓度在200 ng/mL左右;十一酸睾酮,每天3次,每次40 mg。同时配合抗感染和输血治疗。再生障碍性贫血的治疗需要争分夺秒,对于极重型需要积极考虑造血干细胞移植,对于无条件的患者应尽快启动免疫治疗策略。支持治疗是再生障碍性贫血的重要支撑手段,积极抗感染和输注血制品能够有效提升患者的总生存率。

(四) 不合理处方分析

1. 不合理门急诊处方

处方1 患者:女性,年龄:35岁。

临床诊断:再生障碍性贫血。

处方用药:布洛芬　　200 mg×10片×1盒,口服,每日3次,每次1片;
　　　　环孢素软胶囊　　50 mg×50粒×2盒,口服,每日1次,每次2粒。

处方评析(建议):

(1) 无适应证用药。布洛芬为非甾体抗炎药,主要用于缓解疼痛、消炎和退烧。然而,对于再生障碍性贫血患者,由于骨髓造血功能低下,血小板数量减少,使用布洛芬等非甾体抗炎药可能会增加出血风险。尤其是在没有明确疼痛或炎症诊断的情况下,无必要使用该药物。

(2) 给药剂量不适宜。环孢素A是一种免疫抑制剂,常用于再生障碍性贫血的治疗,通过抑制T细胞功能,减少造血干细胞的破坏,促进造血功能恢复。然而,处方中的环孢素A剂量偏低,可能无法达到有效的治疗效果。再生障碍性贫血患者的治疗需要个体化,根据病情严重程度和药物反应调整剂量,以确保治疗效果。

处方2 患者:女性,年龄:55岁。

临床诊断:再生障碍性贫血。

处方用药:十一酸睾酮软胶囊　　40 mg×20粒×2盒,口服,每日2次,每次3粒;
　　　　达那唑胶囊　　0.1 g×20粒×2盒,口服,每日2次,每次2粒。

处方评析(建议):重复用药。十一酸睾酮与达那唑同属于雄激素促造血用药,同时使用属于重复用药，建议使用其中一种。

2. 住院患者用药医嘱案例

患者，女性，58岁，因"3个月余前无明显诱因下出现乏力、全身陈旧瘀点"就诊。既往无冠心病病史、糖尿病病史，否认肝炎、结核等传染病史，无药物过敏史、食物过敏史，无手术外伤史和输血史。有高血压病史。体格检查：T 37.4 ℃，P 89次/分，R 17次/分，BP 120/70 mmHg，身高149 cm，体重55 kg。贫血貌，神志清醒，呼吸平稳，对答切题，口齿清晰。全身皮肤黏膜无黄染，全身浅表淋巴结无肿大，诊断再生障碍性贫血，入院后积极行完善相关检查，对症治疗。

医嘱用药：十一酸睾酮软胶囊　　　口服，每日2次，每次3粒；
　　　　　环孢素软胶囊　　　　　50 mg 每日1次，每次1粒。

处方评析(建议)：给药剂量不适宜。患者入院复查骨髓常规+活检，提示增生低下，粒系增生明显低下，红系相对比增高，未见巨核细胞，活检提示骨髓增生极度低下(＜10%)，诊断再生障碍性贫血，使用免疫抑制剂环孢素，通过抑制T细胞功能，减少造血干细胞的破坏，促进造血功能恢复，50 mg 每日1次，剂量较低，达不到治疗效果，建议100 mg 每日2次使用。

第三节　血　友　病

一、疾病介绍

血友病是由于先天性血浆凝血因子缺乏或功能缺陷致血浆凝血活酶生成障碍而引起的一组伴性遗传性出血性疾病，绝大多数血友病为男性患者。自幼起病，表现为关节和内脏出血。血友病分为由于凝血因子Ⅷ(FⅧ)缺乏造成的血友病A和凝血因子Ⅸ(FⅨ)缺乏造成的血友病B。根据患者血浆凝血因子活性的高低可将患者分为轻、中、重型。我国血友病中以血友病A常见，约占血友病总数的80%。

(一) 临床表现

血友病的出血表现一般自幼出现，绝大多数为男性患者，多有明确的家族史，符合伴性隐性遗传规律。女性纯合子型血友病可发病，但极少见。多为自发性出血或轻度创伤后出血不止，常表现为软组织或深部肌肉内血肿，负重关节(如膝、踝关节等)可反复出血最终引起关节肿胀、僵硬、畸形。出血严重程度与相关凝血因子的缺乏程度相关。

深部血肿可压迫周围神经和血管，导致局部麻痹疼痛、缺血或瘀血、水肿和肌肉萎缩；咽喉部血肿有窒息风险；输尿管受压可致排尿困难。颅内出血是血友病患者的重要致死原因外伤是其常见诱发因素。

（二）实验室和其他辅助检查

① 凝血时间（试管法）重型延长；中型可正常；轻型、亚临床型正常。② 血友病 A 患者，凝血活酶时间（APTT）重型明显延长，能被正常新鲜及吸附血浆纠正；轻型稍延长或正常；亚临床型正常。血友病 B 患者，APTT 延长能被正常血清纠正，但不被正常吸附血浆纠正；轻型和亚临床型正常。③ 血小板计数、出血时间、血块收缩正常。④ PT 正常。⑤ Ⅷ因子促凝活性（FⅧ：C）、Ⅸ因子促凝活性（FⅨ：C）减低或极低。⑥ vWF：Ag 测定：血友病 A 患者 vWF：Ag 正常而 FⅧ：C/vWF：Ag 明显降低。诊断后尚需根据严重程度进一步分型，见表 17-1。

表 17-1　血友病严重程度分型及临床出血特点

分型	FⅧ：C 或 FⅨ：C	临床出血特点
重型	＜1%	关节、肌肉、深部组织出血，关节畸形，假肿瘤
中型	2%～5%	可有关节、肌肉、深部组织出血，关节畸形，但较轻
轻型	6%～25%	关节、肌肉出血很少，无关节畸形
亚临床型	26%～45%	仅在严重创伤或术后出血

（三）诊断

符合 X 连锁隐性遗传规律，具有血友病典型临床表现和实验室检查结果的男性患者可建立诊断。

二、疾病治疗

（一）一般治疗原则

血友病患者的治疗原则是以替代治疗为主的综合治疗，包括早期预防和处理，禁用可能干扰血小板聚集的药物（如阿司匹林等），并进行定期随访。

血友病 A 的替代治疗主要包括 FⅧ血液制品和基因重组的 FⅧ制品。血浆冷沉淀、新鲜血浆和新鲜冰冻血浆均含有 FⅧ，但存在引起抗原-抗体反应的风险、输血相关感染的风险或输注量较大等缺陷。血友病 B 的替代疗法包括凝血酶原复合物和基因重组 FⅨ制品。FⅧ或 FⅨ制品疗效不佳的患者可采用重组 FⅦa 进行旁路治疗。

关节腔反复出血可导致慢性滑膜炎并逐步进展为血友病关节炎，最终引起关节残废。这是血友病最常见和最主要的并发症，主要的治疗措施是控制出血次数和出血量，以及治疗慢性滑膜炎。治疗血友病慢性滑膜炎的方法有手术、关节镜、药物等。

其他辅助治疗包括去氨加压素（DDAVP）、抗纤溶药物等，肾上腺皮质激素有助于减轻出血所致的炎症反应、加速血肿吸收，也适用于产生 FⅧ:C 抗体者。

（二）药物治疗方案

（1）凝血因子制品　1 U/kg 的 FⅧ可使体内 FⅧ:C 水平升高 2%，而 1 U/kg 的 FⅨ可使体内 FⅨ水平升高 1%。出血患者须保持 FⅧ:C 或 FⅨ水平在 20%以上，严重出血或行中大型手术者须保持在 40%以上。血友病各种出血替代治疗用量及相应其他治疗见表 17-2。

表 17-2　血友病各种出血替代治疗用量及相应其他治疗

出血表现	血友病 A:输注 FⅧ	血友病 B:输注 FⅨ
关节出血	首次 20～50 U/kg，若尽早治疗，可用 15 U/kg 若出血严重，第 2 日重复输注，然后可 qod，持续 1 周。对于轻、中型血友病，若已知患者对醋酸去氨加压素（DDAVP）有反应，应使用 DDAVP(0.3 μg/kg)代替 FⅧ	首次 30 U/kg，若尽早治疗，可用 20 U/kg，若出血严重，第 2 日重复输注，然后可 qod，持续 1 周
肌肉血肿或严重的皮下血肿	首次 20 U/kg，然后 qod，直至血肿完全吸收	首次 30 U/kg，然后每 2～3 天一次，直至血肿完全吸收
口腔黏膜出血或拔牙	首次 20 U/kg，并加抗纤溶药物	首次 30 U/kg，并加抗纤溶药物抗纤溶药物应在输注凝血酶原复合物 4～6 h 后使用
鼻出血	压迫止血 15～20 min 凡士林纱布填塞 抗纤溶药物 必要时 20 U/kg 输注	压迫止血 15～20 min 凡士林纱布填塞 抗纤溶药物 必要时 30 U/kg 输注
大手术，危及生命的出血（中枢神经系统出血、消化道出血、呼吸 道出血等）	首次 50～75 U/kg，然后 3 U/(kg·h) 维持第 1 日因子水平维持在 100%以上 第 2 日 2～3 U/(kg·h)维持，连续 5～7 天，因子水平维持在 50%以上，继续用药 5～7 天，因子水平维持在 30%左右	首次 80 U/kg，然后 20～40 U/kg，q12h～q24h，因子水平维持>40%，持续 5～7 天，继续用药 5～7 天，因子水平维持在 30%左右
腹膜后/髂腰肌出血	首次 50 U/kg，然后 25 U/kg，q12h，直至症状消失；以后 20 U/kg，qod，10～14 天。在停止治疗前应反复进行放射学评价	首次 80 U/kg，然后 20～40 U/kg，q12h～q24h，直至症状消失；以后 30 U/kg，qod，10～14 天。在停止治疗前应反复进行放射学评价
血尿	卧床休息；补液治疗；若 1～2 天内未能控制出血，20 U/kg 输注；若仍不能控制，HIV 阴性患者可加用泼尼松	卧床休息；补液治疗；若 1～2 天内未能控制出血，30 U/kg 输注；若仍不能控制，HIV 阴性患者可加用泼尼松

（2）去氨加压素（DDAVP）　常用剂量为 0.3 g/kg，每 12 h 1 次。轻型血友病 A 患者且

出血不重时可作为有效的治疗选择。重型血友病患者一般无效。

(3) 抗纤溶药物　口服氨甲环酸每次 0.5～1 g，每天 3～4 次；或氨基己酸 40 mg/kg，每天 4 次。泌尿系出血、休克或肾功能不全时慎用或禁用。

(4) 重组凝血因子Ⅶa　推荐剂量为 90 g/kg，每 2～3 h 静脉推注直至出血停止。

三、教学案例

患者男性，17 周岁，确诊血友病 A，此次系腹痛半天至我院就诊。既往多次输注八因子，伴有双膝关节和双踝关节畸形和活动受限。其胞舅因脑出血死亡。查体：精神萎靡，神志淡漠，轻度贫血貌，巩膜无黄染，肝脾肋下未触及肿大。实验室检查血常规提示：白细胞(WBC) 5.33×10^9/L，血红蛋白浓度(HGB) 65 g/L，血小板 215×10^9/L。APTT 88 s，FⅧ活性 0.5%，FⅧ抑制物浓度为 0。腹部 B 超提示腹腔大量积液(考虑出血)。

(一) 病情评估

该患者诊断为血友病 A 明确，此次腹痛为腹腔出血，且患者因出血量较多，存在出血性贫血。在积极补充凝血因子的基础上予以输血等支持治疗，随后患者腹痛逐渐好转。

(二) 药物治疗方案评价

凝血因子Ⅷ：80 U/kg，每天分 2 次输注。对于血友病 A 的出血有条件可给予预防治疗，如出现突破性出血，需要紧急评估出血部位和出血量，并根据体重予以补充 FⅧ。同时对于长期输注 FⅧ的患者需要监测 FⅧ抑制物水平。

四、不合理处方分析

(一) 不合理门急诊处方

处方 1　患者：男性，年龄：28 岁。

临床诊断：血友病 A 型(凝血因子Ⅷ缺乏)。

处方用药：阿司匹林　　100 mg×30 片×1 盒，口服，每日 1 次，每次 1 片；

凝血酶原复合物　静脉滴注，每周 1 次，剂量未明确。

处方评析(建议)：

(1) 无适应证用药。阿司匹林是一种抗血小板药物，常用于心血管疾病的预防和治疗。然而，对于血友病患者来说，使用阿司匹林可能增加出血的风险，因为该药物会抑制血小板的功能，进而干扰止血过程。血友病患者已经存在凝血障碍，因此应避免使用此类药物。

(2) 给药剂量不明确。凝血酶原复合物是血友病 A 型患者的替代治疗药物，用于补充凝血因子Ⅷ，帮助患者止血。然而，处方中并未明确每次注射的剂量，这使得治疗缺乏准确性和安全性。凝血酶原复合物的剂量应根据患者的体重、出血程度和凝血因子Ⅷ的水平来确定，以确保有效的止血效果并避免过量使用带来的风险。

处方2　患者：男性，年龄：32岁。

临床诊断：血友病B型。

处方用药：人凝血因子Ⅷ　　1200 IU，静脉滴注，一次。

处方评析(建议)：遴选药品不适宜。患者诊断是血友病B型，是由凝血因子Ⅸ缺乏造成，如果使用不补充疗法，应该选用人凝血因子Ⅸ补充，而不是人凝血因子Ⅷ。故应该换用凝血因子Ⅸ。

（二）住院患者用药医嘱案例

患者男性，29岁，病程20余年。病史：患者自述2～3岁开始，反复关节肿胀、疼痛；当地及本院凝血常规提示凝血功能异常，活化部分凝血活酶时间(activatedpartial thromboplastin time，APTT)延长，多次大于70 s。家族史：患者其胞弟、表弟也同样有反复关节肿胀、疼痛病史。体格检查：体重37 kg，生命体征平稳，四肢关节畸形，肌肉萎缩，活动受限，关节肿痛。诊断A型血友病(重型)；血友病性关节炎。入院后积极行完善相关检查，对症治疗。

医嘱用药：人凝血因子Ⅷ　　1000 IU，静脉注射，一次；

　　　　　双氯芬酸钠缓释片　　75 mg，每日一次，口服。

处方评析(建议)：遴选药品不适宜。双氯芬酸钠系非甾体类化合物，通过抑制前列腺素的合成而产生镇痛、抗炎、解热作用。血友病患者已经存在凝血障碍，服用此类药物可能会导致凝血功能出现障碍，从而导致病情加重，因此应避免使用此类药物。

第四节　血液系统恶性肿瘤

一、急性白血病

（一）疾病介绍

白血病(leukemia)是起源于造血干细胞的恶性克隆性疾病，受累细胞(白血病细胞)出现增殖失控、分化障碍、凋亡受阻，大量蓄积于骨髓和其他造血组织，从而抑制骨髓正常造血功能并浸润淋巴结、肝、脾等组织器官。根据白血病细胞的分化程度和自然病程，一般分为急性和慢性两大类。急性白血病(acute leukemia，AL)细胞的分化停滞于早期阶段，多为原始细胞和早期幼稚细胞，病情发展迅速，自然病程仅数月。慢性白血病(chronic leukemia，CL)细胞的分化停滞于晚期阶段多为较成熟细胞或成熟细胞，病情相对缓慢，自然病程可达数年。

根据受累细胞系，AL 分为急性髓细胞性白血病（acute myelogenous leukemia，AML）和急性淋巴细胞白血病（acute lymphoblastic leukemia，ALL）两类，而 CL 则主要分为慢性髓细胞性白血病（chronic myelogenous leukemia，CML）和慢性淋巴细胞白血病（chronic lymphocytic leukemia，CLL）等。

多白血病患者病因不明，可能与发病相关的因素包括物理因素（X 射线、γ 射线等电离辐射）、化学因素（苯、烷化剂等化学药品接触史）、生物因素（人类 T 淋巴细胞病毒Ⅰ型）、遗传因素（Down 综合征、Fanconi 贫血、Bloom 综合征等疾病的患病人群白血病发病率更高）和其他血液病（某些血液病会进展成白血病，如骨髓增生异常综合征、淋巴瘤、多发性骨瘤、阵发性睡眠性血红蛋白尿症等）。

急性白血病分为急性髓细胞白血病（AML）和急性淋巴细胞白血病（ALL）两大类，目前常用的分类方法包括法美英（FAB）分型和 WHO 分型（参照 WHO 2016）。

FAB 分型：AML 分类包括 M_0（急性髓细胞白血病微分化型）、M_1（急性粒细胞白血病未分化型）、M_2（急性粒细胞白血病部分分化型）、M_3（急性早幼粒细胞白血病）、M_4（急性粒-单核细胞白血病）、M_5（急性单核细胞白血病）、M_6（红白血病）、M_7（急性巨核细胞白血病）；ALL 分型包括 L1、L2、L3。急性白血病 2016 年 WHO 分型见表 17-3。

表 17-3　急性白血病 2016 年 WHO 分型

AML 的 WHO 分型	ALL 的 WHO 分型
AML 伴重现型遗传异常	B 淋巴细胞白血病/淋巴瘤
AMLt(8;21)(q22;q22.1)；*RUNX1-RUNX1T1*	B 淋巴细胞白血病/淋巴瘤，NOS
AML 伴 inv(16)(p13.1q22) 或 t(16;16)(p13.1;q22)；*CBFB-MYH11*	B 淋巴细胞白血病/淋巴瘤伴重现性细胞遗传学异常
AML 伴 *PML-RARA*	B 淋巴细胞白血病/淋巴瘤伴 t(9;22)(q34.1;q11.2)；*BCR-ABL1*
AML 伴 t(9;11)(p21.3;q23.3)；*MLLT3-KMT2A*	B 淋巴细胞白血病/淋巴瘤伴 t(v;11q23.3)；*KMT2A* 重组
AML 伴 t(6;9)(p23;q34.1)；*DEK-NUP214*	B 淋巴细胞白血病/淋巴瘤伴 t(12;21)(p13.2;q22.1)；*ETV6-RUNX1*
AML 伴 inv(3)(q21.3q26.2) 或 t(3;3)(q21.3;q26.2)；*GATA2*，*MECOM*	B 淋巴细胞白血病/淋巴瘤伴超二倍体核型
AML(巨核细胞)伴 t(1;22)(p13.3;q13.3)；*RBM15-MKL1*	B 淋巴细胞白血病/淋巴瘤伴亚二倍体核型
暂定分型：AML 伴 *BCR-ABL1*	B 淋巴细胞白血病/淋巴瘤伴 t(5;14)(q31.1;q32.3) *IL3-IGH*

续表

AML 的 WHO 分型	ALL 的 WHO 分型
AML 伴 *NPM1* 突变	B 淋巴细胞白血病/淋巴瘤伴 t(1;19)(q23;p13.3);*TCF3-PBX1*
AML 伴 *CEBPA* 等位基因突变	暂定分型:*BCR-ABL1* 样 B 淋巴细胞白血病/淋巴瘤
暂定分型:AML 伴 *RUNX1* 突变	暂定分型:B 淋巴细胞白血病/淋巴瘤伴 iAMP21
急性髓系白血病伴脊髓发育异常相关改变	T 淋巴细胞白血病/淋巴瘤
治疗相关骨髓肿瘤	暂定分型:早期前 T 细胞淋巴细胞白血病
急性髓系白血病,NOS	暂定分型:自然杀伤(NK)细胞淋巴细胞白血病/淋巴瘤
AML 伴微分化型	
AML 伴未成熟型	
急性粒-单核细胞白血病	
急性单核细胞白血病	
纯红系白血病	
急性巨核细胞白血病	
急性嗜碱性粒细胞性白血病	
急性全髓白血病伴骨髓纤维化	
髓系肉瘤	
唐氏综合征相关性骨髓增生	
一过性骨髓细胞生成异常	
唐氏综合征相关性髓系白血病	

1. 临床表现

(1) 正常骨髓造血功能受抑表现　白血病细胞大量增殖后,抑制了骨髓中正常白细胞、血小板和红细胞的生成,从而引起相关表现,主要包括发热、出血和贫血。

(2) 白血病细胞增殖浸润表现　白血病细胞可累及淋巴结、肝脾、骨骼、关节、口腔、皮肤、中枢神经系统、胸腺及其他部位,引起相应临床症状。白血病细胞聚集于某一部位可形成粒细胞肉瘤,又称绿色瘤,常累及骨膜,尤其是眼眶部,引起眼球突出、复视或失明。

2. 实验室和其他辅助检查

形态学检查是诊断白血病的主要依据,包括外周血和骨髓。现代白血病的治疗策略中,免疫学、细胞遗传学和分子遗传学检查结果对于判断患者预后意义重大。生化检查及心肝肾等脏器的影像学检查有助于总体评价患者的一般情况和化疗的耐受程度。

骨髓检查包括细胞形态学、细胞化学、组织病理学、多参数流式细胞术检测白血病细胞免疫表型、染色体核型分析、分子生物学检测突变、融合基因等。上述检查对白血病的诊断、预后分层、治疗方案选择、病情监测等至关重要。

3．诊断

根据临床表现、血常规和骨髓象特点诊断白血病一般不难，但应尽可能完善初诊患者的MICM检查，综合判断患者预后并制订相应的治疗方案。WHO诊断AML的外周血或骨髓原始细胞下限为20%（即>20%就是AML）。

（二）疾病治疗

1．一般治疗原则

（1）白血病化疗的总体原则　化疗实施的原则为早治、联合、充分、间歇和分阶段。要争取早期诊断，创造条件早期治疗。因为白血病克隆越小，浸润程度越轻，化疗效果越明显，预后也越好。必要时在抗感染和支持治疗的同时，给予化疗。

（2）HSCT在AL治疗中的地位　基于预后危险度的分层治疗是AL现代治疗的基础。异基因造血干细胞移植（allogeneic hematopoietic stem cell transplantation，allo-HSCT）仍是目前治愈大部分AL唯一有效的手段。决定患者是否需要移植的因素还包括白血病细胞对药物的敏感性、复发时间等。

（3）复发/难治型AL的治疗　此类患者仍缺乏有效的治疗方式，总的治疗原则主要包括加大化疗药物剂量、使用无交叉耐药的新药组成的联合化疗方案、造血干细胞移植、使用耐药逆转剂、新的靶向治疗药物或免疫生物治疗等。其中allo-HSCT是目前唯一可能获得长期缓解的治疗措施，移植前通过挽救方案获得缓解有利于提高移植疗效。

（4）老年患者的治疗　大于60岁的AL中，由MDS转化而来、继发于某些理化因素、耐药、重要器官功能不全、不良核型者多见，近30年来疗效未能取得明显进步，治疗更应强调个体化。多数患者化疗需减量用药，有条件的单位应鼓励患者加入临床研究。有HLA相合的同胞供体者可行降低强度预处理的HSCT。

2．药物治疗方案

（1）AML的治疗

① AML（除M_3）的化疗方案

ⅰ．诱导治疗：建议采用标准的诱导缓解方案，即含阿糖胞苷（Ara-C）和蒽环类或蒽醌类药物的方案。者常用诱导化疗方案有：标准剂量（Ara-C）+蒽环类/蒽醌类：Ara-C 100 mg/(m^2·d)×7 d+柔红霉素（DNR）45 mg/(m^2·d)×3 d或去甲氧柔红霉素（IDA）8～12 mg/(m^2·d)×3 d；中、大剂量（Ara-C）+蒽环类/高三尖杉酯碱（HHT）。

诱导治疗亦可采用含Ara-C和HHT[2～2.5 mg/(m^2·d)，共7天，或4 mg/(m^2·d)，共3天]的方案（HA），或以HA+蒽环类药物组成的方案，如HAD（HA+DNR）、HAA[HA+阿柔比星]等。

ⅱ. 诱导治疗失败的患者

标准剂量 Ara-C 诱导治疗组:(a) 大剂量 Ara-C 再诱导;(b) 中剂量 Ara-C 为基础的方案,如 FLAG(氟达拉滨/Ara-C/G-CSF)或联合蒽环类、蒽醌类药物再诱导;(c) 二线药物再诱导治疗;(d) 临床试验;(e) 配型相合的异基因 HSCT(二线方案达 CR 后再移植或直接移植);(f) 无临床试验、等待供体者可行中、大剂量 Ara-C 治疗。

中、大剂量 Ara-C 诱导治疗组:(a) 二线药物再诱导治疗;(b) 临床试验;(c) 异基因 HSCT(二线方案达 CR 后再移植或直接移植)。

ⅲ. AML 患者获 CR 后的治疗:目前主张在 CR 后的治疗以短时间内(4～6 个月)的强烈化疗为主,即给予剂量递增和时间密集的化疗,以根除微小残留白血病。缓解后的治疗有以下方案:(a) 中、大剂量 Ara-C 为基础的化疗方案(可联合蒽环类、蒽醌类、氟达拉滨、鬼臼类或吖啶类等药物);(b) 自体造血干细胞移植(allo-HSCT);(c) 异基因造血干细胞移植(allo-HSCT);(d) 临床试验。缓解后治疗方案和强度主要根据患者的预后因素,特别是白血病细胞的遗传学特征和治疗反应决定。

② M_3 的化疗方案

ⅰ. 诱导治疗:目前 ATRA 联合以蒽环类药物(加或不加砷剂)为主的化疗已经成为新诊断 M_3 患者的标准诱导方案,有助于改善 M_3 的凝血异常,控制白细胞数升高,减少严重出面和维 A 酸综合征的发生率以及减少 M_3 的复发率,使 M_3 的 CR 率提高达到 90%。

低/中危组 (诱导治疗前 WBC$<10\times10^9$/L,低危组 PLT$>40\times10^9$/L;中危组:PLT$<40\times10^9$/L):(a) DATRA + DNR/IDA;(b) ATRA + 亚砷酸(ATO)/口服砷剂 + 蒽环类;(c) ATRA + ATO/口服砷剂。

高危组(诱导治疗前 WBC$>10\times10^9$/L):(a) ATRA + ATO/口服砷剂 + 蒽环类;(b) ATRA + 蒽环类;(c) ATRA + 蒽环类 ± Ara-C。

ⅱ. 缓解后治疗:ATRA 诱导缓解后除非使用巩固强化治疗,否则数周至数月内就会出现复发,而接受 2～3 个疗程的以蒽环类药物为基础的强化治疗可使 90%～99% 的患者 PCR 转阴,这一方法已成为这一阶段治疗的标准方法。对于高危组 M 患者,可增大蒽环类药物的剂量或采取中大剂量 Ara-C 巩固化疗。

ⅲ. 复发/难治性 AML 的化疗方案:难治性 AML 的治疗是一个棘手的问题,目前尚无统一的高效治疗方案。在选择化疗方案时应考虑患者的年龄、全身状况及 CR1 时间(小于或大于 6 个月)等因素:(a) 年龄$<$60 岁、CR1$<$6 个月者可选择中、大剂量 Ara-C 联合 IDA/MTZ/Acla/VP-16 等方案、FLAG 方案、CAG 预激方案、HHT + Ara-C + IDA/DNR/Acla 或进入新药试验;(b) 年龄$>$60 岁或身体状况较差、CR1$<$6 个月者可选择临床试验、支持治疗。6 个月后复发者可再次使用原先有效的方案,但上述治疗方式均无法实现长期无病生存,复发/难治性 AML,唯一有长生存机会的挽救治疗方法是 allo-HSCT。allo-HSCT 是难治性白血病的另一选择,其最大的问题是复发,大多数复发发生于移植后第 1 年内。随造血干细胞移植的发展,新的移植技术不断应用,必将为难治性急性白血病提供更多的治疗选择。

ⅳ. 老年 AML 患者的化疗方案

诱导治疗：临床试验、标准剂量 Ara-C＋蒽环类或 MTZ(即 3＋7 方案，可能需 2 个疗程)、HA 方案、小剂量化疗或支持治疗。如患者年龄 60～75 岁，临床一般情况较差(PS 评分＞2)，建议小剂量化疗或支持治疗。如年龄＞75 岁或有严重非血液学合并症，建议进入临床试验、小剂量化疗或支持治疗。

(2) ALL 的治疗

① 诱导治疗：成人 ALL 的诱导治疗基于长春碱类药物和糖皮质激素，加用蒽环类药物、CTX 和门冬酰胺酶(L-ASP)有助于提高缓解率并延长缓解期，故多药联合化疗已成为主流，但目前尚无统一的用药方案。费城染色体(Ph 染色体)阳性的 ALL(Ph^+-ALL)患者需早期应用联合酪氨酸激酶抑制剂并监测 bcr/abl 融合基因表达水平，以及时做出调整。

② 缓解后治疗：对于大多数成人 ALL 患者，异基因造血干细胞移植是最佳的缓解后治疗方式。在进行移植之前接受中大剂量 Ara-C(1～3 g/m^2)和大剂量 MTX(3～6 g/m^2)巩固化疗有助于控制中枢神经系统白血病(CNSL)，但其伴随的骨髓抑制、感染风险、黏膜毒性和脏器功能损伤必须引起重视。对于不具备移植条件的患者，需定期采用联合化疗方案巩固，但 60%～70%最终复发。Ph^+-ALL 患者需持续应用酪氨酸激酶抑制剂。

③ 挽救治疗：ALL 的挽救治疗原则与 AML 类似，但 CR 率更低。奈拉滨、氯法拉滨单克隆抗体、新一代酪氨酸激酶抑制剂等新药的应用或有望提高 CR 率。CR 后接受异基因移植，仍可获得 4%～29%的长期生存率。对于挽救化疗仍不能获得 CR 的患者，直接进行异基因移植往往是最后的选择，尽管长期生存率仅为 8%～12%。

(三) 教学案例

患者女性，54 岁，2021 年 4 月因“头晕乏力半月”在当地医院就诊，完善骨髓穿刺，细胞学提示急性早幼粒细胞白血病(M_3)可能，为求进一步诊治就诊于我院。初诊时血常规：WBC 1.02×10^9/L，Hb 82 g/L，PLT 59×10^9/L；初诊时 DIC：D-二聚体 11.28，PT、APTT、Fib 均正常。查体：神志清楚，颈部及腹股沟可及数个黄豆大小淋巴结，质韧，无压痛，活动度可。牙龈轻度增生，胸骨轻度压痛，肝脾肋下未及。B 超颈部，颌下，腋窝，腹股沟多发性低回声结节(淋巴结）。我院骨髓细胞学检查：骨髓增生活跃，粒系异常增生，占有核细胞 90.5%，以异常粒细胞(原始或早幼粒细胞)为主，约占 84.5%，其形态特点为胞体大小不等，多呈类圆形，或椭圆形，胞浆量较少，部分胞浆内可见大量细小嗜天青颗粒，部分细胞颗粒不明显，胞核呈圆形或类圆形，易见凹陷，折叠，核质呈微细颗粒状，分布均匀，核仁 1～3 个。化学染色：POX 100%，NAE 阴性。结论：急性髓细胞白血病骨髓象，因细胞形态及化学染色不典型，急性粒细胞白血病及急性早幼粒细胞白血病均不能排除。免疫分型：46.76%细胞(占全部有核细胞)表达 CD117，MPO，CD64，CD9，CD13dim，CD33，CD11c；不表达 CD14，CD15，CD22，CD56，CD7，CD11b，HLA-DR，cCD3，CD38，CD19，CD24，CD34，CD10，为恶性髓系幼稚细胞。不排除 APL 可能。结合外院骨髓穿刺结果，于入院当天(2021-04-22)加用维甲酸口服(20 mg bid)。结合我院骨髓及免疫分型结果，加用三氧化二砷诱导治疗，治疗过程中患者白细胞无上升。随后我院白血病融合基因PML/RARa(－)，停用维甲酸及砷剂，并予以再次复查骨髓，骨髓细胞学检查：骨髓增生极度减低，粒系异常增生，占有核细胞89%，以原始粒细胞样、早幼粒细胞样细胞为主，约占67%，其形态特点为胞体大小不等，多呈类圆形，或椭圆形，胞浆量较少，边缘色较深，少数细胞含嗜天青颗粒，胞核呈圆形或类圆形，易见凹陷，折叠，肾型等，核质呈微细颗粒状，分布均匀，核仁2～5个，核仁周界明显。化学染色：POX颗粒阳性，NAE阴性。结论：结合形态及组化，急性髓细胞白血病骨髓象。免疫分型：62.6%细胞(占全部有核细胞)表达CD117，MPO，CD13part，CD33bri，CD11c；不表达CD64，CD9，HLA-DR，CD15，CD7，CD11B，CD3，CD38，CD19，CD24，CD34，CD11B，cCD79a，CD2，CD4，CD36，CD300e，CD123，为恶性髓系幼稚细胞。24.7%细胞(占全部有核细胞)，表达CD64，CD33bri，MPO，不表达CD34，CD117，CD13，CD38，HLA-DR，CD9，CD123，CD56，CD19，CD7、CD15，CD11B，cCD79a，cCD3，CD24，CD2，CD4，CD36，可疑为异常偏中幼阶段粒细胞或异常幼稚单核细胞；考虑AML可能。行IAG方案化疗，随后预后基因提示NPM1阳性，治疗后患者疾病达完全缓解，随后给与大剂量阿糖胞苷4疗程后停止治疗。

1. 病情评估

该患者诊断诊断早期考虑急性早幼粒细胞白血病，在给予经典的治疗方案后无明显诱导分化结果，同时无典型的低纤维蛋白原和出血倾向，且特征性融合基因PML-RARA基因阴性，在第二次复查骨髓后提示为急性髓系白血病(非M_3)，后续基因结果提示为NPM1阳性。在给予IAG方案诱导治疗后疾病达完全缓解。

2. 药物治疗方案评价

维甲酸：20 mg Bid，砷剂：0.16 mg/kg，静脉滴注，期间监测血常规和凝血象；IAG(IDA：8 mg/m^2，d1～3；阿糖胞苷：10 mg/m^2，q12h，皮下注射，d1～14；G-CSF：300 μg d0开始)。治疗点评：急性早幼粒细胞的初始治疗是关键，尽早启动诱导分化可有效避免DIC，该患者在治疗无反应后基因提示为NPM1阳性的AML，两者在形态上难以区分，治疗初期应以风险较大的APL为重，诊断清楚后及时纠正为蒽环类药物为基础的方案，最终获得疾病缓解。

(四) 不合理处方分析

1. 不合理门急诊处方

处方1　患者：女性，年龄：76岁。

临床诊断：慢性粒单核细胞白血病。

处方用药：维奈克拉片　　　　100 mg×14片×4盒，200 mg，每日1次，口服。

处方评析(建议)：超适应证用药。维奈克拉片说明书阐述了适应证是与阿扎胞苷联用用于治疗因合并症不适合接受强诱导化疗或75岁及75岁以上的新确诊的急性髓系白血病(AML)，患者诊断是慢性粒单核细胞白血病，属于超适应证用药。

处方2　患者：女性，年龄：62岁。

临床诊断：急性髓系白血病。

处方用药：维奈克拉片　　　100 mg×14 片×4 盒，200 mg，每日 1 次，口服；

　　　　　伏立康唑片　　　200 mg×10 片×5 盒，200 mg，每日 2 次，口服。

处方评析（建议）：联合用药不适宜。维奈克拉说明书提示与强效或中效 CYP3A 抑制剂同时使用，会影响其血药浓度，增加暴露量，伏立康唑是强效 CYP3A 抑制剂，故建议避免使用伏立康唑片。

2．住院患者用药医嘱案例

患者女性，75 岁。病区：造血干细胞移植科；诊断：急性髓细胞白血病；脐血移植术后，患者因“确诊急性髓细胞白血病 11 月余”入院，入院后完善相关检查，行地西他滨联合信迪利单抗方案化疗，化疗过程顺利。

医嘱用药：信迪利单抗注射液　200 mg＋氯化钠注射液（0.9%）100 mL st ivgtt。

处方评析（建议）：超适应证用药。信迪利单抗主要用于经典型霍奇金淋巴瘤、Ⅲ～Ⅳ期及复发难治结外 NK/T 细胞淋巴瘤等，无治疗急性髓细胞白血病适应证。

二、多发性骨髓瘤

（一）疾病介绍

多发性骨髓瘤（MM）是浆细胞克隆性增生的恶性肿瘤。骨髓内浆细胞的克隆性增殖，引起溶骨性骨骼破坏，血清中出现单克隆免疫球蛋白，正常的多克隆免疫球蛋白合成受抑，尿内出现本周蛋白，最后导致贫血和肾功能损害。

病因尚不清楚，可能与电离辐射、化学毒物、遗传倾向、长期抗原刺激和某些病毒感染有关。在致病因子作用下，当某一株浆细胞前体细胞发生恶性克隆性增生，产生大量结构均一的免疫球蛋白或其多肽链亚单位，即为 M 蛋白。不同浆细胞病的 M 蛋白性质不完全相同。M 蛋白可以是某一种类型的完整免疫球蛋白，也可以是仅为免疫球蛋白的部分结构片段，如游离的轻链或重链。由于恶性浆细胞的大量增生，导致正常浆细胞的增生受到抑制，故正常免疫球蛋白合成减少。

1．临床表现

部分患者诊断时无症状，体检时发现轻度贫血、球蛋白增高以及血沉增快。典型的 MM 症状及体征主要有骨痛、贫血以及出血倾向、发热、肾功能不全表现。此外，可有高钙血症状、高黏滞综合征、神经病变以及淀粉样变性的表现。患者由于骨痛常去骨科、康复科或风湿科就诊，常误诊为结核骨关节病和腰肌劳损等。部分患者因肾功能不全到肾科就诊。骨痛是 MM 患者最常见的早期症状，见于 80% 的初诊病例。2/3 的患者可发生病理性骨折。贫血见于 3/4 患者，多为轻、中度贫血。有 25%～50% 的患者出现肾脏改变，超过 80% 的患者有肾脏病理改变。

2. 实验室和其他辅助检查

实验室检查可见蛋白尿、血尿、管型尿、血清肌酐和尿素氮升高。少数患者可因肾衰竭就诊检查而发现MM。高钙血症发生率为10%～30%，表现为头痛、嗜睡、恶心、呕吐、烦躁，严重者出现心律失常、昏迷甚至死亡。MM出血症状一般较轻，常见为皮肤紫癜、牙龈出血、鼻出血。高黏滞血症可表现为头痛、头晕、耳鸣、视力障碍、肢体麻木等。淀粉样变性可累及体内多个器官和组织。心脏是最常见的累及器官，导致心肌肥厚、心脏扩大、心律失常以及难治性心力衰竭。胃肠道受累可表现为腹泻、便秘、营养吸收不良。淀粉样物质沉积于腕部屈肌的肌腱附近，影响正中神经，发生腕管综合征。其他累及的常见部位有舌、腮腺、肝、脾、淋巴结等。神经系统症状表现多样，常见有神经根痛、感觉失、括约肌功能障碍甚至截瘫。

辅助检查：① 血常规：中到重度贫血，常为正细胞正色素性贫血，红细胞呈缗钱状排列。白细胞和血小板正常或轻度减低。② 骨髓：多呈增生性骨髓象，浆细胞异常增生，骨髓瘤细胞占有核细胞数的15%以上。骨髓瘤细胞呈灶性分布，往往需多部位穿刺。③ 血清和尿液M蛋白检测：血清中IgG＞35 g/L、IA＞20 g/L、IgD＞2 g/L、IgE＞2 g/L、IgM＞15 g/L或尿中轻链（本周蛋白）＞1.0 g/24 h。④ 影像学检查：溶骨病变或广泛骨质疏松。⑤ 血清β_2-微球蛋白：常高于正常，与全身MM细胞总数有显著相关性。

3. 诊断

根据临床症状、体征及辅助检查，MM分为孤立性浆细胞瘤、冒烟型（无症状性）MM、活动性（有症状性）MM。

（1）国内诊断标准：① 骨髓活检和穿刺涂片可见MM细胞一般＞15%；② 血清和尿免疫电泳异常增高的M蛋白：IgG＞35 g/L、IgA＞20 g/L、IgD＞2 g/L、IgE＞2 g/L、IgM＞15 g/L还是尿本周蛋白＞1.0 g/24 h；③ MRI、CT PET-CT和X线等检查表现为骨质疏松、溶骨性损害和病理性骨折等。符合上述3项或符合1+2或1+3项，即可诊断为MM。但诊断IgM型MM必须具备第3项；需进一步鉴别是不合成型还是合成而不分泌型，只有1和3项者属不分泌型MM；对仅有1和2项者（尤其骨髓中无原始、幼稚浆细胞者），需排除反应性浆细胞增多和意义未明的单克隆免疫球蛋白血症（mgUS）。

（2）分型

依照M蛋白类型分为：IgG型、IgA型、IgD型、IgM型、IgE型、轻链型、双克隆型以及不分泌型。进一步可根据M蛋白的轻链型别分为kappa（κ）型和lamda（λ）型。其中部分罕见类型临床特点如下：

① IgD型骨髓瘤：1%～8%，我国患者发病率略高于国外报道，具有发病年龄小、起病重，合并髓外浸润、肾功能不全、淀粉样变性等临床特征，95%为IgD lamda型。常规免疫固定电泳鉴定为轻链型时需警惕IgD型，疗效评估需要依赖IgD定量检测及血清游离轻链。

② IgM型骨髓瘤：占MM不到0.5%，中位年龄为65岁。临床症状与非IgM骨髓瘤类似，常伴高黏滞血症、获得性血管性血友病。需与华氏巨球蛋白血症（WM）及其他可分泌

IgM 的淋巴瘤鉴别。常见的染色体细胞遗传学表现为 t(11;14)，常有 cyclin D1 的表达，无 MYD88 L265P 基因突变。

③ IgE 型 MM：极罕见类型。IgE kappa 型多见，常伴 t(11;14)，常转化为浆细胞白血病，预后较差。

④ 双克隆型骨髓瘤：较为罕见，仅占<1%，表现出两种不同的单克隆蛋白，包括不同的重链、不同轻链等表现。

⑤ 不分泌型骨髓瘤：血清和尿液免疫固定电泳单克隆免疫球蛋白呈阴性，但克隆性骨髓浆细胞比例≥10%。常以骨破坏起病。

⑥ 寡分泌型 MM：血尿中 M 蛋白鉴定阳性，但是 M 蛋白量小于可测量范围[血清 M 蛋白量<10g/L、尿轻链<200 mg/24h、受累血清游离轻链(FLC)<100 mg/L]。

(3) 分期

① Durie-Salmon 分期系统

Ⅰ期(骨髓瘤细胞数<$0.6\times10^{12}/m^2$ 体表面积)：符合下列 4 项条件：(a) Hb>100 g/L；(b) 血清钙正常；(c) 骨骼 X 线正常或只有孤立性溶骨病变；(d) M 蛋白成率低(IgG<50 g/L、IgA<30 g/L、尿中本周蛋白<4 g/24 h)。

Ⅱ期(骨髓瘤细胞数为$(0.6\sim1.2)\times10^{12}/m^2$ 体表面积)：介于Ⅰ期和Ⅱ期之间。

Ⅲ期(骨髓瘤细胞数>$1.2\times10^{12}/m^2$ 体表面积)：符合下列至少任何一项：(a) Hb<85 g/L；(b) 血清钙>2.98 mmol/L；(c) 骨骼 X 线多处进展性溶骨损害；(d) M 蛋白合成率高(IgG>70 g/L、IgA>50 g/L、尿中本周蛋白>12 g/24 h)。

此外，每期又根据血清肌酐水平分为 A 亚型(肌酐<177 μmol/L)与 B 亚型(肌酐>177 μmol/L)。

② 国际分期体系(ISS)及修订的国际分期体系(R-ISS)见表 17-4。

表 17-4 国际分期体系(ISS)及修订的国际分期体系(R-ISS)

分期	ISS 的标准	R-ISS 的标准
Ⅰ期	β_2-MG<3.5 mg/L 和白蛋白≥35 g/L	ISS Ⅰ期和非细胞遗传学高危患者同时 LDH 正常水平
Ⅱ期	不符合Ⅰ和Ⅲ期的所有患者	不符合 R-ISS Ⅰ和Ⅲ期的所有患者
Ⅲ期	β_2-MG>5.5 mg/L	ISS Ⅲ期同时细胞遗传学高危患者或者 LDH 高于正常水平

注：β_2-MG 为 β_2 微球蛋白；细胞遗传学高危指间期荧光原位杂交检出 del(17p)，t(4;14)，t(14;16)。

(二) 疾病治疗

1. 一般治疗原则

(1) 对无症状、无骨损害、无进展证据的冒烟型 MM 患者暂不治疗，每 3～6 个月随访检查 1 次，至病情进展、出现症状时开始治疗。随访内容包括：血常规、血清肌酐、白蛋白、乳酸脱氢酶(LDH)血清钙、$β_2$-MG、免疫球蛋白、血尿免疫固定电泳、血清蛋白电泳、血清游离轻链和 24 h 尿蛋白等。

(2) 复发多发性骨髓瘤的治疗：

① 首次复发：治疗目标是获得最大程度的缓解，延长无进展生存(PFS)期。尽可能选用含蛋白酶体抑制剂(卡非佐米、伊沙佐米、硼替佐米)、免疫调节剂(泊马度胺、来那度胺)、达雷妥尤单抗以及核输出蛋白抑制剂(塞利尼索)等的 3～4 种药联合化疗。再次获得 PR 及以上疗效且有冻存自体干细胞者，可进行挽救性 ASCT。

② 多线复发：以提高患者的生活质量为主要治疗目标，在此基础上尽可能获得最大程度缓解。应考虑使用含蛋白酶体抑制剂、免疫调节剂、达雷妥尤单抗以及核输出蛋白抑制剂、细胞毒药物等的 2～4 种药联合化疗。

③ 侵袭/症状性复发与生化复发：侵袭性复发及症状性复发的患者应该启动治疗。对于无症状的生化复发患者，受累球蛋白上升速度缓慢，仅需观察，建议 3 个月随访 1 次；这些患者如果出现单克隆球蛋白增速加快(如 3 个月内增加 1 倍)时，才应该开始治疗。

④ 复发后再诱导治疗方案，建议换用不同作用机制的药物或者新一代药物联合化疗。根据患者对来那度胺或硼替佐米的耐药性选择合适的联合化疗方案。对于伴有浆细胞瘤的复发患者，使用含细胞毒药物的多药联合方案。选择含达雷妥尤单抗治疗方案的患者，用药前应完成血型检测；与输血科充分沟通；输血科备案患者信息，如患者输血，需使用专用试剂配血。

⑤ 再诱导治疗后，如果有效，建议持续治疗直至疾病进展或不可耐受的毒副作用。

2. 药物治疗方案

(1) 适于移植患者的诱导治疗可选下述方案：

硼替佐米/地塞米松(Vd)；

来那度胺/地塞米松(Rd)；

来那度胺/硼替佐米/地塞米松(RVd)；

硼替佐米/阿霉素/地塞米松(VAd)；

硼替佐米/环磷酰胺/地塞米松(VCd)；

硼替佐米/沙利度胺/地塞米松(VTd)；

沙利度胺/阿霉素/地塞米松(TAd)；

沙利度胺/环磷酰胺/地塞米松(TCd)；

来那度胺/环磷酰胺/地塞米松(RCd)。

(2) 不适合移植患者的初始诱导方案，除以上方案外尚可选用以下方案：

马法兰/醋酸泼尼松/硼替佐米(VMP)；

马法兰/醋酸泼尼松/沙利度胺(MPT)；

达雷妥尤单抗/马法兰/醋酸泼尼松/硼替佐米(Dara-VMP)；

达雷妥尤单抗/来那度胺/地塞米松(DRd)。

(3) 复发患者可使用的方案首先推荐进入适合的临床试验，尚可选用以下方案：

① 嵌合抗原受体T细胞(CAR-T)(临床试验、研究者发起的研究)。

② 地塞米松/环磷酰胺/依托泊苷/顺铂±硼替佐米(dCEP±V)。

③ 地塞米松/沙利度胺/顺铂/阿霉素/环磷酰胺/依托泊苷±硼替佐米(dT-PACE±V)。

④ 条件合适者进行自体或异基因造血干细胞移植。

(三) 教学案例

患者男性，57岁，患者于2014年8月无明显诱因出现腰痛，呈持续性，活动后加重，在当地医院行X线、MRI检查，诊断为老年性骨质疏松，L_2、L_3椎体压缩性骨折(OVCFs)。同年9月于当地医院行PKP，术后疼痛缓解。2015年4月再次出现胸背部疼痛，性质同前，X线检查示T_6、T_7 OVCFs，分别行T_6、T_7 PKP，术后症状缓解。二次术后1个月胸背部疼痛再次出现，诊断为T_8椎体压缩骨折行第3次PKP，术后症状再次减轻。三次术后1个月，再次以症状复发就诊于当地医院，X线、MRI示T_9 OVCFs，第4次行T_9 PKP，此次术后症状减轻不明显。2015年7月再次出现症状加重，X线、MRI提示T_3、T_{11}压缩性骨折，患者要求再次进行PKP。在第4次PKP术中取活检，见少量造血细胞及增生的浆细胞样细胞。实验室检查：ALB 32.30 g/L，GLB 82.50 g/L、Hb 79 g/L、ESR 140 mm/h、CRP 9.30 mg/L、ALP 100 U/L、Ca 2.29 mmol/L、PHOS 1.27 mmol/L、血IgG 58.10 g/L，血κ轻链23.9 g/L，血λ轻链<0.14 g/L，尿κ轻链3230 mg/L，尿λ轻链12.9 mg/L，尿κ/λ比值250.39，血β_2-MG 12.8 mg/L。骨髓穿刺结果：幼稚浆细胞13.5%，流式细胞学为单克隆浆细胞。免疫固定电泳IgG-kappa阳性，IgG 6760 mg/dL，尿kappa 8.036 g/24 h。患者诊断为多发性骨髓瘤，给予VRD方案治疗4疗程后达CR，随后接受自体造血干细胞移植，后给予R方案维持治疗。

1. 病情评估

该患者多次反复压缩性骨折，应高度考虑是否存在诱导骨折的因素。多发性骨髓瘤的治疗分为诱导治疗和维持治疗。患者在达到缓解状态后进行了自体造血干细胞移植，术后使用免疫调节剂维持，获得了较好的长期生存。

2. 药物治疗方案评价

VRD(硼替佐米：1.3 mg/m^2，d1，4，8，11；来那度胺：25 mg d1～28；地塞米松：40 mg，d1，4，8，11)。治疗点评：多发性骨髓瘤的治疗方案有很多，其中多药联合是优于单药的，但在维持阶段的治疗需要进行危险度分层，低中危可以单药或两药维持，高危患者推荐以硼替佐米联合免疫调节剂的三药方案进行维持。

(四) 不合理处方分析

1. 不合理门急诊处方

处方1 患者：男性，年龄：65岁。

临床诊断：多发性骨髓瘤、高血压。

处方用药：来那度胺胶囊　　25 mg/粒，每日 1 次，每次 1 片，服用 3 周；

　　　　　地塞米松片　　40 mg/d，口服，d1，d8，d15，d22。

处方评析（建议）：用药剂量不适宜。患者有高血压史，使用大剂量激素会导致类固醇性糖尿病、高血压加重，建议地塞米松需减量至 20 mg/d。

处方 2　患者：男性，年龄：53 岁。

临床诊断：多发性骨髓瘤。

处方用药：来那度胺胶囊　　25 mg/粒，每日 1 次，每次 1 片，服用 3 周；

　　　　　阿司匹林肠溶片　　0.1 g/片，每日 2 次，每次 1 片。

处方评析（建议）：给药频次不适宜。患者服用来那度胺，有引起血栓形成的风险，可采用阿司匹林预防，预防用药为每日 1 次。

2. 住院患者用药医嘱案例

患者女性，71 岁，主诉：腰背酸痛伴全身乏力 2 月余。

现病史：患者近 2 月无明显诱因出现腰背部酸痛，伴全身乏力，未引起重视，3 天前感冒到社区医院就诊，查血常规发现白细胞 4.9×10^9/L、血红蛋白 86 g/L、血小板 70×10^9/L、血肌酐 270 μmol/L。前来就诊。门诊查血清球蛋白 60 g/L、IgG 39 g/L，血清蛋白电泳 M 蛋白阳性。诊断为"恶性浆细胞病"，收入病房进一步诊治。既往史：有冠心病史 8 余年。无外伤及手术史。

医嘱用药：唑来膦酸钠注射液 4 mg + 0.9%氯化钠注射液 250 mL，静脉滴注，静滴超过 15 min；硼替佐米 1.3 mg/m^2 + 0.9%氯化钠注射液 5 mL，静脉注射，第 1、4、8、11 天；地塞米松注射液 40 mg + 0.9%氯化钠注射液 100 mL，静脉滴注，每天 1 次，第 1～4 天。

处方评析（建议）：遴选药品不适宜。双磷酸盐不良反应有肾毒性，患者肌酐 270 μmol/L，肌酐清除率<30 mL/min，不推荐使用三代双磷酸盐，建议使用一代双磷酸盐，或者地舒单抗。

三、淋巴瘤

（一）疾病介绍

淋巴瘤（lymphoma），又称恶性淋巴瘤（malignant lymphoma），是一组发于淋巴结和（或）其他淋巴组织的恶性肿瘤。根据组织病理学特征将淋巴瘤分为霍奇金淋巴瘤（hodgkin lymphoma，HL）和非霍奇金淋巴瘤（non-hodgkin lymphoma，NHL）两大类。

淋巴瘤发病一般男性较女性多见，发病随着年龄的增加而增加，在不同国家淋巴瘤的发病率存在差异。我国淋巴瘤的发病率明显低于欧美各国及日本。不同地区淋巴瘤的亚型分布也存在差异，HL 的发病率以欧美最高，东亚的发病率较低。我国 HL 占淋巴瘤的 9%，与国外占 25%有显著不同。美国滤泡性淋巴瘤约占 NHL 的 30%，但在许多发展中国家相对较少见。伯基特淋巴瘤最常见于赤道非洲国家。T 细胞白血病/淋巴瘤最常见于日本西南部、美国东南部、南美东北部和加勒比盆地。

1. 临床表现

(1) 淋巴结肿大

为最常见的首发临床表现，大多数为无痛性淋巴结进行性肿大，可发生在颈部、锁骨上、腋下及腹股沟等浅表部位。肿大的淋巴结可以活动，也可互相粘连，融合成块，触诊有软骨样感觉。少数患者仅有深部淋巴结肿大，表现为纵隔或后腹膜肿块。

(2) 全身症状

发热、消瘦、盗汗是淋巴瘤常见的晚期临床症状，但部分患者也可以原因不明的持续发热为首发表现。约1/6的HL患者出现周期性发热，表现为有规律的高热数天后体温恢复至正常或低于正常，维持数天后再次发热。皮肤瘙痒可以是淋巴瘤患者早期就诊时的唯一症状，也可以出现在疾病的其他阶段。

(3) 淋巴结外器官受累表现

HL累及淋巴结外器官较NHL相对少见。NHL几乎可以累及全身任何器官而出现相应症状，如累及中枢神经系统可出现相应的神经症状，肺黏相关淋巴组织淋巴瘤出现胸闷、气短，胃淋巴瘤出现恶心和上腹部疼痛，小肠淋巴瘤出现小肠梗阻，皮肤淋巴瘤所致的皮肤损害等。骨髓受累及可致全血细胞减少，表现为贫血、感染和出血。淋巴瘤也可并发各种免疫异常，如自身免疫性溶血性贫血和免疫性血小板减少性紫癜等。此外，患者可因淋巴瘤压迫或浸润相邻器官出现上腔静脉综合征、脊髓压迫症、肠梗阻以及肾功能不全等临床表现。

(4) 肝脾大

约30%患者脾脏病变。肝大占10%左右，肝侵犯主要来自脾脏转移，为血源性播散，见于晚期患者。肝脾大不能作为受累证据，需剖腹探查或活检才能诊断。严重者可发生黄疸、腹水、肝衰竭。

2. 实验室和其他辅助检查

(1) 病理活组织检查

活检标本进行病理学和免疫标志检查是确诊淋巴瘤的基本方法。活检操作应选取较大的淋巴结，完整地取出，避免挤压，切开后在玻片上做淋巴结印片，然后置于固定液中。淋巴结印片血常规染色后做细胞形态学检查，固定的淋巴结经切片和HE染色后做组织病理学检查。深部淋巴结可依靠B超或在CT引导下细针穿刺涂片做细胞病理形态学检查，但单纯细针穿刺往往不能确诊；如果只有纵隔淋巴结肿大，最好做纵隔镜活检；也可以考虑做CT引导下的活检。

(2) 血常规

HL患者常有轻到中度贫血，通常发生于疾病晚期，贫血常为慢性病贫血，很少发生溶血性贫血；白细胞可轻度或明显增加，以中性粒细胞增多为主，约1/5的患者嗜酸性粒细胞升高；血细胞减少常见于疾病进展期及淋巴细胞消减型HL患者。12%的初诊患者有骨髓受累。NHL患者多数白细胞计数正常，但部分患者可伴有淋巴细胞绝对或相对增多。病变如累及骨髓可表现为一系或多系血细胞减少。

（3）骨髓

骨髓穿刺涂片及骨髓活检病理学检查发现 RS 细胞是 HL 侵犯骨髓的主要依据。约 20% NHL 患者晚期可发展为淋巴瘤细胞白血病（骨髓淋巴瘤细胞>25%）。

（4）影像学检查

所有患者均应做胸部、腹部和盆腔的 CT 检查，当骨骼或软组织受累及而又需要同时精确判断受累的范围时或静脉应用造影剂有禁忌时进行磁共振检查。PET-CT 用于疾病的分期检查和治疗后残留病灶的检查灵敏度和特异度高于 CT 扫描。PET-CT 最大优点是能够更准确、全面的进行疾病的分期，并且可以在治疗过程中或疗程完成后发现微小残留病灶，为调整治疗方案提供依据，但需要注意的是 PET-CT 扫描判断骨髓是否存在病变时可出现假阳性，这在化疗后骨髓造血恢复或应用造血细胞集落刺激因子时易于出现。在随访过程中，当出现胸腺增生、肉芽肿病或感染性疾病时也可导致 PET-CT 出现假阳性。在大多数情况下，尤其 PET-CT 发现此前 CT 未发现的病灶时，常需要组织活检以进一步确诊。

3．诊断

进行性、无痛性淋巴结肿大要考虑本病，病理组织学检查是最重要的诊断依据。HL 的组织学诊断，必须发现 R-S 细胞。值得注意的是，R-S 细胞并非 HL 特有，传染性单核细胞增多症、EBV 感染、使用苯妥英钠后等亦可能出现 R-S 细胞。NHL 的病理特点为：正常淋巴结结构消失，为肿瘤组织所取代；恶性增生的淋巴细胞形态呈异形性，无 R-S 细胞；淋巴结包膜被侵犯。根据临床、组织学特征、免疫表型、染色体核型等可将 NHL 分为不同类型。

（二）疾病治疗

1．一般治疗原则

（1）霍奇金淋巴瘤

霍奇金淋巴瘤的治疗手段包括放射治疗（放疗）、化学治疗（化疗）以及造血干细胞移植三类。一般根据患者的临床分期以及有无 B 症状作为治疗策略的制订原则。由于大多数 HL 预后较好，甚至可以治愈，因此，为提高患者长期生存的生活质量，选择治疗策略时除应考虑患者的近期疗效外，还应考虑最大限度地减少治疗相关的远期并发症。

① ⅠA 期结节性淋巴细胞为主型：可给予受累野或区域放疗。

② 预后好的早期患者：通常给予 2～4 周期 ABVD 方案化疗，达 CR 后，受累野 20～30 Gy 放疗。

③ 预后不良的早期患者：通常给予 4～6 周期 ABVD 方案化疗，后续巩固放疗（受累野或区域放疗 20～36 Gy）。

④ 晚期患者：一般给予 6～8 周期 ABVD 方案化疗，达 CR 后，后续 2 周期 ABVD 方案巩固化疗。伴有巨块病变者给予巩固放疗（受累野或区域放疗 20～36 Gy）。

⑤ 初治联合化疗方案如 ABVD 不能达到 CR 的患者，或 CR 后 12 个月内短期复发病例：选择与原方案无明显交叉耐药的新方案，如 ICE、DHAP、ESHAP、mini-BEAM 等，或选用大剂量化疗联合自体造血干细胞移植。

(2) 非霍奇金淋巴瘤

非霍奇金淋巴瘤的治疗手段也包括放疗、化疗以及造血干细胞移植三类。但NHL因多中心发生的倾向使得临床分期价值和扩野照射的治疗作用不如HL,治疗策略应以化疗为主。NHL的肿瘤的生物学行为在不同的组织学类型之间存在相当显著的差异。除此以外,还与病变的部位、肿块大小及患者的体能状态等有关。有些类型的NHL在确诊后只需要观察而无需治疗,放疗常单独或与化疗联合应用于病灶局限的NHL,有时用于巨块型NHL化疗后的巩固治疗,也可用于淋巴瘤复发部位的照射以缓解症状。

① 低度恶性淋巴瘤:低度恶性淋巴瘤又称为惰性淋巴瘤,Ⅰ期或Ⅱ期患者治疗不宜太积极,可采用观察等待的原则,必要时进行治疗。Ⅲ、Ⅳ期患者以联合化疗为主,多采用COPP或CHOP方案化疗,必要时增加局部放疗。也可用干扰素治疗,或全身低剂量放疗。

② 中度恶性淋巴瘤:

ⅰ. ⅠA、ⅠB、ⅡA期:全淋巴结照射、根治量,加化疗CHOP或BACOP4个周期。

ⅱ. ⅡA、ⅡB期且浸润广泛,化疗2~3个周期后放疗,全淋巴结照射,根治量再化疗(6个周期以上,即达CR后再加2个周期)。

ⅲ. Ⅲ、Ⅳ期以联合化疗为主,必要时加局部放疗。

③ 高度恶性淋巴瘤:积极的全身化疗,必要时加局部放疗。取得CR后及时进行大剂量放化疗联合自体造血干细胞移植或异基因造血干细胞移植。

④ 低、中、高度复发淋巴瘤:增加化疗药物剂量、改变药物种类、选择新化疗药物,造血干细胞移植在难治/复发患者的治疗中占有重要地位。

2. 药物治疗方案

① 霍奇金淋巴瘤常用化疗方案:

ⅰ. ABVD

多柔比星25 mg/m^2,第1、15天。

博莱霉素10 mg/m^2,第1、15天。

长春碱6 mg/m^2,第1、15天。

达卡巴嗪375 mg/m^2,第1、15天。28天为一周期。

ⅱ. BEACOPP

博莱霉素10 mg/m^2,第8天。

依托泊苷100 mg/m^2,第1~3天。

多柔比星25 mg/m^2,第1天。

环磷酰胺650 mg/m^2,第1天。

长春新碱1.4 mg/m^2,第8天。

丙卡巴肼100 mg/m^2,第1~7天。

泼尼松40 mg/m^2,第1~14天。28天为一周期。

ⅲ. IGEV方案

异环磷酰胺2g/m^2,第1~4天(美司钠解救)。

吉西他滨 800 mg/m^2,第 1、4 天。

长春瑞滨 25 mg/m^2,第 1 天。

泼尼松 120 mg,第 1～4 天。

ⅳ. GDPE 方案

吉西他滨 lg/m^2,第 1、8 天。

顺铂 75 mg/m^2,第 1 天。

地塞米松 30 mg,qd,第 1、4 天。

依托泊苷 60 mg/m^2,第 1～4 天。28 天为一周期。

ⅴ. 维布妥昔单抗(brentuximab vedotin,BV)+AVD 方案

维布妥昔单抗(BV)1.2 mg/kg,第 1、15 天。

多柔比星 25 mg/m^2,第 1、15 天。

长春碱 6 mg/m^2,第 1、15 天。达卡巴嗪 375 mg/m^2,第 1、15 天。28 天为一周期。

BEACOPP(增强剂量):博莱霉素 10 mg/m^2,第 8 天。

依托泊苷 200 mg/m^2,第 1～3 天。

多柔比星 35 mg/m^2,第 1 天。

环磷酰胺 1200 mg/m^2,第 1 天。

长春新碱 1.4 mg/m^2,第 8 天。

丙卡巴肼 100 mg/m^2,第 1～7 天。

泼尼松 40 mg/m^2,第 1～14 天。28 天为一周期。

第 8 天起应用 G-CSF 支持治疗。

② 非霍奇金淋巴瘤常用化疗方案:

ⅰ. R-CHOP 方案

环磷酰胺 750 mg/m^2,iv,第 1 天。

多柔比星 50 mg/m^2,iv,第 1 天。

长春新碱(总剂量不超过 2 mg)1.4 mg/m^2,iv,第 1 天。

泼尼松(固定剂量)100 mg, po,第 1～5 天。

利妥昔单抗 375 mg/m^2,iv,第 1 天,每 21 天一个周期。

ⅱ. CVP-R 方案

环磷酰胺 1000 mg/m^2,iv,第 1 天。

长春新碱(总剂量不超过 2 mg)1.4 mg/m^2,iv,第 1 天。

泼尼松(固定剂量)100 mg,po,第 1～5 天。

利妥昔单抗 375 mg/m^2,iv,第 1 天,每 21 天一个周期。

ⅲ. FCR 方案

氟达拉滨 25 mg/m^2,iv,第 1～3 天。

环磷酰胺 250 mg/m^2,iv,第 1～3 天。

利妥昔单抗 375 mg/m^2,iv,第 1 天,每 28 天一个周期。

（三）教学案例

患者女性，56岁，文职人员。2020年10月“发现右下颌包块1月余”就诊口腔科。2020年10月30日在全身麻醉下行颌下肿块切除术，术后病理提示：（右颌下包块）淋巴结弥漫性大B细胞性淋巴瘤（非生发中心来源）。PET-CT：左侧上颌窦及筛窦、右侧上颌窦及邻近鼻腔、甲状腺右叶、周围软组织、右侧咽后、双侧颈部、颌下及锁骨上多发淋巴结FDG代谢增高。骨髓：未见淋巴瘤细胞浸润。染色体：46，XX。诊断为弥漫性大B细胞淋巴瘤（non-GCB亚型）Ann Arbor分期：ⅡA期；IPI：1分（低危）；aaIPI：0分（低危）；NCCN-IPI：1分（低危）。给予R-CHOP方案治疗后评估病情，PET-CT提示甲状腺右叶结节状FDG代谢增高灶，双侧颈部结节状FDG代谢增高灶，与2020年11月13日老片相比，病灶数目减少，符合淋巴瘤治疗后PR改变。患者随后自行停止治疗。2021年8月6日患者再次发现左侧下颌部淋巴结渐肿大，PET-CT提示疾病复发，给予R-GeMOX方案4疗程后病灶有所缩小，疾病评估仍为部分缓解，随后患者再次自行停止治疗。2022年6月患者上臂近腋窝处、右腘窝及左背部各出现一硬结，1 cm左右，触之疼痛。2022年7月1日至我院皮肤科行左背部皮损活切术，术后病理提示弥漫大B细胞淋巴瘤，2022年8月1日予以行淋巴细胞单采，制备CAR-T细胞，期间给予DHAP方案减瘤治疗，2022年9月16日给予FC方案清淋巴细胞处理，2022年9月20日回输CAR-T细胞，回输后1月，PET-CT提示疾病达CR。

1. 病情评估

该患者为侵袭性淋巴瘤，且非正规治疗后多次，经过二线方案治疗后效果欠佳。患者病情逐渐进展为复发难治性淋巴瘤，且有耐药趋势。在多次化疗后患者逐渐出现骨髓抑制情况，不能耐受二线的多药联合化疗，病情更加棘手。这时候只有更换治疗的赛道，从传统的靶向化疗转为细胞治疗，在经过自体淋巴细胞单采，进行CAR-T细胞制备后，患者接受了FC方案的预处理，回输后1月，疾病达CR，期间并未出现CRS。

2. 药物治疗方案评价

R-CHOP方案（环磷酰胺750 mg/m^2，iv，第1天；多柔比星50 mg/m^2，iv，第1天；长春新碱（总剂量不超过2 mg）1.4 mg/m^2，iv，第1天；泼尼松（固定剂量）100 mg，po，第1～5天；利妥昔单抗375 mg/m^2，iv，第1天，每21天一个周期）；FC清淋巴细胞方案（氟达拉滨25 mg/m^2，iv，第1～3天；环磷酰胺300 mg/m^2，iv，第1～3天）。患者化疗顺利，无不良反应出现。弥漫大B细胞淋巴瘤应根据危险度分层进行整体治疗策略的调整，对于高危患者推荐自体造血干细胞移植以延长患者的无疾病缓解状态，对于复发难治性患者，传统药物治疗手段有限，应尝试临床试验或者细胞治疗。

（四）不合理处方分析

1. 不合理门急诊处方

处方1　患者：男性，年龄：45岁。

临床诊断：弥漫大 B 细胞淋巴瘤。

处方用药：奥布替尼片　　50 mg×30 片×2 盒　　150 mg qd。

处方评析(建议)：超适应证用药。奥布替尼说明书适应证：① 既往至少接受过一种治疗的成人套细胞淋巴瘤(MCL)患者。② 既往至少接受过一种治疗的成人慢性淋巴细胞白血病(CLL)/小淋巴细胞淋巴瘤(SLL)患者。弥漫大 B 细胞淋巴瘤不符合适应证。

处方 2　患者：男性，年龄：56 岁。

临床诊断：边缘区淋巴瘤。

处方用药：泽布替尼胶囊　　80 mg×64 粒×2 盒　　160 mg 每日 2 次。

处方评析(建议)：超适应证用药。泽布替尼说明书适应证批准的是：① 既往至少接受过一种治疗的成人套细胞淋巴瘤(MCL)患者。② 既往至少接受过一种治疗的成人慢性淋巴细胞白血病(CLL)/ 小淋巴细胞淋巴瘤(SLL)患者。③ 既往至少接受过一种治疗的成人华氏巨球蛋白血症(WM)患者。患者是边缘区淋巴瘤，属于超适应证用药。建议告知患者超说明书用药。

2. 住院患者用药医嘱案例

患者女性，56 岁，诊断原发中枢神经系统弥漫大 B 细胞淋巴瘤。体格检查心律齐，各瓣膜听诊区未闻及病理性杂音。双肺呼吸音粗，未闻及干湿啰音。腹软，腹部无反跳痛，肝脾肋下未触及。入院后积极行相关检查，按期治疗，既往病史无特殊，个人史无特殊。

医嘱用药：奥妥珠单抗注射液 1000 mg＋0.9%氯化钠注射液 250 mL st ivgtt；

注射用阿糖胞苷 3.2 g＋ 0.9%氯化钠注射液 500 mL q12h ivgtt d1～2。

处方评析(建议)：超适应证用药。奥妥珠单抗适应证是本品与化疗联合，用于初治的Ⅱ期伴有巨大肿块、Ⅲ期或Ⅳ期滤泡性淋巴瘤成人患者，达到至少部分缓解的患者随后用奥妥珠单抗维持治疗。患者诊断弥漫大 B 细胞淋巴瘤，不符合适应证。

参 考 文 献

[1]　孙国平. 临床药物治疗学[M]. 北京：人民卫生出版社，2021.

[2]　姜远英，文爱东. 临床药物治疗学[M]. 4 版. 北京：人民卫生出版社，2018.

[3]　蔡映云，张幸国，胡丽娜. 临床药物治疗学各论[M]. 北京：人民卫生出版社，2015.

[4]　杨宝峰，陈建国. 药理学[M]. 9 版. 北京：人民卫生出版社，2018.

[5]　葛均波，徐永健，王辰. 内科学[M]. 9 版. 北京：人民卫生出版社，2018.

[6]　刘建欣，刘桂玲，李燕燕，等. 中国 2000—2020 年 0～14 岁儿童缺铁性贫血患病率的 Meta 分析[J]. 中国学校卫生，2020，41(12)：6.

[7]　中国营养学会“缺铁性贫血营养防治专家共识”工作组. 缺铁性贫血营养防治专家共识[J]. 营养学报，2019，41(5)：417-426.

[8]　中华医学会血液学分会红细胞疾病(贫血)学组. 中国成人自身免疫性溶血性贫血诊疗指南(2023 年版)[J]. 中华血液学杂志，2023，44(1)：12-18.

[9]　中华医学会血液学分会红细胞疾病(贫血)学组. 再生障碍性贫血诊断与治疗中国指南(2022 年版)

[J].中华血液学杂志,2022,43(11):881-888.

[10] 中华医学会血液学分会血栓与止血学组,中国血友病协作组.血友病治疗中国指南(2020年版)[J].中华血液学杂志,2020,41(4):265-271.

[11] 中华医学会血液学分会白血病淋巴瘤学组.中国成人急性髓系白血病(非急性早幼粒细胞白血病)诊疗指南(2021年版)[J].中华血液学杂志,2021,42(8):617-623.

[12] 中国医师协会血液科医师分会,中华医学会血液学分会.中国多发性骨髓瘤诊治指南(2022年修订)[J].中华内科杂志,2022,61(5):480-487.

[13] 中国抗癌协会淋巴瘤专业委员会.中国淋巴瘤治疗指南(2023年版)[J].中国肿瘤临床与康复,2023,30(1):2-39.

(季　鹏　张旭晗)

第十八章　内分泌及代谢性疾病的药物治疗

第一节　概　　述

内分泌系统是机体的重要调节系统，与神经系统、免疫系统相互协调，发挥调节机体的生长发育及各项代谢、维持机体内环境的稳定、影响行为及控制生殖等作用。内分泌系统疾病可由多种原因引起病理生理改变，主要表现为功能的亢进、减退或正常。机体的代谢主要分为合成代谢和分解代谢。合成代谢指由简单成分合成大分子物质，以维持组织结构和功能；分解代谢指由大分子物质分解成小分子物质，同时为机体提供能量。代谢性疾病是指各种代谢障碍、代谢旺盛等问题引起的疾病，在疾病发生过程中机体的生化代谢会发生明显的变化，且疾病之间存在相互关联、互为因果的关系。内分泌及代谢性疾病包括的疾病数量众多，本章节主要阐述糖尿病、甲状腺功能亢进症、骨质疏松症、痛风等常见疾病的药物治疗。

一、疾病概述

内分泌系统主要由内分泌腺（如垂体、甲状腺、甲状旁腺、肾上腺、性腺等），以及分布于心血管、胃肠、肾、脂肪组织、脑（尤其是下丘脑）的内分泌组织与细胞构成。内分泌系统主要通过激素实现对机体的调节作用，激素主要是由内分泌器官和内分泌组织细胞产生，释放进入血液循环，转运至靶器官或者靶组织，选择性与相应的受体结合进而产生生物学效应。当内分泌系统某些环节功能亢进或减退时，导致激素分泌过多（功能亢进）或过少（功能减退），即可引起内分泌系统疾病。功能亢进最常见的原因是腺体本身的增生或肿瘤，其他原因包括垂体的过度刺激、过多使用外源性激素、组织对激素过度敏感、内分泌腺毁坏导致储存激素的快速释放、机体对某种疾病状态的应激反应导致激素分泌过多等；功能减退的原因包括下丘脑或垂体的刺激不足、周围腺体自身的先天性或获得性疾病、基因缺失或激素分子结构异常、激素受体或周围内分泌组织其他部位的异常等。

随着生活环境和生活习惯的变化，代谢性疾病的患病率在不断增加，我国与欧美国家的疾病谱逐渐趋同，主要是糖尿病、痛风、骨质疏松等。近年来，随着我国人口老龄化和生活方式的变化，糖尿病的患病率逐年攀升，根据国际糖尿病联合会发布的数据，在 2011—2021 年的10年间,我国糖尿病患者人数由0.9亿增加至1.4亿,增幅高达56%,同时尚有大量未诊断的患者。痛风暂时缺乏全国性的流行病学调查数据,参考不同时期、不同区域痛风的患病报告,我国痛风的患病率也是不断升高的。随着人口老龄化趋势的日益加剧,我国骨质疏松症的患病率也是日益增高的,尤其是女性患者众多。综上所述,我国的代谢性疾病患者众多,疾病负担日益沉重,需要加强代谢性疾病的防治工作,降低疾病负担,提高居民健康期望寿命。

二、治疗原则

对于因功能亢进引起的内分泌系统疾病,常见的治疗措施包括:① 手术治疗,对于由肿瘤引起的疾病切除肿瘤,一定程度上达到治愈的目的,对于某些增生引起的疾病也可行手术切除治疗;② 放射治疗,是常见的治疗方案之一,例如甲状腺功能亢进症、某些垂体瘤等可采用放射治疗;③ 药物治疗,可以使用药物抑制激素的合成与释放,如甲巯咪唑、丙硫氧嘧啶、溴隐亭、生长抑素等。对于因功能减退引起的内分泌系统疾病,常见的治疗措施是激素的替代或补充治疗,一般通过药物将相应的激素补充至生理需求量。

对于常见的代谢性疾病除了药物治疗外,还需要配合饮食、运动、手术及预防接种等各种治疗措施:① 饮食治疗:循证医学证据证明,某些不良生活方式与慢性代谢性疾病的关系密切,如体育运动不足、吸烟、酗酒、不健康饮食等,饮食治疗有利于控制体重,减轻代谢系统的负担,纠正已经发生的代谢紊乱,有利于代谢性疾病的预防和治疗;② 运动治疗:依据现有代谢性疾病的诊疗标准或诊疗指南,运动治疗已经是糖尿病、血脂异常、骨质疏松、肥胖、高尿酸血症等代谢性疾病最基本的治疗方法之一;③ 手术治疗:截至目前,手术是能使重度肥胖患者获得比较理想减重的方法,同时能有效预防或治疗相关代谢性疾病的发生,如2型糖尿病;④ 预防接种:主要用于遗传性代谢性疾病的治疗,遗传性代谢性疾病患儿的体内代谢自稳平衡能力低下,轻微的感染都可能使原本脆弱的机体出现代谢紊乱,接种疫苗预防感染有助于降低发病率和病死率,从这个角度来说,接种疫苗对这类患儿十分重要;⑤ 药物治疗:代谢性疾病的治疗药物众多,例如糖尿病的治疗药物包括双胍类、α-糖苷酶抑制剂、钠-葡萄糖共转运蛋白2抑制剂、二肽基肽酶-4抑制剂、胰高糖素样肽-1受体激动剂、胰岛素等,骨质疏松症的治疗药物包括降钙素类、双膦酸盐类、维生素D及其衍生物、甲状旁腺素类似物、核因子-κB受体活化因子配体抑制剂等,痛风的治疗药物包括黄嘌呤氧化酶抑制剂、尿酸重吸收抑制剂、非甾体类抗炎药等。

三、常用药物分类及作用机制

(一)糖尿病

(1)双胍类　主要作用机制是促进外周组织摄取和利用葡萄糖、减少肝糖输出、抑制葡萄糖在肠道吸收、增加靶组织的胰岛素敏感性、提高糖原合成酶活性、抑制胰高血糖素释放等，可能与激活腺苷酸活化的蛋白激酶有关，代表药物是二甲双胍等。

（2）噻唑烷二酮类　选择性激活过氧化物酶体增殖物活化受体 γ，调节胰岛素反应基因的转录，通过改善胰岛素抵抗发挥降低血糖的作用，还可改善脂肪代谢紊乱，代表药物是罗格列酮、吡格列酮等。

（3）磺脲类　与胰岛 β 细胞膜上的磺脲受体结合，阻滞与受体偶联的 ATP 敏感钾通道，阻止 K^+ 外流，使胰岛 β 细胞膜去极化，电压依赖性钙通道开放，促进 Ca^{2+} 内流，促进胰岛素分泌，进而发挥降低血糖的作用，代表药物是格列本脲、格列喹酮、格列吡嗪、格列齐特、格列美脲等。

（4）格列奈类　作用机制与磺脲类相似，主要通过促进胰岛素分泌发挥降低血糖的作用，其作用特点是起效快、维持时间短，更有利于控制餐后血糖，代表药物是瑞格列奈、那格列奈、米格列奈等。

（5）α-糖苷酶抑制剂　抑制小肠 α-葡萄糖苷酶，阻止碳水化合物水解产生葡萄糖，延缓其自小肠吸收，从而降低餐后血糖，代表药物是阿卡波糖、伏格列波糖、米格列醇等。

（6）钠-葡萄糖共转运蛋白 2 抑制剂　主要通过选择性抑制钠-葡萄糖共转运蛋白 2，阻止肾小管对葡萄糖的重吸收，促进尿糖排泄而降低血糖，代表药物是达格列净、恩格列净、卡格列净、艾托格列净、恒格列净等。

（7）二肽基肽酶-4 抑制剂　通过抑制二肽基肽酶-4 的作用减少胰高糖素样肽-1 的降解，提高其血浆含量，进而增加葡萄糖刺激的胰岛素分泌，并可抑制胰高血糖素的分泌，发挥降低血糖的作用，代表药物是西格列汀、沙格列汀、维格列汀、利格列汀、阿格列汀等。

（8）胰高糖素样肽-1 受体激动剂　胰高血糖素样肽-1 是肠道分泌的重要肠促胰素，激动胰高糖素样肽-1 受体发挥促进胰岛素合成与分泌、抑制胰高血糖素分泌、控制食欲、延缓胃排空等作用，达到降低血糖的目的，代表药物是艾塞那肽、利司那肽、洛塞那肽、利拉鲁肽、贝那鲁肽、度拉糖肽、司美格鲁肽等。

（9）胰岛素类　激活靶细胞上胰岛素受体的酪氨酸激酶，通过细胞内信号通路蛋白的级联磷酸化反应产生生物效应，可加速葡萄糖转运和利用，促进糖原合成与贮存，抑制糖原分解和糖异生，促进脂肪合成并抑制其分解，促进氨基酸转运、核酸和蛋白质合成，抑制蛋白质分解等，代表药物是人胰岛素、低精蛋白锌人胰岛素、门冬胰岛素、赖脯胰岛素、甘精胰岛素、地特胰岛素、德谷胰岛素、预混人胰岛素 30R、预混人胰岛素 40R、预混人胰岛素 50R、预混门冬胰岛素 30、预混门冬胰岛素 50、预混赖脯胰岛素 25、预混赖脯胰岛素 50、德谷门冬双胰岛素 70/30 等。

（二）甲状腺功能亢进症

（1）硫脲类　抑制甲状腺内的过氧化物酶，使碘离子不能转化为活性碘，进而妨碍甲状腺激素的合成，但不影响碘离子摄取与已合成的甲状腺激素释放，代表药物是丙硫氧嘧啶（硫氧嘧啶类）、甲巯咪唑和卡比马唑（咪唑类）等。

（2）碘及碘化物　大剂量碘抑制甲状腺激素的释放，拮抗促甲状腺激素（thyroid stimulating hormone，TSH）促进激素释放作用，但大剂量的碘会使甲状腺激素合成的原料增加，加重甲状腺功能亢进症。大剂量碘还能拮抗 TSH 促进腺体增生的作用，使腺体缩小变硬，血管减少，有利于手术进行及减少出血，代表药物是复方碘溶液等。

（3）β-受体阻断药　可以通过阻断β受体改善甲亢所致的心率加快、心收缩力增强等交感神经激活症状，也能抑制外周组织甲状腺素向三碘甲状腺原氨酸的转换，可用于甲亢及甲状腺危象的辅助治疗，代表药物是普萘洛尔、美托洛尔、阿替洛尔等。

（4）锂制剂　可抑制甲状腺激素的分泌，但是不影响甲状腺对碘的摄取，因不良反应较多，主要短期应用于对硫脲类、碘剂过敏的患者，代表药物是碳酸锂。

（三）骨质疏松症

1．骨健康基本补充剂

（1）钙剂　充足的钙剂摄入有利于获得理想峰值骨量、缓解骨丢失、改善骨矿化和维护骨骼健康。应尽可能通过膳食摄入充足的钙，饮食中钙摄入不足时，可给予钙剂补充，代表药物是碳酸钙、醋酸钙、枸橼酸钙、乳酸钙、葡萄糖酸钙等。

（2）维生素 D　充足的维生素 D 可增加肠钙吸收、促进骨骼矿化、保持肌力、改善平衡和降低跌倒风险等，维生素 D 不足可导致继发性甲状旁腺功能亢进，增加骨吸收，从而引起或加重骨质疏松症，代表药物是普通维生素 D。

2．抗骨质疏松症药物

（1）双膦酸盐类　是焦磷酸盐的稳定类似物，其特征为含有 P-C-P 基团，与骨骼羟基磷灰石具有高亲和力，能够特异性结合到骨重建活跃部位，抑制破骨细胞功能，从而抑制骨吸收，不同双膦酸盐抑制骨吸收的效力存在差别，代表药物是阿仑膦酸钠、唑来膦酸、利塞膦酸钠、伊班膦酸钠、米诺膦酸等。

（2）核因子-κB 受体活化因子配体抑制剂　能够抑制核因子-κB 受体活化因子配体与其受体结合，减少破骨细胞形成、功能和存活，从而降低骨吸收、增加骨密度、改善皮质骨和松质骨的强度，降低骨折发生风险，代表药物是地舒单抗等。

（3）降钙素类　是一种钙调节激素，能抑制破骨细胞的生物活性、减少破骨细胞数量，减少骨量丢失并增加骨量，还能有效缓解骨痛，代表药物是依降钙素、鲑降钙素等。

（4）雌激素　绝经后激素治疗能有效减少绝经后妇女骨量丢失，降低椎体、非椎体及髋部骨折的风险，代表药物是雌激素、雌激素与孕激素复合制剂、替勃龙等。

（5）选择性雌激素受体调节剂类　可与雌激素受体结合后，在不同靶组织使雌激素受体空间构象发生改变，从而在不同组织发挥类似或拮抗雌激素的不同生物效应，如在骨骼与雌激素受体结合，发挥类雌激素的作用，抑制骨吸收，增加骨密度，降低椎体和非椎体骨折发生风险，而在乳腺和子宫，药物则发挥拮抗雌激素的作用，因而不刺激乳腺和子宫，能够降低雌激素受体阳性浸润性乳腺癌的发生风险，代表药物是雷洛昔芬等。

（6）甲状旁腺激素类似物　是一种促进骨形成的药物，间断小剂量使用甲状旁腺激素类似物能刺激成骨细胞活性，促进骨形成、增加骨密度、改善骨质量、降低椎体和非椎体骨折风险，代表药物是特立帕肽等。

(7) 活性维生素D及其类似物 维生素D_3经肝、肾羟化后形成活性物质1,25-双羟维生素D，可促进小肠黏膜对钙和磷的吸收，调节PTH分泌及刺激骨细胞的分化，直接参与骨矿物质代谢，代表药物是阿法骨化醇、骨化三醇、艾地骨化醇、帕立骨化醇等。

(8) 维生素K类 四烯甲萘醌是维生素K_2的一种同型物，是γ-羧化酶的辅酶，在γ-羧基谷氨酸的形成中起着重要作用，γ-羧基谷氨酸是骨钙素发挥正常生理功能所必需的，具有提高骨量的作用，代表药物是四烯甲萘醌。

(9) 硬骨抑素单克隆抗体 通过抑制硬骨抑素的活性，拮抗其对骨代谢的负向调节作用，在促进骨形成的同时抑制骨吸收，代表药物是罗莫佐单抗。

（四）痛风

(1) 抑制尿酸生成药物 本类药物为次黄嘌呤的异构体，通过抑制黄嘌呤氧化酶，阻止次黄嘌呤和黄嘌呤代谢为尿酸，减少尿酸生成，使血和尿中的尿酸含量降低到溶解度以下水平，防止尿酸形成结晶沉积在关节及其他组织内，也有助于痛风患者组织内的尿酸结晶重新溶解，代表药物是别嘌呤醇、非布司他等。

(2) 促尿酸排泄药物 本类药物通过竞争性抑制肾小管对有机酸的转运，阻碍肾小管对尿酸的重吸收，促进尿酸排泄，但是排泄的尿酸盐晶体易在尿路沉积，引发肾绞痛和肾功能损害，代表药物是丙磺舒、磺吡酮、苯溴马隆等。

(3) 秋水仙碱 干扰吞噬尿酸盐的中性粒细胞和滑膜细胞的趋化性，抑制急性发作时的粒细胞浸润，从而干扰尿酸盐所致的炎症反应，终止急性发作或防治发作，但不影响血尿酸的水平，代表药物是秋水仙碱。

(4) 非甾体类抗炎药 可抑制环氧合酶，减少痛风性关节炎时前列腺素的合成，发挥镇痛、缓解炎症反应的作用，代表药物是阿司匹林、吲哚美辛、双氯芬酸、塞来昔布、依托考昔等。

(5) 糖皮质激素类 本类药物具有强大的抗炎、抗免疫作用，能缓解痛风引起的炎症反应，代表药物是泼尼松、泼尼松龙、甲泼尼龙、地塞米松、倍他米松等。

(6) 碱化尿液类药物 通过使晨尿pH维持在6.2～6.9，以降低尿酸性肾结石的发生风险，并有利于尿酸性肾结石的溶解，代表药物是碳酸氢钠、枸橼酸制剂等。

第二节 糖 尿 病

一、疾病介绍

糖尿病是以胰岛素分泌绝对或相对不足，或外周组织对胰岛素不敏感，引起以糖代谢紊乱为主，包括脂肪、蛋白质代谢紊乱的一种全身性疾病，主要临床表现为多食、多饮、多尿和体重减轻。根据国际糖尿病联盟 2021 年的统计情况，未来 20 年虽然我国糖尿病患病率增幅会趋于下降，但始终是成人糖尿病患者最多的国家，将带来巨大的医疗支出。目前仍没有根治糖尿病的方法，但是通过药物对糖尿病及其并发症进行合理的治疗，可以延长患者的寿命，提高生活质量和减少医疗费用。

糖尿病主要分为 1 型糖尿病、2 型糖尿病，此外尚有妊娠糖尿病和特殊类型糖尿病，其中以 2 型糖尿病患者最多，约占糖尿病患者的 90%以上。1 型糖尿病是胰岛 β 细胞遭到严重破坏使胰岛素分泌绝对不足所致，其发病机制尚未阐明，可能与遗传、环境、自身免疫等因素相关。2 型糖尿病是始于胰岛素抵抗，使肌肉对周围组织中的葡萄糖吸收和利用减少使得组织对胰岛素反应下降，并可导致餐后持久高血糖，也可能与细胞上胰岛素受体数量减少、受体对胰岛素敏感性下降或胰岛素传递信号及与受体结合的作用减弱有关，部分患者可能同时存在胰岛素抵抗和胰岛素分泌缺陷。

二、疾病治疗

截至目前，糖尿病的病因和发病机制尚未完全阐明，缺乏病因治疗。糖尿病治疗的短期目标是通过控制高血糖和相关代谢紊乱以消除糖尿病症状和防止出现急性严重代谢紊乱，远期目标是通过良好的代谢控制达到预防及(或)延缓糖尿病慢性并发症的发生和发展，维持良好健康和学习、劳动能力，保障儿童生长发育，提高患者的生活质量、降低病死率和延长寿命。糖尿病教育、医学营养治疗、运动治疗、血糖监测和药物治疗是目前公认的糖尿病综合管理要点。

（一）糖尿病教育

糖尿病作为一种慢性病，患者的日常行为和自我管理能力是影响糖尿病控制状况的关键因素之一，糖尿病自我管理教育和支持，可促进患者不断掌握疾病管理所需的知识和技能，对糖尿病患者的临床、心理和社会行为方面都有明确的益处。糖尿病教育的基本内容包括：① 糖尿病的自然进程；② 糖尿病的临床表现；③ 糖尿病的危害及如何防治急慢性并发症；④ 个体化的治疗目标；⑤ 个体化的生活方式干预措施和饮食计划；⑥ 规律运动和运动处方；⑦ 饮食、运动、口服药、胰岛素治疗及规范的胰岛素注射技术；⑧ 血糖测定结果的意义和应采取的干预措施；⑨ 自我血糖监测、尿糖监测(当血糖监测无法实施时)和胰岛素注射等具体操作技巧；⑩ 口腔护理、足部护理、皮肤护理的具体技巧；⑪ 特殊情况应对措施(如疾病、低血糖、应激和手术)；⑫ 糖尿病妇女受孕计划及监护；⑬ 糖尿病患者的社会心理适应；⑭ 糖尿病自我管理的重要性。

（二）医学营养治疗

糖尿病医学营养治疗是临床条件下对糖尿病或糖尿病前期患者的营养问题采取特殊

干预措施，贯穿于患者的全程管理，包括进行个体化营养评估、营养诊断、制定相应营养干预计划，并在一定时期内实施及监测。通过医学营养治疗可以使2型糖尿病患者的糖化血红蛋白降低0.3%～2.0%，对于肥胖的2型糖尿病患者采用强化营养治疗手段可以使部分患者的糖尿病得到缓解，因此医学营养治疗已经成为防治糖尿病及其并发症的重要手段。

（三）运动治疗

运动治疗在2型糖尿病患者的综合管理中占重要地位，科学、规律的运动治疗可以改善糖尿病患者的胰岛素敏感性、改善体成分及生活质量，有助于控制血糖、减少心血管危险因素，经过8周以上规律的运动治疗可以使2型糖尿病患者的糖化血红蛋白降低0.66%，并可以显著降低糖尿病患者的死亡风险。

（四）血糖监测

血糖监测是糖尿病管理中的重要组成部分，其结果有助于评估糖尿病患者糖代谢紊乱的程度，制定合理的降糖方案，同时反映降糖治疗的效果并指导治疗方案的调整。临床上常用的血糖监测方法包括自我血糖监测、动态血糖监测、糖化血清白蛋白监测、糖化血红蛋白监测等，其中自我血糖监测是血糖监测的基本形式，糖化血红蛋白监测是反映长期血糖控制水平的金标准，而动态血糖监测、糖化血清白蛋白监测是上述监测方法的补充。

（五）药物治疗

糖尿病治疗的基础措施包括医学营养治疗和运动治疗，需贯穿于糖尿病治疗的始终，同时结合使用降糖药物等治疗措施。二甲双胍是目前最常用的口服降糖药物，具有良好的降糖作用、多种降糖作用之外的潜在益处、良好的可及性等优点，且不增加低血糖风险。有许多研究结果显示二甲双胍具有心血管获益，因此推荐二甲双胍作为2型糖尿病患者的一线治疗药物，在无禁忌证的情况下，二甲双胍应一直保留在糖尿病的治疗方案中。对于存在使用二甲双胍禁忌证或不耐受二甲双胍的患者，可根据患者实际情况选择磺脲类、α-糖苷酶抑制剂、噻唑烷二酮类、二肽基肽酶-4抑制剂、钠-葡萄糖共转运蛋白2抑制剂、胰高糖素样肽-1受体激动剂等。因为2型糖尿病患者随着病程的不断进展，血糖有逐渐升高的趋势，需要逐渐增加控制血糖的药物。若单药治疗3个月后血糖未达标，则应进行二联治疗。二联治疗的药物可根据患者个体情况进行选择，在二甲双胍的基础上，若患者低血糖发生风险高或发生低血糖的危害大（如驾驶员等），可选用α-糖苷酶抑制剂、噻唑烷二酮类、二肽基肽酶-4抑制剂、钠-葡萄糖共转运蛋白2抑制剂、胰高糖素样肽-1受体激动剂等；若患者有降低体重的需求，可选用钠-葡萄糖共转运蛋白2抑制剂、胰高糖素样肽-1受体激动剂等；若患者糖化血红蛋白离控制目标差距大，可选用磺脲类、胰岛素等。对于新诊断时糖化血红蛋白较高的患者，起始即可以启动二联治疗。二联治疗3个月后血糖未达标，则应进行三联治疗，即在二联治疗的基础上加用一种作用机制不同的降糖药物。对于三联治疗3个月后血糖未达标，则应启动胰岛素治疗方案，如基础胰岛素联合餐时胰岛素或预混胰岛素的多次皮下注射方案，此时应停用磺脲类药物。部分患者在单药或二联治疗时，甚至在新诊断时即存在明显的高血糖症状（糖化血红蛋白≥9.0%或空腹血糖≥11.1 mmol/L）乃至发生酮症酸中毒，可直接给予短期强化胰岛素治疗，包括基础胰岛素加餐时胰岛素、每日多次预混胰岛素或胰岛素泵治疗。

此外，并发症和合并症也是2型糖尿病患者选择降糖药物的重要依据，对于合并动脉粥样硬化性心血管疾病或心血管疾病发生风险高的患者，不论其糖化血红蛋白是否达标，只要没有禁忌证的患者都可在二甲双胍的基础上，加用具有心血管获益的钠-葡萄糖共转运蛋白2抑制剂、胰高糖素样肽-1受体激动剂；对于合并慢性肾脏病或心力衰竭的患者，不论其糖化血红蛋白是否达标，只要没有禁忌证的患者都应在二甲双胍的基础上，加用钠-葡萄糖共转运蛋白2抑制剂；对于合并慢性肾脏病的患者，如果不能使用钠-葡萄糖共转运蛋白2抑制剂，可考虑使用胰高糖素样肽-1受体激动剂。若患者在二甲双胍联合钠-葡萄糖共转运蛋白2抑制剂、胰高糖素样肽-1受体激动剂治疗3个月后，糖化血红蛋白仍不能达标，可启动包括胰岛素在内的联合治疗。

1型糖尿病患者因自身胰岛素分泌绝对缺乏，需要通过外源性胰岛素补充来模拟生理性胰岛素分泌，基础胰岛素联合餐时胰岛素以及持续皮下输注治疗是1型糖尿病首选的治疗方案。基础胰岛素在餐前状态下抑制糖异生和酮体的生成，餐时胰岛素覆盖碳水化合物和其他营养素的摄入引起的血糖升高。

三、临床常用治疗药物方案

（一）双胍类

许多国家和国际组织制定的糖尿病诊治指南中均推荐二甲双胍作为2型糖尿病患者控制高血糖的一线用药和药物联合中的基本用药。二甲双胍在500～2000 mg/d剂量范围内，疗效呈剂量依赖性。除降糖作用外，二甲双胍还可减少肥胖2型糖尿病患者的心血管事件和死亡风险。二甲双胍的主要不良反应为胃肠道反应。

（二）噻唑烷二酮类

噻唑烷二酮类单独使用时不增加低血糖风险，体重增加和水肿是常见的不良反应，这些不良反应在与胰岛素联合使用时表现更加明显。噻唑烷二酮类的使用与骨折和心力衰竭风险增加相关。纽约心脏学会心功能分级Ⅱ级以上活动性肝病或氨基转移酶升高超过正常上限2.5倍、严重骨质疏松和有骨折病史的患者禁用。噻唑烷二酮类的常用剂量及常见不良反应见表18-1。

表 18-1　噻唑烷二酮类的常用剂量及常见不良反应

药品	常用剂量	常见不良反应
罗格列酮	4～8 mg/d	体重增加、水肿、增加骨折和心力衰竭的风险等
吡格列酮	15～45 mg/d	体重增加、水肿、增加骨折和心力衰竭的风险等

（三）磺脲类

磺脲类药物降糖作用明确，但是如果使用不当可导致低血糖，特别是在老年患者和肝、肾功能不全者，磺脲类药物还可导致体重增加。磺脲类的常用剂量及常见不良反应见表 18-2。

表 18-2　磺脲类的常用剂量及常见不良反应

药品	常用剂量	常见不良反应
格列本脲	2.5～15 mg/d	低血糖、体重增加、头晕头痛、皮肤瘙痒、血小板减少、粒细胞缺乏等
格列吡嗪	2.5～30 mg/d	低血糖、体重增加、头晕头痛、皮肤瘙痒、血小板减少、粒细胞缺乏等
格列齐特	80～320 mg/d	低血糖、体重增加、头晕头痛、皮肤瘙痒、血小板减少、粒细胞缺乏等
格列喹酮	30～180 mg/d	低血糖、体重增加、头晕头痛、皮肤瘙痒、血小板减少、粒细胞缺乏等
格列美脲	1～8 mg/d	低血糖、体重增加、头晕头痛、皮肤瘙痒、血小板减少、粒细胞缺乏等
格列吡嗪控释片	5～20 mg/d	低血糖、体重增加、头晕头痛、皮肤瘙痒、血小板减少、粒细胞缺乏等
格列齐特缓释片	30～120 mg/d	低血糖、体重增加、头晕头痛、皮肤瘙痒、血小板减少、粒细胞缺乏等

（四）格列奈类

格列奈类药物主要降低餐后血糖，也有一定的降空腹血糖作用，需在餐前即刻服用，可单独使用或与其他降糖药联合应用（磺脲类除外）。格列奈类药物的常见不良反应是低血糖和体重增加，但低血糖的风险和程度较磺脲类药物轻。格列奈类药物可以在肾功能不全的患者中使用。格列奈类的常用剂量及常见不良反应见表 18-3。

表 18-3　格列奈类的常用剂量及常见不良反应

药　品	常用剂量	常见不良反应
瑞格列奈	1.5～12 mg/d	低血糖、体重增加等
那格列奈	180～360 mg/d	低血糖、体重增加等

（五）α-糖苷酶抑制剂

α-糖苷酶抑制剂适用于以碳水化合物为主要食物成分的餐后血糖升高的患者。推荐患者每日 2～3 次，餐前即刻吞服或与第一口食物一起嚼服。α-糖苷酶抑制剂常见不良反应为胃肠道反应，如腹胀、排气等，从小剂量开始逐渐加量是减少不良反应的有效方法。单独服用本类药物通常不会发生低血糖，但是单独使用 α-糖苷酶抑制剂的患者若出现低血糖，纠正时需使用葡萄糖或蜂蜜，使用蔗糖或淀粉类食物纠正低血糖的效果差。α-糖苷酶抑制剂的常用剂量及常见不良反应见表 18-4。

表 18-4　α-糖苷酶抑制剂的常用剂量及常见不良反应

药　品	常用剂量	常见不良反应
阿卡波糖	150～300 mg/d	腹胀、排气增多、肝功能损害等
伏格列波糖	0.6～0.9 mg/d	腹胀、排气增多、肝功能损害等
米格列醇	75～300 mg/d	腹胀、排气增多、肝功能损害等

（六）钠-葡萄糖共转运蛋白 2 抑制剂

钠-葡萄糖共转运蛋白 2 抑制剂是一类近年受到高度重视的新型口服降糖药物，单药治疗不增加低血糖风险。钠-葡萄糖共转运蛋白 2 抑制剂的常见不良反应为泌尿系统和生殖系统感染及与血容量不足相关的不良反应，罕见不良反应包括糖尿病酮症酸中毒等。钠-葡萄糖共转运蛋白 2 抑制剂的常用剂量及常见不良反应见表 18-5。

表 18-5　钠-葡萄糖共转运蛋白 2 抑制剂的常用剂量及常见不良反应

药　品	常用剂量	常见不良反应
达格列净	5～10 mg/d	泌尿生殖道感染、糖尿病酮症酸中毒、低血压、过敏反应、肾损害等
恩格列净	10～25 mg/d	泌尿生殖道感染、糖尿病酮症酸中毒、低血压、过敏反应、肾损害等
卡格列净	100～300 mg/d	泌尿生殖道感染、糖尿病酮症酸中毒、低血压、过敏反应、肾损害等
艾托格列净	5 mg/d	泌尿生殖道感染、糖尿病酮症酸中毒、低血压、过敏反应、肾损害等
恒格列净	5～10 mg/d	泌尿生殖道感染、糖尿病酮症酸中毒、低血压、过敏反应、肾损害等

（七）二肽基肽酶-4 抑制剂

二肽基肽酶-4 抑制剂降糖效果与基线糖化血红蛋白有关，即基线糖化血红蛋白水平越高，降低血糖和糖化血红蛋白的绝对幅度越大。单独使用二肽基肽酶-4 抑制剂不增加发生低血糖的风险。二肽基肽酶-4 抑制剂的常用剂量及常见不良反应见表 18-6。

表 18-6　二肽基肽酶-4 抑制剂的常用剂量及常见不良反应

药　品	常　用　剂　量	常见不良反应
西格列汀	100 mg/d	腹痛、恶心、腹泻等
沙格列汀	5 mg/d	腹痛、恶心、腹泻等
维格列汀	50～100 mg/d	腹痛、恶心、腹泻等
利格列汀	5 mg/d	腹痛、恶心、腹泻等
阿格列汀	25 mg/d	腹痛、恶心、腹泻等

（八）胰高糖素样肽-1 受体激动剂

胰高糖素样肽-1 受体激动剂可有效降低血糖，能部分恢复胰岛 β 细胞功能，降低体重，改善血脂谱及降低血压。胰高糖素样肽-1 受体激动剂可单独使用或与其他降糖药物联合使用，其主要不良反应为轻中度胃肠道反应，如腹泻、恶心、腹胀、呕吐等，多见于治疗初期，随着使用时间延长，不良反应逐渐减轻。胰高糖素样肽-1 受体激动剂的常用剂量及常见不良反应见表 18-7。

表 18-7　胰高糖素样肽-1 受体激动剂的常用剂量及常见不良反应

药　品	常　用　剂　量	常见不良反应
艾塞那肽	每次 5～10 μg，每天 2 次	轻中度的胃肠道反应
利拉鲁肽	每次 0.6～1.8 mg，每天 1 次	轻中度的胃肠道反应
度拉糖肽	每次 0.75～1.5 mg，每周 1 次	轻中度的胃肠道反应
司美格鲁肽	每次 0.25～1.0 mg，每周 1 次	轻中度的胃肠道反应

（九）胰岛素类

胰岛素治疗是控制高血糖的重要手段。1 型糖尿病患者需依赖胰岛素维持生命，也必须使用胰岛素控制高血糖，并降低糖尿病并发症的发生风险。2 型糖尿病虽不需要胰岛素来维持生命，但当口服降糖药效果不佳或存在口服药使用禁忌时，仍需使用胰岛素，以控制高血糖，并减少糖尿病并发症的发生风险。在某些时候，尤其是病程较长时，胰岛素治疗可能是最主要的、甚至是必需的控制血糖措施。胰岛素类的常用剂量及常见不良反应见表 18-8。

表 18-8 胰岛素类的主要药代动力学特征

药品	起效时间	达峰时间	作用持续时间
人胰岛素	0.25～1.00 h	2～4 h	5～8 h
门冬胰岛素	0.17～0.25 h	1～2 h	4～6 h
赖脯胰岛素	0.17～0.25 h	1.0～1.5 h	4～5 h
精蛋白锌人胰岛素	2.5～3.0 h	5～7 h	13～16 h
甘精胰岛素 U100	2～3 h	无峰	30 h
甘精胰岛素 U300	6 h	无峰	36 h
地特胰岛素	3～4 h	3～14 h	24 h
德谷胰岛素	1 h	无峰	42 h
预混人胰岛素 30R	0.5 h	2～12 h	14～24 h
预混人胰岛素 40R	0.5 h	2～8 h	12～24 h
预混人胰岛素 50R	0.5 h	2～3 h	10～24 h
预混门冬胰岛素 30	0.17～0.33 h	1～4 h	14～24 h
预混门冬胰岛素 50	0.25 h	0.50～1.17 h	16～24 h
预混赖脯胰岛素 25	0.25 h	0.50～1.17 h	16～24 h
预混赖脯胰岛素 50	0.25 h	0.50～1.17 h	16～24 h
德古门冬双胰岛素	0.17～0.25 h	1～2 h	超过 24 h

四、教学案例

患者男性，36 岁，身高 172 cm，体重 76 kg，BMI 25.69 kg/m^2。患者 2 周前，体检发现空腹血糖升高，当时测空腹血糖 15 mmol/L、糖化血红蛋白 12.3%，现为求进一步治疗，拟以“2 型糖尿病”收住入院。患者既往体健，否认肝炎、结核、疟疾等传染病病史，否认高血压、心脏病、脑血管疾病、精神疾病等慢性病病史，否认外伤史、输血史，否认食物、药物过敏史，预防接种史不详。病程中，患者无头痛头晕，无明显视物模糊，无手足麻木，无腹泻便秘交替，无间歇性跛行，精神状态尚可，体力情况一般，食欲食量良好，睡眠情况一般，大小便正常，查体未见明显异常。患者母亲患有 2 型糖尿病、高血压，父亲体健，否认家族性肿瘤疾病病史。患者入院后，积极完善各项检验检查，血常规、血酮体、生化、尿液白蛋白/尿液肌酐等未见明显异常，血脂：总胆固醇 6.00 mmol/L、甘油三酯 1.52 mmol/L、高密度脂蛋白胆固醇 0.72 mmol/L、低密度脂蛋白胆固醇 3.97 mmol/L、极低密度脂蛋白胆固醇 0.31 mmol/L。给予口服二甲双胍片 0.75 g bid，皮下注射门冬胰岛素注射液 9 U、7 U、7 U(三餐前) + 甘精胰岛素注射液 15 U(22:00)控制血糖，口服阿托伐他汀钙片 10 mg qd 调节血脂，同时给予患者糖尿病的危害及急慢性并发症的预防、饮食和运动、血糖监测等指导。患者住院期间加强血糖监测，根据监测结果及时调整降糖药物的剂量，避免发生低血糖。患者病情稳定后，以“2 型糖尿病”予以出院，出院带药包括：口服二甲双胍片 0.75 g bid、皮下注射门冬胰岛素注射液 10 U、8 U、9 U（三餐前）+ 甘精胰岛素注射液 13 U（22：00）、口服阿托伐他汀钙片 10 mg qd。

（一）病情评估

患者为青年男性，既往体健，本次因为体检发现血糖显著升高，未发现合并糖尿病急性并发症，同时入院后发现血脂异常。对于此类患者收住入院的主要目的是进行糖尿病相关的病情评估，给予饮食、运动和糖尿病相关知识的教育和指导，同时给予降糖、调脂等药物治疗。

（二）药物治疗方案评价

患者为青年男性，首次诊断为“2 型糖尿病”，且空腹血糖 15 mmol/L、糖化血红蛋白 12.3%，符合新诊断 2 型糖尿病患者胰岛素强化治疗路径，初始可给予门冬胰岛素注射液 + 甘精胰岛素注射液的强化治疗方案，除可明显改善血糖控制，缓解高糖状态对机体造成的毒性，还具有保护胰岛 β 细胞，恢复第一时相胰岛素分泌的作用。

二甲双胍是目前最常用的降糖药，具有良好的降糖作用、多种降糖作用之外的潜在益处、优越的费效比、良好的药物可及性、临床用药经验丰富等优点，且不增加低血糖风险。许多国家和国际组织制定的糖尿病诊治指南中均推荐二甲双胍作为 2 型糖尿病患者控制高血糖的一线用药和药物联合中的基本用药，若无禁忌证，二甲双胍应一直保留在糖尿病的治疗方案中，本患者可给予二甲双胍治疗。

降低总胆固醇和低密度脂蛋白胆固醇水平可显著降低糖尿病患者大血管病变和死亡风险，是糖尿病调脂治疗的主要目标，根据本患者血脂水平，可给予阿托伐他汀钙片。

五、不合理处方评析

（一）不合理门急诊处方

处方 1　患者：李某某，性别：女性，年龄：52 岁。

临床诊断：2 型糖尿病、高血压。

处方用药：精蛋白生物合成人胰岛素预混 30R 注射液　300 U/支×1 支/盒×2 支

早 18 U/晚 10 U　皮下注射；

格列美脲片　2 mg/片×15 片/盒×1 盒　1 mg qd po；

厄贝沙坦片　0.15 g/片×7 片/盒×2 盒　0.15 g qd po。

处方评析(建议)：联合用药不适宜。精蛋白生物合成人胰岛素预混 30R 注射液的作用高峰在给药后 2～8 h，格列美脲片的作用高峰在给药后 2.5 h 左右，两个药物在午餐前有作用高峰的重叠，患者低血糖的发生率增加，不建议联合使用。

处方 2　患者：吴某某，性别：男性，年龄：57 岁。

临床诊断：2 型糖尿病、经皮冠状动脉介入治疗术后。

处方用药：		
二甲双胍片	0.25 g/片×100 片/瓶×2 瓶	0.75 g bid po；
瑞格列奈片	1 mg/片×30 片/盒×3 盒	1 mg tid(餐前) po；
硫酸氢氯吡格雷片	75 mg/片×7 片/盒×4 盒	75 mg qd po；
阿司匹林肠溶片	0.1 g/片×30 片/盒×1 盒	0.1 g qd po。

处方评析(建议)：联合用药不适宜。氯吡格雷可增加瑞格列奈在体内的暴露量，并观察到微小但显著意义的血糖下降，氯吡格雷应避免与瑞格列奈合用。

（二）不合理住院用药医嘱单

患者男性，47 岁，因体检发现血糖升高，门诊以“2 型糖尿病”收住入院。入院后积极完善各项检验检查，给予控制血糖、改善微循环、抗氧化应激等治疗，血糖控制平稳予以出院。

出院带药：		
格列齐特缓释片	30 mg/片×30 片/盒×2 盒	60 mg qd po；
消渴丸	2.5 g/10 丸×210 丸/瓶×1 瓶	10 丸 tid po。

处方评析(建议)：联合用药不适宜。消渴丸的主要成分是葛根、地黄、黄芪、天花粉、玉米须、南五味子、山药、格列本脲，每 10 丸消渴丸含有格列本脲 2.5 mg，格列本脲与格列齐特均为磺脲类药物，不宜联合使用。

第三节　甲状腺功能亢进症

一、疾病介绍

甲状腺功能亢进症(下简称“甲亢”)是多种原因引起甲状腺功能增高，甲状腺激素(包括三碘甲状腺原氨酸、四碘甲状腺原氨酸(甲状腺素))合成、释放入血过多，引起氧化过程加快、代谢率增高的一种常见内分泌疾病。甲状腺功能亢进症可发生于任何年龄，以 20～40 岁的中青年为多见，男女比例为 1∶4～1∶6。引起甲状腺功能亢进症的病因众多，例如毒性弥漫性甲状腺肿(又称格雷夫斯病(Graves disease，GD))、多结节性甲状腺肿伴甲亢、甲状腺自主性高功能腺瘤、碘甲亢、垂体性甲亢、绒毛膜促性腺激素相关性甲亢等，其中 GD 占 80%以上，本节着重介绍 GD 的药物治疗。

根据现有的研究结果，GD 属于自身免疫性疾病，在具有遗传易感的人群(尤其是女性)中，吸烟、高碘饮食、应激、感染、妊娠等环境因素可促使 GD 的发病，细胞免疫、体液免疫均参与发病过程。GD 的特征性自身抗体是促甲状腺激素受体抗体，这是一组多克隆抗体，包括甲状腺刺激性抗体、甲状腺刺激阻断性抗体等，其中甲状腺刺激性抗体是诱发GD的主要致病性抗体，通过激活促甲状腺激素受体，促进甲状腺合成和分泌过多的甲状腺激素，进而导致甲亢的发生，而甲状腺刺激阻断性抗体可阻断促甲状腺激素与受体的结合，与甲状腺功能减退症的发生相关。

二、疾病治疗

目前，GD的病因尚不明确，因此治疗的主要目的是使血清中甲状腺激素水平降到正常，控制甲亢症状，促进免疫功能的正常化，主要治疗措施包括抗甲状腺药物治疗、放射性碘破坏甲状腺组织及甲状腺次全切除手术治疗。三种治疗措施各有利弊，抗甲状腺药物治疗可保留甲状腺功能，但是存在疗程长、复发率高、治愈率低的问题，放射性碘破坏甲状腺组织及甲状腺次全切除手术治疗均通过破坏甲状腺组织来减少甲状腺激素的合成和分泌，疗程短、复发率低、治愈率高，但是治疗后患者甲状腺功能减退症的发生率高。

硫脲类药物是常用的抗甲状腺药物，主要包括硫氧嘧啶类的甲硫氧嘧啶、丙硫氧嘧啶，咪唑类的甲巯咪唑、卡比马唑，以丙硫氧嘧啶、甲巯咪唑常用于临床。此外，丙硫氧嘧啶除可抑制甲状腺激素的合成，还可以抑制外周 T_4 向 T_3 的转化，因此，丙硫氧嘧啶的起效更快，是抢救甲状腺危象的首选药物。

碘及碘化物主要通过大剂量碘抑制甲状腺激素的释放，拮抗促甲状腺激素的作用，但是大剂量的碘会使甲状腺激素合成的原料增加，加重甲亢；碘化物不能单独用于甲亢内科治疗，主要用于甲状腺手术前的准备，大剂量的碘可以使腺体缩小变硬，血管减少，有利于手术进行及减少出血。

放射性碘主要依赖于甲状腺组织有高度浓聚放射性碘的能力，放射性碘的释放的β射线仅可损伤甲状腺内的组织而不影响周围组织，从而降低甲状腺功能。

β-受体拮抗剂是甲亢及甲状腺危象的辅助治疗药，可以通过阻断β受体改善甲亢所致的心率加快、心收缩力增强等交感神经激活症状，也能减少甲状腺激素的分泌，此外普萘洛尔还可抑制外周 T_3 的生成，适用于甲状腺危象的有效辅助治疗、术前准备和妊娠期甲亢的治疗。β-受体拮抗剂不可单独用于甲亢的治疗。

对轻中度甲亢患者可使用丙硫氧嘧啶或甲巯咪唑治疗，大部分患者在用药后4～8周后症状明显减轻，当患者甲亢症状完全消失，甲状腺激素水平恢复正常，即可逐渐减量(每4周左右减量1次)，直至最小维持量(丙硫氧嘧啶 50 mg/d 或甲巯咪唑 5 mg/d)，维持治疗1.0～1.5年甚至更长时间。对于中度甲亢患者，使用抗甲状腺药物治疗无效或对抗甲状腺药物过敏，不宜手术或不愿接受手术治疗者，可用放射性碘治疗，治疗后2～4周症状减轻，6～12周甲状腺功能有可能恢复至正常，约80%患者可一次治愈，未治愈者6个月后可进行第二次治疗。妊娠及哺乳期妇女，严重心脏、肝、肾功能衰竭，活动性肺结核，外周白血细胞小于 3×10^9/L，浸润性突眼，甲状腺危象患者禁用放射性碘治疗。抗甲状腺药物作用缓慢，不能迅速控制甲亢的多种症状，尤其是交感神经兴奋性增高的表现，因此，在治疗初期可联合应用普萘洛尔，以改善心悸、多汗、震颤及精神紧张等症状。

因抗甲状腺药物可以通过胎盘，抑制胎儿合成甲状腺激素，可引起胎儿甲状腺肿大及甲状腺功能减退，故抗甲状腺药物的剂量不宜过大，应尽可能采用最小的有效维持量，丙硫氧嘧啶因通过胎盘的能力相对较小，故在妊娠合并甲亢时应作为首选，一般丙硫氧嘧啶小于等于 300 mg/d 对胎儿是安全的。普萘洛尔可使子宫持续收缩而引起小胎盘及胎盘发育不良、心动过缓、早产及新生儿呼吸抑制等，故应慎用或不用。

三、临床常用治疗药物方案

（一）硫脲类

目前，临床上最常用的硫脲类药物是丙硫氧嘧啶、甲巯咪唑，两者均不影响碘离子摄取，也不抑制已合成的甲状腺激素释放，因此对已合成的甲状腺激素无效。常见不良反应包括皮疹和皮肤瘙痒等过敏反应、胃肠道反应等，严重的不良反应包括粒细胞减少症、肝毒性和血管炎等。患者在治疗期间应定期检查血常规和肝功能，如出现发热或咽痛应立即停用药物。硫脲类的常用剂量及常见不良反应见表 18-9。

表 18-9　硫脲类的常用剂量及常见不良反应

药品	常用剂量	常见不良反应
丙硫氧嘧啶	50～600 mg/d	皮疹、皮肤瘙痒、胃肠道反应等
甲巯咪唑	2.5～40 mg/d	皮疹、皮肤瘙痒、胃肠道反应等

（二）大剂量碘

大剂量碘抑制甲状腺激素释放的作用快而强，常用剂量为每天 5～10 mg(按碘计算)，通常用药后 1～2 天起效，10～15 天达最大效应。但是，长期使用大剂量碘可抑制碘的摄取，失去抑制激素合成的效应，甲亢的症状又可复发，故碘化物不能单独用于甲亢的内科治疗。大剂量碘还能抑制甲状腺腺体的增生，使腺体缩小变硬、血管减少，有利于手术的进行。不良反应主要包括过敏反应、慢性碘中毒和甲状腺功能紊乱等。

（三）放射性碘

甲状腺可以高度聚集放射性碘，通过释放的 β 射线作用于甲状腺局部，破坏甲状腺上皮组织而不影响邻近组织，常用剂量为每次 8～12 mCi，主要不良反应是甲状腺功能减退。

（四）β-受体拮抗剂

β-受体拮抗剂主要辅助用于甲亢及甲状腺危象的治疗，一般不单独用于甲亢的治疗，常与硫脲类药物联合使用。β-受体拮抗剂的常用剂量及常见不良反应见表 18-10。

表 18-10 β-受体拮抗剂的常用剂量及常见不良反应

药品	常用剂量	常见不良反应
普萘洛尔	10～40 mg/d	眩晕、头昏、心率过慢等
美托洛尔	50～150 mg/d	眩晕、头昏、心率过慢等

四、教学案例

患者女性,29 岁,身高 162 cm,体重 52 kg,BMI 19.81 kg/m^2。患者 1 月前无明显诱因出现手抖、怕热、多汗等不适,自测体重减轻约 2 kg,无其他明显不适。2 周前外院门诊查:血清游离 T_3 26.19 pmol/L、血清游离 T_4 42.72 pmol/L、血清促甲状腺激素 0.014 mIU/L,甲状腺 B 超示甲状腺体积增大伴弥漫性病变,血常规、肝功能无明显异常,给予甲巯咪唑片 20 mg qd 治疗。现患者自觉症状无明显改善,就诊于我院门诊。患者无其他传染病、慢性病病史,否认食物、药物过敏史,个人史、家族史无明显异常。门诊拟以"甲状腺功能亢进症"收住入院。入院后,查体结果:心率 113 次/分,甲状腺肿大Ⅲ度,质韧,余查体未见明显异常;辅助检查结果:ALT 123 U/L、AST 114 U/L,血常规未见明显异常。停用甲巯咪唑后,给予患者放射性碘 6 mCi、口服普萘洛尔片 10 mg tid、口服双环醇片 25 mg tid 治疗。患者病情稳定后,给予口服普萘洛尔片 10 mg tid、口服双环醇片 25 mg tid 带药出院,嘱患者定期门诊随访,复查甲状腺功能、肝功能、血常规、电解质等。

(一)病情评估

患者为青年女性,"甲状腺功能亢进症"诊断明确,入院后完善相关检验检查,发现同时合并有肝损害,可能与口服药物治疗相关,不适宜进行口服药物治疗。可以在控制心率、保护肝脏的基础上,并与患者充分告知的前提下,排除行放射碘治疗的禁忌证,行放射碘治疗。出院时,嘱患者门诊定期随访,评估甲亢的治疗情况,及是否发生甲状腺功能减退。

(二)药物治疗方案评估

本患者病情较轻,无甲状腺危象、妊娠早期、哺乳期或对甲巯咪唑过敏等特殊情况,血常规、肝功能无明显异常,初始治疗选择甲巯咪唑片是适宜的。患者在用药 2 周后,自觉症状无明显改善,这是正常现象,因甲巯咪唑仅能抑制新激素的合成,对已合成的激素无影响,因此,起效较慢,通常在用药 4 周后开始起效。

患者在使用甲巯咪唑后,出现了肝功能异常,且 ALT、AST 均升至正常参考值上限的 3 倍以上,此时已不建议换用丙硫氧嘧啶片治疗,根据相关诊疗指南,应选择放碘治疗。结合患者心率、肝功能情况,针对性使用药物控制心率、保肝治疗是适宜的。患者出院后,应注意继续服用行控制心率、保肝治疗，定期门诊随诊监测相关指标，调整治疗方案。

五、不合理处方评析

（一）不合理门急诊处方

处方1 患者：王某某，性别：女性，年龄：21岁。

临床诊断：Graves病。

处方用药：			
	甲巯咪唑片	10 mg/片×20片/盒×3盒	20 mg qd po；
	甘草酸二铵胶囊	50 mg/粒×24粒/盒×5盒	150 mg tid po。

处方评析（建议）：用药指征不适宜。对于符合用药指征的甲亢患者，在使用甲巯咪唑治疗期间，肝功能损害是常见的药品不良反应之一，但是目前尚无临床诊疗指南推荐，需要常规使用保肝药物预防肝损伤的发生。针对类似的患者，应建议门诊随访，定期监测肝功能。

处方2 患者：曹某某，性别：女性，年龄：36岁。

临床诊断：Graves病、支气管哮喘。

处方用药：			
	甲巯咪唑片	10 mg/片×20片/盒×3盒	20 mg qd po；
	普萘洛尔片	10 mg/片×100片/瓶×1瓶	10 mg tid po。

处方评析（建议）：遴选药品不适宜。普萘洛尔为非选择性β-受体拮抗剂，可引起支气管痉挛及呼吸困难，支气管哮喘或者喘息性支气管炎患者禁用，因此本患者不宜使用普萘洛尔。建议本患者使用选择性β_1-受体拮抗剂，如美托洛尔。

（二）不合理住院用药医嘱单

患者张某某，女性，37岁，因"发热、咽痛"1周余入院。患者1月余前诊断为"Graves病"，完善血常规、肝功能等检验检查后，给予甲巯咪唑片治疗，1周前患者无明显诱因下出现发热、咽痛等不适，门诊复查血常规、肝功能等指标，考虑是抗甲状腺药物引起的粒细胞缺乏症，入院后给予升高白细胞、预防感染、控制甲亢症状等治疗，患者病情稳定后，拟给予丙硫氧嘧啶。

处方评析（建议）：遴选药品不适宜。粒细胞缺乏症是甲巯咪唑、丙硫氧嘧啶共同的严重不良反应，存在发生交叉不良反应的可能，因此对使用其中一种出现粒细胞缺乏症的患者，不建议换用另外一种。因此，本患者不建议将甲巯咪唑更换为丙硫氧嘧啶，建议完善相关检验检查，改用放射性碘治疗。

第四节　骨质疏松症

一、疾病介绍

骨质疏松症是一种以骨量低下，骨组织微结构损坏，导致骨脆性增加，易发生骨折为特征的全身性骨病。骨质疏松症可发生于任何年龄，但多见于绝经后女性和老年男性。随着我国人口老龄化加剧，骨质疏松症患病率快速攀升。根据2018年全国骨质疏松症流行病学调查结果估算，目前我国骨质疏松症患者约为9000万，其中女性患者约为7000万。

骨质疏松性骨折（或称脆性骨折）是指受到轻微创伤（相当于从站立高度或更低的高度跌倒）即发生的骨折，是骨质疏松症的严重后果之一。骨质疏松性骨折的危害巨大，是老年患者致残和致死的主要原因之一。预计至2035年，我国用于治疗骨质疏松性骨折的医疗费用将达1320亿元，而到2050年，该部分医疗支出将攀升至1630亿元。

尽管我国骨质疏松症的患病率高，危害极大，但公众对骨质疏松症的知晓率及诊断率仍然很低，骨质疏松症的防治应贯穿于生命全过程。骨质疏松症的主要防治目标包括改善骨骼生长发育，促进成年期达到理想的峰值骨量；维持骨量和骨质量，预防增龄性骨丢失；避免跌倒和骨折。

二、疾病治疗

骨质疏松症的防治措施主要包括基础措施、药物干预和康复治疗。

（一）基础措施

骨质疏松症防治的基础措施包括调整生活方式和使用骨健康基本补充剂。

调整生活方式主要包括：① 加强营养，均衡膳食：建议摄入富钙、低盐（5 g/d）和适量蛋白质（每日蛋白质摄入量为1.0～1.2 g/kg），日常进行抗阻训练的老年人每日蛋白质摄入量为1.2～1.5 g/kg的均衡膳食。动物性食物摄入总量应争取达到平均每日120～150 g，推荐每日摄入牛奶300～400 mL或蛋白质含量相当的奶制品。② 充足日照：直接暴露皮肤于阳光下接受足够紫外线照射，注意避免涂抹防晒霜，需防止强烈阳光照射灼伤皮肤。③ 规律运动：包括增强骨骼强度的负重运动，如散步、慢跑、太极、瑜伽、跳舞和打乒乓球等，或增强肌肉功能的运动，包括重量训练和其他抗阻性运动等。④ 戒烟、限酒、避免过量饮用咖啡及碳酸饮料。⑤ 尽量避免或少用影响骨代谢的药物，如糖皮质激素、质子泵抑制剂、抗癫痫药物、促性腺激素释放激素类似物、抗病毒药物、噻唑烷二酮类药物、过量甲状腺激素等。

⑥ 采取避免跌倒的生活措施，如清除室内障碍物、使用防滑垫、安装扶手。

常见的骨健康基本补充剂包括：① 钙剂：充足的钙摄入对获得理想峰值骨量、缓解骨丢失、改善骨矿化和维护骨骼健康有益。尽可能通过膳食摄入充足的钙，饮食中钙摄入不足时，可给予钙剂补充。我国居民每日膳食约摄入元素钙 400 mg，因此需通过钙剂补充元素钙 500～600 mg/d，常见的钙剂有碳酸钙、磷酸钙、氯化钙、醋酸钙、枸橼酸钙、乳酸钙、葡萄糖酸钙等。对于有高钙血症和高尿钙患者，应避免补充钙剂；补充钙剂需适量，超大剂量补充钙剂可能增加肾结石和心血管疾病的风险。在骨质疏松症防治中，钙剂应与其他药物联合使用。② 维生素 D：充足的维生素 D 可增加肠道钙的吸收、促进骨骼矿化、保持肌力、改善平衡和降低跌倒风险等。首先建议接受充足的阳光照射，对于维生素 D 缺乏或不足者，应给予维生素 D 补充剂。对于存在维生素 D 缺乏危险因素人群，有条件时应监测血清 25-OH 维生素 D 和甲状旁腺激素水平以指导维生素 D 补充量。为维持骨健康，建议血清 25-OH 维生素 D 水平保持在 20 ng/mL 以上，对于骨质疏松症患者，尤其在骨质疏松症药物治疗期间，血清 25-OH 维生素 D 水平如能长期维持在 30 ng/mL 以上更为理想。维生素 D 缺乏或不足者，可首先尝试每日口服维生素 D_3 1000～2000 IU，对于存在肠道吸收不良或依从性较差的患者，可考虑使用维生素 D 肌内注射制剂。开始补充维生素 D 后 2～3 个月时，应检测血清 25-OH 维生素 D 水平，如上述补充剂量仍然不能使其达 30 ng/mL 以上，可适当增加剂量。

（二）药物干预

目前，抗骨质疏松药物主要包括双膦酸盐类、核因子-κB 受体活化因子配体抑制剂、降钙素类、绝经激素（雌激素）、选择性雌激素受体调节剂类、甲状旁腺激素类似物、活性维生素 D 及其类似物、维生素 K 类（四烯甲萘醌）、硬骨抑素单克隆抗体等。

有效的抗骨质疏松药物治疗可以增加骨密度、改善骨质量、显著降低骨折的发生风险。对于符合经双能 X 线吸收检测法骨密度检查确诊为骨质疏松症患者、已经发生过椎体或髋部等部位脆性骨折者、骨量减少但具有高骨折风险的患者三者中的任意一项，均可以启动抗骨质疏松症的药物治疗。抗骨质疏松症药物按作用机制分为骨吸收抑制剂、骨形成促进剂、双重作用药物、其他机制类药物及中成药。骨质疏松症治疗药物的选择已逐步转为依据骨折风险分层的治疗策略，主要包括骨折高风险和极高骨折风险者。对于骨折高风险者建议首选口服双膦酸盐（如阿仑膦酸钠、利塞膦酸钠等），对于口服不耐受者可选择唑来膦酸或地舒单抗；对于极高骨折风险者，初始用药可选择特立帕肽、唑来膦酸、地舒单抗、罗莫佐单抗或续贯治疗，对于髋部骨折极高风险者，建议优先选择唑来膦酸或地舒单抗。

（三）康复治疗

针对骨质疏松症的康复治疗主要包括运动疗法、物理因子治疗、作业疗法及康复工程等。

运动疗法简单实用，不但可增强肌力与肌耐力，改善平衡、协调性与步行能力，而且可改善骨密度、维持骨结构，降低跌倒与脆性骨折的发生风险等。运动疗法需遵循个体化、循序渐进、长期坚持的原则。治疗性运动包括有氧运动（包括慢跑、游泳、太极、五禽戏、八段锦和普拉提等）、抗阻运动（包括举重、下蹲、俯卧撑和引体向上等）、冲击性运动（如体操、跳绳）、振动运动（如全身振动训练）。

脉冲电磁场、体外冲击波、紫外线等物理因子治疗可增加骨量，超短波、微波、经皮神经电刺激、中频脉冲等治疗可减轻疼痛，对骨质疏松性骨折或者骨折延迟愈合者可选择低强度脉冲超声波、体外冲击波等治疗以促进骨折愈合。神经肌肉电刺激、针灸等治疗可增强肌力、促进神经修复，改善肢体功能。联合治疗方式与治疗剂量需依据患者病情与自身耐受程度选择。

作业疗法以针对骨质疏松症患者的康复宣教为主，包括指导患者正确的姿势，改变不良生活习惯，提高安全性。作业疗法还可分散患者注意力，减少对疼痛的关注，缓解由骨质疏松症引起的焦虑、抑郁等不利情绪。

在创新康复医疗服务模式下，应积极推动康复医疗与康复辅助器具配置服务衔接融合。行动不便、跌倒高风险者可选用拐杖、助行架、髋部保护器等辅助器具，建议佩戴防跌倒手表（如 WATCH 数字系列等），以提高行动能力，减少跌倒及骨折的发生。

三、临床常用治疗药物方案

（一）双膦酸盐类

双膦酸盐是目前临床上应用最为广泛的抗骨质疏松症药物，不同双膦酸盐抑制骨吸收的效力存在差别，因此临床上不同双膦酸盐药物的使用剂量及用法也有所差异。双膦酸盐类药物总体安全性较好，但仍应关注胃肠道反应、急性期反应、肾功能损伤、颌骨坏死、非典型性股骨骨折等药品不良反应。双膦酸盐类的常用剂量及常见不良反应见表 18-11。

表 18-11　双膦酸盐类的常用剂量及常见不良反应

药　品	常　用　剂　量	常见不良反应
阿仑膦酸钠	口服，70 mg qw 或 10 mg qd	胃肠道反应、急性期反应、肾功能损伤、颌骨坏死、非典型性股骨骨折
唑来膦酸	静滴，5 mg，每年 1 次	胃肠道反应、急性期反应、肾功能损伤、颌骨坏死、非典型性股骨骨折
利塞膦酸钠	口服，35 mg qw 或 5 mg qd	胃肠道反应、急性期反应、肾功能损伤、颌骨坏死、非典型性股骨骨折
伊班膦酸钠	口服，150 mg，每月 1 次；静滴，2 mg，每 3 个月 1 次	胃肠道反应、急性期反应、肾功能损伤、颌骨坏死、非典型性股骨骨折
米诺膦酸	口服，1 mg qd	胃肠道反应、急性期反应、肾功能损伤、颌骨坏死、非典型性股骨骨折

（二）核因子-κB受体活化因子配体抑制剂

地舒单抗是核因子-κB受体活化因子配体抑制剂，常规剂量为皮下注射，每次60 mg，每半年1次。地舒单抗总体安全性良好，长期应用略增加颌骨坏死或非典型性股骨骨折的发生风险。同时，地舒单抗为短效作用药物，不存在药物假期，一旦停用，需要序贯双膦酸盐类或其他药物，以防止骨密度下降或骨折风险增加。

（三）降钙素类

降钙素是一种钙调节激素，能抑制破骨细胞的生物活性、减少破骨细胞数量，减少骨量丢失并增加骨量，并能有效缓解骨痛。降钙素总体安全性良好，常见过敏、面部潮红、恶心等不良反应。因鲑降钙素与恶性肿瘤风险轻微增加相关，因此鲑降钙素连续使用时间一般不超过3个月。降钙素类的常用剂量及常见不良反应见表18-12。

表18-12　降钙素类的常用剂量及常见不良反应

药品	常　用　剂　量	常见不良反应
依降钙素	肌内注射，20 U，每周1次，或10 U，每周2次	过敏、面部潮红、恶心等
鲑降钙素	鼻喷剂，鼻喷200 U，每日1次或隔日1次；注射剂，皮下或肌内注射，50 U，每天1次或100 U，隔日1次	过敏、面部潮红、恶心等

（四）绝经激素（雌激素）

绝经妇女正确使用绝经激素治疗能有效治疗骨质疏松症，总体安全性较好，但是在使用过程中应注意：① 有子宫的妇女长期应用雌激素，缺乏孕激素，会增加子宫内膜癌风险。有子宫妇女在补充雌激素的同时适当补充足量足疗程的孕激素，子宫内膜癌的风险不再增加。因此，有子宫的妇女应用雌激素治疗时必须联合应用孕激素。② 与绝经激素治疗相关的乳腺癌风险很低，且停用后乳腺癌风险下降，但是乳腺癌仍是绝经激素治疗的禁忌证。③ 口服雌激素轻度增加血栓风险。血栓是激素治疗的禁忌证，非口服雌激素因没有肝脏首过效应，其血栓风险相对较低。④ 绝经早期开始用（小于60岁或绝经不到10年），收益更大，风险更小。绝经激素（雌激素）的常用剂量及常见不良反应见表18-13。

表18-13　绝经激素（雌激素）的常用剂量及常见不良反应

药品	常用剂量	常见不良反应
替勃龙	2.5 mg qd	下腹痛、毛发异常生长、阴道分泌物等

（五）选择性雌激素受体调节剂类

本类药物的主要代表药物是雷洛昔芬，常用剂量是每天60 mg，总体安全性良好，常见潮热、腿痛性痉挛等药品不良反应，国外报告雷洛昔芬轻度增加静脉栓塞的危险性，国内尚未见类似报道。故有静脉栓塞病史及有血栓倾向者，如长期卧床和久坐者禁用。对心血管疾病高风险的绝经后女性研究显示，雷洛昔芬并不增加冠状动脉疾病和卒中风险。

（六）甲状旁腺激素类似物

甲状旁腺激素类似物是促骨形成药物，国内已上市的特立帕肽是重组人甲状旁腺激素氨基端1-34片段(recombinant human parathyroid hormone 1-34，rhPTH1-34)，常用剂量是每次20 μg，皮下注射，每天1次。特立帕肽总体安全性良好，常见不良反应是恶心、肢体疼痛、头痛、头晕等。特立帕肽上市后临床监测未发现该药与骨肉瘤存在因果关系。我国目前特立帕肽疗程仍限制在24个月，停药后建议序贯骨吸收抑制剂治疗以维持或增加骨密度，持续降低骨折发生风险。

（七）活性维生素D及其类似物

目前国内上市的药物有阿法骨化醇、骨化三醇、艾地骨化醇，骨化三醇因不需要肾脏1α羟化酶羟化即可发挥生理活性，因此更适用于老年人、肾功能减退及1α羟化酶缺乏或减少的患者。活性维生素D及其类似物总体安全性良好，但服药期间不宜同时补充较大剂量的钙剂，并建议定期监测血钙和尿钙水平，特别是艾地骨化醇在常规饮食情况下，服药期间可不必服用钙剂。本类药物可与其他抗骨质疏松症药物联用。活性维生素D及其类似物的常用剂量及常见不良反应见表18-14。

表18-14　活性维生素D及其类似物的常用剂量及常见不良反应

药品	常用剂量	常见不良反应
阿法骨化醇	0.25～1.0 μg qd	高钙血症
骨化三醇	0.25 μg qd或bid	高钙血症
艾地骨化醇	0.5 μg或0.75 μg qd	高钙血症

（八）维生素K类(四烯甲萘醌)

本类药物的主要代表药物是四烯甲萘醌，常用剂量是每次15 mg，每天3次。四烯甲萘醌总体安全性良好，常见胃部不适、腹痛、皮肤瘙痒、水肿和转氨酶轻度升高等药品不良反应，上市以来没有严重不良事件发生，也无导致凝血功能障碍的报道。需要注意的是，与华法林合用可影响抗凝药的效果，导致华法林抗凝作用大大减弱，因此服用华法林的患者禁忌使用该药物。

（九）硬骨抑素单克隆抗体

本类药物的主要代表药物是罗莫佐单抗，主要用于存在骨折高风险的绝经后女性骨质疏松患者，常用剂量是每次皮下注射210 mg，每月1次。罗莫佐单抗总体安全性良好，使用时要注意监测心脏不良事件，注意过敏反应，如血管性水肿、多形性红斑、皮炎、皮疹和荨麻疹等，若发生应立即停药，并给予抗过敏治疗。罗莫佐单抗治疗期间，应补充充足的钙剂和维生素 D。

四、教学案例

患者女性，63 岁，身高 160 cm，体重 65 kg，BMI 25.41 kg/m^2。患者 1 年前开始出现劳累、久坐后出现腰痛症状，偶尔出现膝盖痛，1 周前门诊检查诊断为“骨质疏松”，已经给予碳酸钙 D_3 片、骨化三醇软胶囊治疗。患者既往体健，否认食物、药物过敏史，个人史、家族史无明显异常。入院后，体格检查未见明显异常，骨密度检查示骨质疏松，其余检查未见明显异常。门诊拟以“骨质疏松症”收住入院。入院后，完善相关检验检查结果，明确疾病诊断，排除相关禁忌证，给予唑来膦酸注射液 5 mg + 0.9%氯化钠注射液 250 mL ivgtt st 治疗。患者使用唑来膦酸注射液后，未见明显不适，病情稳定后出院，定期门诊随访。出院带药：碳酸钙 D_3 片，每晚 1 次，一次 2 片；骨化三醇胶丸，每天 1 次，每次 2 粒(0.25 μg/粒)。

（一）病情评估

患者为老年女性，属于骨质疏松症的高发人群，本次“骨质疏松症”诊断明确，可以在钙剂、活性维生素 D 的基础上，联合使用其他作用机制的抗骨质疏松药物，其中静脉给药的双膦酸盐类药物属于常用的药物之一，对于肾功能正常的患者，用药过程中主要监测是否发生“急性期反应”。

（二）药物治疗方案评价

该患者骨质疏松症诊断明确，碳酸钙 D_3 片作为骨健康基本补充剂，可使用于该患者，但是需与其他抗骨质疏松的药物联合使用。骨化三醇属于活性维生素 D 及其类似物，是常用的抗骨质疏松药物之一，可以与其他作用机制的抗骨质疏松药物联合使用。

唑来膦酸注射液属于双膦酸盐类抗骨质疏松药物，是目前临床广泛使用的抗骨质疏松药物，每年使用 1 次，使用方便。

五、不合理处方评析

（一）不合理门急诊处方

处方 1 患者：王某某，性别：女性，年龄：74 岁。

临床诊断：原发性骨质疏松症。

处方用药：碳酸钙片　　300 mg 元素钙/片×30 片/瓶×1 瓶　　2 片 qd po。

处方评析(建议)：遴选药品不适宜。使用骨健康基本补充剂是骨质疏松症治疗的基础措施，在确诊的骨质疏松症患者中，不宜单独使用，应与其他抗骨质疏松药物联用。本患者骨质疏松症诊断明确，钙剂作为骨健康基本补充剂，单独用于骨质疏松症患者的治疗是不适宜的。

处方 2　患者顾某某，性别：女性，年龄：87 岁。

临床诊断：原发性骨质疏松症（重度）。

处方用药：阿仑膦酸钠片　　70 mg/片×1 片/盒×4 盒　70 mg qw po；

　　　　　地舒单抗注射液　60 mg/支×1 支/盒×1 盒　60 mg 每半年 1 次 皮下注射。

处方评析（建议）：联合用药不适宜。阿仑膦酸钠、地舒单抗均为骨吸收抑制剂，目前不建议联合使用相同作用机制的抗骨质疏松症药物，因此阿仑膦酸钠、地舒单抗联合使用不适宜，建议根据患者情况，选择适宜患者病情的一种单独使用即可。

（二）不合理住院用药医嘱单

患者李某某，女性，69 岁，因“原发性骨质疏松”收住入院。入院后，完善各项检验检查，排除禁忌证，拟使用唑来膦酸注射液行抗骨质疏松治疗。在使用唑来膦酸注射液前，给予口服布洛芬缓释胶囊 0.3 g q12h 预防急性期反应。

处方评析（建议）：用药指征不适宜。唑来膦酸属于双膦酸盐类的抗骨质疏松药物，急性期反应是其常见的药品不良反应之一，主要表现为一过性发热、骨痛、肌痛等一过性“类流感样”症状，多在用药 3 天内可以自行缓解，症状明显者可使用非甾体类解热镇痛药对症治疗，暂无指南推荐需要预防性使用。因此，该患者在使用唑来膦酸注射液前预防性使用布洛芬缓释胶囊是不适宜的。

第五节　痛　　风

一、疾病介绍

高尿酸血症是嘌呤代谢紊乱引起的代谢异常综合征，无论男性还是女性，非同日两次血尿酸水平超过 420 μmol/L 即称为高尿酸血症。血尿酸超过其在血液或组织液中的饱和度可在关节局部形成尿酸钠晶体并沉积，诱发局部炎症反应和组织破坏即痛风。高尿酸血症与痛风是一个连续、慢性的病理生理过程，其临床表型具有显著的异质性，随着新的更敏感、更特异的影像学检查方法的广泛应用，无症状高尿酸血症与痛风的界限渐趋模糊。

近年来，高尿酸血症与痛风患病率呈现明显上升和年轻化趋势，已成为继糖尿病之后又一常见代谢性疾病。许多证据表明，高尿酸血症和痛风是慢性肾病、高血压、心脑血管疾病及糖尿病等疾病的独立危险因素，是过早死亡的独立预测因子。高尿酸血症和痛风是多系统受累的全身性疾病，对其管理也应是一个连续的过程，需要长期、甚至是终身的病情监测与管理。高尿酸血症和痛风的管理已受到多学科的高度关注，其诊治也需要多学科共同参与。

二、疾病治疗

（一）非药物治疗

（1）提倡均衡饮食，限制每日总热量摄入，控制饮食中嘌呤含量，以低嘌呤饮食为主，严格限制动物内脏、海产品等高嘌呤食物的摄入，鼓励患者多食用新鲜蔬菜，适量食用豆类及豆制品（肾功能不全者须在专科医生指导下食用）。

（2）大量饮水可缩短痛风发作的持续时间，减轻症状。心肾功能正常者需维持适当的体内水分，多饮水，维持每日尿量 2000～3000 mL。可饮用牛奶及乳制品（尤其是脱脂奶和低热量酸奶），避免饮用可乐、橙汁、苹果汁等含果糖饮料或含糖软饮料。

（3）水果因富含钾元素及维生素 C，可降低痛风发作风险，可食用含果糖较少的水果，如樱桃、草莓、菠萝、西瓜、桃子等。

（4）酒精摄入可增加高尿酸血症患者痛风发作风险，酒精摄入量与痛风的发病风险呈剂量效应关系，高尿酸血症患者应当限制酒精摄入，禁止饮用黄酒、啤酒和白酒。红酒是否增加血尿酸水平存在争议。

（5）肥胖增加高尿酸血症患者发生痛风的风险，减轻体重可有效降低血尿酸水平，建议高尿酸血症患者将体重控制在正常范围。

（6）规律运动可降低痛风发作次数，减少高尿酸血症相关死亡，鼓励高尿酸血症患者坚持适量运动。建议每周至少进行 150 min（30 min/d×5 d）中等强度（运动时心率在（220－年龄）×（50%～70%）范围内）的有氧运动。运动中应当避免剧烈运动或突然受凉诱发痛风发作。

（7）吸烟或被动吸烟增加高尿酸血症和痛风的发病风险，应当戒烟、避免被动吸烟。

（二）药物治疗

（1）降尿酸治疗　临床上常用的降尿酸药物包括抑制尿酸合成（别嘌醇、非布司他）和促进尿酸排泄（苯溴马隆）两类，需根据病因、合并症及肝、肾功能选择药物。

（2）碱化尿液治疗　接受降尿酸药物，尤其是促尿酸排泄药物治疗的患者及尿酸性肾石病患者，推荐将尿 pH 维持在 6.2～6.9，以增加尿中尿酸溶解度。尿 pH 过高增加磷酸钙和碳酸钙等结石形成风险。

（3）痛风急性发作期的治疗药物　急性发作期治疗目的是迅速控制关节炎症状。尽早给予药物控制急性发作，越早治疗效果越佳。秋水仙碱或非甾体类消炎药是急性关节炎发作的一线治疗药物，上述药物有禁忌或效果不佳时可考虑选择糖皮质激素控制炎症。急性发作累及1～2个大关节，或全身治疗效果不佳者，可考虑关节内注射短效糖皮质激素，应避免短期内重复使用。

三、临床常用治疗药物方案

（一）抑制尿酸生成药物

别嘌醇的成人初始剂量为50～100 mg/d。每2～5周监测1次血尿酸水平，未达标患者每次可递增50～100 mg，最大剂量是600 mg/d，肾功能不全患者需根据肾功能水平调整药物剂量。别嘌醇的不良反应包括皮肤过敏反应、肝肾功能损伤等，严重者可发生致死性剥脱性皮炎等超敏反应综合征。*HLA-B* 5801* 基因阳性、应用噻嗪类利尿剂和肾功能不全是别嘌醇发生不良反应的危险因素。因 *HLA-B* 5801* 基因阳性率在中国(汉族)人群中显著升高，推荐在服用别嘌醇治疗前进行该基因检测，阳性者禁用。

非布司他初始剂量20～40 mg/d，用药2～5周后血尿酸不达标者，可增加剂量，最大剂量是80 mg/d。因其主要通过肝脏清除，在肾功能不全和肾移植患者中具有较高的安全性，轻中度肾功能不全患者无须调整剂量，重度肾功能不全患者慎用。非布司他不良反应主要包括肝功能损害、恶心、皮疹等。抑制尿酸生成药物的常用剂量及常见不良反应见表18-15。

表18-15　抑制尿酸生成药物的常用剂量及常见不良反应

药品	常用剂量	常见不良反应
别嘌醇	50～600 mg/d	皮肤过敏反应、肝肾功能损伤
非布司他	20～80 mg/d	肝功能损害、恶心、皮疹

（二）促尿酸排泄药物

主要药物是苯溴马隆。苯溴马隆的成人起始剂量是25～50 mg/d，用药2～5周后血尿酸不达标者，可增加剂量至75 mg/d或100 mg/d，肾功能不全患者需根据肾功能水平调整药物剂量，早餐后服用。此外，服药时应注意碱化尿液，将尿液pH调整至6.2～6.9，心肾功能正常者维持尿量2000 mL/d以上。苯溴马隆的常见不良反应有胃肠不适、腹泻、皮疹和肝功能损害等，尿酸性肾结石患者禁用。

（三）碱化尿液

碳酸氢钠主要适用于慢性肾功能不全合并高尿酸血症和或痛风患者。起始剂量0.5～1.0 g tid，与其他药物相隔1～2 h服用。主要不良反应为胀气、胃肠道不适，长期应用需警惕钠负荷过重及高血压。

枸橼酸盐制剂包括枸橼酸氢钾钠、枸橼酸钾和枸橼酸钠，以枸橼酸氢钾钠最为常用。枸橼酸盐是尿中最强的内源性结石形成抑制物，同时可碱化尿液，增加尿尿酸溶解度，溶解尿酸结石并防止新结石的形成。枸橼酸氢钾钠起始剂量2.5～5.0 g/d,服用期间需监测尿pH以调整剂量,急性肾损伤或慢性肾衰竭、严重酸-碱平衡失调及肝功能不全患者禁用。碱化尿液药物的常用剂量及常见不良反应见表18-16。

表18-16　碱化尿液药物的常用剂量及常见不良反应

药品	常用剂量	常见不良反应
碳酸氢钠	0.5～1.0 g tid	胀气、胃肠道不适
枸橼酸氢钾钠	2.5～5.0 g/d	轻度胃痛或腹痛,轻度腹泻和恶心

(四)秋水仙碱

秋水仙碱推荐在痛风发作12 h内尽早使用,超过36 h后疗效显著降低。起始负荷剂量为1.0 mg,首次用药1 h后追加0.5 mg,首次用药12 h后按照每次0.5 mg,每天1～3次。使用细胞色素P450-3A4酶或P-糖蛋白抑制剂者避免使用秋水仙碱。秋水仙碱不良反应随剂量增加而增加,常见有恶心、呕吐、腹泻、腹痛等胃肠道反应,症状出现时应立即停药;少数患者可出现肝功能异常、转氨酶升高,超过正常值2倍时须停药;肾脏损害可见血尿、少尿、肾功能异常,肾功能损害患者须酌情减量;可引起骨髓抑制,使用时注意监测血常规。

(五)非甾体类消炎药

若无禁忌推荐早期足量使用非甾体类消炎药,非选择性环氧合酶抑制剂主要存在消化道溃疡、胃肠道穿孔、上消化道出血等胃肠道不良反应,对于不耐受非选择性环氧合酶抑制剂的患者可选用环氧合酶-2抑制剂,环氧合酶-2抑制剂可能引起心血管事件的危险性增加,合并心肌梗死、心功能不全者避免使用。非甾体类消炎药使用过程中需监测肾功能。非甾体类消炎药的常用剂量及常见不良反应见表18-17。

表18-17　非甾体类消炎药的常用剂量及常见不良反应

药品	常用剂量	常见不良反应
依托考昔	30～120 mg/d	消化不良、恶心
吲哚美辛	50～150 mg/d	消化不良、胃烧灼感、头痛、血尿
双氯芬酸	75～150 mg/d	头痛和头晕、恶心、腹痛、皮疹
塞来昔布	200～400 mg/d	胃肠道出血、心血管事件

(六)糖皮质激素

主要用于严重急性痛风发作伴有较重全身症状,且秋水仙碱、非甾体类消炎药治疗无效或使用受限的患者以及肾功能不全患者。可口服给药,不宜口服用药时,可考虑静脉使用糖皮质激素。使用糖皮质激素应注意预防和治疗高血压、糖尿病、水钠潴留、感染等不良反应,避免使用长效制剂。急性发作仅累及1～2个大关节,全身治疗效果不佳者,可考虑关节腔内注射短效糖皮质激素，避免短期内重复使用。糖皮质激素的常用剂量及常见不良反应见表 18-18。

表 18-18　糖皮质激素的常用剂量及常见不良反应

药　品	常　用　剂　量	常　见　不　良　反　应
泼尼松	口服，5～60 mg/d	诱发或加重感染、消化性溃疡、水钠潴留、类固醇性糖尿病、骨质疏松
泼尼松龙	口服，5～60 mg/d	诱发或加重感染、消化性溃疡、水钠潴留、类固醇性糖尿病、骨质疏松
甲泼尼龙	口服，4～48 mg/d	诱发或加重感染、消化性溃疡、水钠潴留、类固醇性糖尿病、骨质疏松
倍他米松	关节腔内注射，1.75～14 mg/次	诱发或加重感染、消化性溃疡、水钠潴留、类固醇性糖尿病、骨质疏松

四、教学案例

患者男性，27 岁，身高 172 cm，体重 70 kg，BMI 23.66 kg/m^2。患者近 2 年反复出现关节红肿热痛，以左侧踝关节易发，查尿酸均升高，考虑痛风发作，在当地医院急诊予以复方倍他米松肌注后好转，未接受其他治疗。患者 4 天前，再次出现左踝关节及左膝关节红肿热痛，余查体未见明显异常。现为求进一步治疗，拟“痛风”收住入院。患者既往体健，否认肝炎、结核、疟疾等传染病病史，否认高血压、心脏病、脑血管疾病、精神疾病等慢性病病史，否认外伤史、输血史，否认食物、药物过敏史，预防接种史不详。患者父亲、母亲均有高血压病史，否认家族性肿瘤疾病病史。入院后，实验室及其他辅助检查结果：尿酸 780 μmol/L，甘油三酯 2.46 mmol/L，肾功能、肝功能，空腹血糖，总胆固醇、低密度脂蛋白胆固醇等未见明显异常。

入院后，给予秋水仙碱片 1 mg，1 h 后再给予 0.5 mg，12 h 后改为 0.5 mg qd po；同时，临时给予关节腔注射复方倍他米松注射液 7 mg im st，控制痛风急性期症状，4 天后患者疼痛症状好转。患者尿 pH 为 6.0，给予碳酸氢钠片 1.0 g tid po 行碱化尿液的治疗。患者痛风急性期症状完全缓解后出院，继续服用秋水仙碱片 0.5 mg qd po、碳酸氢钠片 1.0 g tid po。患者 2 周后，门诊复诊，辅助检查结果：尿酸 690 μmol/L、尿 pH 6.1，肾功能、肝功能、空腹血糖、总胆固醇、低密度脂蛋白胆固醇等辅助检查未见明显异常。给予碳酸氢钠片 0.5 g tid po、非布司他片 20 mg qd po，1 个月后门诊复诊。

（一）病情评估

患者为青年男性，发现“尿酸升高合并痛风”2 年余，患者用药依从性较差，治疗不规范。本次以“痛风”急性发作入院。入院后，在完善相关检验检查基础上，急性期主要治疗目的是控制炎症性症状，待症状消失后可调整为降尿酸治疗。此外，需要给予本患者非药物治疗、用药依从性的教育与指导。

（二）药物治疗方案评价

患者为青年男性，痛风病史 2 年，未接受正规治疗。本次因痛风急性发作入院，本次发作累积 2 个以上的大关节，给予秋水仙碱和关节腔注射糖皮质激素的方案是适宜的。患者入院时，患者尿 pH 为 6.0，低于 6.2～6.9 的控制目标，给予碳酸氢钠碱化尿液是适宜的。

患者入院治疗 4 天后，痛风急性期症状明显好转，给予秋水仙碱片 0.5 mg qd po、碳酸氢钠片 1.0 g tid po 带药出院。因痛风急性期 2 周内不适宜启动降尿酸治疗。患者出院 2 周后，门诊复诊，根据相关检验检查结果，启动降尿酸治疗，选用非布司他 20 mg qd po 是适宜的。嘱患者定期门诊随访，复查尿酸、尿常规、肝肾功能等指标，评估病情，调整药物治疗方案。

五、不合理处方评析

（一）不合理门急诊处方

处方 1　患者：曾某某，性别：男性，年龄：45 岁。

临床诊断：高尿酸血症、尿酸性肾结石。

处方用药：		
苯溴马隆片	50 mg/片×30 片/盒×1 盒	50 mg qd po；
碳酸氢钠片	0.5 g/片×100 片/瓶×1 瓶	1.0 g tid po。

处方评析（建议）：遴选药品不适宜。苯溴马隆为促尿酸排泄的药物，可导致尿尿酸浓度明显升高，增加尿酸性肾结石形成的风险，因此禁用于合并尿酸性肾结石的患者。本患者既往已有尿酸性肾结石，不宜使用苯溴马隆降低尿酸。

处方 2　患者：冯某某，性别：男性，年龄：55 岁。

临床诊断：高尿酸血症（尿 pH 为 7.4）。

处方用药：		
非布司他片	40 mg/片×30 片/盒×1 盒	40 mg qd po；
碳酸氢钠片	0.5 g/片×100 片/瓶×1 瓶	1.0 g tid po。

处方评析（建议）：遴选药品不适宜。对于接受降尿酸药物的患者，尿 pH 推荐维持在 6.2～6.9，以增加尿中尿酸溶解度，尿 pH 过高增加磷酸钙和碳酸钙等结石形成风险。本患者尿 pH 为 7.4，已经不需要使用碱化尿液的药物，故使用碳酸氢钠片不适宜。

（二）不合理住院用药医嘱单

患者童某某，男性，29 岁，曾于 5 年前诊断为"高尿酸血症"，自述无痛风发作史，曾行 *HLA-B* 5801* 基因检测，结果为阳性。本患者用药依从性较差，未规律治疗，曾服用过苯溴马隆、非布司他、碳酸氢钠等药物。本次入院后，复查血尿酸为 567 μmol/L、尿 pH 为 6.1，给予别嘌醇片、碳酸氢钠片治疗。用药后，患者出现皮肤过敏反应，考虑可能与使用别嘌醇有关，遂更换为非布司他片治疗。

处方评析(建议)：遴选药品不适宜。别嘌醇常见的不良反应之一就是皮肤过敏反应，严重者可发生致死性剥脱性皮炎等超敏反应综合征，其发生与 *HLA-B* * *5801* 基因阳性相关，阳性者禁用，且 *HLA-B* * *5801* 基因阳性率在中国(汉族)人群中显著升高。本患者既往有 *HLA-B* * *5801* 基因检测阳性结果，不应使用别嘌醇行降尿酸治疗，可选用非布司他片治疗。

参考文献

[1] 姜远英，文爱东. 临床药物治疗学[M]. 4 版. 北京：人民卫生出版社，2016：319-341.

[2] 孙国平. 临床药物治疗学[M]. 北京：人民卫生出版社，2021：252-304.

[3] 姚继红，韩瑞兰. 临床药物治疗学[M]. 2 版. 北京：科学出版社，2017：274-286.

[4] 中华医学会糖尿病学分会，中国医师协会内分泌代谢科医师分会，中华医学会内分泌学分会，等. 中国 1 型糖尿病诊治指南(2021 版)[J]. 中华糖尿病杂志，2022，14(11)：1143-1250.

[5] 中华医学会糖尿病学分会. 中国 2 型糖尿病防治指南(2020 年版)[J]. 国际内分泌代谢杂志，2021，41(5)：482-548.

[6] 中华医学会，中华医学会杂志社，中华医学会全科医学分会，等. 甲状腺功能亢进症基层诊疗指南(2019 年)[J]. 中华全科医师杂志，2019(12)：1118-1128.

[7] 中华医学会骨质疏松和骨矿盐疾病分会. 原发性骨质疏松症诊疗指南(2022)[J]. 中华内分泌代谢杂志，2023，39(5)：377-406.

[8] 中华医学会内分泌学分会. 中国高尿酸血症与痛风诊疗指南(2019)[J]. 中华内分泌代谢杂志，2021(1)：1-13.

(朱鹏里　姜妍芳)

第十九章　肾脏疾病的药物治疗

第一节　概　　述

肾脏接收全心输出量25%的血流灌注，其主要生理功能是排泄代谢产物，调节水电解质和酸碱平衡，维持机体内环境稳态。肾脏还具有重要的内分泌功能，能够合成调节和分泌多种激素，参与血流动力学调节、红细胞生成、血钙磷平衡以及骨代谢等。

肾脏的基本结构和功能单位是肾单位，每个肾脏由100万个肾单位组成。肾单位包括肾小体和肾小管，其中肾小体由肾小球和肾小囊组成，肾小管包括近曲小管髓袢降支及升支、远曲小管及集合管。

一、肾脏疾病概述

我国慢性肾脏病(chronic kidney disease，CKD)的患病率为10%～13%，已成为继肿瘤、心脑血管病、糖尿病之后威胁人类健康的重要疾病。我国人口众多，罹患CKD的患者约有1.2亿之多，如不能对其进行有效防治，CKD患者将成为我国沉重的社会和经济负担。

肾脏疾病常以某种临床综合征的形式出现，各种临床综合征之间可能有重叠。同一种临床综合征可表现为不同病理类型的肾脏疾病，同一种病理类型的肾脏疾病也可表现为不同的临床综合征。常见的临床综合征包括：急性肾炎综合征、急进性肾炎综合征、慢性肾炎综合征、肾病综合征、无症状性血尿和/或蛋白尿。

肾脏系统疾病的诊断首先进行病史采集及体格检查，然后进行实验室检查、影像学检查和病理检查等。肾脏疾病的常见检测手段包括尿液检查蛋白尿、血尿、管型尿、白细胞尿、脓尿和细菌尿等。血尿分为肉眼血尿和显微镜下血尿。新鲜尿离心沉渣检查每高倍视野红细胞超过3个，称为镜下血尿。尿相差显微镜检查用于判别尿中红细胞的来源，棘形红细胞>5%或尿中红细胞以变异型红细胞为主，可判断为肾小球源性血尿。24 h尿蛋白定量或检测随机尿总蛋白/肌酐比值评估尿蛋白定量。尿蛋白定量超过150 mg/d，称为蛋白尿。通过检测血和尿肌酐，利用MDRD公式、Cockcroft-Gault公式和慢性肾脏病流行病学研究(CKD-EPI)公式等来评估肾小球滤过率。通过肾小管损伤指标评估肾小管损伤部分及肾小管功能。通过超声、静脉尿路造影、CT、MRI、肾血管造影、放射性核素检查等进行影像学和功能学评估。肾穿刺活检病理学检查对于明确各种原发性肾小球疾病、继发性肾小球疾病、遗传性肾脏疾病、急性肾损伤和移植肾排斥的诊断和鉴别诊断具有重要价值，有利于明确诊断、指导治疗或判断预后。肾穿刺活检组织病理检查一般包括光镜、免疫荧光和电镜检查，如需要可进行刚果红等特殊染色。

肾脏疾病的诊断一般包括病因诊断、病理诊断、功能诊断和并发症诊断，以确切反映肾脏疾病的性质和程度，为治疗方案的选择和预后判定提供依据。

(1) 病因诊断　包括原发性、继发性、先天遗传性、感染、药物、毒物等对肾脏损害等。

(2) 病理诊断　各种肾炎综合征、肾病综合征、急性肾损伤及原因不明的蛋白尿和/或血尿通过活检明确病理类型，有利于明确病因、指导治疗和评估预后。可分为肾血管病变、肾小球病变、肾小管病变及肾间质病变。

(3) 功能诊断　急性肾损伤和慢性肾脏病需要基于肾功能进行分期。急性肾损伤AKI根据血肌酐和尿量分为3期。慢性肾脏病根据估算的肾小球滤过率下降水平分为5期。

(4) 并发症诊断　由于肾脏疾病和肾功能减退引起的全身各系统并发症，包括循环系统、血液系统、内分泌系统、中枢神经系统等。

二、肾脏疾病的治疗原则

肾脏系统疾病治疗具有长期性特点，除了部分急性肾炎、祛除病因后肾功能能够恢复正常的急性肾损伤以及急性泌尿系感染等肾脏疾病外，绝大多数为慢性疾病，患者需要接受长期或者终身的治疗及随访。肾脏系统疾病的治疗需要综合病因诊断、临床诊断、病理诊断、功能诊断以及并发症诊断后，选择相应的治疗方案。治疗包括一般治疗、病因治疗及发病机制的治疗，针对病理和并发的治疗和肾脏替代治疗等。

明确病因是开展有针对性治疗的重要前提，在病因治疗基础上，综合其他诊断，尽可能制订全面和合理的治疗。同一种肾脏疾病，如果临床表现和病理改变不同，其采用的治疗药物也可能完全不同。对于CKD 3期以后的患者，还需要对肾性贫血、肾性骨病、心血管事件等CKD并发症进行预防及治疗。

（一）一般治疗

肾脏系统疾病的一般治疗包括祛除感染等诱因，避免劳累，避免接触肾毒性药物或有毒物质，饮食与生活方式的调整，包括戒烟、限酒，适量运动和控制情绪等，CKD患者应当戒烟，同时维持体重指数（BMI）在20～24 kg/m^2。适当的运动也是必需的，建议至少每周5次、每次30 min的运动量，运动程度则根据个体耐受性因人而异。合理的饮食是肾脏病治疗的重要组成部分。肾脏病饮食方案的调整和控制涉及水、钠、钾、磷、蛋白质、脂类、糖类和嘌呤等多种物质，一般应限制钠的摄入，特别是有水肿和血压增高的患者。钠摄入增多还会减弱肾素-血管紧张素-醛固酮系统抑制剂的作用，加重蛋白尿，增加肾小球高滤过状态，加速疾病进展。KDIGO指南中建议每日食盐摄入量<5 g(钠的摄入<2 g)。建议以优质蛋白为主,保证必需氨基酸的补充,同时加用复方α-酮酸以避免营养不良的发生。还需要限制高脂、高嘌呤饮食。如果患者已经达CKD 3期以后,还需要注意低钾、低磷饮食以避免高钾、高磷血症。

(二)针对免疫发病机制的治疗

多数原发性肾小球疾病和某些继发性肾小球疾病的主要发病机制是异常的免疫炎症反应,如狼疮肾炎和系统性血管炎等,临床常常需要使用糖皮质激素及免疫抑制剂进行治疗,常用的免疫抑制剂包括:环磷酰胺、吗替麦考酚酯、硫唑嘌呤、环孢素A(cyclosporin,CsA)、他克莫司等,CD20单克隆抗体等新型生物制剂也在肾脏病领域逐渐开始用于免疫性肾病的治疗。对于不同的免疫炎症性肾脏疾病,糖皮质激素和免疫抑制剂有其规范的起始用量及疗程,有些需要在起始治疗时予以规范的剂量。免疫吸附、血浆置换等血液净化治疗能有效清除体内自身抗体、抗原抗体复合物和致病因子,可用于治疗危重的免疫相关性肾病,尤其是重症狼疮性肾炎和系统性血管炎肾损害。

对于多数原发性及继发性肾病患者,在诱导治疗病情缓解后,需要注意维持治疗。临床缓解后长时间、规范的维持治疗,有利于巩固病情、防治复发、维持肾功能的长期稳定。例如:增殖型狼疮肾炎诱导期治疗后,其维持治疗需要1.5～2年,部分患者需要终生维持治疗。治疗过程中需要密切监测药物副作用。特别是对于长时间使用糖皮质激素和/或免疫抑制剂的患者,都会合并有不同程度的副作用,如感染、肝功能异常、骨髓抑制等。对于高危患者密切监测是必要的。研发肾脏疾病特异性的新靶点药物,实现肾脏疾病的精准治疗,将提高治疗效果并减少副作用。

(三)针对非免疫发病机制的治疗

因为高血压、高血脂、高血糖、高尿酸血症、肥胖、肾素-血管紧张素系统激活、高凝状态、氧化应激等非免疫因素,也是各种肾脏病发生和发展的加重因素,所以针对这些非免疫发病机制的治疗也是各种肾脏病治疗、保护肾脏功能的重要内容。例如,针对高血压,KDIGO指南建议CKD患者根据不同的肾功能分期及蛋白尿水平,制订不同的血压控制靶目标,CKD患者血压控制目标为<140/90 mmHg,合并显性蛋白尿(即尿白蛋白排泄率>300 mg/24 h)时血压可控制在≤130/80 mHg。目前对于合并蛋白尿CKD患者严格控制血压的证据仍很有限。应评估患者血压达标的获益和风险,并相应调整治疗目标。血糖控制目标值:糖化血红蛋白(HbA_1C)目标值为7.0%;患病时间短、预期寿命长、无心血管并发症并能很好耐受治疗者,HbA_1C可更加严格控制在6.5%;如患者预期寿命较短、存在合并症或低血糖风险者,HbA_1C应放宽至7.0%以上。

血管紧张素转换酶抑制剂(ACEI)或血管紧张素Ⅱ受体拮抗剂(ARB),能够抑制RAS系统,不仅降低系统血压,通过抑制肾内过度活跃的肾素-血管紧张素系统,又能减轻肾小球囊内压及肾小球高滤过状态,减少尿蛋白排泄,同时还具有血流动力学以外的相关作用机制

(如保护足细胞,减少系膜基质增生等)来减轻肾脏损伤,具有降压以外的肾脏保护作用。无论是对免疫机制为主的肾脏疾病(如 IgA 肾病、膜性肾病、狼疮肾炎等),还是非免疫机制为主的肾脏疾病(如糖尿病、高血压肾病等),ACEI 及 ARB 均可减轻蛋白尿,延缓肾功能进一步恶化。所以无论是 KDIGO 指南,还是各个肾脏病防治指南均建议 CKD 患者无禁忌证时首选 ACEI 或 ARB。此外,控制血糖、尿酸等代谢异常、调节血脂水平也是肾脏治疗的综合措施。

(四) 肾脏病合并症及并发症的治疗

肾脏病患者常存在多种合并症,如糖尿病等代谢异常、高血压病或者其他脏器疾病,如冠心病、脑血管疾病、心力衰竭等,这些合并症既是肾脏病的结果,也可能加重肾脏病进展。进展期肾脏病的并发症可涉及全身各个系统,常见的并发症包括肾性高血压病、肾性贫血、肾性骨病、感染、营养不良、高钾血症、代谢性酸中毒等水电解质和酸碱平衡紊乱、心衰、卒中、尿毒症脑病等,因此 CKD 患者从一开始就面临着尿毒症及心脑血管疾病的双重风险。这些并发症严重影响肾脏病患者的生活质量和预后,尤其是心脑血管疾病,是 CKD 的重要死亡原因,必须重视、早期积极防治。

(五) 肾脏替代治疗

重症急性肾损伤和终末期慢性肾脏病,当残余肾功能不能维持机体最基本功能时,必须行肾脏替代治疗来维持内环境的稳定,主要的肾脏替代治疗方式是血液透析、腹膜透析和肾移植。通过肾脏替代治疗,终末期肾病患者的存活率和生活质量得到明显提高。

三、常用药物分类及作用机制

(一) 肾上腺皮质激素类药物

糖皮质激素属于类固醇激素,是肾脏病治疗中的常用药物,糖皮质激素由肾上腺皮质合成分泌。用于抑制免疫和炎症。临床常用的本类药物包括:泼尼松、泼尼松龙、甲强龙、地塞米松等。

作用机制:该类药物具有抗炎及免疫抑制作用,通过干扰淋巴细胞发挥免疫抑制作用,阻碍抗原被巨噬细胞吞噬,抑制免疫细胞增殖,阻止补体活化,减弱炎症反应等。糖皮质激素还能降低血管壁和细胞膜的通透性,减少炎性渗出,并能抑制组胺及其他毒性物质的形成与释放,抑制结缔组织的增生。能促进蛋白质分解转变为糖,减少葡萄糖的利用,使肝糖原增加。亦有良好的降温、抗休克及促进症状缓解的作用。

(二) 免疫抑制剂

1. 环磷酰胺

环磷酰胺(cyclophosphamide)是一种烷化剂,是现有最有效的免疫抑制疗法之一。该药已被广泛用于治疗具有严重临床表现的各种自身免疫性和炎症性疾病。环磷酰胺是一种前体药物,其在肝脏经多种细胞色素 P450 酶(主要为 CYP2B6)的作用转化为活性形式 4-羟基环磷酰胺。CYP2B6 具有高度多态性,这是患者体内药代动力学各不相同的部分原因。

作用机制:烷化剂是通过与多种大分子(括 DNA、RNA 和蛋白质)共价结合及交联发挥其生物学作用的,为细胞周期非特异性药物。与 DNA 交联可能是此类药物最重要的生物学作用,可破坏 DNA 的复制和转录,少数与 RNA 交联而破坏细胞的转录与翻译过程,最终导致细胞死亡或细胞功能改变。本药可以减少 T 细胞和 B 细胞从而抑制细胞和体液免疫。免疫功能的抑制程度取决于治疗剂量及持续时间。

2. 钙调磷酸酶抑制剂

代表药物包括环孢素和他克莫司等。二者从真菌中分离而来,并且对细胞介导免疫应答和体液免疫应答有相似的抑制作用。环孢素(cyclosporin,CsA)由 11 个氨基酸组成的亲脂性环肽,环孢素与亲环素结合。他克莫司是一种大环内酯类抗生素与 FK 结合蛋白结合。

作用机制:以高度亲和力分别与存在于大多数细胞中的两个细胞质蛋白家族相结合。药物-受体复合物可特异性和竞争性地结合钙调磷酸酶(一种钙调蛋白依赖性磷酸酶),并对其产生抑制作用。该过程会抑制转录因子 NF-AT 家族的易位,从而减少下列细胞因子基因的转录激活:IL-2、TNF-α、IL-3、IL-4、CD40L、粒-巨噬细胞集落刺激因子和干扰素-γ,最终减少 T 淋巴细胞的增殖。主要作用于辅助性 T 细胞,降低机体的免疫功能,但环孢素和他克莫司的骨髓抑制作用不强。

3. 吗替麦考酚酯

吗替麦考酚酯(mycophenolatemofetil,MMF)是一种淋巴细胞增殖的强效抑制剂。

作用机制:活化淋巴细胞取决于嘌呤核苷酸的从头合成。本品为嘌呤合成抑制剂。口服吸收后在体内水解转化为活性代谢物霉酚酸(MPA),通过非竞争性抑制嘌呤合成途径中次黄嘌呤核苷酸脱氢酶的活性,阻断淋巴细胞内鸟嘌呤核苷酸的合成,使 DNA 合成受阻,导致 B 细胞和 T 细胞的增殖减少。MMF 还可能通过其他机制发挥免疫抑制作用,包括诱导活化 T 淋巴细胞凋亡、抑制黏附分子表达以及抑制淋巴细胞募集。

4. 来氟米特

来氟米特为人工合成的异噁唑衍生物类抗炎及免疫抑制剂。

作用机制:在体内迅速转化成活性代谢产物 A771726,可以抑制嘧啶合成。导致活化的细胞不能从 G_1 期进入 S 期。抑制 T、B 淋巴细胞及非免疫细胞的增殖。对免疫细胞和炎症的作用包括:抑制白细胞黏附;干扰树突状细胞的功能,破坏抗原提呈;阻断核因子(nuclear factor,NF)-κB 激活引起的促炎症作用;抑制蛋白酪氨酸激酶 Jak1 和 Jak3;减少 IL-4 引起的 B 细胞反应、抑制 IL-10 和 IL-11 的分泌,减少 IL-2 的合成等。

5. 硫唑嘌呤(azathioprine,AZA)

作用机制:能够拮抗嘌呤代谢,从而抑制 DNA、RNA 和蛋白质的合成,从而抑制淋巴细胞的增殖,即阻止抗原敏感性淋巴细胞转化为免疫母细胞,产生免疫抑制作用。细胞内嘌呤合成的减少导致循环 B 和 T 淋巴细胞数量减少、免疫球蛋白合成减少，以及 IL-2 分泌减少。

6. 生物制剂

新型生物制剂主要是指以炎症过程或免疫反应中的特定分子或受体为靶目标的单克隆抗体或天然抑制分子的重组产物。迄今为止，国际上应用生物制剂探索治疗肾小球疾病的研究中，以抗 CD20 单抗——利妥昔单克隆抗体（rituximab）为主，其他如 B 细胞激活因子（B cell activating factor，BAFF）特异性抑制剂——贝利尤单克隆抗体（belimumab）、肿瘤坏死因子 α（tumor necrosis factor-α，TNF-α）拮抗剂——英夫利昔单克隆抗体（infliximab）、补体 C5 的单克隆阻断剂——依库珠单克隆抗体（eculizumab）等。

抗 CD20 单克隆抗体：利妥昔单抗是一种人鼠嵌合型 IgG1mAb，可消耗 CD20 阳性的 B 细胞，诱导补体介导的细胞毒作用，并刺激细胞凋亡。目前应用较广，已应用于狼疮性肾炎、ANCA 相关性血管炎肾损害、膜性肾病等。

（三）利尿剂

参见第十四章第四节利尿剂部分。

（四）纠正电解质紊乱及调节酸碱平衡的药物

碳酸氢钠的作用机制：治疗轻至中度代谢性酸中毒，以口服为宜。重度代谢性酸中毒则应静脉滴注。用于碱化尿液，预防某些类型的肾结石，减少磺胺类药物的肾毒性，及急性溶血防止血红蛋白在肾小管的沉积。

聚苯乙烯磺酸钙散剂的作用机制：降血钾药，经口或灌肠给药后，不被消化和吸收，在肠道内特别是结肠附近，本药的钙离子和肠道内的钾离子交换，随聚苯乙烯磺酸树脂从粪便中被排泄，使肠道内的钾被清除至体外。主要用于预防和治疗急、慢性肾功能不全和肾衰患者的高钾血症。

环硅酸锆钠的作用机制：降血钾药，是一种不吸收的硅酸锆，优先捕获钾，置换出氢和钠。体外试验中，即便存在钙和镁等其他阳离子，环硅酸锆钠仍对钾离子有较高亲和力。环硅酸锆钠在胃肠道内通过结合钾增加粪便中钾的排泄。钾结合后可降低胃肠道内游离钾的浓度，从而降低血清钾的水平。

（五）抗贫血药物

1. 红细胞生成刺激剂

红细胞生成刺激剂是一类治疗慢性贫血的基因药物，主要包括重组人促红细胞生成素（rhuEPO）、EPO 类似物和持续性红细胞生成受体激动剂。其中 rhuEPO 是临床上治疗肾性贫血的主要药物。用于肾功能不全所致的肾性贫血、艾滋病与恶性肿瘤伴发的贫血及风湿性贫血等，还可用于外科围术期储存自体血的红细胞动员、早产儿贫血。

作用机制：rhuEPO 是一种集落刺激因子，生理功能主要是与红系祖细胞的表面受体结合，促进红系祖细胞增殖、分化，有核红细胞的血红蛋白合成以及骨髓内网织红细胞和红细胞的释放。

2. 低氧诱导因子稳定剂

包括罗沙司他、恩那度司他、达普司他。

作用机制：口服小分子，是一种低氧诱导因子脯氨酰羟化酶抑制剂（HIF-PHI），在氧分压正常的情况下，通过抑制低氧诱导因子脯氨酰基羟化酶，使 HIF-1α 稳定存在或上调，增加内生 EPO 及铁的利用率，同时降低血清铁调素（hepcidin）水平。临床上用于治疗透析和非透析肾性贫血，且不受患者体内炎症状态影响。

3. 铁剂

口服铁剂，如琥珀酸亚铁、多糖铁复合物等。静脉铁包括蔗糖铁、右旋糖酐铁。

作用机制：铁是血红蛋白的主要成分。几乎所有的肾性贫血都需要补铁。补铁应通过血清铁蛋白和血清转铁蛋白饱和度等检查明确患者是否缺铁及其缺铁程度并以此确定补铁的途径和剂量，在 TSAT＜20%和/或血清铁蛋白＜100 μg/L 需静脉滴注补铁。

（六）磷结合剂

磷结合剂包括氢氧化铝、碳酸钙、醋酸钙、司维拉姆、碳酸镧等。

1. 氢氧化铝

氢氧化铝是含铝的磷结合剂，因可导致铝中毒，除非是要为短期治疗重度高磷血症（为期 4 周的单个疗程），否则不应使用。

2. 司维拉姆

作用机制：司维拉姆是首个人工合成的非铝非钙型磷结合剂，是不可吸收的阳离子多聚体，主要成分为盐酸或碳酸多聚丙烯胺，高度亲水性，口服后在胃肠道内膨胀成数倍于原体积的凝胶，生理 pH 下其所含氨基几乎全部质子化，通过离子交换和氢键与磷酸盐结合，在胃肠道不被吸收而随粪便排出。

3. 碳酸镧

作用机制：镧是一种稀土元素，碳酸镧在上消化道的酸性环境下解离，与食物中的磷酸盐结合形成不溶性的磷酸镧复合物以抑制磷酸盐的吸收，从而降低体内血清磷酸盐和磷酸钙的水平，可有效降低透析患者和非透析 CKD 患者的血清磷酸盐水平。

（七）治疗继发性甲状旁腺功能亢进药物

维生素 D 及其衍生物的作用机制：活性维生素 D 及其类似物主要用于治疗慢性肾脏病合并继发性甲状旁腺功能亢进（SHPT），也用于配合肾上腺皮质激素的使用，以补充丢失的骨化三醇来预防骨质疏松。活性维生素 D 及其类似物会升高血钙、血磷水平，所以使用时要注意监测血钙、血磷等指标。目前常用的治疗药物有：阿法骨化醇、骨化三醇、帕立骨化醇。帕立骨化醇是一种选择性维生素 D 受体激动剂，帕立骨化醇对甲状旁腺的亲和力高于肠道，对肠道吸收钙的影响更小，因此引起的高钙血症较活性维生素发生率低。

钙敏感受体激动剂的作用机制：目前常用的是盐酸西那卡塞，通过调节甲状旁腺钙受体，增强受体对血钙水平的敏感性，降低甲状旁腺激素水平。盐酸西那卡塞可致钙、磷和钙-磷乘积下降，可能与骨骼高转运状态有关。

（八）延缓肾病进展药物

复方 α-酮酸：是一种含 1 种羟代氨基酸钙、4 种酮代氨基酸钙和 5 种氨基酸的复方制剂。配合低蛋白饮食，即成人每日蛋白摄入量≤40 g 预防和治疗因慢性肾功能不全而造成蛋白质代谢失调引起的损害。通常用于 GFR<25 mL/(min・1.73 m^2)的患者，可避免因蛋白摄入不足而发生营养不良等不良后果。

作用机制：酮或羟氨基酸本身不含有氨基，其利用非必需氨基酸的氨转化为氨基酸，因此可减少尿素合成，减少尿毒症性产物蓄积。酮或羟氨基酸不引起残存肾单位的高滤过，可降低高磷血症并改善继发性甲状旁腺功能亢进。

第二节 原发性肾小球疾病

肾小球疾病是指肾小球毛细血管形态和(或)功能性损伤。如果患者肾小球的病变起始于肾脏本身或病因不清，而无肾脏外器官累及，则称为原发性肾小球疾病。原发性肾小球疾病主要是由于循环或原位免疫复合物、体内一些循环因子及足细胞病变所致。临床分型包括急性肾小球肾炎、急进性肾小球肾炎、慢性肾小球肾炎、肾病综合征、隐匿型肾小球肾炎。

一、急性肾小球肾炎

（一）疾病介绍

急性肾小球肾炎(acute glomerulonephritis，AGN)是由多种病因引起的肾小球疾病，以血尿、蛋白尿、高血压、水肿、少尿及肾功能损害为常见临床表现，这是一组临床综合征，又称急性肾炎综合征，病理变化以肾小球毛细血管内皮细胞和系膜细胞增殖性变化为主。本病常出现于感染之后，以链球菌感染后急性肾炎最为常见。

急性肾小球肾炎临床表现为急性起病，几乎所有患者都有血尿(约 30%可为肉眼血尿)，呈轻度到中度的蛋白尿(部分患者可达肾病范围的蛋白尿)，可有管型尿(红细胞管型、颗粒管型等)，80%的患者有水肿和高血压，可以伴有一过性肾功能不全(表现为尿量减少和氮质血症)，严重时可因水钠潴留而引起充血性心力衰竭、肺水肿和脑水肿。AGN 的预后与本病发病类型和发病年龄有明显关系。一般而言，儿童的预后较成年人为好。

（二）疾病治疗

1．生活方式干预

（1）休息　患者病初2周应卧床休息，待水肿消退、血压正常、肉眼血尿及循环充血症状消失后，可以下床轻微活动并逐渐增加活动量；但3个月内仍应避免重体力活动，红细胞沉降率正常才可学习、工作。

（2）饮食　一般患者在水肿、少尿、高血压期间，应适当限制水、盐、蛋白质摄入。水分一般以不显性失水加尿量计算供给，同时给予易消化的高糖、低盐、低蛋白饮食，尽量满足热能需要。尿量增多、氮质血症消除后应尽早恢复蛋白质供应。

2．药物治疗方案

以对症治疗为主，如水肿严重应使用利尿药；高血压应给予降压药；对有细菌感染表现存在时，应给予抗菌药物以控制感染病灶及清除病灶。如有急性心力衰竭、高血压脑病、尿毒症等严重并发症发生时，应给予针对并发症的药物治疗。本病为自限性疾病，不宜使用糖皮质激素及细胞毒性药物治疗。

（三）临床常用治疗药物方案

1．水肿的治疗

一般轻、中度水肿无须治疗，经限制钠盐及水的摄入和卧床休息即可消退。经控制水、盐摄入，水肿仍明显者，均应给予利尿药，先用不良反应少的药物，无效时再用强效药物，并从小剂量用起。

2．高血压及高血压脑病的治疗

高血压治疗见十四章第一节抗高血压药物。

存在感染灶时应给予青霉素或其他敏感抗生素治疗。经常反复发生炎症的慢性感染灶如扁桃体炎、龋齿等可予以清除，但需在肾炎基本恢复后进行。本症不同于风湿热，不需要长期药物预防链球菌感染。

（四）教学案例

患者男性，18岁，学生，因“咽部不适半个月、水肿和少尿5日”就诊。

患者于半个月前着凉后感咽部不适，轻度干咳，无发热，自服感冒药无好转。5日前发现双眼睑水肿，晨起时明显，并感双腿发胀，同时尿量减少，尿色较红。于外院化验尿蛋白（++），尿RBC和WBC不详，血压增高，口服“保肾康”后无变化来诊。体重半个月增加4 kg，T 36.5 ℃，P 80次/分，R 18次/分，BP 155/95 mmHg。

实验室检查：Hb 142 g/L，尿蛋白（++），WBC 0～1/HP，RBC 20～30/HP，偶见颗粒管型，24 h尿蛋白定量3.0 g；血ALB 35.5 g/L，Ccr 60 mL/min。

临床诊断：急性肾小球肾炎（链球菌感染后）。

给予卧床休息，给予呋塞米 20 mg 1～2 次/天，口服利尿消肿氨氯地平 5 mg 1 次/天降压，0.9% NaCl 250 mL＋青霉素钠 480 万 U 2 次/天抗感染治疗好转后出院。

1．病情评估

该病例临床诊断为急性肾小球肾炎。出现于链球菌感染之后，最为常见的临床表现：血尿、蛋白尿、水肿、高血压，并有血 BUN 和 Cr 轻度增高。若不及时治疗，可能发生急性心力衰竭、急性肾衰竭和高血压脑病等并发症。由于大多数急性感染后肾小球肾炎预后良好，临床症状可在 8 周内自行缓解，因此该患者可以不进行肾活检。

2．治疗方案评价

急性肾小球肾炎大多可自愈，以休息和对症治疗为主。应用药物治疗的目的主要在于消除症状、控制感染、防止并发症。针对该患者的临床特点，可选用利尿药消除水肿，防止急性心力衰竭；应用抗高血压药控制血压，防止高血压脑病；应用抗菌药物清除感染病灶。

（五）不合理处方评析

1．不合理门急诊处方

处方 1　患者：男性，年龄：14 岁。

临床诊断：① 急性肾小球肾炎；② 链球菌感染。

处方用药：左氧氟沙星　　0.5 g　　ivgtt qd。

处方评析（建议）：遴选药物不适宜。喹诺酮类抗生素可能会影响身体正常生长发育，18 岁以下患者禁用。

处方 2　患者：男性，年龄：13 岁。

临床诊断：① 急性肾小球肾炎；② 链球菌感染；③ 高血压。

处方用药：0.9%NaCl　　250 mL＋青霉素钠　　160 万 U ivgtt tid；

氯沙坦钾片　　50 mg　　qd po。

处方评析（建议）：遴选药物不适宜。急性肾小球肾炎高血压主要是由于水钠潴留、高血容量引起，首选利尿剂，兼顾利尿、降压两方面。ACEI/ARB 有可能加重原有肾脏的损害，不作为降压的首选药物。

2．住院患者用药医嘱单案例

患儿男性，12 岁，因“发热、咽痛，双眼睑水肿”入院。患者 3 周前着凉后出现发热、咽痛，外院治疗（具体不详）后症状改善。2 周前无明显诱因晨起出现双眼睑水肿，查血尿素氮 14.2 mmol/L，血肌酐 135 μmol/L，外院诊断为“急性肾炎”予抗感染等对症处理后转入。患儿近来无发热、头晕、头痛，无肉眼血尿，无双下肢水肿。

入院查体：体温 36.5 ℃，心率 90 次/分，呼吸 20 次/分，血压 100/70 mmHg，咽不红，浅表淋巴结、扁桃体无肿大。

实验室检查，尿常规：蛋白（＋－）；红细胞（2＋）；红细胞位相：正形 13000 个，畸形 10500 个；血常规：血红蛋白 110 g/L，白细胞 7.21×10^9/L；血生化：尿素氮 8.2 mmol/L，肌酐

92 μmol/L，C3正常，链球菌感染的各项指标均为阴性。

诊断：急性肾小球肾炎。

医嘱单部分用药：注射用青霉素钠160万U+0.9% NaCl 100 mL ivgtt tid。

处方评析（建议）：对于急性肾小球肾炎，一般认为在病灶细菌培养阳性时，应积极应用抗菌药物治疗。该患儿目前已处于急性肾小球肾炎恢复期，无使用抗菌药物指征，不建议继续抗感染治疗，可停用青霉素钠。

二、急进性肾小球肾炎

（一）疾病介绍

急进性肾小球肾炎（rapidly progressive glomerulonephritis，RPGN）是一组以血尿、蛋白尿及肾功能急剧恶化为特征的临床综合征，多在早期即出现少尿，病理类型表现为新月体肾炎的一组疾病，是肾小球肾炎中最严重的类型。

急进性肾小球肾炎包括：① 原发性；② 继发于全身性疾病（如系统性红斑狼疮肾炎、原发性小血管炎相关肾炎、急性感染后肾小球肾炎等）的急进性肾小球肾炎；③ 在原有肾小球疾病基础上形成广泛新月体的疾病，如系膜增生性肾小球肾炎；④ 药物相关性急进性肾小球肾炎，如丙硫氧嘧啶。根据肾脏免疫病理检查，RPGN分为三种类型：抗肾小球基底膜（GBM）抗体型（Ⅰ型）、免疫复合物型（Ⅱ型）和少免疫沉积型（Ⅲ型），我国以Ⅱ型略为多见。本病起病急骤，病情发展迅速，属于肾脏疾病中的危重症，若未及时治疗，90%以上的患者将依赖透析生存。

（二）疾病治疗

1. 一般治疗原则

由于该病进展迅速，预后凶险，既往治疗方案多为经验性总结，目前主要的治疗方案包括针对急性免疫介导性炎症病变的强化治疗（强化血浆置换或甲泼尼龙联合环磷酰胺冲击）以及针对肾脏病变后果（如高血压、尿毒症及感染等）的对症治疗两个方面，尤其强调在早期作出病因诊断和免疫病理分型的基础上尽快进行强化治疗。

2. 药物治疗方案

急进性肾小球肾炎病情危重者不仅肾功能难以恢复，还往往是致命性的，因此治疗目的首先应为降低死亡率，尽可能使肾脏功能有所恢复。危及生命的情况常为肺出血和继发重症感染。伴有肺出血的急进性肾小球肾炎，肺出血可进展迅速，预后凶险，应尽早明确病因诊断之后积极处理。

肾脏病理的诊断是判断炎症活动严重程度、判断预后的重要依据。因此，所有患者都应尽可能进行肾活检穿刺检查。已能够初步推断可能的病因时，也可先行治疗（如血浆置换等），争取肾功能恢复的更大可能性。当病情有所稳定之后，逐渐过渡为激素、免疫抑制剂的维持性治疗阶段，治疗目的为减少复发，以及减少免疫抑制之后的各类并发症，改善生活质量。

（三）临床常用治疗药物方案

治疗方案的规划和实施，需要建立在准确的诊断及病因分类基础之上。治疗方法包括以下措施：

1．血浆置换治疗

血浆置换是用膜血浆分离器或离心式血浆细胞分离器分离患者的血浆和血细胞，然后用正常人的血浆或血浆成分（如白蛋白）对其进行置换，每日或隔日置换 1 次，每次置换 2～4 L。此法清除致病抗体及循环免疫复合物的疗效肯定，但价格较高。

2．激素和免疫抑制剂的治疗

（1）激素强化治疗　Ⅱ型及Ⅲ型急进性肾小球肾炎：无禁忌证时，肾活检病理提示肾小球硬化性病变未超过 50%、肾间质纤维化病变未超过 50%者，大剂量激素的治疗有助于控制肾脏的活动性炎症。

（2）基础治疗

① 激素：大剂量激素冲击治疗后，给予泼尼松或泼尼松龙口服，起始剂量为 1 mg/(kg・d)，4～6 周后逐渐减量。维持用药 5～10 mg/d。

② 细胞毒药物常用环磷酰胺

ⅰ．Ⅰ型急进性肾小球肾炎：口服起始剂量为 2 mg/(kg・d)，连续 2～3 个月；静脉滴注为每月 0.6～1.0 g，连续 6 个月或直到病情缓解。

ⅱ．Ⅱ、Ⅲ型急进性肾小球肾炎：除上述治疗之外，还需要维持缓解治疗，可服用硫唑嘌呤 100 mg/d 继续治疗 6～12 个月巩固疗效。

③ 其他免疫抑制药：如吗替麦考酚酯，抑制免疫疗效肯定，而不良反应较细胞毒药物轻，已被广泛应用于包括Ⅱ及Ⅲ型急进性肾小球肾炎在内的疾病治疗。

3．丙种球蛋白治疗

丙种球蛋白具有封闭自身免疫抗体的作用，对于病情活动的Ⅱ、Ⅲ型急进性肾小球肾炎可能有一定帮助。

4．肾脏替代治疗

如果患者肾功能急剧恶化达到透析指征时，应尽早进行透析治疗（多选择血液透析方式）。如疾病已进入不可逆性终末期肾衰竭，则应予长期维持透析治疗。

（四）教学案例

患者王某某，男性，71 岁。主因“发热、恶心、发现肾功能异常 1 个月余”入院。患者 1 个月前发热，体温 38.2 ℃，伴恶心、乏力，无肉眼血尿，就诊当地医院发现尿蛋白(3+)，红细胞 30/HP，血肌酐 135 μmol/L，WBC 13.6×10^9/L，Hb 131 g/L。胸片提示肺间质改变。给予头孢类抗菌药物治疗之后仍有发热。2 周前复查 SCr 349 μmol/L，CRP 90.2 mg/L。为进一步诊治入院，门诊查 P-ANCA 阳性，MPO＞200 IU/mL，ANA 谱均阴性，再查 SCr 623 μmol/L。既往冠心病 12 年，3 年前发作不稳定心绞痛，放置 4 枚支架，术后氯吡格雷治疗 1 年之后停药。初步诊断：ANCA 相关性血管炎，急性肾衰竭，肾性贫血；冠心病，PCI 术后，心功能Ⅰ级；高血压。

结合病史和实验室检查，患者诊断 ANCA 相关性血管炎明确，血管炎活动期。肾活检病理诊断Ⅲ型新月体肾炎，细胞纤维新月体为主，占 65%。患者无胸闷憋气，肺部 HRCT 未见弥漫性肺泡出血，因此拟给予甲泼尼龙 250 mg/d，3 次。患者于第 1 次甲泼尼龙 250 mg 静脉滴注中 1 h 出现胸痛，ECG 提示 V3～5 导联 ST 段压低 0.3 mV，持续 20 min 后含服硝酸甘油后好转，复查 ECG ST-T 恢复至正常，考虑变异性心绞痛。由于激素强化治疗未能顺利执行，肾功能未见好转，进行血浆置换治疗，每次 3000 mL，隔日，共 7 次。经上述治疗之后，患者透析前血肌酐降至 410 μmol/L，仍保持每 1000～1500 mL 尿量，双下肢轻度可凹性水肿，暂时摆脱透析。将降压方案调整为：非洛地平 5 mg/d，美托洛尔 12.5 mg，每日 2 次，托拉塞米 10 mg/d，血压可控制在 140/90 mmHg 左右。

1. 病情评估

本例患者表现为血尿、蛋白尿、进行性血肌酐升高，尿量无明显减少，诊断急进性肾小球肾炎，因肾功能损害严重，需进行血液透析治疗。抗 GBM 抗体阴性，P-ANCA 阳性，MPO＞200 IU/mL，ANA 谱均阴性，因此诊断 ANCA 相关性血管炎，肾脏表现为Ⅲ型新月体肾炎可能性大。肾活检病理诊断：Ⅲ型新月体肾炎。

2. 治疗方案评价

患者无血管炎肺部受累的表现，因此治疗目的希望尽可能挽救肾功能，控制全身炎症。首选激素强化治疗，但出现了严重的并发症（急性心肌梗死）而终止此方案。此时，进行充分血浆置换治疗，也有消除全身炎症的作用。在本例，最终使得患者摆脱透析。

三、慢性肾小球肾炎

（一）疾病介绍

慢性肾小球肾炎（chronic glomerulonephritis）简称慢性肾炎，是一组以蛋白尿、血尿、高血压、水肿为基本临床表现的肾小球疾病。临床特点是长期持续性尿异常，缓慢进行性肾功能损害，最终发展为慢性肾衰竭。大多数慢性肾炎患者的病因不清楚，可由各种原发性肾小球疾病发展而致，仅有少数慢性肾炎是由急性肾炎发展所致（直接迁延或临床痊愈若干年后出现）。慢性肾炎的病因、发病机制和病理类型不尽相同，但起始因素多为免疫介导炎症。此外，非免疫介导的肾脏损害在慢性肾炎的发生发展中也起着相当重要的作用。

（二）疾病治疗

1. 生活方式干预

见本章概述一般治疗部分。

2. 药物治疗方案

目前对本病尚缺乏有效的治疗药物，主要是对症治疗。治疗的目的在于防止和延缓肾功能进行性恶化，改善或缓解临床症状，防止严重合并症，减少尿蛋白，改善肾功能，治疗药物宜联合应用。

（三）临床常用治疗药物方案

1. 抗高血压药

高血压和尿蛋白是加速肾小球硬化、促进肾功能恶化的重要因素，积极控制高血压和减少蛋白尿是两个重要环节。

（1）ACEI 和 ARB：为治疗慢性肾炎高血压和减少尿蛋白的首选药物。

（2）钙通道阻滞药：钙通道阻滞药除降压外，还可改善肾小球内血流动力学，降低氧耗，抑制血小板聚集，保护肾功能。现主张应用长效制剂。

（3）β受体阻断药：降低肾素活性，对肾实质性高血压有效。

2. 抗凝药和抗血小板药

见本章膜性肾病治疗抗凝血药部分。

3. 皮质激素和免疫抑制药

慢性肾炎的病因、病理类型及其程度、病床表现和肾功能变异较大，故是否应用激素或免疫抑制药应区别对待，一般不主张积极使用，但患者肾功能正常或轻度受损，肾脏体积正常，病理类型较轻（如轻度系膜增生性肾炎、早期膜性肾病等），尿蛋白较多，若无禁忌证者可试用；无效者应逐步撤去。

（四）教学案例

患者女性，30 岁，工人，因“2 年来间断颜面及下肢水肿，1 周来加重”入院。患者 2 年前无诱因出现面部水肿，以晨起明显，伴双下肢轻度水肿、尿少、乏力、食欲不振。曾就医有血压高（150/95 mmHg），化验尿蛋白（+）～（++），尿 RBC 和 WBC 情况不清，间断服过中药，病情时好时差。1 周前着凉后咽痛，水肿加重；尿少，尿色较红。查体：T 36.8 ℃，P 80 次/分，R 18 次/分，BP 160/100 mmHg。下肢轻度凹陷性水肿。实验室检查：Hb 112 g/L，WBC 8.8×109 g/L，N 72%，L 28%，PLT 240×109 g/L；尿蛋白（++），WBC 0～1/HP，RBC10～20/HP，颗粒管型 0～1/HP，24 h 尿蛋白定量 3.0 g；血 BUN 8.3 mmol/L，Cr 156 μmol/L，ALB 36 g/L。临床诊断：慢性肾小球肾炎。给予低盐饮食（＜3 g/d），适量优质蛋白饮食 0.6～1.0 g/(kg · d)，热量摄入≥126～147 kJ(30～35 kcal)/(kg · d)，贝那普利

10 mg,1次/天,口服降压,监测血压,酌情加至10 mg,2次/天。

1. 病情评估

该病例的临床诊断为慢性肾小球肾炎,临床表现典型:蛋白尿、血尿、水肿、高血压,处于肾功能不全代偿期。治疗原则:① 注意休息,限制盐、蛋白和磷的摄入量;② 积极控制高血压;③ 对症处理;④ 预防感染、防止水电解质和酸碱平衡紊乱;⑤ 避免使用有肾毒性的药物。

2. 治疗方案评价

对于慢性肾炎目前尚缺乏有效的治疗药物,主要是对症用药。可选用抗高血压药、利尿药、抗血小板药,必要时可使用皮质激素或免疫抑制药。

(五) 不合理处方评析

1. 不合理门急诊处方

处方1 患者:男性,年龄:68岁。

临床诊断:慢性肾小球肾炎。

处方用药:百令胶囊　　一次4粒,一日3次;
　　　　金水宝胶囊　　一次3粒,一日3次。

处方评析(建议):重复给药。百令胶囊和金水宝胶囊都含有虫草成分。

处方2 患者:男性;年龄:19岁。

临床诊断:① 慢性肾小球肾炎;② 咳嗽。

处方用药:莫西沙星胶囊　　0.4 g　　qd po。

处方评析(建议):开具处方未写临床诊断或临床诊断书写不全。开具抗生素需有明确的感染诊断。

2. 住院患者用药医嘱单案例

患者男性,58岁,因"左足拇指处红、肿、疼痛"入院。患者5年前出现水肿、泡沫尿,诊断为膜性肾病,给与环磷酰胺+激素治疗。近4天左足拇指处红、肿、疼痛,加重伴双上肢肿痛1天入院。体格检查T 36.2℃,P 67次/min,R 20次/min,BP 120/75 mmHg。身高168 cm,体重54 kg,BMI 21.1 kg/m^2,左足拇指处可见一5 cm×4 cm的皮肤红肿,质软,其余无明显异常。实验室检查肌酐389 μmol/L,尿酸607 μmol/L,ESR 71 mm/h,24 h尿酸2.1 mmol/24 h,尿pH<5,其余无明显异常。诊断痛风(急性发作)、慢性肾小球肾炎、慢性肾功能不全。入院后根据既往病史、症状及体征,治疗上暂予碱化尿液、护胃及抗痛风等内科治疗。

医嘱单部分用药:碳酸氢钠片　　1 g　　tid po;
　　　　　　　苯溴马隆胶囊　　50 mg　　qd po。

处方评析(建议):不符合高尿酸血症/痛风合并肾功能不全的选药原则。对于eGFR<30 mL/(min·1.73 m^2)或接受透析治疗的CKD患者,建议优先使用抑制尿酸生成的药物非布司他。苯溴马隆胶禁用于中度至重度肾功能损害者。

四、肾病综合征

（一）疾病介绍

肾病综合征（nephrotic syndrome，NS）是指大量蛋白尿[成人尿蛋白＞3.5 g/d，儿童＞50 mg/(kg・d)]、低白蛋白血症（≤30 g/L）、伴或不伴明显水肿和/或高脂血症等的一组临床表现相似的综合征。它是由多种病因引起肾脏损害，肾小球基底膜通透性增加，导致大量蛋白尿的一组疾病。

肾病综合征根据病因可分为原发性和继发性。排除继发性因素后，即为原发性肾病综合征。原发性肾病综合征的发病机制尚未完全明了，一般认为机体通过免疫反应或非免疫机制，破坏肾小球毛细血管壁电荷屏障及分子屏障，产生大量蛋白尿。肾病综合征的分类及常见病理类型见表 19-1。

表 19-1　肾病综合征的分类及常见病理类型

原发性肾病综合征	继发性肾病综合征
微小病变性肾病	狼疮肾炎
局灶节段性肾小球硬化	糖尿病肾病
非 IgA 型系膜增生性肾小球肾炎	乙型肝炎病毒相关性肾炎
IgA 肾病	过敏性紫癜肾炎
膜性肾病	肾淀粉样变性
膜增生性肾小球肾炎	骨髓瘤性肾病
	淋巴瘤或实体肿瘤性肾病
	药物或感染引起的肾病综合征

（二）疾病治疗

1. 生活方式干预

见本章概述一般治疗部分。

2. 药物治疗方案

（1）治疗目标　原发性肾病综合征治疗目标为最大限度长期维持蛋白尿缓解，减少肾病综合征的复发，减慢肾小球硬化的速度，延缓肾脏病的进展及其并发症的发生，从而提高生活质量和延长肾脏存活时间。

(2) 治疗原则　蛋白尿的治疗:

① 免疫抑制治疗肾病综合征理想的免疫治疗方案是诱导期尽快获得缓解,并在维持期以最小剂量的糖皮质激素或免疫抑制剂维持完全缓解或部分缓解,减少复发和感染等并发症。

使用糖皮质激素应遵循"起始足量、缓慢减量、长期维持"的原则。

② ACEI 和 ARB 肾素-血管紧张素系统的激活是蛋白尿的核心发病机制之一。一般认为这 2 类药物通过扩张出球小动脉降低肾小球内压力,减少蛋白尿。

③ 降脂治疗肾病综合征时常伴有高脂血症,高脂血症是心血管疾病的高危因素。所有降脂药物都可用于肾病综合征患者,最常用的是他汀类药物及抑制胆汁酸的药物。

④ 抗凝治疗在血清白蛋白浓度降到 25 g/L 以下时高凝倾向尤其严重。一般认为高危患者应进行预防性抗凝治疗,常见的高危因素包括血清白蛋白浓度<20 g/L,低血容量,长期卧床,膜性肾病等。

⑤ 降压治疗肾病综合征患者应严格控制血压,降压的靶目标应低于 130/80 mmHg。

(三) 临床常用治疗药物方案

1. 免疫抑制剂

常用免疫抑制剂剂量及不良反应见表 19-2。

表 19-2　常用免疫抑制剂剂量及不良反应

药品	常　用　剂　量	主要不良反应及注意事项
泼尼松/甲泼尼龙	冲击治疗可使用甲泼尼龙 0.5～1 g/d 静滴,连续 3 天为一个疗程。维持期可使用泼尼松初期治疗为 1 mg/(kg·d),4～8 周,病情控制后可逐步减量,治疗 6 个月可减至 10～20 mg/d	诱发或加重感染、消化性溃疡、水钠潴留、高血压、精神症状、医源性皮质醇增多症、类固醇性糖尿病、骨质疏松、股骨头无菌性坏死等
环磷酰胺	一般剂量为 2 mg/(kg·d),口服 2～3 个月;或每次 0.5～0.75 g/m^2,静脉滴注,每月 1 次。病情稳定后减量,累积剂量一般不超过 10～12 g	包括骨髓抑制、肝损害、出血性膀胱炎、胃肠道反应、感染脱发及性腺损害等。用环磷酰胺(CTX)当天多饮水、适当水化以及尽量上午用药,可减少出血性膀胱炎的发生。常规在用药前、用药后 1、3、7 及 14 天监测血常规和肝功能,有助于及时发现和预防骨髓抑制及肝损害的发生。性腺损害常与 CTX 累积剂量相关
吗替麦考酚酯	0.5～1.5 g/d,分 2 次给药	感染、胃肠道反应、骨髓抑制、肝损害等。用药期间应密切监测血常规、肝功能

续表

药品	常　用　剂　量	主要不良反应及注意事项
环孢素 A	起始剂量为3～5 mg/(kg·d)起效后逐渐减量,维持剂量≥6个月。血药浓度应维持在谷浓度100～200 ng/mL,峰浓度800 ng/mL左右	感染、肝肾毒性、高血压、手颤、高尿酸血症、多毛等。环孢素长期使用可导致肾小管萎缩、肾间质纤维化和肾小动脉硬化的风险,因此对于治疗前已有血肌酐升高,和(或)肾活检有明显肾间质小管病变者应慎用。用药期间需密切监测血药浓度及肝肾功能
利妥昔单抗	每周375 mg/m^2(体表面积),连续4周,或1 000 mg,每2周1次,共2次;维持治疗推荐在第6、12和18个月时给予500 mg/次,或诱导缓解之后第4、8、12和16个月给予1000 mg/次	滴注前可预先使用解热镇痛药和抗组胺药;输注中应对患者进行密切监测,以防出现严重的输液反应。RTX禁用于乙型肝炎活动期患者、对药品辅料和鼠蛋白过敏者、严重活动性感染者、严重心力衰竭者、妊娠期间禁止RTX与甲氨蝶呤联合用药

2. 利尿剂

临床使用利尿剂,需注意以下几点:① 痛风患者禁用噻嗪类利尿剂;② 高血钾与肾衰竭患者禁用醛固酮受体拮抗剂;③ 利尿剂单药大剂量长期应用时不良反应(特别是电解质紊乱与血糖、血脂、嘌呤代谢紊乱)的发生率较高。肾病综合征常用利尿剂及剂量及不良反应见表19-3。

表19-3　肾病综合征常用利尿剂及剂量及不良反应

药品	常　用　剂　量	不良反应
氢氯噻嗪	50～100 mg/d,qd	水电解质紊乱、高糖血症、高尿酸血症、过敏反应
托拉塞米	20～100 mg/d,qd	头痛、眩晕、高血糖、低血压
螺内酯	20～40 mg/d,bid～tid	高钾血症、电解质异常、男性乳房发育
呋塞米	20～100 mg/d,bid	胃肠道反应、高血糖、高尿酸血症、过敏反应

(三)降压药

在没有特别禁忌证时,所有类型降压药都可以用于肾病综合征,有时需要2种及2种以上的降压药才能控制血压。因为ACEI和ARB有独立于降压之外的肾保护作用,在没有高血钾、肾功能不全(肌酐清除率<30 mL/min)、双侧肾动脉狭窄等禁忌的情况下是首选。钙离子拮抗药因其降压效果好、有心血管保护作用,也较常用。常用降压药剂量及不良反应见表19-4。

表 19-4 常用降压药剂量及不良反应

<table>
<tr><th>药 品</th><th>常 用 剂 量</th><th>常见不良反应</th></tr>
<tr><td>硝苯地平控释片</td><td>30～60 mg,qd</td><td rowspan="2">踝部水肿,头痛,潮红</td></tr>
<tr><td>非洛地平</td><td>5～10 mg,qd</td></tr>
<tr><td>卡托普利</td><td>12.5～75 mg,tid</td><td rowspan="2">咳嗽,血钾升高,血管神经性水肿</td></tr>
<tr><td>贝那普利</td><td>5～40 mg,qd</td></tr>
<tr><td>氯沙坦</td><td>50～100 mg,qd</td><td rowspan="3">血钾升高,血管性神经水肿(罕见)</td></tr>
<tr><td>缬沙坦</td><td>80～160 mg,qd</td></tr>
<tr><td>厄贝沙坦</td><td>150～300 mg,qd</td></tr>
<tr><td>沙库巴曲缬沙坦</td><td>25～100 mg,qd～bid</td><td>低血压、肾功能恶化、高钾血症和血管神经性水肿</td></tr>
<tr><td>可乐定</td><td>0.1～0.8 mg,bid～tid</td><td>低血压,口干,嗜睡</td></tr>
</table>

4. 抗凝血药

常用的药物有:① 普通肝素和低分子量肝素。普通肝素监测活化部分凝血活酶时间(APTT)在正常的1.5～2.5倍;低分子量肝素在使用4 h左右监测抗凝血因子Ⅹa活性,维持其活性在1.0左右。肝素的主要副作用为血小板减少、黏膜出血、伤口出血等,严重者可导致致命性出血。② 双香豆素。应密切监测凝血酶原时间(PT)。主要副作用是出血、血肿,一旦出血严重,应立即停药,并给予维生素K 10 mg静注对抗。③ 抗血小板黏附药,阿司匹林。常规剂量50～100 mg,每天1次口服。④ 磷酸二酯酶抑制药,双嘧达莫。常规剂量为每次100 mg,每天3次口服。较常见的副作用为头痛、胃肠道刺激等。常用口服抗凝药物剂量及不良反应见表19-5。

表 19-5 常用口服抗凝药物剂量及不良反应

药品	常 用 剂 量	常见不良反应
华法林	第一天给予首剂量5～20 mg,次日起用维持量2～8 mg/d;对于>75岁老年人和出血危险患者,应从2 mg/d开始缓慢增加。用药第三天再测INR,若<1.5,则增加0.5 mg/d;否则不变,7 d后再测定INR,若与基础水平比较变化不大,可以增加1 mg/d,直至维持INR在2.0～3.0	过量易致各种出血。早期表现有瘀斑、紫癜、牙龈出血、鼻衄、伤口出血经久不愈,月经量过多等

续表

药品	常用剂量	常见不良反应
达比加群酯	用水送服，餐食或餐后服用均可。请勿打开胶囊。成人的推荐剂量为每日口服 300 mg，即每次 1 粒 150 mg 的胶囊，每日 2 次，应维持终身治疗	在关键部位或器官发生症状性出血：眼内、颅内、椎管内或伴有骨筋膜室综合征的肌肉内出血、腹膜后出血、关节内出血或心包出血
利伐沙班	推荐剂量为口服利伐沙班 10 mg，每日 1 次。如伤口已止血，首次用药时间应于术后 6～10 h 进行。治疗疗程长短依据每个患者发生静脉血栓栓塞事件的风险而定，即由患者所接受的骨科手术类型而定	可能会引起一些组织或器官的隐性或显性出血风险升高，可能导致出血后贫血。由于出血部位、程度或范围不同，出血的体征、症状和严重程度（包括可能的致死性结果）将有所差异。出血风险在特定患者群中可能升高

5．降脂药

临床上根据血脂的异常情况选择降脂药物，如以胆固醇升高为主，则选用 3-羟基-3-甲基戊二酰单酰辅酶 A（HMG-CoA）还原酶抑制剂：辛伐他汀、氟伐他汀、阿托伐他汀、普伐他汀等。对于以甘油三酯升高为主的，则选用纤维酸类药物：非诺贝特、吉非罗齐等。降脂药物的主要副作用是肝毒性和横纹肌溶解，使用过程中需注意监测肝功能和肌酶，并避免两类降脂药物同时使用。肾病综合征常用降脂药剂量及不良反应见表 19-6。

表 19-6　肾病综合征常用降脂药剂量及不良反应

药品	常用剂量	常见不良反应
阿托伐他汀	10 mg，qd	胃肠道不适，其他还有头痛、皮疹、头晕、视觉模糊和味觉障碍。偶可引起血氨基转移酶可逆性升高。因此需监测肝功能
辛伐他汀	20～40 mg，qd	同上
瑞舒伐他汀	5～10 mg，qd	
非诺贝特片/胶囊	0.1/0.2 g，qd	报道出现过肌肉功能失调（弥散性疼痛，触痛感，肌无力）和少见的严重的横纹肌溶解症，消化不良、转氨酶升高，偶见过敏性皮肤反应主要为胃肠道反应和乏力。少数可出现一过性的氨基转移酶升高，停药后可恢复
吉非罗齐	0.3～0.6 g，bid	

（四）教学案例

患者男性，65 岁，体重 53 kg，身高 166 cm。患者因“再次水肿半月余加重”入院。患者于 4 月前，无明显诱因后出现颜面部及双下肢水肿，遂就诊于当地医院，当地医院考虑肾病综合征可能，予以肾炎康复片、雷贝拉唑、双嘧达莫、泼尼松 12 片 qd 等护肾、护胃、抗板降脂等治疗，后患者自觉双下肢水肿较前好转，继续维持原有治疗；患者半月余前水肿再次加重，遂来某三甲医院门诊就诊，门诊拟诊肾病综合征，予以葛酮通络胶囊、阿托伐他汀钙片、雷米普利片降脂降压治疗，患者现水肿症状较前减轻，泼尼松降至 8 片 qd 已有 2 月。为求进一步诊治以“肾病综合征”收住入院。

查体：血压 140/112 mmHg，心率 102 次/分，双下肢中重度凹陷性水肿。生化检查：总胆固醇 14.33 mmol/L（↑），甘油三酯 4.38 mmol/L（↑），肌酐 62 umol/L，尿素氮 7.32 mmol/L，白蛋白 21.8 g/L（↓）；尿五蛋白（五项）（生化）：尿微量白蛋白 9588.00 mg/L（↑），尿免疫球蛋白 IgG 390.71 mg/L（↑），尿转铁蛋白 812.80 mg/L（↑），尿 α_1-微球蛋白 61.64 mg/L（↑）。

初始药物治疗方案：盐酸可乐定片 75 μg po tid；低分子量肝素钙注射液 4000 IU ih qd。患者入院查抗磷脂酶 A_2 受体抗体 IgG 检测 65.1 RU/mL，阳性，特发性膜性肾病诊断明确，经患者同意后，予以加用环磷酰胺 0.8 g ivgtt 调节免疫。治疗好转后带药醋酸泼尼松片 6 片 qd 及相关对症药品出院。

1. 病情评估

肾病综合征分为原发性和继发性，原发性肾病综合征必须排除继发因素。对于继发性肾病综合征的排除诊断，主要依靠对全身系统受累的病史、体检及特殊的实验室检查，肾活检病理检查对于一些早期或不典型疾病的诊断有重要指导意义。

2. 药物治疗方案评价

糖皮质激素可能是通过抑制免疫炎症反应、抑制免疫反应、抑制醛固酮和抗利尿激素分泌，影响肾小球基底膜通透性等综合作用而发挥其利尿、消除尿蛋白疗效。根据《安徽省成人肾病综合征分级诊疗指南(2016)》指出激素起始足量，常用药物为泼尼松 1 mg/(kg·d)，口服 8 周，必要时可以延长至 12 周；激素可采取全日量顿服或维持用药期间两日量隔日一次顿服，以减轻激素的副作用，水肿严重，有肝功能损害或泼尼松治疗不佳时，可更换甲泼尼龙（等效量）口服或静脉滴注。

根据 KDIGO(2021)指南指出，对于存在至少一项疾病进展危险因素的膜性肾病患者，利妥昔单抗、环磷酰胺联合类固醇（激素）、钙调磷酸酶抑制剂（calcineurin inhibitor，CNI）已成为一线治疗选择。

患者磷脂酶 A_2 受体抗体 IgG 检测 65.1 RU/mL，在排除其他继发因素疾病后，特发性膜性肾病诊断明确。因此，患者可以加用环磷酰胺治疗。环磷酰胺剂量每次 0.5～0.75 g/m^2，静脉滴注，每月一次。病情稳定后减量，累积剂量一般不超过 10～12 g。该患者体表面积 1.62 m^2，结合病情，可给予环磷酰胺 0.8 g ivgtt st，每月 1 次冲击治疗。

该患者目前血压 140/112 mmHg，血压偏高，尿液总蛋白 7435 mg/L（↑）；宜首选长效 ACEI 治疗，同时为有效减少尿蛋白排泄及延缓肾损害进展，ACEI 常需大剂量（比降压所需剂量大），给予雷米普利 5 mg po q12h 合理。

患者入院后查甘油三酯 2.79 mmol/L（↑），低密度脂蛋白胆固醇 7.29 mmol/L（↑），极低密度脂蛋白胆固醇 2.22 mmol/L（↑），主要以胆固醇升高为主。推荐阿托伐他汀常用起始剂量为 10 mg 每日 1 次，可给予 10 mg po qn。

呋塞米主要作用于髓袢升支，对钠、氯和钾的重吸收具有强力的抑制作用。《安徽省成人肾病综合征分级诊疗指南(2016 年版)》推荐呋塞米(速尿)20～120 mg/d，分次口服或静脉注射。患者老年，颜面部及双下肢浮肿明显，可给与呋塞米注射液 20 mg bid ivgtt 用以消除水肿。

(五) 不合理处方评析

1. 不合理门急诊处方

处方 1　患者：男性，年龄：13 岁。

临床诊断：① 肾病综合征；② 局灶性肾炎；③ 预激综合征。

处方用药：注射用环磷酰胺 0.8 g ivgtt st。

处方评析(建议)：遴选药物不适宜。根据《儿童激素敏感、复发/依赖肾病综合征诊疗指南》，由于注射用环磷酰胺对性腺有影响，青春前期、青春期患者不建议使用，本患者可选择环孢素、霉酚酸酯等免疫抑制剂。

处方 2　患者：男性，年龄：27 岁。

临床诊断：肾病综合征。

处方用药：		
左旋氨氯地平	2.5 mg×28 片	2.5 mg po qd；
地塞米松	0.75 mg×30 片	1.5 mg po qd。

处方评析(建议)：遴选药物不适宜。地塞米松抑制 HPA 轴时间较长，属于长效糖皮质激素，对于该患者应选择中效糖皮质激素如强的松(龙)或甲泼尼龙。

2. 住院患者用药医嘱单案例

患者女性，36 岁，体重 68 kg，身高 165 cm。因"感冒后再次出现双下肢凹陷性浮肿"入院。患者一年前出现泡沫尿、双下肢对称性凹陷性水肿于当地医院住院。查血白蛋白 28 g/L，24 h 尿蛋白定量 6.8 g，行肾穿刺活检，病理类型为肾小球微小病变。给予泼尼松 60 mg/d 治疗，2 周后 24 h 尿蛋白转阴。经规范治疗 2 个月后减量至 20 mg/d，再次出现双下肢对称性凹陷性水肿，复查尿蛋白增多明显。将泼尼松剂量调至 60 mg/d，2 周后复查 24 h 尿蛋白 0.85 g，治疗 8 周后减量至 10 mg/d 维持治疗。期间多次门诊复查 24 h 尿蛋白定量 0.35～1.2 g。1 周前因感冒后再次出现双下肢凹陷性浮肿。

既往史：既往糖尿病病史 1 年，高血压病史 3 年，未规律用药，未常规监测血糖、血压。

查体：T 36.3 ℃，P 20 次/分，BP 162/97 mmHg，神清，心、肺、腹部查体未见异常，双下肢中度凹陷性浮肿。

辅助检查：血生化：白蛋白 18 g/L、肌酐 169 μmol/L、甘油三酯 3.95 mmol/L、胆固醇 6.03 mmol/L、低密度脂蛋白 4.58 mmol/L、葡萄糖 10.27 mmol/L。尿常规：尿蛋白(3+)，24 h 尿蛋白定量 6.6 g。血常规、胸部 CT、心电图无异常。

入院诊断：① 肾病综合征；② 微小病变肾病；③ 2 型糖尿病；④ 肾性高血压。

医嘱单部分用药：厄贝沙坦片　2.5 mg　po qd；
贝那普利片　20 mg　po qd。

处方评析（建议）：厄贝沙坦片和贝那普利片可能导致患者血钾升高，不建议联合使用。

第三节　继发性肾小球疾病

继发性肾小球疾病是一种由肾小球病变而引起的肾病，其特点是伴发肾小球肾炎的全身性疾病。可以是免疫复合物引起的疾病，如系统性红斑狼疮、过敏性紫癜、感染性心内膜炎等，可以是代谢性疾病，如糖尿病、肾淀粉样变、多发性骨髓瘤等，也可以是血管性疾病，如结节性多动脉炎、Wegner 肉芽肿、溶血性尿毒症综合征等。

一、糖尿病肾病

（一）疾病介绍

糖尿病肾病（diabetic kidney disease，DKD）是由各种原因引起的慢性肾脏结构和功能障碍的总称，是糖尿病全身性微血管病变表现之一，临床特征为蛋白尿，渐进性肾功能损害，高血压，水肿。无论是 1 型还是 2 型糖尿病，30%～35%的患者将发展成为糖尿病肾病。糖尿病肾病患者一旦出现蛋白尿，肾功能迅速减退，直至终末期肾病。

糖尿病肾病发病机制十分复杂，尚未完全阐明。研究资料显示糖尿病肾病的发病机理是多因素的，包括：遗传因素、肾脏血流动力学异常、高血糖症、高血压、血管活性物质代谢异常，Mogensen 将 1 型糖尿病肾病分为 5 期。

（二）疾病治疗

1．生活方式干预

包括糖尿病患者蛋白质摄入的限制和卧床休息。

2．药物治疗方案

DKD 的治疗重在早期干预，综合管理，以减少蛋白尿，延缓 eGFR 下降，改善肾脏不良结局（如 ESRD、肾脏相关死亡等）。科学、合理的药物治疗策略包括血糖、血压、血脂和体重的控制（表 19-7）。DKD 患者的血糖控制应遵循个体化原则，根据患者年龄、病程、预期寿命、合并症、并发症、低血糖风险等，制订个体化控制目标。

表 19-7　糖尿病肾病综合控制目标

测　量　指　标	目标值
毛细血管血糖(mmol/L)	
空腹	4.4～7.0
非空腹	<10.0
HbA_1c	<7.0%
血压(mmHg)	<130/80
总胆固醇(mmol/L)	<4.5
高密度脂蛋白胆固醇(mmol/L)	
男性	>1.0
女性	>1.3
甘油三酯(mmol/L)	<1.7
低密度脂蛋白胆固醇(mmol/L)	
未合并动脉粥样硬化性心血管疾病	<2.6
合并动脉粥样硬化性心血管疾病	<1.8
体重指数(kg/m^2)	<24.0

(三) 临床常用治疗药物方案

1. 降糖治疗

(1) 降糖治疗原则

根据患者的具体病情制定治疗方案,并指导患者使用药物,同时充分评估患者心肾功能、并发症、合并症情况,根据 eGFR 调整药物剂量;尽量避免使用低血糖风险较高的口服降糖药物,建议优先选择具有肾脏获益证据的药物。不同肾功能分期降糖药物的使用见表19-8。

表 19-8　不同肾功能分期降糖药物的使用

药物种类	药物名称	肾功能不全使用范围 eGFR[mL(min · 1.73 m^2)]		能否用于透析	禁忌证
双胍类	二甲双胍	GFR≥60	可以使用	否	过敏、糖尿病酮症酸中毒、严重肝功能不全、怀孕或哺乳期妇女、感染、手术等应激情况
		GFR:45～59	仅可在不增加乳酸中毒的情况下谨慎使用		
		GFR<45	禁止		

续表

药物种类	药物名称	肾功能不全使用范围 eGFR[mL(min·1.73 m²)]		能否用于透析	禁忌证
磺脲类	格列本脲	GFR≥60 GFR<60	可以使用 禁用	否	过敏、1型糖尿病、酮症酸中毒等糖尿病急性并发症、严重肝功能不全
	格列美脲	GFR≥60 GFR:45～59 GFR<45	无需剂量调整 减量 禁用	否	
	格列吡嗪	GFR≥60 GFR:30～59 GFR<30	可以使用 减量 禁用	否	
	格列喹酮	GFR≥30 GFR:15～29 GFR<15	可以使用 证据有限,谨慎使用 禁用	否	
	格列齐特	GFR≥60 GFR:45～59 GFR:30～44 GFR<30	可以使用 减量 证据有限,谨慎使用 禁用	否	
格列奈类	瑞格列奈		可以使用,无需调整剂量	能	过敏、1型糖尿病、严重肝功能不全、怀孕或哺乳期妇女
	那格列奈	GFR≥45 GFR:15～44 GFR<15	可以使用 减量 禁用	否	
噻唑烷二酮类	吡格列酮	GFR≥45 GFR<45	可以使用 证据有限,谨慎使用	证据有限,谨慎使用	过敏者、肝肾功能不全、妊娠或哺乳期妇女、18岁以下患者
α-葡萄糖苷酶抑制剂	阿卡波糖	GFR≥30 GFR<30	可以使用 禁用	否	过敏、由于肠胀气而可能恶化的情况、严重的疝气、肠梗阻和肠溃疡、妊娠或哺乳期妇女、18岁以下患者
	伏格列波糖	GFR≥30 GFR<30	可以使用 禁用	否	过敏、严重酮体症、糖尿病昏迷或昏迷前的患者;严重感染、手术前后或严重创伤

续表

药物种类	药物名称	肾功能不全使用范围 eGFR[mL(min・1.73 m^2)]		能否用于透析	禁忌证
DPP-4	西格列汀	GFR≥50 GFR:30～49 GFR<30	可以使用 50 mg/d 25 mg/d	证据有限，谨慎使用	
	沙格列汀	GFR≥50 GFR:30～49 GFR<30	可以使用 2.5 mg/d 禁用	否	
	维格列汀	GFR≥50 GFR<50	可以使用 禁用	否	
	利格列汀	GFR≥15 GFR<15	可以使用 证据有限，谨慎使用	证据有限，谨慎使用	
SGLT2i	恩格列净	GFR≥45 GFR<45	无需调整 不推荐使用	否	
	达格列净	GFR≥60 GFR<60 GFR<30	无需调整 不推荐使用 禁用	否	
	卡格列净	GFR≥60 45≤GFR<60 GFR<30	无需调整 剂量限制为 100 mg/d 禁用	否	
	艾格列净	GFR≥60 GFR<60 GFR<30	无需调整 不推荐使用 禁用	否	

(2) 具有肾脏获益证据的降糖药物

① 钠-葡萄糖共转运蛋白 2 抑制剂(sodium-glucose cotransporter 2 inhibitor，SGLT2i):SGLT2i 通过抑制肾脏对葡萄糖的重吸收，促进尿糖排出，从而降低血糖。除此之外，部分 SGLT2i 还有降低白蛋白尿、延缓肾功能下降、以及心血管保护作用。SGLT2i 的常见不良反应为泌尿系统和生殖系统感染及血容量不足(如症状性低血压、头晕、脱水)等，建议适当补水。同时应关注严重不良反应，如酮症酸中毒。

② 胰高糖素样肽-1 受体激动剂(glucagon like peptide1 receptor agonist，GLP-1RA)：GLP-1RA 通过激活胰高糖素样肽-1 受体促进胰岛素分泌、抑制胰高糖素分泌，从而降低血糖，并具延缓胃排空、抑制食欲等作用。部分 GLP-1RA 具有肾脏保护作用。GLP-1RA 不应与二肽基肽酶Ⅳ抑制剂(dipeptidyl peptidase Ⅳ inhibitor，DPP-4i)联合使用。GLP-1RA 常见不良反应为胃肠道反应。GLP-1RA 禁用于有甲状腺髓样癌病史或家族史患者、2 型多发性内分泌腺瘤病患者等，有胰腺炎病史者慎用。

(3) 其他降糖药物

口服降糖药物:二甲双胍、DPP-4i、胰岛素促泌剂(磺脲类和格列奈类)、α-糖苷酶抑制剂、噻唑烷二酮类(thiazolidinediones,TZDs),均为临床有效的降糖药物。DKD患者应用时应根据eGFR水平选择适用的降糖药物。CKD G3a期及以下患者在使用造影剂及全身麻醉前需暂停用二甲双胍,完成后48 h复查肾功能无恶化再启用。

2. 降压治疗

见本章膜性肾病高血压的治疗。

3. 降脂治疗

糖尿病患者,尤其是2型糖尿病,是心血管疾病的高危人群,必须强化降脂治疗。DKD患者的血脂控制目标与调脂治疗同一般T2DM患者。

4. 其他DKD获益药物

非甾体类盐皮质激素受体拮抗剂非奈利酮:非奈利酮作为新一代治疗药物,通过阻断盐皮质激素受体过度活化而降低T2DM相关且伴白蛋白尿的CKD患者eGFR持续下降、ESRD、心血管死亡和因心力衰竭住院的风险。在T2DM伴白蛋白尿、eGFR≥25 mL/(min·1.73 m^2)、血清钾浓度≤5.0 mmol/L的患者中,推荐加用对肾脏和心血管有益的非奈利酮。非奈利酮常见的不良反应为高钾血症,因此开始治疗、剂量调整的4周内,及整个治疗期间需监测血钾。

(四) 教学案例

患者,男性,65岁,因"1个月前出现双下肢水肿"入院。患者13年前诊断为2型糖尿病,1个月前出现双下肢水肿,当地检查尿蛋白(+++),应用利尿剂间断治疗,水肿好转,3天前再次出现水肿,收治入院。体格检查:T 36.5 ℃,P 72次/min,R 19次/min,BP 112/76 mmHg,身高165 cm,体重71 kg,体重指数26.07 kg/m^2。实验室检查,肾功能:肌酐268 μmol/L;肝功能:白蛋白29 g/L,低密度脂蛋白2.79 mmol/L,甘油三酯3.43 mmol/L;胰岛功能:C-肽(0分钟)3.16 ng/mL,C-肽(餐后2 h)2.24 ng/mL;尿常规:尿微量白蛋白422.6 mg/L,蛋白(+++);HbA$_1$c 10.8%。诊断2型糖尿病,糖尿病肾病,糖尿病视网膜病变;高血压。入院后根据既往病史、症状及体征,给予低盐低脂糖尿病饮食,治疗上暂予以降糖、改善微循环、营养神经、补钙等对症支持治疗。

主要治疗药物:胰岛素泵(门冬胰岛素注射液),基础量:0.8 U(7:00—22:00)、0.6 U(22:00—7:00);餐时量:6 U(早、中、晚)。瑞格列汀1 mg qd tid。

1. 病情评估

目前DKD通常是根据持续存在的白蛋白尿和(或)eGFR下降、同时排除其他原因引起的CKD而做出的临床诊断。在明确糖尿病作为肾损害的病因并排除其他原因引起慢性肾脏病的情况下,至少具备下列1项者可诊断为DKD:① 排除干扰因素的情况下,在3~6个月内的3次检测中至少2次UACR≥30 mg/g或UAER≥30 mg/24 h(≥20 μg/min)。

② eGFR＜60 mL/(min・1.73 m^2)持续3个月以上。③ 肾活检符合DKD的病理改变。患者13年前诊断为2型糖尿病,3天前再次出现水肿,尿微量白蛋白422.6 mg/L,蛋白(＋＋＋);糖尿病肾病诊断明确。

2. 药物治疗方案评价

糖尿病肾病患者血糖的控制制应遵循个体化原则。血糖控制目标:糖化血红蛋白(HbA_1c)不超过7%,Ccr＜60 mL/min的CKD患者HbA_1c≤8%。对于合并CKD的2型糖尿病(T2DM)患者,应根据患者肾功能情况个体化地选择降糖药。

患者糖尿病病程13年,胰岛功能尚可,血糖控制差(HbA_1c 10.8%),有慢性并发症,CKD 4期,因此该患者选用胰岛素类似物(门冬胰岛素)持续皮下输注强化治疗合理。由于高糖毒性会导致β细胞功能恶化及β细胞抑制,从而可能使用胰岛素促泌剂加重β细胞损伤,因此不建议同时使用瑞格列奈,但可以加用二甲双胍、α糖苷酶抑制剂、格列酮类胰岛素增敏剂等口服降糖药中的一种或两种联合使用来减轻胰岛素抵抗、减少胰岛素用量,使空腹及餐后血糖均得到良好控制。

(五)不合理处方评析

1. 不合理门急诊处方

处方1　患者:男性;年龄:78岁。

临床诊断:① 2型糖尿病;② 糖尿病肾病;③ CDK 4期。

处方用药:达格列净片　　5 mg　　qd po。

处方评析(建议):遴选药物不适宜。达格列净片禁用于CKD4-5期患者,建议换成不经肾脏代谢的利格列汀。

处方2　患者:男性;年龄:65岁。

临床诊断:① 2型糖尿病;② 糖尿病肾病。

处方用药:西格列汀片　　25 mg　　qd po;

司美格鲁肽注射液　　0.5 mg　　qw ih。

处方评析(建议):联合用药不适宜。西格列汀片与司美格鲁肽药物作用有所重叠,不应联合使用。

2. 住院患者用药医嘱单案例

患者男性,65岁。因"泡沫较前明显增多"入院。患者尿中泡沫增多2年余,于2021年7月16日来院门诊。患者同年7月初无明显诱因出现尿中泡沫增多,无肉眼血尿,无水肿,因没有影响正常生活未予注意。1年前因头晕于诊所测血压升高,达160/100 mmHg,后间断服用"硝苯地平片",平素血压维持在135/90 mmHg左右。入院前2天患者于劳累后自觉尿中泡沫较前明显增多且血压控制不佳,波动于150～160/90～100 mmHg,为求进一步系统诊治来诊。患者2型糖尿病5年,服用二甲双胍降糖治疗。入院后查肾功能eGFR 35 mL/(min・1.73 m^2)。

医嘱单部分用药：盐酸二甲双胍片　　　　750 mg　　　　tid po。

处方评析(建议)：二甲双胍本身对肾功能无不良影响，但因二甲双胍以原形从肾脏排泄，对于已出现肾功能不全的患者，二甲双胍蓄积和发生乳酸性酸中毒的风险增加，开始治疗前以及治疗后应至少每年检查1次肾功能。建议根据患者的eGFR水平调整二甲双胍的使用剂量。国内二甲双胍说明书推荐eGFR<45 mL/(min·1.73 m^2)时禁用。

二、狼疮肾炎

(一) 疾病介绍

狼疮肾炎是系统性红斑狼疮(systemic lupus erythematosus，SLE)引起的肾脏损害。免疫复合物沉积于肾小球毛细血管襻，免疫复合物通过激活补体而引起免疫复合物性肾小球肾炎，狼疮肾炎是我国终末期肾病的常见病因之一。狼疮肾炎临床表现多样，轻者可表现为无症状性蛋白尿和/或血尿，重者可出现肾病综合征或急进性肾小球肾炎。病变持续和复发还可导致慢性肾功能不全甚至肾衰竭。

世界卫生组织(WHO)将LN病理分为六型：Ⅰ型正常或微小病变，Ⅱ型系膜增生性，Ⅲ型局灶节段增生性，Ⅳ型弥漫增生性，Ⅴ型膜性，Ⅵ型肾小球硬化性。LN病理以Ⅲ型和Ⅳ型最常见，可表现为Ⅲ或Ⅳ+Ⅴ型。病理分型对于评估预后和指导治疗有积极的意义，通常Ⅰ型和Ⅱ型的预后较好，Ⅳ型和Ⅴ型预后较差。

(二) 疾病治疗

1. 生活方式干预

(1) 让患者正确认识疾病，配合治疗，遵从医嘱，定期随诊。懂得长期随访的必要性。

(2) 服用大剂量激素时，饮食应清淡，控制油腻食物和糖分摄入，避免体重过快增加，减少高脂血症和糖尿病的发生。

(3) 水肿明显时，应适当控制盐和水的摄入，减少肾脏负担。

(4) 使用激素和免疫抑制剂过程中，应注意个人卫生，勤洗澡、勤换内衣，避免到人多的公共场合，避免接触发热、感染人群。

(5) 避免长时间紫外线暴露，户外穿长袖衣服，打遮阳伞，涂防晒霜。

2. 药物治疗方案

目前还没有根治的办法，但恰当的治疗可以使大多数患者病情缓解，减少狼疮肾炎复疗开发。强调早期诊断和早期治疗，以避免或延缓脏器不可逆的损害。狼疮肾炎的治疗目标是诱导狼疮肾炎的缓解，维持长期缓解，减少狼疮肾炎的复发，延缓狼疮肾炎进展和终末期肾病的发生。

激素和免疫抑制剂是治疗狼疮肾炎的主要药物，羟氯喹的治疗有助于SLE病情稳定，防止狼疮肾炎复发，控制血压、血脂，减轻肾脏高灌注、降低肾小球囊内压亦有助于狼疮肾炎恢复。

（三）临床常用治疗药物方案

狼疮肾炎的治疗主要分两个阶段，即诱导缓解和维持缓解。应注意过度免疫抑制诱发的并发症，尤其是感染。常用药物介绍如下：

1．糖皮质激素

通常重型LN的激素标准剂量是泼尼松1 mg/(kg・d)，每日1次，病情稳定后(6～8周)，开始以每12周减10%的速度缓慢减量，减至泼尼松0.5 mg/(kg・d)后，减量速度按病情适当调慢；维持治疗的激素剂量尽量小于泼尼松10 mg/d。在诱导治疗过程中，需加用免疫抑制剂联合治疗。可选用的免疫抑制剂如环磷酰胺、吗替麦考酚酯等，联合应用可以更快地诱导病情缓解和巩固疗效，并避免长期使用较大剂量激素导致的严重副作用。维持治疗的免疫抑制剂有环磷酰胺、吗替麦考酚酯、硫唑嘌呤等药物。

2．抗疟药

可控制皮疹和减轻光敏感，稳定病情，减少激素用量，减少狼疮肾炎复发，延长寿命。常用羟氯喹0.2～0.4 g/d。服用羟氯喹6～12周后，即有抗炎和光保护作用。羟氯喹对80%无器官累及的SLE及皮肤狼疮有效。羟氯喹主要不良反应有皮肤色素沉着、过敏、脱发、眼角膜色素斑、眼底病变等，由于眼底病变可能导致失明，大剂量长期用药者[>5 mg/(kg・d)]，每12个月检查眼底一次。有心脏病史者，特别是心动过缓或有传导阻滞者禁用抗疟药。未观察到妊娠狼疮肾炎患者服用羟氯喹对胎儿有不良影响。

3．环磷酰胺

环磷酰胺是主要作用于S期的细胞周期特异性烷化剂，是治疗重症SLE有效的药物，尤其是在狼疮肾炎和血管炎治疗中，环磷酰胺与激素联合治疗能有效地诱导疾病缓解，阻止和逆转病变的发展，改善远期预后。

4．吗替麦考酚酯

能够有效地控制Ⅲ/Ⅳ和Ⅴ型LN活动。常用剂量1～2 g/d，分2次口服。大量临床试验观察吗替麦考酚酯诱导狼疮肾炎6个月，65%的患者达到完全肾脏应答和部分肾脏应答。维持缓解剂量0.5～1.0 g/d，其维持缓解的疗效优于环磷酰胺，性腺抑制副作用低于环磷酰胺。

5．硫唑嘌呤

用法1～2.5 mg/(kg・d)，常用剂量50～100 mg/d。常用于Ⅲ/Ⅳ和Ⅴ型狼疮肾炎的维持缓解治疗，KDIGO推荐硫唑嘌呤可用于Ⅴ型狼疮肾炎的诱导缓解治疗。

6．环孢素

对狼疮肾炎(尤其是Ⅴ型LN)有效，环孢素剂量3～5 mg/(kg・d)，分次口服。

7．他克莫司

环磷酰胺、吗替麦考酚酯无应答的狼疮肾炎，可给予他克莫司加小剂量激素诱导治疗。

他克莫司剂量 0.05～0.1 mg/(kg・d)，根据血药浓度调整药物剂量，血液药物谷浓度维持在 5～10 ng/mL。

8．其他治疗

临床试验提示来氟米特对增生性 LN 有效，目前 CFDA 已经批准来氟米特治疗狼疮肾炎；国内外的研究进展提示利妥昔单抗(抗 CD20 单克隆抗体)对部分难治性重症狼疮肾炎有效。FDA 已批准针对 B 淋巴细胞刺激因子的贝利木单抗用于治疗狼疮肾炎，并可望成为新的狼疮肾炎诱导缓解药物。

（四）教学案例

患者女性，48 岁，体重 55 kg。因“反复双下肢水肿 1 年”入院。1 年前患者无明显诱因出现双下肢凹陷性水肿，当地医院检查 24 h 尿蛋白(+++)，自诉行激素治疗(具体不详)后症状好转。今为求进一步诊治，于我院检查，尿沉渣分析：尿隐血(++)、尿白细胞(+++)、尿蛋白定性(+++)、尿蛋白-尿肌酐比 0.587 g/g。生化检查：白蛋白 28.7 g/L、尿酸 436.0 μmol/L、甘油三酯 2.72 mmol/L、胆固醇 4.04 mmol/L。血常规：血红蛋白 102 g/L，余未见明显异常。门诊遂以“肾病综合征”收入肾脏内科。患者自患病以来体重增加。查体 T 36.1 ℃；P 106 次/分；R 20 次/分；BP 121/71 mmHg。实验室检查补体 C3 0.4010 g/L，补体 C4 0.0256 g/L；入院诊断肾病综合征。

入院后行肾穿刺活检，穿刺活检病理结果：符合狼疮性肾炎，Ⅳ-S(A/C)型+Ⅴ型。

诊疗经过：入院后根据既往病史、症状、体征及检验检查结果，治疗上暂予降压、降尿蛋白、降脂、补钙、糖皮质激素等治疗，病理活检后增加了免疫抑制等内科治疗。

主要治疗处方：

初始治疗方案：厄贝沙坦片　150 mg　po qd；
醋酸泼尼松片　55 mg　po qd；
阿托伐他汀钙片　20 mg　po qd；
骨化三醇软胶囊　0.25 μg　po qd。

病理活检后增加治疗：注射用甲泼尼龙琥珀酸钠　500 mg+5%葡萄糖注射液 100 mL　ivgtt qd×3 d；
硫酸羟氯喹片　0.2 g　po bid；
注射用环磷酰胺　800 mg　ivgtt st；
甲氧氯普胺注射液　10 mg　im st；
0.9% NaCl　100 mL　ivgtt st(环磷酰胺用后使用)。

1．病情评估

狼疮肾炎是系统性红斑狼疮引起的肾脏损害，免疫复合物沉积于肾小球毛细血管襻，免疫复合物通过激活补体而引起免疫复合物性肾小球肾炎，主要表现为血尿、蛋白尿、水肿、高血压和肾功能不全等。肾活检是确定肾脏受累性质、排除肾脏损伤其他原因、确定 LN 组织病理学亚型以及评估疾病活动性和慢性程度的关键，为后期治疗方案的制定提供依据。患者入院后行肾穿刺活检，穿刺活检病理结果：狼疮性肾炎Ⅳ-S(A/C)型＋Ⅴ型。

2. 药物治疗方案评价

明确为SLE后，由于不同病理类型的LN，免疫损伤性质不同，治疗方案需要个体化，根据肾活检病变性质，治疗一般包括诱导阶段及维持阶段。诱导阶段主要是针对急性严重的活动性病变，迅速控制免疫性炎症及临床症状。免疫抑制药物作用强大，剂量较大，诱导时间一般6～9个月；维持阶段重在稳定病情，防止复发，减轻组织损伤及随后的慢性纤维化病变。免疫抑制剂用量小，副作用少。诱导期糖皮质激素一般为甲基泼尼龙0.5 g/d静脉滴注，连续3天为一个疗程，必要时可重复一个疗程。该患者肾活检为LN，Ⅳ-S(A/C)型＋Ⅴ型，属重症LN，所以给予甲泼尼龙琥珀酸钠500 mg 3天冲击治疗。另外单纯大剂量激素作为诱导治疗不合适，必须与其他免疫抑制剂联合应用。

在LN的诱导缓解治疗中最为经典的方案为美国风湿病学会(ACR)方案和欧洲抗风湿病联盟(EULAR)方案。ACR方案为静脉滴注环磷酰胺(500～1000 mg/m^2，每月1次，共6次，随后每3个月重复1次，共2年)联合甲泼尼龙冲击治疗(500～1000 mg/d，连续3天)，之后序贯泼尼松治疗[0.5～1.0 mg/(kg·d)]，逐渐减量。患者采用ACR方案治疗，所以给予每次1000 mg环磷酰胺冲击治疗。由于环磷酰胺可引起胃肠道反应，为防止患者用药后出现呕吐，给予甲氧氯普胺止吐治疗。环磷酰胺可引起出血性膀胱炎，在用药期间可进行适当水化，减少出血性膀胱炎的发生。

(五) 不合理处方评析

1. 不合理门急诊处方

处方1　患者：女性，年龄：33岁(早孕70 d＋，体重55 kg)。

临床诊断：狼疮性肾炎。

处方用药：		
来氟米特片	20 mg	po tid；
硫酸羟氯喹片	200 mg	po bid。

处方评析(建议)：遴选药物不适宜。妊娠期禁用来氟米特，在妊娠期给予来氟米特，其活性代谢产物特立氟胺疑似会导致严重的出生缺陷，一般在治疗后2年内的育龄期女性需采取有效的避孕措施。

处方2　患者：男性，年龄：27岁。

临床诊断：狼疮性肾炎。

处方用药：		
环孢素软胶囊	50 mg	po qd；
甲泼尼龙	4 mg×30片 4 mg	po qd。

处方评析(建议)：给药间隔不适宜。环孢素全天剂量分2次(间隔12 h)服用，建议本品给药安排在一天的相同时间，固定在餐前或餐后服用，常规监测环孢素的血药浓度。

2. 住院患者用药医嘱单案例

患者女性，70岁。因"双下肢水肿1年，反复发热2个月，咳嗽咳痰1周"入院。患者1

年前出现双下肢水肿，外院诊断为狼疮肾炎，门诊给予醋酸泼尼松片 50 mg，每日 1 次，口服治疗，后患者未再随访，醋酸泼尼松片未减量。近 2 个月因为反复发热，1 周前开始出现咳嗽咳痰。查体：体温 38.7 ℃，血压 150/100 mmHg，向心性肥胖，满月脸，颜面及双下肢重度水肿，肺部闻及湿啰音。实验室检查：尿蛋白(3+)，血红蛋 47 g/L，血白蛋白 16.0 g/L，血肌酐 134.2 μmol/L，肝功能正常，红细胞沉降率 105 mm/h，抗核抗体 1∶640，抗 dsDNA 抗体阳性。诊断：系统性红斑狼疮，狼疮肾炎，慢性肾脏病 3 期；肺部感染；高血压 2 级（中危）；贫血。

处方评析（建议）：本例患者 1 年前诊断为狼疮肾炎，由于在治疗过程中未复查，自己判断蛋白尿未缓解，长期自行口服 50 mg 的泼尼松，带来明显副作用，如出现了库欣综合征的表现——满月脸和向心性肥胖；肺部感染及血压升高等。

第四节　肾功能不全

肾功能不全(renal insufficiency)与肾衰竭在本质上是相同的，只是在程度上有所区别。肾功能不全是由原发或继发性肾脏疾病导致的肾小球滤过功能下降、肾小管浓缩功能障碍，并由此引发的血尿、蛋白尿、水肿、高血压等一系列临床综合征，分为急性肾损伤和慢性肾衰竭。

一、急性肾损伤

（一）疾病介绍

急性肾损伤(acute kidney injury，AKI)是影响肾脏结构和功能的疾病状态之一，特征为肾功能急性减退，涵盖急性肾衰竭(acute renal failure，ARF)。AKI 是临床综合征，可由多种不同病因引起。目前 AKI 的定义为 48 h 内血肌酐上升≥0.3 mg/dL 或较原先水平增高 50%和(或)尿量＜0.5 mL/(kg・h)的时间＞6 h，并排除梗阻性肾病或脱水状态。ARF 通常定义为估计肾小球滤过率(eGFR)＜15 mL/(min・1.73 m^2)，或者需要肾脏替代治疗（尽管有时肾脏替代治疗可能在 AKI 进展的较早期即需要进行）。急性肾损伤根据病理生理可分为肾前性、肾性和肾后性三类。

（二）疾病治疗

1. 生活方式干预

维持机体营养状况和正常代谢，有助于损伤细胞的修复和再生，提高 AKI 患者存活率。应首选通过胃肠道提供营养。少尿期可进食清淡、低盐、低脂、低磷、高钙、优质蛋白饮食，酌情限制水、钠和钾的摄入。

2．药物治疗方案

急性肾损伤的治疗原则是：① 积极治疗原发病，纠正可逆性致病因素。② 支持、对症治疗，包括根据患者的血容量状态和尿量、心功能状态。维持体液平衡，纠正水、电解质和酸碱平衡紊乱。对高分解型 ATN 给予热量、蛋白质营养支持。③ 对于严重的肾功能损害、高血钾、酸中毒、伴心功能损害者应选择血液净化、替代治疗。

（三）临床常用治疗药物方案

1．早期的治疗

主要防止和纠正肾血流量低灌注状态；合理的抗休克治疗；减少肾毒素产生，促进肾毒素排出。

（1）抗感染治疗　及时使用适量、敏感、无肾毒性或肾毒性小的抗菌药物，清除感染灶或清创引流，避免微生物或其代谢产物损伤肾小管上皮细胞，防止中毒性急性肾损伤的发生。

（2）避免过量或短期内重复应用造影剂。

（3）利尿药治疗　在血容量恢复、休克纠正后，如尿量仍不增加，提示肾细胞已受损，可采用静脉快速滴注 20%甘露醇 100～200 mL，或呋塞米 100 mg 稀释后静脉注射，有利尿效果后继续补液和适当使用利尿药。

2．初发期的治疗

如能及时妥善治疗，多数在 1～3 天内肾功能好转。

（1）补充血容量　常用 0.9%氯化钠注射液。

（2）利尿药治疗　甘露醇有减轻细胞肿胀、防止肾小管阻塞、扩张血管和清除氧自由基的作用。呋塞米可增加肾皮质血流量，抑制肾小管上皮细胞的离子转运，减少对三磷酸腺苷及氧的需求，有助于防治肾脏的缺血性损伤。

3．少尿期的治疗

少尿期常因急性肺水肿、高钾血症、上消化道出血和并发感染等导致死亡，所以治疗重点为调节水、电解质和酸碱平衡，控制氮质潴留，供给适当营养，防治并发症和治疗原发病。

（1）严格控制水、钠摄入量　少尿期患者应严格计算 24 h 出入水量。应坚持“出入平衡”的补液原则，以防止体液过多。

（2）高钾血症的治疗　高钾血症为少尿期的主要死亡原因，最有效的方法为血液透析或腹膜透析。一般血钾应控制在 5.5 mmol/L 以下，超过时应密切监测心率和心电图，并给予紧急处理。

（3）代谢性酸中毒的治疗　轻度的代谢性酸中毒无需治疗。严重的酸中毒，当血浆 HCO_3^- 浓度低于 15 mmol/L 时，应给予 5%碳酸氢钠 100～250 mL 静脉滴注，根据心功能情况控制滴速，并动态监测血气分析。

(4) 感染的预防和治疗　感染是急性肾损伤的常见并发症，也是其死亡的主要原因之一。常见肺部、尿路、胆道等部位甚至全身性感染，一旦出现感染的迹象，可根据细菌培养和药敏试验结果合理选用对肾脏无毒性的抗菌药物治疗，并按肌酐清除率调整剂量。

(5) 心力衰竭的治疗　临床表现与一般心力衰竭相似，治疗措施亦基本相同。容量负荷过重的心力衰竭应尽早进行透析治疗。在应用洋地黄类药物时，要按肾功能状况(肌酐清除率)调整剂量。

(6) 消化道出血的治疗　主要原因是应激性溃疡，应经常观察大便，做隐血试验并监测血细胞比容。也可预防性使用不含镁的抗酸剂。

(7) 透析治疗。

4. 多尿期的治疗

开始数日仍按少尿期的原则处理，因 GFR 尚未恢复，肾小管浓缩功能仍较差，血肌酐、尿素氮和血钾仍可继续上升。但在尿量＞1000 mL/d 数日后，血尿素氮等就会逐渐下降。此时因尿量增多，而肾小管功能尚不健全，因而易致钾的丢失，需注意失水和低钾血症的发生。多尿期 4～7 天后，水和饮食的控制可逐日放宽，患者可逐渐恢复正常饮食，但蛋白质仍应继续适当限制，直到血肌酐和尿素氮水平正常时才可放宽。

5. 恢复期的治疗

一般无需特殊处理，此期主要根据患者情况加强调养和增加活动量，定期随访肾功能。避免使用肾损害药物。

(四) 教学案例

患者男性，43 岁，体重 75 kg。因“血肌酐升高 1 天”入院。患者 3 天前无明显诱因下出现腹泻，解黄色稀水样便 7～10 次/天，量较多，排便前感阵发性腹痛，便后缓解，自觉尿量减少，伴全身乏力，当时无黑便呕血，无头痛头晕，无咳嗽咳痰，无胸闷胸痛，无水肿血尿，无尿频尿急尿痛等不适。门诊就诊后实验室相关结果：白细胞计数 10.90×10^9/L，中性粒细胞计数 8.42×10^9/L，血红蛋白 135 g/L，血小板计数 225×10^9/L，超敏 C 反应蛋白 22.1 mg/L(↑)；钾 3.99 mmol/L，谷丙转氨酶 15 U/L，葡萄糖 7.29 mmol/L(↑)，肌酐 320.5 μmol/L(↑)，肾小球滤过率估算 20.38 mL/(min·1.73 m^2)。门诊拟”急性肾损伤、胃肠炎”收住入院，入院后予复方氯化钠、葡萄糖氯化钠、口服补液盐补液治疗好转后出院。

1. 病情评估

AKI 的定义为 48 h 内血肌酐上升≥0.3 mg/dL 或较原先水平增高 50%和(或)尿量＜0.5 mL/(kg·h)的时间＞6 h，并排除梗阻性肾病或脱水状态。患者腹泻 3 天，血肌酐升高 1 天，考虑肾灌注不足。患者未有排尿困难、膀胱区叩诊呈鼓音、泌尿系超声未见明显异常，排除肾后性梗阻，患者腹泻多次体液流失，支持肾前性肾损伤。

2. 药物治疗方案评价

有效的容量反应性评估是避免 AKI 患者发生容量负荷的关键环节。使用恰当的液体、恰当的补液速度、动态的检测、全面的评估是维持有效肾灌注和循环血容量，改善全身组织氧合，同时避免间质和组织水肿对于 AKI 患者的容量管理至关重要。因此，制订合理的容量管理策略对降低病死率和改善患者预后至关重要，患者腹泻多次体液流失，经补液后患者血压上升心率下降，尿量增多，症状好转。

（五）不合理处方评析

1. 不合理门急诊处方

处方 1　患者：男性；年龄：85 岁。

临床诊断：急性肾损伤。

处方用药：多巴胺注射液　　50 mg + 50 mL 葡萄糖注射液　　ivgtt st。

处方评析（建议）：遴选药物不适宜。小剂量多巴胺对 AKI 的死亡率、肾脏替代治疗和不良反应等均无影响。此外，小剂量多巴胺可能增加包括心律失常、心肌缺血、肠缺血等风险，目前不建议采用小剂量多巴胺预防和治疗急性肾损伤。

处方 2　患者：男性；年龄：72 岁。

临床诊断：① 急性肾损伤；② 高血压。

处方用药：卡托普利片　　25 mg　　tid po；

呋塞米片　　40 mg　　qd po。

处方评析（建议）：遴选药物不适宜。ACEI 对肾小球出球小动脉的扩张作用强于对入球小动脉的作用，在低血容量的情况下，可破坏入球与出球小动脉之间的平衡，造成肾小球有效滤过压不足，使肾小球滤过率下降。

2. 住院患者用药医嘱单案例

患者女性，75 岁，因“呼吸困难、双下肢严重水肿收入院”。患者 2 个月前曾患前壁心肌梗死，3 天前患者因出现气短、轻微活动后呼吸困难、双下肢严重水肿。既往长期冠心病、高血压、糖尿病及骨关节炎。查体：血压 160/80 mmHg，呼吸稍促，双肺可闻及较多湿性啰音，心界扩大，心脏射血分数为 43%，双下肢重度可凹性水肿。给予以下处方后一度好转，血压下降，但逐渐出现尿量减少。水肿加重，血肌酐升高至 259 μmol/L，尿素氮升高为 19.4 mmol/L。诊断：急性肾损伤；冠心病、陈旧性前壁心肌梗死、急性左心衰竭、心功能Ⅲ级；骨关节炎。

药物治疗：地高辛片　　0.125 mg，每日 1 次，口服；

呋塞米片　　40 mg，每日 1 次，口服；

螺内酯片　　20 mg，每日 2 次，口服；

单硝酸异山梨醇酯片　　40 mg，每日 1 次；

吲哚美辛胶囊　　50 mg，每日 3 次，口服。

处方评析（建议）：本例患者的 AKI 可能与非甾体抗炎药（NSAIDs）有关。NSAIDs 可以抑制合成前列腺素所需要的环加氧酶，从而抑制前列腺素的合成。在肾脏灌注不足的情况下，前列腺素 E_2 和 I_2 刺激入球小动脉扩张而可以代偿性增加肾脏血流，而 NSAIDs 却能抑制该种代偿机制，使得肾小球入球小动脉收缩致有效血流量不足，降低肾脏的输入血流。急性心力衰竭可导致肾血流量明显减少，引起肾脏持续性低灌注，此时使用具有肾毒性的药物易引起AKI。

二、慢性肾衰竭

（一）疾病介绍

慢性肾衰竭(chronic renal failure，CRF)是由各种原因引起的肾脏损害进行性恶化，造成肾单位严重毁损，使机体在排泄代谢废物和调节水、电解质及酸碱平衡等方面发生紊乱或失调的临床综合征，为各种肾脏疾病持续发展的共同转归，又称为尿毒症。

目前，国际上公认的“提高全球肾脏病预后（KDIGO）组织”将慢性肾脏病(chronic kidney disease，CKD)定义为：① 肾损害达3个月及以上，有或无GFR降低。肾损害系指肾脏的结构或功能常，表现为下列之一：肾脏形态学和（或）病理异常；或具备肾损害的指标，包括血、尿成分异常或肾脏影像学检查异常。② GFR＜60 mL/(min·1.73 m^2)达3个月及以上，有或无肾损害表现。将CKD分为5期(表19-9)。CRF代表慢CKD病中GFR下降至失代偿期的这部分患者，主要为CKD的4～5期。

表19-9　CKD分期

分期	描　　述	eGFR[mL/(min·1.73 m^2)]	治疗计划
1	肾损伤指标(＋)GFR正常	≥90	CKD的病因诊断和治疗
2	肾损伤指标(＋)GFR轻度↓	60～89	评估和延缓CKD进展
3*	GFR中度↓	30～59	评估和治疗并发症
4	GFR严重↓	15～29	综合治疗，准备肾脏替代治疗
5	肾衰竭	＜15或透析	脏替代治疗

注：* 2009年10月KDIGO研讨会上提议将3期分为：3a：GFR 45～59 mL/(min·1.73 m^2)；3b：GFR 30～44 mL/(min·1.73 m^2)。

（二）疾病治疗

1. 生活方式干预

详见本章概述一般治疗。

2. 药物治疗方案

慢性肾衰应用药物治疗的目的是治疗原发疾病或消除危险因素，延缓、停止或逆转慢性肾衰的进展，改善代谢紊乱和各系统功能障碍，防止各种并发症。因此，应针对慢性肾衰的病因、危险因素和临床表现等选择适当的药物，避免使用肾毒性药物；应根据药动学特点决定用药剂量。

（三）临床常用治疗药物方案

慢性肾衰竭临床常用治疗药物方案包括纠正水、电解质紊乱和酸碱平衡失调、血压的治疗、心力衰竭的治疗、继发性甲状旁腺功能亢进及肾性骨病的治疗、肾性贫血的治疗，详细内容见本章第一节中的"常用药物分类及作用机制"。

（四）教学案例

患者女性，29 岁，因"停经 24 + 周，水肿、血压升高 2 个月"入院。患者停经 30 天后在当地医院抽血查 HCG 阳性，并行 B 超检查，确认宫内妊娠。2 个月前无明显诱因出现双下肢水肿，伴腰部胀痛不适，小便泡沫增多，无尿频、尿急、血尿。在当地妇幼保健医院产前体检时查血压 140/90 mmHg，尿常规示：尿蛋白（+ +），尿隐血（±）；血常规：Hb 90 g/L；生化检查：血 ALB 32 g/L。拟诊"慢性肾脏病"，今为进一步诊治收入院。3 年前体检发现血肌酐升高约 180 μmol/L，未进一步诊治。

查体：血压 160/100 mmHg，中度贫血貌，颜面水肿，双肺呼吸音清，未及干湿啰音。心尖搏动较弥散，心浊音界向左扩大，心率 88 次/分，律齐，未及杂音。腹部膨隆，宫底脐上 2 指，全腹无压痛及反跳痛，肠鸣音正常，肾区叩击痛（-）。双下肢重度凹陷性水肿。入院后完善相关检查，查血红蛋白 86 g/L，血细胞比容 0.23；血总蛋白 56 g/L，白蛋白 22 g/L，尿素氮 25.2 mmol/L，血肌酐 476 μmol/L，血尿酸 479 μmol/L；24 h 尿蛋白定量 2624 mg。彩超示双肾缩小（左肾 80 mm×29 mm，右肾 84 mm×37 mm）。诊断为：慢性肾小球肾炎，慢性肾衰竭（CKD 5 期），肾性贫血，肾性高血压；妊娠状态。患者要求保留胎儿。

患者症状好转，病情得到控制，出院后继续予对症支持等治疗，定期在肾内科门诊复查。患者于妊娠 36 周分娩一活婴，分娩后继续予控制血压、纠正贫血、护肾、利尿等治疗。

药物治疗：复方 α-酮酸片 4 片，口服，每日 3 次；
甲基多巴 0.25 g，口服，每日 2 次；
重组人促红素注射液 10000 U，皮下注射，每周 1 次；
叶酸 10 mg，口服，每日 3 次；
多糖铁复合胶囊 150 mg，口服，每日 2 次；
呋塞米针 40 mg，静脉注射，每日 2 次；
碳酸钙咀嚼片 500 mg，口服，每日 1 次；
骨化三醇胶丸 0.25 μg，口服，每日 1 次。

1. 病情评估

该患者为妊娠合并慢性肾衰竭，目前为妊娠状态，且肾脏缩小，不适合进行肾穿刺活检，经临床检验及检查已经排除 SLE、乙型病毒性肝炎等继发因素，临床考虑病因为慢性肾小球肾炎可能性大。根据病史及相关生化检查，慢性肾衰竭诊断明确。

2. 药物治疗方案评价

患者 eGFR<15 mL/(min·1.73 m²),应予限制蛋白质摄入,但目前患者存在低白蛋白血症,且为孕妇,为避免营养不良,予优质蛋白质饮食基础上加用复方 α-酮酸片治疗。

患者妊娠期高血压的治疗要顾及孕产妇及胎儿或新生儿双方的安全。因此,抗高血压药物的选择、药物治疗的时机要权衡双方的利弊。由于伦理等多方面因素,迄今妊娠高血压药物治疗的大规模、可靠的循证医学证据不多。甲基多巴曾为妊娠高血压的首选药物。

患者中度贫血,且随着妊娠加重,需要增加促红细胞生成素治疗,同时在治疗过程中EPO 的剂量要增加,保持孕妇的血细胞比容>0.25,同时补充造血原料,如铁剂、叶酸等,避免影响贫血治疗的效果。

患者双下肢重度水肿,应适当减轻水肿,恢复孕妇血液循环系统。呋塞米可通过胎盘屏障,孕妇尤其是妊娠前三个月应尽量避免使用。目前患者为中期妊娠,经权衡利弊,予短期使用呋塞米利尿,并密切监测电解质。

患者入院后查血钙 1.72 mmol/L,考虑与低蛋白血症、活性维生素 D 缺乏有关。随着胎儿的发育,会因母体与胎儿需钙的增加而加重低钙血症,同时目前钙磷乘积小于4.52 mmol/L,因此,给予碳酸钙咀嚼片联合骨化三醇胶丸促进钙的吸收及控制高磷血症。

(五) 不合理处方评析

1. 不合理门急诊处方

处方 1 患者:女性,年龄:46 岁。

临床诊断:① IgA 肾病 CKD 4 期;② 急性膀胱炎;③ 贫血。

处方用药:		
多糖铁复合物胶囊	150 mg	qd po;
左氧氟沙星片	0.5 g	qd po。

处方评析(建议):联合用药不适宜。喹诺酮类药物与含铁、钙、铝等多价阳离子制剂合用时会发生络合反应,从而减少喹诺酮类药物的吸收,影响药物的疗效。因此,喹诺酮类药物应避免与含铁、钙、铝等多价阳离子的药物同时使用。

处方 2 患者:女性,年龄:27 岁。

临床诊断:① CDK 5 期;② 妊娠状态。

处方用药:罗沙司他胶囊　　100 mg　　tiw po。

处方评析(建议):遴选药物不适宜。罗沙司他禁用于妊娠妇女。

2. 住院患者用药医嘱单案例

患者男性,38 岁,因"反复出现恶心、反酸、上腹部疼痛"入院。患者 1 年前发现尿蛋白及血肌酐升高,行肾穿刺活检确诊为"膜性肾病"。在当地医院予以"甲泼尼龙 + 环磷酰胺"等冲击治疗后,症状缓解后出院,予口服"甲泼尼龙片 36 mg/d",后减量至 32 mg/d,未定期门诊随访,服用该剂量 9 个月余;3 周前反复出现恶心、反酸、上腹部疼痛等症状,当地医院对症处理效果不佳。入院查体：血压 144/89 mmHg，呈明显的向心性肥胖体型，上腹部轻压痛，无反跳痛，余未发现明显异常。实验室检查：血常规示血红蛋白 110 g/L，白细胞 10.5×10^9/L，中性粒细胞比例 60%；尿蛋白(3+)，红细胞 5～8/HP，尿糖(+)；空腹血糖 7.6 mmol/L，餐后 2 h 12.3 mmol/L；血生化示血肌酐 298 μmol/ L，血钾 4.5 mmol/L，大便常规无异常。胃镜检查示"胃窦部糜烂溃疡改变"。诊断：① 膜性肾病，CKD 4 期；② 2 型糖尿病；③ 胃溃疡。

部分医嘱：甲泼尼龙片　　36 mg　　qd po。

处方评析(建议)：本例患者确诊为"膜性肾病"，予以"糖皮质激素＋环磷酰胺"治疗，治疗原则并无错误，但后来患者未能定期门诊随访而长期大剂量地使用糖皮质激素类药物，造成较严重的药品不良反应，即消化道溃疡和血糖异常，且目前患者的治疗效果不佳，因此，应逐步停用甲泼尼龙片以尽量减少其不良反应，同时宜加用抑酸药物和胃黏膜保护剂以缓解临床症状。另外，需进一步制订治疗方案以控制血糖和慢性肾衰竭。降糖药物的选择应选择对肾功能影响较小的药物。

第五节　肾脏替代治疗

肾脏替代治疗(kidney replacement therapy，KRT)是利用血液净化技术清除体内代谢废物，改善尿毒症患者临床不适症状的部分肾脏功能替代治疗方法，主要包括血液透析(hemodialysis，HD)、腹膜透析(peritoneal dialysis，PD)和肾移植(kidney transplant，KT)。HD 利用血液净化技术的弥散机制清除有毒物质。PD 是在尿毒症患者的腹腔内植入永久性导管，利用腹膜作为透析膜扩散和超滤毒素来治疗疾病。KT 是将一个功能良好的肾脏移植给尿毒症患者，使其恢复代谢产物排泄功能。

一、血液透析

(一) 技术介绍

血液透析(hemodialysis，HD)简称血透，主要替代肾脏进行对溶质(主要是小分子溶质)和液体的清除功能，其利用半透膜原理，通过溶质交换清除血液内的代谢废物，维持电解质和酸碱平衡，同时清除体内过多的液体。溶质清除主要依赖弥散，即溶质依半透膜两侧溶液浓度梯度差从浓度高的一侧向浓度低的一侧移动。

透析液多用碳酸氢盐缓冲液，并含有钠、钾、钙、镁、氯等物质。钠离子通常保持在生理浓度。

(二) 对药物代谢的影响

血液透析去除各种溶质和液体会影响到药物代谢动力学，本节我们关注常规间歇性血液透析血液净化模式对药物动力学的影响。血液透析对患者药物治疗的影响因素包括：药物因素、透析条件和透析实施时的临床条件。

1. 药物因素

影响透析清除率的药物因素包括分子量的大小、蛋白结合率和表观分布容积（V_D）。目前使用比较多的透析膜包括纤维素、醋酸纤维素、铜玢膜，它们普遍对分子量大于 1000 Da 的药物不具有通透性。分子小但是蛋白结合率高的药物也不能很好地透过，因为两种主要的结合蛋白 α_1-酸性糖蛋白和白蛋白的分子量都很大。对某些药物来说，分布进入红细胞，导致清除作用的加强而非减弱。最后，那些分布很广、V_D 大于 2 L/kg 的药物通过血液透析的清除率也很差。

2. 透析条件

不同血液透析方式（每周 3 次间歇常规透析或每天延长时间透析或它们的联合）能显著影响药物的透析清除率。此外，不同的透析膜、膜表面积、血液、透析液和超滤流速，以及透析中心是否重复利用透析膜，都会影响药物的透析清除率。21 世纪透析膜主要由半合成或合成材料组成。高通量透析膜的孔径更大，能更好地模拟人肾的滤过特性，因此很多溶质都能通过，包括分子量 20000 Da 左右的药物。

3. 血流动力学

血液透析过程中很多血流动力学会发生明显改变，不仅可以影响血液透析过程中的药物清除程度，对患者的应答反应也有重要影响。

二、腹膜透析

（一）技术介绍

腹膜透析（peritoneal dialysis，PD）是利用腹膜作为半渗透膜的特性，通过重力作用将配制好的透析液规律、定时经导管灌入患者的腹膜腔，由于在腹膜两侧存在溶质的浓度梯度差，高浓度一侧的溶质向低浓度一侧移动（弥散作用）；水分则从低渗一侧向高渗一侧移动（渗透作用）。通过腹腔透析液不断地更换，以达到清除体内代谢产物、毒性物质及纠正水、电解质平衡紊乱的目的。

影响腹膜透析的因素有：① 透析物质的浓度梯度差；② 透析液容量和流速；③ 透析液在腹腔内停留时间；④ 腹膜与透析液接触面积；⑤ 透析液温度；⑥ 透析液葡萄糖浓度和腹膜的血液循环等。

腹膜透析的模式分为间歇性腹膜透析（intermittent peritoneal dialysis，IPD）、持续性非卧床腹膜透析（continuous ambulatory peritoneal dialysis，CAPD）及自动化腹膜透析（automated peritoneal dialysis，APD）等。

（二）对药物代谢的影响

腹膜透析对药物的清除少于血液透析，主要因为腹膜透析液流速缓慢，因此，许多在血液透析后需要补充的药物，在进行CAPD治疗的患者并不需要。但是CAPD是一个持续性从血液中滤出溶质的过程，因此，CAPD对经肾脏代谢的药物的排泄要高于血液透析。如果以周计算，CAPD对药物的清除与血液透析近似。目前对于CAPD患者药物的调整可以参考即将进入透析的ESRD患者的药物使用剂量。

血液透析对于小分子量、不与血浆蛋白结合的药物清除更加有效，而分子量稍微大一些的药物在腹膜透析时能够通过腹膜淋巴系统进行排泄，因此这类药物通过腹膜透析能够更好地清除。而腹膜透析对具有较小分布容积的药物的清除要优于分布于脂肪组织或有广泛组织结合能力的药物。

腹膜透析并不会非常快地清除体内的药物，而有些药物还可以通过腹腔给药非常快地被机体吸收。特别是当发生透析相关性腹膜炎时，某些药物，特别是抗生素，在CAPD患者可以通过腹腔用药。

此外，残存肾功能对药物的清除有非常大的影响，如一个有残存肾功能的CAPD患者对药物的清除要大于无残存肾功能的血液透析患者。

三、肾脏移植

（一）疾病介绍

同种异体肾移植（renal transplantation）已成为目前治疗晚期肾衰竭替代疗法中最有效的方法。它是将来自于供体的肾脏通过手术置入受体体内，从而恢复肾脏功能。它能较好地提高患者的生活质量和延长存活率。同种异体肾移植后，受者出现肾脏的排异反应是肾脏移植后的主要问题，也是影响移植肾和受体长期存活的最重要的因素，本节主要介绍移植排异反应。排异反应的发生主要与预先存在的抗体反应，细胞反应、抗体介导的血管反应相关。

肾移植术后的免疫排异反应根据时间分为超急性排异反应、加速排异反应、急性排异反应和慢性排异反应四种（表19-10）。

表19-10 人类同种肾移植术后的排斥反应

排异反应	机 制	病 理 反 应	时 间
超急性排异反应	预存补体抗体	肾小球血栓形成	开放血流立即
加速排异反应	预存非补体抗体	间质出血	3～5天
急性排异反应	细胞及体液免疫	淋巴细胞浸润，血管内膜炎	>6天
慢性排异反应	体液免疫	血管平滑肌增殖	>90天

（二）疾病治疗

1. 一般治疗原则

同种异体肾移植系指不同基因型的同种肾移植，受者移植后出现排异反应几乎是不可避免的，因此肾移植受者需常规使用免疫抑制剂以抑制排斥反应。及时发现和治疗排异反应是移植肾长期存活的关键，应教育患者学会观察常见排异反应的表现，如有尿量减少、发热、移植肾区胀痛等情况，及时去医院就诊。服用其他药物时，应遵循移植专科医师的指导，以免因药物间的相互作用而影响免疫抑制药物的疗效。不服用参类等保健品，以免诱发排异反应。

2. 药物治疗方案

器官移植中，理想的免疫抑制剂应该具有以下特性：① 与其他药物联合应用能减少排异反应的发生；② 可逆转器官排异反应，不增加感染的发生率或引起其他副作用；③ 可减少慢性排异的发生；④ 无肝、肾毒性。由于新型免疫抑制剂的不断出现，有些免疫抑制剂在临床使用仅有数年的历史，因此药物的应用应根据临床经验、患者的个体差异和用药时的反应加以调整，并注意联合用药、个体化用药、时间化用药、终身用药减少药品不良反应，提高移植肾的存活。

（三）临床常用治疗药物方案

1. 治疗药物分类

（1）抗原递呈抑制剂　类固醇激素类药物，主要有泼尼松、地塞米松甲泼尼龙等。

（2）核苷酸合成抑制剂　代表药有硫唑嘌呤、吗替麦考酚酯、咪唑立宾。

（3）抗淋巴细胞抗体　抗淋巴细胞多克隆抗体有抗淋巴细胞血清（antilymphocyte serum，ALS）、抗淋巴细胞球蛋白（antilymphocyte globulin，ALG）和抗胸腺细胞球蛋白（antithymocyte globulin，ATG）。

（4）第一信号抑制剂　包括抗T胞单克隆抗体和钙调神经磷酸酶抑制剂（环孢素和他克莫司）。

（5）第二信号抑制剂　西罗莫司。

2. 治疗药物选用

（1）预防性用药

对移植患者必须预防性联合使用免疫抑制剂。免疫抑制剂联合用药的方法有多种，目前尚没有一致公认的最佳方法。常用的组合是：

① 抗T淋巴细胞抗体+三联治疗。

② 抗白细胞介素-2受体单克隆抗体+三联治疗。

③ 三联治疗。三联治疗常用的组合有：ⅰ. 类固醇激素：醋酸泼尼松、泼尼松龙、甲泼尼龙；ⅱ. 环孢素、他克莫司、西罗莫司；ⅲ. 硫唑嘌呤、吗替麦考酚酯、咪唑立宾或环磷酰胺。

三类药物同时使用，每类药物选择一个。具体用药方案应根据药物的作用机制、副作用大小、各地区的用药习惯并结合患者的经济条件来确定。免疫抑制剂的剂量在常规推荐剂量的情况下要采用个体化治疗，环孢素、他克莫司、西罗莫司等药需根据血浆药物浓度来调整剂量。

(2) 诱导期的联合用药

器官移植后的免疫抑制药物疗法包括早期的诱导治疗和后期的维持治疗。诱导治疗用于移植肾延迟复功、高危排斥、二次移植等患者。应用抗体类药物作为器官移植后早期实施免疫抑制覆盖治疗的方法，称为抗体诱导治疗。用于器官移植后免疫抑制诱导治疗的抗体可分为多克隆抗体和单克隆抗体，前者包括 ALG 和 ATG，单克隆抗体包括 OKT3、巴利昔单抗、达利珠单抗等。抗体的诱导治疗期内钙调神经磷酸酶抑制剂暂停使用或仅用最小剂量，直至抗体诱导治疗结束前 2～3 天，然后接着用维持方案预防或治疗急性排异反应。

(3) 维持用药方案

三联疗法通常选用对肾毒性较小的药物，常用钙调神经磷酸酶抑制剂＋吗替麦考酚酯(或硫唑嘌呤)＋泼尼松。二联疗法可采用钙调神经磷酸酶抑制剂＋泼尼松方案，该方案中钙调神经磷酸酶抑制剂的用量应该大一些；也可采用钙调神经磷酸酶抑制剂＋吗替麦考酚酯。

(4) 急性排异反应的治疗

① 首次排异反应：ⅰ. 皮质类固醇激素冲击疗法：冲击剂量并不固定，大剂量冲击治疗(500～1000 mg 甲泼尼龙 3 天)与小剂量冲击治疗(120～250 mg 泼尼松或甲泼尼龙 3～5 天)并无明显的疗效差异。冲击治疗完成后，泼尼松可恢复到冲击前的水平。ⅱ. 抗体治疗：OKT3 是治疗首次急性排异反应的有效药物，可逆转 90%的急性排异。用抗胸腺细胞球蛋白也有相似的效果。OKT3 和抗胸腺细胞球蛋白是治疗严重性或血管性排异反应的首选药物。

② 复发性和顽固性排异反应：对二次排异反应主张使用抗体治疗，尤其适用于激素冲击治疗无效时。医师应根据活检情况评估排异反应的严重性和可逆性再决定是否二次使用抗体。

③ 后期排异反应：通常将移植术 3～4 个月后发生的排异反应称为后期排异反应。后期排异反应通常为复发性排异，也可是首次出现。后期排异一般是慢性排异的前奏，并可加快移植肾功能的丧失。如后期排异与患者未遵医嘱服药有关，治疗的有效率较高。早期治疗可采用皮质类固醇激素冲击，对于后期激素抵抗性反应的治疗不应再给予大剂量免疫抑制剂，而应考虑采取针对移植肾功能丧失的治疗措施。

(四) 教学案例

患者因“拟行肾移植术”入院。患者于 10 年前开始在无明显诱因下出现头晕乏力，就诊于当地医院，经检查发现：血压升高，肾功能衰竭，尿毒症期，血常规提示贫血，血液透析 10

年，门诊以“慢性肾功能衰竭，尿毒症期”收治我科拟行肾移植手术，病程中无咳嗽、咳痰，食纳睡眠可。入院体格检查：体温36.6℃，脉搏58次/分，呼吸18次/分，血压154/87 mmHg。患者入院后，积极完善各项检查，在无明显手术禁忌证下，于2021年9月4日在全麻下行“DCD供肾肾移植术”。术后给予注射用甲泼尼龙0.5 g、注射用巴利昔单抗20 mg诱导期抗排斥反应，后给予他克莫司胶囊2 mg q12h口服、吗替麦考酚酯胶囊750 mg q12h口服、甲泼尼龙5 mg qd口服维持期抗排斥反应。现患者肾功能已基本恢复，各项检查结果基本正常，予以出院。

1. 病情评估

肾移植成为目前治疗晚期肾衰竭替代疗法中最有效的方法。它是将来自于供体的肾脏通过手术置入受体体内，从而恢复肾脏功能。它能较好地提高患者的生活质量和延长存活率。患者肾功能衰竭，尿毒症期，血液透析10年，手术指征明确。

2. 药物治疗方案评价

(1) 诱导期治疗方案　KDIGO指南建议，除受者和供者是同卵双生姐妹或兄弟之外，所有肾移植受者都需要接受诱导治疗以预防排斥反应，目前诱导治疗方案是在移植术前、术中或术后立即给予生物制剂IL-2RA或淋巴细胞清除性抗体。《欧洲泌尿协会肾移植指南2019版》指出，建议移植术后用CNI（最好为他克莫司）、霉酚酸酯、类固醇和免疫诱导剂的联合治疗来预防初始的排斥反应。

使用抗体的免疫诱导可以降低移植物的排斥反应的发生率及严重程度，减少维持治疗方案中CNI类药物或糖皮质激素，甚至停用，并且可能诱导受者产生针对移植物特异性的临床免疫耐受。对于高排斥风险患者免疫诱导，推荐使用ATG；对于低排斥风险患者免疫诱导，推荐使用IL-2受体拮抗剂。患者HLA配型相符合肾源，根据指南应选用IL-2受体拮抗剂+糖皮质激素的免疫诱导方案。糖皮质激素常规的诱导方案为移植术中经静脉使用甲泼尼龙500～1000 mg（10～15 mg/kg），术后3日每日静脉给予250～500 mg。

(2) 维持期治疗方案　KDIGO指南推荐免疫抑制维持治疗的初始用药：推荐采用包含钙调磷酸酶抑制剂、一种抗增殖类药物、联用或不联用糖皮质激素的联合免疫抑制方案，作为免疫抑制维持治疗的初始方案。建议将他克莫司作为钙调磷酸酶的一线药物。建议将吗替麦考酚酯作为抗增殖类药物的一线药物。FK506和CsA相比，FK506的免疫抑制作用更强且不良反应相对更低，因此成为现阶段肾移植术后首选的核心免疫抑制剂。

（五）不合理处方评析

1. 不合理门急诊处方

处方1　患者：男性，年龄：46岁。

临床诊断：① 肾移植状态；② 呼吸道感染。

处方用药：			
处方用药：	他克莫司胶囊	1.5 mg	q12h po；
	克拉霉素分散片	250 mg	q12h po。

处方评析(建议):联合用药不适宜。他克莫司主要经 p450(CYP)3A 代谢,克拉霉素是该酶的强效抑制剂,合用会提高他克莫司血药浓度,增加不良反应。

处方 2　患者:女性,年龄:28 岁。

临床诊断:① 肾移植状态;② 妊娠状态。

处方用药:他克莫司胶囊　　1 mg　　q12h po;

　　　　吗替麦考酚胶囊　　0.5 g　　q12h po;

　　　　泼尼松片　　5 mg　　qd po。

处方评析(建议):遴选药物不适宜。吗替麦考酚胶囊禁用于妊娠妇女。

2. 住院患者用药医嘱单案例

患者男性,35 岁,体重 55 kg。因"肺部感染"入院。患者 4 个月前行"同种异体肾移植术,1 周前无明显原因自觉发热,测体温 37.9 ℃,伴白色黏痰,口服"清瘟颗粒 + 头孢类抗菌药物"治疗后,症状无明显好转。门诊行 CT 示双肺改变,考虑巨细胞病毒感染,遂以"肾移植术后,肺部感染"收住肾病中心。过敏史:否认食物、药物等过敏史。实验室检查:肾功能:CRE 219 μmol/L,BUN 11.2 mmol/L,CysC 3.51 mg/L。诊断:肾移植术后,肺部感染(巨细胞病毒感染考虑)。

部分住院医嘱:注射用更昔洛韦　250 mg　　q12h ivgtt。

处方评析(建议):给药剂量不适宜。本患者肌酐清除率为 32.44 mL/min;更昔洛韦的合适剂量为 125 mg qd,而本患者使用了正常肾功能患者的用药剂量,用药方案不合适,须建议医师修改医嘱。

参 考 文 献

[1] 孙国平.临床药物治疗学[M].北京:人民卫生出版社,2021.

[2] 姜远英,文爱东.临床药物治疗学[M].4 版.北京:人民卫生出版社,2018.

[3] 葛均波,徐永健,王辰.内科学[M].9 版.北京:人民卫生出版社,2018.

[4] 杨宝峰,陈建国.药理学[M].9 版.北京:人民卫生出版社,2018.

[5] 左笑从.肾脏病患者合理用药[M].北京:人民卫生出版社,2022.

[6] 史伟,杨敏.临床药物治疗学:肾脏疾病[M].北京:人民卫生出版社,2017.

[7] 中华医学会糖尿病学分会,国家基层糖尿病防治管理办公室.国家基层糖尿病防治管理指南(2022)[J].内科杂志,2022,61(3):249-262.

[8] 张辉,杨念生,鲁静.狼疮肾炎诊疗规范[J].中华内科杂志,2021,60(9):784-790.

[9] 肾脏病相关专家小组.安徽省成人肾病综合征分级诊疗指南:2016 年版[J].安徽医学,2017,38(5):523-536.

[10] 中华预防医学会肾脏病预防与控制专业委员会.中国慢性肾脏病早期评价与管理指南[J].中华内科杂志,2023,62(8):902-930.

[11] Kidney Disease:Improving Global Outcomes (KDIGO) Blood Pressure Work Group. KDIGO 2021 clinical practice guideline for the management of blood pressure in chronic kidney disease[J]. Kid-

ney Int，2021，99(3S)：S1-S87.

[12] Kidney Disease：Improving Global Outcomes (KDIGO) Diabetes Work Group. KDIGO 2022 Clinical Practice Guideline for Diabetes Management in Chronic Kidney Disease[J]. Kidney Int，2022，102(5S)：S1-S127.

[13] KDIGO 2023 Clinical Practice Guideline For The Evaluation And Management Of Chronic Kidney Disease[R]. 2023.

（颜 辉 王 科）

第二十章　风湿性疾病的药物治疗

第一节　概　　述

一、风湿性疾病概述

（一）流行病学和主要分类

风湿病学是内科学的一个分支，虽然在我国起步较晚，但发展的速度很快。风湿性疾病(rheumatic diseases)是一组累及骨与关节、周围软组织及其他相关组织和器官的慢性疾病。病因多种多样，发病机制多与自身免疫反应密切相关。据我国不同地区流行病学的调查显示，类风湿关节炎(rheumatoid arthritis，RA)的患病率为0.32%～0.36%，系统性红斑狼疮(systemic lupus erythematosus，SLE)为0.3%～0.7%，干燥综合征(Sjögren syndrome，SS)为0.29%～0.77%，强直性脊柱炎(ankylosing spondylitis，AS)为0.25%左右。本章重点对RA和SLE的药物治疗进行介绍。

（二）病理

包括炎症性及非炎症性病变。炎症性病变因免疫反应异常激活后引起，表现为局部组织出现大量淋巴细胞、巨噬细胞、浆细胞浸润和聚集，如滑膜炎、附着点炎、肌炎等。非炎症病变包括关节软骨变性、骨质破坏、皮下纤维组织增生、肌萎缩等。血管病变亦是风湿病的常见病理改变，既可以是血管壁的炎症，造成血管壁增厚、管腔狭窄，也可以是血管舒缩功能障碍，继发血栓形成，使局部组织器官缺血、坏死等。

（三）诊断

1. 病史和体格检查

应详细记录症状发作的部位与严重程度、加重和缓解的因素及并发症。除一般内科系统体格检查外，还应进行皮肤、肌肉、脊柱关节的检查。

2. 实验室检查

（1）除血、尿、便常规以及肝、肾功能检查外，血沉、C反应蛋白、免疫球蛋白、补体相关指标的检查对诊断及病情活动性的判断亦有很大帮助。

（2）自身抗体

① 抗核抗体谱（anti-nuclear antibodies，ANAs）：包括抗DNA、抗组蛋白、抗非组蛋白、抗核仁抗体及抗其他细胞成分抗体五大类。

② 类风湿因子（rheumatoid factor，RF）：阳性不仅可见于RA、SS、SLE、系统性硬化等多种结缔组织病（connective tissue diseases，CTD），亦见于感染性疾病、肿瘤等其他疾病以及约5%的正常人群，特异性不高。

③ 抗角蛋白抗体谱：对RA特异性较高，有助于RA早期诊断。临床常检测抗核周因子（anti-perinuclear factor，APF）、抗角蛋白抗体（antikeratin antibody，AKA）、抗环瓜氨酸肽抗体（anticyclic citrullinated peptide，A-CCP）。

④ 抗磷脂抗体（antiphospholipid antibodies，APLs）：常检测抗心磷脂抗体、狼疮抗凝物、抗β_2-GP1抗体。与抗磷脂综合征、SLE等密切相关。

⑤ 抗中性粒细胞胞浆抗体（antineutrophil cytoplasmic antibody，ANCA）：用间接免疫荧光技术（IIF）检测ANCA，阳性荧光染色模型分两种：胞质型（cANCA）和核周型（pANCA）。cANCA靶抗原主要是丝氨酸蛋白酶-3（PR3-proteinase）、pANCA靶抗原主要为髓过氧化物酶（myeloperoxidase，MPO）。PR3和MPO与血管炎的诊断密切相关。

（3）人类白细胞抗原（human leukocyte antigen，HLA））：HLA-B27与有中轴关节受累的脊柱关节病密切关联。HLA-B5与白塞病，HLA-DR2、DR3与SLE，HLA-DR3、B8与pSS，HLA-DR4与RA有一定关联。

3. 关节液检查

关节液的白细胞计数有助于鉴别炎症性、非炎症性和化脓性关节炎。关节液中找到尿酸盐结晶或细菌涂片/培养阳性分别有助于痛风性关节炎和感染性关节炎的诊断。

4. 病理检查

肾脏活检有助于狼疮肾炎（lupus nephritis，LN）的病理分型、滑膜活检对于关节炎病因的判断、唇腺活检对SS的诊断、肌肉活检对于多发性肌炎/皮肌炎的诊断均有重要意义。

5. 影像学检查

X线、CT、MRI和关节超声等。

二、风湿性疾病的治疗原则

风湿性疾病明确诊断后应尽早开始治疗，治疗的目的是保护关节、脏器的功能，缓解相关症状，提高生活质量，改善预后。

治疗措施包括一般治疗、药物治疗、手术治疗。一般治疗包括健康教育、锻炼、生活方式、物理治疗、对症治疗、心理辅导等；药物治疗详见“常用药物分类及作用机制”；手术治疗包括矫形、滑膜切除、关节置换等，但临床实际工作中要严格控制手术的适应证。风湿性疾病治疗强调个体化，用药依从性教育、长期随访，病情变化及时评估，必要时调整治疗方案。不要盲目相信偏方、秘方，贻误诊治。

三、常用药物分类及作用机制

治疗风湿病的常用药物分为四大类，主要包括非甾体抗炎药（non-steroidal anti-inflammatory drugs，NSAIDs）、改善病情抗风湿药（disease modifying antirheumatic drugs，DMARDs）、糖皮质激素（glucocorticoid，GC）及植物药。DMARDs 能改善病情并延缓疾病进展。常用的 DMARDs 类药物包括传统 DMARDs（csDMARDs）、生物制剂 DMARDs（bDMARDs）以及靶向合成 DMARDs（tsDMARDs）。

（一）NSAIDs

这类药物主要通过抑制环氧化酶（COX）活性，减少前列腺素合成而具有抗炎、止痛、退热及减轻关节肿胀的作用。分为两大类：一类是非选择性 COX 抑制剂，包括芳基丙酸类（洛索洛芬、布洛芬）、芳基乙酸类（双氯芬酸）、昔康类（氯诺昔康）、烷酮类（萘丁美酮）、吲哚类（吲哚美辛）等；另一类是选择性 COX-2 抑制剂，如昔布类（塞来昔布、依托考昔、艾瑞昔布）、昔康类（美洛昔康）等，与非选择性的传统 NSAIDs 相比，能明显减少严重胃肠道不良反应，但心血管风险要引起高度关注。

（二）DMARDs

1. csDMARDs

又称慢作用抗风湿药（slow-acting anti-rheumatic drugs，SAARDs）。该类药物较 NSAIDs 发挥作用慢，可延缓或控制病情进展，临床症状的明显改善需 1～6 个月。

（1）甲氨蝶呤（MTX）　抑制二氢叶酸还原酶而使二氢叶酸不能还原成有生理活性的四氢叶酸，从而使嘌呤核苷酸和嘧啶核苷酸的生物合成过程中一碳基团的转移作用受阻，导致 DNA 的生物合成受到抑制。

（2）环磷酰胺（CTX）　细胞周期非特异性药物，与 DNA 发生交叉联结，抑制 DNA 的合成，也可干扰 RNA 的功能。

（3）硫唑嘌呤（AZA）　干扰腺嘌呤、鸟嘌呤核苷酸的合成，使活化淋巴细胞合成和生长受阻。

（4）来氟米特（LEF）　活性代谢物通过抑制二氢乳清酸脱氢酶抑制嘧啶核苷酸的合成，使活化淋巴细胞合成、生长受阻。

（5）环孢素（CysA）　抑制淋巴因子，包括白细胞介素-2 的合成和释放。阻断细胞生长周期，使静止淋巴细胞停留在 G_0 或 G_1 期，抑制抗原激活的 T 细胞释放淋巴因子。

(6) 吗替麦考酚酯(MMF)　其活性代谢物通过抑制次黄嘌呤单核酸脱氢酶抑制鸟嘌呤核苷酸,使活化淋巴细胞合成、生长受阻。

(7) 抗疟药(氯喹、羟氯喹)　通过改变细胞溶酶体的 pH,减弱巨噬细胞的抗原提呈功能和 IL-1 的分泌,也减少淋巴细胞活化。

(8) 沙利度胺　稳定溶酶体膜,抑制中性粒细胞趋化性,产生抗炎作用;抗前列腺素、组胺及 5-羟色胺作用等。

(9) 艾拉莫德　机制尚不完全清楚。在体外可抑制核因子-κB(NF-κB)的活性,进而抑制炎性细胞因子(IL-1、IL-6、IL-8、TNF-α)的生成。抑制免疫球蛋白的生成。抑制纯化 COX-2 的活性,对 COX-1 的活性无影响。

(10) 柳氮磺吡啶(SSZ)　在肠道分解为 5-氨基水杨酸和磺胺吡啶。前者抑制前列腺素并清除吞噬细胞释放的致炎性氧离子。

(11) 他克莫司　抑制 T 细胞活化及 T 辅助细胞依赖型 B 细胞增殖,抑制淋巴因子的生成。在分子水平,与 FKBP12 形成复合物,特异性抑制钙调素,阻止淋巴因子基因转录。

2. bDMARDS

(1) TNF-α 拮抗剂

依那西普:人肿瘤坏死因子受体 p75Fc 融合蛋白;阿达木单抗:全人源化的 TNF-α 单克隆抗体;英夫利西单抗:人-鼠嵌合 TNF-α 单克隆抗体;戈利木单抗:人源化 TNF-α 单克隆抗体。主要作用机制:抑制 TNF-α 与其受体结合,从而抑制 TNF-α 的生物学活性,阻断其介导的细胞反应。

(2) IL-6 拮抗剂

托珠单抗:免疫球蛋白 IgG1 亚型的重组人源化抗人 IL-6 受体单克隆抗体。

主要作用机制:特异性结合可溶性及膜结合的 IL-6 受体(sIL-6R 和 mIL-6R),并抑制 sIL-6R 和 mIL-6R 介导的信号转导。

(3) 抗 CD20 单抗

利妥昔单抗:人鼠嵌合性单克隆抗体。

主要作用机制:特异性地与跨膜抗原 CD20 结合,启动介导 B 细胞溶解的免疫反应。

(4) 其他　IL-1 受体拮抗剂阿那白滞素;IL-17 拮抗剂司库其尤单抗;IL-12、IL-23 拮抗剂优特克单抗;B 淋巴细胞激活因子(BLyS)抑制剂贝利尤单抗;泰它西普为 B 淋巴细胞刺激因子(BLyS)受体 TACI 的胞外特定的可溶性部分与人 IgG1 的 Fc 部分构建形成的融合蛋白,可结合 BLyS 和增殖诱导配体(APRIL),阻止 BLyS 和 APRIL 与 B 细胞膜受体(TACI,BCMA,BAFF-R)之间的相互作用,阻断 B 淋巴细胞的增生和 T 淋巴细胞的成熟;细胞毒性 T 淋巴细胞抗原 4(CTLA4-Ig)阿巴西普等。

3. tsDMARDs

托法替布:Janus 激酶(JAK)抑制剂。JAK 属于胞内酶,可传导细胞膜上的细胞因子或生长因子-受体相互作用所产生的信号,从而影响细胞造血过程和细胞免疫功能。在该信号转导通路内,JAK 磷酸化并激活信号转导因子和转录激活因子(STAT),从而调节包括基因表达在内的细胞内活动。托法替布对该信号转导通路进行调节，防止 STAT 磷酸化和激活。巴瑞替尼是一种可逆的选择性 JAK1 和 JAK2 抑制剂，通过抑制 JAK1 和 JAK2 酶活性调节这些信号转导途径，进而降低 STAT 的磷酸化和活化。乌帕替尼通过抑制 JAK1 酶的活性，进而干扰细胞内的信号传导途径。

（三）GC

具有强大的抗炎和免疫抑制作用，被广泛用于治疗风湿性疾病，是治疗多种 CTD 的一线药物。根据半衰期可以分为短效、中效和长效 GC。表 20-1 列举了常用 GC 的作用时间和等效剂量。其中氢化可的松、泼尼松龙和甲泼尼龙为 11 位羟基化合物，可不经过肝脏转化直接发挥生理效应，因此肝功能不全患者优先选择此类 GC。中效 GC 由于抑制下丘脑-垂体-肾上腺轴（the hypothalamic-pituitary-adrenal axis, HPA 轴）时间较短，发生 GC 相关的严重不良反应相对较轻，因此可作为该类患者控制病情的适宜药物。

表 20-1　常用 GC 的作用时间和等效剂量

类型	药物名称	作用时间（h）	抗炎效价	等效剂量（mg）
短效	氢化可的松	8～12	1	20
	可的松	8～12	0.8	25
中效	泼尼松	12～36	4	5
	泼尼松龙	12～36	4	5
	甲泼尼龙	12～36	5	4
	曲安西龙	12～36	5	4
长效	地塞米松	36～72	25	0.75
	倍他米松	36～72	30	0.6

（四）植物药

1. 白芍总苷

抗炎免疫调节药，对多种炎症性病理模型如大鼠佐剂性关节炎、角叉菜胶诱导的大鼠足爪肿胀和 CTX 诱导的细胞和体液免疫增高或降低模型等具有明显的抗炎和免疫调节作用。

2. 雷公藤多苷

抑制淋巴细胞增殖，减少免疫球蛋白合成，有抗炎及抑制细胞免疫和体液免疫等作用。

第二节 类风湿关节炎

一、疾病介绍

类风湿关节炎(rheumatoid arthritis,RA)是一种以侵蚀性、对称性多关节炎为主要临床表现的慢性、全身性自身免疫性疾病。确切发病机制还在不断研究中,病理改变为关节滑膜的慢性炎症、血管翳形成,并逐渐出现关节软骨和骨破坏,最终导致关节畸形和功能丧失。可发生于任何年龄,80%发病于35~50岁,男女患病比例约1∶3。我国RA的患病率为0.32%~0.36%。

(一) 临床表现

个体差异大,60%~70%的患者起病缓慢,病初可有发热、乏力、肌肉酸痛、全身不适、体重下降等症状,逐渐出现典型关节症状。除关节表现外,还可见内脏受累表现。

1. 关节表现

(1) 晨僵 95%以上的RA出现此症状。常被作为观察本病活动指标之一,持续时间超过1 h者意义较大。

(2) 关节疼痛和压痛 双手近端指间关节、掌指关节及腕关节最常受累,其次为跖趾关节、肘、肩、踝、膝、颈、颞颌及髋关节。多呈对称性、持续性,疼痛的关节往往伴有压痛,晨重暮轻,受累关节的皮肤可出现褐色色素沉着。

(3) 关节肿胀 多因关节腔积液、滑膜增生或关节周围软组织炎症所致,炎症早期以滑膜关节周围组织的水肿及炎细胞渗出为主,部分病程较长者则因滑膜慢性炎症后的肥厚而引起关节肿胀。

(4) 关节畸形 多见于较中、晚期患者。最为常见的关节畸形是腕和肘关节强直、掌指关节的半脱位、手指向尺侧偏斜和呈“天鹅颈”样及“纽扣花”样表现。重症患者关节呈纤维性或骨性强直,从而失去关节相关功能,致使生活不能自理。

(5) 特殊关节 颈椎、肩、髋关节受累表现为局部疼痛和活动受限。

(6) 关节功能障碍 美国风湿病学会(American College of Rheumatology,ACR)将因本病而影响生活的程度分为四级:Ⅰ级——能照常进行日常生活和各项工作;Ⅱ级——可进行一般的日常生活和某种职业工作,但参与其他项目活动受限;Ⅲ级——可进行一般的日常生活,但参与某种职业工作或其他项目活动受限;Ⅳ级——日常生活的自理和参与工作的能力均受限。

2. 关节外表现

(1) 类风湿结节　临床较常见的关节外表现，可见于30%～40%的患者。多位于关节隆凸及受压部位的皮下如前臂伸面、跟腱等处，结节大小不一，常对称分布。几乎所有脏器如心、肺、眼、胸膜等均可被类风湿结节累及。其存在提示RA病情活动。

(2) 类风湿血管炎　常见于长病程、血清RF阳性且病情活动的RA。皮肤表现各异，包括瘀点、紫癜、指(趾)坏疽、梗死、网状青斑，病情严重者可见下肢深大溃疡。

(3) 肺　肺受累很常见，男性多于女性，有时可为首发症状。包括肺间质病变、结节样改变、胸膜炎、肺动脉高压。

(4) 心脏受累　心包炎最常见。

(5) 肾　有轻微膜性肾病、肾小球肾炎、肾内小血管炎以及肾脏的淀粉样变等报道。

(6) 神经系统　正中神经在腕关节处受压可出现腕管综合征。胫后神经在踝关节处受压可出现跗管综合征。RA继发血管炎可导致手足麻木或多发性单神经炎。C_1～C_2颈椎受累可出现脊髓病变。

(7) 血液系统　贫血通常为正细胞正色素性贫血。病情活动的RA患者常见血小板增多，与疾病活动度相关。Felty综合征是指RA患者伴有脾大、中性粒细胞减少，有的甚至有贫血和血小板减少。

(8) 眼　最常见的表现是继发SS所致的干眼症，可能合并口干、淋巴结肿大，需结合自身抗体，经口腔科及眼科检查进一步明确诊断。

(二) 实验室检查和其他辅助检查

(1) 血液学改变　有轻至中度贫血。活动期间患者血小板可增高，白细胞及分类多正常，免疫球蛋白升高，血清补体大多正常或轻度升高，少数伴血管炎可出现补体降低。

(2) 炎性标志物　血沉(ESR)和C反应蛋白(CRP)常升高，并且和疾病的活动度相关。

(3) 自身抗体

① 类风湿因子(RF)：是RA患者血清中针对IgG Fc片段上抗原表位的一类自身抗体，可分为IgM、IgG和IgA型。常规工作中主要检测IgM型RF，RA患者中阳性率为75%～80%。但RF并非RA的特异性抗体，其他慢性感染、自身免疫性疾病及1%～5%的健康人群也可出现RF阳性，RF阴性亦不能排除RA的诊断。

② 抗瓜氨酸化蛋白抗体(ACPA)：是一类针对含有瓜氨酸化表位自身抗原的抗体统称，包括抗核周因子(APF)抗体、抗角蛋白抗体(AKA)、抗聚丝蛋白抗体(AFA)、抗环状瓜氨酸(CCP)抗体和抗突变型瓜氨酸化波形蛋白(MCV)抗体。其中抗CCP抗体敏感性和特异性均很高，约75%的RA患者出现，且具有很高的特异性(93%～98%)，亦可在疾病早期出现，与疾病预后相关。约15%的RA患者RF和ACPA均为阴性，称为血清学阴性RA。

③ 其他自身抗体：抗Sa抗体可出现在RA未确诊前，其靶抗体是瓜氨酸化的波形蛋白，特异性是90%。抗RA33/36抗体，特异性95.6%。对早期RA患者，尤其是当RF阴性时有重要的诊断价值。

(4) 关节滑液　正常人关节腔内的滑液不超过 3.5 mL。在关节有炎症时滑液增多,呈淡黄色透明、黏稠状,滑液中的白细胞明显增多,达 5000～50000/μL,约 2/3 为多核白细胞。临床上关节滑液检查可用于证实关节炎症,同时可鉴别感染和晶体性关节炎,如痛风、假性痛风等,但是尚不能通过关节滑液检查来确诊 RA。

(5) 关节影像学检查

① X 线检查:双手、腕关节以及其他受累关节的 X 线片对 RA 诊断、关节病变分期、病变演变的监测均很重要。早期可见关节周围软组织肿胀影、关节附近骨质疏松(Ⅰ期);进而关节间隙变窄(Ⅱ期);关节面出现虫蚀样改变(Ⅲ期);晚期可见关节半脱位和关节破坏后的纤维性和骨性强直(Ⅳ期)。

② 关节 MRI:对早期诊断极有意义。可以显示关节软组织病变、滑膜水肿、增生和血管翳形成,以及骨髓水肿等,较 X 线更敏感。

③ 关节超声:高频超声能够清晰显示关节腔、关节滑膜、滑囊、关节腔积液、关节软骨厚度及形态等,能够反映滑膜增生情况,亦可指导关节穿刺及治疗。

(6) 关节镜及针刺活检　关节镜对诊断及治疗均有价值,针刺活检是一种操作简单、创伤小的检查方法,应用已经日趋成熟。

(三) 临床诊断

(1) ACR1987 年修订的 RA 分类标准,要求 7 项中符合 4 项则可诊断 RA。其敏感性为 94%,特异性为 89%。但对于早期、不典型及非活动期 RA 易漏诊。诊断包括:

① 晨僵:关节或周围晨僵持续至少 1 h。

② ≥3 个关节区的关节炎:医生观察到两侧的近端指间关节、掌指关节、腕、肘、膝、踝及跖趾关节 14 个关节区域中至少 3 个有软组织肿胀或积液(不是单纯骨隆起)。

③ 手关节炎:腕、掌指或近端指间关节区中,至少有一个关节区肿胀。

④ 对称性关节炎:左、右两侧关节同时受累(双侧近端指间关节、掌指关节及跖趾关节受累时,不一定绝对对称)。

⑤ 类风湿结节:医生观察到在骨突部位、伸肌表面或关节周围有皮下结节。

⑥ 血清 RF 阳性:任何检测方法证明血清中 RF 含量升高(所有方法在健康人群中阳性率<5%)。

⑦ 影像学改变:在手和腕的后前位像上有典型的 RA 影像学改变:必须包括骨质侵蚀或受累关节及其邻近部位有明确的骨质脱钙。

以上 7 项中满足 4 项或 4 项以上并除外其他关节炎者可诊断为 RA(要求第 1～4 项病程至少持续 6 周)。

(2) 2010 年 ACR 和欧洲抗风湿病联盟(EULAR)提出了新的 RA 分类标准,得分 6 分以上可诊断 RA 见表 20-2。

表 20-2　2010 年 ACR/EULAR 的 RA 分类标准

项　　目	评　分
关节受累情况(0～5 分)	
1 个中大关节	0
2～10 个中大关节	1
1～3 个小关节	2
4～10 个小关节	3
至少一个为小关节,大于 10 个	5
血清学(0～3 分)	
RF 和抗 CCP 抗体均阴性	0
RF 或抗 CCP 抗体低滴度阳性	2
RF 或抗 CCP 抗体高滴度阳性(正常上限 3 倍)	3
急性期反应物(0～1 分)	
CRP 和 ESR 均正常	0
CRP 或 ESR 异常	1
滑膜炎持续时间(0～1 分)	
<6 周	0
≥6 周	1

注:受累关节指关节肿胀疼痛;小关节包括:掌指关节、近端指间关节、第 2～5 跖趾关节、腕关节,不包括第一腕掌关节、第一跖趾关节和远端指间关节;大关节指肩、肘、髋、膝、踝关节。

二、疾病治疗

(一) 一般治疗原则

治疗原则为早期、规范治疗,定期监测与随访。治疗目的包括:缓解疼痛、减轻炎症、保护关节结构、维持功能、控制系统受累、减少致残率、提高生活质量。医生与患者共同决策治疗措施,最终治疗目标是达标治疗,即治疗达到临床缓解:28 个关节疾病活动度(DAS28)≤2.6,或临床疾病活动指数(CDAI)≤2.8,或简化疾病活动指数(SDAI)≤3.3。在无法达到以上标准时,可以以低疾病活动度作为治疗目标,即 DAS28≤3.2 或 CDAI ≤10 或 SDAI≤11。

治疗措施包括一般性治疗、药物治疗、外科手术治疗等,以药物治疗最为重要。一般治疗强调患者教育及整体和规范治疗的理念。适当的休息、理疗、体疗、外用药、正确的关节活动和肌肉锻炼等对于缓解症状、改善关节功能具有重要的作用。

（二）药物治疗方案

1．NSAIDs

RA最常使用并且可能最为有效的治疗药物。应用原则：① 药物选择个体化。NSAIDs之间镇痛疗效相当，如果患者没有胃肠道和心血管风险，临床医生可以处方任何种类的NSAIDs药物；对有消化性溃疡病史者，宜用选择性COX-2抑制剂或其他NSAIDs加质子泵抑制剂；老年人可选用半衰期短或较小剂量的NSAIDs；心血管高危人群应谨慎选用NSAIDs；肾功能不全者应慎用NSAIDs；用药期间注意血常规和肝肾功能的定期监测。② 剂量应用个体化。可从小剂量开始使用，当患者在接受小剂量NSAIDs治疗效果明显时，应尽可能用最低有效量、短疗程进行治疗；若治疗效果不明显，可按说明书范围增加剂量；若疗效仍无改善，可换用其他药物。NSAIDs的外用制剂（如双氯酚酸二乙胺乳胶剂、酮洛芬凝胶、吡罗昔康贴剂等）以及植物药膏剂等对缓解关节肿痛有一定作用，不良反应较少，提倡在临床上使用。NSAIDs的常用剂量及不良反应见表20-3。

表20-3　NSAIDs剂量及不良反应

种类	药品	常用剂量	不良反应
非选择性COX抑制剂	芳基丙酸类（洛索洛芬、布洛芬）	洛索洛芬：成人一次口服60 mg，一天3次	胃肠道轻度不适，恶心呕吐，便秘，消化不良失眠，头痛
		布洛芬：成人一次口服0.2～0.4 g，一天2次	胃肠胀气，胃灼热，恶心呕吐，低血压
	芳基乙酸类（双氯芬酸）	双氯芬酸口服是每次25到50 mg，每天分3次服用，缓释片每次75 mg，每天1～2次，缓释胶囊，每次50～100 mg每天一次，儿童一日0.5～2 mg/kg，一天最大剂量是3 mg/kg，分3次服用	恶心呕吐，便秘，头晕出汗，血压升高
	昔康类（氯诺昔康）	氯诺昔康口服每日8～16 mg，分2～3次使用	恶心呕吐，消化不良消化性溃疡，胃穿孔
	烷酮类（萘丁美酮）	萘丁美酮口服每日1次，每次1.0 g	恶心呕吐，腹泻，消化不良，消化道出血，头晕，嗜睡
	吲哚类（吲哚美辛）	吲哚美辛成人口服，初次25～50 mg，一日2～3次，一日最大量不应超过150 mg	消化不良，腹痛，恶心呕吐，头晕，焦虑失眠
选择性COX-2抑制剂	昔布类（塞来昔布、依托考昔、艾瑞昔布）	塞来昔布：每日1次，每次200 mg，或每日2次，每次100～200 mg	皮疹瘙痒，长期应用（6个月）可致消化道不良反应

续表

种类	药品	常用剂量	不良反应
选择性COX-2抑制剂	昔布类(塞来昔布、依托考昔、艾瑞昔布)	依托考昔:30 mg,每日1次,对于症状不能充分缓解的病人,可以增加至60 mg,每日1次	焦虑失眠,嗜睡,充血性心衰,口腔溃疡,腹痛,消化道穿孔出血(主要发生在老年患者)
		艾瑞昔布:成人每次0.1 g,每日2次,疗程8周	上腹不适,大便隐血,丙氨酸氨基转移酶升高
	昔康类(美洛昔康)	美洛昔康:一次7.5 mg,每日一次,每日最大剂量不得超过15 mg	消化不良,恶心,腹痛罕见溃疡,出血穿孔,瘙痒,皮疹,轻微头疼

2．DMARDs

一旦RA诊断明确均应使用DMARDs。具体药物选择和应用方案需根据患者病程、病情活动性及是否合并预后不良因素而定。

(1) csDMARDs　具体药物的治疗剂量及不良反应见表20-4。

表20-4　治疗RA的csDMARDs剂量及不良反应

药品	常用剂量	不良反应
MTX	7.5～20 mg/周	胃肠道不适,咳嗽,头晕,骨髓抑制
SSZ	可从口服每次250～500 mg开始,2次/天,之后渐增至每次750 mg,2次/天及每次1 g,2次/天。如疗效不明显可增至每日3 g	消化不良,厌食,腹痛,腹泻
LEF	10～20 mg/d	胃肠道反应,恶心,呕吐,高血压,全血细胞减少、肝功能损害
抗疟药	HCQ 200 mg,每日2次。氯喹250 mg,每日1次/天	金鸡纳反应,恶心,呕吐食欲不振、视网膜损害
艾拉莫德	口服,25 mg/次,饭后服用,早晚各1次	转氨酶升高,白细胞减少,腹胀,腹痛

(2) bDMARDs　具体药物选择和应用方案需根据患者病程、病情活动性及是否合并预后不良因素而定。bDMARDs常用剂量及不良反应见表20-5。

表20-5　bDMARDs剂量及不良反应

药品	常用剂量	不良反应
TNF-α拮抗剂	依那西普推荐剂量和用法是每次25 mg,皮下注射,每周2次;或每次50 mg,每周1次。英夫利西单抗治疗RA的推荐剂量为3 mg/kg,第0、2、6周各1次,之后每4～8周1次。阿达木单抗治疗RA的剂量是每次40 mg,皮下注射,每2周1次	感染,过敏、注射部位肿痛、红斑出血,恶性肿瘤、脱髓鞘脊髓炎

续表

药品	常用剂量	不良反应
IL-6 拮抗剂	托珠单抗,4～10 mg/kg,静脉滴注,每 4 周 1 次	过敏、输液反应、血细胞减少,血胆固醇升高,感染
IL-1 拮抗剂	阿那白滞素,推荐剂量为 100 mg/d,皮下注射	头疼,疲乏,恶心,腹泻腹痛,心搏骤停,红斑,瘙痒
抗 CD20 单抗	利妥昔单抗,推荐剂量:第一疗程可先予静脉滴注 500～1000 mg,2 周后重复 1 次。 根据病情可在 6～12 个月后接受第 2 个疗程	过敏反应:轻度为发热,寒颤,恶心呕吐,脸色苍白,心动过速,重度为低氧血症,严重心血管事件
CTLA4-lg	阿巴西普用于治疗病情较重或 TNF-α 拮抗剂反应欠佳的患者。根据患者体重不同,推荐剂量分别是:500 mg(＜60 kg)、750 mg(60～100 kg)、1000 mg(＞100 kg),分别在第 0、2、4 周静脉给药,每 4 周注射 1 次	上呼吸道感染,咳嗽,肺炎,肾盂肾炎,泌尿道感染,消化不良,恶心

(3) tsDMARDs　托法替布适用于 MTX 疗效不足或对其无法耐受的中度至重度活动性 RA 成年患者,可与 MTX 或其他 DMARDs 联合使用,推荐剂量为 5 mg,每日 2 次,口服,有无进食皆可。巴瑞替尼:推荐剂量为 2 mg,每日 1 次。口服给药,餐时或空腹时均可,可以在一日中的任何时候给药。乌帕替尼:推荐剂量为 15 mg,每日 1 次,口服给药,可以随餐或空腹服用。

3. GC

能迅速改善关节肿痛和全身症状。可用于以下几种情况:① 中、高疾病活动度的患者可短期使用;② 伴有血管炎等关节外表现的重症 RA,可给予短效激素;③ 不能耐受 NSAIDs 的 RA 患者作为"桥梁"治疗;④ 其他治疗方法效果不佳的 RA 患者;⑤ 有局部激素治疗指征(如关节腔内注射)。

原则是小剂量、短疗程。不推荐长期使用。关节腔注射 GC 有利于减轻关节炎症状,但过于频繁的关节腔穿刺可能增加感染风险,并可发生类固醇晶体性关节炎。

4. 植物药

(1) 雷公藤多苷　30～60 mg/d,分 3 次饭后服用。

(2) 白芍总苷　常用剂量为 600 mg,每日 2～3 次。

5. 核素治疗

锝[^{99}Tc]经氯化亚锡还原后,与亚甲基二膦酸形成的络合物,为类风湿性关节炎治疗药物,具有消炎、镇痛、免疫调节及破骨修复作用。使用前,在无菌操作条件下,将 A 剂 5 mL 注入到 B 剂瓶中,充分振摇,使冻干物溶解,室温静置 5 min,即制得锝[^{99}Tc]亚甲基二膦酸钠注射液。静脉注射,每日 1 次,20 日为一个疗程。也可根据病情,适当增加剂量和延长疗程，或遵医嘱。

6. 合并用药的原则与注意事项

联合使用两种以上的 NSAIDs，不仅不会增加疗效，而且会增加肾和胃肠道反应的风险。艾拉莫德与 NSAIDs 联用、GC 与 NSAIDs 联用均有可能导致消化道溃疡的发生。另外，应该避免单独使用 GC 治疗，需同时使用 DMARDs，补充钙剂和维生素 D。托法替布与 AZA、他克莫司、CysA 等合用时，具有增加免疫抑制作用的风险，故不推荐联用。依那西普和 SSZ 联用有可能导致白细胞计数显著下降，需要定期进行监测。

三、教学案例

患者男性，47 岁。5 年前出现左腕关节疼痛症状，外院诊断类风湿关节炎，但未予重视，疼痛关节逐渐增加至双膝、双肩、双踝、双肘、双手指间关节等，5 月前外院予艾瑞昔布 0.1 g bid、艾拉莫德 25 mg bid、雷公藤多苷 10 mg bid，患者诉治疗效果欠佳。近 20 天，患者全身多关节疼痛较前加重伴乏力，双手关节肿胀明显，体温 37.3～37.8 ℃，咳嗽咳白黏痰，为进一步诊治来我院。

入院后实验室检查示：白细胞计数 7.8×10^9/L，中性粒细胞百分率 88.2%，淋巴细胞百分率 7.8%，血红蛋白 101 g/L；血沉 88.0 mm/h（↑）；C 反应蛋白 74.14 mg/L（↑）；肌酐 56.00 μmol/L，葡萄糖 7.35 mmol/L；天冬氨酸氨基转移酶 13.5 IU/L；降钙素原 0.06 ng/mL，白介素 6 24.03 pg/mL，类风湿因子 336.00 IU/mL（↑）；抗环瓜氨酸肽抗体 595.180 RU/mL（↑）；抗核抗体谱：抗 SSA60 阳性；结核检查阴性；免疫组合（HIV、丙、乙肝、梅毒）阴性；肿瘤标志物阴性，其余指标正常。痰培养提示黄曲霉。胸部 CT 示：两肺感染，左肺下叶薄壁空洞，其余内脏无特殊。加用伏立康唑 200 mg bid（首剂加倍），治疗 4 天后患者无咳嗽咳痰。在评价初始治疗方案规范性、有效性和安全性之后，调整方案为甲氨蝶呤 10 mg qw 联合巴瑞替尼 2 mg qd。

（一）病情评估

根据《2022 类风湿关节炎诊疗规范》，可以按照 2010ACR/EULAR 制定的类风湿关节炎分类标准进行评分，项目包括受累关节、自身抗体、急性期反应物和滑膜炎持续时间，依据标准，该患者双侧肩关节、肘关节、腕关节、近端指间关节、双侧髋关节、膝关节、踝关节疼痛（5 分），RF 和抗 CCP 阳性（3 分），CRP 和 ESR 升高（1 分），总病程约 5 年（1 分），总分 10 分（>6 分），符合类风湿关节炎的诊断。2022《类风湿关节炎诊疗规范》提示可以用 DAS28 评分来评估患者疾病活动度，根据患者关节疼痛和肿胀数、VAS 评分和 CRP 估算患者 DAS28 为 6.3（>5.1），评估患者为高疾病活动度。《2018 中国类风湿关节炎》和《EULAR 建议使用合成和生物疾病缓解抗风湿药物治疗类风湿性关节炎：2022 年更新》推荐的诊疗流程指出，类风湿关节炎无法根治，但通过达标治疗可有效缓解症状和控制病情（达到临床缓解或低疾病活动度）。在初始治疗方案 3～6 个月进行活动度评估，如仍未达标，提示当前治疗效果不佳。该患者5个月前开始当前方案治疗，虽然不是指南推荐的首选方案，但规律治疗，治疗过程中患者关节症状无明显改善，疾病仍为高疾病活动度。可评估当前方案有效性不佳。

（二）药物治疗方案评价

无论是《2018中国类风湿关节炎》还是《EULAR建议使用合成和生物疾病缓解抗风湿药物治疗类风湿性关节炎：2022年更新》，都推荐诊断疾病后，如无禁忌首选甲氨蝶呤。该患者目前无骨髓抑制、乙肝结核感染、肿瘤、肺间质性病变以及肝肾功能异常，而且无生育需求，因此无使用甲氨蝶呤的禁忌，故外院选择艾拉莫德联合雷公藤多苷治疗并不是最规范的方案。

《类风湿关节炎诊疗规范》（2022年）规定传统合成DMARDs治疗3个月疾病活动度改善<50%或6个月未达标，应根据有无合并预后不良因素及时调整治疗方案。对无预后不良因素者可在原有单药治疗基础上，联合另一种或两种传统合成DMARDs继续观察疗效，如甲氨蝶呤联合来氟米特等；如仍未能达标，或合并预后不良因素患者，建议尽早联用一种生物制剂或者靶向合成DMARDs。该患者6个月未达标，且合并预后不良因素：关节肿胀数目多、两种传统合成DMARDs治疗仍处于高疾病活动度等，因此可以予甲氨蝶呤联合生物制剂或靶向制剂。

随着对类风湿关节炎发病机制研究的不断深入以及生物制药技术的迅猛发展，生物制剂及靶向制剂的发展不断涌入市场，按照作用的靶细胞或分子，大致可以分为：① 细胞因子拮抗剂：肿瘤坏死因子拮抗剂、白介素1拮抗剂、白介素6拮抗剂、白介素17拮抗剂等；② T细胞调节剂；③ JAK抑制剂。生物制剂和靶向制剂较传统DMARDs药物起效快、抗炎作用强，但《2018中国类风湿关节炎》和《EULAR建议使用合成和生物疾病缓解抗风湿药物治疗类风湿性关节炎：2022年更新》仍推荐传统DMARDs疗效不佳后使用，且对于生物制剂和靶向制剂推荐等级一致，需要根据每种药物的禁忌证、患者诉求等选择最适药物。该患者排除乙肝、结核以及肿瘤，且目前肺部感染控制良好，血常规、肝肾功能、心功能尚可，暂无使用生物制剂和靶向制剂的禁忌证，但是生物制剂都是针剂，需要2～8℃保存药物，该患者长期在外地打工，居住环境无冷藏保存条件，更倾向于选择可以口服的JAK抑制剂。目前在院的JAK抑制剂包括托法替布和巴瑞替尼，托法替布为JAK1、JAK3抑制剂，巴瑞替尼为JAK1、JAK2抑制剂，目前缺乏头对头的研究提示两者的差别，但两者与阿达木单抗的头对头研究均显示出非劣效性结果，因此可以认为巴瑞替尼和托法替布有效性、安全性相当。

巴瑞替尼说明书推荐常规治疗方案为2 mg qd，对经3个月治疗不佳或TNF-α抑制剂疗效不佳的患者，推荐4 mg qd。肌酐清除率30～60 mL/min的患者建议4 mg qd减至2 mg qd；轻度或中度肝功能损伤无需调整剂量，重度肝功能损伤不推荐使用。该患者未经生物制剂或靶向制剂治疗，肝肾功能正常，有系统评价文献提示随访24周时，4 mg qd发生不良事件的概率大于2 mg qd，因此推荐予2 mg qd即可。

该患者合并真菌感染，伏立康唑为CYP2C9、CYP2C19和CYP3A4强效抑制剂，托法替布通过 CYP3A4 代谢，合用时需要托法替布剂量减半；巴瑞替尼是 OAT3 底物，与 OAT3 强效抑制剂如丙磺舒合用时，会增加体内暴露，但巴瑞替尼只有不到 10%通过 CYP3A4 代谢，因此合用伏立康唑时，无需调整剂量。监测血常规、肝肾功能、血栓和感染风险。

四、不合理处方评析

（一）不合理门急诊处方

处方 1　患者：单某某，性别：男性，年龄：55 岁。

临床诊断：类风湿关节炎。

处方用药：		
塞来昔布	0.2 g×6×2 盒	0.2 g bid po；
甲氨蝶呤	2.5 mg×20	10 mg qw po；
地塞米松	0.75 mg×30	1.5 mg qd po。

处方评析(建议)：遴选药物不适宜。治疗类风湿关节炎的糖皮质激素宜选择中效糖皮质激素，如强的松、甲强龙、强的松龙等。地塞米松是长效糖皮质激素，抑制 HPA 轴时间长，不适宜。

处方 2　患者：闻某某，性别：男性，年龄：61 岁。

临床诊断：类风湿关节炎、2 型糖尿病、高血压。

处方用药：			
甲泼尼龙	8 mg qd；	来氟米特	20 mg qd；
氯诺昔康	8 mg bid；	阿法骨化醇	0.25 μg qd；
迪巧钙	2 片 qn；	泮托拉唑	40 mg qd；
格列齐特	80 mg bid；	阿卡波糖	50 mg tid；
塞来昔布	0.2 g bid；	盐酸贝那普利	10 mg qd。

处方评析(建议)：重复用药。氯诺昔康和塞来昔布都是非甾体抗炎药，属于重复用药，建议只用一种。

（二）住院患者用药医嘱单案例

患者女性，75 岁。入院后积极行相关检查，并请相关科室会诊，予以吸氧、利尿、抗感染、补充电解质、改善心肌供血、缓解关节疼痛等对症支持治疗，患者好转出院。出院情况：患者全身关节疼痛不适，饮食较差 心率 75 次/分，律齐，各瓣膜区未闻及明显病理性杂音。腹平软，剑突下压痛(＋－)，无反跳痛，余腹无压痛及反跳痛，双腕、双肘、双膝关节无明显肿胀，压痛(＋)，双下肢无浮肿，NS(－)。

出院带药：			
奥美拉唑	40 mg qd；	强的松	5 mg qd；
塞来昔布	0.2 g bid；	氯吡格雷	75 mg qd。

处方评析(建议)：联合用药不适宜。奥美拉唑与氯吡格雷联用存在相互作用，奥美拉唑与氯吡格雷竞争 CYP2C19 酶，能减少氯吡格雷的活性代谢产物，从而降低抗血小板聚集作用。

第三节　系统性红斑狼疮

一、疾病介绍

系统性红斑狼疮(systemic lupus erythematosus,SLE)是一种以致病性自身抗体和免疫复合物形成并介导器官、组织损伤的自身免疫病,主要病理改变为炎症反应和血管异常,可以出现在身体的任何器官。临床上常存在多系统受累表现,血清中存在以抗核抗体为代表的多种自身抗体。SLE 的患病率因人群而异。我国患病率为(30.13～70.41)/10 万,以女性多见,尤其是 20～40 岁的育龄期女性。

(一) 临床表现和诊断

临床症状多样,早期症状往往不典型。

(1) 全身表现　大多数疾病活动期患者出现各种热型的发热,尤以低、中度热为常见。可有疲倦、乏力、食欲减退、肌痛、体重下降等。

(2) 皮肤与黏膜表现　80%的患者在病程中会出现皮疹,包括颧部蝶形红斑(最具特征性)、盘状红斑、指掌部和甲周红斑、指端缺血、面部及躯干皮疹。口腔及鼻黏膜无痛性溃疡和脱发(弥漫性或斑秃)较常见,常提示疾病活动。

(3) 浆膜炎　半数以上患者在急性发作期出现多发性浆膜炎(胸腔积液、心包积液)。LN 合并肾病综合征引起的低蛋白血症,或 SLE 合并心肌病变或肺动脉高压,都可出现胸腔和心包积液,并非狼疮浆膜炎,在临床评估狼疮活动性时需仔细甄别。

(4) 肌肉关节表现　常出现对称性多关节疼痛、肿(指、腕、膝)。10%的患者出现 Jaccoud 关节病。可以出现肌痛和肌无力,5%～10%出现肌炎。有小部分患者在病程中出现股骨头坏死。

(5) 肾脏表现　27.9%～70%的 SLE 患者在病程中出现临床肾脏受累即 LN。中国 SLE 患者中以肾脏受累为首发表现的仅为 25.8%。肾脏受累主要表现为蛋白尿、血尿、管型尿、水肿、高血压,乃至肾衰竭。可依据病理表现分为六型:Ⅰ型系膜轻微病变性狼疮肾炎,光镜下正常,免疫荧光可见系膜区免疫复合物沉积;Ⅱ型系膜增生性狼疮肾炎,系膜细胞增生伴系膜区免疫复合物沉积;Ⅲ型局灶性狼疮肾炎(累及<50%肾小球),Ⅲ(A):活动性病变,Ⅲ(A/C):活动性慢性病变,Ⅲ(C):慢性病变;Ⅳ型弥漫性狼疮肾炎(累及≥50%肾小球):S——节段性病变(累及<50%肾小球毛细血管袢),G——球性病变(累及≥50%肾小球毛细血管袢);Ⅴ型膜性狼疮肾炎,可以合并发生Ⅲ或Ⅰ型,也可伴有终末期硬化性狼疮肾炎;Ⅵ型终末期硬化性狼疮肾炎,≥90%肾小球呈球性硬化。

(6) 心血管表现　可出现心包炎。疣状心内膜炎(Libman-Sack 心内膜炎)通常不引起临床症状,但可以脱落引起栓塞,或并发感染性心膜炎。约 10%的患者有心肌损害。可有冠状动脉受累,表现为心绞痛和心电图 ST-T 改变,甚至出现急性心肌梗死。

(7) 呼吸系统　SLE 所引起的肺间质病变主要是急性、亚急性的磨玻璃样改变和慢性期的纤维化。约 2%的患者合并弥漫性肺泡出血(DAH),病情凶险,病死率高达 50%以上。肺泡灌洗液或肺活检标本的肺泡腔中发现大量充满含铁血黄素的巨噬细胞,或者肺泡灌洗液呈血性对于 DAH 的诊断具有重要意义。肺动脉高压并不少见,是 SLE 预后不良的因素之一。

(8) 神经系统　神经精神性狼疮又称"狼疮脑病"(neuropsychiatric lupus NP-SLE),中枢神经系统和周围神经系统均可累及。中枢神经系统病变包括癫痫、狼疮性头痛、脑血管病变、无菌性脑膜炎、脱髓鞘综合征、运动障碍、脊髓病、急性意识错乱、焦虑状态、认知功能减退、情绪障碍及精神病等。周围神经系统受累可表现为吉兰-巴雷综合征、自主神经病、单神经病、重症肌无力、脑神经病变、神经丛病及多发性神经病等。

(9) 消化系统　食欲减退、腹痛、呕吐、腹泻等,其中部分患者以上述症状为首发。早期出现肝损伤与预后不良相关。少数患者可并发急腹症,如胰腺炎、肠坏死、肠梗阻,这些往往与 SLE 活动性相关。消化系统症状与肠壁和肠系膜血管炎有关。

(10) 血液系统　活动性 SLE 中血红蛋白下降、白细胞和/或血小板减少常见。其中 10%属于 Coombs 试验阳性的溶血性贫血;部分患者可有无痛性轻或中度淋巴结肿大。少数患者有脾大。

(11) 抗磷脂综合征(antiphospholipid syndrome,APS)　表现为动脉和/或静脉血栓形成、反复地自发流产、血小板减少,血清出现抗磷脂抗体。

(12) SS　约 30%的 SLE 患者有继发性 SS。

(13) 眼部表现　约 15%患者有眼底病变,如视网膜出血、视网膜渗出、视盘水肿等,其原因是视网膜血管炎。另外,血管炎可累及视神经,两者均影响视力。

(二) 实验室和其他辅助检查

1. 一般检查

不同系统受累可出现相应的血、尿常规、肝、肾功能与影像学检查等异常。有狼疮脑病者常有脑脊液压力及蛋白含量的升高,但细胞数、氯化物和葡萄糖水平多正常。

2. 自身抗体检查

患者血清中可以检测到多种自身抗体,可以是 SLE 诊断的标记抗体、疾病活动性的指标,还能提示可能出现的临床亚型。

(1) ANAs　出现在 SLE 的有 ANA、抗双链 DNA(dsDNA)抗体、抗可提取核抗原(ENA)抗体。

① ANA:见于几乎所有的 SLE 患者,由于特异性低,因此单纯的 ANA 阳性不能作为 SLE 与其他 CTD 的鉴别指标。

② 抗 dsDNA 抗体：是诊断 SLE 的特异性抗体，为 SLE 的标记抗体；多出现在 SLE 的活动期，抗 dsDNA 抗体的滴度与疾病活动性密切相关，稳定期的患者如抗 dsDNA 滴度增高，提示复发风险较高，需要更加严密的监测。

③ 抗 ENA 抗体谱：是一组临床意义不相同的抗体。抗 Sm 抗体：诊断 SLE 的标记抗体，特异性 99%，但敏感性仅 25%，有助于早期和不典型患者的诊断或回顾性诊断。抗 RNP 抗体：阳性率 40%，对 SLE 诊断特异性不高，往往与 SLE 的雷诺现象和肺动脉高压相关。抗 SSA(Ro)抗体：与 SLE 中出现光过敏、血管炎、皮损、白细胞减低、平滑肌受累、新生儿狼疮等相关。抗 SSB(La)抗体：与抗 SSA 抗体相关联，与继发 SS 有关，但阳性率低于抗 SSA(Ro)抗体。抗 rRNP 抗体：往往提示有 NP-SLE 或其他重要内脏损害。

(2) 抗磷脂抗体　包括抗心磷脂抗体、狼疮抗凝物、抗 β_2-GP 抗体、梅毒血清试验假阳性等针对自身不同磷脂成分的自身抗体。

(3) 抗组织细胞抗体　抗红细胞膜抗体，现以 Coombs 试验测得。抗血小板相关抗体导致血小板减少，抗神经元抗体多见于 NP-SLE。

(4) 其他　部分患者血清可出现 RF，少数患者可出现抗中性粒细胞胞浆抗体。

3. 补体

包括总补体(CH50)、C3 和 C4。补体低下，尤其是 C3 低下常提示有 SLE 活动。

4. 病情活动度指标

除上述抗 dsDNA 抗体、补体与 SLE 病情活动度相关外，仍有许多指标变化提示狼疮活动，包括脑脊液变化、蛋白尿增多和炎症指标(血沉、CRP)及血小板计数升高。

5. 肾活检病理

对 LN 的诊断、治疗和预后估计均有价值，尤其对指导 LN 治疗有重要意义。

6. 影像学检查

有助于早期发现器官损害。如神经系统 MRI、CT、胸部高分辨率 CT、超声心动图等。

(三) 诊断

目前普遍采用美国风湿病学会(American College of Rheumatology，ACR)1997 年推荐的 SLE 分类标准见表 20-6。该分类标准的 11 项中，符合 4 项或 4 项以上者，在除外感染、肿瘤和其他 CTD 后，可诊断为 SLE，其敏感性和特异性分别为 95% 和 85%。2012 年系统性红斑狼疮国际合作组织(Systemic Lupus International Collaborating Clinics，SLICC)对 SLE 的分类标准进行了修订。自从 2014 年开始，ACR 和欧洲风湿病联盟(EULAR)进行 SLE 新分类标准制定，其目的是通过制定加权计分系统能更全面整体评价 SLE 病情，并更有利于 SLE 疾病早期的诊断。2019 年 ACR 发布了 SLE 新分类标准见表 20-7，但仍需要众多临床实践进行检验。

表 20-6　ACR1997 年推荐的 SLE 分类标准

标　准	定　　义
1. 颊部红斑	固定红斑，扁平或高起，在两颧突出部位
2. 盘状红斑	片状高起于皮肤的红斑，黏附有角质脱屑和毛囊栓；陈旧病变可发生萎缩性瘢痕
3. 光过敏	对日光有明显的反应，引起皮疹，从病史中得知或医生观察到
4. 口腔溃疡	经医生观察到的口腔或鼻咽部溃疡一般为无痛性
5. 关节炎	非侵蚀性关节炎，累及 2 个或更多的外周关节，有压痛、肿胀或积液
6. 浆膜炎	胸膜炎或心包炎
7. 肾脏病变	尿蛋白>0.5 g/24h 或 + + +，或管型（红细胞、血红蛋白、颗粒或混合管型）
8. 神经病变	癫痫发作或精神病，除外药物或已知的代谢紊乱
9. 血液学疾病	溶血性贫血，或白细胞减少，或淋巴细胞减少，或血小板减少
10. 免疫学异常	抗 dsDNA 抗体阳性，或抗 Sm 抗体阳性，或抗磷脂抗体阳性（包括抗心磷脂抗体、或狼疮抗凝物、或至少持续 6 个月的梅毒血清试验假阳性三者中具备一项阳性）
11. 抗核抗体	在任何时候和未用药物诱发"药物性狼疮"的情况下，抗核抗体滴度异常

表 20-7　2019 EULAR/ACR SLE 分类标准

临床领域及标准		定　　义	权重
疾病症候	发热	发热>38.3 ℃	2
皮肤黏膜	口腔溃疡	临床医生观察到的口腔溃疡	2
	非瘢痕性脱发	临床医生观察到的非瘢痕性脱发	2
	亚急性皮肤狼疮或盘状狼疮	临床医生观察到的环状或丘疹性鳞状（银屑病样）皮疹，通在光照部位；继发于萎缩性瘢痕的红斑-紫红色皮肤病变	4
	急性皮肤狼疮	临床医生观察到的蝴蝶斑或全身性斑丘疹	6
骨骼与肌肉	关节受累	≥2 个关节滑膜炎，特征为肿胀或渗出，或≥2 个关节压痛 + ≥30 min 的晨僵	6
神经精神病学	谵妄	① 意识或唤醒水平改变，同时伴有注意力下降；② 症状发展的时间从数小时到<2 天；③ 全天症状波动；④ 急性亚急性认知改变，或行为、情绪或情感上的变化	2
	精神症状	① 无洞察力的妄想和/或幻觉；② 无谵妄	3
	癫痫	原发性全身性发作或部分/局灶性发作	5
浆膜	胸腔或心包积液	胸腔积液或心包积液的影像学证据支持，如超声、X 线、CT、MRI，或两者兼有	5
	急性心包积液	有以下的 2 项以上：① 心包性胸痛（剧痛，吸气相加重，前倾位减轻）；② 心包摩擦音；③ 心电图伴有新的广泛 ST 段抬高或 PR 压低；④ 影像学新发或加重的心包积液	6

续表

临床领域及标准		定　　义	权重
血液学	白细胞减少	白细胞数目 $<4\times10^9$/L	3
	血小板减少	血小板数目 $<100\times10^9$/L	4
	自身免疫性溶血	存在溶血证据，如网织红细胞升高，结合珠蛋白下降，间接胆红素升高，乳酸脱氢酶（LDH）升高以及 Coombs 试验阳性	4
肾脏	蛋白尿定量（24 h）>0.5 g	尿蛋白 24 h>0.5 g 或等效尿蛋白-肌酐比	4
	肾活检Ⅱ或Ⅴ型 LN	Ⅱ型：系膜增生性 LN；Ⅴ型：膜性 LN	8
	肾活检Ⅲ或Ⅳ型 LN	Ⅲ型：局灶性 LN；Ⅳ型：弥漫性 LN	10
免疫领域及标准抗磷脂抗体	抗心磷脂抗体或抗 β_2-GP1 抗体或狼抗凝物阳性	抗心磷脂抗体中或高滴度（>40APL，GPL，或 MPL，或>第 99 百分位数）或 β_2-GP1 抗体阳性或狼疮抗凝物阳性	2
补体蛋白	低 C3 或低 C4	C3 或 C4 低于正常值下限	3
	低 C3 和低 C4	C3 和 C4 均低于正常值下限	4
特异性抗体	抗 dsDNA 抗体或抗 Sm 抗体	免疫分析中的 dsDNA 抗体对 SLE 的特异性为 90%，或抗 Sm 抗体	6

注：入围标准：Hep2 效价为≥180 的 ANA 阳性或同等阳性试验。对于每条标准，均需要排除感染、恶性肿瘤、药物等原因；既往符合某标准可以计分；标准不必同时发生；至少符合一条临床标准；在每个方面，只取最高权重标准得分计入总分。如果符合入门标准，总分≥10 分可以分类诊断 SLE。

二、疾病治疗

（一）一般治疗原则

强调早期诊断、早期治疗、个体化方案及联合用药。对明确 SLE 诊断的患者应当进行疾病活动性的评估，准确判断疾病轻重程度。

传统治疗包括诱导缓解和维持治疗。近年来逐步提出达标治疗理念：即治疗目标是疾病缓解，包括总体病情和受累脏器的缓解，若无法达到缓解，则尽可能将疾病控制在最低的活动度。一般治疗包括：

（1）患者宣教　正确认识疾病，消除恐惧心理，明白规律用药的意义，学会自我认识疾病活动的征象，懂得长期随访的必要性，配合治疗，遵从医嘱，定期随诊；避免过度紫外光暴露及过度疲劳。

（2）对症治疗和去除各种影响疾病预后的因素，如注意控制高血压，防治各种感染。

（3）避免使用可能诱发 SLE 的各种药物，如避孕药等。

（4）缓解期才可做防疫注射，但尽可能不用活疫苗。

（二）药物治疗方案

（1）NSAIDs　用于控制轻型 SLE 的关节炎和轻中度发热，相关治疗药物方案及不良反应见本章第二节。

（2）GC　兼有强大的抗炎和免疫抑制作用，是治疗 SLE 的主要用药之一。临床用药要个体化，用药剂量及时间视病情而定。通常对有明显内脏功能损害的标准剂量为泼尼松 0.5～1 mg/(kg·d)，并根据治疗效果调整激素用量。病情稳定后逐渐缓慢减少用量，病情允许时，激素维持剂量尽量＜10 mg/d。同时根据病情加用免疫抑制剂以更快地诱导病情缓解及巩固疗效。对有重要脏器受累，病情进展迅速，乃至出现狼疮危象的患者，可使用大剂量激素冲击治疗。

（3）DMARDs　重要脏器受累的 SLE，诱导缓解期建议首选 CTX 或 MMF 治疗，如无明显副作用，建议至少应用 6 个月。维持治疗可根据病情选择 1～2 种免疫抑制剂长期维持。目前认为 HCQ 应作为 SLE 的背景治疗，可在诱导缓解和维持治疗中长期应用。

① csDMARDs：一旦确诊 SLE，应尽快根据患者的情况选用 csDMARDs，csDMARDs 常见剂量及不良反应见表 20-8。

表 20-8　治疗 SLE 的 csDMARDs 剂量及不良反应

药品	常用剂量	不良反应
CTX	口服剂量为 1～2 mg/(kg·d)	白细胞减少，食欲减退，恶心，呕吐、出血性膀胱炎，肝肾功能损害
MMF	1.5～2 g/d	感染，腹泻，腹胀，白细胞减少，骨髓抑制，谷丙转氨酶升高
AZA	2～3 mg/(kg·d)	恶心，呕吐，贫血，白细胞、血小板减少、骨髓抑制
他克莫司	0.05 mg/(kg·d)，血药浓度控制在 5～10 ng/mL	便秘腹泻，恶心呕吐，严重可致胃穿孔，心脏肥大，房颤，瘙痒，皮疹，偶见肾功能异常
MTX	10～15 mg，每周 1 次	胃肠道不适，咳嗽，头晕，骨髓移植
CysA	3～5 mg/(kg·d)	恶心，呕吐，支气管痉挛，过敏反应
抗疟药	氯喹剂量为 0.25 g/d，HCQ 为 0.2～0.4 g/d	金鸡纳反应，恶心，呕吐食欲不振、视网膜病变
LEF	10～20 mg/d 口服	胃肠道反应，恶心，呕吐，高血压，全血细胞减少、肝功能损害
沙利度胺	50～100 mg/d，分次服用	致畸，周围神经病，直立性低血压，发热皮疹，水肿，中性粒细胞减少

② bDMARDs:贝利尤单抗、泰它西普、利妥昔单抗。

(4) 植物药　雷公藤多苷,20 mg,每日 2 次或 3 次,口服。

(5) 其他治疗　病情危重或治疗困难病例,可根据临床情况选择静脉注射大剂量免疫球蛋白(IVIG)、血浆置换和/或免疫吸附、造血干细胞或间充质干细胞移植等。

(6) 合并用药的原则与注意事项　不推荐 MMF 与 AZA 联合使用。他克莫司与布洛芬同用有可能导致急性肾衰竭,合用时应密切观察肾功能。因可增加 CysA 的半衰期,并出现协同/累加的肾毒性,不推荐他克莫司与 CysA 合用,且患者由原来的 CysA 治疗转换为他克莫司时应特别注意。甲泼尼龙可以降低或升高他克莫司的血浆浓度。

(三) LN 的标准化治疗

肾脏是狼疮最常见、最严重的受累脏器,肾脏的受累可增加狼疮患者的死亡风险。ACR 于 2012 年提出了新的 LN 治疗推荐指南意见如图 20-9 所示。作为 LN 的基础治疗,ACR 推荐联合应用 HCQ。对所有蛋白尿>0.5 g/d 的患者,应当使用拮抗肾素-血管紧张素系统的药物。严格控制血压有助于延缓肾损害的病程,控制目标推荐为 130/80 mmHg。

Ⅰ型和Ⅱ型通常无需免疫抑制剂治疗。Ⅲ型和Ⅳ型诱导缓解期的治疗方案为激素联合免疫抑制剂,免疫抑制剂推荐首先选择 MMF 或 CTX 静脉应用。对有生育要求的患者,MMF 更为适用。对Ⅴ型的患者推荐激素联合 MMF 治疗。对Ⅴ型叠加Ⅲ型或Ⅴ型叠加Ⅳ型的患者,治疗方案参照Ⅲ型和Ⅳ型治疗方案。除非在 3 个月有明显恶化的临床证据,如明显增加的蛋白尿和/或显著升高的肌酐,通常诱导期治疗疗程为 6 个月,6 个月如疗效不佳,可更换治疗方案。

对活动性明显的Ⅳ型以及大量蛋白尿的Ⅴ型、国内学者推荐首先选择 CTX 治疗。此外,ACR 推荐在治疗开始阶段给予 0.5～1.0 g/d 的激素冲击治疗,随后减到 0.5～1 mg/(kg・d),但在国内,除非有急进性肾炎表现,考虑到激素冲击的风险,一般不建议应用,而建议给予 1 mg/(kg・d)的激素剂量治疗。

三、教学案例

患者女性,42 岁,4 个月前受凉后出现发热,最高体温 39 ℃,伴面部皮疹、脱发、干咳,2 月前就诊外院,查血沉 91.0 mm/h,胸部 CT 提示两下肺散在炎症改变,予阿奇霉素、阿莫西林抗感染治疗。后体温控制不佳,仍有反复发热。2 天前再次出现发热,偶有恶心,胃部不适,就诊外院,住院期间完善检查:血沉 46 mm/h;白细胞计数 2.56×10^9/L,中性粒细胞绝对值 1.39×10^9/L,淋巴细胞绝对值 0.88×10^9/L,红细胞计数 3.12×10^{12}/L,血红蛋白量 93 g/L,血小板计数66×10^9/L,予抗感染、升白细胞、升血小板、保肝益肾、纠正贫血等治疗。为进一步治疗于一天前来安徽省立医院就诊。辅助检查:红斑狼疮活动指标:抗核小体抗体 79.510 RU/mL(↑),抗 C1q 抗体 424.060 AU/mL(↑),抗双链 DNA 抗体(滴度)366.2 IU/mL(↑);抗核抗体谱十六项:抗核抗体滴度阳性,1∶32000 颗粒+++++,抗核糖体 P-蛋白强阳性,抗 U1-nRNP/Sm 强阳性,抗 Sm 强阳性,抗 SSA60 强阳性,抗 SSA52 强阳性,抗细胞质抗体阳

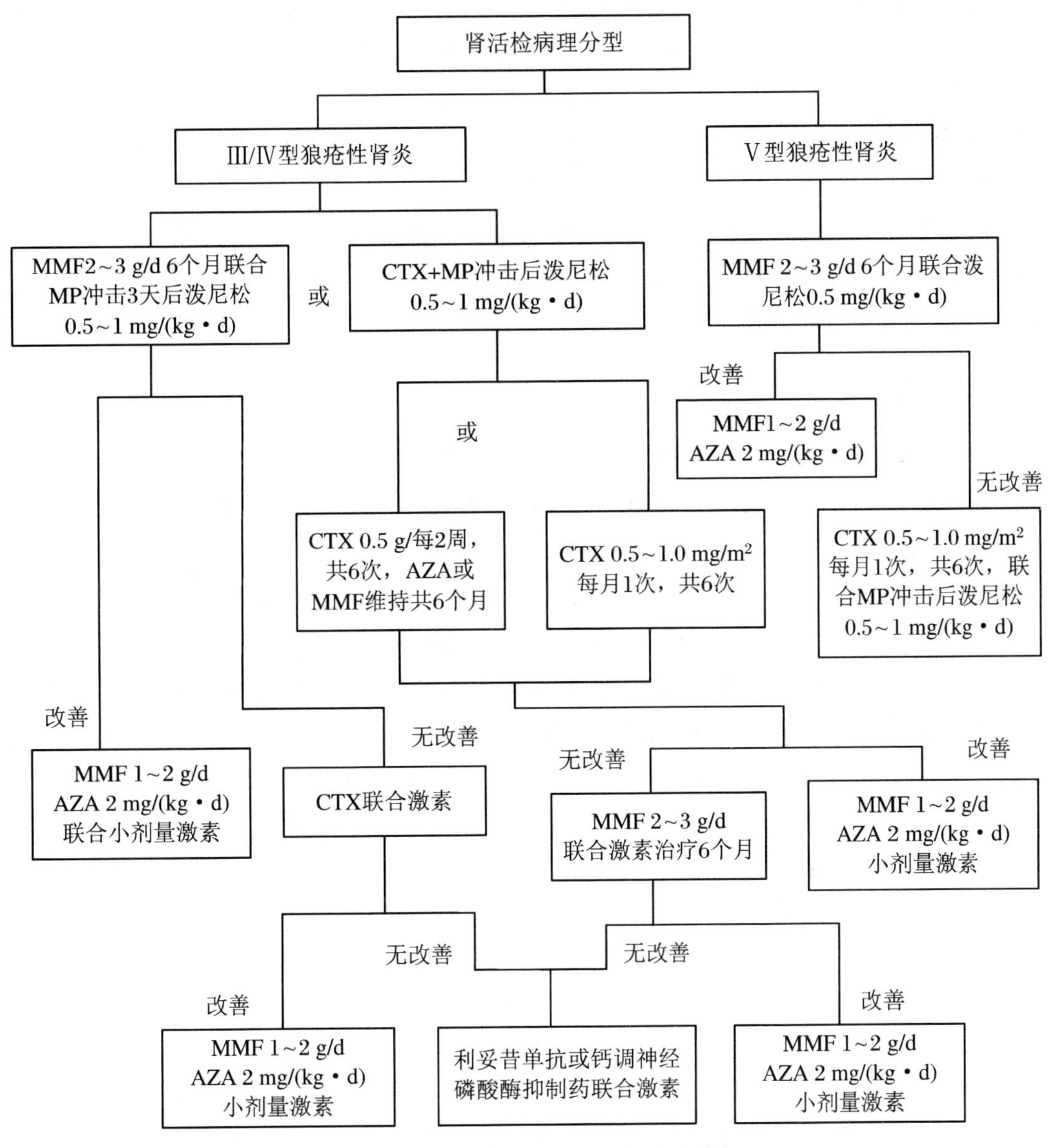

图 20-9　ACR 狼疮肾炎治疗推荐指南意见

性(+++)，白蛋白 26.4 g/L(↓)，补体 C3 0.11 g/L(↓)，补体 C4 0.02 g/L(↓)。网织红细胞计数、类风湿因子、抗链球菌溶血素 O、Coombs 试验均未见异常。在评价初始治疗方案规范性、有效性和安全性之后，调整方案为硫酸羟氯喹片 0.2 g bid+甲泼尼龙片 20 mg bid+吗替麦考酚酯胶囊 0.5 g bid 联合泰它西普 80 mg qw。

（一）病情评估

根据《2023 系统性红斑狼疮诊疗规范》，可以按照 2019 ACR/EULAR 制定的系统性红斑狼疮分类标准进行评分，项目包括临床标准和免疫学指标，依据标准，该患者检查临床标准：血小板计数 66×10^9/L<100×10^9/L(4 分)，免疫学指标：抗双链 DNA 抗体阳性(6 分)，

临床标准和免疫学指标相加总分 10 分(≥10 分),符合系统性红斑狼疮的诊断。《2023 系统性红斑狼疮诊疗规范》提示可以用 SLEDAI 评分来评估患者疾病活动度,根据患者皮疹(2 分),脱发(2 分),白细胞计数减少(1 分),血小板计数减少(1 分),补体降低(2 分),抗双链 DNA 抗体升高(2 分),总分 10 分(7～12 分),评估患者为中度活动 SLE。SLE 的治疗原则是早期、个体化治疗,同时应充分考虑患者意愿及医疗和社会成本。SLE 治疗的短期目标为控制疾病活动、改善临床症状,达到临床缓解或低疾病活动度;长期目标为预防和减少复发,减少药品不良反应,预防和控制疾病所致的器官损害,实现病情长期持续缓解,降低致残率和病死率,提高患者的生活质量。

(二) 药物治疗方案评价

《2020 中国系统性红斑狼疮诊疗指南》和《EULAR 关于系统性红斑狼疮管理的建议:2023 年更新》,指出所有无禁忌的 SLE 患者均应长期接受羟氯喹治疗。初始治疗:羟氯喹联合地塞米松静滴。《2020 中国系统性红斑狼疮诊疗指南》和《EULAR 关于系统性红斑狼疮管理的建议:2023 年更新》建议中重度患者可考虑静脉注射甲泼尼龙,地塞米松是长效糖皮质激素,抑制 HPA 轴时间长,不适宜。伴有脏器受累的 SLE 患者,建议初始治疗时即加用免疫抑制剂。住院期间患者尿常规检查:蛋白质(3+),尿总蛋白/尿肌酐:2.08 g/gCr(↑),考虑肾脏受累,为进一步控制病情加用吗替麦考酚酯胶囊 0.5 g bid,同时激素减量。患者完善红斑狼疮活动指标提示滴度明显升高,考虑疾病活动度高,排除禁忌后为进一步控制病情加用泰它西普 80 mg 皮下注射。

目前 SLE 的治疗仍主要依赖糖皮质激素和免疫抑制剂,治疗现状并不令人满意,部分患者对这些传统治疗药物反应不佳,同时存在治疗相关不良反应,因此需要治疗 SLE 的新型药物。而 SLE 发病机制的复杂性给新药研发带来了挑战。近年来,随着对 SLE 发病机制认识的不断深入,针对 SLE 发病机制中各种不同靶点的生物制剂层出不穷,其中抗 B 淋巴细胞刺激因子(BLyS)单抗的贝利尤单抗、抗 B 淋巴细胞刺激因子和增殖诱导配体(APRIL)的泰它西普已在我国获批用于 SLE 的治疗。对难治性(经常规治疗效果不佳)或复发性 SLE 患者,使用生物制剂能较为显著地增加患者的完全和部分缓解率,降低疾病活动度、疾病复发率及减少激素用量。从作用机制上看,泰它西普作用于 B 淋巴细胞的两个调控因子 BLyS 及 APRIL,贝利尤单抗仅靶向 BLyS 因子。从用法用量对比看,泰它西普皮下注射仅需几分钟,而贝利尤单抗为静脉滴注时间多为 1 h 以上。从药代动力学对比看,静脉用贝利尤单抗吸收及消除速度均快,便于剂量调控和停药,而泰它西普 T_{max} 最快也需要 1～2 天,连续使用蓄积且因存在结合型泰它西普而消除速度较慢,不利于及时调控药物作用。从药效学对比来看,泰它西普在升高患者 SRI4 应答率和降低 SELENA-SLEDAI 评分等方面均优于贝利尤单抗。从安全性对比来看,泰它西普和贝利尤单抗的总体不良事件发生率与对照组相比无显著性差异。医师应在充分考虑患者病情严重程度、疾病表现、两种药物的禁忌证、患者诉求等选择最适药物。但泰它西普研究数据有限,且缺乏直接比较两种生物制剂疗效与安全性方面的数据,因此后续应继续开展大型临床试验进一步验证。

该患者排除乙肝、丙肝、HIV以及重要器官移植或造血干细胞/骨髓移植或肾移植史，暂无使用生物制剂和靶向制剂的禁忌证。说明书推荐本品使用剂量为160 mg/次，每周给药1次。本品给药期间，经临床医生充分评估患者使用本品的安全耐受性后决定是否需要下调剂量。如需下调剂量可将每次给药剂量下调为80 mg/次。该患者经医生充分评估后给予80 mg/次，每周1次。后续患者须定期监测肝功能，如出现严重肝功能受损和严重感染由医生判断是否停止用药。

四、不合理处方评析

（一）不合理门急诊处方

处方1 患者：孙某某，性别：女性，年龄：37岁。

临床诊断：系统性红斑狼疮、肝功能不全。

处方用药：		
强的松	5 mg×100×3盒	30 mg qd po；
羟氯喹	0.1 g×14×6盒	0.2 g bid po。

处方评析（建议）：遴选药物不适宜。强的松需要经过肝脏代谢才能发挥作用，强的松龙和甲强龙不需要经过肝脏代谢就能发挥作用，患者肝功能不全，选择强的松不适宜，建议选择强的松龙和甲强龙。

处方2 患者：叶某某，性别：女性，年龄：21岁。

临床诊断：系统性红斑狼疮、狼疮肾炎。

处方用药：		
强的松	5 mg×100×3盒	30 mg qd po；
羟氯喹	0.1 g×14×6盒	0.2 g bid po；
注射用环磷酰胺	0.2 g×4支	0.8 g ivgtt q2w；
0.9% NS	250 mL×1瓶	250 mL ivgtt q2w。

处方评析（建议）：遴选药物不适宜。该患者为21岁年轻女性，是对生育有要求的患者，建议将环磷酰胺换成吗替麦考酚酯更适宜。

（二）住院患者用药医嘱单案例

患者闻某某，女性，31岁。1年前无明显诱因下出现多关节痛，累及双肩、双手、双膝等关节，无发热，伴双手皮肤紧硬，双手遇冷发白发紫，无脱发及口腔溃疡，完善相关检查后诊断为“系统性红斑狼疮”，治疗上予以“泼尼松，羟氯喹等”治疗后症状好转。1周前患者无明显诱因下出现发热，最高体温39.8℃入院，诊断为社区获得性肺炎。

医嘱用药：哌拉西林他唑巴坦钠4.5 g+0.9% NS 100 mL ivgtt q12h。

处方评析（建议）：患者为系统性红斑狼疮，哌拉西林他唑巴坦钠为青霉素类半抗原的抗菌药物，可能加重病情或诱发病情复发，建议换成头孢呋辛钠1.5g+0.9%NS 100 mL ivgtt q12h，或者左氧氟沙星注射液0.6 g ivgtt qd，或者莫西沙星注射液0.4 g ivgtt qd。

参考文献

[1] 孙国平.临床药物治疗学[M].北京:人民卫生出版社,2021.

[2] 姜远英,文爱东.临床药物治疗学[M].4版.北京:人民卫生出版社,2018.

[3] 葛均波,徐永健,王辰.内科学[M].9版.北京:人民卫生出版社,2018.

[4] 杨宝峰,陈建国.药理学[M].9版.北京:人民卫生出版社,2018.

[5] 耿研,谢希,王昱,等.类风湿关节炎诊疗规范[J].中华内科杂志,2022,61(1):51-59.

[6] 赵金霞,刘湘源,苏茵,等.早期类风湿关节炎分类标准及2010年ACR/EULAR分类标准在早期RA中诊断价值的比较[C]//中华医学会,中华医学会风湿病学分会.第17次全国风湿病学学术会议论文集.北京大学第三医院,北京大学人民医院,2012:1.

[7] 马世武,刘成海,刘晓琰,等.中国药物性肝损伤诊治指南(2023年版)[J].胃肠病学,2022,27(6):341-375.

[8] 中华医学会内分泌学分会,中国内分泌代谢病专科联盟.糖皮质激素类药物临床应用指导原则(2023版)[J].中华内分泌代谢杂志,2023,39(4):289-296.

[9] 邹庆华,路跃武,周京国,等.结缔组织病相关间质性肺疾病诊疗规范[J].中华内科杂志,2022,61(11):1217-1223.

[10] 中华医学会骨质疏松和骨矿盐疾病分会.维生素D及其类似物的临床应用共识[J].中华内分泌代谢杂志,2018,34(3):187-200.

[11] 肾脏病相关专家小组.安徽省成人肾病综合征分级诊疗指南:2016年版[J].安徽医学,2017,38(5):523-536.

[12] Kidney Disease: Improving Global Outcomes (KDIGO) Blood Pressure Work Group. KDIGO 2021 clinical practice guideline for the management of blood pressure in chronic kidney disease[J]. Kidney Int,2021,99(3S):S1-S87.

[13] 张天嵩,钟文昭,李博.实用循证医学方法学[M].2版.长沙:中南大学出版社,2014:221-223.

[14] 沈南,赵毅,段利华,等.系统性红斑狼疮诊疗规范[J].中华内科杂志,2023,62(7):775-784.

[15] 中华医学会风湿病学分会,国家皮肤与免疫疾病临床医学研究中心,中国系统性红斑狼疮研究协作组.2020中国系统性红斑狼疮诊疗指南[J].中华内科杂志,2020,59(3):172-185.

[16] 陈晓梅,吴雪,罗采南,等.系统性红斑狼疮的靶向治疗药物研究进展[J].中国新药杂志,2022,31(23):2310-2317.

[17] 张莹莹,王世颖,束庆,等.靶向B淋巴细胞治疗系统性红斑狼疮的生物制剂:贝利尤单抗与泰它西普[J].中南药学,2022,20(10):2356-2362.

[18] Fanouriakis A, Kostopoulou M, Andersen J, et al. EULAR recommendations for the management of systemic lupus erythematosus: 2023 update[J]. Ann Rheum Dis, 2024 Jan,83(1):15-29.

[19] Smolen J S, Landewé R B M, Bergstra S A, et al. EULAR recommendations for the management of rheumatoid arthritis with synthetic and biological disease-modifying antirheumatic drugs: 2022 update[J]. Ann Rheum Dis, 2023,82(1):3-18.

(张圣雨　马　艳)

第二十一章　恶性肿瘤的药物治疗

第一节　概　　述

一、肿瘤简介

肿瘤，又称癌症，是一种严重威胁人类健康的疾病，表现为体内细胞因遗传或环境因素导致增殖失控。肿瘤的发生与发展是一个多因素、多基因参与，多阶段形成的复杂渐进过程，包括基因突变、细胞增殖、血管生成、免疫逃逸等多种阶段。肿瘤的发病原因可能涉及遗传因素、环境因素（如吸烟、饮食、放射线等）、病毒感染等多种因素。

（一）肿瘤的分类

肿瘤可以分为良性肿瘤、恶性肿瘤和交界性肿瘤三大类型。

（1）良性肿瘤（benign tumors）　良性肿瘤通常生长缓慢，不侵犯周围组织，不蔓延到其他部位，一般不会对身体造成严重危害。良性肿瘤细胞形态相对规则，结构较为接近正常细胞，不会通过血液或淋巴系统转移到其他部位。常见的良性肿瘤有乳腺纤维瘤、脑膜瘤、子宫肌瘤等。

（2）恶性肿瘤（malignant tumors）　恶性肿瘤是指细胞不受机体控制，无限制地生长和扩散的肿瘤。恶性肿瘤的细胞形态和结构异常，细胞分化程度低，细胞核变异明显。恶性肿瘤可以侵犯周围组织，甚至通过血液或淋巴系统转移到身体的其他部位，形成远处转移。常见的恶性肿瘤有肺癌、乳腺癌、结肠癌、淋巴瘤等。

（3）交界性肿瘤（borderline tumors）也称为中间性肿瘤，是指组织形态和生物学行为介于良性和恶性之间的肿瘤。同时具有良性肿瘤和恶性肿瘤的一些特征，如生长缓慢、不易复发，可发生转移，但转移率较低。如子宫上皮内瘤变、乳腺导管上皮内瘤变、子宫内膜复杂性增生等。

此外，肿瘤还可以根据其起源分为原发性肿瘤和继发性肿瘤。

（1）原发性肿瘤（primary tumors）　原发性肿瘤是指肿瘤最初的组织细胞来源，即起源于某个组织或器官的肿瘤。原发性肿瘤可以是良性或恶性的。

（2）继发性肿瘤（secondary tumors） 继发性肿瘤是指原发性肿瘤在身体其他部位形成的转移灶。这些转移灶是由原发性肿瘤的恶性细胞通过血液或淋巴系统传播到其他组织或器官引起的。

（二）肿瘤的病因

肿瘤的病因是多种因素综合作用的结果，包括遗传因素、环境因素和生活方式因素。这些因素并不是单一作用的，而是相互影响的。

1．遗传因素

某些肿瘤具有家族遗传倾向，这可能与特定基因的突变或遗传变异有关。例如，遗传性乳腺癌和卵巢癌与 *BRCA1* 和 *BRCA2* 基因突变相关。

2．环境因素

（1）烟草使用 吸烟是导致肺癌的主要原因，也与其他许多肿瘤（如口腔癌、咽喉癌、食管癌、膀胱癌等）的发生有关。

（2）饮食因素 高脂肪、高胆固醇、低纤维饮食与结直肠癌的发生有关。另外，水果和蔬菜摄入不足也会增加多种肿瘤的患病风险。

（3）酒精摄入 酒精的过量摄入与口腔、咽喉、食管、肝脏、乳腺等部位的肿瘤发生有关。

（4）某些化学物质 暴露于某些致癌物质（如石棉、苯、苯胺等）可能增加患肿瘤的风险。

3．生活方式因素

（1）缺乏体育锻炼 缺乏体育锻炼与多种肿瘤（如结直肠癌、乳腺癌、前列腺癌等）的发生有关。

（2）超重和肥胖 肥胖与多种肿瘤（如乳腺癌、结肠癌、子宫内膜癌等）的发生有关。

（3）慢性炎症 长期存在的慢性炎症可能增加某些肿瘤（如胃癌、肝癌等）的发生风险。

（三）肿瘤的诊断

肿瘤的诊断通常需要通过一系列的步骤来进行，包括病史询问、体格检查、实验室检查和影像学检查等。具体的诊断过程可能会根据患者的症状和体征、肿瘤的类型和位置等因素有所不同。

（1）病史询问和体格检查 包括症状的开始、发展和变化，以及患者的个人病史和家族病史等。体格检查可以发现一些体征，如肿块、肿胀或者疼痛等。

（2）实验室检查 包括血液检查、尿液检查、粪便检查等。某些类型的肿瘤会导致血液或尿液中的某些物质含量改变。例如，前列腺癌可能导致前列腺特异性抗原水平升高。

（3）影像学检查 包括X光、超声、CT（计算机断层扫描）、MRI（磁共振成像）和PET-CT（正电子发射断层扫描）等。影像学检查可以发现体内的肿瘤，并了解其大小、位置和形状等。

（4）活检 活检是从疑似肿瘤的组织中获取组织标本，然后进行病理学检查和免疫组织化学检查。活检是确诊肿瘤的金标准。

（5）分子和基因检测　对于某些类型的肿瘤，建议进行分子和基因检测，进一步了解肿瘤的生物学特性，从而选择最合适的治疗方案。

（四）肿瘤学的发展

肿瘤学的发展历程非常复杂，涵盖了许多不同的学科领域，包括生物学、化学、物理学、工程学、遗传学、免疫学等。以下是肿瘤学发展的一些关键的里程碑，未来还有许多新的技术和治疗方法等待我们去探索和研究。

（1）肿瘤的本质　19世纪末至20世纪初，科学家开始认识到细胞是生命的基本单位，肿瘤是由细胞的无序增长引起的，奠定了肿瘤研究的理论基础。

（2）化疗的出现　第二次世界大战期间，科学家发现某些化学物质可以阻止细胞分裂，从而开启了肿瘤化学治疗的时代。20世纪40年代，氮芥、甲氨蝶呤、顺铂先后被研究发现具有抗肿瘤作用。

（3）肿瘤生物学的发展　20世纪50年代至70年代，科学家发现基因在肿瘤发展中的作用，识别出了许多致癌基因和抑癌基因。

（4）靶向药物的诞生　20世纪90年代，科学家研发能够特异性攻击肿瘤细胞的药物，这类药物被称为靶向治疗药物。例如，曲妥珠单抗用于治疗HER-2阳性的乳腺癌。

（5）免疫治疗的崛起　21世纪初，科学家开始利用人体的免疫系统来对抗肿瘤，被称为免疫治疗。例如，PD-1/PD-L1抑制剂可以“解锁”免疫系统，使其能够攻击肿瘤细胞。

（6）基因编辑和细胞疗法的发展　CRISPR等基因编辑技术的发展，使我们能够更精确地修改细胞的基因。CAR-T等细胞疗法也在某些类型的肿瘤中显示出了显著的效果。

（7）生物信息学在肿瘤学的应用

① 基因组学分析：生物信息学工具可以帮助科研人员分析肿瘤细胞的基因组序列数据，揭示肿瘤发生和发展相关的基因突变、染色体异常以及基因表达水平等信息。

② 转录组学分析：通过对RNA测序数据的生物信息学分析，可以了解肿瘤细胞中基因的表达模式，发现潜在的生物标志物或治疗靶点。

③ 蛋白质组学分析：生物信息学工具可用于分析肿瘤细胞中蛋白质的组成和修饰，揭示相关蛋白质在肿瘤发展中的功能和调控机制。

④ 药物靶点预测：利用生物信息学方法，可以预测特定药物对肿瘤细胞的作用。

（8）人工智能在肿瘤学的应用　随着大数据和人工智能技术的发展，越来越多的研究开始利用人工智能来预测肿瘤的发展、优化治疗方案、提高诊断的准确性等。

二、肿瘤的治疗原则

随着医学技术的不断发展，肿瘤的治疗方法也在不断更新和完善，形成了以手术、放疗、化疗、靶向治疗和免疫治疗为主的综合治疗体系。肿瘤的治疗应该由专业的医疗团队根据肿瘤的类型、分期、患者的整体状况和个人意愿等因素，评估患者病情，制定和调整具体的治疗方案。重视多学科诊疗团队(multidisciplinary team,MDT)的诊疗模式,特别是对疑难复杂病例的诊治,从而避免单科治疗的局限性,促进学科交流、提高整体疗效。

1. 手术治疗

手术治疗是肿瘤治疗中最基本也是最经典的方法。通过切除肿瘤组织,达到根治或减瘤的目的。手术治疗适用于早期、局限性肿瘤,以及对放疗和化疗不敏感的肿瘤。手术方式的选择取决于肿瘤的部位、大小、侵犯范围和患者的全身情况。

2. 放射治疗

放射治疗利用高能射线杀伤肿瘤细胞。优点是局部控制率高,对周围正常组织损伤较小。放射治疗适用于对射线敏感的肿瘤,如鼻咽癌、淋巴瘤等。放疗方式的选择取决于肿瘤的部位、大小、侵犯范围和患者的全身情况。

3. 化学治疗

化学治疗利用化学药物杀伤肿瘤细胞。优点是全身性治疗可以杀灭手术和放疗不能切除或照射到的肿瘤细胞。化疗治疗适用于全身性肿瘤,如白血病、淋巴瘤等。化疗药物的选择取决于肿瘤的类型、分期和患者的全身情况。

4. 靶向治疗

靶向治疗利用靶向药物抑制肿瘤细胞生长和增殖。优点是特异性强,对正常组织损伤较小。靶向治疗适用于具有特定分子靶点的肿瘤,如肺癌、乳腺癌等。靶向药物的选择取决于肿瘤的分子靶点和患者的全身情况。

5. 免疫治疗

免疫治疗利用患者自身的免疫系统杀伤肿瘤细胞。优点是持久性强,可以长期控制肿瘤。免疫治疗适用于对传统治疗不敏感的肿瘤,如黑色素瘤、肺癌等。免疫治疗方式的选择取决于肿瘤的类型、分期和患者的全身情况。

6. 综合治疗

肿瘤的治疗往往需要多种方法联合应用,以达到最佳的治疗效果。综合治疗的原则是在保证患者安全和生活质量的前提下,最大限度地杀伤肿瘤细胞,控制肿瘤进展。综合治疗方案的选择取决于肿瘤的类型、分期、患者的全身情况和治疗目的。

7. 姑息治疗

对于晚期肿瘤患者,手术、放疗、化疗等治疗手段往往难以达到满意的疗效。此时,姑息治疗成为主要的治疗手段。姑息治疗的目的是减轻患者的痛苦,提高生活质量。除手术、放疗、化疗等常规抗肿瘤治疗外,姑息治疗还包括止痛、营养支持、心理支持等。

8. 预防

肿瘤的预防至关重要。可以通过戒烟戒酒、健康饮食、适量运动、接种疫苗、定期体检等措施降低肿瘤的发病风险。

三、抗肿瘤药物分类及作用机制

按照药物的作用机制、类型和特点，抗肿瘤药物大致可以分为下面几类。此外，随着科学研究的不断进展，新的抗肿瘤药物不断涌现，药物分类也在不断更新。

1. 烷化剂

代表药物如环磷酰胺、氮芥等。主要通过与 DNA 分子中的碱基发生烷化反应，形成 DNA 交联，从而阻止 DNA 复制，导致细胞死亡。

2. 铂类

代表药物如顺铂、奥沙利铂等。直接作用于 DNA，与 DNA 形成交叉联结，阻碍 DNA 的复制，发挥抗肿瘤作用。

3. 抗代谢药

代表药物如甲氨蝶呤、氟尿嘧啶等。主要通过模拟正常的细胞代谢物，嵌入到细胞的 DNA 或 RNA 中，阻止其正常复制和合成。

4. 抗微管药物

代表药物如紫杉醇、艾立布林等。在细胞有丝分裂时，通过阻止微管的聚合或解聚，将细胞阻滞于 M 期。

5. 拓扑异构酶抑制剂

代表药物如伊立替康、依托泊苷等。作用于拓扑异构酶，干扰 DNA 的结构和功能，属于细胞周期特异性药物。

6. 激素类药物

代表药物如他莫昔芬、来曲唑等。通过降低激素水平或阻止激素与其受体结合，从而抑制肿瘤的生长。主要用于某些对激素敏感的肿瘤，如乳腺癌和前列腺癌。

7. 靶向药物

这类药物主要作用于肿瘤细胞中特定的分子靶点。

(1) 酪氨酸激酶抑制剂

代表药物如吉非替尼、奥西替尼等。通过抑制表皮生长因子受体(epidermal growth factor receptor，EGFR)酪氨酸的自体磷酸化，从而进一步抑制下游信号传导，阻止 EGFR 依赖的细胞增殖。

(2) 血管生成抑制剂

代表药物如贝伐珠单抗。通过与血管内皮生长因子(vascular endothelial growth factor，VEGF)结合，抑制内皮细胞增殖和新生血管形成，减少肿瘤血管生长和抑制肿瘤转移。

(3) 人表皮生长因子受体-2(human epidermal growth factor receptor 2，HER-2)抑制剂

代表药物如曲妥珠单抗、帕妥珠单抗。与人 HER-2 蛋白结合，抑制 HER-2 阳性的肿瘤细胞增殖，另外，还可通过抗体依赖性细胞介导的细胞毒作用（antinbody-dependent cell-mediated cytotoxicity，ADCC）抑制肿瘤细胞的增殖。

8. 抗体偶联药物

抗体偶联药物是一类新型的抗肿瘤药物，代表药物如恩美曲妥珠单抗、德曲妥珠单抗等。它结合了单克隆抗体的特异性与小分子药物的高效杀伤性。这类药物由三部分组成：靶向特定肿瘤细胞的单克隆抗体，有毒的化学药物，以及连接抗体与药物的连接子。抗体偶联药物的工作原理是，抗体部分会特异性地识别并结合到肿瘤细胞表面的特定抗原，然后通过内吞作用进入细胞内，随后在细胞内释放出有毒的化学药物，从而特异性地杀死肿瘤细胞，减少对正常细胞的毒性。抗体偶联药物在肿瘤治疗中显示出了巨大的潜力，特别是在一些难以治疗的肿瘤中，如三阴性乳腺癌和多种实体瘤。

9. 免疫检查点抑制剂

如程序性死亡受体-1（programmed cell death 1，PD-1）抑制剂帕博利珠单抗、CTLA-4 抑制剂伊匹单抗等。这些药物可以激活人体的免疫系统，使其能够识别并攻击肿瘤细胞。

10. 基因药物

这类药物通过改变肿瘤细胞的基因来阻止其生长和分裂，目前还在研发中。

第二节 肺　　癌

一、疾病介绍

根据 2022 年中国肺癌流行病学数据，肺癌发病率和死亡率持续居高不下，成为国民健康的重大威胁。肺癌按照组织形态学分为小细胞肺癌（small cell lung cancer，SCLC）和非小细胞肺癌（non-small cell lung cancer，NSCLC），其中 SCLC 占肺癌总数的 15%。与 NSCLC 相比，SCLC 属于恶性度极高的神经内分泌肿瘤，在早期就容易发生远处转移，确诊时多为晚期，预后极差。

二、疾病分期

肺癌的分期对于制定治疗策略、判断预后、在各研究中心之间比较研究资料和临床试验结果起着至关重要的作用。国际抗癌联盟（Union for International Cancer Control，UICC）和美国癌症联合委员会（American Joint Committee on Cancer，AJCC）制定的第 8

版 TNM 分期标准于 2017 年 1 月 1 日正式开始实施，详细的 TNM(tumor node metastasis)定义和分期分别见表 21-1 和表 21-2。

表 21-1　UICC/AJCC 第 8 版肺癌的 TNM 定义

分　期	表　　现
原发肿瘤(T)	
Tx	原发肿瘤大小无法测量，或痰脱落细胞、支气管灌洗液中发现癌细胞，但影像学及支气管镜未发现肿瘤
T0	无原发肿瘤的证据
Tis	原位癌
T1	肿瘤最大径≤3 cm，局限于肺和脏层胸膜内；支气管镜见肿瘤侵及叶支气管，未侵及主支气管
T1a	肿瘤最大径≤1 cm；任何大小的表浅扩散型肿瘤，但局限于气管壁或主支气管壁
T1b	肿瘤最大径>1 cm，≤2 cm
T1c	肿瘤最大径>2 cm，≤3 cm
T2	具有以下任何一种情况：① 肿瘤最大径>3 cm，≤5 cm；② 侵及主支气管(不含隆突)；③ 侵及脏层胸膜；④ 有部分或全肺阻塞性肺炎或肺不张
T2a	具有以下任何一种情况：① 肿瘤最大径>3 cm，≤4 cm；② 侵及主支气管(不含隆突)；③ 侵及脏层胸膜；④ 有部分或全肺阻塞性肺炎或肺不张
T2b	肿瘤最大径>4 cm，≤5 cm
T3	肿瘤最大径>5 cm，≤7 cm；或直接侵犯以下任何一个器官：胸壁、膈神经、心包；或原发肿瘤同一肺叶出现转移性结节
T4	肿瘤最大径>7 cm；或侵犯以下任何一个器官：纵隔、膈肌、心脏、大血管、喉返神经、隆突、气管、食管、椎体；或原发肿瘤同侧不同肺叶出现转移性结节
区域淋巴结(N)	
Nx	无法评估
N0	无区域淋巴结转移
N1	同侧支气管周围和/或同侧肺门淋巴结以及肺内淋巴结转移，包括原发肿瘤直接侵犯累及
N2	同侧纵隔和/或隆突下淋巴结转移
N3	对侧纵隔和/或对侧肺门、同侧或对侧前斜角肌及锁骨上淋巴结转移
远处转移(M)	
Mx	无法评估
M0	无远处转移

续表

分　期	表　　现
M1	有远处转移
M1a	对侧肺叶出现孤立性癌结节；胸膜播散（恶性胸腔积液、心包积液或胸膜结节）
M1b	远处单个器官单发转移
M1c	远处单个或多个器官多发转移

表 21-2　UICC/AJCC 第 8 版肺癌的 TNM 分期

	N0	N1	N2	N3
T1a	ⅠA1	ⅡB	ⅢA	ⅢB
T1b	ⅠA2	ⅡB	ⅢA	ⅢB
T1c	ⅠA3	ⅡB	ⅢA	ⅢB
T2a	ⅠB	ⅡB	ⅢA	ⅢB
T2b	ⅡA	ⅡB	ⅢA	ⅢB
T3	ⅡB	ⅢA	ⅢB	ⅢC
T4	ⅢA	ⅢA	ⅢB	ⅢC
M1a	ⅣA	ⅣA	ⅣA	ⅣA
M1b	ⅣA	ⅣA	ⅣA	ⅣA
M1c	ⅣB	ⅣB	ⅣB	ⅣB

TNM 分期主要用于 NSCLC 和少数适合外科手术的早期 SCLC 患者（T1～2N0M0）。基于放疗在 SCLC 治疗中的重要地位，美国退伍军人肺癌协会（veterans administration lung study group，VALG）制定了二期分析法：局限期和广泛期。由于 VALG 的定义不够精确，临床对局限期的理解存在一定分歧，美国国立综合癌症网络（national comprehensive cancer network，NCCN）建议采取 VALG 分期法和 TNM 分期法相结合，对 SCLC 进行分期，具体内容见表 21-3。

表 21-3　SCLC 分期方法

	VALG 二期分期法	TNM 和 VALG 结合分期法
局限期	病变限于一侧胸腔，且能被纳入一个放射治疗野内	TNM 分期法（第 8 版）Ⅰ～Ⅲ期（任何 T，任何 N，M0），可以安全使用根治性的放疗剂量。排除 T3～4 由于肺部多发结节或者肿瘤/结节体积过大而不能被包含在一个可耐受的放疗计划中
广泛期	病变超过一侧胸腔，且包括恶性胸腔和心包积液或血行转移	TNM 分期法（第 8 版）Ⅳ期（任何 T，任何 N，M1a/b/c），或者 T3～4 由于肺部多发结节或者肿瘤/结节体积过大而不能被包含在一个可耐受的放疗计划中

三、疾病治疗

（一）手术治疗

1．非小细胞肺癌（NSCLC）

Ⅰ期和可切除的Ⅱ～ⅢB期的NSCLC患者首选手术治疗，其中可切除的Ⅱ～ⅢB期的NSCLC患者建议手术治疗联合新辅助放化疗、辅助化疗、根治性放化疗等其他治疗手段。对于Ⅳ期孤立性转移的NSCLC患者，如果病变可完全性切除，推荐手术后联合系统性全身化疗、放疗。对于不可切除的NSCLC患者经诱导治疗后可否接受手术目前仍存在较多争议，尚无相关指南明确推荐。

2．小细胞肺癌（SCLC）

Ⅰ～ⅡA期的SCLC可能从手术中获益，现有数据显示，手术治疗能显著改善患者的5年生存率。ⅡB～ⅢA期的SCLC，手术作用存在争议。ⅢB～ⅢC期的SCLC，因缺乏有效证据，不推荐接受手术治疗。

（二）放射性治疗

1．非小细胞肺癌（NSCLC）

对于不适宜手术的Ⅰ～ⅢC期的NSCLC患者，治疗手段可选用放疗、同步/序贯放化疗。对于可手术的ⅢA～ⅢB期的NSCLC患者，可以在术前行新辅助放疗，或术后行辅助放疗。对于Ⅳ期孤立性转移的NSCLC患者，肺原发病变和转移病变予以放疗＋系统性化疗＋手术切除（如果病变可完全性切除）。

2．小细胞肺癌（SCLC）

推荐术后N1、N2的SCLC患者进行辅助放疗；不宜手术/拒绝手术的I～ⅡA期SCLC患者，实施同步放化疗，或者对原发肿瘤行放疗后行全身化疗。同步/序贯放化疗中化疗方案推荐使用依托泊苷＋顺铂/卡铂，每周期21～28天。对于广泛期SCLC患者，如果对一线化疗敏感，疗效判定为完全缓解（complete response，CR）或部分缓解（partial response，PR），给予胸部原发病灶放疗联合预防性脑放疗，可降低胸部复发风险，提高总体生存率。

（三）药物治疗

1．非小细胞肺癌（NSCLC）

NSCLC患者一线经典治疗方案为含铂双药化疗，常见化疗药物包括紫杉醇、多西他赛、长春瑞滨、顺铂、卡铂、培美曲塞（非鳞癌）等；二线治疗中，单药化疗可以改善患者疾病相关症状和总生存时间（overall surviva，OS），且双药方案较单药化疗未显示出生存获益，具体

一、二线治疗方案见表 21-4。若为非鳞癌，可在此基础上联合抗血管药物，如贝伐珠单抗。三线治疗可选用安罗替尼或其他二线未用的治疗方案。

除化疗外，免疫检查点抑制剂程序性死亡受体-1（programmed cell death 1，PD-1）和程序性死亡受体-配体 1（programmed cell death-ligand 1，PD-L1）目前已成为 NSCLC 的一、二线标准治疗方案，具体见表 21-5。

多项研究表明，靶向治疗药物能显著改善携带相应驱动基因的 NSCLC 患者预后，延长生存期。建议在患者诊断为 NSCLC 时即进行表皮生长因子受体（epidermal growth factor receptor，EGFR）基因敏感突变、间变性淋巴瘤激酶（anaplasticlymphoma kinase，ALK）融合基因和 *c-ros* 癌基因 1（c-rosoncogene 1，ROS1）的检测，用于指导靶向治疗。

晚期 *EGFR* 基因敏感突变的 NSCLC 治疗可选用表皮生长因子受体酪氨酸激酶抑制剂（epidermal growth factor receptor-tyrosine kinase inhibitors，EGFR-TKI），如第一代 EGFR-TKI 吉非替尼、厄洛替尼、埃克替尼，第二代 EGFR-TKI 阿法替尼、达可替尼；其中对一、二代 EGFR-TKI 一线治疗失败，且 EGFR T790M 阳性者，可选用第三代 EGFR-TKI 奥希替尼、阿美替尼、伏美替尼；再次活检 EGFR T790M 阴性者或对三代 EGFR-TKI 治疗失败，可选择含铂双药化疗，如果是非鳞状 NSCLC，可选择含铂双药化疗 + 贝伐珠单抗；EGFR-TKI 及含铂双药治疗失败者，可选择单药化疗 ± 贝伐珠单抗（非鳞癌）、安罗替尼。

晚期 ALK 融合基因阳性的 NSCLC 的治疗推荐使用克唑替尼、阿来替尼、塞瑞替尼、恩沙替尼或含铂双药化疗 + 贝伐珠单抗（非鳞癌）；靶向药物及含铂双药治疗失败者，可选择单药化疗 ± 贝伐珠单抗（非鳞癌）、安罗替尼。

晚期 ROS1 融合阳性的 NSCLC 的治疗推荐使用克唑替尼、恩曲替尼或含铂双药化疗 ± 贝伐珠单抗（非鳞癌）；靶向药物及含铂双药治疗失败者，可选择单药化疗 ± 贝伐珠单抗（非鳞癌），或参加 ROS1 抑制剂临床研究。

EGFR-TKI 的常见不良反应有腹泻、肝损伤、皮疹、甲沟炎、口腔黏膜炎等，用药期间尤其要关注 EGFR-TKI 相关性间质性肺病，发生率虽然较低，但可严重威胁患者生命。治疗期间加强对患者呼吸功能的监测和影像学检查，做到早发现、早停药、早治疗。

表 21-4　常用 NSCLC 一、二线化疗方案

<table>
<tr><th></th><th>治疗方案</th><th>注 意 事 项</th></tr>
<tr><td rowspan="2">一线</td><td>NP 方案
长春瑞滨 25 mg/m^2 d1，d8
顺铂 75 mg/m^2 d1
每 21 天为 1 个周期，共 4～6 周期</td><td rowspan="2">1. 长春瑞滨注射给药应于短时间输完，滴完后以等渗注射液冲洗静脉。长春瑞滨口服给药禁止咀嚼或吮吸胶囊。最常见的不良反应是骨髓抑制、胃肠道毒性、脱发等
2. 顺铂主要的剂量限制性毒性是肾脏毒性，在用药前及 24 h 内患者应充分水化以保证良好的尿排出量并尽量减少肾毒性。其余常见不良反应有骨髓抑制、胃肠道毒性、神经毒性等
3. 卡铂的剂量限制性毒性是骨髓抑制，其余常见不良反应有胃肠道毒性、肾毒性、神经毒性等</td></tr>
<tr><td>PP 方案
紫杉醇 135～175 mg/m^2 d1
顺铂 75 mg/m^2 d1 或 卡铂 AUC = 5～6 d1
每 21 天为 1 个周期，共 4～6 周期</td></tr>
</table>

续表

<table>
<tr><th></th><th>治疗方案</th><th>注　意　事　项</th></tr>
<tr><td rowspan="6">一线</td><td>nab-PP 方案
白蛋白紫杉醇 100 mg/m^2 d1,d8,d15
顺铂 75 mg/m^2 d1 或 卡铂 AUC＝5～6 d1
每 21 天为 1 个周期,共 4～6 周期</td><td rowspan="7">4. 紫杉醇可致严重过敏反应。在治疗前 12 h 和 6 h 口服地塞米松 20 mg,或治疗前 30～60 min 静脉滴注地塞米松 20 mg;治疗前 30～60 min 静脉滴注或深部肌内注射苯海拉明(或其同类药)50 mg;治疗前 30～60 min 静脉滴注西咪替丁 300 mg 或雷尼替丁 50 mg。其他常见不良反应有骨髓抑制、胃肠道毒性、脱发、周围神经病变等。若紫杉醇在顺铂之后给予,其清除率降低,并导致更严重的骨髓抑制
5. 白蛋白紫杉醇最常见的不良反应为脱发、骨髓抑制、周围神经病变、心电图异常等
6. 紫杉醇脂质体使用前 30 min,需进行预处理预防过敏反应:静脉注射地塞米松 5～10 mg＋肌肉注射苯海拉明 50 mg＋静脉注射西咪替丁 300 mg。常见不良反应有脱发、骨髓抑制、周围神经病变、胃肠道反应、肌肉关节疼痛等。若紫杉醇脂质体在顺铂之后给予,其清除率降低,导致严重的骨髓抑制
7. 接受多西他赛治疗前应预防性口服糖皮质激素类,减少体液潴留和过敏反应的发生和严重性,如治疗前一天开始口服地塞米松 8 mg bid,持续 3 天。因没有相关数据,多西他赛不应用于肝功能有严重损害的患者。多西他赛常见不良反应有骨髓抑制、过敏反应、胃肠道毒性、外周神经毒性等
8. 吉西他滨具有放疗增敏作用,导致出现严重的、具有潜在致命性的放射损伤,吉西他滨治疗应在放疗急性反应好转以后或者放疗结束至少 1 周之后。吉西他滨最常见不良反应包括胃肠道毒性、肝肾功能损害、呼吸困难、皮疹等。
9. 为减少与培美曲塞治疗相关的毒性,需补充叶酸、维生素 B_{12} 和糖皮质激素:首次给药前 7 天中至少有 5 天口服一次叶酸(350～1000 μg),且在整个治疗过程中直至末次给药后 21 天应继续口服叶酸;首次给药前 7 天中,还必须接受一次维生素 B_{12}(1000 μg)肌内注射,此后每 3 个周期注射一次;给药前一天、给药当天和给药后一天,口服地塞米松(或同类药物) 4 mg bid。培美曲塞常见不良反应有疲劳乏力、骨髓抑制、胃肠道毒性等</td></tr>
<tr><td>LP 方案
紫杉醇脂质体 135～175 mg/m^2 d1
顺铂 75 mg/m^2 d1 或 卡铂 AUC＝5～6 d1
每 21 天为 1 个周期,共 4～6 周期</td></tr>
<tr><td>GP 方案
吉西他滨 1000～1250 mg/m^2 d1,d8
顺铂 75 mg/m^2 d1 或 卡铂 AUC＝5～6 d1
每 21 天为 1 个周期,共 4～6 周期</td></tr>
<tr><td>DP 方案
多西他赛 60～75 mg/m^2 d1
顺铂 75 mg/m^2 d1 或 卡铂 AUC＝5～6 d1
每 21 天为 1 个周期,共 4～6 周期</td></tr>
<tr><td>AP 方案
培美曲塞 500 mg/m^2 d1
顺铂 75 mg/m^2 d1 或 卡铂 AUC＝5～6 d1
每 21 天为 1 个周期,共 4～6 周期</td></tr>
<tr><td>多西他赛 60～75 mg/m^2 d1
每 21 天为 1 个周期</td></tr>
<tr><td>二线</td><td>培美曲塞 500 mg/m^2 d1
每 21 天为 1 个周期</td></tr>
</table>

注:卡铂剂量(mg)＝所设定的 AUC[mg/(mL・min)]×[肌酐清除率(mL/min)＋25](Calvert 公式)。

表 21-5　常用 NSCLC 免疫治疗方案

<table>
<tr><th>治　疗　方　案</th><th>注意事项</th></tr>
<tr><td>纳武利尤单抗单药 3 mg/kg d1
每 14 天为 1 个周期</td><td rowspan="12">1. 免疫检查点抑制剂需关注免疫相关性不良反应，如免疫相关性肺炎、免疫相关性肝炎、免疫相关性结肠炎等
2. 纳武利尤单抗输注时间为 30 min
3. 帕博利珠单抗输注时间为 30 min 以上
4. 阿替利珠单抗首次输注时间至少持续 60 min，之后输注时间至少持续 30 min
5. 替雷利珠单抗首次输注时间至少持续 60 min，之后输注时间至少持续 30 min
6. 卡瑞利珠单抗输注宜在 30～60 min 内完成。与化疗联用时，应先给予本药，间隔至少 30 min 后再给予化疗。还需要注意反应性毛细血管增生症
7. 信迪利单抗输注时间应在 30～60 min
8. 舒格利单抗输注时间应不低于 60 min</td></tr>
<tr><td>帕博利珠单抗单药 200 mg d1
每 21 天为 1 个周期</td></tr>
<tr><td>阿替利珠单抗单药 1200 mg d1
每 21 天为 1 个周期</td></tr>
<tr><td>替雷利珠单抗单药 200 mg d1
每 21 天为 1 个周期</td></tr>
<tr><td>信迪利单抗单药 200 mg d1
每 21 天为 1 个周期</td></tr>
<tr><td>帕博利珠单抗＋化疗（非鳞）
帕博利珠单抗 200 mg d1
卡铂 AUC＝5 d1
培美曲塞 500 mg/m^2 d1
每 21 天为 1 个周期</td></tr>
<tr><td>帕博利珠单抗＋化疗（鳞癌）
帕博利珠单抗 200 mg d1
卡铂 AUC＝6 d1
紫杉醇 200 mg/m^2 d1 或白蛋白紫杉醇 100 mg/m^2 d1，d8，d15
每 21 天为 1 个周期</td></tr>
<tr><td>卡瑞利珠单抗＋化疗（非鳞）
卡瑞利珠单抗 200 mg d1
卡铂 AUC＝5 d1
培美曲塞 500 mg/m^2 d1
每 21 天为 1 个周期</td></tr>
<tr><td>卡瑞利珠单抗＋化疗（鳞癌）
卡瑞利珠单抗 200 mg d1
卡铂 AUC＝5 d1
紫杉醇 175 mg/m^2 d1
每 21 天为 1 个周期</td></tr>
<tr><td>信迪利单抗＋化疗（非鳞）
信迪利单抗 200 mg d1
顺铂 75 mg/m^2 d1 或 卡铂 AUC＝5 d1
培美曲塞 500 mg/m^2 d1
每 21 天为 1 个周期</td></tr>
</table>

续表

<table>
<tr><th>治　疗　方　案</th><th>注意事项</th></tr>
<tr><td>信迪利单抗＋化疗(鳞癌)
信迪利单抗 200 mg d1
顺铂 75 mg/m^2 d1 或 卡铂 AUC＝5 d1
吉西他滨 1000 mg/m^2 d1,d8
每 21 天为 1 个周期</td><td rowspan="7">1. 免疫检查点抑制剂需关注免疫相关性不良反应,如免疫相关性肺炎、免疫相关性肝炎、免疫相关性结肠炎等
2. 纳武利尤单抗输注时间为 30 min
3. 帕博利珠单抗输注时间为 30 min 以上
4. 阿替利珠单抗首次输注时间至少持续 60 min,之后输注时间至少持续 30 min
5. 替雷利珠单抗首次输注时间至少持续 60 min,之后输注时间至少持续 30 min
6. 卡瑞利珠单抗输注宜在 30～60 min 内完成。与化疗联用时,应先给予本药,间隔至少 30 min 后再给予化疗。还需要注意反应性毛细血管增生症
7. 信迪利单抗输注时间应在 30～60 min
8. 舒格利单抗输注时间应不低于 60 min</td></tr>
<tr><td>替雷利珠单抗＋化疗(非鳞)
替雷利珠单抗 200 mg d1
顺铂 75 mg/m^2 d1 或 卡铂 AUC＝5 d1
培美曲塞 500 mg/m^2 d1
每 21 天为 1 个周期</td></tr>
<tr><td>替雷利珠单抗＋化疗(鳞癌)
替雷利珠单抗 200 mg d1
卡铂 AUC＝5 d1
紫杉醇 175 mg/m^2 d1 或白蛋白紫杉醇 100 mg/m^2 d1,d8,d15
每 21 天为 1 个周期</td></tr>
<tr><td>阿替利珠单抗＋化疗(非鳞)
阿替利珠单抗 1200 mg d1
顺铂 75 mg/m^2 d1 或 卡铂 AUC＝6 d1
培美曲塞 500 mg/m^2 d1
每 21 天为 1 个周期</td></tr>
<tr><td>阿替利珠单抗＋化疗
阿替利珠单抗 1200 mg d1
贝伐珠单抗 15 mg/kg d1
卡铂 AUC＝6 d1
紫杉醇 175 mg/m^2 d1
每 21 天为 1 个周期</td></tr>
<tr><td>舒格利单抗＋化疗(非鳞)
舒格利单抗 1200 mg d1
卡铂 AUC＝5 d1
培美曲塞 500 mg/m^2 d1
每 21 天为 1 个周期</td></tr>
<tr><td>舒格利单抗＋化疗(鳞癌)
舒格利单抗 1200 mg d1
卡铂 AUC＝5 d1
紫杉醇 175 mg/m^2 d1
每 21 天为 1 个周期</td></tr>
</table>

2．小细胞肺癌(SCLC)

依托泊苷联合铂类是SCLC一线治疗的经典方案，顺铂和卡铂在方案中疗效相似。局限期SCLC患者进行手术治疗后均应接受含铂方案的辅助化疗，降低死亡风险。对于广泛期SCLC，伊立替康联合铂类也是可选择的一线治疗方案。由于顺铂存在剂量限制的肾毒性、耳毒性、神经毒性和消化道反应，也有治疗诱导性耐药的缺点，对于不适用顺铂的患者，可以选择依托泊苷联合洛铂方案。PD-1/PD-L1抑制剂在SCLC治疗中显示了良好的疗效和安全性，也推荐用于广泛期SCLC的一线治疗。SCLC一线治疗方案、药物用法用量和注意事项见表21-6。

表21-6　SCLC一线治疗方案、药物用法用量和注意事项

<table>
<tr><th>分期</th><th>治疗方案</th><th>注意事项</th></tr>
<tr><td rowspan="4">局限期</td><td>EP方案＋同步/序贯放疗
顺铂 75 mg/m^2 d1
依托泊苷 100 mg/m^2 d1～3
每3～4周重复，共4～6周期
第一或第二周期开始同步放疗</td><td rowspan="5">1.依托泊苷最常见的临床不良反应是骨髓抑制以及胃肠道毒性
2.洛铂的剂量限制性毒性是骨髓抑制，尤其血小板减少显著，其余常见不良反应有胃肠道毒性、神经毒性、肾毒性等
3.伊立替康可致严重的早发性和迟发性腹泻，早发性腹泻可能伴胆碱能综合征，给予阿托品可预防和改善症状；迟发性腹泻可危及生命，应立即使用洛哌丁胺；根据需要补充液体、电解质。其余常见不良反应有胃肠道毒性、骨髓抑制、脱发、乏力等
4.度伐利尤单抗输注时间需超过60 min
5.斯鲁利单抗首次输注时间为60 min，之后输注时间为30 min(±10 min)</td></tr>
<tr><td>EP方案＋同步/序贯放疗
顺铂 60 mg/m^2 d1
依托泊苷 120 mg/m^2 d1～3
每3～4周重复，共4～6周期
第一或第二周期开始同步放疗</td></tr>
<tr><td>EP方案
顺铂 25 mg/m^2 d1～3
依托泊苷 100 mg/m^2 d1～3
每3周重复</td></tr>
<tr><td>EC方案
卡铂 AUC＝5～6 d1
依托泊苷 100 mg/m^2 d1～3
每3周重复</td></tr>
<tr><td>广泛期</td><td>EC方案＋阿替利珠单抗
(输注顺序：阿替利珠单抗→卡铂→依托泊苷)
阿替利珠单抗 1200 mg d1
卡铂 AUC＝5 d1
依托泊苷 100 mg/m^2 d1～3
每3周重复，共4周期
4周期后，阿替利珠单抗 1200 mg q3w维持治疗</td></tr>
</table>

续表

分期	治　疗　方　案	注意事项
广泛期	EP 方案 + 度伐利尤单抗 （输注顺序：度伐利尤单抗→顺铂→依托泊苷） 度伐利尤单抗 1500 mg d1 顺铂 75～80 mg/m^2 d1 依托泊苷 80～100 mg/m^2 d1～3 每 3 周重复，共 4 周期 4 周期后，度伐利尤单抗 1500 mg q4w 维持治疗	1. 依托泊苷最常见的临床不良反应是骨髓抑制以及胃肠道毒性 2. 洛铂的剂量限制性毒性是骨髓抑制，尤其血小板减少显著，其余常见不良反应有胃肠道毒性、神经毒性、肾毒性等 3. 伊立替康可致严重的早发性和迟发性腹泻，早发性腹泻可能伴胆碱能综合征，给予阿托品可预防和改善症状；迟发性腹泻可危及生命，应立即使用洛哌丁胺；根据需要补充液体、电解质。其余常见不良反应有胃肠道毒性、骨髓抑制、脱发、乏力等 4. 度伐利尤单抗输注时间需超过 60 min 5. 斯鲁利单抗首次输注时间为 60 min，之后输注时间为 30 min（± 10 min）
	EC 方案 + 度伐利尤单抗 （输注顺序：度伐利尤单抗→卡铂→依托泊苷） 度伐利尤单抗 1500 mg d1 卡铂 AUC = 5～6 d1 依托泊苷 80～100 mg/m^2 d1～3 每 3 周重复，共 4 周期 4 周期后，度伐利尤单抗 1500 mg q4w 维持治疗	
	EP 方案 依托泊苷 100 mg/m^2 d1～3 顺铂 75 mg/m^2 d1 每 3 周重复，共 4～6 周期	
	EP 方案 依托泊苷 80 mg/m^2 d1～3 顺铂 80 mg/m^2 d1 每 3 周重复，共 4～6 周期	
	EP 方案 依托泊苷 100 mg/m^2 d1～3 顺铂 25 mg/m^2 d1～3 每 3 周重复，共 4～6 周期	
	EC 方案 依托泊苷 100 mg/m^2 d1～3 卡铂 AUC = 5～6 d1 每 3 周重复，共 4～6 周期	
	EL 方案 依托泊苷 100 mg/m^2 d1～3 洛铂 30 mg/m^2 d1 每 3 周重复，共 4～6 周期	

续表

分期	治疗方案	注意事项
广泛期	IP方案 伊立替康 65 mg/m^2 d1,d8 顺铂 30 mg/m^2 d1,d8 每3周重复,共4～6周期	1.依托泊苷最常见的临床不良反应是骨髓抑制以及胃肠道毒性 2.洛铂的剂量限制性毒性是骨髓抑制,尤其血小板减少显著,其余常见不良反应有胃肠道毒性、神经毒性、肾毒性等 3.伊立替康可致严重的早发性和迟发性腹泻,早发性腹泻可能伴胆碱能综合征,给予阿托品可预防和改善症状;迟发性腹泻可危及生命,应立即使用洛哌丁胺;根据需要补充液体、电解质。其余常见不良反应有胃肠道毒性、骨髓抑制、脱发、乏力等 4.度伐利尤单抗输注时间需超过60 min 5.斯鲁利单抗首次输注时间为60 min,之后输注时间为30 min(±10 min)
	IP方案 伊立替康 60 mg/m^2 d1,d8,d15 顺铂 60 mg/m^2 d1 每4周重复,共4～6周期	
	IC方案 伊立替康 50 mg/m^2 d1,d8,d15 卡铂 AUC=5 d1 每4周重复,共4～6周期	
	EC方案+斯鲁利单抗 (输注顺序:斯鲁利单抗→卡铂→依托泊苷) 斯鲁利单抗 4.5 mg/kg d1 卡铂 AUC=5 d1(最大剂量≤750 mg) 依托泊苷 100 mg/m^2 d1～3 每3周重复,共4周期 4周期后,斯鲁利单抗 4.5 mg/kg q3w 维持治疗	

通常SCLC对初始治疗非常敏感,但大多数患者在初始治疗后出现复发和耐药。距离一线治疗结束不超过6个月时间复发或进展的患者,推荐二线治疗选择拓扑替康、伊立替康、吉西他滨、紫杉醇、多西他赛或长春瑞滨等药物;距离一线治疗结束超过6个月时间复发或进展的患者,可选择初始治疗方案,但对于既往阿替利珠单抗或度伐利尤单抗维持治疗超过6个月时间复发的患者,不推荐重新使用PD-L1抑制剂+化疗的联合方案,建议使用依托泊苷+顺铂/卡铂。

二线治疗失败的SCLC患者,如果PS(performance status)评分为0～2分,可以考虑使用安罗替尼、纳武利尤单抗、帕博利珠单抗作为三线及以上治疗药物。

四、教学案例

患者男性,63岁,体重59 kg,身高169 cm。10月初发现右侧颈部包块,当时未予以特殊处理;10月10日前往某市人民医院就诊,行右侧锁骨上淋巴结穿刺活检提示转移性肺腺癌,CT检查提示:上纵隔软组织肿块,纵隔多发淋巴结,两肺多发结节。10月19日患者前往某三甲医院就诊,完善病理会诊:(右锁骨上淋巴结穿刺)转移性低分化肺腺癌;免疫组化CK7

(＋),TTF-1(＋),NapsinA(＋),p40(－),Ki-67(＋70%);免疫组化 PD-L1 TPS 评分(Dako 22C3)阳性＞50%。予以肺癌 8 基因突变联合检测(包括 *EGFR*、*KRAS*、*BRAF*、*PIK3CA*、*ERBB2* 等基因的 DNA 外显子热点区域的点突变和小片段插入缺失,*ALK*、*ROS1*、*NTRK1*、*RET* 基因的 RNA 热点融合区域及 MET 基因 14 号外显子跳跃,以及 MET 扩增检测)检测结果提示:基因位点检测范围内,未检测到相应的临床意义明确的基因突变,MET 基因无扩增。临床诊断为:"肺腺癌(TxN3M1,Ⅳ期,驱动基因阴性 PD-L1＞50%)",于 11 月 3 日、11 月 26 日分别行第 1、2 周期"替雷利珠单抗 0.2 g＋培美曲塞 500 mg/m^2 d1＋卡铂 AUC＝5 d1"方案化疗。

自发病以来,患者精神状态良好,体力情况良好,食欲食量良好,睡眠情况良好,大便正常,小便正常,体重无明显变化。患者于 12 月 17 日为求进一步诊治再次收治住院。查体:血压 131/88 mmHg,心率 73 次/分。血常规:白细胞总数 5.38×10^9/L,红细胞总数 3.73×10^{12}/L(↓),血红蛋白浓度 111 g/L(↓),血小板总数 441×10^9/L(↑),中性粒细胞百分比 59.3%,中性粒细胞绝对值 3.18×10^9/L。生化检查:胱抑素 C 1.13 mg/L(↑),肌酐 68 μmol/L,尿素氮 4.5 mmol/L,血糖 4.52 mmol/L,谷丙转氨酶 21 IU/L,谷草转氨酶 29 IU/L,碱性磷酸酶 83 IU/L,谷氨酰转肽酶 19 IU/L,总胆红素 4.6 μmol/L,白蛋白 41.4 g/L。增强胸部 CT 平扫:右侧锁骨上区、纵隔内、双肺门区多发淋巴结肿大,考虑转移瘤,较老片相仿,建议随诊;双侧腋窝小淋巴结,建议随诊;两肺气肿,两肺散在纤维灶。

诊疗经过:患者完成 2 周期治疗后,评效疾病稳定(stable disease,SD),继续原方案联合治疗。告知患者:注意休息,加强营养,避免感染;定期复查血常规和生化功能(1 周 1 次),如有白细胞＜3×10^9/L 和(或)中性粒细胞＜1.5×10^9/L,或有发热、皮疹、腹泻、乏力、呕吐等不适请立即就医;3 周后预约住院。

(一) 病情评估

一些良性病变,如肺错构瘤、支气管肺囊肿、巨大淋巴结增生等,在影像检查上各有其特点,应注意和肺癌区分。结核性病变是肺部疾病中较常见也是最容易与肺癌相混淆的病变,临床上容易误诊误治或延误治疗,应当予以痰细胞学检查、纤维支气管镜检查及其他辅助检查,明确病理或细胞学诊断。大约有 1/4 的肺癌早期以肺炎的形式出现,对起病缓慢,症状轻微,抗炎治疗效果不佳或反复发生在同一部位的肺炎应当高度警惕有发生肺癌的可能。按形态学分类,肺癌分为 SCLC 和 NSCLC,NSCLC 主要可分为鳞癌和腺癌。除了病理学分类外,肺癌的分期、分子分型,可以指导治疗方法和药物选择,判断疾病的预后。

因此在诊断肺癌时要考虑到:① 鉴别诊断,区分胸腔内其他良性病变、肺结核性病变等;② 影像和分期诊断,明确疾病分期;③ 病理学诊断,明确是 SCLC 还是 NSCLC,NSCLC 需要进一步明确鳞癌和腺癌;④ 分子分型,检测 PD-L1 表达,进行 *EGFR*、*KRAS*、*ALK* 等基因突变检测。

患者系"发现颈部淋巴结肿大"就诊,完善相关检查,患者右侧锁骨上淋巴结穿刺活检提示转移性肺腺癌,肺癌 8 基因检测未见突变,*MET* 基因无扩增。结合病史及相关检查,经过病情评估，肺腺癌（TxN3M1，驱动基因阴性 PD-L1＞50%）诊断明确。

（二）药物治疗方案评价

对于 NSCLC 患者进行 *EGFR*、*ALK*、*ROS1* 等基因检测，有助于指导辅助靶向治疗。该患者进行肺癌 8 基因突变联合检测，检测结果提示：基因位点检测范围内，未检测到相应的临床意义明确的基因突变，*MET* 基因无扩增。患者无驱动基因，故不予以单药或联合靶向治疗。

NSCLC 患者一线经典化疗方案为含铂双药化疗，而 PD-1/PD-L1 抑制剂目前已经成为Ⅳ期无驱动基因突变非鳞 NSCLC 患者的一线标准治疗方案，依据 CSCO 指南及中国肺癌诊疗专家共识推荐，采用“替雷利珠单抗＋培美曲塞＋铂类”免疫联合化疗方案系统治疗，能显著延长患者的无进展生存期。

T 细胞表达的 PD-1 受体与其配体 PD-L1 和 PD-L2 结合，可以抑制 T 细胞活性和细胞因子生成。部分肿瘤细胞的 PD-1 配体上调，通过这个通路信号传导可抑制激活的 T 细胞对肿瘤的免疫监视。替雷利珠单抗为人源化重组抗 PD-1 单克隆抗体，可与 PD-1 结合，并阻断其与 PD-L1 和 PD-L2 的相互作用介导的免疫应答抑制，增强抗肿瘤免疫效应。

五、不合理处方评析

（一）不合理门急诊处方

处方 1 患者：女性，年龄：66 岁。

临床诊断：左肺腺癌（T1N2M1，Ⅳ期）。

处方用药：吉非替尼片　　250 mg　　po qd。

处方评析（建议）：遴选药物不适宜。吉非替尼适应证为 EGFR 基因具有敏感突变的局部晚期或转移性 NSCLC，用药前必须明确有经国家药品监督管理局批准的 EGFR 基因检测方法检测到的 EGFR 敏感突变。该患者没有进行 EGFR 基因突变检测或者没有标明出基因检测结果。

处方 2 患者：男性，年龄：71 岁。

临床诊断：右肺腺癌（cT2aN3M1c，ⅣB 期，EGFR 21 L858R 突变）。

处方用药：达可替尼片　　30 mg　　po qd；

　　　　　雷贝拉唑肠溶胶囊　　10 mg　　po qd。

处方评析（建议）：联合用药不适宜。达可替尼与 PPI 同时使用会降低达可替尼的浓度，应避免与 PPI 同时使用；可使用局部作用的抗酸剂或 H_2 受体拮抗剂，在使用 H_2 受体拮抗剂至少 6 h 前或至少 10 h 后服用达可替尼。

（二）住院患者用药医嘱单案例

患者男性，69 岁，体重 62 kg，身高 170 cm。患者 2 月前无明显诱因下突发胸闷，呼吸困难。入院完善相关检查，PET-CT 提示：右肺下叶肺癌伴右侧胸膜转移，多发淋巴结转移及肺内阻塞肺炎可能；肝脏 S4 段局部密度稍低，直径 0.5 cm，考虑转移可能；右侧股骨头、右侧坐骨、骶骨局限性 FDG 代谢增高，考虑骨转移可能性大。肺动脉 CTA 成像提示：肺动脉 CTA 未见明显异常；右肺下叶软组织密度肿块，考虑肺癌伴阻塞性炎症治疗后改变，较前肿块缩小；右侧锁骨上区、纵隔内、两侧肺门区多个肿大淋巴结，考虑多发转移瘤；肺气肿伴肺大泡形成；两肺散在纤维炎性病变。病理结果：(肺穿刺组织)肺浸润性腺癌。肺癌 5 基因检测结果：未检测存在突变或融合基因。诊断为右肺腺癌(cT2bN3M1c，ⅣB 期)，并行"贝伐珠单抗＋培美曲塞＋卡铂"化疗 1 周期。近 1 周患者出现咯血，24 h 咯血量约 5 mL，现为进一步治疗再入院。

既往史：否认肝炎、结核、高血压、心脏病、糖尿病、脑血管疾病、精神疾病等病史，否认食物、药物过敏史。

查体：T 36.5℃，P19 次/分，BP125/74 mmHg，神清，精神尚可，两肺呼吸运动对称，未闻及干湿性啰音。

辅助检查：血常规：白细胞总数 6.98×10^9/L，红细胞总数 3.67×10^{12}/L(↓)，血红蛋白浓度 120 g/L(↓)，血小板总数 240×10^9/L，中性粒细胞绝对值 4.55×10^9/L。血生化：总蛋白 55.9 g/L(↓)，白蛋白 36.1 g/L(↓)，前白蛋白 166 g/L(↓)，其余未见明显异常。心电图无异常。

入院诊断：右肺腺癌(cT2bN3M1c ⅣB 期)。

医嘱单部分用药：贝伐珠单抗注射液　15 mg/kg　ivgtt d1；
注射用培美曲塞二钠　500 mg/m^2　ivgtt d1；
注射用卡铂　AUC＝5～6　ivgtt d1。

处方评析(建议)：遴选药物不适宜。采用贝伐珠单抗治疗的非鳞 NSCLC 患者可能面临着发生严重的、甚至是导致死亡的出血/咯血、高血压、血栓等风险。有严重出血或者近期曾有咯血、肿瘤侵犯大血管的患者不应接受贝伐珠单抗治疗。

第三节　乳　腺　癌

一、疾病介绍

乳腺癌发病率位于女性恶性肿瘤之首，根据 2018 年的统计数据，中国乳腺癌的发病率约为每 10 万人中有 47.6 人。乳腺癌通常发生在 40 岁以上的女性中，尤其是 50 岁以上的女性，近年来有关乳腺癌在年轻女性中发病率增加的报道。根据中国国家癌症中心的数据，乳腺癌在女性恶性肿瘤死亡中的比例持续增加。

二、疾病分型

对所有乳腺浸润性癌病灶进行雌激素受体（estrogen receptor，ER）、孕激素受体（progesterone receptor，PR）、人表皮生长因子受体-2（human epidermal growth factor receptor 2，HER-2）、Ki-67（增殖指数）检测，根据患者是否有基因突变、激素受体、细胞分子状态将乳腺癌分为四个亚型：Luminal A、Luminal B、HER-2 过表达和三阴型（Basal-like 型）。其中根据 ER 的情况，HER-2 阳性又可细分为激素受体（hormone receptor，HR）阳性和阴性两种。分型标准见表 21-7。

表 21-7　乳腺癌的分子分型

指标	HER-2	ER	PR	Ki-67
HER-2 阳性（HR 阴性）	+	−	−	任何
HER-2 阳性（HR 阳性）	+	+	任何	任何
三阴型	−	−	−	任何
Luminal A 型	−	+	+ 且高表达	低表达
Luminal B 型（HER-2 阴性）	−	+	低表达或 −	高表达

注：建议将 PR 20%阳性作为 Luminal A 型和 Luminal B 型的临界值。

三、疾病治疗

（一）手术治疗

手术治疗是治疗乳腺癌的重要手段之一。乳腺手术有肿瘤扩大切除和全乳切除，手术范围包括乳腺和腋窝淋巴结两部分。腋窝淋巴结可行乳腺癌前哨淋巴结活检（sentinel lymph node biopsy，SLNB）和腋窝淋巴结清扫，除原位癌外均需了解腋窝淋巴结状况。选择手术术式应综合考虑肿瘤的临床分期和患者的身体状况。

（二）放射性治疗

原则上所有接受保乳手术的患者均需接受放射治疗。对年龄＞70 岁、乳腺肿瘤≤2 cm、无淋巴结转移、ER 阳性、能接受规范内分泌治疗的女性患者，可以考虑不予保乳术后放疗。

前哨淋巴结阳性但未行腋窝清扫的乳房切除术，行腋窝淋巴结清扫后但分期为 T3～4 或腋窝淋巴结阳性的乳房切除术，应考虑给予术后辅助放疗。对于有辅助化疗指征的患者，术后放射治疗应该在完成辅助化疗后开展；如果无辅助化疗指征，在切口愈合良好的前提下，术后 8 周内开始放射治疗。

（三）药物治疗

1．术前新辅助治疗

新辅助治疗是指在手术前进行全身药物治疗，目的是缩小肿瘤体积、降低肿瘤分期、提高手术切除率，并评估肿瘤对化疗的敏感性。治疗前应充分评估患者的局部肿瘤和全身情况，制定科学、合理的治疗方案。满足以下条件之一者可选择新辅助药物治疗：① 肿块较大；② 腋窝淋巴结转移；③ HER-2 阳性；④ 三阴型；⑤ 有保乳意愿，但肿瘤大小与乳房体积比例大难以保乳者。

临床研究证明，HER-2 阳性乳腺癌患者新辅助治疗，采用曲妥珠单抗联合化疗与单用化疗相比，能够显著提高疗效。曲妥珠单抗联合紫杉类化疗已成为 HER-2 阳性乳腺癌新辅助治疗的基本方案。目前普遍认为在新辅助治疗阶段，符合单靶向治疗的患者都可以考虑双靶向治疗。因此，乳腺癌术前治疗可以首选 TCbHP 方案。但对于部分患者，如年龄＞60 岁、肿瘤负荷较小、一般情况无法耐受含铂联合方案的患者，也可考虑 6 个周期 THP 方案治疗。乳腺癌术前新辅助治疗的常用方案见表 21-8。

表 21-8　乳腺癌术前新辅助治疗常用方案

<table>
<tr><th></th><th>治　疗　方　案</th><th>注意事项</th></tr>
<tr><td rowspan="3">HER-2
阳性</td><td>TCbHP 方案
多西他赛 75 mg/m^2 d1
或白蛋白紫杉醇 125 mg/m^2 d1，d8
卡铂 AUC＝6 d1
曲妥珠单抗 首剂 8 mg/kg，之后 6 mg/kg d1
帕妥珠单抗 首剂 840 mg，之后 420 mg d1
每 21 天为 1 个周期，共 6 周期</td><td rowspan="3">1. 曲妥珠单抗首次输注时间约为 90 min，之后输注为 30 min。曲妥珠单抗可导致亚临床和临床心力衰竭，治疗前以及治疗过程中需对左心室功能进行评估，且不建议与蒽环类化疗药同时使用。需要中断或停止曲妥珠单抗治疗的不良反应包括：充血性心力衰竭、左心室功能明显下降、重度的输注反应和肺部反应
2. 帕妥珠单抗首次输注时间约为 60 min，之后输注为 30～60 min。帕妥珠单抗可导致亚临床和临床心力衰竭，治疗前和治疗期间需要评估患者的心脏功能。特别关注的不良反应还有输液反应、超敏反应、发热性中性粒细胞减少症、腹泻等</td></tr>
<tr><td>THP 方案
多西他赛 80～100 mg/m^2 d1
或白蛋白紫杉醇 125 mg/m^2 d1，d8
曲妥珠单抗 首剂 8 mg/kg，之后 6 mg/kg d1
帕妥珠单抗 首剂 840 mg，之后 420 mg d1
每 21 天为 1 个周期</td></tr>
<tr><td>TCbH 方案
多西他赛 75 mg/m^2 d1
或白蛋白紫杉醇 125 mg/m^2 d1，d8
卡铂 AUC＝6 d1
曲妥珠单抗 首剂 8 mg/kg，之后 6 mg/kg d1
每 21 天为 1 个周期，共 6 周期</td></tr>
</table>

续表

<table>
<tr><th></th><th>治 疗 方 案</th><th>注意事项</th></tr>
<tr><td rowspan="2">HER-2
阳性</td><td>THP-手术-FEC 方案
多西他赛 80～100 mg/m² d1
或白蛋白紫杉醇 125 mg/m² d1,d8
曲妥珠单抗 首剂 8 mg/kg,之后 6 mg/kg d1
帕妥珠单抗 首剂 840 mg,之后 420 mg d1
每 21 天为 1 个周期,共 4 周期
↓
手术治疗
↓
氟尿嘧啶 500 mg/m² d1
表柔比星 75～100 mg/m² d1
环磷酰胺 500 mg/m² d1
每 21 天为 1 个周期,共 3 周期</td><td rowspan="5">3. 氟尿嘧啶的常见不良反应有恶心、食欲减退或呕吐、周围血白细胞减少,长期应用可导致神经系统毒性。先给予四氢叶酸,再用氟尿嘧啶可增加其疗效
4. 以往临床研究中,蒽环类以多柔比星为主。但考虑到药物可及性,结合我国临床实践,蒽环类药物可以选择多柔比星(常用推荐剂量为 60 mg/m²),也可以选择吡柔比星(常用推荐剂量 50 mg/m²)或表柔比星(常用推荐剂量为 100 mg/m²)
5. 使用蒽环类药物会有发生心脏毒性的风险,在使用表柔比星治疗前,需要进行心脏功能的评估,而且在整个治疗期间需要监测心脏情况,当表柔比星总累积剂量超过 900 mg/m² 时有引起原发性心肌病的风险,超过该累积剂量使用必须极其谨慎。其他需要重点关注的不良反应还有严重的骨髓抑制、继发性恶性肿瘤、外渗和组织坏死等</td></tr>
<tr><td>AC-THP 方案
表柔比星 90～100 mg/m² d1
环磷酰胺 600 mg/m² d1
每 21 天为 1 个周期,共 4 周期
↓
紫杉醇 80 mg/m² d1,d8,d15
或白蛋白紫杉醇 125 mg/m² d1,d8
曲妥珠单抗 首剂 8 mg/kg,之后 6 mg/kg d1
帕妥珠单抗 首剂 840 mg,之后 420 mg d1
每 21 天为 1 个周期,共 4 周期</td></tr>
<tr><td rowspan="3">三阴性</td><td>TAC 方案
多西他赛 75 mg/m² d1
多柔比星 50 mg/m² d1
环磷酰胺 500 mg/m² d1
每 21 天为 1 个周期,共 6 周期</td></tr>
<tr><td>AT 方案
多柔比星 50 mg/m² d1
多西他赛 75 mg/m² d1
或白蛋白紫杉醇 125 mg/m² d1,d8
每 21 天为 1 个周期</td></tr>
<tr><td>TP 方案
多西他赛 75 mg/m² d1
或白蛋白紫杉醇 125 mg/m² d1,d8
卡铂 AUC=6 d1
每 21 天为 1 个周期,共 6 周期</td></tr>
</table>

续表

	治疗方案	注意事项
三阴性	AC-T 方案 表柔比星 90～100 mg/m² d1 环磷酰胺 600 mg/m² d1 每 21 天为 1 个周期，共 4 周期 ↓ 紫杉醇 80 mg/m² d1 每 7 天为 1 个周期，共 12 周期 或 多西他赛 80～100 mg/m² d1 每 21 天为 1 个周期，共 4 周期 或 白蛋白紫杉醇 125 mg/m² d1，d8 每 21 天为 1 个周期，共 4 周期	6. 环磷酰胺需要关注的不良反应有骨髓抑制，免疫抑制，感染
	AC-TP 方案 表柔比星 90～100 mg/m² d1 环磷酰胺 600 mg/m² d1 每 21 天为 1 个周期，共 4 周期 ↓ 紫杉醇 80 mg/m² d1，d8，d15 或白蛋白紫杉醇 125 mg/m² d1，d8 卡铂 AUC＝5 d1 每 21 天为 1 个周期，共 4 周期	
HR 阳性	TAC 方案　（同三阴性 TAC 方案）	
	AT 方案　（同三阴性 AT 方案）	
	AC-T 方案　（同三阴性 AC-T 方案）	

对需要术前新辅助治疗而又不适合化疗、暂时不适合手术或无须即刻手术，以及新辅助化疗不敏感的激素依赖型患者，可考虑新辅助内分泌治疗。绝经后 HR 阳性患者，新辅助内分泌治疗推荐第三代芳香化酶抑制剂（aromatase inhibitor，AI），包括阿那曲唑、来曲唑、依西美坦；部分不适合 AI 的患者（如骨密度 T＜－2.5），可考虑使用氟维司群。绝经前患者术前内分泌治疗与术前化疗比较的临床研究结果尚有限，目前原则上不推荐对绝经前患者采用术前内分泌治疗。

2. 术后辅助治疗

手术之后的化疗被称为辅助化疗，目的是杀灭残留的癌细胞，预防复发和转移，并提高患者的生存率。标准、规范的辅助化疗十分重要，包括标准的方案、药物、剂量、治疗周期和疗程。化疗方案的选择需要考虑到毒性反应、个体差异、合并症、个人意愿等因素。

乳腺癌术后辅助治疗常用方案见表 21-9。对于部分存在乳腺癌易感基因(breast cancer susceptibility gene,BRCA)突变的三阴性乳腺癌患者,辅助治疗方案在蒽环类药物和紫杉类药物的基础上考虑加用铂类,如顺铂、卡铂。

表 21-9 乳腺癌术后辅助治疗常用方案

	治疗方案
HER-2 阳性	AC-THP 方案 表柔比星 90～100 mg/m^2 d1 环磷酰胺 600 mg/m^2 d1 每 21 天为 1 个周期,共 4 周期 ↓ 紫杉醇 80 mg/m^2 d1,d8,d15 或多西他赛 80～100 mg/m^2 d1 每 21 天为 1 个周期,共 4 周期 曲妥珠单抗 首剂 8 mg/kg,之后 6 mg/kg d1 帕妥珠单抗 首剂 840 mg,之后 420 mg d1 每 21 天为 1 个周期,共 1 年
	TCbHP 方案 多西他赛 75 mg/m^2 d1 卡铂 AUC=6 d1 每 21 天为 1 个周期,共 6 周期 曲妥珠单抗 首剂 8 mg/kg,之后 6 mg/kg d1 帕妥珠单抗 首剂 840 mg,之后 420 mg d1 每 21 天为 1 个周期,共 1 年
	AC-TH 方案 1. 蒽环类+环磷酰胺 → 多西他赛+曲妥珠单抗 表柔比星 90～100 mg/m^2 d1 环磷酰胺 600 mg/m^2 d1 每 21 天为 1 个周期,共 4 周期 ↓ 多西他赛 80～100 mg/m^2 d1 每 21 天为 1 个周期,共 4 周期 曲妥珠单抗 首剂 8 mg/kg,之后 6 mg/kg d1 每 21 天为 1 个周期,共 1 年 2. 蒽环类+环磷酰胺 → 紫杉醇+曲妥珠单抗 表柔比星 90～100 mg/m^2 d1 环磷酰胺 600 mg/m^2 d1 每 21 天为 1 个周期,共 4 周期

续表

	治　疗　方　案
HER-2 阳性	↓ 紫杉醇 80 mg/m^2 d1 每 7 天为 1 个周期,共 12 周期 曲妥珠单抗 首剂 4 mg/kg,之后 2 mg/kg d1 每 7 天为 1 个周期,共 1 年 3. 密集蒽环类 + 环磷酰胺 → 密集紫杉醇 + 曲妥珠单抗 表柔比星 100 mg/m^2 d1 环磷酰胺 600 mg/m^2 d1 每 14 天为 1 个周期,共 4 周期 ↓ 紫杉醇 175 mg/m^2 d1 每 14 天为 1 个周期,共 4 周期 曲妥珠单抗 首剂 4 mg/kg,之后 2 mg/kg d1 每 7 天为 1 个周期,共 1 年
	TCbH 方案 多西他赛 75 mg/m^2 d1 卡铂 AUC = 6 d1 每 21 天为 1 个周期,共 6 周期 曲妥珠单抗 首剂 8 mg/kg,之后 6 mg/kg d1 每 21 天为 1 个周期,共 1 年
	TC + H 方案 多西他赛 75 mg/m^2 d1 环磷酰胺 600 mg/m^2 d1 每 21 天为 1 个周期,共 4 周期 曲妥珠单抗 首剂 8 mg/kg,之后 6 mg/kg d1 每 21 天为 1 个周期,共 1 年
	TH 方案 紫杉醇 80 mg/m^2 d1 每 7 天为 1 个周期,共 12 周期 曲妥珠单抗 首剂 4 mg/kg,之后 2 mg/kg d1 每 7 天为 1 个周期,共 1 年
三阴性	AC-T 方案 1. 蒽环类 + 环磷酰胺→多西他赛/周疗紫杉醇 表柔比星 90～100 mg/m^2 d1 环磷酰胺 600 mg/m^2 d1 每 21 天为 1 个周期,共 4 周期

续表

	治疗方案
	↓ 多西他赛 80～100 mg/m^2 d1 每21天为1个周期,共4周期 或紫杉醇 80 mg/m^2 d1 每7天为1个周期,共12周期 2. 密集蒽环类+环磷酰胺 → 密集/周疗紫杉醇 表柔比星 90～100 mg/m^2 d1 环磷酰胺 600 mg/m^2 d1 每14天为1个周期,共4周期 ↓ 紫杉醇 175 mg/m^2 d1 每14天为1个周期,共4周期 或紫杉醇 80 mg/m^2 d1 每7天为1个周期,共12周期
三阴性	TP方案 紫杉醇 80 mg/m^2 d1,d8,d15 卡铂 AUC=2 d1,d8,d15 每28天为1个周期,共6周期
	AC方案 表柔比星 100 mg/m^2 d1 环磷酰胺 600 mg/m^2 d1 每21天为1个周期,共4周期
	TC方案 多西他赛 75 mg/m^2 d1 环磷酰胺 600 mg/m^2 d1 每21天为1个周期
	TAC方案 多西他赛 75 mg/m^2 d1 多柔比星 50 mg/m^2 d1 环磷酰胺 500 mg/m^2 d1 每21天为1个周期,共6周期
	FEC-T方案 氟尿嘧啶 500 mg/m^2 d1 表柔比星 100 mg/m^2 d1 环磷酰胺 500 mg/m^2 d1 每21天为1个周期,共3周期

续表

	治　疗　方　案
三阴性	↓ 多西他赛 80～100 mg/m² d1 每 21 天为 1 个周期,共 3 周期
HR 阳性	AC-T 方案　(同三阴性 AC-T 方案) AC 方案　(同三阴性 AC 方案) TC 方案　(同三阴性 TC 方案) TAC 方案　(同三阴性 TAC 方案) FEC-T 方案　(同三阴性 FEC-T 方案)

ER 和 PR 阴性的患者,不推荐进行辅助内分泌治疗。HR 受体阳性的乳腺癌患者,辅助内分泌治疗不建议与辅助化疗同时进行,应在化疗周期结束后再开始内分泌治疗;放疗和内分泌治疗可先后或同时进行。

绝经前 HR 受体阳性乳腺癌患者,建议初始辅助内分泌治疗使用他莫昔芬(tamoxifen,TAM)。对于年轻的(<35 岁)的乳腺癌患者,更推荐 TAM 或 AI 联合卵巢功能抑制(ovarian function suppression,OFS)治疗。OFS 的方法包括药物性卵巢功能抑制(如戈舍瑞林、亮丙瑞林等)、卵巢切除、卵巢放疗去势等。

绝经后的 HR 受体阳性乳腺癌患者,建议初始辅助内分泌治疗使用第三代 AI。如存在 AI 使用禁忌,初始治疗方案可考虑选择 TAM。

术后辅助内分泌治疗的治疗期限为 5 年,高复发风险的患者在内分泌治疗基础上联合使用阿贝西利 2 年,可以进一步降低复发风险。对于高危绝经前患者,TAM 治疗满 5 年后仍未绝经,可根据情况增加至 10 年;如果患者在治疗过程中绝经,可考虑延长 AI 治疗,直至完成 10 年的内分泌治疗。

对于 ER 弱阳性(阳性率 1%～9%)患者,在完成辅助化疗后,可酌情考虑进行内分泌治疗,但如果是绝经前患者,不建议采用卵巢功能抑制联合内分泌药物的方案。

3. 晚期解救治疗

首先应详细询问患者既往治疗史,包括术前新辅助、术后辅助治疗和复发转移阶段。询问详细的治疗方案、剂量、周期、疗效评价和停药原因等重要信息。晚期乳腺癌治疗过程中,肿瘤标志物的异常改变和动态变化能够帮助判断病情变化。复发转移患者,建议对复发转移病灶再次进行组织学活检。

曲妥珠单抗敏感的 HER-2 阳性乳腺癌患者,即:未曾使用过、新辅助治疗有效、辅助治疗结束 1 年以后复发、解救治疗有效后停药,这类患者应首选曲妥珠单抗为基础的治疗,并根据患者激素受体情况、既往治疗用药情况,选择合理的联合治疗方案。有研究证实,在紫杉类基础上联合曲妥珠单抗治疗,能够显著提高无进展生存期(progression-free survival,PFS)和总生存期(overall survival,OS),确立了曲妥珠单抗联合紫杉类在一线标准治疗的地位。多西他赛联合帕妥珠单抗、曲妥珠单抗双靶向治疗较多西他赛联合曲妥珠单抗单靶治疗，可明显延长 PFS 和 OS；如果患者能够耐受双药化疗，曲妥珠单抗联合多西他赛＋卡培他滨的效果优于曲妥珠单抗联合多西他赛。

曲妥珠单抗治疗失败的 HER-2 阳性乳腺癌患者，专家推荐使用吡咯替尼联合卡培他滨方案，恩美曲妥珠单抗和德曲妥珠单抗单药也是抗 HER-2 治疗失败后的选择之一。HER-2 阳性晚期乳腺癌常用化疗方案见表 21-10。

表 21-10　HER-2 阳性晚期乳腺癌常用化疗方案

<table>
<tr><th></th><th>方　案</th><th>注意事项</th></tr>
<tr><td rowspan="4">曲妥珠单抗敏感</td><td>THP 方案
多西他赛 75 mg/m^2 d1
或白蛋白紫杉醇 100～150 mg/m^2 d1，d8，d15
或紫杉醇 80 mg/m^2 d1，d8，d15
曲妥珠单抗 首剂 8 mg/kg，之后 6 mg/kg d1
帕妥珠单抗 首剂 840 mg，之后 420 mg d1
每 21 天为 1 个周期</td><td rowspan="4">1. 伊尼妥单抗首次输注时间约为 90 min，之后输注为 30 min。伊尼妥单抗可导致亚临床和临床心力衰竭，不建议与蒽环类化疗药同时使用。需要中断或停止伊尼妥单抗治疗的不良反应包括：心脏毒性、重度的输注反应和肺部反应
2. 吡咯替尼/拉帕替尼/奈拉替尼联合卡培他滨，需重点关注的不良反应有腹泻、肝功能异常和重度皮肤反应（如手足综合征）</td></tr>
<tr><td>TXH 方案
多西他赛 75 mg/m^2 d1
卡培他滨 1000 mg/m^2 bid d1～14
曲妥珠单抗 首剂 8 mg/kg，之后 6 mg/kg d1
每 21 天为 1 个周期</td></tr>
<tr><td>TH 方案
1. 白蛋白紫杉醇＋曲妥珠单抗
白蛋白紫杉醇 100～150 mg/m^2 d1
曲妥珠单抗 首剂 4 mg/kg，之后 2 mg/kg d1
每 7 天为 1 个周期
2. 多西他赛＋曲妥珠单抗
多西他赛 75 mg/m^2 d1
曲妥珠单抗 首剂 8 mg/kg，之后 6 mg/kg d1
每 21 天为 1 个周期</td></tr>
<tr><td>NH 方案
长春瑞滨 25 mg/m^2 d1
曲妥珠单抗 首剂 4 mg/kg，之后 2 mg/kg d1
或伊尼妥单抗 首剂 4 mg/kg，之后 2 mg/kg d1
每 7 天为 1 个周期</td></tr>
</table>

续表

	方　案	注意事项
曲妥珠单抗失败	吡咯替尼/拉帕替尼/奈拉替尼＋卡培他滨 吡咯替尼 400 mg qd 或拉帕替尼 1250 mg qd 或奈拉替尼 240 mg qd 卡培他滨 1000 mg/m² bid d1～14 每 21 天为 1 个周期	3. 恩美曲妥珠单抗首次输注时间至少持续 90 min,之后输注时间为 30 min。需要重点关注的不良反应有间质性肺病、肝脏毒性、左心室功能障碍、输液相关反应、超敏反应、出血和血小板减少
	恩美曲妥珠单抗 3.6 mg/kg d1 每 21 天为 1 个周期	

三阴性晚期乳腺癌患者,解救化疗首选化疗方案包括单药化疗或联合化疗。与单药化疗相比,联合化疗通常有更高的客观缓解率和无疾病进展时间,但联合化疗的毒性较大且生存获益有限。因此,仅需要使肿瘤迅速缩小或症状迅速缓解的患者选择联合化疗,而以耐受性和生活质量作为优先考虑因素的患者首选单药化疗。

对于既往蒽环类新辅助/辅助治疗失败的复发转移性乳腺癌患者,通常优先选择紫杉类药物为基础的方案,一线治疗可选择单药或联合方案。其他可选的药物包括卡培他滨、吉西他滨、长春瑞滨、多柔比星脂质体等。对于蒽环类和紫杉类新辅助/辅助治疗均失败的复发转移性乳腺癌患者,目前并无标准的化疗方案,可以考虑单药或联合方案,可以考虑的药物有卡培他滨、长春瑞滨、吉西他滨、铂类、艾立布林、优替德隆、多柔比星脂质体等。三阴性晚期乳腺癌患者常用的解救化疗方案见表 21-11。

表 21-11　三阴性和 HR 阳性晚期乳腺癌常用化疗方案

	方　案	注意事项
单药	白蛋白紫杉醇 100～150 mg/m² d1 每 7 天为 1 个周期	1. 艾立布林不得在含葡萄糖的溶液中稀释或者经含葡萄糖溶液的静脉输液管给药。最常见的严重不良反应是中性粒细胞减少症;导致中止艾立布林治疗的最常见不良反应是周围神经病
	多西他赛 75 mg/m² d1 每 21 天为 1 个周期	
	紫杉醇 80 mg/m² d1 每 7 天为 1 个周期	
	卡培他滨 1000 mg/m² bid d1～14 每 21 天为 1 个周期	
	吉西他滨 1000 mg/m² d1,d8 每 21 天为 1 个周期	
	吉西他滨 1000 mg/m² d1,d8,d15 每 28 天为 1 个周期	

续表

	方　案	注意事项
单药	长春瑞滨 25 mg/m^2 d1,d8 每 21 天为 1 个周期	2. 戈沙妥珠单抗首次输注时间至少持续 3 h,之后输注时间为 1～2 h。常见的严重不良反应有中性粒细胞减少症、腹泻、超敏反应、恶心和呕吐 3. 多柔比星脂质体应重点关注的不良反应有输注反应、骨髓抑制、心脏毒性和肝脏损伤,因药代动力学特征和给药方案的差异,不应与多柔比星的其他制剂互换使用 4. 奥拉帕利需要关注的不良反应有血液学毒性、骨髓增生异常综合征/急性髓系白血病、非感染性肺炎 5. 优替德隆静脉滴注时间为 1.5 h 左右。为预防过敏反应,用药前 30～60 min,肌注或口服苯海拉明 40 mg + 静脉注射地塞米松 10 mg + 静脉注射西咪替丁 300～400 mg 或雷尼替丁 50 mg,次日给药时视情况可减半或不使用地塞米松和苯海拉明。需要关注的不良反应有周围神经病、骨髓抑制、肝毒性、超敏反应
	长春瑞滨(胶囊)d1,d8,d15 前 3 周 60 mg/m^2,如耐受,后续 80 mg/m^2 每 28 天为 1 个周期	
	表柔比星 60～90 mg/m^2 d1 每 21 天为 1 个周期	
	多柔比星 50 mg/m^2 d1 每 21 天为 1 个周期	
	艾立布林 1.4 mg/m^2 d1,d8 每 21 天为 1 个周期	
	戈沙妥珠单抗 10 mg/kg d1,d8 每 21 天为 1 个周期	
	多柔比星脂质体 30～50 mg/m^2 d1 每 21 天为 1 个周期	
	紫杉醇脂质体 175 mg/m^2 d1 每 21 天为 1 个周期	
	奥拉帕利 300 mg bid d1～21 每 21 天为 1 个周期	
	依托泊苷 50～75 mg d1～21 每 28 天为 1 个周期	
联合	TX 方案 多西他赛 75 mg/m^2 d1 或白蛋白紫杉醇 100～150 mg/m^2 d1,d8,d15 卡培他滨 1000 mg/m^2 bid d1～14 每 21 天为 1 个周期	
	GT 方案 吉西他滨 1000 mg/m^2 d1,d8 紫杉醇 175 mg/m^2 d1 每 21 天为 1 个周期	
	NX 方案 长春瑞滨 25 mg/m^2 d1,d8 卡培他滨 1000 mg/m^2 bid d1～14 每 21 天为 1 个周期	

续表

<table>
<tr><th></th><th>方　案</th><th>注意事项</th></tr>
<tr><td rowspan="5">联合</td><td>NP 方案
长春瑞滨 25 mg/m^2 d1,d8
顺铂 75 mg/m^{2}分 d1～3
（总剂量为 75 mg/m^2,分 3 天给药）
或卡铂 AUC=2 d1,d8
每 21 天为 1 个周期</td><td rowspan="5">7. 贝伐珠单抗次输注时间需持续 90 min,第二次输注时间可以缩短到 60 min,之后输注时间 30 min。应特别注意,贝伐珠单抗可导致胃肠道穿孔、手术和伤口愈合并发症、严重或致命的出血</td></tr>
<tr><td>GP 方案
吉西他滨 1000 mg/m^2 d1,d8
顺铂 75 mg/m^{2}分 d1～3
（总剂量为 75 mg/m^2,分 3 天给药）
或卡铂 AUC=2 d1,d8
每 21 天为 1 个周期</td></tr>
<tr><td>优替德隆+卡培他滨
优替德隆 30 mg/m^2 d1～5
卡培他滨 1000 mg/m^2 bid d1～14
每 21 天为 1 个周期</td></tr>
<tr><td>白蛋白紫杉醇+贝伐珠单抗
白蛋白紫杉醇 100～150 mg/m^2 d1,d8,d15
贝伐珠单抗 10 mg/kg d1
每 21 天为 1 个周期</td></tr>
<tr><td>卡培他滨+贝伐珠单抗
卡培他滨 1000 mg/m^2 bid d1～14
贝伐珠单抗 10 mg/kg d1
每 21 天为 1 个周期</td></tr>
</table>

HR 阳性的复发转移性乳腺癌患者解救治疗可选择化疗或内分泌治疗。解救化疗方案、剂量的选择同三阴性晚期乳腺癌,具体见表 21-11。内分泌治疗方案的选择,需结合患者的既往治疗方案、无病间期、疾病负荷等。内分泌治疗获益的患者,尽可能持续治疗直至疾病进展,但也应注意评估药物长期使用的耐受性。原则上不推荐内分泌和化疗联合使用,对于不适宜解救化疗的 HR 阳性、HER-2 阳性患者,一线治疗可考虑内分泌联合靶向 HER-2 治疗。乳腺癌内分泌药物的用法、用量见表 21-12。

表 21-12　乳腺癌内分泌药物用法及用量

方　案	注意事项
枸橼酸他莫昔芬 10 mg bid（或 20 mg qd）po 枸橼酸托瑞米芬 60 mg qd po	1. 他莫昔芬可导致严重和危及生命的事件,包括子宫恶性肿瘤、脑卒中和肺栓塞

续表

<table>
<tr><th>方　案</th><th>注意事项</th></tr>
<tr><td>芳香化酶抑制剂(AI)
阿那曲唑 1 mg qd po
来曲唑 2.5 mg qd po
依西美坦 25 mg qd po</td><td rowspan="5">2.托瑞米芬可导致QT间期延长,引起尖端扭转型室性心动过速,进而导致晕厥、癫痫发作和(或)死亡,故先天性或获得性QT间期延长、未纠正的低钾血症或低镁血症患者禁用
3.阿那曲唑/来曲唑/依西美坦可降低雌激素的水平,可能导致骨密度下降并增加骨折的发生风险,应于适当时间开始治疗或预防骨质疏松
4.氟维司群最常见不良反应是注射部位反应、无力、恶心和肝酶(ALT、AST、ALP)升高
5.阿贝西利/哌柏西利/达尔西利主要经CYP3A4代谢,应避免与强效CYP3A4抑制药恩扎鲁胺和强效CYP3A4诱导药(如卡马西平、恩扎卢胺、阿帕他胺、米托坦、苯妥英、利福平、圣约翰草、波生坦、依非韦伦、依曲韦林、苯巴比妥、扑米酮、达拉非尼)合用
6.西达本胺需关注的常见不良反应有血液学不良反应、肝功能异常、肾功能异常、肾功能异常
7.尚无口服甲羟孕酮对骨密度影响的研究,但注射甲羟孕酮可显著降低骨密度,骨质流失随用药时间的延长而增多,且可能不完全可逆</td></tr>
<tr><td>氟维司群 500 mg im,每4周注射1次,其中第1周期 d1、d15分别注射1次</td></tr>
<tr><td>CDK4/6抑制剂
阿贝西利 150 mg bid po
哌柏西利 125 mg qd po(用药21天,停7天)
达尔西利 150 mg qd po(用药21天,停7天)</td></tr>
<tr><td>西达本胺 30 mg po,每周2次(两次服药间隔不少于3天,如周一和周四)</td></tr>
<tr><td>孕激素
甲羟孕酮 0.5 g bid po</td></tr>
</table>

四、教学案例

患者女性,47岁,体重67 kg,身高162 cm。5月份患者发现乳腺占位,10月份就诊某肿瘤医院,于10月17日在全麻下行"左乳癌保乳根治术+左腋淋巴结清扫术+邻近皮瓣修复术",术后病理:肿块大小2 cm×2 cm×1.5 cm,浸润性癌,非特殊类型,Ⅱ级,伴多量导管原位癌成分,浸润灶最大灶径约1 cm,脉管侵犯(+),切缘(-),左腋窝前哨淋巴结A见宏转移(肿瘤转移灶最大径>2 mm),结外侵犯,左腋窝前哨淋巴结B、C未见癌转移,腋窝淋巴结(0/14)。免疫组化结果:ER(+,70%,中~强),PR(+,80%,中~强),HER-2(2+),Ki67(+,25%),FISH阳性。

自发病以来,患者精神状态良好,体力情况良好,食欲食量良好,睡眠情况良好,大便正常,小便正常,体重无明显变化。11月26日患者为求进一步诊治,来某三甲医院就诊,以"乳腺癌术后(pT1cN1M0,HR阳性,HER-2阳性,ECOG 0分)"收治入院。查体:血压116/79 mmHg,心率80次/分。血常规:白细胞总数7.07×10^9/L,红细胞总数3.88×10^{12}/L,血红蛋白浓度122 g/L,血小板总数269×10^9/L,中性粒细胞百分比67.3%,中性粒细胞绝对值4.76×10^9/L。生化检查:胱抑素C 0.57 mg/L,肌酐37 μmol/L(↓),尿素氮5.8 mmol/L,

血糖 5.19 mmol/L，谷丙转氨酶 41 IU/L（↑），谷草转氨酶 26 IU/L，碱性磷酸酶 42 IU/L，谷氨酰转肽酶 13 IU/L，总胆红素 8.4 μmol/L，白蛋白 48.8 g/L，前白蛋白 242 mg/L。糖类抗原 CA15-3 7.10 U/mL，癌胚抗原 1.88 ng/mL。超声心动检查：左室舒张功能减低，三尖瓣轻度反流。

诊疗经过：患者系左乳癌保乳术后 1 月余，完善相关检查，全面评估病情后，于 11 月 28 日予以"曲妥珠单抗首剂 8 mg/kg d1＋帕妥珠单抗首剂 840 mg d1＋多西他赛 75 mg/m^2 d1＋卡铂 AUC＝6 d1"方案治疗 1 程，辅以止吐护胃、预防性升白等对症处理。化疗完成后带药雷贝拉唑肠溶胶囊、盐酸格雷司琼分散片、利可君片出院。告知患者：注意休息，加强营养，避免感染；定期复查血常规和生化功能（1 周 1 次），如有白细胞＜3×10^9/L 和（或）中性粒细胞＜1.5×10^9/L，或有发热、皮疹、腹泻、乏力、呕吐等不适请立即就医；3 周后预约住院。

（一）病情评估

乳腺癌需与乳腺增生、乳腺纤维瘤、乳腺囊肿、乳腺导管内乳头状瘤、乳腺导管扩张症（浆细胞性乳腺炎）、乳腺结核等良性疾病，与乳房恶性淋巴瘤、间叶源性肉瘤以及其他部位原发肿瘤转移到乳腺的继发性乳腺恶性肿瘤进行鉴别诊断。鉴别诊断时需要详细地询问病史和仔细地体格检查，并结合影像学检查（乳腺超声、X 线摄影及磁共振等），最后还需要细胞学和/或病理组织学检查明确诊断。所有乳腺浸润性癌病例都应进行 ER、PR、HER-2 免疫组化染色，HER-2（2＋）病例应进一步行原位杂交检测。评估 ER、PR 状态的意义在于确认内分泌治疗获益的患者群体以及预测预后，ER 和/或 PR 阳性患者可采用他莫昔芬和芳香化酶抑制剂等内分泌治疗。评估 HER-2 状态的意义在于确认适合 HER-2 靶向治疗的患者群体以及预测预后。

因此在诊断乳腺癌时要考虑到：① 鉴别诊断，区分其他乳腺病变，如乳腺增生、纤维腺瘤、继发性乳腺恶性肿瘤等；② 明确分子分型，检测 ER、PR、HER-2 等。

患者系"乳腺占位"就诊，结合病史、术后病理、免疫组化等检查结果，经过病情评估，乳腺癌术后（pT1cN1M0，HR 阳性，HER-2 阳性，ECOG 0 分）诊断明确。

（二）药物治疗方案评价

术后辅助化疗需要根据患者的基本情况（年龄、月经状况、血常规、重要器官功能、有无其他疾病等）、肿瘤特点（病理类型、分化程度、淋巴结状态、HER-2 及激素受体状况、有无脉管瘤栓等）进行综合分析，选择合适的化疗方案。常用的 HER-2 阳性的乳腺癌辅助化疗方案为：①蒽环类＋环磷酰胺序贯紫杉类＋抗 HER-2 靶向药物；②不含蒽环类的化疗＋抗 HER-2 靶向药物。该患者超声心动检查提示左室舒张功能减低、三尖瓣轻度反流，考虑到蒽环类药物有心脏毒性，故辅助化疗方案优先选择不含蒽环类，即 TCbHP 方案，以"曲妥珠单抗首剂 8 mg/kg d1＋帕妥珠单抗首剂 840 mg d1＋多西他赛 75 mg/m^2 d1＋卡铂 AUC＝6 d1"方案治疗 1 程。

根据《肿瘤化疗导致的中性粒细胞减少诊治中国专家共识(2023版)》,该患者接受的辅助化疗方案为可能引发粒细胞减少性发热(febrile neutropenia,FN)的高危方案,指南推荐使用粒细胞集落刺激因子(granulocyte colony stimulating factor,G-CSF)对接受FN高危方案的患者进行一级预防,一级预防是指首次使用具有骨髓抑制的化疗药物后24～72 h使用G-CSF,以预防FN的发生。G-CSF的预防使用可选择短效重组人粒细胞集落刺激因子(recombinant human granulocyte colony stimulating factor,rhG-CSF)多次注射,也可选择长效聚乙二醇化重组人粒细胞刺激因子注射液(pegylated recombinant human granulocyte colony stimulating factor,PEG-rhG-GSF)单次注射。该患者完成化疗24 h后,予以PEG-rhG-GSF 3 mg皮下注射,之后出院。

五、不合理处方评析

(一) 不合理门急诊处方

处方1 患者:女性,年龄:54岁。

临床诊断:左侧乳腺癌术后(T2N0M0,HER-2阳性)。

处方用药:马来酸奈拉替尼片	240 mg	po qd;
兰索拉唑肠溶胶囊	3 mg	po qd。

处方评析(建议):联合用药不适宜。抗/抑酸药物会降低奈拉替尼的药物浓度,故奈拉替尼应避免与PPI同时使用。在使用H_2受体拮抗剂至少2 h前或至少10 h后,或在抗酸药给药3 h后,方可服用奈拉替尼。

处方2 患者:女性,年龄:37岁。

临床诊断:乳腺癌(cT2N3M1,Ⅳ期,Luminal B,HER-2阴性)。

处方用药:来曲唑片	2.5 mg	qd po。

处方评析(建议):遴选药物不适宜。来曲唑是芳香化酶抑制剂,用于绝经后的乳腺癌内分泌治疗。该患者37岁,尚年轻,用药前需详细询问患者,是否已自然绝经或人工绝经。

(二) 住院患者用药医嘱单案例

患者女性,61岁,体重44 kg,身高161 cm。患者1月前因体检发现乳腺结节就诊,在全麻下行右乳癌改良根治术,术后病理:(右侧乳房+右侧腋窝淋巴结)乳腺浸润性导管癌(非特殊型,WHO Ⅲ级),20%为黏液癌,大小2.3 cm×1.2 cm,脉管侵犯(-),神经侵犯(-),乳头、皮肤四周切缘及基底切缘(-),腋窝检及淋巴结0/18。免疫组化标记:肿瘤细胞:ER(95%强+),PR(90%中+)、HER-2(3+)、Ki-67(90%)、E-cad(+)、Gata-3(+)、CK7(-)、CK5/6(-)、CD56(-)、Syn(-)。某大学二附院病理会诊示:浸润性乳腺癌(非特殊型,WHOⅡ级)伴有黏液分泌。免疫组化标记结果:ER(强+,约95%),PR(弱至中等+,约50%),AR(中等+,约50%),HER-2(3+),Ki67(+,约70%)。现患者为求进一步治疗入院。

既往史：否认肝炎、结核、高血压、心脏病、糖尿病、脑血管疾病、精神疾病等病史，否认食物、药物过敏史。

查体：T 36.3 ℃，P20 次/分，BP 132/77 mmHg，神清，心、肺、腹部查体未见异常，双下肢中度凹陷性浮肿。

辅助检查：普通心电图：窦性心动过缓。超声心动检查：左室舒张功能减低；主动脉瓣反流（少许）。乳腺及其引流区淋巴结彩超：右乳术后，右侧胸壁少许积液；左乳结节；双侧腋窝未见明显异常肿大淋巴结。血常规、血生化、尿常规等无明显异常。

入院诊断：乳腺癌术后（pT2N0M0，HR 阳性，HER-2 阳性，ECOG 0 分）。

医嘱单部分用药：	多西他赛注射液	75 mg/m^2	ivgtt d1；
	注射用环磷酰胺	600 mg/m^2	ivgtt d1；
	注射用曲妥珠单抗	6 mg/kg	ivgtt d1。

处方评析（建议）：曲妥珠单抗初始负荷剂量为 8 mg/kg，随后 6 mg/kg，每 3 周 1 次。该患者为术后首次辅助化疗，应使用初始负荷剂量为 8 mg/kg，即注射用曲妥珠单抗 352 mg。

第四节　原发性肝癌

一、疾病介绍

原发性肝癌（primary liver cancer，PLC），是全世界范围内常见的消化系统恶性肿瘤。根据世界卫生组织（WHO）新公布的数据，2020 年全球肝癌的年新发病例数达到 90.6 万人，居于恶性肿瘤的第 6 位，病死 83.0 万人，居于恶性肿瘤的第 3 位。肝癌在我国尤其高发，是第 4 位的常见恶性肿瘤和第 2 位的肿瘤致死病因。我国人口仅占全球的 18.4%，但是肝癌年新发病例达到 41.0 万人，病死 39.1 万人，分别占比全球的 45.3%和 47.1%。总体上讲，肝癌治疗棘手，预后恶劣，发病率与病死率之比高达 1∶（0.8～0.9）；在北美国家和地区 5 年生存率为 15%～19%，而在我国仅有 12.1%，严重地威胁我国人民的健康和生命。

原发性肝癌的病理类型主要包括肝细胞癌（hepatocellular carcinoma，HCC）、肝内胆管细胞癌（intrahepatic cholangiocarcinoma，ICC）和肝细胞胆管细胞混合癌（combined hepatocellular carcinoma and cholangiocarcinoma，cHCC-CCA）三种不同病理学类型，其中 HCC 占 85%～90%。三者在发病机制、分子特征、生物学行为、临床表现、病理组织学形态、治疗方法以及预后等方面差异较大。本节所讲的“肝癌”特指 HCC。

二、疾病分期

肝癌的分期对于预后的评估、合理治疗方案的选择和临床研究至关重要。国外有多种分期方案，包括巴塞罗那（BCLC）分期、WHO 的 TNM 分期、日本肝病学会（JSH）分期以及亚太肝脏研究协会（APASL）分期等。目前国内通常采用中国肝癌的分期方案（China liver cancer staging，CNLC），主要是根据肝脏肿瘤的数目、大小、血管侵犯、肺外转移、Child-Pugh 分级以及体力状况（performance status，PS）评分 6 个因素，综合判定肿瘤分期，包括：Ⅰa 期、Ⅰb 期、Ⅱa 期、Ⅱb 期、Ⅲa 期、Ⅲb 期、Ⅳ期，具体分期方案描述见表 21-13，Child-Pugh 分级标准见表 21-14。

表 21-13　HCC 的分期（CNLC 分期）

分期	原发肿瘤
Ⅰa 期	PS 0～2 分，肝功能 Child-Pugh A/B 级， 单个肿瘤、直径≤5 cm， 无影像学可见血管癌栓和肝外转移
Ⅰb 期	PS 0～2 分，肝功能 Child-Pugh A/B 级， 单个肿瘤、直径>5 cm，或 2～3 个肿瘤、最大直径≤3 cm， 无影像学可见血管癌栓和肝外转移
Ⅱa 期	PS 0～2 分，肝功能 Child-Pugh A/B 级， 2～3 个肿瘤、最大直径>3 cm， 无影像学可见血管癌栓和肝外转移
Ⅱb 期	PS 0～2 分，肝功能 Child-Pugh A/B 级， 肿瘤数目≥4 个、肿瘤直径不论， 无影像学可见血管癌栓和肝外转移
Ⅲa 期	PS 0～2 分，肝功能 Child-Pugh A/B 级， 肿瘤情况不论， 有影像学可见血管癌栓而无肝外转移
Ⅲb 期	PS 0～2 分，肝功能 Child-Pugh A/B 级， 肿瘤情况不论， 有无影像学可见血管癌栓不论、有肝外转移
Ⅳ期	PS 3～4 分，或肝功能 Child-Pugh C 级， 肿瘤情况不论， 有无影像学可见血管癌栓不论、有无肝外转移不论

表 21-14　Child-Pugh 分级标准

指标	1分	2分	3分
肝性脑病(级)	无	1～2	3～4
腹水	无	轻度	中、重度
总胆红素(μmol/L)	＜34	34～51	＞51
白蛋白(g/L)	＞35	28～35	＜28
凝血酶原时间(s)	＜4	4～6	＞6

注:Child-Pugh 评分的范围为 5～15 分,分为 3 级:A 级(5～6 分),B 级(7～9 分)和 C 级(≥10 分),分数越高表示肝功能损害越严重。

另外,有些指南、专家共识等文献中仍会涉及小肝癌、大肝癌等名称,根据卫生部《原发性肝癌诊疗规范(2011 年版)》:对瘤体直径＜1 cm 称为微小癌,1～3 cm 称为小肝癌,3～5 cm 称为中肝癌,5～10 cm 称为大肝癌,＞10 cm 称为巨块型肝癌,而全肝散在分布小癌灶(类似肝硬化结节)称为弥漫型肝癌。我国的小肝癌标准是:单个癌结节最大直径≤3 cm;多个癌结节数目不超过 2 个,其最大直径总和≤3 cm。小肝癌体积小,多以单结节性、膨胀性生长为主,与周围肝组织的分界清楚或有包膜形成,具有生长较慢、恶性程度较低、发生转移的可能性小以及预后较好等特点。

三、疾病治疗

(一) 手术治疗

肝癌的外科治疗是肝癌患者获得长期生存的重要手段,主要包括肝切除术和肝移植术。肝脏储备功能良好的Ⅰa 期、Ⅰb 期和Ⅱa 期肝癌的首选治疗方式是手术切除。Ⅱb 期的肝癌患者,多数情况下不宜首选手术切除,如果肿瘤局限在同一段或同侧半肝,或可以同时行术中消融处理切除范围外的病灶,即使肿瘤数目＞3 个,手术切除有可能获得比其他治疗更好的效果,也推荐手术切除,但是需更为谨慎地进行术前多学科评估。对于Ⅲa、Ⅲb 期肝癌,绝大多数不宜首选手术切除,少数可切除的患者也可采用以手术为主的综合治疗策略。肝移植也是肝癌根治性治疗手段之一,尤其适用于肝功能失代偿、不适合手术切除及消融治疗的小肝癌患者。

(二) 局部治疗

尽管外科手术被认为是肝癌根治性治疗的首选治疗方式,但由于大多数患者合并有不同程度的肝硬化,部分患者不能耐受手术治疗。

消融治疗是借助医学影像技术的引导,对肿瘤病灶靶向定位,局部采用物理或化学的方法直接杀灭肿瘤组织的一类治疗手段。主要包括射频消融(radiofrequency ablation,

RFA)、微波消融(microwave ablation,MWA)、无水乙醇注射治疗(percutaneous ethanol injection,PEI)、冷冻消融(cryoablation,CRA)、高强度超声聚焦消融(high intensity focused ultrasound ablation,HIFU)、激光消融(laser ablation,LA)、不可逆电穿孔(irreversible electroporation,IRE)等。消融治疗具有对肝功能影响少、创伤小、疗效确切的特点,适用于Ⅰa期(单个肿瘤、直径≤5 cm)及部分Ⅰb期(2～3个肿瘤、最大直径≤3 cm)肝癌,可以获得根治性的治疗效果。对于不能手术切除的直径3～7 cm的单发肿瘤或多发肿瘤,可以联合肝动脉化疗栓塞(transcatheter arterial chemoembolization,TACE)治疗。

肝动脉介入治疗主要包括动脉栓塞(transarterial arterial embolization,TAE)、TACE和肝动脉灌注化疗(hepatic arterial infusion chemotherapy,HAIC)。TACE是肝癌常用的非手术治疗方法,不仅通过阻塞肿瘤供血动脉造成缺血缺氧引起肿瘤坏死,还联合细胞毒性化疗药物抑杀肿瘤细胞,协同起效达到治疗目的,可以明显提升HCC患者的生存期。TACE治疗的最常见不良反应是栓塞后综合征,主要表现为发热、疼痛、恶心和呕吐等。发热、疼痛的原因是肝动脉被栓塞后引起局部组织缺血、坏死;恶心、呕吐主要与化疗药物有关。此外,还有穿刺部位出血、白细胞下降、一过性肝功能异常、肾功能损害以及排尿困难等其他常见不良反应。介入治疗术后的不良反应会持续5～7天,经对症治疗后大多数患者可以完全恢复。

对于小肝癌施行立体定向放疗(stereotactic body radiation therapy,SBRT),可以作为追求根治性效果的治疗手段;而中晚期肝癌放疗大多属于姑息性放疗,其目的是缓解或者减轻症状,提高生活质量以及延长带瘤生存期;对局限于肝内的大肝癌患者,一部分可以通过局部放疗转化为可手术切除,从而可能达到根治目的;如果肝内病灶弥散分布,或Ⅳ期肝癌患者,不建议行外放射治疗。

质子放射治疗(proton radiotherapy,PBT)对于术后复发或残留肝癌病灶(大小<3 cm,数目≤2个)的疗效与RFA相似。

内放射治疗是局部治疗肝癌的一种方法,包括钇-90微球疗法、碘-131单抗、放射性碘化油、碘-125粒子植入等。放射性粒子能够持续产生γ射线或β射线,通过持续低剂量辐射,杀伤肿瘤细胞。RFA治疗肝癌后序贯使用碘-131-美妥昔单抗治疗,可以降低RFA治疗后局部复发率,改善患者生存。

(三)药物治疗

由于肝癌起病隐匿,首次诊断时只有不到30%的肝癌患者适合接受根治性治疗,系统抗肿瘤治疗在中晚期肝癌的治疗过程中发挥重要的作用。系统治疗又称为全身性治疗,主要指抗肿瘤治疗,包括分子靶向药物治疗、免疫治疗、化学治疗和中医中药治疗等,另外还包括针对肝癌基础疾病的治疗,如抗病毒治疗、保肝利胆和支持对症治疗等。系统抗肿瘤治疗的适应证主要为:① Ⅲa、Ⅲb期肝癌患者;② 不适合手术切除或TACE治疗的Ⅱb期肝癌患者;③ TACE治疗抵抗或TACE治疗失败的肝癌患者。

我国国家药品监督管理局已经批准了若干种现代中药制剂用于治疗原发性肝癌,包括榄香烯和消癌平(通关藤),以及槐耳颗粒、华蟾素、肝复乐、康莱特和艾迪注射液及其口服剂型等。治疗肝癌常用的分子靶向药物、免疫治疗药物、化学治疗药物、中医中药及具体的用法用量，详见表 21-15。

表 21-15　晚期 HCC 常用一、二线化疗方案

<table>
<tr><th></th><th>方　　案</th><th>注意事项</th></tr>
<tr><td rowspan="13">一线</td><td>索拉非尼片 400 mg po bid</td><td rowspan="13">1. 索拉非尼常见的不良反应为腹泻、手足综合征、皮疹、高血压、纳差以及乏力等，一般发生在治疗开始后的 2～6 周内。治疗过程中需要密切监测血压，还需要注意心肌缺血风险
2. 多纳非尼最常发生的不良反应为手足皮肤反应、转氨酶升高、总胆红素升高、血小板降低、高血压和腹泻等
3. 仑伐替尼常见不良反应为高血压、蛋白尿、腹泻、食欲下降、疲劳以及手足综合征等
4. 奥沙利铂在任何给药周期都可能发生过敏反应，过敏反应严重者可致死，用药期间应密切观察，一旦出现过敏反应，应立即停药并给予相应治疗。最常见的不良反应为：胃肠道（腹泻、恶心、呕吐以及黏膜炎）、血液系统（中性粒细胞减少、血小板减少）以及神经系统反应（急性、剂量累积性、外周感觉神经病变）。为预防和减轻急性感觉性外周神经毒性，用药期间及用药后数小时内，避免暴露于冷环境中，避免进食冷的食物或/和冷饮。
5. 卡培他滨合用香豆素类抗凝药时应密切监测 PT 或 INR，并相应调整抗凝药的剂量。卡培他滨还可引起严重的腹泻、严重皮肤反应、手足综合征，应予以关注。二氢嘧啶脱氢酶（DPD）缺乏患者不应接受卡培他滨治疗
6. 阿帕替尼常见不良反应有高血压、蛋白尿、白细胞减少症以及血小板减少症等
7. 替西木单抗静脉输注宜在 60 min 以上
8. 亚砷酸需缓慢静滴（3～4 h），应尤其关注肝、肾毒性，用药时应同时应用保肝、利胆和利尿药物
9. 榄香烯注射液需用 10%葡萄糖注射液稀释，滴注后可用 500 mL 生理盐水冲洗血管防止静脉炎发生。注意过敏反应</td></tr>
<tr><td>多纳非尼片 200 mg po bid</td></tr>
<tr><td>仑伐替尼胶囊 8 mg（＜60 kg）或 12 mg（≥60 kg）po qd</td></tr>
<tr><td>FOLFOX4 方案
奥沙利铂 85 mg/m^2 ivgtt d1
亚叶酸钙 200 mg/m^2 ivgtt d1，d2
5-氟尿嘧啶 400 mg/m^2 iv d1，然后 600 mg/m^2 civ 22h d1，d2
每 2 周重复</td></tr>
<tr><td>XELOX 方案
奥沙利铂 130 mg/m^2 ivgtt d1
卡培他滨 625～1000 mg/m^2 po bid d1～14
每 3 周重复</td></tr>
<tr><td>阿替利珠单抗 1200 mg ivgtt d1
贝伐珠单抗 15 mg/kg ivgtt d1
每 3 周重复</td></tr>
<tr><td>信迪利单抗 200 mg ivgtt d1
贝伐珠单抗 15 mg/kg ivgtt d1
每 3 周重复</td></tr>
<tr><td>卡瑞利珠单抗 200 mg ivgtt d1 每 3 周重复
阿帕替尼 250 mg po qd</td></tr>
<tr><td>度伐利尤单抗 1500 mg ivgtt d1 每 4 周重复
替西木单抗 300 mg ivgtt d1 负荷给药 1 次</td></tr>
<tr><td>阿可拉定（淫羊藿素）软胶囊 600 mg po（餐后 30 min）bid</td></tr>
<tr><td>亚砷酸注射液 10 mg ivgtt d1～14
每 4 周重复</td></tr>
</table>

续表

	方　　案	注意事项
一线	榄香烯注射液 40～60 mL 中心静脉滴注 d1～14 或榄香烯口服药 20 mL po bid 或 tid	10. 消癌平注射液不得超剂量、过快滴注、静脉推注或长期连续使用。用药后出现过敏反应或其他严重不良反应,须立即停药并及时救治 11. 瑞戈非尼不良反应与索拉非尼类似,常见不良反应为高血压、手足皮肤反应、乏力及腹泻等 12. 卡博替尼可引起严重或致命性出血(包括咯血和胃肠道出血),用药时应监测患者是否有出血的症状和体征,严重出血患者禁用。为 CYP3A4 底物,应避免与 CYP3A4 抑制/诱导药合用 13. 雷莫西尤单抗首次输注时间约为 60 min,之后输注为 30 min。推荐用药前预先给予 H_1 受体拮抗剂(如苯海拉明)。用药应注意出血、胃肠穿孔、影响伤口愈合、动脉血栓栓塞、高血压、输液相关反应、肝肾功能损伤、甲状腺功能不全等不良反应 14. 伊匹木单抗输注时间约为 30 min。与纳武利尤单抗联用,需关注免疫相关性不良反应,如免疫相关性胃肠系统反应、免疫相关性肺炎、免疫相关性肝炎肾炎等
	消癌平注射剂 40～60 mL ivgtt d1～14 或消癌平片 3～4 片 po bid 或 tid 或消癌平糖浆 20 mL po bid 或 tid	
二线	瑞戈非尼片 160 mg po bid d1～21 每 4 周重复	
	卡博替尼胶囊 60 mg po qd	
	阿帕替尼 750 mg po qd	
	卡瑞利珠单抗 3 mg/kg ivgtt d1 每 2 周重复 或卡瑞利珠单抗 3 mg/kg ivgtt d1 每 3 周重复	
	帕博利珠单抗 200 mg ivgtt d1 每 3 周重复	
	替雷利珠单抗 200 mg ivgtt d1 每 3 周重复	
	雷莫西尤单抗 8 mg/kg ivgtt d1 每 2 周重复 (限血清 AFP≥400 ng/mL 晚期 HCC 的二线治疗)	
	纳武利尤单抗 1 mg/kg ivgtt d1 伊匹木单抗 3 mg/kg ivgtt d1 每 3 周重复,共 4 次 之后纳武利尤单抗 240 mg ivgtt d1 每 2 周重复	

合并有 HBV 感染的肝癌患者,口服核苷(酸)类似物抗病毒治疗应贯穿治疗全过程,建议应用强效低耐药的恩替卡韦、替诺福韦酯或丙酚替诺福韦等。对于 HCV 相关肝癌,建议采用直接作用抗病毒药物(direct-acting antiviral agents,DAAs),如索磷布韦维帕他韦、格卡瑞韦哌仑他韦等,行抗病毒治疗。

肝癌患者在自然病程中或治疗过程中可能会伴随肝功能异常,应及时适当地使用具有抗炎、抗氧化、解毒、利胆和肝细胞膜修复保护作用的保肝药物,如异甘草酸镁、甘草酸二铵、复方甘草酸苷、双环醇、水飞蓟素、还原型谷胱甘肽、腺苷蛋氨酸、熊去氧胆酸、多烯磷脂酰胆碱以及乌司他丁等,保护肝功能、提高治疗安全性,降低并发症和提高生活质量。

四、教学案例

患者男性,36 岁,体重 80 kg,身高 172 cm,肝炎史 20 年,未行抗病毒治疗。4 月份因“腹胀乏力纳差 1 月余”就诊当地县人民医院,行肝脏 MRI 提示:肝内多发异常信号,考虑为肝硬化结节伴部分癌变,肝硬化,脾大,少量腹水。

患者于 5 月 4 日为求进一步诊治前往某三甲医院就诊,以“肝癌、乙肝后肝硬化、慢性乙型病毒性肝炎”收治入院。查体:血压 123/78 mmHg,心率 78 次/分,神清,肝病面容,全身皮肤黏膜轻度黄染。血常规:白细胞总数 7.93×10^9/L,红细胞总数 4.29×10^{12}/L(↓),血红蛋白浓度 131 g/L,血小板总数 332×10^9/L,中性粒细胞百分比 59.9%,中性粒细胞绝对值 4.75×10^9/L。生化检查:胱抑素 C 1.12 mg/L(↑),肌酐 57 μmol/L,尿素氮 7.4 mmol/L,谷丙转氨酶 120 IU/L(↑),谷草转氨酶 253 IU/L(↑),碱性磷酸酶 1279 IU/L(↑),谷氨酰转肽酶 2485 IU/L(↑),总胆红素 65.5 μmol/L(↑),直接胆红素 61.5 μmol/L(↑),间接胆红素 4 μmol/L,白蛋白 38.5 g/L(↓),前白蛋白 79 mg/L(↓)。免疫组合:乙肝病毒表面抗原>250.00 IU/mL(↑),乙肝病毒 e 抗原 1.7830 COI(↑),乙肝病毒核心抗体 7.690 COI(↑)。甲胎蛋白>2000 ng/mL(↑)。乙肝病毒核酸检测 5020 copies/mL(↑)。胸部 CT 平扫:右肺上叶后段胸膜下、右肺下叶前基底段斜裂胸膜下小结节;所扫肝实质内弥漫性病变,建议 MRI 增强扫描评估;肝右前叶上段囊肿可能。

诊疗经过:患者生化提示转氨酶及黄疸指数升高,先予以恩替卡韦抗病毒治疗,甘草酸乙酰半胱氨酸、多烯磷脂酰胆碱保肝降酶等对症支持治疗,并等待肝脏磁共振检查结果。肝脏磁共振平扫+增强:肝脏弥漫散在多发结节及肿块,考虑原发性肝癌伴肝内多发转移可能;门静脉左支局部受侵狭窄;肝门胆管受压伴肝内胆管轻度扩张;肝囊肿;腹膜后多发小淋巴结影。经医院 MDT 会诊,患者系肝癌晚期,恶性度高,分期晚,预后差,无手术指征,建议保守治疗,于 5 月 9 日予以“卡瑞利珠单抗 200 mg+阿帕替尼 0.25 g qd”治疗。5 月 11 日出院,带药甲磺酸阿帕替尼片、盐酸曲马多缓释片、双环醇片、甘草酸二铵胶囊。告知患者:注意休息,加强营养,避免感染;定期复查血常规和生化功能(1 周 1 次),如有白细胞<3×10^9/L 和(或)中性粒细胞<1.5×10^9/L,或有发热、皮疹、腹泻、乏力、呕吐等不适请立即就医;3 周后预约住院。

(一) 病情评估

肝内占位性病变,首先需要判断其是囊性或实质性,肝囊肿是常见的肝良性病变,分单发性和多发性,影像学检查可以协助诊断;还需要鉴别病变良性或恶性、原发性肝癌或转移性肝癌,可通过免疫组织化学检查、肿瘤的标志物等协助鉴别诊断。

因此在诊断原发性肝癌时要考虑到:① 鉴别诊断,区分肝囊肿、良性肿瘤、转移性肝癌等;② 分期诊断,明确疾病分期。

患者系“腹胀乏力纳差”就诊，完善相关检查，患者肝脏 MRI 提示肝内弥漫性多发肿块、门静脉左支局部受侵狭窄，结合 20 年乙肝病史及其他相关检查，经过病情评估“肝癌、乙肝后肝硬化”诊断明确。

（二）药物治疗方案评价

合并有 HBV 感染的肝癌患者，口服核苷（酸）类似物抗病毒治疗应贯穿治疗全过程。该患者肝炎史 20 年，未规范行抗病毒治疗，入院检查提示 HBV-DNA 水平明显升高，立即予以恩替卡韦抗病毒治疗。

肝癌患者可能因肿瘤、病毒等原因导致肝功能异常，或（和）使用药物治疗导致药物性肝损伤。应及时适当地使用具有抗炎、抗氧化、解毒、利胆和肝细胞膜修复保护作用的保肝药物。该患者生化检查提示重度肝功能不全，入院后即予以多烯磷脂酰胆碱、甘草酸单铵半胱氨酸等药物联用，以保护肝功能、提高治疗安全性，提高患者的生活质量。

由于肝癌治疗领域的特点是多学科参与、多种治疗方法共存，肝癌诊疗须重视 MDT 的诊疗模式，特别是对疑难复杂病例的诊治。该患者经医院 MDT 会诊，认为患者肿瘤负荷较大，生存期较短，随时有肝破裂出血、肝衰竭风险，且无手术指征，建议保守治疗，可考虑行靶向＋免疫姑息治疗，予以患者一线治疗方案“卡瑞利珠单抗 200 mg＋阿帕替尼 0.25 g qd”。治疗过程中还应严密观察和积极防治不良反应，特别是严重不良反应。若出现免疫相关性肝炎等相关副作用，随时有可能加重加快肝衰竭及多脏器功能衰竭风险。

甲磺酸阿帕替尼为一种小分子血管内皮细胞生长因子受体 2（VEGFR-2）酪氨酸激酶抑制剂，可抑制肿瘤血管的生成。目前多项临床研究表明，抗血管生成治疗可以改善肿瘤的微环境，增强 PD-1/PD-L1 抑制剂抗肿瘤的敏感性，二者联用可以起到协同抗肿瘤的作用。

五、不合理处方评析

（一）不合理门急诊处方

处方 1　患者：男性，年龄：60 岁，血压：153/105 mmHg。

临床诊断：① 肝癌（cT4N3M0，ⅢB 期）；② 高血压病 2 级。

处方用药：甲磺酸仑伐替尼胶囊　　8 mg　　po qd。

处方评析（建议）：其他用药不适宜情况。接受仑伐替尼治疗之前，血压应得到良好控制。如收缩压≥160 mmHg 或舒张压≥100 mmHg，应暂停服用仑伐替尼；如果出现严重、威胁生命的高血压则终止仑伐替尼治疗。该患者有高血压病史，血压控制情况不理想，应暂停仑伐替尼的用药。

处方 2　患者：男性，年龄：73 岁。

临床诊断：肝内胆管细胞癌（Ⅵ期 ECOG 2 分）。

处方用药：甲苯磺酸索拉非尼片　　0.4 g　　po bid。

处方评析(建议):遴选药物不适宜。索拉非尼适应证为治疗无法手术或远处转移的肝细胞癌、不能手术的晚期肾细胞癌和局部复发或转移的进展性的放射性碘难治性分化型甲状腺癌。该患者诊断为肝内胆管细胞癌,与索拉非尼适应证不符。

(二) 住院患者用药医嘱单案例

患者,男性,71岁,体重72.5 kg,身高175 cm。患者2年前体检发现肝内小结节,未予特殊处理。半年前因腹痛伴发热就诊,增强CT提示:肝内巨大实性占位,肝癌可能。肝穿刺术后病理提示见少量恶性肿瘤细胞,符合肝细胞肝癌。确诊后行肝肿瘤HAIC术3次,术后行仑伐替尼治疗2周期,治疗期间出现肾功能不全,后因病情控制不佳就诊。

既往史:乙肝史,否认其他疾病史,否认食物、药物过敏史。

查体:T 36.5 ℃,P 18次/分,BP 140/90 mmHg,神清,腹软,肝脾肋下未及,双下肢不肿。

辅助检查:血常规:血小板总数78×10^9/L(↓),其余未见明显异常。血生化:胱抑素C 2.11 mg/L(↑),肌酐115 μmol/L(↑),尿素氮11.2 mmol/L(↑),其余未见明显异常。免疫组合:乙肝病毒表面抗原231.77 IU/mL(↑),乙肝病毒核心抗体5.950 COI(↑)。全腹部CT平扫:肝硬化,肝癌伴肝内转移灶治疗后改变;右侧心膈角区、肝左叶上下间隙区多发肿大淋巴结;所及右侧股骨转子区内侧软组织密度肿块,一并考虑转移瘤。乙肝病毒核酸检测、心电图无异常。

入院诊断:① 肝细胞癌(cT3N1M1 ⅣB期);② 肾功能不全。

医嘱单部分用药:地塞米松磷酸钠注射液　5 mg　ivgtt d1;
信迪利单抗　200 mg　ivgtt d1;
贝伐珠单抗　15 mg/kg　ivgtt d1。

处方评析(建议):该患者在信迪利单抗用药前使用了地塞米松,可能会影响信迪利单抗的治疗效果,不建议这样用药。因为地塞米松属于全身性糖皮质激素,会抑制免疫系统的功能,而PD-1/PD-L1抑制剂则是通过增强免疫系统的功能攻击肿瘤细胞。因此,应避免在PD-1/PD-L1抑制剂治疗前使用全身性糖皮质激素或其他免疫抑制剂。如果为了治疗PD-1/PD-L1抑制剂的免疫相关性不良反应,可在PD-1/PD-L1抑制剂治疗后使用全身性糖皮质激素及其他免疫抑制剂。

第五节　胃　　癌

一、疾病介绍

胃癌是中国非常常见的恶性肿瘤之一,2022年2月国家癌症中心发布的最新一期全国癌症统计数据显示，胃癌新发人数和死亡人数均高居我国第三位，其中新发总人数 48 万、死亡病例 37 万，癌症新发与死亡人数均远超世界其他国家。我国胃癌患者具有分期晚、肿瘤负荷大、异质性强及预后差的特点，近一半的患者确诊时已为晚期，5 年生存率仅有 35%～40%，显著低于日韩等国家，我国胃癌诊治工作仍任重道远。

二、疾病分期

根据 UICC/AJCC 第 8 版的 TNM 分期标准，胃癌可分为术前的临床分期（clinical TNM，cTNM）和术后的病理分期（pathological TNM，pTNM），cTNM 分期侧重于治疗前的初步评估，而 pTNM 分期侧重于手术后的精确评估。cTNM 分期基于临床检查、影像学检查等结果，在患者接受手术或新辅助治疗前，能够相对快速地对患者进行分期，帮助临床制定初步的治疗方案。pTNM 分期则基于手术后系统组织病理学的诊断结果，提供了对患者预后评估的重要信息，有助于临床更精准地选择或调整治疗方案，并帮助判断患者的生存率和复发风险。胃癌的具体分期标准见表 21-16、表 21-17 和表 21-18。

表 21-16　UICC/AJCC 第 8 版胃癌的 TNM 定义

分　期	表　　现
原发肿瘤（T）	
Tx	原发肿瘤无法评估
T0	无原发肿瘤的证据
Tis	原位癌：上皮内肿瘤，未侵及固有层，高度不典型增生
T1	肿瘤侵犯固有层，黏膜肌层或黏膜下层
T1a	肿瘤侵犯固有层或黏膜肌层
T1b	肿瘤侵犯黏膜下层
T2	肿瘤侵犯固有肌层
T3	肿瘤穿透浆膜下结缔组织，而尚未侵犯脏层腹膜或邻近结构
T4	肿瘤侵犯浆膜（脏层腹膜）或邻近结构
T4a	肿瘤侵犯浆膜（脏层腹膜）
T4b	肿瘤侵犯邻近结构
区域淋巴结（N）	
Nx	区域淋巴结无法评估
N0	区域淋巴结无转移
N1	1～2 个区域淋巴结有转移
N2	3～6 个区域淋巴结有转移
N3	7 个或 7 个以上区域淋巴结有转移
N3a	7～15 个区域淋巴结有转移
N3b	16 个或 16 个以上区域淋巴结有转移

续表

分　期	表　　现
远处转移(M)	
M0	无远处转移
M1	有远处转移
组织学分级(G)	
Gx	分级无法评估
G1	高分化
G2	中分化
G3	低分化,未分化

表 21-17　UICC/AJCC 第 8 版胃癌的临床分期(cTNM)

T	N	M	cTNM
Tis	N0	M0	0 期
T1	N0	M0	Ⅰ期
T2	N0	M0	Ⅰ期
T1	N1～3	M0	ⅡA 期
T2	N1～3	M0	ⅡA 期
T3	N0	M0	ⅡB 期
T4a	N0	M0	ⅡB 期
T3	N1～3	M0	Ⅲ期
T4a	N1～3	M0	Ⅲ期
T4b	任何 N	M0	ⅣA 期
任何 T	任何 N	M1	ⅣB 期

表 21-18　UICC/AJCC 第 8 版胃癌的病例分期(pTNM)

T	N	M	pTNM
Tis	N0	M0	0 期
T1	N0	M0	ⅠA 期
T1	N1	M0	ⅠB 期
T2	N0	M0	ⅠB 期
T1	N2	M0	ⅡA 期
T2	N1	M0	ⅡA 期
T3	N0	M0	ⅡA 期
T1	N3a	M0	ⅡB 期
T2	N2	M0	ⅡB 期
T3	N1	M0	ⅡB 期

续表

T	N	M	pTNM
T4a	N0	M0	ⅡB期
T2	N3a	M0	ⅢA期
T3	N2	M0	ⅢA期
T4a	N1～2	M0	ⅢA期
T4b	N0	M0	ⅢA期
T1～2	N3b	M0	ⅢB期
T3～4a	N3a	M0	ⅢB期
T4b	N1～2	M0	ⅢB期
T3～4a	N3b	M0	ⅢC期
T4b	N3a～3b	M0	ⅢC期
任何T	任何N	M1	Ⅳ期

三、疾病治疗

（一）手术治疗

手术治疗是目前治疗早期和部分晚期胃癌非常有效的方法之一，手术治疗需要根据患者的具体情况个性化考虑，包括肿瘤的分期、患者整体状况、是否存在其他并发症等。对于早期胃癌和没有远处转移、可以实现完全切除的局部进展期胃癌，手术是首选治疗方法。部分晚期胃癌患者经过新辅助治疗，肿瘤明显缩小，经评估可以做到完全性切除，也可考虑手术治疗。还有一些无法彻底切除的晚期肿瘤患者，若出现出血、梗阻等严重的并发症，建议切除原发灶，以控制和改善患者的症状。

胃癌手术切除应依据cTNM分期选择手术方案。对于早期胃癌（cT1aN0M0，Ⅰ期），首选内镜治疗，即内镜黏膜切除术（endoscopic mucosal resetion，EMR）和内镜黏膜下剥离术（endoscopic submucosal dissection，ESD）。对于不适合内镜治疗的患者，可行开腹手术或腹腔镜手术。

（二）放射性治疗

依据cTNM分期可手术切除，但因个体因素不适合接受手术治疗的患者，放化疗可作为一种治疗选择，单独应用，或与手术、化疗等方案联合使用。

对于肿瘤不可切除的胃癌患者，经评估可行放疗，建议根据具体情况先行同步放化疗、化疗序贯放疗或单纯放疗。若放化疗后肿瘤退缩较好，再次评估手术的可能性，争取根治性切除。对于手术未达到完全切除（R0切除）的胃癌患者（非远处转移因素），放疗可作为重要的辅助治疗手段。

放疗还可以显著缓解晚期胃癌的一些临床症状，如减少出血，缓解疼痛、吞咽困难、梗阻等。对于不适宜手术的晚期胃癌患者，可考虑予以姑息性放疗提高患者生活质量。

（三）药物治疗

1．新辅助化疗

胃癌患者予以新辅助化疗，目的是缩小肿瘤大小，提高手术成功率，或是尝试将原本不可切除的肿瘤转变为可切除状态。胃癌术前化疗常见的方案包括 XELOX（奥沙利铂＋卡培他滨）、SOX（奥沙利铂＋替吉奥）、FOLFOX（奥沙利铂＋氟尿嘧啶）、SP（顺铂＋替吉奥）、FLOT（多西他赛＋奥沙利铂＋氟尿嘧啶）等。胃癌新辅助化疗常用方案见表 21-19。

表 21-19　胃癌术前新辅助治疗常用方案

治疗方案	注意事项
SOX 方案 奥沙利铂 130 mg/m^2 ivgtt d1 替吉奥 40 mg/m^2 po bid d1～14 每 21 天重复	替吉奥的剂量限制毒性是骨髓抑制，也可能导致重度肝功能异常，如暴发性肝炎，须定期监测血常规、肝肾功能。其他需要重点关注的不良反应还有弥散性血管内凝血（DIC）、间质性肺炎、重度肠炎等。应于早晚餐后服用，空腹服药可改变药物的生物利用度，降低抗肿瘤作用
FOLT 方案 多西他赛 50 mg/m^2 ivgtt d1 奥沙利铂 85 mg/m^2 ivgtt d1 四氢叶酸 200 mg/m^2 ivgtt d1 5-氟尿嘧啶 2600 mg/m^2 civ 24 h 每 14 天重复	
DOS 方案 替吉奥 40 mg/m^2 po bid d1～14 奥沙利铂 100 mg/m^2 ivgtt d1 多西他赛 40 mg/m^2 ivgtt d1 每 21 天重复	
XELOX 方案 奥沙利铂 130 mg/m^2 ivgtt d1 卡培他滨 1000 mg/m^2 po bid d1～14 每 21 天重复	
FOLFOX 方案 奥沙利铂 85 mg/m^2 ivgtt d1 亚叶酸钙 400 mg/m^2 ivgtt d1 或左旋亚叶酸钙 200 mg/m^2 ivgtt d1 5-氟尿嘧啶 400 mg/m^2 iv d1，然后 2400～3600 mg/m^2 civ 46 h 每 14 天重复	

2．辅助化疗

术后辅助化疗目的是消灭残留的肿瘤细胞，减少复查和转移风险。目前对于病理分期为Ⅰ期的胃癌患者是否可以从术后辅助化疗中获益尚不明确。对于手术未达到完全切除（R0切除）的胃癌患者（非远处转移因素），推荐术后予以放化疗或MDT讨论决定治疗方案。辅助化疗常用的方案有XELOX、替吉奥单药、SOX、XP（顺铂＋卡培他滨）、FOLFOX等，治疗方案具体情况见表21-20。

表21-20　胃癌术后辅助治疗常用方案

<table>
<tr><th>治疗方案</th><th>注意事项</th></tr>
<tr><td>XELOX方案（同新辅助化疗XELOX方案）</td><td rowspan="6">无</td></tr>
<tr><td>SOX方案（同新辅助化疗SOX方案）</td></tr>
<tr><td>XP方案
顺铂60 mg/m^2 ivgtt d1
卡培他滨1000 mg/m^2 po bid d1～14
每21天重复</td></tr>
<tr><td>FOLFOX方案（同新辅助化疗FOLFOX方案）</td></tr>
<tr><td>S-1-DS-S-1方案
替吉奥按体表面积（BSA）给药
① BSA＜1.25 m^2　40 mg po bid d1～14
② 1.25≤BSA＜1.5 m^2　50 mg po bid d1～14
③ BSA≥1.5 m^2　60 mg po bid d1～14
多西他赛40 mg/m^2 ivgtt d1
每21天重复</td></tr>
<tr><td>替吉奥单药
替吉奥按体表面积（BSA）给药
① BSA＜1.25 m^2　40 mg po bid d1～14
② 1.25≤BSA＜1.5 m^2　50 mg po bid d1～14
③ BSA≥1.5 m^2　60 mg po bid d1～14
每21天重复</td></tr>
</table>

3．晚期转移性胃癌的药物治疗

对于无手术根治机会或转移性胃癌患者，目前普遍认为应采取以全身抗肿瘤药物治疗为主的综合治疗。目前，针对胃癌的药物治疗主要包括化疗药物、分子靶向药物和免疫检查点抑制剂。氟尿嘧啶类、铂类和紫杉类药物是晚期胃癌的主要化疗药物，通常一线化疗方案以氟尿嘧啶类药物为基础，联合铂类和/或紫杉类药物组成两药或三药化疗方案。胃癌靶向药物研究众多，包括抗HER-2药物曲妥珠单抗和维迪西妥单抗，抗血管生成通路药物雷莫西尤单抗、阿帕替尼。免疫治疗在晚期胃癌治疗也取得突破性进展，免疫检查点抑制剂 PD-1 单抗联合化疗已成为晚期转移性胃癌的一线治疗新标准。晚期转移性胃癌治疗常用方案见表 21-21。

表 21-21　晚期转移性胃癌治疗常用方案

<table>
<tr><th></th><th>治　疗　方　案</th><th>注意事项</th></tr>
<tr><td rowspan="3">一线治疗且 HER-2 阳性</td><td>曲妥珠单抗(＋铂类＋氟尿嘧啶类)
两周方案：首剂 6 mg/kg ivgtt d1，之后 4 mg/kg ivgtt d1
三周方案：首剂 8 mg/kg ivgtt d1，之后 6 mg/kg ivgtt d1</td><td rowspan="10">维迪西妥单抗禁止静脉推注或快速静注给药，输注时间为 30～90 min，通常建议 60 min 左右。最常见的不良反应为转氨酶升高、骨髓抑制、脱发、乏力、感觉减退、恶心、食欲减退等</td></tr>
<tr><td>帕博利珠单抗＋曲妥珠单抗＋XELOX
帕博利珠单抗 200 mg ivgtt d1
曲妥珠单抗首剂 8 mg/kg ivgtt d1，之后 6 mg/kg ivgtt d1
XELOX(同新辅助化疗 XELOX 方案)
每 21 天重复</td></tr>
<tr><td>帕博利珠单抗＋曲妥珠单抗＋PF
帕博利珠单抗 200 mg ivgtt d1
曲妥珠单抗首剂 8 mg/kg ivgtt d1，之后 6 mg/kg ivgtt d1
顺铂 80 mg/m^2 ivgtt d1
5-氟尿嘧啶 800 mg/(m^2 · d) civ 24 h d1～5
每 21 天重复</td></tr>
<tr><td rowspan="7">一线治疗且 HER-2 阴性</td><td>XELOX 方案(同新辅助化疗 XELOX 方案)</td></tr>
<tr><td>SOX 方案(同新辅助化疗 SOX 方案)</td></tr>
<tr><td>XP 方案(同辅助化疗 XP 方案)</td></tr>
<tr><td>FOLFOX 方案(同新辅助化疗 FOLFOX 方案)</td></tr>
<tr><td>PF 方案
顺铂 80 mg/m^2 ivgtt d1
5-氟尿嘧啶 800 mg/(m^2 · d) civ 24 h d1～5
每 21 天重复</td></tr>
<tr><td>纳武利尤单抗＋FOLFOX
纳武利尤单抗 240 mg ivgtt d1
FOLFOX 方案(同新辅助化疗 FOLFOX 方案)
每 14 天重复</td></tr>
<tr><td>纳武利尤单抗＋XELOX
纳武利尤单抗 360 mg ivgtt d1
XELOX 方案(同新辅助化疗 XELOX 方案)
每 21 天重复</td></tr>
</table>

续表

	治疗方案	注意事项
一线治疗且 HER-2 阴性	信迪利单抗＋XELOX 信迪利单抗 3 mg/kg(<60 kg)或 200 mg(≥60 kg)ivgtt d1 XELOX 方案(同新辅助化疗 XELOX 方案) 每 21 天重复	维迪西妥单抗禁止静脉推注或快速静注给药，输注时间为 30～90 min，通常建议 60 min 左右。最常见的不良反应为转氨酶升高、骨髓抑制、脱发、乏力、感觉减退、恶心、食欲减退等
	DCF 方案 多西他赛 75 mg/m^2 ivgtt d1 顺铂 75 mg/m^2 ivgtt d1 5-氟尿嘧啶 1000 mg/(m^2 · d) civ 24 h d1～5 每 21 天重复	
	mDCF 方案 多西他赛 60 mg/m^2 ivgtt d1 顺铂 60 mg/m^2 ivgtt d1 5-氟尿嘧啶 600 mg/(m^2 · d) civ 24 h d1～5 每 21 天重复	
二线及二线以上	多西他赛 75～100 mg/m^2 ivgtt d1 每 21 天重复	
	紫杉醇 80 mg/m^2 ivgtt d1,d8,d15 每 28 天重复	
	伊立替康 150～180 mg/m^2 ivgtt d1 每 14 天重复	
	伊立替康 125 mg/m^2 ivgtt d1,d8 每 21 天重复	
	白蛋白紫杉醇 100 mg/m^2 ivgtt d1,d8,d15 每 28 天重复	
	雷莫西尤单抗 8 mg/kg ivgtt d1,d15 紫杉醇 80 mg/m^2 ivgtt d1,d8,d15 每 28 天重复	
	帕博利珠单抗 200 mg ivgtt d1 每 21 天重复	
	纳武利尤单抗 3 mg/kg ivgtt d1 每 14 天重复	
	维迪西妥单抗(HER-2 IHC2＋/3＋) 2.5 mg/kg ivgtt d1 每 14 天重复	
	阿帕替尼　850 mg po qd 28 天为一周期	

四、教学案例

患者男性，51 岁，体重 60 kg，身高 165 cm。6 月份因“无明显诱因后出现黑便”就诊当地医院，CT 提示贲门及胃底占位，考虑胃癌伴肝转移，肝胃间隙淋巴结肿大；肝脏穿刺病理提示低分化癌；未做免疫组化。

患者于 7 月 5 日为求进一步诊治前往某三甲医院就诊，病理会诊提示：(肝左内叶)浸润性/转移性腺癌；免疫组化提示：HER-2(0)，CDX-2(－)，HepPar-1(－)，Glypican-3(＋)，CK19(＋)，CK7(＋)，Ki-67(＋ 40%)。7 月 7 日以“胃癌(Ⅳ期，HER-2 阴性，ECOG 1 分)”收治入院。查体：血压 94/71 mmHg，心率 110 次/分，营养不良，贫血面容，表情疲惫，体形消瘦。血常规：白细胞总数 7.86×10^9/L，红细胞总数 2.31×10^{12}/L(↓)，血红蛋白浓度 48 g/L(↓)，血小板总数 392×10^9/L(↑)，中性粒细胞百分比 73.7%，中性粒细胞绝对值 5.79×10^9/L。生化检查：胱抑素 C 0.75 mg/L，肌酐 85 μmol/L，尿素氮 7.9 mmol/L，血糖 7.82 mmol/L(↑)，谷丙转氨酶 46 IU/L(↑)，谷草转氨酶 56 IU/L(↑)，碱性磷酸酶 296 IU/L(↑)，谷氨酰转肽酶 361 IU/L(↑)，总胆红素 7.3 μmol/L，白蛋白 32.8 g/L(↓)，前白蛋白 184 mg/L。肺动脉 CTA 成像(含胸部 CT 平扫)：胃癌肝转移，贲门及胃体壁明显不规则增厚累及食管下段；肝脏多发占位、腹腔多发肿大淋巴结，考虑转移瘤；门静脉主干、左右支及脾静脉、肠系膜上静脉内弥漫性血栓/癌栓形成；腹盆腔散在积液；右下腹腔腹膜血管影增多；肝内胆管稍扩张；左肺下叶斜裂旁钙化灶；两肺少许纤维化灶；肺动脉 CTA 未见明显异常。

诊疗经过：患者血常规提示重度贫血，考虑系消化道出血可能，予以止血、输血等对症处理。患者处于胃癌晚期，于 7 月 11 日开始行信迪利单抗＋XELOX 方案(信迪利单抗 200 mg d1＋奥沙利铂 200 mg d1＋卡培他滨 1.5 g bid d1～14)治疗，辅以止吐、护胃、保肝等对症支持处理。7 月 14 日带药雷贝拉唑肠溶胶囊、盐酸格拉司琼分散片、利可君片并出院。告知患者：注意休息，加强营养，避免感染；定期复查血常规和生化功能(1 周 1 次)，如有白细胞＜3×10^9/L 和(或)中性粒细胞＜1.5×10^9/L，或有发热、皮疹、腹泻、乏力、呕吐等不适请立即就医；3 周后预约住院。

(一) 病情评估

早期胃癌患者常无特异的症状，随着病情的进展可出现类似胃炎、溃疡病的症状，主要表现为上腹饱胀不适或隐痛、食欲减退、嗳气、反酸、恶心、呕吐等；进展期胃癌还可出现体重减轻、贫血、乏力、胃部疼痛、消化道出血和黑便；晚期患者可出现严重消瘦、贫血、水肿、发热、黄疸和恶病质。胃癌需要和胃良性溃疡、胃淋巴瘤、胃肠道间质瘤、胃神经内分泌肿瘤、胃良性肿瘤等疾病予以鉴别诊断。对胃癌进行分期诊断及 HER-2 表达检查，有助于在制订治疗方案之前充分了解疾病的严重程度及特点，以选择合理的治疗方案。

因此在诊断胃癌时要考虑到：① 鉴别诊断，区分胃良性溃疡、胃淋巴瘤、胃肠道间质瘤等；② 分期诊断，明确疾病分期和分子分型。

患者系“黑便1月余”就诊，完善相关检查，患者肺动脉CTA成像（含胸部CT平扫）提示胃癌肝转移、肝脏多发占位，疫组化提示HER-2(0)，根据病史、查体及辅助检查，胃癌（Ⅳ期，HER-2阴性，ECOG 1分）诊断明确。

（二）药物治疗方案评价

胃癌引起的慢性失血可应用PPI、止血药物、体外放疗等方法处理。对于存在贫血的患者可根据病情，酌情给予促红细胞生成类药物、铁剂、叶酸、维生素B_{12}等药物。患者出现黑便，血常规提示重度贫血，考虑系消化道出血可能，此次予以输注红细胞，同时予以泮托拉唑、卡络磺钠、矛头蝮蛇血凝酶等药物用于止血、保护胃黏膜。

患者为晚期转移性胃癌，无手术根治机会，目前公认应采取全身抗肿瘤药物治疗为主的综合治疗。目前免疫检查点抑制剂PD-1单抗联合化疗已成为晚期转移性胃癌一线治疗新标准；对HER-2表达呈阳性的晚期胃癌患者，可考虑在化疗的基础上联合使用分子靶向治疗药物曲妥珠单抗。鉴于患者免疫组化显示HER-2阴性，此次化疗方案拟选择化疗联合PD-1单抗，而不选用含以曲妥珠单抗为代表的抗HER-2药物方案。最终化疗方案定为“信迪利单抗+XELOX”方案，即“信迪利单抗200 mg d1+奥沙利铂200 mg d1+卡培他滨1.5 g bid d1～14”联合治疗方案。

五、不合理处方评析

（一）不合理门急诊处方

处方1 患者：女性，年龄：60岁，体重：46 kg，身高：157 cm。

临床诊断：① 胃癌术后化疗（pT1N0M0）；② 2型糖尿病。

处方用药：替吉奥胶囊　　60 mg　　po bid d1～14。

处方评析（建议）：用法用量不适宜。根据计算体表面积的许文生氏（Stevenson）公式，患者体表面积为1.39 m^2，结合药品说明书，该患者的替吉奥剂量偏大，应为50 mg po bid d1～14。

处方2 患者：男性，年龄：75岁，体重：54 kg。

辅助检查：血常规：白细胞总数2.36×10^9/L(↓)，血小板总数45×10^9/L(↓)，中性粒细胞绝对值0.79×10^9/L(↓)。

临床诊断：① 胃癌（cT4N2M1）；② 化疗后骨髓抑制。

处方用药：甲磺酸阿帕替尼片　0.5 g　　po qd。

处方评析（建议）：用法用量不适宜。该患者血常规显示，血小板和中性粒细胞水平均已达到3级血液学不良反应的标准。按照说明书用法用量，若发生3级血液学不良反应，需要暂停用药，待不良反应恢复到≤2级，以原剂量继续用药；如再次出现3级或以上不良反应，则下调一个剂量后继续用药。

（二）住院患者用药医嘱单案例

患者男性，66 岁，体重 52 kg，身高 156 cm。患者进行性胃胀半月余，进食后明显加重，间断感恶心，无呕吐。自行口服“胃药”治疗，效果差。当地医院行胃镜检查提示：食管下段近贲门、胃体、胃角、胃窦可见黏膜充血水肿，多个糜烂性溃疡伴坏死组织；食管炎，胃潴留，胃多发溃疡。病理提示：高级别上皮内瘤变，局灶疑癌变。为求进一步诊治来某三甲医院就诊。

既往史：高血压 5 年余，口服“卡托普利”和“硝苯地平”治疗；脑梗死 6 年，未服药治疗；否认食物、药物过敏史。

查体：T 36.8 ℃，P 20 次/分，BP 119/73 mmHg，生命体征平稳，心肺查体无异常，腹软，上腹部按压不适，无反跳痛，肠鸣音正常。

辅助检查：血生化：胱抑素 C 1.05 mg/L，肌酐 43 umol/L（↓），尿素氮 5.6 mmol/L，血糖 8.4 mmol/L（↑），谷丙转氨酶 143 IU/L（↑），谷草转氨酶 100 IU/L（↑），碱性磷酸酶 362 IU/L（↑），谷氨酰转肽酶 178 IU/L（↑），总胆红素 3.2 μmol/L，白蛋白 27.3 g/L（↓），前白蛋白 149 mg/L（↓）。全腹部 CT 平扫 + 增强：胃体小弯侧、胃窦部胃壁明显不规则增厚，肝胃间隙多发大小不等淋巴结，肝脏多发占位，考虑胃癌伴多发转移可能（T3N2M1）；腹膜后多发小淋巴结；胆囊炎；前列腺钙化灶；盆腔少量积液。血常规、大便常规、心电图等无明显异常。

入院诊断：胃癌（cT3N2M1，Ⅳ期）。

医嘱单部分用药：	奥沙利铂注射液	130 mg/m^2	ivgtt d1；
	卡培他滨片	1000 mg/m^2	po bid d1～14；
	甲磺酸阿帕替尼片	0.25 g	po qd。

处方评析（建议）：遴选药物不适宜。目前不推荐在临床研究以外的治疗方案选择阿帕替尼联合或单药应用于一线及二线治疗胃癌。对于 HER-2 阳性患者，可在 XELOX 方案基础上联用曲妥珠单抗；HER-2 阴性患者，可联用 PD-1 单抗，如纳武利尤单抗、信迪利单抗等。

第六节　结 直 肠 癌

一、疾病介绍

结直肠癌（Colorectal cancer，CRC）是常见恶性肿瘤，发病率和死亡率均呈逐年上升趋势。2020 年中国癌症统计报告显示：我国结直肠癌发病率、死亡率在全部恶性肿瘤中分别位居第 2 和第 5 位，其中 2020 年新发病例 55.5 万，死亡病例 28.6 万。其中，城市远高于农村，且结肠癌的发病率上升显著，多数患者在确诊时已属于中晚期。

二、疾病分期

对结直肠进行分期，能够更好地了解肿瘤的扩散程度、淋巴结受累情况、是否存在远处转移，有助于评估疾病的严重程度和预测患者的预后，帮助临床选择和制定最佳的治疗方案，包括手术、化疗、放疗等。根据 UICC/AJCC 第 8 版的 TNM 分期标准，结直肠癌的详细 TNM 定义和分期分别见表 21-22 和表 21-23。

表 21-22　UICC/AJCC 第 8 版结直肠癌的 TNM 定义

分　期	原　发　肿　瘤
原发肿瘤(T)	
Tx	原发肿瘤无法评价
T0	无原发肿瘤的证据
Tis	原位癌，黏膜内癌(肿瘤侵犯黏膜固有层但未突破黏膜肌层)
T1	肿瘤侵犯黏膜下层(肿瘤突破黏膜肌层但未累及固有肌层)
T2	肿瘤侵犯固有肌层
T3	肿瘤穿透固有肌层到达结直肠旁组织
T4a	肿瘤穿透脏层腹膜(包括肉眼可见的肿瘤部位肠穿孔，以及肿瘤通过炎症区域持续浸润到达脏层腹膜表面)
T4b	肿瘤直接侵犯或附着于邻近器官或结构
区域淋巴结(N)	
Nx	区域淋巴结无法评估
N0	无区域淋巴结转移
N1	有 1～3 枚区域淋巴结转移(淋巴结中的肿瘤直径≥0.2 mm)或无区域淋巴结转移，但存在任意数目的肿瘤结节(tumor deposit，TD)
N1a	有 1 枚区域淋巴结转移
N1b	有 2～3 枚区域淋巴结转移
N1c	无区域淋巴结转移，但浆膜下、肠系膜内或无腹膜覆盖的结直肠周围组织内有肿瘤结节
N2	有 4 枚及以上区域淋巴结转移
N2a	有 4～6 枚区域淋巴结转移
N2b	有≥7 枚区域淋巴结转移

续表

分　期	原　发　肿　瘤
远处转移(M)	
Mx	远处转移无法评估
M0	无远处转移
M1	转移至一个或更多远处部位或器官,或腹膜转移被证实
M1a	转移至一个部位或器官,无腹膜转移
M1b	转移至两个或更多部位或器官,无腹膜转移
M1c	腹膜转移,伴或不伴其他部位或器官转移

表 21-23　UICC/AJCC 第 8 版结直肠癌的 TNM 分期

T	N	M	TNM
Tis	N0	M0	0 期
T1～2	N0	M0	Ⅰ期
T3	N0	M0	ⅡA 期
T4a	N0	M0	ⅡB 期
T4b	N0	M0	ⅡC 期
T1～2	N1	M0	ⅢA 期
T1	N2a	M0	ⅢA 期
T3～4a	N1	M0	ⅢB 期
T2～3	N2a	M0	ⅢB 期
T1～2	N2b	M0	ⅢB 期
T4a	N2a	M0	ⅢC 期
T3～4a	N2b	M0	ⅢC 期
T4b	N1～2	M0	ⅢC 期
任何 T	任何 N	M1a	ⅣA 期
任何 T	任何 N	M1b	ⅣB 期
任何 T	任何 N	M1c	ⅣC 期

三、疾病治疗

（一）手术治疗

结直肠腺瘤和部分 T1 期（TIN0M0）的结肠癌可采用内镜下治疗，如圈套切除术、EMR、ESD、分步内镜下黏膜切除术（piecemeal endoscopic mucosal resetion，PEMR）。对于不适合内镜治疗的患者，可行手术治疗，Ⅰ～Ⅲ期（T2～4N0～2M0）的结肠癌，推荐行根治手术治疗，即结/直肠切除加区域淋巴结清扫。

（二）放射性治疗

局部放疗对部分 T4b 期结肠患者（如伴有局部侵犯的乙状结肠癌），可提高治疗的缓解率，增加转化性切除的概率。术前放化疗是中低位局部晚期（Ⅱ、Ⅲ期）直肠癌的标准治疗策略，有助于提高病理学完全缓解（pathological complete response，pCR）。如果患者有强烈保肛愿望但保肛存在技术难度，考虑进行非根治性手术，推荐予以常规分割同步放化疗。短程放疗不建议同期使用化疗及靶向治疗药物。

（三）药物治疗

1．术前新辅助化疗

新辅助化疗可以减小术前肿瘤的体积及降低体内微小转移的发生，提高手术完全切除率。为了减少药物性肝损害发生，新辅助化疗的疗程一般限于 2～3 个月。新辅助化疗方案首选推荐奥沙利铂为基础的方案（FOLFOX/CAPEOX），但根据个体情况也可选择伊立替康为基础的方案（FOLFIRI）。

2．术后辅助化疗

辅助治疗应根据患者原发部位、病理分期、分子指标及术后恢复状况来决定。Ⅰ期（T1～2N0M0）结直肠癌不推荐辅助治疗。辅助化疗应尽快开始，一般在术后 3 周左右开始，不应迟于术后 2 个月。推荐的单药氟尿嘧啶方案包括口服卡培他滨，持续静脉输注 5-氟尿嘧啶/亚叶酸钙双周方案；推荐的联合化疗方案包括 CAPEOX 和 mFOLFOX6。结直肠癌术后辅助化疗方案详见表 21-24。

表 21-24　常用的结直肠癌术后辅助化疗方案

方　　案	注意事项
卡培他滨 1250 mg/m² po bid d1～14 每 3 周重复，共 8 个周期	无
sLV5FU2 方案（简化的双周 5-FU/LV） 亚叶酸钙 400 mg/m² ivgtt d1 5-氟尿嘧啶 400 mg/m² iv d1，然后 2400 mg/m² civ 46～48 h 每 2 周重复，共 12 个周期	

续表

方　　　案	注　意　事　项
CAPEOX 方案（也称 XELOX 方案） 　奥沙利铂 130 mg/m^2 ivgtt d1 　卡培他滨 1000 mg/m^2 po bid d1～14 　每 3 周重复，共 8 个周期	无
mFOLFOX6 方案 　奥沙利铂 85 mg/m^2 ivgtt d1 　亚叶酸钙 400 mg/m^2 ivgtt d1 　5-氟尿嘧啶 400 mg/m^2 iv d1，然后 2400 mg/m^2 civ 46～48 h 　每 2 周重复，共 12 个周期	

目前不推荐在辅助化疗中使用如下药物：伊立替康、替吉奥、曲氟尿苷替匹嘧啶、所有的靶向药物（包括贝伐珠单抗、西妥昔单抗、帕尼单抗、瑞戈非尼、呋喹替尼等）和所有的免疫检查点抑制剂（帕博利珠单抗和纳武利尤单抗等）。

3．不可切除转移性结直肠癌的药物治疗

对于不可切除的结直肠癌，依据患者具体情况使用氟尿嘧啶类药物单药化疗或者联合奥沙利铂或伊立替康化疗，或三药联合化疗。

对于潜在可切除的患者，应选用 5-氟尿嘧啶/亚叶酸钙或卡培他滨联合奥沙利铂或伊立替康的方案，并密切评估转移灶可切除性，建议每 6～8 周行一次影像学评估，如转移灶转变成可切除时，即予以手术治疗。

潜在可切除组如果接受转化治疗超过半年后，原发灶和转移灶仍无法完全切除者，或姑息治疗组一线治疗 4～6 个月后疾病有效或稳定者，可考虑进入维持治疗（如采用毒性较低的 5-氟尿嘧啶/亚叶酸钙或卡培他滨 ± 贝伐珠单抗）或暂停全身系统治疗，以降低持续高强度联合化疗的毒性反应。

当确诊为结直肠癌时，推荐检测错配修复蛋白（mismatch repair protein，MMR）表达或微卫星不稳定（microsatellite instability，MSI）情况。4 个常见 MMR 蛋白（MLH1、PMS2、MSH2、MSH6），任何 1 个蛋白表达缺失为 dMMR（错配修复功能缺陷），所有 4 个蛋白表达均阳性为 pMMR（错配修复功能完整）。5 个微卫星检测位点（BAT25、BAT26、D5S346、D2S123、D17S250），所有 5 个位点均稳定为 MSS（微卫星稳定），1 个位点不稳定为 MSI-L（微卫星低度不稳定），2 个及以上位点不稳定为 MSI-H（微卫星高度不稳定）。一般而言，dMMR 相当于 MSI-H，pMMR 相当于 MSI-L 或 MSS。确定为无法手术切除的结直肠癌时，必须检测 KRAS、NRAS 及 BRAF 基因突变情况。有条件的情况下，建议进行 HER-2 检测。*RAS* 基因及 *BRAF* 基因均为野生型患者可考虑行西妥昔单抗治疗。若姑息一线治疗采用化疗联合西妥昔单抗，则不推荐二线继续行西妥昔单抗治疗。若一线治疗采用化疗联合贝伐珠单抗，二线可考虑更换化疗方案继续联合贝伐珠单抗治疗。另外，对于 RAS 野生/BRAF V600E 突变患者的二线及二线以上治疗，CSCO 指南推荐伊立替康 + 西妥昔单抗

+维莫非尼，NCCN 指南推荐对于 MSI-H/dMMR 二线及以上患者可接受 PD-1/PD-L1 治疗；NCCN 指南还推荐曲妥珠单抗+帕妥珠单抗或曲妥珠单抗+拉帕替尼用于 HER-2 扩增的晚期结直肠癌三线治疗。转移性结直肠癌的常用全身治疗方案具体见表 21-25。

表 21-25　转移性结直肠癌的常用全身治疗方案

<table>
<tr><th>方　　案</th><th>注意事项</th></tr>
<tr><td>mFOLFOX6 方案（同结肠癌术后辅助化疗 mFOLFOX6 方案）
每 2 周重复</td><td rowspan="10">1. 西妥昔单抗首次输注时间为 120 min，之后输注时间为 60 min，滴注速率不得超过 10 mg/min。用药前须接受抗组胺药物和皮质固醇类药物的预防用药，以预防输液反应。主要不良反应有皮肤反应，低镁血症、肝酶水平升高、轻度至中度的输液反应等，还应关注肺栓塞、间质性肺炎，可能会导致死亡
2. 瑞戈非尼用药第 1 周期可采用剂量滴定法：第 1 周 80 mg/d，第 2 周 120 mg/d，第 3 周 160 mg/d</td></tr>
<tr><td>mFOLFOX6+贝伐珠单抗
mFOLFOX6 方案
贝伐珠单抗 5 mg/kg ivgtt d1
每 2 周重复</td></tr>
<tr><td>mFOLFOX6+西妥昔单抗
mFOLFOX6 方案 每 2 周重复
西妥昔单抗 首剂 400 mg/m^2，之后 250 mg/m^2 ivgtt d1 每 1 周重复
或西妥昔单抗 500 mg/m^2 ivgtt d1 每 2 周重复</td></tr>
<tr><td>CAPEOX 方案（同结肠癌术后辅助化疗 CAPEOX 方案）
每 3 周重复</td></tr>
<tr><td>CAPEOX+贝伐珠单抗
CAPEOX 方案
贝伐珠单抗 7.5 mg/kg ivgtt d1
每 3 周重复</td></tr>
<tr><td>FOLFIRI 方案
伊立替康 180 mg/m^2 ivgtt d1
亚叶酸钙 400 mg/m^2 ivgtt d1
5-氟尿嘧啶 400 mg/m^2 iv d1，然后 2400 mg/m^2 civ 46～48 h
每 2 周重复</td></tr>
<tr><td>FOLFIRI+贝伐珠单抗
FOLFIRI 方案
贝伐珠单抗 5 mg/kg ivgtt d1
每 2 周重复</td></tr>
<tr><td>FOLFIRI+西妥昔单抗
FOLFIRI 方案 每 2 周重复
西妥昔单抗 首剂 400 mg/m^2，之后 250 mg/m^2 ivgtt d1 每 1 周重复
或西妥昔单抗 500 mg/m^2 ivgtt d1 每 2 周重复</td></tr>
<tr><td>CapIRI 方案
伊立替康 180 mg/m^2 ivgtt d1
卡培他滨 1000 mg/m^2 po bid d1～7
每 2 周重复</td></tr>
</table>

续表

方　　案	注意事项
CapIRI＋贝伐珠单抗 CapIRI 方案 贝伐珠单抗 5 mg/kg ivgtt d1 每 2 周重复	
mXELIRI 方案 伊立替康 200 mg/m^2 ivgtt d1 卡培他滨 800 mg/m^2 po bid d1～14 每 3 周重复	
mXELIRI＋贝伐珠单抗 mXELIRI 方案 贝伐珠单抗 7.5 mg/kg ivgtt d1 每 3 周重复	
卡培他滨 1250 mg/m^2 po bid d1～14 每 3 周重复	3. 呋喹替尼常见的严重药品不良反应主要为出血、肝脏功能异常、肺部感染以及高血压 4. 曲氟尿苷替匹嘧啶单次最大剂量 80 mg。常见的不良反应有骨髓抑制、胃肠道反应、疲乏和肝肾功能异常
卡培他滨＋贝伐珠单抗 卡培他滨 1250 mg/m^2 po bid d1～14 贝伐珠单抗 7.5 mg/kg ivgtt d1 每 3 周重复	
sLV5FU2 方案(同结肠癌术后辅助化疗 sLV5FU2 方案) 每 2 周重复	
FOLFOXIRI 方案 伊立替康 165 mg/m^2 ivgtt d1 奥沙利铂 85 mg/m^2 ivgtt d1 亚叶酸钙 400 mg/m^2 ivgtt d1 5-氟尿嘧啶 2400～3200 mg/m^2 civ 48 h 每 2 周重复	
FOLFOXIRI＋贝伐珠单抗 FOLFOXIRI 方案 贝伐珠单抗 5 mg/kg ivgtt d1 每 2 周重复	
伊立替康 125 mg/m^2 ivgtt d1,d8 或伊立替康 300～350 mg/m^2 ivgtt d1 每 3 周重复	

续表

方　　案	注意事项
西妥昔单抗 首剂 400 mg/m²，之后 250 mg/m² ivgtt d1 每 1 周重复 或西妥昔单抗 500 mg/m² ivgtt d1 每 2 周重复	
西妥昔单抗 + 伊立替康 西妥昔单抗 首剂 400 mg/m²，之后 250 mg/m² ivgtt d1 每 1 周重复 或西妥昔单抗 500 mg/m² ivgtt d1 每 2 周重复 伊立替康 300～350 mg/m² ivgtt d1 每 3 周重复 或伊立替康 180 mg/m² ivgtt d1 每 2 周重复 或伊立替康 125 mg/m² ivgtt d1，d8 每 3 周重复	
瑞戈非尼 160 mg po qd d1～21 每 4 周重复	
呋喹替尼 5 mg po qd d1～21 每 4 周重复	
曲氟尿苷替匹嘧啶 35 mg/m² po bid d1～5，d8～12 每 4 周重复	
曲氟尿苷替匹嘧啶 + 贝伐珠单抗 曲氟尿苷替匹嘧啶 35 mg/m² po bid d1～5，d8～12 每 4 周重复 或曲氟尿苷替匹嘧啶 35 mg/m² po bid d1～5 每 2 周重复 贝伐珠单抗 5 mg/kg ivgtt d1 每 2 周重复	5. 雷替曲塞主要不良反应包括对胃肠道、血液系统及肝酶的可逆性影响，还有皮疹、乏力和发热 6. 维莫非尼和达拉非尼的常见不良反应有头痛、发热、关节痛、皮疹、皮肤角化症、皮肤乳头状瘤、脱发、掌跖红肿综合征等
雷替曲塞 3 mg/m² ivgtt d1 每 3 周重复 或雷替曲塞 2 mg/m² ivgtt d1 每 2 周重复	
帕博利珠单抗（仅适用于 dMMR/MSI-H） 帕博利珠单抗 200 mg 或 2 mg/kg ivgtt d1 每 3 周重复	
曲妥珠单抗 + 帕妥珠单抗（仅适用于 HER-2 扩增） 曲妥珠单抗 首剂 8 mg/kg，之后 6 mg/kg ivgtt d1 帕妥珠单抗 首剂 840 mg，之后 420 mg ivgtt d1 每 3 周重复	
曲妥珠单抗 + 拉帕替尼（仅适用于 HER-2 扩增） 曲妥珠单抗首剂 8 mg/kg，之后 6 mg/kg ivgtt d1 每 3 周重复 拉帕替尼 1000 mg po qd	
维莫非尼 + 伊立替康 + 西妥昔单抗 （仅适用于 RAS 野生/BRAF V600E 突变） 维莫非尼 960 mg po bid 伊立替康 180 mg/m² ivgtt d1 每 2 周重复 西妥昔单抗 500 mg/m² ivgtt d1 每 2 周重复	

续表

方　　案	注意事项
达拉非尼+西妥昔单抗±曲美替尼 （仅适用于RAS野生/BRAF V600E突变） 达拉非尼 150 mg po bid 西妥昔单抗 500 mg/m^2 ivgtt d1 每2周重复 （联合或不联合）曲美替尼 2 mg po qd	7. 曲美替尼与达拉非尼联用，应关注的不良反应有皮肤恶性肿瘤、非皮肤恶性肿瘤、出血、胃肠穿孔、结肠炎、静脉血栓栓塞、心肌病、眼部毒性、间质性肺炎、严重发热反应、严重皮肤毒性、高糖血症等

四、教学案例

患者女性，58岁，体重70 kg，身高165 cm。9月20日患者在当地医院体检，查胸腹部CT：两肺上叶及右肺下叶陈旧灶；两肺多发结节，两肺上叶结核球可能；两肺支气管炎，两侧胸膜增厚；升结肠明显增厚，考虑肿瘤；腹膜锯齿样病变，考虑腹膜转移；左肾小囊肿；腹腔及盆腔积液。9月23日来某三甲医院就诊，进一步完善相关检查。癌胚抗原93.09 ng/mL（↑），糖类抗原CA19-9 747.89 U/mL（↑）。肠镜病理：（结肠活检）符合黏液腺癌。患者于10月2日先行1周期CAPEOX方案化疗，并等待免疫组化和基因检测结果。10月8日免疫组化结果：PMS2（+），MSH2（+），MSH6（+），MLH1（+），HER-2（2+）。10月10日组织*KRAS*基因、*NRAS*基因、*PIK3CA*基因、*BRAF*基因突变检测：检测到送检样本*KRAS*基因外显子4存在p.K117N或p.A146T/V/P突变，未检测到上述其余基因位点突变。临床诊断为："升结肠恶性肿瘤（Ⅳ期，pMMR，KRAS基因突变）、腹膜继发恶性肿瘤"，并于10月21日、11月17日再次行2个周期CAPEOX方案化疗。

自发病以来，患者精神状态良好，体力情况一般，食欲食量一般，睡眠情况良好，大小便正常，体重无明显变化。患者于12月9日为求进一步诊治再次收治住院。查体：血压131/74 mmHg，心率81次/分。血常规：白细胞总数5.04×10^9/L，红细胞总数4.34×10^{12}/L，血红蛋白浓度113 g/L（↓），血小板总数314×10^9/L，中性粒细胞百分比76.3%（↑），中性粒细胞绝对值3.84×10^9/L。生化检查：胱抑素C 0.90 mg/L，肌酐43 μmol/L，尿素氮3.2 mmol/L，血糖4.43 mmol/L，谷丙转氨酶8 IU/L，谷草转氨酶15 IU/L，碱性磷酸酶183 IU/L（↑），谷氨酰转肽酶105 IU/L（↑），总胆红素5.3 μmol/L，白蛋白38.2 g/L↓，前白蛋白140 mg/L（↓）。癌胚抗原91.29 ng/mL（↑），糖类抗原CA19-9 ＞1200.00 U/mL（↑）。

诊疗经过：患者完成3周期治疗后，因患者肿瘤标志物进行性升高，此次拟加用靶向治疗，予12月11日行"CAPEOX+贝伐珠单抗"方案靶向联合化疗，辅以护胃、止吐对症处理。12月12日患者带药雷贝拉唑肠溶胶囊、利可君片、盐酸昂丹司琼片、酪酸梭菌二联活菌散并出院。告知患者：注意休息，加强营养，避免感染；定期复查血常规和生化功能（1周1次），如有白细胞$<3\times10^9$/L和(或)中性粒细胞$<1.5\times10^9$/L,或有发热、皮疹、腹泻、乏力、呕吐等不适请立即就医;3周后预约住院。

(一) 病情评估

结直肠癌需要与其他相似疾病进行区分,如炎症性肠病、肠息肉、淋巴瘤、胃肠间质瘤、转移瘤及炎性假瘤等,这需要结合病史、症状、体格检查和各种辅助检查进行综合分析。

对结直肠癌进行分期,检测患者外周血癌胚抗原、糖类抗原CA19-9,进行*KRAS*、*NRAS*和*BRAF*基因突变检测,进行MMR或MSI检测,有助于临床诊断疾病、选择治疗方案、进行疗效评价和判断预后,如有条件还可结合临床需求开展HER-2、POLE、POLD1、RET及NTRK等指标的检测,旨在指导下一步的靶向和免疫治疗。

因此在诊断肺癌时要考虑到:① 鉴别诊断,区分炎症性肠病、肠息肉、淋巴瘤等其他疾病;② 影像和分期诊断,明确疾病分期;③ 分子分型,进行MMR或MSI检测,*KRAS*、*NRAS*和*BRAF*基因突变检测,*HER-2*基因检测。

患者系"发现结肠占位"就诊,完善相关检查,肠镜病理提示黏液腺癌;免疫组化提示pMMR(错配修复功能完整),HER-2(2+);肠癌4基因检测提示*KRAS*基因突变。结合病史及结合当地医院CT检查,经过病情评估,升结肠恶性肿瘤(Ⅳ期,*pMMR*,*KRAS*基因突变)诊断明确。

(二) 药物治疗方案评价

治疗晚期或转移性结直肠癌使用的化疗药物包括5-氟尿嘧啶/亚叶酸钙、伊立替康、奥沙利铂、卡培他滨、曲氟尿苷替匹嘧啶和雷替曲塞;靶向药物包括西妥昔单抗(推荐用于*KRAS*、*NRAS*和*BRAF*基因野生型患者)、贝伐珠单抗、瑞戈非尼和呋喹替尼;免疫检查点抑制剂药物包括PD-1单抗或PD-L1单抗。该患者初次入院后,完善相关检查,诊断为结肠癌伴腹膜转移,无手术指征,先予以晚期结直肠癌一线CAPEOX方案化疗,同时完善免疫组化及肠癌4基因检测。

患者经3个周期CAPEOX方案治疗后,再次检查肿瘤标志物糖类抗原CA19-9$>$1200.00 U/mL(↑)较前明显升高。在右半结肠(升结肠)癌的一线治疗中,贝伐珠单抗联合化疗的疗效要优于西妥昔单抗联合化疗,且该患者*KRAS*基因突变,不宜选用西妥昔单抗。此次化疗考虑联合贝伐珠单抗,于12月11日行"CAPEOX+贝伐珠单抗"方案靶向联合化疗。

VEGF是一种促进血管生成和维持血管通透性的蛋白质,参与多种生理过程,但在肿瘤的生长和转移过程中,它能刺激血管的生成,促进肿瘤细胞生长和扩散。贝伐珠单抗为人源化抗-VEGF单克隆抗体,通过与VEGF结合,阻止VEGF与内皮细胞表面的VEGF受体相互作用,抑制内皮细胞增殖和新生血管形成。在无胸腺裸鼠结肠癌异种移植模型中给予贝伐珠单抗,可减少微血管生长和抑制转移性疾病的进展。

五、不合理处方评析

（一）不合理门急诊处方

处方1　患者：男性，年龄：77岁。

临床诊断：① 直肠癌术后（pT3N0M0）；② 高血压。

处方用药：卡培他滨片　　1.5 g　　po qd d1～14。

处方评析（建议）：用法用量不适宜。卡培他滨的推荐剂量为1000～1250 mg/m^2，1日2次（早晚各1次），餐后30 min内用水整片吞服。该患者用药医嘱实际为1日1次，属于用药频次不适宜。

处方2　患者：男性，年龄：63岁。

临床诊断：① 结肠癌术后（rT4bN0M1）；② 胃溃疡（活动性）。

处方用药：呋喹替尼胶囊　　5 mg　　po qd d1～21。

处方评析（建议）：其他不适宜情况。呋喹替尼的禁忌证为严重活动性出血、活动性消化道溃疡、未愈合的胃肠穿孔、消化道瘘。该患者合并存在活动性胃溃疡，不建议使用。可以考虑使用曲氟尿苷替匹嘧啶替代。

（二）住院患者用药医嘱单案例

患者男性，52岁，体重63 kg，身高171 cm。患者5月前无明显诱因下出现大便难解，类似症状反反复复，无恶心、呕吐症状。初未予重视及治疗，近期症状加重，门诊查肠镜结果示：肠镜插至距肛缘30 cm处见新生物阻塞管腔，呈紫红色，内镜无法通过，活检4块。余所见结直肠黏膜未见明显异常。活检病理：结肠肿物黏膜部分腺体高级别上皮内瘤变，局灶癌变。根据病史、查体及辅助检查诊断为“乙状结肠癌（T4aN1Mx）”。积极术前准备，排除手术禁忌证后患者在全身麻醉下行腹腔镜辅助乙状结肠癌根治术。术后病理：（乙状结）肠浸润性腺癌，中分化，溃疡型，大小25 mm×20 mm×5 mm，癌组织侵及浆膜下脂肪组织，可见神经侵犯，脉管内见癌栓；送检吻合口两圈均未见癌累及；肠系膜检及淋巴结（+）2/16枚；病理分期pT3N1bM0。患者术后恢复可，现入院拟行辅助化疗。

既往史：否认肝炎、结核、高血压、心脏病史，否认糖尿病、脑血管疾病、精神疾病等病史，否认食物、药物过敏史。

查体：T 36.6 ℃，P 19次/分，BP 108/68 mmHg，神清，精神可，皮肤黏膜无黄染，体表淋巴结未及，双肺呼吸音清，未闻及干湿啰音，心率80次/分，律齐，未闻及病理性杂音，腹部无压痛及反跳痛，肝脾肋下未及，双下肢无浮肿。

辅助检查：血常规：白细胞总数4.91×10^9/L，红细胞总数3.89×10^{12}/L（↓），血红蛋白浓度106 g/L（↓），血小板总数239×10^9/L，中性粒细胞绝对值3.46×10^9/L。全腹部CT平扫+增强：结肠癌术后复查，吻合口区未见明显复发性肿块。血生化、癌胚抗原、糖类抗原

CA19-9、大便常规无明显异常。

入院诊断：乙状结肠癌术后（pT3N1bM0，ⅢB 期）。

医嘱单部分用药：注射用盐酸伊立替康　　200 mg/m^2　　ivgtt d1；

　　　　　　　　卡培他滨片　　800 mg/m^2　　po bid d1～14。

处方评析（建议）：根据 CALGB89803 临床试验结果，Ⅲ期结肠癌术后辅助化疗，用含伊立替康的联合方案与 5-氟尿嘧啶/亚叶酸钙单药方案相比，并没有带来总体生存率和无进展生存率的获益，反而增加了化疗的毒性反应，该研究结果排除了伊立替康在结肠癌术后辅助化疗的地位，NCCN 指南和 CSCO 指南均不推荐伊立替康用于结直肠癌根治术后的患者。结直肠癌术后辅助化疗，单药化疗方案推荐卡培他滨或 5-氟尿嘧啶/亚叶酸钙；联合化疗方案推荐 CAPEOX 或 mFOLFOX6。

参考文献

[1] 国家卫生健康委办公厅．原发性肺癌诊疗指南（2022 年版）[J]．协和医学杂志，2022，13(4)：549-570．

[2] 中国临床肿瘤学会指南工作委员会．中国临床肿瘤学会（CSCO）非小细胞肺癌诊疗指南（2022）[M]．北京：人民卫生出版社，2022：1-199．

[3] 中国临床肿瘤学会指南工作委员会．中国临床肿瘤学会（CSCO）小细胞肺癌诊疗指南（2022）[M]．北京：人民卫生出版社，2022：1-157．

[4] 国家卫生健康委员会医政医管局．乳腺癌诊疗指南（2022 年版）[J]．中华肿瘤杂志，2023，45(10)：803-833．

[5] 中国临床肿瘤学会指南工作委员会．中国临床肿瘤学会（CSCO）乳腺癌诊疗指南（2022）[M]．北京：人民卫生出版社，2022：1-210．

[6] 国家卫生健康委办公厅．原发性肝癌诊疗指南（2022 年版）[J]．临床肝胆病杂志，2022，38(2)：288-303．

[7] 中国临床肿瘤学会指南工作委员会．中国临床肿瘤学会（CSCO）原发性肝癌诊疗指南（2022）[M]．北京：人民卫生出版社，2022：1-157．

[8] 中华人民共和国国家卫生健康委员会医政医管局．胃癌诊疗指南（2022 年版）[J]．中华消化外科杂志，2022，21(9)：1137-1164．

[9] 中国临床肿瘤学会指南工作委员会．中国临床肿瘤学会（CSCO）胃癌诊疗指南（2022）[M]．北京：人民卫生出版社，2022：1-180．

[10] 国家卫生健康委员会医政司，中华医学会肿瘤学分会．国家卫生健康委员会中国结直肠癌诊疗规范（2023 版）[J]．中华胃肠外科杂志，2023，26(6)：505-528．

[11] 中国临床肿瘤学会指南工作委员会．中国临床肿瘤学会（CSCO）结直肠癌诊疗指南（2022）[M]．北京：人民卫生出版社，2022：1-141．

（周守兵　杨　峰）

第二十二章　病毒性疾病的药物治疗

第一节　概　　述

一、病毒性疾病简介

病毒是引起人类传染病的重要病原体之一。在人类的传染病中，由病毒引起的疾病远较细菌和其他微生物为多，约占3/4，如流行性感冒、肝炎、流行性出血热、水痘、带状疱疹以及艾滋病等，传染性强，流行广泛。病毒还与某些肿瘤、先天性畸形、老年痴呆等有关。病毒进入人体内引起的感染病变所致的临床病症，称为病毒感染。

（一）病毒感染的临床类型

1. 隐性感染

病毒进入机体后，只要机体免疫力正常，多数感染者发生免疫清除，机体获得免疫力，称为隐性感染。

2. 显性感染

少数病毒感染者表现为临床发病，称为显性感染，显性感染是有症状或（和）体征的感染，即临床上表现明显或在一定阶段表现明显的病毒性传染病。

（1）急性感染（acute infection）　一般潜伏期短，发病急，恢复或死亡快。例如急性黄疸型病毒性肝炎、流行性出血热、麻疹、水痘及脊髓灰质炎等疾病，感染患者可很快出现症状，个别患者因免疫力极度异常、病情危重等死亡。而大多存活者会出现有效的中和抗体，病毒从体内迅速消除。

（2）持续性感染（persistent infection）　病毒等病原体在宿主体内持续存在达数月甚至终身，但不一定持续增殖和持续引起症状。持续性感染特点：长达几个月至几年的潜伏期（除个别例外）；病原体长期乃至终身持续存在；病变和症状常与免疫病理状态或免疫低下有关，发病后常持续呈进行性，除单纯疱疹等少数病种外，预后大多不良，例如慢性EB病毒（EBV）病。极少数人免疫功能异常导致多脏器功能损害引起死亡。也有为数不少的感染者既不发病，病毒也不能清除，成为病毒携带者，一旦机体免疫力发生改变，即表现临床病症，如乙肝或丙肝病毒感染、巨细胞病毒感染等。

（二）病毒感染的临床表现

1. 潜伏期

病毒感染人体后至发病前都有一段潜伏期，短者只有1～3天，如流感病毒；长者可达数月甚至数年，如狂犬病毒。人体感染病毒后大多能产生免疫力，但维持时间长短不一。

2. 急性期

（1）发热　是病毒感染的主要特征。多数为低热；少数可高热，如流行性出血热、登革热、麻疹等；甚至过高热，如流行性乙型脑炎。

（2）皮疹　多数表现为丘疹及斑丘疹，为充血性，常见于麻疹、风疹、幼儿急疹、急性EBV感染、流行性出血热的早期等。少数为出血性皮疹，如流行性出血热中晚期、登革出血热、埃博拉出血热等，不同病症皮疹形态及出疹顺序不同，麻疹、风疹等病毒感染是发热2～3天后开始出疹，从耳后发际开始，向全身播散，最后手足心出疹，通常伴有口腔黏膜疹。疱疹主要发生于痘病毒或疱疹病毒感染，如水痘带状疱疹病毒、单纯疱疹病毒、带状疱疹病毒、猴痘病毒、天花病毒等。

（3）毒血症状　表现为头痛、身痛、乏力、全身关节肌肉疼痛、厌食等。严重者出现谵妄、惊厥、抽搐、甚至昏迷等。

（4）肝脾淋巴结肿大　一般为轻度的肝脾肿大，伴有压痛及叩痛；主要为淋巴结肿大，质软，光滑活动，伴轻压痛。局部皮肤无明显红肿。

（5）脏器功能损害　肝功能异常主要表现为丙氨酸氨基转移酶（ALT）及天冬氨酸氨基转移酶（AST）升高，少数出现黄疸，主要见于重症病毒性肝炎、急性EBV感染引起的传染性单核细胞增多症、巨细胞病毒（CMV）等感染；肾脏功能异常，以流行性出血热等出血性病毒感染疾病为常见；心肌炎，以肠道病毒、EBV、CMV等感染最为常见，表现为心悸、心律失常，严重者引起心力衰竭。

（6）病毒性脑炎　一般为低热或中度发热后出现意识障碍，表现为昏迷、抽搐、运动及意识障碍。

（7）病毒性肺炎　表现为咳嗽，干咳为主，病情严重者迅速发展为广泛渗出性肺炎，出现呼吸功能衰竭，引起死亡，常见流感病毒感染、冠状病毒感染、禽流感病毒感染等。

3. 慢性期

（1）发热　可有低热，多数无发热。

（2）毒血症状　可有头晕、头痛、全身不适、厌食、食欲缺乏等，但比急性病毒感染症状轻。

（3）单核巨噬细胞增生性反应　全身淋巴结肿大可以不明显，肝脾肿大明显。

（4）皮疹　可有斑丘疹；淤斑及淤点常见于慢性病毒感染引起血小板减少的患者，如慢性乙肝、丙肝、CMV 等感染。疣状皮疹，常见的有各种疣（寻常疣、跖疣、扁平疣、尖锐湿疣、传染性软疣等）。疱疹病毒感染，多在皮肤黏膜引起疱疹和（或）溃疡。

（5）脏器损害　不同病毒感染，其损害的脏器部位有所差异，多数病毒都有表现突出的感染器官。许多病毒所致脑炎及心肌炎可引起死亡。

（三）病毒感染的实验室检查

1. 一般实验室检查

（1）血常规　白细胞计数正常或降低，淋巴细胞增多，可出现异常淋巴细胞。流行性乙型脑炎及流行性出血热患者感染早期可有白细胞计数增高，但中性粒细胞正常。部分病毒感染有血小板下降，急性下降者见于流行性出血热、登革出血热及埃博拉病毒出血热等；慢性血小板减少见于各种慢病毒感染如乙型肝炎病毒（hepatitis B virus，HBV）、丙型肝炎病毒（hepatitis C virus，HCV）、巨细胞病毒（cytomegalovirus，CMV）、EB 病毒（Epstein-Barr virus，EBV）、艾滋病毒（human immunodeficiency virus，HIV）等。

（2）小便常规　流行性出血热病毒感染常伴有急性严重肾功能损害及尿蛋白增高。慢性病毒感染见于 HBV、HCV、HIV 等。

（3）血生化检查　病毒血症时可有肝功能异常、血清肌酶增高等；主要见于肝炎病毒、EBV、CMV、单纯疱疹病毒（herpes simplex virus，HSV）等。

2. 病原学检查

（1）病毒培养　一般的方法不能分离培养病毒，需要行细胞培养及组织培养，多用于实验室及临床研究，极少用于临床诊治。

（2）抗原检查　采用 ELISA 法及免疫吸附试验等，检查病毒的细胞成分，其中最主要为膜成分，少部分可检查核心成分，如乙型肝炎病毒的 E 抗原及核心抗原。

（3）抗体检查　为临床诊断病毒感染最常用的方法，酶联免疫吸附试验（ELISA）法常用。早期及急性期常为 IgM 抗体的增高，后期常为 IgG 抗体增高，抗体效价达到诊断标准或恢复期效价比急性期效价增高 4 倍以上具有确定诊断的价值。

（4）病毒核酸检查　是目前诊断感染性疾病的常用方法。目前临床上常用的有荧光 PCR、实时定量 PCR 等，定量 PCR 结果也为评价抗病毒治疗效果提供参考，常用于慢性乙型病毒性肝炎、丙型病毒性肝炎和艾滋病等的治疗效果监测。

（5）组织学检测　查病毒包涵体或通过免疫组织化学检查组织中病毒的抗原、抗体及核酸。如慢性病毒性肝炎的肝穿刺组织活检，CMV、EBV 等感染时对淋巴结或肝组织的检查。

（四）病程及预后

急性感染病程一般为 1 周，少数患者可持续 2～3 周，极少数 4 周。HIV、EBV 及 CMV 等慢病毒在免疫功能低下者可长期感染。绝大多数为自限性，不需要治疗，可自行好转，少数病情严重者需要抗病毒治疗。

二、病毒性疾病的治疗原则

由于许多病毒感染为自限性疾病，无需抗病毒治疗，有些病毒感染无特效治疗药物，以对症及支持治疗为主，病情严重或某些特殊病毒感染需要进行积极的抗病毒治疗，迄今为止，抗病毒治疗的药物多为抑制病毒，最终的病毒清除有赖于患者自身的免疫能力，因此病毒感染应慎用糖皮质激素。

有下列情况需要抗病毒治疗：

(1) 特殊病毒感染引起全身性损害，如病毒血症，肝脾淋巴结肿大，血小板减少等。

(2) 有严重脏器损害病症者，如心肌炎、脑炎、肝炎等。

(3) 病情严重，高热持续不退，或有明显的皮肤黏膜损害者，如急性流行性腮腺炎、单纯疱疹病毒感染、流行性出血热等。

(4) 慢性病毒性感染性疾病，如慢性乙型肝炎、慢性丙型肝炎、艾滋病、慢性活动性 EBV 病、CMV 感染等。

三、常用药物分类及作用机制

目前常用的抗病毒药物按抗菌谱可分为五大类，主要包括广谱抗病毒药物、抗流感病毒药物、抗疱疹病毒药物、抗肝炎病毒药物及抗艾滋病病毒药物等。

(一) 广谱抗病毒药物

利巴韦林，又称病毒唑，为合成的核苷类抗病毒药物，是病毒单磷酸次黄嘌呤核苷脱氢酶强抑制剂，从而阻断病毒核酸的合成。具有广谱抗病毒作用，对流感病毒 A 和 B 引起的流感、腺病毒肺炎、甲型肝炎、疱疹、麻疹等有防治作用，还可用于流行性出血热的治疗，合用干扰素对丙型肝炎有良好效果。

(二) 抗流感病毒药物

1. 奥司他韦

在体内转化为对流感病毒神经氨酸酶具有抑制作用的代谢物，有效地抑制病毒颗粒释放，阻抑甲、乙型流感病毒的传播。

2. 扎那米韦

扎那米韦是一种唾液酸衍生物，能抑制流感病毒的神经氨酸苷酶，影响病毒颗粒的聚集和释放，能有效抑制 A 型和 B 型流感病毒的复制。

（三）抗疱疹病毒药物

1. 阿昔洛韦和伐昔洛韦

阿昔洛韦为核苷类化合物，是鸟苷的开糖环衍生物，伐昔洛韦是阿昔洛韦的 L-缬氨酸酯，在细胞内或体内水解成阿昔洛韦而发挥抗病毒作用。阿昔洛韦在体内转化为三磷酸化合物，干扰单纯疱疹病毒 DNA 聚合酶的作用，抑制病毒 DNA 的复制。

2. 喷昔洛韦和泛昔洛韦

喷昔洛韦结构类似阿昔洛韦，也是鸟苷的开糖环衍生物，泛昔洛韦是喷昔洛韦的前药，在体内经肠壁和肝脏乙酰化酶脱乙酰化，在肝脏内氧化，转化成喷昔洛韦而发挥抗病毒作用。喷昔洛韦在体内由病毒激酶磷酸化为单磷酸，再由细胞激酶磷酸化为二磷酸和三磷酸，与疱疹病毒 DNA 聚合酶结合，抑制病毒 DNA 聚合酶活性，阻断病毒 DNA 延伸，抑制病毒繁殖。

（四）抗肝炎病毒药物

1. 干扰素

干扰素是一组由病毒或其他诱生剂是生物细胞产生的分泌性糖蛋白，具有抗多种病毒感染、促进细胞免疫功能等生物活性。主要机制包括调节机体的免疫监视、防御和稳定功能，增强使 NK 细胞和 Tc 细胞的杀伤作用，增强细胞吞噬能力；诱导外周血液中单核细胞的 2′,5′-寡腺苷酸合成酶的活性；增加或诱导细胞表面主要组织相容复合物抗原的表达。

2. 核苷(酸)类抗乙肝病毒药物

拉米夫定、替比夫定和阿德福韦酯因临床耐药率高，不良反应相对多，已不再作为一线抗乙肝病毒药物推荐使用。目前国内外指南一线推荐的慢性 HBV 感染抗病毒药物主要包括恩替卡韦（ETV）、富马酸替诺福韦二吡呋酯（TDF）、富马酸丙酚替诺福韦（TAF）及艾米替诺福韦（TMF）。

(1) 恩替卡韦　本药为鸟嘌呤类似物，转化为具有活性的三磷酸盐形式，后者通过与 HBV 逆转录酶的底物三磷酸脱氧鸟嘌呤核苷竞争，抑制 HBV 逆转录酶的活性，从而抑制 HBV 的复制。

(2) 富马酸替诺福韦二吡呋酯　本药为一磷酸腺苷的开环核苷磷酸二酯类似物，水解后转化为替诺福韦，替诺福韦再转化为具有活性的二磷酸替诺福韦，后者可与 HBV 逆转录酶的底物 5′-三磷酸脱氧腺苷竞争，并在与 DNA 整合后终止 DNA 链，从而抑制 HBV 逆转录酶的活性，最终抑制 HBV 的复制。

(3) 富马酸丙酚替诺福韦　本药为替诺福韦的磷酰胺前体药物，经过水解和磷酸化转化为具有活性的二磷酸替诺福韦，后者通过 HBV 逆转录酶嵌入病毒 DNA 而导致 DNA 链终止，从而抑制 HBV 的复制。

(4) 艾米替诺福韦　本药为替诺福韦的亚磷酰胺前体药物，经过水解和磷酸化转化为具有活性的二磷酸替诺福韦，后者通过HBV逆转录酶嵌入病毒DNA而导致DNA链终止，从而抑制HBV的复制。

3. 抗丙肝病毒药物

针对丙肝病毒的感染，无论急慢性，所有HCV-RNA阳性患者均应进行抗病毒治疗。丙肝抗病毒药物主要包括艾尔巴韦格拉瑞韦、索磷布韦维帕他韦等，以口服直接抗病毒药物方案为首选。通过积极治疗，根据不同的基因型选择不同的治疗方案，经过12～24周的抗病毒治疗，丙肝的根治率可达95%以上。

(1) 艾尔巴韦和格拉瑞韦　艾尔巴韦、格拉瑞韦为作用机制完全不同且无交叉耐药性的直接抗病毒药，靶向作用于HCV生命周期的多个步骤。艾尔巴韦为一种HCV非结构蛋白NS5A抑制药，NS5A为病毒RNA复制和病毒装配的重要成分。格拉瑞韦为一种HCV NS3/4蛋白酶抑制药，HCV NS3/4蛋白酶为HCV编码的多蛋白的蛋白酶切和病毒复制所必需的。

(2) 来迪派韦和索磷布韦　来迪派韦为直接抗HCV药，通过抑制HCV非结构蛋白NS5A而发挥作用。索磷布韦为直接抗HCV药，可抑制HCV NS5B RNA依赖的RNA聚合酶。

(3) 索磷布韦和维帕他韦　索磷布韦为直接抗HCV药，可抑制HCV NS5B RNA依赖的RNA聚合酶。维帕他韦为直接抗HCV药，通过抑制HCV NS5A蛋白而发挥作用。

（五）抗艾滋病病毒药物

1. 逆转录酶抑制药

HIV从mRNA到DNA的逆转录过程要依赖逆转录酶，逆转录酶抑制药可以作为逆转录酶的底物或竞争性抑制药从而阻止HIV的复制，可分为核苷类和非核苷类逆转录酶抑制药。

(1) 核苷类逆转录酶抑制药　选择性与HIV逆转录酶结合，然后整合入病毒DNA，引发病毒RNA链的提前终止，从而抑制HIV的转录和复制。常用药物有齐多夫定（zidovudine）、拉米夫定(lamivudine)等。

(2) 非核苷类逆转录酶抑制药　能够与逆转录酶深部结构相结合，通过破坏催化位点从而阻断RNA和DNA依赖的DNA多聚酶的活性。常用药物有奈韦拉平（nevirapine）、地拉韦啶（delavirdine）、依非韦伦(efavirenz)等。

2. 蛋白酶抑制药

HIV复制和成熟过程中需要一些蛋白质的参与，蛋白酶抑制药通过抑制这些特殊蛋白质的合成，从而抑制HIV的复制及成熟过程。蛋白酶抑制药具有特异性，仅能作用于某一种或某一类酶。常用药物有沙奎那韦(saquinavir)、茚地那韦(indinavir)、奈非那韦(nelfinavir)等。目前推荐联合应用作用于不同病毒复制环节的多种药物，如2种核苷类逆转录酶抑制药联合1种蛋白酶抑制药或1种非核苷类逆转录酶抑制药。

第二节　病毒性肝炎

一、疾病介绍

病毒性肝炎(viral hepatitis)是由多种肝炎病毒引起的,以肝脏损害为主的一组全身性传染病。目前按病原学明确分类的有甲型、乙型、丙型、丁型、戊型五型肝炎病毒。各型病毒性肝炎临床表现相似,以疲乏、食欲减退、厌油、肝功能异常为主,部分病例出现黄疸。甲型和戊型主要表现为急性感染,经粪-口途径传播;乙型、丙型、丁型多呈慢性感染,少数病例可发展为肝硬化或肝细胞癌,主要经血液、体液等胃肠外途径传播。

病毒性肝炎呈全球分布且具有地区差异性。我国属于甲型及乙型肝炎的高发地区,但各地区人群感染率差别较大。甲型肝炎好发于秋冬季节,发病年龄多在14岁以下;乙型肝炎见于世界各地,其中我国人群HBsAg携带率约为10%;丙型肝炎和丁型肝炎在世界各地均有发现,我国各地区亦均存在;戊型肝炎多见于青壮年,其发病与饮水习惯及粪便管理相关。

(一) 临床表现

各型肝炎的潜伏期长短不同:甲型肝炎为30天(5～45天);乙型肝炎潜伏期与丁型肝炎潜伏期相当,为70天(30～180天);丙型肝炎为50天(15～150天);戊型肝炎为40天(10～70天)。

1. 急性肝炎

各型病毒性肝炎都可表现为急性肝炎,病程不超过6个月,可分为急性黄疸型肝炎和急性无黄疸型肝炎两种。

(1) 急性黄疸型肝炎　多见于HAV和HEV感染。总病程为1～4个月,分为黄疸前期、黄疸期、恢复期三个阶段。黄疸前期持续5～7天,主要表现为发热、乏力、厌食、恶心、呕吐以及腹胀、腹泻等消化道症状,肝脏触痛,轻度肿大,黄疸前期末尿色深黄,逐渐加深至呈红茶样;黄疸期持续2天～6周,此期尿色继续加深,皮肤及巩膜出现黄染,1周左右达到高峰,而后逐渐下降。黄疸明显时可有皮肤瘙痒,大便颜色变浅等症状。恢复期一般持续1～2个月,此期黄疸逐渐消退,肝脏肿大回缩,触痛消失,肝功能恢复正常,食欲好转。

(2) 急性无黄疸型肝炎　大多起病较缓,临床症状较轻,病程中不出现黄疸,多无发热,主要表现为乏力、食欲不振、腹胀、肝区痛、恶心、呕吐等,与急性黄疸型肝炎前期相似,由于无黄疸症状而不易察觉,部分患者无任何症状仅在体检时发现肝脾肿大以及ALT升高。

2. 慢性肝炎

多由急性肝炎久治不愈进而转为慢性肝炎，一般见于乙、丙、丁三型肝炎，病程超过半年，根据病情可分为轻度、中度和重度。

(1) 轻度慢性肝炎　又称为慢性迁延性肝炎，症状较轻微，主要表现为食欲不振、乏力、腹胀、肝区不适、肝大及轻度触痛等，肝功能检查主要为 ALT 异常。病情一般较轻，可迁延不愈达数年。

(2) 中度慢性肝炎　症状、体征、肝功能检查结果均居于轻度和重度慢性肝炎之间。

(3) 重度慢性肝炎　一般有明显或持续的肝炎症状，如倦怠乏力、纳差、腹胀、厌食、肝区痛、尿色加深以及巩膜和皮肤黄染，常伴有肝病面容、肝掌、蜘蛛痣及脾大等。

3. 重型肝炎

重型肝炎是发生肝衰竭的病毒性肝炎，是病毒性肝炎中最严重的一种，各型肝炎病毒感染均可导致，一般 HBV 单独或重叠感染较常见，但少见 HAV 和 HEV 感染导致的重型肝炎。临床上可分为急性重型肝炎、亚急性重型肝炎、慢性重型肝炎。

(1) 急性重型肝炎(急性肝衰竭)　一般起病较急，亦称爆发性肝炎。主要表现为高热、食欲不振、恶心、呕吐等。起病 2 周内病情迅速恶化，黄疸加深(极个别可无黄疸)，肝脏萎缩并伴有出血倾向，腹水增多，中毒性鼓肠、肝性脑病等。肝性脑病早期表现为嗜睡、烦躁、性格改变等，后期可有不同程度的抽搐、锥体束损害体征等，体检有扑翼样震颤、肝臭等，可急骤发展为肝性昏迷。

(2) 亚急性重症肝炎(亚急性肝衰竭)　亦称亚急性肝坏死，初期症状与急性黄疸型肝炎相似，发病 15 天至 24 周出现极度倦怠乏力、食欲不振、频繁呕吐、腹胀、黄疸进行性加深，血清胆红素升高达 171 μmol/L 以上；晚期还会出现肝肾综合征、肝性昏迷等，存活者约 1/3 发展为肝炎后肝硬化。

(3) 慢性重型肝炎　临床表现与亚急性重型肝炎相似，亦称慢性肝炎亚急性肝坏死，预后较差，有一定的发病基础：慢性肝炎或肝硬化病史，慢性 HBV 携带史；无肝病史，无 HBsAg 携带史，但有慢性肝病体征如肝掌、蜘蛛痣，影像学改变如脾脏增厚及生化检测改变者如 A/G 比值下降或倒置，丙种球蛋白升高；肝组织病理学检查支持慢性肝炎。

4. 淤胆型肝炎

淤胆型肝炎亦称毛细胆管型肝炎或胆汁淤积型肝炎，是因多种原因引起肝细胞和/或毛细胆管胆汁分泌功能障碍，导致部分或完全性胆汁流阻滞的综合征。自觉症状较轻，起病及临床表现类似于急性黄疸型肝炎。主要表现为肝内淤胆，皮肤及巩膜黄染，皮肤瘙痒，大便颜色变浅，明显肝大，血清胆红素升高明显且以直接胆红素为主。

在慢性肝炎或肝硬化基础上发生上述症状者，称为慢性淤胆型肝炎；持续 3 周以上梗阻性黄疸且排除其他肝内外梗阻因素者，称为急性淤胆型肝炎。一般慢性发病多于急性，且预后较差。

5. 肝炎肝硬化

肝炎肝硬化是由病毒性肝炎导致的肝脏进行性、弥漫性和纤维性病变。根据炎症情况可分为活动性与静止性，根据肝组织病理及临床表现又分为代偿性和失代偿性。活动性肝硬化表现为乏力、恶心、纳差、黄疸、腹水以及肝脏萎缩变硬等；静止性肝硬化一般没有肝脏炎症活动的表现，无特异性症状。代偿性肝硬化是早期肝硬化，一般是 Child-Pugh A 级，无明显肝功能衰竭症状，仅有轻度乏力及腹胀等症状，同时可有门脉高压症，如轻度食管静脉曲张，但无腹水、肝性脑病或上消化道出血，实验室检查发现白蛋白≥35 g/L、胆红素＜35 μmol/L、凝血酶原活动度＞60%；失代偿性肝硬化一般属 Child-Pugh B、C 级，是中晚期肝硬化，可出现腹水、肝性脑病以及门脉高压引起的上消化道出血如食管、胃底静脉曲张等症状，实验室检查可发现白蛋白＜35 g/L、A/G＜1.0、胆红素＞35 μmol/L、凝血酶原活动度＜60%。

（二）实验室检查和其他辅助检查

1. 血常规

急性肝炎初期白细胞总数正常或略高，黄疸期白细胞总数正常或稍低，淋巴细胞相对增多，偶可见异型淋巴细胞。重型肝炎时白细胞可升高，红细胞及血红蛋白可下降。肝炎肝硬化伴脾功能亢进者可有血小板、红细胞、白细胞减少的“三少”现象。

2. 尿常规

尿胆红素和尿胆原的检测有助于黄疸的鉴别诊断。肝细胞性黄疸时两者均阳性，溶血性黄疸以尿胆原为主，梗阻性黄疸以尿胆红素为主。

3. 肝功能检查

（1）ALT　ALT 在肝细胞损伤时释放入血，是目前临床上反映肝细胞功能的最常用指标。ALT 对肝病诊断的特异性比 AST 高。急性肝炎时 ALT 明显升高，AST/ALT 常小于 1，黄疸出现后 ALT 开始下降。慢性肝炎和肝硬化时 ALT 轻度或(至)中度升高或反复异常，AST/ALT 常大于 1。重型肝炎患者可出现 ALT 快速下降，胆红素不断升高的“胆酶分离”现象，提示肝细胞大量坏死。

（2）AST　此酶在心肌含量最高，依次为心、肝、骨骼肌、肾、胰。在肝脏，AST 80%存在于肝细胞线粒体中，仅 20%在胞质。肝病时血清 AST 升高，提示线粒体损伤，病情易持久且较严重，通常与肝病严重程度成正相关。急性肝炎时如果 AST 持续在高水平，有转为慢性肝炎的可能。

（3）乳酸脱氢酶（lactate dehydrogenase，LDH）　肝病时可显著升高，但肌病时亦可升高，须配合临床加以鉴别。LDH 升高在重症肝炎（肝衰竭）时亦提示肝细胞缺血、缺氧。

（4）γ-氨酰转肽酶（γ-GT）　肝炎和肝癌患者可显著升高，在胆管炎症、阻塞的情况下更明显。

（5）胆碱酸酶　由肝细胞合成，其活性降低提示肝细胞已有较明显损伤，其值愈低，提示病情愈重。

（6）碱性磷酸酶（ALP 或 AKP）　正常人血清中 ALP 主要来源于肝和骨组织，ALP 测定主要用于肝病和骨病的临床诊断。当肝内或肝外胆汁排泄受阻时，肝组织表达的 ALP 不能排出体外而回流入血，导致血清 ALP 活性升高。儿童生长发育期可明显增加。

(7) 血清蛋白　主要由白蛋白(A)及 α_1，α_2，β 及 γ 球蛋白(G)组成。前 4 种主要由肝细胞合成，γ 球蛋白主要由浆细胞合成。白蛋白半衰期较长，约 21 天。急性肝炎时，血清蛋白质和量可在正常范围内。慢性肝炎中度以上、肝硬化、(亚急性及慢性)重型肝炎时白蛋白下降，γ 球蛋白升高，白/球(A/G)比例下降甚至倒置。

(8) 胆红素　急性或慢性黄疸型肝炎时血清胆红素升高，活动性肝硬化时亦可升高且消退缓慢，重型肝炎常超过 171 μmol/L。胆红素含量是反映肝细胞损伤严重程度的重要指标。直接胆红素在总胆红素中的比例尚可反映淤胆的程度。

(9) 凝血酶原时间(PT)、凝血酶原活动度(PTA)、国际准化比率(international normalized ratio，INR)　PT 延长或 PTA 下降与肝损害严重程度密切相关。PTA<40%是诊断重型肝炎或肝衰竭的重要依据。INR 是根据 PT 与 ISI(国际敏感度指数)的比值计算而得出的。健康成年人 INR 大约为 1.0，INR 值越大表示凝血功能越差。

(10) 甲胎蛋白(AFP)　AFP 含量的检测是筛选和早期诊断 HCC 的常规方法，但应注意有假阴性的情况。肝炎活动和肝细胞修复时 AFP 有不同程度的升高，应动态观察。

4. 病原学检查

(1) 抗-HAV IgM　是新近感染的证据，是早期诊断甲型肝炎最简便而可靠的血清学标志。在发病后数天即可阳性，3～6 个月转阴。临床上多采用 ELISA 检测。

(2) 抗-HAV IgG　出现稍晚，于 2～3 个月达到高峰，持续多年或终身。属于保护性抗体，具有免疫力的标志。单份抗-HAV IgG 阳性表示受过 HAV 感染或疫苗接种后反应。如果急性期及恢复期双份血清抗-HAV IgG 滴度有 4 倍以上增长，亦是诊断甲型肝炎的依据。

(3) HBsAg 与抗-HBs　HBsAg 在感染 HBV 2 周后即可阳性。HBsAg 阳性反映现症 HBV 感染，阴性不能排除 HBV 感染。抗-HBs 为保护性抗体，阳性表示对 HBV 有免疫力。

(4) HBeAg 与抗-HBe　急性 HBV 感染时 HBeAg 的出现时间略晚于 HBsAg。HBeAg 与 HBV DNA 有良好的相关性，因此，HBeAg 的存在表示病毒复制活跃且有较强的传染性。HBeAg 消失而抗-HBe 产生称为血清转换。抗-HBe 阳转后，病毒复制多处于静止状态，传染性降低。

(5) HBcAg 与抗-HBc　血清中 HBcAg 主要存在于 HBV 完整颗粒(Dane 颗粒)的核心，游离的极少，常规方法不能检出。HBcAg 与 HBV DNA 成正相关，HBeAg 阳性表示 HBV 处于复制状态，有传染性。

(6) HBV DNA　是病毒复制和传染性的直接标志。定量测定对于判断病毒复制程度，传染性大小，抗病毒药物疗效等有重要意义。

(7) 抗-HCV IgM 和抗-HCV IgG　HCV 抗体不是保护性抗体，是 HCV 感染的标志。抗-HCV IgM 在发病后即可检测到，一般持续 1～3 个月，因此抗-HCV IgM 阳性提示现症 HCV 感染。抗-HCV IgM 的检测受较多因素的影响，稳定性不如抗-HCV IgG。抗-HCV IgG 阳性提示现症感染或既往感染。

(8) HCV RNA　阳性是病毒感染和复制的直接标志。HCV RNA 定量测定有助于了解病毒复制程度、抗病毒治疗的选择及疗效评估等。

5. 影像学检查

腹部超声(US)、电子计算机断层成像(CT)、磁共振(MRI 或 MR)有助于鉴别阻塞性黄疸、脂肪肝及肝内占位性病变。能反映肝脏表面变化,门静脉、脾静脉直径,脾脏大小,胆囊异常变化,腹水等。彩色超声尚可观察到血流变化,CT、MRI 的对肝脏组织结构变化,如出血坏死、脂肪变性及鉴别肝内占位病变优于 US。

6. 肝组织病理检查

对明确诊断、衡量炎症活动度、纤维化程度及评估疗效具有重要价值。

(三) 临床诊断

(1) 急性肝炎　起病较急,常有畏寒、发热、乏力、食欲缺乏、恶心、呕吐等急性感染症状。肝大,质偏软,ALT 显著升高。黄疸型肝炎血清胆红素正常或>17.1 pmol/L,尿胆红素阳性。黄疸型肝炎可有黄疸前期、黄疸期、恢复期三期经过,病程不超过 6 个月。

(2) 慢性肝炎　病程超过半年或发病日期不明确而有慢性肝炎症状、体征、实验室检查改变者。常有乏力、厌油、肝区不适等症状,可有肝病面容、肝掌、蜘蛛痣、胸前毛细血管扩张,肝大质偏硬,脾大等体征。根据病情轻重,实验室指标改变等综合评定轻、中、重三度。

(3) 重型肝炎(肝衰竭)　主要有肝衰竭综合征表现。急性黄疸型肝炎病情迅速恶化,2 周内出现 11 度以上肝性脑病或其他重型肝炎表现者,为急性肝衰竭;15 天至 26 周出现上述表现者为亚急性肝衰竭;在慢性肝病基础上出现的急性肝功能失代偿为慢加急性(亚急性)肝衰竭。在慢性肝炎或肝硬化基础上出现的重型肝炎为慢性肝衰竭。

(4) 淤胆型肝炎　起病类似急性黄疸型肝炎,黄疸持续时间长,症状轻,有肝内梗阻的表现。

(5) 肝炎肝硬化　多有慢性肝炎病史。有乏力,腹胀,尿少,肝掌,蜘蛛痣,脾大,腹水,双下肢水肿,胃底食管下段静脉曲张,白蛋白下降,A/G 倒置等肝功能受损和门脉高压表现。

二、疾病治疗

(一) 一般治疗原则

一般采用综合疗法,以适当休息和合理营养为主,避免饮酒、疲劳和使用肝毒性药物,根据病情给予适当的药物治疗。药物治疗主要是减轻肝细胞炎症并促进其修复,包括护肝治疗及抗病毒治疗。急性甲肝、急性戊肝及急性乙肝均无需抗病毒治疗,一般以对症支持治疗为主,但急性丙肝慢性化程度较高,需要抗病毒治疗以提高治愈率;慢性肝炎要给予改善和恢复肝功能以及调节机体免疫、抗病毒、抗纤维化等药物;重型肝炎要加强护肝治疗,合理使用降血氨药及抗菌药等,预防各种并发症。

（二）药物治疗方案

1. 急性肝炎

急性肝炎一般为自限性，多可完全康复。以一般治疗及对症支持治疗为主，急性期应进行隔离，症状明显及有黄疸者应卧床休息，恢复期可逐渐增加活动量，但要避免过劳。饮食宜清淡易消化，适当补充维生素，热量不足者应静脉补充葡萄糖。避免饮酒和应用损害肝脏药物，辅以药物对症及恢复肝功能，药物不宜太多、以免加重肝脏负担。

一般不采用抗病毒治疗，急性丙型肝炎则例外，只要检查 HCV RNA 阳性，尽快开始抗病毒治疗可治愈。

2. 慢性肝炎

（1）一般治疗　适当卧床休息，避免过度劳累；高蛋白饮食，注意避免摄入过多热量及糖类，以免脂肪肝和糖尿病的发生；定期进行复查。

（2）药物治疗

① 免疫调节：如胸腺肽、转移因子等有免疫调节效果。

② 改善和恢复肝功能：如还原性谷胱甘肽、维生素类、葡萄糖醛酸内酯有护肝作用；双环醇、联苯双酯等有降转氨酶作用；茵栀黄、腺苷蛋氨酸有退黄作用；丹参、冬虫夏草、γ-干扰素等有抗纤维化作用。

③ 抗病毒治疗：目的是最大限度地长期抑制病毒复制，减少传染性；改善肝功能；减轻肝组织病变；提高生活质量；减少或延缓肝硬化、肝衰竭和 HCC 的发生，延长生存时间，对部分适合患者尽可能追求临床治愈。常用抗病毒药物剂量及不良反应见表 22-1。

表 22-1　抗病毒药物剂量及不良反应

种类	药品	常用剂量	不良反应
核苷（酸）类似物	恩替卡韦	治疗慢性 HBV 感染：每天 1 次，每次 0.5 mg，空腹服用	肌溶解、乳酸酸中毒
	富马酸替诺福韦二吡呋酯	治疗慢性 HBV 感染：每天 1 次，每次 300 mg，可空腹或与食物同服	肾功能损害，骨密度降低
	富马酸丙酚替诺福韦	治疗慢性 HBV 感染：每天 1 次，每次 25 mg，需随食物服用	因具有肝靶向性，肾脏、骨骼方面安全性优于富马酸替诺福韦二吡呋酯
	艾米替诺福韦	治疗慢性 HBV 感染：每天 1 次，每次 25 mg，需随食物服用	因具有肝靶向性，肾脏、骨骼方面安全性优于富马酸替诺福韦二吡呋酯，但血脂异常发生率高，还可能出现肝酶升高等

续表

种类	药品	常用剂量	不良反应
干扰素	聚乙二醇干扰素-α	治疗慢性 HBV 感染：皮下注射，每周 1 次，每次 180 μg，疗程 48 周	流感样症候群，骨髓移植
直接抗病毒药物	艾尔巴韦格拉瑞韦	治疗基因 1 型、4 型慢性 HCV 感染：每天 1 次，每次口服 1 片，可空腹或与食物同服。疗程一般为 12 周	肝损伤多见，如转氨酶异常、高胆红素血症
	来迪派韦索磷布韦	治疗基因 1、2、3、4、5 或 6 型慢性 HCV 感染：每天 1 次，每次口服 1 片，应整片吞服，不可咀嚼或碾碎，可空腹或与食物同服。疗程一般为 12 周	头痛、皮疹、疲劳、心律失常等
	索磷布韦维帕他韦	治疗各种基因型慢性 HCV 感染：每日 1 次，每次口服 1 片，应整片吞服，不可咀嚼或碾碎，可空腹或与食物同服。疗程一般为 12 周	头痛、疲劳、恶心、心律失常等

3. 重症肝炎（肝衰竭）

因病情发展快、病死率高（50%～70%），应积极抢救。依据病情发展的不同时相予以支持、对症、抗病毒等内科综合治疗为基础，早期免疫控制，中、后期预防并发症及免疫调节为主，辅以人工肝支持系统疗法，争取适当时期进行肝移植治疗。

4. 淤胆型肝炎

早期治疗同急性黄疸型肝炎，黄疸持续不退时，可加用泼尼松 40～60 mg/d 口服，或静脉滴注地塞米松 10～20 mg/d，2 周后如血清胆红素显著下降，则逐步减量至停药，可以每 3～5 d 减少泼尼松 5 mg/d 的剂量。

5. 肝炎肝硬化

参照慢性肝炎和重型肝炎的治疗，有脾功能亢进或门脉高压明显时可选用手术或介入治疗。

6. 慢性乙型肝炎病毒携带者

可照常工作，但应定期检查，随访观察，并动员其做肝穿刺活检，以便进一步确诊和进行相应治疗。

三、教学案例

患者男性，54 岁，2010 年发现乙肝表面抗原阳性，因无不适，未进一步诊治。2013 年 4

月因出现口干、口苦等不适，前来就诊，生化学检查提示肝肾功能均正常，腹部超声提示：胆囊胆固醇性小息肉，腹部CT平扫未见异常。未予治疗，嘱定期复查。2015年及2016年复查结果较前无明显改变。

2020年2月复查生化：ALT 178 U/L，AST 146 U/L，LDL 4.74 mmol/L，CHOL 7.02 mmol/L，HBsAg 68301.24 IU/mL，HBeAg 1592.45 S/CO，HBV DNA＞1.70×10^8 IU/mL（正常值：＜20 IU/mL），AFP 8.74 ng/mL，血常规正常。腹部超声：胆囊多发息肉（胆固醇性可能性大），轻度脂肪肝。

既往史、家族史：2013年发现胆囊息肉，2015年出现血脂升高，2017年出现尿酸升高，2017年诊断轻度脂肪肝。无高血压、糖尿病等慢性疾病。不吸烟，不饮酒。无输血史。无乙型肝炎、肝硬化、肝癌家族史。

患者于2020年3月开始服用富马酸丙酚替诺福韦抗乙肝病毒治疗。之后定期复查，患者于2020年8月转氨酶恢复正常，持续至今。血肌酐水平持续正常，血脂水平较前也有好转。HBV DNA出现持续下降，于2023年5月达到未检测到靶标。HBsAg及HBeAg也有大幅度下降。

（一）病情评估

在临床实践中，我们需要根据血清HBV DNA、ALT水平和肝脏疾病严重程度，同时需结合年龄、家族史和伴随疾病等因素，综合评估患者疾病进展风险，决定是否需要启动抗病毒治疗。本例患者HBV感染10多年，HBV DNA载量、HBsAg及HBeAg定量水平都是高水平，甲胎蛋白水平持续异常，合并存在促进肝脏疾病进展的其他病因（脂肪肝），因此综合评估认为患者有较大的疾病进展风险，即使ALT正常，也需要开始抗病毒治疗。患者持续转氨酶升高，考虑除非酒精性脂肪性肝炎外，高载量的乙肝病毒也是其重要原因，建议开始抗乙肝病毒治疗，最终患者于2020年3月开始服用富马酸丙酚替诺福韦抗乙肝病毒治疗。之后定期复查，患者于2020年8月转氨酶恢复正常，持续至今。

（二）药物治疗方案评价

国内外各大慢乙肝指南也明确指出，对于初始治疗的慢乙肝患者强调选择强效低耐药药物，推荐使用恩替卡韦（ETV）、富马酸替诺福韦酯（TDF）和丙酚替诺福韦（TAF）。

针对每一个患者如何进行药物选择，需考虑以下四个方面：① 抗病毒效果：三种药物都具有强大的抗病毒效果，能使HBV DNA快速下降，使大多数患者在抗病毒后的48周内达到HBV DNA转阴；② 耐药率：在初治CHB患者中，ETV治疗5年的累积耐药发生率为1.2%；在拉米夫定耐药的CHB患者中，ETV治疗5年的累积耐药发生率升至51%。TDF的5年耐药率、TAF的144周耐药率均为0；③ 不良反应：TDF可导致肾小管结构和功能性损伤，另外TDF通过对骨骼的直接不良作用，以及通过肾损伤间接影响，会导致骨骼损伤；④ 服药方便性：由于食物动力学影响，ETV要求服药前后2 h需要空腹，会为患者坚持长期服药带来不便，降低患者的服药依从性。

综合以上四方面，本例患者选择了 TAF 作为初始治疗的药物。经过抗病毒治疗 1 年，取得了强效快速的抗病毒效果，无不良反应发生，患者的依从性也非常好。

四、不合理处方评析

（一）不合理门急诊处方

处方 1　患者：王某某，性别：女性，年龄：28 岁，妊娠 23 周。

临床诊断：慢性乙型病毒性肝炎。

处方用药：拉米夫定　　　　0.1 g×14×2 盒　　　　0.1g qd po。

处方评析（建议）：遴选药物不适宜。乙肝抗病毒药物中，拉米夫定、阿德福韦、恩替卡韦是 FDA 批准的妊娠 C 级药物，替比夫定、替诺福韦为妊娠 B 级药物。对于妊娠期间需进行抗病毒治疗的慢性乙肝患者，建议选用替诺福韦或替比夫定抗病毒治疗。其中替诺福韦因有更多试验数据而被多个指南列为一线推荐。

处方 2　患者：赵某某，性别：男性，年龄：38 岁。

临床诊断：慢性乙型病毒性肝炎、周围神经病变。

处方用药：替比夫定 600 mg qd po；聚乙二醇干扰素 α-2a，每次 180 μg，每周 1 次（皮下注射）。

处方评析（建议）：遴选药物不适宜。该患者有周围神经病变，替比夫定与聚乙二醇干扰素 α-2a 合用，可增加周围神经病变的风险及严重程度增加。建议停用替比夫定，换用其他抗病毒药物，如恩替卡韦或替诺福韦。

（二）住院患者用药医嘱单案例

患者男性，55 岁，因“右季肋区隐痛不适 2 年”为主诉，前来我院感染科就诊。患者既往有慢性乙型病毒性肝炎病史，未服用抗病毒药物。

辅助检查：肝胆脾胰腺双肾彩超示：肝实质弥漫性病变（肝硬化）、脾大、大量腹水。

专科检查：精神一般，消瘦，肝掌、蜘蛛痣，腹部膨隆，有移动性浊音，肝脾肋下可触及，双下肢轻度浮肿。

入院诊断：慢性乙型病毒性肝炎，乙肝后肝硬化失代偿期。

医嘱单部分用药：聚乙二醇干扰素 α-2a 每次 180 μg，每周 1 次（皮下注射）。

处方评析（建议）：遴选的药物不适宜。失代偿期肝硬化患者应优先选择强效低耐药的替诺福韦酯或恩替卡韦单药治疗；在条件不具备时，也可选择拉米夫定、替比夫定、阿德福韦酯，但需密切监测患者肾功能等情况。在失代偿期肝硬化患者抗 HBV 治疗过程中需监测 HBV DNA 载量、抗病毒药物耐药、肾功能以及乳酸酸中毒等情况。

第三节 艾 滋 病

一、疾病介绍

艾滋病，即获得性免疫缺陷综合征（acquired immunodeficiency syndrome，AIDS），是一种因感染人类免疫缺陷病毒（human immunodeficiency virus，HIV）而导致的慢性致命性传染病。辅助性T淋巴细胞被HIV特异性侵犯和破坏后造成机体免疫功能严重障碍，主要表现为各种机会性、条件性感染以及恶性肿瘤等，最终艾滋病患者因长期消耗，全身衰竭而死亡。

HIV属逆转录RNA病毒，HIV入侵后通过与淋巴细胞及单核细胞等细胞表面的$CD4^+$受体结合进入细胞，在逆转录酶作用下合成DNA，进行增殖复制并整合于宿主基因。病毒释放入血后广泛侵及$CD4^+$ T细胞，受感染的细胞相互融合，发生溶解坏死，直至细胞耗竭。随着病毒在各组织的繁殖，将会暴发病毒血症。感染初期，HIV能激发机体产生细胞免疫应答和体液免疫应答，由于HIV的快速繁殖和变异，机体免疫应答总是落后于病毒复制，随着免疫系统损害加深，$CD4^+$ T淋巴细胞、$CD8^+$ T淋巴细胞、单核巨噬细胞、B淋巴细胞、自然杀伤细胞等功能受损，最终出现免疫功能障碍甚至丧失，因而会造成机体对各种机会性感染的易感并发生多种恶性肿瘤以至死亡。

HIV有HIV-1、HIV-2两型。HIV-1引起世界流行，HIV-2主要在非洲西部局部流行。感染和传播途径包括：经性接触（包括不安全的同性、异性和双性性接触）；经血液及血制品（包括共用针具静脉注射毒品、不安全规范的介入性医疗操作、纹身等）；经母婴传播（包括宫内感染、分娩时和哺乳传播）。截至2022年底，我国报告存活HIV/AIDS患者122.3万例，报告死亡41.8万例，2022年新报告HIV/AIDS患者10.78万例（其中性传播占97.6%）。

（一）临床表现

从初始感染HIV到终末期是一个较为漫长复杂的过程，在病程的不同阶段，与HIV相关的临床表现也是多种多样的。根据感染后的临床表现，HIV感染的全过程可分急性期、无症状期和艾滋病期3个期。

1. 急性期

通常发生感染HIV的6个月内。部分感染者在急性期出现HIV病毒血症和免疫系统急性损伤相关的临床表现。临床表现以发热最为常见，可伴有咽痛、盗汗、恶心、呕吐、腹泻、皮疹、关节疼痛、淋巴结肿大及神经系统症状。大多数患者临床症状轻微，持续1～3周后自行缓解。此期在血液中可检测到HIV RNA和P24抗原，$CD4^+$ T淋巴细胞计数一过性减少，$CD4^+$/$CD8^+$ T淋巴细胞比值倒置。部分患者可有轻度白细胞和血小板减少或肝生化指标异常。

2. 无症状期

可从急性期进入此期，或无明显的急性期症状而直接进入此期。持续时间一般为4～8年。其时间长短与感染病毒的数量和型别、感染途径、机体免疫状况的个体差异、营养条件及生活习惯等因素有关。在无症状期，由于HIV在感染者体内不断复制，免疫系统受损，$CD4^+$ T淋巴细胞计数逐渐下降。可出现淋巴结肿大等症状或体征。

3. 艾滋病期

为感染HIV后的终末阶段。患者$CD4^+$ T淋巴细胞计数多<200个/μL。此期主要临床表现为HIV相关症状、体征及各种机会性感染和肿瘤。

（二）临床诊断

1. 诊断原则

HIV/AIDS的诊断需结合流行病学史（包括不安全性生活史、静脉注射毒品史、输入未经HIV抗体检测的血液或血液制品、HIV抗体阳性者所生子女或职业暴露史等），临床表现和实验室检查等进行综合分析，慎重做出诊断。HIV抗体和病原学检测是确诊HIV感染的依据；流行病学史是诊断急性期和婴幼儿HIV感染的重要参考；$CD4^+$ T淋巴细胞检测和临床表现是HIV感染分期诊断的主要依据；AIDS的指征性疾病是AIDS诊断的重要依据。HIV感染者是指感染HIV后尚未发展到艾滋病期的个体；AIDS患者是指感染HIV后发展到艾滋病期的患者。

成人、青少年及18个月龄以上儿童，符合下列一项者即可诊断HIV感染：① HIV抗体筛查试验阳性和HIV补充试验阳性（抗体补充试验阳性或核酸定性检测阳性或核酸定量大于5000拷贝/mL）；② 有流行病学史或艾滋病相关临床表现，两次HIV核酸检测均为阳性；③ HIV分离试验阳性。

18个月龄及以下儿童，符合下列一项者即可诊断HIV感染：① 为HIV感染母亲所生和两次HIV核酸检测均为阳性（第二次检测需在出生4周后采样进行）；② 有医源性暴露史，HIV分离试验结果阳性或两次HIV核酸检测均为阳性；③ 为HIV感染母亲所生和HIV分离试验阳性。

2. HIV/AIDS不同临床分期的诊断标准

（1）HIV感染早期　即Ⅰ期，成人及15岁（含15岁）以上青少年HIV感染者，符合下列一项即可诊断：① 3～6个月内有流行病学史和/或有急性HIV感染综合征和/或有持续性全身性淋巴腺病（PGL）；② 抗体筛查试验无反应，两次核酸检测均为阳性；③ 1年内出现HIV血清抗体阳转。15岁以下儿童HIV感染者Ⅰ期的诊断需根据$CD4^+$ T淋巴细胞数和相关临床表现来进行。

（2）HIV感染中期　即Ⅱ期，成人及15岁（含15岁）以上青少年HIV感染者，符合下列一项即可诊断：① $CD4^+$ T淋巴细胞计数为200～500/μL；② 无症状或符合无症状期相关临床表现。15岁以下儿童HIV感染者Ⅱ期的诊断需根据$CD4^+$ T淋巴细胞数和相关临床表现来进行。

(3) 艾滋病期　即Ⅲ期,也称为AIDS期,成人及15岁(含15岁)以上青少年,HIV感染加下述各项中的任何一项,即可确诊为艾滋病期:① 不明原因的持续不规则发热38℃以上,>1个月;② 腹泻(大便次数多于3次/天),>1个月;③ 6个月之内体重下降10%以上;④ 反复发作的口腔真菌感染;⑤ 反复发作的单纯疱疹病毒感染或带状疱疹病毒感染;⑥ 肺孢子菌肺炎(PCP);⑦ 反复发生的细菌性肺炎;⑧ 活动性结核病或非结核分枝杆菌病;⑨ 深部真菌感染;⑩ 中枢神经系统占位性病变;⑪ 中青年人出现痴呆;⑫ 活动性巨细胞病毒(CMV)感染;⑬ 弓形虫脑病;⑭ 马尔尼菲篮状菌病;⑮ 反复发生的败血症;⑯ 卡波西肉瘤、淋巴瘤。或者确诊HIV感染,且$CD4^+$ T淋巴细胞数<200/μL,可诊断为艾滋病期。

15岁以下儿童符合下列一项者即可诊断为艾滋病期:HIV感染和$CD4^+$ T淋巴细胞百分比<25%(<12个月龄),或<20%(12个月龄～36个月龄),或<15%(37个月龄～60个月龄),或$CD4^+$ T淋巴细胞计数<200/μL(5～14岁);HIV感染和伴有至少一种儿童艾滋病指征性疾病。

二、疾病治疗

(一) 一般治疗原则

目前尚无治愈方法,治疗目标是最大程度地抑制病毒复制使病毒载量降低至检测下限并减少病毒变异;重建或者改善免疫功能;降低异常的免疫激活;减少病毒的传播、预防母婴传播;降低HIV感染的发病率和病死率、减少非艾滋病相关疾病的发病率和病死率,使患者获得正常的预期寿命,提高生活质量。

目前在全世界范围内仍缺乏根治HIV感染的有效药物。本病的治疗强调综合治疗,包括一般治疗、抗病毒治疗(antiretroviral therapy,ART)、恢复或改善免疫功能的治疗、机会性感染以及恶性肿瘤的治疗等一般支持对症处理。

(1) 抗病毒治疗是艾滋病治疗的关键。随着采用高效抗逆转录病毒联合疗法的应用,显著提高了抗HIV的疗效,提高了患者的生活质量和预后。

(2) 对已感染HIV的患者进行“不供血,固定性伴侣,避孕套避孕”的宣教。

(3) 艾滋病患者和HIV抗体阳性女性均不宜妊娠,一旦妊娠应早期终止;如继续妊娠,应告知胎儿的危险性。

(4) 产科处理。尽可能缩短破膜距分娩的时间;尽量避免使胎儿暴露于血液和体液危险增加的操作,如胎儿头皮电极、胎儿头皮pH测定。注意分娩时新生儿眼和脸的保护。

(5) 支持对症治疗。加强营养,治疗机会感染及恶性肿瘤。

(二) 药物治疗方案

1. 抗逆转录病毒药物介绍

目前国际上共有6大类30多种药物(包括复合制剂),分别为核苷类逆转录酶抑制剂(nucleoside reversetranscriptase inhibitors，NRTIs)、非核苷类逆转录酶抑制剂(non-NRTIs，NNRTIs)、蛋白酶抑制剂(protease inhibitors，PIs)、整合酶抑制剂(integrase strand transfer inhibitors，INSTIs)、融合抑制剂(fusion inhibitors，FIs)及 CCR5 抑制剂。国内的 HAART 药物有 NRTIs、NNRTIs、PIs、INSTIs 以及 FIs 五大类(包含复合制剂)，见表 22-2。

表 22-2　国内现有主要抗逆转录病毒药物介绍

类别	药品名称	缩写	用法用量	主要不良反应	药物间相互作用和注意事项
NRTIs	齐多夫定(zidovudine)	AZT	成人：每次 300 mg，2 次/天； 新生儿/婴幼儿：2 mg/kg，4 次/天； 儿童：160 mg/m^2 体表面积，3 次/天	1. 骨髓抑制、严重的贫血或中性粒细胞减少症； 2. 胃肠道不适：恶心、呕吐、腹泻等； 3. CPK 和 ALT 升高，乳酸酸中毒和/或肝脂肪变性	
	拉米夫定(lamivudine)	3TC	成人：每次 150 mg，2 次/天，或 300 mg/次，1 次/天； 新生儿：2 mg/kg，2 次/天； 儿童：4 mg/kg，2 次/天	不良反应少，且较轻微，偶有头痛、恶心、腹泻等不适	与 NRTIs 及 NNRTIs 联用，治疗病毒载量≥10^5 拷贝/mL 的成年患者
	阿巴卡韦(abacavir)	ABC	成人：每次 300 mg，2 次/天； 新生儿/婴幼儿：不建议用本药； 儿童：8 mg/kg，2 次/天，最大剂量 300 mg，2 次/天	1. 高敏反应，一旦出现高敏反应应终身停用； 2. 恶心、呕吐、腹泻等	用前 HLA-B5701，阳性者不推荐用。不推荐用于病毒载量≥10^5 拷贝/mL 的患者
	替诺福韦(tenofovir disoproxil)	TDF	成人：每次 300 mg/次，1 次/天，与食物同服	1. 骨质疏松； 2. 肾脏毒性； 3. 轻至中度消化道不适，如恶心、呕吐、腹泻等； 4. 代谢异常如低磷酸盐血症，脂肪分布异常，可能引起酸中毒和/或肝脂肪变性	

续表

类别	药品名称	缩写	用法用量	主要不良反应	药物间相互作用和注意事项
NRTIs	齐多夫定/拉米夫定	AZT/3TC	每次 1 片,2 次/天	见 AZT 与 3TC	见 AZT
	恩曲他滨/替诺福韦	FTC/TDF	每次 1 片,1 次/天	见 TDF	
	恩曲他滨/丙酚替诺福韦	FTC/TAF	成人和 12 岁及以上且体重≥35 kg 的青少年患者,1 片/次,1 次/天 (1) 200 mg/10 mg(和含有增强剂的 PIs 或 EVG/c 联用); (2) 200 mg/25 mg(和NNRTIs 或 INSTIs 联用)	1. 腹泻; 2. 恶心; 3. 头痛	利福平、利福布汀可降低 TAF 的暴露,导致 TAF 的血浆浓度下降,不建议合用
	拉米夫定/替诺福韦	3TC/TDF	1 片/次,1 次/天	见 3TC 与 TDF	
NNRTIs	奈韦拉平(nevirapine)	NVP	成人:每次 200 mg,2 次/天; 新生儿/婴幼儿:5 mg/kg,2 次/天; 儿童:<8 岁,4 mg/kg,2 次/天;>8 岁,7 mg/kg,2 次/天 注意:NVP 有导入期,即在开始治疗的最初 14 d,需先从治疗量的一半开始(1 次/天),如无严重不良反应可增加到足量(2 次/天)	1. 皮疹,出现严重的或可致命性的皮疹后应终身停用本药; 2. 肝损害,出现重症肝炎或肝功能不全时,应终身停用本药	引起 PIs 类药物血浓度下降
	依非韦伦(efavirenz)	EFV	成人:每次 400 mg,1 次/天; 儿童:体重 15~25 kg,200~300 mg,1 次/天;25~40 kg,300~400 mg,1 次/天;>40 kg,400 mg,1 次/天	1. 中枢神经系统毒性,如头晕、头痛、失眠、抑郁、非正常思维等;可产生长期神经精神作用;可能与自杀意向相关; 2. 皮疹; 3. 肝损害; 4. 高脂血症和高甘油三酯血症	

续表

类别	药品名称	缩写	用法用量	主要不良反应	药物间相互作用和注意事项
NNRTIs	利匹韦林(rilpivirine)	RPV	每次 25 mg,1 次/天,随进餐服用	主要为抑郁、失眠、头痛和皮疹	妊娠安全分级中被列为 B 级;不推荐用于病毒载量≥10^5 拷贝/mL 的患者
	艾诺韦林(ainuovirine)		成人:150 mg/d(2 片,每片 75 mg)空腹服用	主要为肝损害、多梦、失眠等	尚未在孕妇与儿童中开展评估
	多拉韦林(doravirine)	DOR	成人:每次 100 mg,1 次/天,可与或不与食物同服	不良反应少,偶有恶心、头晕、异梦	
NNRTIs + NRTIs	奈韦拉平齐多拉米	NVP/AZT/3TC	每次 1 片,2 次/天(推荐用于 NVP 200 mg,1 次/天两周导入期后耐受良好患者)	见 NVP、AZT 和 3TC	
	多拉米替	DOR/3TC/TDF	成人:每次 1 片,1 次/天(每片含量:DOR 100 mg/3TC 300 mg/TDF 300 mg);可与或不与食物同服	见 TDF、3TC 和 DOR	
PIs	洛匹那韦/利托那韦(lopinavir/rito navir)	LPV/r	成人:每次 2 片/次,2 次/天(每片含量:LPV/r 200 mg/50 mg); 儿童:7～15 kg,LPV 12 mg/kg 和 RTV 3 mg/kg,2 次/天;15～40 kg,LPV 10 mg/kg 和 RTV 2.5 mg/kg,2 次/天	主要为腹泻、恶心、血脂异常,也可出现头痛和转氨酶升高	
	达芦那韦/考比司他(darunavir/cobicistat	DRV/c	成人:每次 1 片,1 次/天(每片含量:DRV/COBI 800 mg/150 mg)。随餐服用,整片吞服,不可掰碎或压碎	腹泻、恶心和皮疹	尚未在妊娠期女性中开展研究
INSTIs	拉替拉韦(raltegravir)	RAL	成人:每次 400 mg,2 次/天	常见的有腹泻、恶心、头痛、发热等;少见的有腹痛、乏力、肝肾损害等	

续表

类别	药品名称	缩写	用法用量	主要不良反应	药物间相互作用和注意事项
INSTIs	多替拉韦(dolutegravir)	DTG	成人和12岁及以上的青少年:每次50 mg,1次/天,存在INSTIs耐药的情况下,首选餐后服用,以增强暴露 6~12岁儿童根据体重确定剂量:15~20 kg,20 mg,1次/天;20~30 kg,25 mg,1次/天;30~40 kg,35 mg,1次/天;>40 kg,50 mg,1次/天	常见的有失眠、头痛、头晕、异常做梦、抑郁等精神和神经系统症状,和恶心、腹泻、呕吐、皮疹、瘙痒、疲乏等,少见的有超敏反应,包括皮疹、全身症状及器官功能损伤(包括肝损伤),降低肾小管分泌肌酐	当与EFV、NVP联用时,按每日两次给药
INSTIs + NRTIs	多替拉韦/拉米夫定	DTG/3TC	每次1片,1次/天	见DTG和3TC	
	多替拉韦/阿巴卡韦/拉米夫定	DTG/ABC/3TC	成人和12岁及以上且体重≥40 kg的青少年,每次1片,1次/天 (每片含量:DTG 50 mg/ABC 600 mg/3TC 300 mg)	见ABC、DTG和3TC	在治疗前进行HLA-B5701筛查。HLA-B5701阳性者不应使用含ABC的ART方案
	艾维雷韦/考比司他/恩曲他滨/丙酚替诺福韦	EVG/c/FTC/TAF	成人和年龄为12岁及以上且体重≥35 kg的青少年,每次1片,1次/天 (每片含量:EVG/c/FTC/TAF 150 mg/150 mg/200 mg/10 mg)。随餐服用	1. 腹泻; 2. 恶心; 3. 头痛	不建议和利福平、利福布汀合用;不推荐孕妇使用
	比克替拉韦/恩曲他滨/丙酚替诺福韦	BIC/FTC/TAF	成人,每次1片,1次/天 (每片含量:BIC/FTC/TAF 50 mg/200 mg/25 mg)	1. 头痛; 2. 腹泻; 3. 恶心	不建议和利福平、利福布汀合用;暂无孕妇中使用的相关数据

续表

类别	药品名称	缩写	用法用量	主要不良反应	药物间相互作用和注意事项
FIs	艾博韦泰(albuvirtide)	ABT	成人及16岁以上青少年，每次320 mg，第1天、第2天、第3天和第8天各用1次，1次/天，此后每周1次，静脉滴注	过敏性皮炎、发热、头晕、腹泻	由于不经细胞色素P450酶代谢，与其他药物相互作用小

注：NRTIs为核苷类反转录酶抑制剂；NNRTIs为非核苷类反转录酶抑制剂；PIs为蛋白酶抑制剂；INSTIs为整合酶抑制剂；FIs为融合抑制剂；CPK为磷酸肌酸激酶；ALT为丙氨酸转氨酶；AST为天冬氨酸转氨酶；"－"无相关数据；服用方法中2次/天＝每12 h服药1次，3次/天＝每8 h服药1次。

2. 成人及青少年初始ART时间与方案

一旦确诊HIV感染，无论$CD4^+$ T淋巴细胞水平高低，均建议立即开始治疗。如患者存在严重的机会性感染和既往慢性疾病急性发作期，应待机会性感染控制病情稳定后开始治疗。启动ART后，需终身治疗。

初治患者推荐方案为2种NRTIs类骨干药物联合第三类药物治疗。第三类药物可以为NNRTIs、增强型PIs(含利托那韦或考比司他)或者INSTIs；有条件的患者可以选用复方单片制剂(STR)。

3. 特殊人群ART

(1) 儿童　HIV感染儿童应尽早开始ART，如没有及时进行ART，艾滋病相关病死率在出生后第一年达20%～30%，第二年可以超过50%。儿童一旦确诊HIV感染，无论$CD4^+$ T淋巴细胞水平高低，均建议立即开始ART。如某种原因不能启动ART，则需要密切观察患者的病毒学、免疫学和临床状况，建议每3～4个月监测1次。儿童患者初治推荐方案为2种NRTIs类骨干药物联合第三类药物治疗。第三类药物可以为INSTIs、NNRTIs或者增强型PIs(含利托那韦或考比司他)。

(2) 孕妇　所有感染HIV的孕妇不论其$CD4^+$ T淋巴细胞计数多少或临床分期如何，均应尽早终身接受ART。首选方案：TDF/FTC(或TDF＋3TC，或ABC/3TC，或ABC＋3TC)＋ RAL或DTG。替代方案：TDF/FTC(或TDF＋3TC，或ABC/3TC，或ABC＋3TC，或AZT/3TC，或AZT＋3TC，或TAF/FTC)＋EFV(或利匹韦林(RPV)，或LPV/r)。EFV可应用于妊娠各个阶段。LPV/r临床用药经验多，但消化道反应可能比较明显，且有增加早产和低体重儿的风险。TAF/FTC作为备选方案，可以用于怀孕14周以后。HIV感染母亲所生婴儿应在出生后尽早(6 h内)服用抗病毒药物。

(3) 哺乳期妇女　母乳喂养具有传播HIV的风险，感染HIV的母亲应尽可能避免母乳喂养。如果坚持要母乳喂养，则整个哺乳期都应继续 ART。方案与怀孕期间抗病毒方案一致，且新生儿在 6 个月龄之后立即停止母乳喂养。

4．ART 监测

在 ART 过程中要定期进行临床评估和实验室检测，以评价 ART 的效果，及时发现抗病毒药物的不良反应，以及是否产生病毒耐药性等，及时更换药物以保证 ART 成功。

(1)疗效评估　ART 的有效性主要通过以下三方面进行评估：① 病毒学指标：病毒性的改变是最重要的指标。大多数患者 ART 后血浆病毒载量 4 周内应下降 1 个 lg 以上，在治疗后的 3～6 个月病毒载量应低于检测下限。② 免疫学指标：启动 ART 后 1 年内，$CD4^+$ T 淋巴细胞计数与治疗前相比增加 30% 或增长 100/μL，提示治疗有效。③ 临床症状：ART 后患者机会性感染的发病率和艾滋病的病死率可以大大降低。对于儿童可观察身高、营养及发育改善情况。

(2) 病毒耐药性检测　病毒耐药是导致 ART 失败的主要原因之一，对 ART 疗效不佳或失败者可行基因型耐药检测。

(3) 药品不良反应观察　抗病毒药物的不良反应包括短期不良反应和长期不良反应，尤其是一些抗病毒药物导致的代谢紊乱、体重增加、骨质疏松、肝肾损害等不良反应需要密切观察，及时识别并给予相应处理，必要时更换 ART 方案。抗病毒药物的不良反应及耐受性影响患者服药依从性，进而影响 ART 疗效，所以密切监测并及时处理对于提高治疗效果至关重要。

(4) 药物浓度检测　特殊人群用药在条件允许情况下可进行 TDM，如儿童、妊娠妇女及肾功能不全患者等。

5．药物间相互作用

常见 ART 药物因为其药物代谢途径、毒副作用等特点，与很多其他种类药物产生药物相互作用。临床中要密切关注患者合并用药情况，并参考其他相关指南或药物说明书及时调整药物方案或调整药物剂量。

三、教学案例

患者女性，42 岁，体重 56 kg，身高 169 cm。半年前其配偶发现“艾滋病，颈部淋巴结核”，病患本人至当地疾控中心确诊“HIV 抗体阳性”给予 ART 方案治疗，治疗方案为拉米夫定＋替诺福韦＋依非韦伦。后患者出现皮疹及肝功能损害，调整方案为拉米夫定＋替诺福韦＋多替拉韦。5 月前患者查结核感染 T 细胞试验(＋)，临床诊断肺结核，予抗结核(异烟肼＋利福平＋乙胺丁醇)治疗至今。3 月前复查 CD4 绝对计数 183.00/μL(↓)，高灵敏 HIV-RNA 定量(Cobas)：高灵敏 HIV-RNA 检测＜20 copies/mL。1 月前患者服用抗结核药物后出现恶心呕吐，无明显发热腹痛头痛，服用其他药物无明显不适，今为求进一步诊治收住入院。结合患者体征和既往用药史，经患者同意后，将抗结核方案中利福平调整为利福布汀。治疗好转后带药出院。

（一）病情评估

患者确诊 HIV 感染，且 $CD4^+$ T 淋巴细胞数<200/μL，可诊断为艾滋病期。结核病是 HIV 感染者最常见的机会性感染之一，可出现在任何 $CD4^+$ T 淋巴细胞计数水平的 HIV/AIDS 患者中。对于合并结核病的患者，需密切监测药品不良反应并注意药物间相互作用，必要时调整抗病毒或抗结核药物的剂量。

（二）药物治疗方案评价

利福平是抗分枝杆菌（包括结核分枝杆菌和非结核分枝杆菌）治疗的核心药物，同时也是肝代谢酶——细胞色素 P450（CYP）和尿苷二磷酸葡萄糖醛酸基转移酶（UGT）的潜在诱导剂，可降低经上述酶代谢的药物血浆浓度。抗 HIV 感染的一线药物多替拉韦主要经过肝脏 UGT1A1 和 CYP3A 代谢。利福平与多替拉韦合用可导致多替拉韦的有效药物浓度下降。需要增加多替拉韦的剂量（50 mg，2 次/天）。或者接受多替拉韦治疗的 HIV 合并结核病患者可考虑使用利福布汀替代利福平，无需调整剂量。从依从性和经济性考虑，最终给予方案为利福布汀替代利福平。

四、不合理处方评析

（一）不合理门急诊处方

处方 1　患者：男性，年龄：32 岁。

临床诊断：艾滋病。

处方用药：比克恩丙诺片　　275 mg×30 片　　1 片 bid po。

处方评析（建议）：给药频次不适宜。根据《中国艾滋病诊疗诊疗指南（2021 版）》及比克恩丙诺片说明书，该药用法用量应为 1 片 qd po。

处方 2　患者：男性，年龄：24 岁。

临床诊断：艾滋病。

处方用药：拉米夫定片　　0.1 g×28 片　　0.1 g qd po。

处方评析（建议）：用法用量不适宜。根据《中国艾滋病诊疗诊疗指南（2021 版）》及拉米夫定说明书，该药用于治疗慢性乙型肝炎时用法用量为 0.1 g qd po。但在治疗成人艾滋病时用法用量应为 0.3 g qd po 或 0.15 g bid po，且需要在医师指导下和其他抗病毒药物联合使用。

（二）住院患者用药医嘱单案例

患者女性，57 岁，体重 44 kg，身高 157 cm。患者一周前无明显诱因下出现发热咳嗽，活动后加重，伴胸闷气促入院。

既往史：抑郁症 8 年余，现口服氯硝西泮、盐酸度洛西汀及依巴斯汀片，艾滋病 1 年余，现口服拉米夫定、替诺福韦及依非韦伦。

辅助检查：胸部 CT 示右肺感染性病变，建议治疗后复查。

入院诊断：① 艾滋病；② 抑郁；③ 肺部感染。

医嘱单部分用药：依非韦伦片 400 mg po qd。

处方评析(建议)：遴选药物不适宜。依非韦伦片具有中枢神经系统毒性，如头晕、头痛、失眠、抑郁、非正常思维等。该患者抑郁症 8 年余，使用依非韦伦片有加重抑郁风险，不建议使用。可选用精神症状方面不良反应相对较小的洛匹那韦/利托那韦片或拉替拉韦片。

第四节　带状疱疹

一、疾病介绍

带状疱疹是由长期潜伏在脊髓后根神经节或颅神经节内的水痘-带状疱疹病毒(varicella-zoster virus，VZV)经再激活引起的感染性皮肤病。主要表现为沿一侧周围神经出现带状分布的密集性小水疱。初次感染 VZV 后，临床上表现为水痘，为原发感染，多见于儿童。此后，病毒侵入神经末梢内，再次激活后引起带状疱疹，主要累及感觉神经节及所属皮区，常伴有神经痛及局部淋巴结肿痛。带状疱疹多发生在成人，90%病例为 50 岁以上。

VZV 属于人类疱疹病毒 α 科，命名为人类疱疹病毒 3 型。它是一种 DNA 病毒，基因组包含 70 多种开放读码框，编码多种蛋白质，目前研究较多的为糖蛋白 gE，是制备疫苗的主要候选抗原。VZV 可经飞沫和(或)接触传播，原发感染主要引起水痘。残余的 VZV 可沿感觉神经轴突逆行，或经感染的 T 细胞与神经元细胞的融合，转移到脊髓后根神经节或颅神经节内并潜伏，当机体抵抗力降低时，VZV 特异性细胞免疫下降，潜伏的病毒被激活，大量复制，通过感觉神经轴突转移到皮肤，穿透表皮，引起带状疱疹。

(一) 临床表现

1. 典型表现

发疹前可有轻度乏力、低热、纳差等全身症状，患处皮肤自觉灼热或灼痛，触之有明显的痛觉敏感。好发部位依次为肋间神经脑神经和腰骶神经支配区域。患处常先出现红斑，很快出现粟粒至黄豆大小丘疹，簇状分布而不融合，继之迅速变为水疱，疱壁紧张发亮，疱液澄清，外周绕以红晕，各簇水疱群间皮肤正常。皮损沿某一周围神经呈带状排列，多发生在身体的一侧，一般不超过正中线，但也有一些皮损超过皮节的上、下界线。神经痛为本病特征之一，可在发疹前、发疹时以及皮损痊愈后出现。疼痛可为钝痛、抽搐痛或跳痛，常伴有烧灼感，多为阵发性，也可为持续性。老年、体弱患者疼痛常较为剧烈。病程一般 2～3 周，老年人为 3～4 周，水疱干涸、结痂脱落后留有暂时性淡红斑或色素沉着。皮损的表现多种多样、与患者机体抵抗力差异相关。可表现为顿挫型(不出现皮损仅有神经痛)、不全型(仅出现红斑、丘疹而不发生水疱即消退)、大疱型、出血型、坏疽型和泛发型(同时累及2个以上神经节产生对侧或同侧多个区域皮损)。

2. 特殊表现

(1) 眼带状疱疹　系病毒侵犯三叉神经眼支,多见于老年人,疼痛剧烈,可累及角膜形成溃疡性角膜炎。

(2) 耳带状疱疹　系病毒侵犯面神经及听神经所致,表现为耳道或鼓膜疱疹。膝状神经节受累同时侵犯面神经的运动和感觉神经纤维时,可出现面瘫、耳痛及外耳道疱疹三联征,称为拉姆齐-亨特综合征(Ramsay-Hunt syndrome)。

(3) 侵犯中枢神经系统大脑实质和脑膜时　发生病毒性脑炎和脑膜炎。

(4) 侵犯内脏神经纤维时　引起急性胃肠炎、膀胱炎,表现为腹部绞痛、排尿困难、尿潴留等。

(5) 播散性带状疱疹　指在受累的皮节外出现20个以上的皮损,主要见于机体抵抗力严重低下的患者。

(二) 临床诊断

根据典型临床表现即可诊断。也可通过收集疱液,用PCR检测法、病毒培养予以确诊。无疹性带状疱疹病例的诊断较难,需做VZV活化反应实验室诊断性检测。由于实验室诊断操作难度较大,目前主要依靠临床诊断。

对于伴发严重神经痛或发生在特殊部位的带状疱疹,如眼、耳等部位,建议同时请相应专业科室会诊。对于分布广泛甚至播散性、出血性或坏疽性等严重皮损、病程较长且愈合较差、反复发作的患者,需要进行抗HIV抗体或肿瘤等相关筛查,以明确可能合并的基础疾病。

二、疾病治疗

(一) 一般治疗原则

带状疱疹具有自限性,治疗原则为止痛、消炎、抗病毒、保护局部、防止感染及并发症等。

(1) 全身药物治疗　应尽早、规范抗病毒治疗,根据疼痛程度选择适宜的止痛药物,以尽量缩短皮损持续时间,防止皮损扩散,缓解急性期疼痛,预防或减轻并发症。

(2) 外用药物治疗　包括使用外用药以干燥、消炎为主,如合并眼部损害需请眼科医生协同处理。

(3) 物理治疗　包括紫外线、频谱治疗仪、红外线灯局部照射。

(二) 药物治疗方案

1. 抗病毒药物

抗病毒药物是带状疱疹临床治疗的常用药物,能有效缩短病程,加速皮疹愈合,减少新皮疹形成，减少病毒播散到内脏。应在发疹后24～72 h 内开始使用，以迅速达到并维持有效浓度，获得最佳治疗效果。目前批准使用的系统抗病毒药物包括阿昔洛韦、伐昔洛韦、泛昔洛韦、溴夫定和膦甲酸钠。

（1）阿昔洛韦　在感染细胞内经病毒胸苷激酶磷酸化，生成阿昔洛韦三磷酸，后者可抑制病毒 DNA 聚合酶，中止病毒 DNA 链的延伸。口服，每次 400～800 mg，5 次/天，连用 7 日；静脉滴注，用于免疫受损或伴有严重神经疾病患者，每次 5～10 mg/kg 每 8 h 1 次，连用 7 日。阿昔洛韦给药期间患者应充足饮水，防止阿昔洛韦在肾小管内沉淀，损害肾功能。

（2）伐昔洛韦　阿昔洛韦前体药物，口服吸收快，在胃肠道和肝脏内迅速转化为阿昔洛韦，其生物利用度是阿昔洛韦的 3～5 倍。口服，每次 300～1000 mg，3 次/天，连用 7 日。

（3）泛昔洛韦　喷昔洛韦前体药物，口服后迅速转化为喷昔洛韦，在细胞内维持较长的半衰期。作用机制同阿昔洛韦，生物利用度高于阿昔洛韦，给药频率和剂量低于阿昔洛韦。口服，每次 250～500 mg，3 次/天，连用 7 日。

（4）溴夫定　抗病毒作用具有高度选择性，抑制病毒复制的过程只在病毒感染的细胞中进行。口服，每次 125 mg，1 次/天，连用 7 日。

（5）膦甲酸钠　通过非竞争性方式阻断病毒 DNA 聚合酶的磷酸盐结合部位，防止 DNA 病毒链的延伸。静脉滴注，每次 40 mg/kg，2～3 次/天。

2. 镇静止痛药

应采用阶梯治疗方案。对于急性期轻中度疼痛，考虑使用对乙酰氨基酚或非甾体类镇痛药；中重度疼痛，考虑使用曲马多或阿片类药物。根据患者情况可单用或联合使用抗惊厥类药物，如加巴喷丁或普瑞巴林。

（1）对乙酰氨基酚　抑制前列腺素的合成，具有解热镇痛作用。口服，每次 500 mg，每日 4 次，日剂量不超过 2 g。

（2）曲马多　同时作用于阿片受体和去甲肾上腺素、5-羟色胺受体发挥镇痛作用。剂量依据疼痛程度而定，每次 50～100 mg，日剂量不超过 400 mg。

（3）吗啡　阿片类镇痛药，口服，应从小剂量起始，逐渐递增，常用剂量为 15～60 mg/d。

（4）加巴喷丁　第一代钙离子通道调节剂，减少兴奋性神经递质的过度释放，抑制痛觉过敏和中枢敏化。呈非线性药代动力学特征，疗效存在封顶效应。口服，起始剂量为 300 mg/d，逐渐增加至最适剂量，最大剂量 1800 mg/d。

（5）普瑞巴林　第二代钙离子通道调节剂。与 $\alpha_2\delta$ 亚基亲和力强，通过调节钙离子涌入，减少兴奋性神经递质的过度释放，抑制痛觉过敏和中枢敏化而达到镇痛效果。起效快，呈线性药代动力学特征，疗效无封顶效应。口服，起始剂量 150 mg/d，可在 1 周内增加至每次 150 mg，每日 2 次。2～4 周后如疼痛未缓解可增加到 600 mg/d。肾功能减退的患者应调整剂量。

3. 糖皮质激素

目前关于是否应用糖皮质激素治疗带状疱疹仍存在争议。可抑制炎症过程，缩短急性期疱疹相关疼痛的病程。不应常规应用，主要用于病程 7 天以内、无禁忌证的老年患者。如泼尼松，口服，30～40 mg/d，疗程 7～10 天。

4. 营养神经药

维生素 B_{12}（0.5～1 mg/d 肌内注射或 1.5 mg/d 口服）对带状疱疹神经痛及后遗神经痛有一定缓解作用。

5. 局部用药

以抗病毒、干燥、消炎为主。疱液未破时外用炉甘石洗剂、阿昔洛韦乳膏或喷昔洛韦乳膏。眼部可外用 3%阿昔洛韦眼膏及碘苷滴眼液。疱液破溃后可局部用 3%硼酸溶液或 1∶5000 呋喃西林溶液湿敷。或外用 0.5%新霉素软膏或 2%莫匹罗星软膏等。5%利多卡因贴剂，疼痛区域 1～3 贴，可缓解局部疼痛。禁用糖皮质激素外用制剂。

三、教学案例

患者男性，79 岁，体重 78 kg，身高 167 cm。于 9 天前，无明显诱因下后左下肢出现阵发性针刺样疼痛，起初未予重视，7 天前患者疼痛部位出现皮疹，疼痛较前加重，期间未予治疗。现患者为求进一步诊治以“带状疱疹性神经根炎”收住入院。既往史：慢性肾功能不全数年，现口服肾衰宁治疗；失眠数年，现口服艾司唑仑。查体：左下肢见群簇性丘疱疹、丘疹，基底红，部分皮损干涸结痂，皮损不过中线，疹间皮肤正常。入院查急诊生化 CREA 149.90 μmol/L，经患者同意后，药物治疗方案：膦甲酸钠氯化钠注射液 2 g ivgtt qd，普瑞巴林胶囊 75 mg po qn。治疗好转后带药阿昔洛韦片（2 片 tid po）及相关对症药品出院。

（一）病情评估

患者系“左下肢疼痛 9 天，皮疹 7 天”入院，左下肢见群簇性丘疱疹、丘疹，基底红，部分皮损干涸结痂，皮损不过中线，疹间皮肤正常。入院后完善相关检查，结合病史及相关检查，经过病情评估，带状疱疹性神经根炎、慢性肾功能不全诊断明确。

（二）药物治疗方案评价

根据《带状疱疹中国专家共识》，患者可选用阿昔洛韦、伐昔洛韦、泛昔洛韦、溴夫定和膦甲酸钠。结合患者慢性肾功能不全，入院查体 CREA 149.90 μmol/L，根据肌酐清除率调整剂量予膦甲酸钠减量使用（膦甲酸钠 2 g/d），动态监测肾功能和血钾，出院时复查 CERA 99 μmol/L，出院带药调整为阿昔洛韦片 2 片 tid po。普瑞巴林主要经肾脏排泄清除，肾功能减退患者应调整剂量，因此该患者普瑞巴林胶囊 75 mg po qn。

四、不合理处方评析

（一）不合理门急诊处方

处方 1　患者：男性，年龄：49 岁。

临床诊断：带状疱疹。

处方用药：更昔洛韦分散片　　250 mg×12 片　　4 片 tid po。

处方评析(建议)：遴选药物不适宜。根据《带状疱疹中国专家共识》，患者可选用阿昔洛韦、伐昔洛韦、泛昔洛韦、溴夫定和膦甲酸钠。更昔洛韦适用于治疗危及生命的免疫缺陷患者的巨细胞病毒感染，以及预防器官移植病人的巨细胞病毒感染，不用于治疗带状疱疹。

处方 2　患者：男性，年龄：68 岁。

临床诊断：带状疱疹。

处方用药：泛昔洛韦分散片　　250 mg×6 片　　1 片 qd po。

处方评析(建议)：给药频次不适宜。泛昔洛韦分散片说明书规定肾功能正常的成人每次 0.25 g，每日 3 次，连用 7 天。该患者给药频次 qd 不适宜。

(二) 住院患者用药医嘱单案例

患者女性，65 岁，体重 40 kg，身高 150 cm。患者 10 天前出现左侧外阴疼痛，局部肿胀，未予治疗，5 天前患者发现阴阜部红色皮疹，疼痛较前加重入院。

既往史：血脂升高 1 年余，现口服血脂康胶囊，规律复查。

专科检查：左侧阴阜部、大阴唇、臀部、大腿内侧见红斑基础上的水疱、血疱。皮疹不超过中线。

入院诊断：① 带状疱疹性神经根炎；② 高脂血症。

医嘱单部分用药：膦甲酸钠氯化钠注射液　　3 g　　ivgtt q12h；
注射用阿昔洛韦　　0.2 g+0.9%NS 100 mL　　ivgtt q8h。

处方评析(建议)：联合用药不适宜。根据《带状疱疹中国专家共识》，患者可选用阿昔洛韦、伐昔洛韦、泛昔洛韦、溴夫定和膦甲酸钠。阿昔洛韦联合膦甲酸钠属于重复用药，建议单用一种药物。

参考文献

[1] 尤红，王福生，李太生，等.慢性乙型肝炎防治指南(2022 年版)[J].实用肝脏病杂志，2023，(03)：457-478.

[2] 中华医学会肝病学分会.丙型肝炎防治指南(2022 年版)[J].中华肝脏病杂志，2022，12(30)：1332-1348.

[3] 中华医学会感染病学会艾滋病丙肝学组，中国疾病预防控制中心.中国艾滋病诊疗指南(2021 年版)[J].中国艾滋病性病，2021，27(11)：1182-1201.

[4] 李兰娟，任红.传染病学[M].9 版.北京：人民卫生出版社，2018.

[5] 中国医师协会皮肤科医师分会带状疱疹专家共识工作组，国家皮肤与免疫疾病临床医学研究中心.中国带状疱疹诊疗专家共识(2022 版)[J].中华皮肤科杂志，2022，55(12)：1033-1040.

(余记双　徐君岚　唐　琰)

第二十三章　急性中毒的药物治疗

第一节　常见药物中毒

一、镇静催眠药物中毒

镇静催眠药是中枢神经系统抑制药，具有镇静、催眠作用，剂量过大可麻醉全身，包括延髓。一次服用大剂量可导致急性镇静催眠药中毒。长期滥用催眠药可引起耐药性和依赖性而导致慢性中毒。

根据其作用机制不同，镇静催眠药中毒可分为苯二氮䓬类(benzodiazepines，BZD)、巴比妥类、非巴比妥非苯二氮䓬类和吩噻嗪类四大类。根据半衰期($t_{1/2}$)长短不同，BZD可分为短效($t_{1/2}$<12 h，如三唑仑、奥沙西泮)、中效($t_{1/2}$12～24 h，如劳拉西泮、替马西泮)和长效($t_{1/2}$>24 h，如氯氮西泮、地西泮)。巴比妥类可分为短效($t_{1/2}$2～3 h，如司可巴比妥、硫喷妥钠)、中效($t_{1/2}$3～6 h，如戊巴比妥、异戊巴比妥、布他比妥)和长效($t_{1/2}$6～8 h，如巴比妥、苯巴比妥)。非巴比妥非苯二氮䓬类包括水合氯醛、格鲁米特、甲喹酮、甲丙氨酯等。吩噻嗪类则包括氯丙嗪、硫利达嗪、奋乃静等。

(一) 临床表现

大多数镇静催眠药具有高度亲脂性和蛋白结合力，口服后被胃肠道迅速吸收，可穿越血脑屏障快速作用于中枢神经系统(CNS)而使其产生抑制作用，症状严重程度通常受药物剂量、患者年龄、基础疾病以及是否合并使用其他中枢神经抑制剂等因素影响。主要表现为：

(1) 神经系统症状　表现为嗜睡，神志恍惚，甚至昏迷，言语不清，瞳孔缩小，共济失调，腱反射减弱或消失。

(2) 呼吸与循环系统　表现为呼吸减慢或不规则，严重时呼吸浅慢甚至停止；皮肤湿冷，脉搏细速，发绀、尿少、血压下降、休克。

(3) 其他　表现为恶心、呕吐、便秘、肝功能异常、白细胞和血小板计数减少，部分患者发生溶血或全血细胞减少等。

（二）实验室检查和其他辅助检查

（1）血、尿或胃液中药物浓度测定对诊断有参考意义。血清苯二氮䓬类浓度测定对诊断帮助不大，因其活性代谢物半衰期及个人药物排出速度不同。

（2）血常规、尿常规、血液生化检查。

（3）动脉血气分析，ECG（心电图），胸部X线片。

（三）疾病诊断

（1）急性中毒：有误服、有意自杀或投药过量史。出现意识障碍和呼吸抑制及血压下降。血、尿或胃液检出镇静催眠药。

（2）慢性中毒：长期滥用大量催眠药，出现轻度共济失调和精神症状。

（四）一般治疗原则

镇静、催眠药物过量的治疗应建立在维持气道通畅、血氧饱和度和血流动力学稳定的基础上，首先需要快速评估患者的气道、呼吸和循环状况，予以患者气道保护和呼吸支持，对血流动力学不稳定的患者可予补液等对症支持治疗。

（五）药物治疗方案

氟马西尼（flumazenil）为BZD特效解毒剂。用法：成人推荐初始剂量为0.3 mg，静脉注射，时间不少于30 s，如60 s内未达到所需要的清醒程度，可重复使用直至获得预期效果或总量达2 mg。如再次发生镇静，可以0.1～0.4 mg/h速度静脉滴注维持，根据病情调节滴速，直至获得预期。儿童推荐初始剂量为0.01 mg/kg体重静脉注射，时间不少于15 s，最大剂量为0.2 mg，必要时可在1 min或数分钟后以0.005～0.01 mg/kg体重（单次最大剂量不超过0.2 mg）重复给药，最多4次，总量不应超过1 mg或0.05 mg/kg体重。单剂氟马西尼在静脉给药后6～10 min达峰值效应，作用时间0.7～1.3 h，故对于使用长效BZD或长期使用BZD且肝功能不全的患者，可能需要持续输注氟马西尼0.25～1 mg/h。

贝美格（bemegride）为中枢兴奋药，对脑干及呼吸中枢有兴奋作用，作用强而迅速，静脉给药后作用维持10～20 min，临床可用于巴比妥类、格鲁米特、水合氯醛等药物中毒，也可用于加速硫喷妥钠麻醉后的苏醒。用法：成人50 mg静脉注射，每3～5 min可重复一次，至病情改善为止。也可将本品50 mg稀释于5%葡萄糖注射液250～500 mL中静脉滴注。

二、阿片类药物中毒

阿片类药物属于麻醉药品，主要包括天然品阿片以及从中提纯加工的有效成分，如吗啡、可待因；也包括人工合成或半合成的药物或化合物，如海洛因、哌替啶、美沙酮、芬太尼、喷他佐辛、罗通定、二氢埃托啡、布桂嗪、二乙酰吗啡等。复方樟脑酊及罂粟碱等也是镇痛、止咳、止泻、麻醉、解痉的有效药物，临床应用甚广，但使用不当易发生中毒。

（一）临床表现

轻度中毒症状为头痛、头晕、恶心、呕吐、兴奋或抑郁。重度者则有昏迷、针尖样瞳孔和呼吸抑制，此为吗啡中毒的三联征。急性中毒12 h内多处于呼吸麻痹。慢性中毒（即阿片瘾或吗啡瘾）有食欲不振、便秘、消瘦、贫血、早衰、阳痿等。如停用8 h以上，即有戒断现象，精神萎靡、喊叫、打呵欠、涕泪交流、冷汗、呕吐、腹泻、失眠、以至虚脱或意识丧失。

（二）实验室检查和其他辅助检查

（1）血、尿或胃液中药物浓度检查。

（2）动脉血气分析，ECG，胸部X线片。

（三）疾病诊断

有吸毒史，如锡箔纸燃烧烫吸、香烟燃吸，肌内或静脉注射。结合临床症状及毒物检测结果即可作出诊断。

（四）一般治疗原则

（1）口服中毒者要尽快予以洗胃或催吐；皮下注射吗啡过量，迅速用止血带扎紧注射部位上方，局部冷敷。

（2）尽早应用特效解毒药，如纳洛酮等。

（3）维持呼吸功能，保持呼吸道通畅。

（五）药物治疗方案

临床常用的有纳洛酮和烯丙吗啡（纳洛芬），而以纳洛酮为首选，可以消除阿片类药物对呼吸和循环的抑制，升高血压。纳洛酮：成人首次可静脉注射0.4～2 mg，如未获得呼吸功能的理想的对抗和改善作用，可隔2～3 min重复注射给药，如果给予10 mg后未见反应，应考虑诊断问题，如不能静脉给药，可肌内注射；儿童首次可静脉注射0.01 mg/kg，如果效果不满意，可给予0.1 mg/kg，如不能静脉注射，可分次肌内注射。烯丙吗啡：首剂量5～10 mg，静注或者肌注，必要时20 min重复一次，总量不超过40 mg。

三、对乙酰氨基酚中毒

对乙酰氨基酚是目前应用最多的解热镇痛药，我国也广泛推荐于儿童和成人的感冒发热头痛以及其他疾病所致的发热和头痛。在美国是消耗量最大的非处方镇痛药，也是全世界应用最广泛的药物之一。本药物儿童的中毒剂量为150 mg/kg。使用剂量过大或者时间过久，都可能导致中毒。

（一）临床表现

本品服用过量时，可很快出现恶心、呕吐、腹痛、腹泻、厌食、多汗等症状，且可持续 24 h。2～4 天内可出现肝功能损害，表现为肝区疼痛、肝肿大或黄疸。第 4～6 天可出现明显的肝功能衰竭以及凝血障碍、消化道出血、DIC、低血糖、酸中毒、心律失常、心衰或肾小管坏死。该药可引起对中枢神经系统的毒性导致昏迷，对呼吸系统的毒性可以引起呼吸衰竭，对心肌的毒性可引起心脏骤停等器官的损害。

（二）实验室检查和其他辅助检查

（1）血、尿或胃液中药物浓度检查。

（2）血、尿常规、血液生化检查。

（3）动脉血气分析，ECG，胸部 X 线片。

（三）疾病诊断

对乙酰氨基酚中毒的诊断要素应包括对患者服药类型的鉴别、严重性的评估和中毒的预测。所有怀疑对乙酰氨基酚中毒者，均要向患者、家属或送患者就医的相关人员仔细询问病史，包括用药剂量、用药目的（轻生或其他）、用药方式（单次或反复多次）、用药时间、合用的其他药物以及可能导致肝脏损伤的其他病史，如饮酒、Gibert 病、抗惊厥抽搐药物的应用、近期减肥等。

（四）一般治疗原则

（1）清除药物，胃肠道去污染，尽早（在最初的 1～2 h）催吐，但最多可清除 30%～40%毒物；其次为洗胃，但随就诊时间的延长效果下降，可酌情应用活性炭 50～100 g。

（2）尽早应用特效解毒药，如 N-乙酰半胱氨酸等。

（五）药物治疗方案

5%乙酰半胱氨酸水溶液加果汁内服，如服后 1 h 呕吐，可再补服一次，如连续呕吐，可下胃管将药液直接导入十二指肠内。用量：140 mg/kg 为起始量，70 mg/kg 为后续量，每 4 h 一次，17 次可达解救的负荷量。

静脉滴注：成人，第一阶段 140 mg/kg 加入 5%葡萄糖液 200 mL 中，静滴 15～120 min。第二阶段 70 mg/kg 加入 5%葡萄糖液 500 mL 中静滴，每 4 h 一次，共给 17 次。儿童，根据患儿的年龄和体重调整用量。解毒剂量同成人，但须按体重折算（将成人剂量按 50～69 kg 折算成每千克的剂量）。

第二节　农 药 中 毒

一、有机磷农药中毒

据 WHO 估计全球每年有数百万人发生急性有机磷农药中毒(AOPP)，其中约 20 万人死亡，我国每年发生的中毒病例中 AOPP 占 20%～30%，其起病急、病情复杂，严重者可出现呼吸衰竭、多器官功能障碍综合征(MODS)等严重并发症，病死率可达 3%～40%，而早期及时、规范的救治可以明显降低死亡风险。

有机磷农药对人体的毒性作用主要是通过抑制体内胆碱酯酶(cholinesterase，ChE)活性，使其失去分解乙酰胆碱能力，引起体内生理效应部位乙酰胆碱大量蓄积，导致先兴奋后衰竭的一系列毒蕈碱(M)样、烟碱(N)样和 CNS 功能障碍等中毒症状和体征。目前对于有机磷农药中毒的治疗主要包括基础生命支持，及时彻底洗胃，合理的药物治疗，并发症的防治等，而药物治疗是有机磷农药中毒的主要措施和重要方法。

(一) 临床表现

1. 急性有机磷农药中毒的临床表现

主要有三类：

(1) 毒蕈碱样症状　恶心、呕吐、食欲减退、腹痛、腹泻、多汗、流涎、流泪、流涕、呼吸道分泌物增加、肺部啰音、胸闷、支气管痉挛，严重者可出现肺水肿、视物模糊、瞳孔缩小、心跳缓慢、血压下降。

(2) 烟碱样症状(先兴奋，后麻痹)　皮肤苍白、心跳加快、肌束颤动、肌力减退、肌痉挛、肌麻痹、呼吸肌麻痹。

(3) 中枢神经系统症状　头痛、头昏、乏力、失眠或嗜睡、言语不清，严重者昏迷、抽搐，可因中枢性呼吸衰竭而死亡。

2. 中毒分级

(1) 轻度中毒　有头晕、头痛、恶心、呕吐、多汗、胸闷、视物模糊、无力等症状。全血胆碱酯酶活性一般为 50%～70%。

(2) 中度中毒　上述症状加重，尚有肌束颤动、瞳孔缩小、轻度呼吸困难、流涎、腹痛、腹泻、步态蹒跚、意识不清或模糊。全血胆碱酯酶活性一般在 30%～50%。

(3) 重度中毒　除上述症状外，尚有肺水肿、昏迷、呼吸麻痹或脑水肿。全血胆碱酯酶活性一般在 30%以下。

(4) 迟发性猝死　在乐果、敌百虫等严重中毒恢复期，可发生突然死亡。常发生于中毒后3～15日，多见于口服中毒者。

(5) 迟发性周围神经病　甲胺磷、丙胺磷、丙氟磷、对硫磷、马拉硫磷、乐果、敌敌畏、敌百虫等中毒病情恢复后4～45天，出现四肢感觉运动型多发性神经病。与胆碱酯酶活性无关。

农药溅入眼内可引起瞳孔缩小，不一定引起全身中毒。

（二）实验室检查和其他辅助检查

(1) 血胆碱酯酶活力测定　红细胞或全血胆碱酯酶活力是有机磷中毒的特异性诊断指标，对判断中毒程度、疗效和预后有重要意义。

(2) 生物样品(血、尿、胃液)的毒物检测　生物样品中有机磷农药及其代谢产物的检出和监测，对中毒的农药种类、中毒的严重性以及疗效和预后有更加直观的判断意义。

(3) 其他常规辅助检查　血液常规、生化、血气分析以及心电图、X线、超声等辅助检查有助于了解各脏器的功能情况，如血清肌酸激酶(CK)、肌钙蛋白(cTnI)测定可反映心肌损害的程度。

（三）疾病诊断

主要通过明确的有机磷农药接触史，典型临床表现，结合全血ChE活力测定，一般无需毒物检测即可临床诊断本病。

（四）一般治疗原则

(1) 清除毒物　立即脱离中毒现场，脱去污染衣物，用清水或肥皂水冲洗全身污染部位。口服有机磷农药者反复洗胃和硫酸镁导泻。

(2) 尽早给予足量特效解毒药。

(3) 纠正电解质与酸碱平衡紊乱，积极防治肺水肿、脑水肿。

（五）药物治疗

1. 抗胆碱药

最常用药物为阿托品。阿托品能阻断乙酰胆碱对副交感神经和中枢神经系统毒蕈碱受体的激动作用，对减轻、消除毒蕈碱样症状和对抗呼吸中枢抑制有效，但对烟碱样症状和胆碱酯酶活力恢复无效。

新型抗胆碱药盐酸戊乙奎醚(长托宁)对M受体和中枢N_1受体均有作用，能缓解M样症状，并能有效地防治中枢性呼吸衰竭。由于长托宁为选择性M_1受体(主要分布于肺组织)和M_3受体(主要分布于平滑肌和腺体)拮抗剂，而对M_2受体(分布于心脏)作用弱，因此与阿托品相比作用更强、作用时间长而副作用小，不引起心率加快，并可显著减少中间综合征的发生。“长托宁化”指征：皮肤干燥、口干、肺内啰音减少或消失，中枢神经症状好转。两种药物的用法见表23-1。

表 23-1　胆碱受体拮抗药的用法

药　　物	轻度中毒	中度中毒	重度中毒
阿托品 (0.5 mg/1 mL， 5 mg/1 mL)	1～2 mg 肌注 必要时 1～2 h 后 0.5～1 mg	2～4 mg 肌注或静滴 10～20 min 后重复 1 次	5～10 mg 肌注或静滴 以后每 5～10 min 3～5 mg
长托宁 (1 mg/1 mL)	2 mg 肌注 间隔 0.5～12 h 后给予首剂的 1/2～1/4 量	4 mg 肌注 间隔 0.5～12 h 后给予首剂的 1/2～1/4 量	6 mg 肌注 间隔 0.5～12 h 后给予首剂的 1/2～1/4 量

2. 胆碱酯酶复活药

肟类化合物能夺取磷酰化胆碱酯酶中的磷酸基团，使胆碱酯酶恢复活性，且能解除烟碱样症状如肌束震颤，但对解除毒蕈碱样症状和防止呼吸中枢的抑制效果差。常用药有氯解磷定、碘解磷定和和解磷注射液(表 23-2)。

表 23-2　胆碱酯酶复活剂的用法

药　　物	轻度中毒	中度中毒	重度中毒
氯解磷定(0.25g/2 mL,0.5 g/ 5 mL)	0.25～0.5 g 肌注 必要时 2 h 后重复 1 次	0.5～0.75 g 肌注或静注 1～2 h 后重复 1 次 以后每 2 h 重复 1 次	0.75～1 g 肌注或静滴 0.5 h可重复 1 次 以后每 2 h 重复 1 次
碘解磷定(0.25 g/20 mL)	0.5 g 缓慢静注 必要时 2 h 后重复 1 次	0.5～1 g 缓慢静注 1～2 h 后重复	1～2 g 缓慢静滴 0.5 h 后重复 1 次以后 0.5 g/h静注或静滴
解磷注射液(2 mL/支，含阿托品 3 mg，苯那辛 3 mg，氯解磷定 0.4 g)	0.5～1 支肌注	1～2 支肌注或静注 1 h 后重复 1 次	2～3 支肌注或静注 1 h 后重复 1～2 支

二、有机氮农药中毒

有机氮农药主要用于防治水稻螟虫和棉药红铃虫等。此类药物主要为杀虫脒、虫岭畏等。目前应用广泛的是杀虫脒，可经呼吸道及皮肤吸收或口服中毒。

(一) 临床表现

经呼吸道和皮肤吸收者，接触后 2～4 h 出现症状。经口中毒一般在 0.5～1 h 发病。

(1) 轻度中毒　主要表现有头痛、头昏、精神萎靡、四肢乏力、恶心呕吐、心悸、嗜睡和轻度发绀。

(2) 中度中毒　除上述症状加重外，可出现浅昏迷，皮肤黏膜发绀以及尿频、尿急、尿痛、血尿等出血性膀胱炎的表现。有些病例伴有发热、血压改变、心律失常等。

(3) 重度中毒　患者出现昏迷、抽搐、发绀加重、瞳孔散大、大小便失禁，少数患者有肺水肿，少数还可发生急性肾功能衰竭、脑水肿，甚至心脏骤停。

(二) 实验室检查和其他辅助检查

血液常规、生化、血气分析以及心电图、X线、超声等辅助检查有助于了解各脏器的功能情况。

(三) 疾病诊断

(1) 短期内有大量杀虫脒接触史或误服史。

(2) 临床上出现以嗜睡为主的意识障碍，发绀、出血性膀胱炎等表现，中毒后4～8 h血中高铁血红蛋白及红细胞变性珠蛋白小体增高，尿常规检查可见蛋白及多数红细胞，尿中可检测出杀虫脒及其代谢产物4-氯邻甲苯胺，美蓝治疗症状迅速缓解。

(四) 一般治疗原则

(1) 迅速清除毒物　中毒者应立即脱离中毒现场至空气新鲜流通的地方，脱去衣服、鞋、帽。口服中毒用1%～2%碳酸氢钠彻底洗胃，皮肤污染用肥皂水清洗。

(2) 解除高铁血红蛋白血症。

(3) 对症支持治疗吸氧、补液、利尿、抗休克、呼吸兴奋药等应用，防治脑水肿、肺水肿、消化道出血等并发症。

(五) 药物治疗

首选小剂量的亚甲蓝，1～2 mg/kg用25%葡萄糖稀释后缓慢静脉推注，必要时2～6 h后可重复给药。也可选用大剂量维生素C 4～10 g/d。

三、杀鼠剂中毒

杀鼠剂种类很多，根据其作用机制、化学结构可分为7类(表23-3)。急性灭鼠剂中毒以口服中毒为主。其中毒鼠强及有机氟类(氟乙酰胺和氟乙酸钠)是我国明令禁止生产、销售和使用的杀鼠剂。有关资料显示，有机氟类和毒鼠强中毒占中毒致死者的95%。

(一) 临床表现

(1) 氟乙酰胺　临床将中毒类型分为以神经系统损害为主的神经型和以心血管损害为主的心脏型。中毒后潜伏期为0.5～6 h，先表现为恶心、呕吐、上腹不适、头晕、头痛、烦躁不安、神志恍惚、肌颤，严重者出现全身阵发性、强直性抽搐，并可反复发作，进行性加重，可因呼吸衰竭而死亡。

表 23-3 杀鼠剂按机制或化学结构分类

分　　类	代 表 药 物
抗凝血杀鼠药	敌鼠、杀鼠灵、氯鼠酮、杀鼠酮、溴敌隆
痉挛药	氟乙酰胺、氟乙酸钠、毒鼠强
硫脲类	安妥、抗鼠灵(灭鼠优)
有机磷酸酯类	毒鼠磷、除鼠磷
氨基甲酸酯类	灭鼠安、灭鼠腈
无机化合物	磷化锌、碳酸钡、硫酸钡、三氧化二砷
天然植物性杀鼠药	红海葱、马钱子碱

(2) 抗鼠灵　人体中毒后的主要临床表现为恶心、呕吐、倦怠,并可在 24～48 h 后发生疲软、呼吸困难、意识障碍。可因呼吸、循环衰竭而死亡,也可出现周围神经病表现。

(3) 毒鼠强　中毒后表现为骤发的惊厥、抽搐,可因剧烈的强直抽搐导致呼吸衰竭而死亡。

(4) 灭鼠安　中毒后引起胆碱能神经兴奋症状,出现头晕、乏力、多汗、瞳孔缩小,亦见恶心、呕吐、腹痛、流涎等,重者可有肌肉震颤、肺水肿等。血中胆碱酯酶活性降低。

(5) 毒鼠磷　临床表现同有机磷中毒,血中胆碱酯酶活性降低。此外,临床上应注意,在中毒治疗康复后,可突然出现反跳导致死亡。

(6) 磷化锌　食后多在 48 h 内发病,口咽糜烂、疼痛、恶心、呕吐、腹泻。呕吐物有蒜臭味。严重时出现意识障碍、抽搐和休克,常伴严重的心、肝、肾损害,少数人可出现肺水肿。

(7) 安妥　人体中毒后表现为恶心、呕吐、头晕、嗜睡,大剂量可致呼吸困难、发绀、肺水肿、胸腔积液、昏迷和休克。此外,尚可致肝、肾损害及一过性血糖升高。

(二) 一般治疗原则

(1) 清除毒物　阻止毒物继续吸收,可催吐、洗胃、导泻,清洗污染皮肤。磷化锌中毒需忌食油类食物及牛奶,禁用硫酸镁导泻。

(2) 有特效解毒药立即使用特效解毒药。

(3) 对症处理。

(三) 药物治疗方案

(1) 乙酰胺(解氟灵)　为氟乙酰胺中毒的特效解毒药,成人剂量为每次 2.5～5 g,肌注,每天 2～4 次,或每天 0.1～0.3 g/kg,分 2～4 次注射;危重患者可首剂给予 5～10 g。用药时间一般持续 5～7 天。

(2) 无水乙醇　适用于无乙酰胺解毒药时氟乙酰胺中毒的治疗。用法:无水乙醇 5 mL 加入 10%葡萄糖液 100 mL,静脉滴注,每天 2～4 次。轻症中毒者可酌量饮白酒。

(3) 维生素 K_1　适用于抗凝血类杀鼠药中毒。用法:10～20 mg 肌注,每天 2～3 次,重者可加大剂量静脉滴注,持续 5～7 天,直至出血停止,凝血酶原时间恢复正常,再观察 10～15 天。

(4) 阿托品及肟类复活药　用于毒鼠磷、除鼠磷等有机磷杀鼠药中毒,而灭鼠安等氨基甲酸酯类中毒仅使用阿托品,不用肟类复活药解毒。

(5) 烟酰胺　为治疗抗鼠灵的特效药物。中毒后立即给予大剂量烟酰胺可防止糖尿病发生。用法:烟酰胺 200～400 mg 加入 10%葡萄糖液 250 mL 静脉滴注,每天 1～2 次。另外,此药对鼠立死中毒也有效。

(6) 其他　维生素 B_6 对鼠立死中毒有解毒作用;半胱氨酸用于氟乙酰胺、安妥中毒,也有一定治疗作用。

第三节　有害气体和化学物质中毒

一、一氧化碳中毒

一氧化碳(CO)为无色、无臭、无味、无刺激性的气体,为含碳物质燃烧不完全的产物。在通气不良的室内烧煤取暖,或使用燃气热水器淋浴都可发生一氧化碳中毒。

(一) 临床表现

(1) 轻度中毒　患者可出现头痛、头晕、失眠、视物模糊、耳鸣、恶心、呕吐、全身乏力、心动过速、短暂昏厥。血中碳氧血红蛋白含量达 10%～20%。

(2) 中度中毒　除上述症状加重外,口唇、指甲、皮肤黏膜出现樱桃红色,多汗,血压先升高后降低,心率加速,心律失常,烦躁,一时性感觉和运动分离(即尚有思维,但不能行动)。

(3) 重度中毒　患者迅速进入昏迷状态。初期四肢肌张力增加,或有阵发性强直性痉挛;晚期肌张力显著降低,患者面色苍白或青紫,血压下降,瞳孔散大,最后因呼吸麻痹而死亡。

(4) 后遗症　中、重度中毒患者有神经衰弱、震颤麻痹、偏瘫、偏盲、失语、吞咽困难、智力障碍、中毒性精神病或去大脑强直。部分患者可发生继发性脑病。

(二) 实验室检查和其他辅助检查

(1) 血液 COHb 测定　正常人血液中 COHb 含量可达 5%～10%,轻度、中度、严重中毒者血液中 COHb 可分别高于 10%、30%、50%。脱离 CO 接触 8 h 后碳氧血红蛋白即可降至正常，COHb测定必须及时，且与临床症状可不呈平行关系。

(2) 脑电图　据报道54%～97%的急性一氧化碳中毒患者可以发现异常脑电图，表现为低波幅慢波增多。一般以额部及颞部的θ波及δ波多见，常与临床上的意识障碍有关。有些昏迷患者还可出现特殊的三相波，类似肝性昏迷时的波形；假性阵发性棘慢波或表现为慢的棘波和慢波。部分急性一氧化碳中毒患者后期出现智能障碍，脑电图的异常可长期存在。

一氧化碳中毒的急性期及迟发脑病者行大脑诱发电位检查可见视觉诱发电位VEP100潜时延长，异常率分别为50%和68%，恢复期则可分别降至5%及22%。正中神经体感诱发电位检查见N32等中长潜时成分选择性受损，两类患者的异常率皆超过70%，并随意识好转而恢复脑干听觉诱发电位(BAEP)的异常与意识障碍的程度密切相关，与中毒病情的结局相平行。

(3) 脑影像学检查　一氧化碳中毒患者于急性期和出现迟发脑病时进行颅脑CT，检查见主要异常为双侧大脑皮质下白质及苍白球或内囊出现大致对称的密度减低区，后期可见脑室扩大或脑沟增宽，异常率分别为41.2%和87.5%。脑CT无异常者预后较好，有CT异常者其昏迷时间大都超过48 h。但迟发脑病早期并无CT改变，上述CT异常一般在迟发脑病症状出现2周后方可查见，故不如脑诱发电位及脑电图敏感。

(4) 血、尿、脑脊液常规化验　周围血红细胞总数、白细胞总数及中性粒细胞数增高，重度中毒时白细胞数高于18×10^9/L者预后严重。1/5的患者可出现尿糖，40%的患者尿蛋白阳性，脑脊液压力及常规多数正常。

(5) 血液生化检查　血清ALT活性及非蛋白氮一过性升高。乳酸盐及乳酸脱氢酶活性于急性中毒后即增高。血清AST活性于早期也开始增高，24 h升至最高值，如超过正常值3倍时，常提示病情严重或有合并症存在，合并横纹肌溶解症时，血中肌酸磷酸激酶(CPK)活性明显增高。血气检查可见血氧分压正常，血氧饱和度可正常，血pH降低或正常，血中二氧化碳分压常有代偿性下降，血钾可降低。

(6) 心电图　部分患者可出现ST-T改变，也可见到室性期前收缩、传导阻滞或一过性窦性心动过速。

（三）疾病诊断

临床可根据CO接触史、突然昏迷、皮肤黏膜樱桃红色等临床表现、实验室检查等作出诊断。

（四）一般治疗原则

(1) 立即脱离中毒现场，迁移到新鲜空气处，保持呼吸道通畅。保持温暖，避免着凉。

(2) 氧疗是治疗CO中毒最有效的措施。轻度中毒患者给予鼻导管吸入高浓度的氧，中重度中毒患者须高压氧治疗。

(3) 改善脑组织代谢，防治脑水肿。

(4) 对症处理。

(五) 药物治疗

CO中毒无特效解毒药,可使用防治脑水肿、纠正呼吸障碍、改善组织缺氧等药物。

二、硫化氢中毒

硫化氢是具有"臭蛋样"气味的刺激性和窒息性的无色气体。低浓度接触仅有呼吸道及眼的局部刺激作用,高浓度时全身作用较明显,表现为中枢神经系统症状和窒息症状,但极高浓度很快引起嗅觉疲劳而不觉其味。

在采矿和从矿石中提炼铜、镍、钴等,煤的低温焦化,含硫石油的开采和提炼,橡胶、鞣革、硫化染料、造纸、颜料、菜腌渍、甜菜制糖等工业中都有硫化氢产生;开挖与整治沼泽地、沟渠、水井、下水道和清除垃圾、污物、粪便等作业,以及分析化学实验室工作者都有接触硫化氢的机会;天然气、矿泉水、火山喷气和矿下积水,也常伴有硫化氢存在。由于硫化氢可溶于水及油中,有时可随水或油流至远离发生源处,而引起意外中毒事故。

(一) 临床表现

急性硫化氢中毒一般发病迅速,出现以脑和(或)呼吸系统损害为主的临床表现,亦可伴有心脏等器官功能障碍。临床表现可因接触硫化氢的浓度等因素不同而有明显差异。

(1) 轻度中毒　轻度中毒主要是刺激症状,表现为流泪、眼刺痛、流涕、咽喉部灼热感,或伴有头痛、头晕、乏力、恶心等症状。

(2) 中度中毒　接触高浓度硫化氢后以脑病表现显著,出现头痛、头晕、易激动、步态蹒跚、烦躁、意识模糊、谵妄,癫痫样抽搐可呈全身性强直阵挛发作等,可突然发生昏迷,也可发生呼吸困难或呼吸停止后心跳停止。

(3) 重度中毒　接触极高浓度硫化氢后可发生电击样死亡,即在接触后数秒或数分钟内呼吸骤停,数分钟后可发生心跳停止;也可立即或数分钟内昏迷,并呼吸骤停而死亡。死亡可在无警觉的情况下发生,当察觉到硫化氢气味时可立即嗅觉丧失,少数病例在昏迷前瞬间回嗅到令人作呕的甜味。死亡前一般无先兆症状,可先出现呼吸深而快,随之呼吸骤停。

(二) 实验室检查和其他辅助检查

(1) 血液中硫化氢或硫化物含量增高可作为吸收指标,但与中毒严重程度不一致,且其半衰期短,故需在停止接触后短时间内采血。

(2) 尿硫代硫酸盐含量可增高,但可受测定时间及饮食中含硫量等因素干扰。

(3) 血液中硫血红蛋白不能作为诊断指标,因硫化氢不与正常血红蛋白结合形成硫血红蛋白,后者与中毒机制无关。许多研究表明硫化氢致死的人和动物血液中均无显著的硫血红蛋白浓度。

(4) 轻度中毒:检查可见眼结膜充血、肺部可有干啰音,脱离接触后短期内可恢复。

(5) 中度中毒:眼底检查可见个别病例有视盘水肿,部分病例可同时伴有肺水肿。脑病症状常较呼吸道症状出现为早,X线胸片显示肺纹理增强或有片状阴影。

(三) 疾病诊断

(1) 有明确的硫化氢接触史:患者的衣着和呼气有臭蛋气味可作为接触指标。事故现场可产生或测得硫化氢。患者在发病前闻到臭蛋气味可作参考。

(2) 临床特点:出现眼部和呼吸道刺激症状,发绀、呼吸困难等缺氧表现,中枢神经系统抑制症状,极高浓度吸入时可发生"闪电型"死亡。

(四) 一般治疗原则

(1) 现场抢救极为重要　因空气中含极高硫化氢浓度时,现场常引起多人电击样死亡,如能及时抢救可降低死亡率。应立即使患者脱离现场至空气新鲜处,有条件时立即给予吸氧,高压氧治疗,每次吸氧30～40 min,之间休息10 min,每日1～2次。

(2) 维持生命体征　对呼吸或心脏骤停者应立即施行心肺脑复苏术;对在事故现场发生呼吸骤停者如能及时施行人工呼吸,则可避免随之而发生心脏骤停。在施行口对口人工呼吸时施行者应防止吸入患者的呼出气或衣服内逸出的硫化氢,以免发生二次中毒。

(3) 以对症、支持治疗为主　高压氧治疗对加速昏迷的复苏和防治脑水肿有重要作用,凡昏迷患者,不论是否已复苏,均应尽快给予高压氧治疗,但需配合综合治疗。对中毒症状明显者需早期、足量、短程给予糖皮质激素,有利于防治脑水肿、肺水肿和心肌损害。对有眼刺激症状者,立即用清水冲洗,对症处理。

(4) 关于应用高铁血红蛋白形成剂的指征和方法等尚无统一意见　从理论上讲,高铁血红蛋白形成剂适用于治疗硫化氢造成的细胞内窒息,而对神经系统反射性抑制呼吸作用则无效。适量应用亚硝酸异戊酯、亚硝酸钠或4-二甲基氨基苯酚(4-DMAP)等,使血液中血红蛋白氧化成高铁血红蛋白,后者可与游离的硫氢基结合形成硫高铁血红蛋白而解毒,并可夺取与细胞色素氧化酶结合的硫氢基,使酶复能,以改善缺氧。但目前尚有争议,仅在致死性硫化氢中毒患者中考虑使用。

三、氰化物中毒

氰化物是一种可迅速致命的血液性毒剂,曾经被用作毒气室执行死刑以及战争时的杀人武器。氰化物可由自然界的某些细菌、真菌及藻类产生,一些植物性的食物如桃、杏、枇杷、李子、杨梅、樱桃的核仁皆含有苦杏仁苷和苦杏仁苷酶。苦杏仁苷遇水在苦杏仁苷酶的作用下,分解为氢氰酸、苯甲醛及葡萄糖。因此服食过量可以发生氢氰酸中毒。苦的桃仁、杏仁比甜的毒性高数十倍,生食数粒即可出现症状。

由其化学结构来看,氰化物包含碳氮三键(C≡N)通常是以化合物(结合两种或以上的化学物质形成的物质)的形态存在,例如无色气体的氰化氢(HCN)或氯化氰(CNCl),白色粉末或结晶的氰化钠(NaCN)或氰化钾(KCN),以及有机化合物。

(一)临床表现

氰化物中毒初期症状为头晕、头痛、呼吸速率加快,后期为发绀(由于缺氧血液呈暗紫色)和昏迷现象。有些患者呼吸之间可闻到氰化物特有的杏仁味道。

暴露在高剂量下,如吸入高浓度氰化氢气体时,在很短时间下可伤害脑及心脏,造成昏迷及死亡。如低剂量长期暴露,可能导致呼吸困难、胸痛、呕吐、血液变化(血红蛋白上升、淋巴细胞数目上升),头痛和甲状腺肿大。皮肤接触后会有溃烂、皮肤刺激及红斑,眼睛接触后会有刺激、烧伤、视力模糊,过量或延时性接触会造成眼睛永久性伤害。

误食含氢氰酸的果仁者多于食后2~6 h内发生症状。轻者有恶心、呕吐、头痛或头晕、四肢无力、精神不振或烦躁不安等症状,体温正常或稍高,脉搏增速,呼吸深而稍快。严重者昏迷、惊厥、体温降低、血压下降、脉搏减慢、呼吸困难或不规则,多不伴发绀,瞳孔散大、对光反射消失、四肢阵发性痉挛、腱反射亢进或消失、白细胞数可增高,患儿往往死于呼吸麻痹。

(二)实验室检查和其他辅助检查

(1) 中毒环境的空气及物品上可分析出毒物。中毒患者的血中可查出氰基,尿中硫氰酸盐浓度增加。

(2) 动静脉血氧分压差缩小可作为诊断线索之一。

(3) 早期胸部X线检查,大致正常。

(三)疾病诊断

(1) 毒物接触史。

(2) 呼出气有苦杏仁味,极度呼吸困难,昏迷、抽搐、角弓反张,呼吸、心跳迅速停止而死亡。

(3) 血氰化物及尿硫氰酸盐含量增高。

(4) 主要靠病史及吐出物中查见毒物残渣。患者呼气中有时可有杏仁味,可助诊断。对疑为氰化物中毒时,可用特效解毒剂作诊断性治疗。至于采取标本作氰化物分析,方法复杂,非一般医院所能推行,即刻诊断比较困难,必须根据接触史、高AG性代谢性酸中毒和顽固性低氧血症综合考虑。

(四)一般治疗原则

(1) 使患者迅速脱离中毒现场,眼污染时用大量清水冲洗,清除毒物。

(2) 催吐,洗胃可用1∶2000高锰酸钾、5%硫代硫酸钠或1%~3%过氧化氢。口服拮抗剂,保持体温,尽早供氧,镇惊解痉,给呼吸兴奋剂以及在必要时持续人工呼吸直至呼吸恢复为止,同时进行静脉输液,维持血压等对症治疗,一旦确诊,应尽快应用特效解毒药。

(3) 呼吸、心跳骤停者立即行心肺复苏术抢救。

(五) 药物治疗方案

(1) 亚硝酸盐-硫代硫酸钠疗法　中毒后立即给予亚硝酸盐，适量亚硝酸盐可使血红蛋白氧化，产生一定量高铁血红蛋白，高铁血红蛋白一方面能与血中氰化物结合，另一方面还能夺取已与氧化型细胞色素氧化酶结合的 CN^-，形成氰化高铁血红蛋白，减少 CN^- 与细胞色素氧化酶的结合，恢复细胞呼吸，起到缓解中毒的作用。由于氰化高铁血红蛋白仍将解离，放出 CN^-，若中毒不重，陆续解离出的 CN^- 可被机体自身转变为无毒的硫氰化物，排出体外；若中毒较重，仍需再用硫代硫酸钠。后者与硫代硫酸钠作用，可转化为毒性较低的硫氰酸盐排出体外，从而达到解毒目的。方法如下：

① 立即以亚硝酸异戊酯 1～2 支放在手帕中压碎，给患者吸入 15～30 s，间隔 2～3 min 再吸 1 支，直至静脉注射亚硝酸钠为止；

② 立即用3%亚硝酸钠溶液 10～15 mL 加入 25%葡萄糖液 20 mL，缓慢静脉注射(不少于 10 min，注射时注意血压，如有休克先兆，应停止应用该药)；

③ 随即用同一针头，以相同速度注入 50%硫代硫酸钠 20～40 mL。必要时在 1 h 后重复注射半量或全量。

(2) 4-二甲基苯酚(4-DMAP)和对氨基苯丙酮(PAPP)　为高铁血红蛋白生成剂，轻度中毒口服 4-DMAP 及 PAPP 各 1 片，较重中毒立即肌注 10% 4-DMAP 2 mL，重度中毒立即用 10% 4-DMAP 2 mL 肌注，50%硫代硫酸钠 20 mL 静脉注射，必要时 1 h 后重复半量。该药效价高，作用快，副作用小。应用时严禁再用亚硝酸类药品，防止高铁血红蛋白形成过度(发绀症)。

(3) 亚甲蓝(美蓝)　大剂量注射可使血红蛋白转变为高铁血红蛋白，且亚甲蓝含硫原子，故有解毒作用。

(4) 含钴的化合物　钴与氰离子生成无毒的氰钴化物，且钴与氰的亲合力大于细胞色素氧化酶与氰的亲合力，所以含钴的化合物如羟钴胺(与氰生成氰钴胺，即维生素 B_{12})、依地酸二钴(Co_2EDTA)、氯化钴也是氰酸中毒的有效解毒剂。

应注意：亚硝酸钠、亚甲蓝和硫代硫酸钠用量过大都可引起中毒，注射时应格外细心，严密观察患者，防止过量中毒。

四、亚硝酸盐中毒

亚硝酸盐中毒的原理是其与血红蛋白作用，使正常的二价铁被氧化成三价铁，形成高铁血红蛋白，失去携带氧的能力，造成机体缺氧而导致中毒，特别是中枢神经系统缺氧更为敏感。亚硝酸盐中毒量为 0.2～0.5 g，致死量为 3 g。

临床常见的亚硝酸盐中毒有以下几大病因：

食入含大量亚硝酸盐蔬菜，一般是叶菜类，如小白菜、芹菜、韭菜、甜菜叶、萝卜叶、莴苣等含有较多的硝酸盐，当这些蔬菜贮存时间长，一旦开始腐烂，亚硝酸盐含量就会明显升高。蔬菜腐烂越重，亚硝酸盐升高就更明显。

新腌制的蔬菜，在腌制2～4天后亚硝酸盐含量升高，7～8天达到最高。同时与食盐浓度及腌制的温度也有一定关系。如5%浓度的食盐在37℃左右时所产生亚硝酸盐浓度最高，15%盐水则无明显变化。因此腌制蔬菜在8天以内，食盐浓度在15%以下时，易引起亚硝酸盐中毒，变质腌菜中亚硝酸盐含量最高。

烹调后的熟菜放在不洁容器中，存放过久，在硝酸盐还原菌的作用下，熟菜中的硝酸盐被还原成亚硝酸盐。

在一个时期内，当消化功能紊乱，胃酸浓度低下时，大量食用硝酸盐含量较高的蔬菜，且肠内硝酸盐还原菌大量繁殖，致使胃肠道内亚硝酸盐产生速度加快，体内又不能及时地将大量的亚硝酸盐分解成氨，这时亚硝酸盐大量吸收入血而引起中毒，常称为肠原性青紫，多见于儿童。

某些地区的井水中也含有较多的硝酸盐及亚硝酸盐（一般称苦井水）。使用这些水煮饭（粥），存放不当，时间过久，也会引起中毒。其他如奶制品、腌制品加工过程处理不当，均能造成中毒。

硝酸盐或亚硝酸盐可作为肉或鱼制品发色剂，使肉鱼烹调后仍呈红色。若加入量过大，也可引起中毒，亚硝酸盐（亚硝酸钠或钾）无色、无臭，易与食盐、碱面等混淆，误服可致中毒。肉或鱼制品以及蔬菜中的亚硝酸盐还可与蛋白质分解产生的仲胺在胃内合成致癌性的亚硝胺类。

（一）临床表现

亚硝酸盐中毒潜伏期短，一般为数十分钟或1～3 h，症状以发绀为主。皮肤黏膜、口唇、指甲下最明显，除发绀外，并有头痛、头晕、心率加快、恶心、呕吐、腹痛、腹泻、烦躁不安等，严重缺氧可致心肌损伤、意识障碍和昏迷，常死于呼吸衰竭。

（二）辅助检查

心肌损伤表现为心肌酶谱和肌钙蛋白升高，以及各种心律失常。

（三）诊断

血高铁血红蛋白的测定有助于急性亚硝酸盐中毒的诊断，确诊有赖于呕吐物或食物中亚硝酸盐的检测。对于上述检测有困难的医疗单位，尿液亚硝酸盐检测强阳性有助于诊断，尤其是尿液稀释后亚硝酸盐仍呈强阳性，或呕吐物、胃洗出物、血液等以尿液分析仪测定为强阳性。

（四）一般治疗原则

（1）吸氧　亚硝酸盐是一种氧化剂，可使正常低铁血红蛋白氧化成高铁血红蛋白，失去输氧能力而使组织缺氧。患者面色发青，口唇发绀，静脉血呈蓝紫色都是缺氧的表现，应立即给予吸氧处理。

(2) 洗胃　如果中毒时间短，还应及时予以洗胃处理。

(3) 对症处理　对于有心肺功能受影响的患者还应对症处理，如用呼吸兴奋剂，纠正心律失常药等。

(4) 营养支持　病情平稳后，给予能量合剂、维生素 C 等支持疗法。

（五）药物治疗

亚甲蓝（美蓝）是亚硝酸盐中毒的特效解毒剂，能还原高铁血红蛋白，恢复正常输氧功能。用量以 1～2 mg/kg 体重计算。同时高渗葡萄糖可提高血液渗透压，能增加解毒功能并有短暂利尿作用。

五、重金属中毒

重金属在生活、工业中使用广泛，给人类生活带来很大便利。但是如不注意防护，可导致重金属中毒。

重金属中毒的临床表现多样，以神经系统症状常见，如肢体麻木、疼痛、运动障碍、不同程度意识障碍，也可合并其他系统症状，包括局部皮肤刺激感、心率减慢、腹痛、纳差、恶心呕吐等。由于其临床表现缺乏特异性，早期易被误诊、漏诊，应详细询问病史及查体，尤其是针对那些用普通常见病难以解释的患者。诊断依靠毒物接触史，多器官系统受累的临床表现，并结合相应毒理学检测。

部分重金属中毒有金属离子螯合剂作为解毒药物。螯合剂的总体治疗机制为从各组织器官的生物分子（如酶）中置换有毒金属离子，随后通过尿液、粪便等将有毒金属螯合物排出体外。

（一）铅中毒

1. 临床表现

经口摄入是生活和药源性铅中毒的主要途径，呼吸道吸入铅粉尘和蒸气是职业铅中毒的主要途径。铅中毒临床表现包括神经系统症状（中枢神经系统症状及周围神经病变）、认知功能及记忆力下降、肾功能损伤、贫血、腹痛和疲劳、失眠及头痛等。儿童铅中毒患者还可能出现生长发育迟缓，由于胎儿和婴儿血脑屏障发育不完全，其神经毒性比成人更为突出，可表现为急性脑病、周围神经病变、听力丧失、神经行为缺陷（多动症、发育迟缓、智商下降）等多种神经系统症状。

2. 辅助检查

行针对性的临床检验，包括血铅及尿铅水平测定（静脉血铅浓度升高是最重要的检验指标）、全血细胞计数（小细胞低色素性贫血以及出现点彩红细胞）、血清铁及铁结合能力、血尿素氮、肌酐、尿液分析，长骨 X 片、X 射线荧光分析以及腹部平片等。

3．诊断

由于铅中毒症状缺乏特异性，且大多数铅中毒儿童无症状，故诊断时应详细询问病史，追问职业史及含铅物质接触史、大量或长期草药服用史、居房是否老旧等，注意核实患儿同居者有无职业性铅暴露史，结合患者存在的典型临床表现及临床检验协助诊断。

4．一般治疗原则

脱离重金属污染源、去除残余重金属，如洗胃、催吐、导泻，金属离子螯合剂治疗以及支持对症治疗。

5．药物治疗方案

常用金属离子螯合剂包括：二巯基丁二酸钠（DMSA）、EDTA-$CaNa_2$、D-青霉胺（DPA）以及二巯基丙醇（BAL）。其具体剂量及疗程如下：

（1）DMSA　是成人及儿童铅中毒患者首选的螯合剂，主要适用于血铅浓度为 450～700 μg/L 的患者，推荐剂量及疗程为 10 mg/kg（350 mg/m^2）口服，每日 3 次，持续 5 天；再 10 mg/kg（350 mg/m^2）口服，每日 2 次，持续 14 天，共 19 天为一个疗程，隔 2 周可再重复一个疗程治疗。年龄小于 12 个月的婴儿不推荐使用。

（2）EDTA-$CaNa_2$　能有效动员肾、肝及骨中的铅，但不能通过血脑屏障，仅清除细胞外液中的铅金属。是铅中毒的二线治疗方案，尤其针对血铅浓度＜700 μg/L 时，但对于铅中毒妊娠患者，EDTA-$CaNa_2$ 可作为首选治疗药物。若合并铅中毒性脑病，需同时联合 BAL（因 BAL 能渗透血脑屏障，降低脑组织中的铅含量）。用法：1 g/d[儿童 25 mg/（kg・d）]加入 5%葡萄糖液 250～500 mL 静脉滴注 4～8 h；或 0.5 g 加 1%盐酸普鲁卡因注射液 2 mL，稀释后深部肌内注射 0.5 g/d。连用 3 天，停药 4 天，为 1 个疗程。一般可连续 3～5 个疗程，必要时可间隔 3～6 个月后再重复。

（3）DPA　主要用于治疗 Wilson 病，在治疗铅中毒患者时作为三线用药，当患者不耐受 DMSA 及 EDTA-$CaNa_2$ 的严重副作用时可考虑使用。具体剂量及疗程为成人 250 mg 或儿童 10～15 mg/（kg・d）口服，1 次/6 h，持续 4～12 周。

（二）汞中毒

1．临床表现

汞以元素、无机化合物和有机化合物形式存在，三种形式均可能具有毒性，中毒表现取决于暴露形式。

元素汞为银白色液体（水银），室温下可挥发为蒸气，主要通过肺部吸收，胃肠道或皮肤吸收甚微。以蒸气状态被吸入的汞主要沉积于 CNS，故元素汞中毒主要导致肺和神经系统症状，严重或长时间暴露也可导致肾毒性。吸入肺内的汞蒸气小部分会通过呼气排出，但大部分通过粪便排泄。急性暴露于空气中 100～1000 μg/m^3 的汞蒸气，可出现局部刺激症状（如结膜炎、皮炎、口腔炎、牙龈炎、唾液分泌过多）、呼吸系统症状（如咳嗽、呼吸困难、胸痛）、消化系统症状（如恶心、呕吐、腹泻），严重者可导致休克；吸入浓度超过 1000 μg/m³ 的汞蒸气时，可能会出现严重且有致命潜力的间质性肺炎；长期暴露于低浓度低至 25～100 μg/m³ 的汞蒸气可能会导致轻微神经精神症状（如震颤和失眠）。无机汞以各种氧化状态存在于汞盐中，暴露途径包括经消化道食入或皮肤、黏膜吸收，进入体内后主要沉积于肾脏，可造成消化道症状、休克和肾衰竭。有机汞主要包括甲基汞等，毒性较无机汞小，但具有亲脂性，易分布于 CNS 并可通过胎盘，主要沉积部位包括肾脏、肝脏、毛发和 CNS，可引起急性胃肠道和呼吸系统症状，随后出现神经系统症状，包括感觉异常（尤其是口周）、不适、视野缩小、耳聋和共济失调等，胎儿尤其易受伤害。肢痛症（又称红皮肢痛病）是一种汞中毒所致的特殊综合征，见于接触过元素汞、无机汞盐和有机苯汞化合物（过去用于室内外涂料）的年幼儿童，表现为身体皮疹、四肢水肿及手掌和脚掌刺激感，随后出现皮肤脱屑、易激惹、畏光、发热、失眠和大量发汗。

2．辅助检查

体内汞负荷可通过患者的静脉血、尿液、头发及指甲检测。正常情况下，尿汞＜100 μg/L，血汞＜10 μg/L，头发中汞含量＜10 mg/kg。怀疑急性汞中毒且病情不稳定的患者应检测全血汞含量，但对于怀疑有稳定长期元素汞暴露的患者，首选 24 h 尿汞检测来评估中毒。其他辅助检查如全血细胞计数、肝肾功能、胸片、心电图、肺功能检测、神经肌电图及神经心理测试等协助诊断。

3．诊断

汞中毒的诊断应结合汞接触史、临床表现及体内汞负荷。

4．一般治疗原则

汞中毒的治疗原则包括立即脱离汞暴露环境、去除残余汞、螯合剂治疗以及其他支持对症治疗。一旦出现汞中毒症状或辅助检查确定汞中毒应立即脱离中毒环境，若为吸入汞蒸气或皮肤接触者，应当脱掉全身衣帽等，并立即用肥皂水清洗皮肤；若为消化道食入者，应立即安排洗胃或灌肠，同时也可予以活性炭吸附汞化合物。根据患者病情给予支持对症治疗，包括吸氧、气管插管、吸入支气管扩张剂、补液等。

5．药物治疗方案

(1) DMSA　其 $t_{1/2}$ 约 3 h，在汞中毒患者体内 $t_{1/2}$ 会延长。WHO 建议当儿童尿汞含量≥50 μg/mL 时，即使无症状，也应开始 DMSA 治疗。具体剂量及疗程为成人 10 mg/kg 或儿童 350 mg/m² 口服，每日 3 次，连用 5 天；再相同剂量口服，每日 2 次，连用 14 天。一般 19 天为一个疗程，必要时可隔 2 周重复疗程。

(2) DMPS　可通过口服、肌内注射或静脉注射给药，推荐用法为：肌内或静脉给药，第 1 天给予 250 mg，每 4 h 1 次；第 2 天给予 250 mg，每 6 h 1 次；第 3～5 天 250 mg，每 6～8 h 1 次。后续治疗时间取决于血汞及尿汞浓度。

(3) BAL　深部肌内注射，第 1 个 48 h 内每 4 h 1 次，每剂 5 mg/kg；第 2 个 48 h 内每 6 h 1 次，每剂 2.5 mg/kg；随后 7 天每 12 h 1 次，每剂 2.5 mg/kg。如患者随后可耐受口服

治疗，可酌情过渡为 DMPS 治疗。

(4) DPA　其通过增加尿液中汞的排出，降低体内汞负荷。当金属汞以及无机汞中毒时可选用 DPA，但对有机汞中毒无效。成人用法为 250～500 mg 口服，每日 4 次，持续 1～2 周；儿童用法为 20～30 mg/(kg · d)（最大给药量 250 mg/d），每天分 4 次口服。通常与维生素 B_6 联合使用，后者剂量为 10～25 mg/d。由于其副作用（如超敏反应、肾毒性等）较多，被作为二线药物。

（三）砷中毒

1. 临床表现

砷是一种类金属元素，接触途径主要包括经消化道食入、呼吸道吸入以及经皮肤吸收，可分为急性砷中毒和慢性砷中毒。急性砷中毒主要表现胃肠道症状（如恶心、呕吐、腹痛、腹泻等）、低血容量性休克、血液学异常（如骨髓抑制、全血细胞减少及贫血等）、神经系统症状（如手脚烧灼麻木感等），当急性暴露于 2 mg/(kg · d)及以上砷环境中可导致砷中毒脑病，表现为头痛、神志不清、癫痫、昏迷，严重中毒可致死。慢性中毒表现为多器官系统损害，包含皮肤改变和皮肤癌、糖尿病、心血管作用、外周血管疾病、肝毒性及其他病变等，当长期慢性接触 0.03～0.1 mg/(kg · d)水平的砷会影响周围神经系统，表现为手脚对称麻木、感觉变化、肌肉压痛，后发展为肌肉无力及针刺感。

2. 辅助检查

体内砷负荷可通过检测尿液、血液、指甲及头发中的砷含量进行评估，24 h 尿砷定量是最重要可靠的诊断标准，正常值应＜50 μg/L；血液、指甲及头发中的砷含量也有部分诊断价值。全血细胞计数、心电图、腹部平片以及神经传导测试等用于评估砷的沉积及多器官系统功能损伤。

3. 诊断

砷中毒的诊断应结合含砷物质接触史、临床表现以及体内砷负荷等做出诊断。

4. 一般治疗原则

砷中毒的治疗原则与其他重金属中毒的一般治疗原则相同。清除污染源包括立即脱离砷污染环境、去除污染衣物、清洗皮肤、洗胃、灌肠、活性炭等。砷通常会导致腹泻，所以可不给予泻剂。支持治疗一般根据患者情况而定，包括补液、中心静脉导管的安置、高尿量 1～2 mL/(kg · d)以及碱化尿液（pH 7）等。螯合剂是最重要的治疗措施，当尿砷浓度≥200 μg/L 时或有症状患者，应开始使用螯合剂，螯合治疗的终点为 24 h 尿砷浓度＜50 μg/L。

5. 药物治疗方案

(1) DMSA　具体给药方案为 10 mg/kg 口服，每日 3 次，连续 5 天；再 10 mg/kg，每日 2 次，持续 2 周或根据尿砷浓度调整疗程。由于该药只能口服，在严重胃肠炎患者中的使用受到限制。

(2) DMPS　可通过口服、静脉注射及肌内注射等多种方式给药，当 DMSA 使用因胃肠功能障碍受限时，可选用 DMPS 静脉注射或肌内注射。具体剂量是 5 mg/kg（5%水溶液），第 1 日每 6～8 h 使用 1 剂，第 2 日每 8～12 h 使用 1 剂，以后为每 12～24 h 使用 1 剂，根据尿砷浓度调整疗程。

（3）BAL　3～6 mg/kg（不超过 300 mg）深部肌内注射，每 4～12 h 1 次，疗程 7～10 天。需注意：由于 BAL 是在花生油中配制的，因而须询问患者是否存在已知的花生过敏，BAL 在葡萄糖-6-磷酸脱氢酶（G-6-PD）缺乏的患者中也应谨慎使用。

（4）DPA　成人剂量为 15～40 mg/(kg・d) 口服，每日 4 次；儿童剂量为：先 10 mg/(kg・d) 口服，每日 4 次，连用 7 日后减为 10 mg/kg，每日 2 次；具体疗程均需根据尿砷浓度而定。但由于其药物副作用发生频率高，临床应用受限，仅作为砷中毒的二线用药。

（四）铝中毒

1. 临床表现

生活中过量的铝负荷会造成人体慢性中毒，表现为骨和肌肉疼痛、近端肌无力、骨折、骨软化、铁难治性小细胞性贫血、高钙血症和缓慢进展性痴呆等。医源性中毒多见于透析液中铝浓度过高（>200 μg/L）或过量摄入含铝的磷结合剂和抗酸剂，可引起急性脑病，主要表现为意识改变、癫痫发作和昏迷，严重可导致死亡。但是，鉴于现在的透析用水已做去铝处理，以及广泛使用不含铝的磷结合剂，医源性急性铝中毒已较少见。工业性铝中毒包括吸入有机、无机铝蒸气导致的咳嗽、哮喘等，以及误服硫酸铝铵溶液引起的消化道出血等。

2. 辅助检查

去铁胺刺激试验是静脉滴注去铁胺（5 mg/kg 体重）后，如血清铝浓度增加≥50 μg/L，则认为试验结果为阳性。对于血清铝浓度轻度升高，即浓度为 20～60 μg/L 的患者，去铁胺刺激试验相较于未刺激血清铝浓度能够更准确检测组织铝浓度。慢性铝中毒患者如行骨活检，可以显示骨表面铝染色增加（>15%～25%），并通常显示为动力缺失性骨病或骨软化症。

3. 诊断

在患者表现非特异症状时，应结合患者病史及铝接触史，考虑中毒可能性是避免漏诊的关键。所有血清铝水平上升（即>20 μg/L）的患者都应该评估是否有铝暴露来源。

4. 一般治疗原则

应尽可能停用有铝来源的药物（如含铝的磷结合剂）。误服含铝溶液患者，可立即服用豆浆、蛋清、牛奶等保护消化道黏膜，使用高通量透析进行强化透析（每周 6 日），使用金属离子络合剂去铁胺。

5. 药物治疗方案

去铁胺是羟肟酸络合剂，可与游离或蛋白结合的三价铁（Fe^{3+}）和铝（Al^{3+}）形成稳定、无毒的水溶性铁胺和铝胺复合物由尿排出，在酸性环境下结合作用加强。本品通过皮下、肌内或静脉注射给药，药物迅速分布到全身各组织，在血浆组织中很快被酶代谢，5 mg/kg，每周1次，共给予8次。去铁胺的常见不良反应包括：神经毒性及毛霉菌病风险增加。神经毒性的原因可能是脑脊液中铝浓度一过性升高所致，而毛霉菌病风险增加可能与去铁胺对铁的螯合作用促进根霉菌的生长和致病性有关。其他不良反应还包括恶心、瘙痒、肌痛、低血压和全身性过敏反应。在血清铝浓度很高或接受高剂量去铁胺的患者中不良反应的风险增加。

六、酒精中毒

急性酒精中毒(acutealcohol intoxication)是指由于短时间摄入大量酒精或含酒精饮料后出现的中枢神经系统功能紊乱状态，多表现行为和意识异常，严重者损伤脏器功能，导致呼吸循环衰竭，进而危及生命，也称为急性乙醇中毒(acute ethanol intoxication)。

(一) 临床表现

1. 急性酒精中毒的临床分期及表现

(1) 兴奋期　头痛、欣快、兴奋、健谈、饶舌、情绪不稳定、自负、易激怒，可有粗鲁行为或攻击行为，也可能沉默、孤僻，驾车易发生车祸。

(2) 共济失调期　表现为言语不清、视物模糊，复视、眼球震颤、步态不稳、行动笨拙、共济失调等，易并发外伤。

(3) 昏迷期　表现为昏睡、瞳孔散大、体温降低、心率增快、血压降低、呼吸减慢并有鼾音，严重者因呼吸、循环衰竭而死亡。

2. 慢性酒精中毒

长期酗酒可引起渐进性的多器官系统损害。

(1) 神经系统　Wernicke脑病、柯萨可夫精神病、周围神经麻痹。

(2) 消化系统　胃炎、胰腺炎、反流性食管炎、胃溃疡、酒精性肝病。

(3) 心血管系统　酒精中毒性心肌炎。

(4) 造血系统　可有巨幼细胞性贫血或缺铁性贫血。

(5) 呼吸系统　肺炎多见。

(6) 代谢性疾病和营养性疾病　轻度代谢性酸中毒、电解质紊乱(低钾、低镁)、低血糖症、维生素B_1缺乏。

(7) 生殖系统　男性性功能低下、女性宫内死胎率增加，胎儿酒精中毒可出现畸形、发育迟缓、智力低下。

(二) 辅助检查

(1) 血清乙醇浓度测定。

(2) 动脉血气分析。

(3) 电解质、血糖检测。

(4) 肝功能检查。

(5) 心电图检查。

(三) 诊断

有明确的过量乙醇摄入史。结合临床表现、呼出气可闻及酒味、血清或呼出气乙醇浓度测定可以做出诊断。

(四) 一般治疗原则

(1) 对轻症患者，无需特殊治疗，可使其静卧、保暖，给予浓茶或咖啡，待自行恢复即可。

(2) 对烦躁不安、过度兴奋者，可压迫舌根催吐，并肌注地西泮(安定)5～10 mg，或副醛2～5 mL。

(3) 对较重的昏睡者，用胃管抽空胃内容物，以1%碳酸氢钠或生理盐水洗胃，并留置50～100 mL于胃内或注入浓茶100 mL。

(4) 对昏迷者，重点是维持其脏器功能：维持气道通畅；维持循环功能；保暖；维持水、电解质、酸碱平衡。

(5) 对重度中毒者，可静脉注射50%葡萄糖液100 mL，肌注维生素 B_1、B_6 各100 mg。极严重者可予透析治疗。

(五) 药物治疗方案

1. 促酒精代谢药物

美他多辛是乙醛脱氢酶激活剂，并能拮抗急、慢性酒精中毒引起的乙醇脱氢酶(ADH)活性下降；加速乙醇及其代谢产物乙醛和酮体经尿液排泄，属于促酒精代谢药。

美他多辛能对抗急性乙醇中毒引起的ATP下降和细胞内还原型谷胱甘肽(GSH)水平降低，维持体内抗氧化系统的平衡，起到拮抗急慢性酒精中毒引起的氧化应激反应的作用，改善饮酒导致的肝功能损害及改善因酒精中毒而引起的心理行为异常，可以试用于中、重度中毒特别伴有攻击行为，情绪异常的患者。

每次0.9 g，静脉滴注给药，哺乳期、支气管哮喘患者禁用，尚无儿童应用的可靠资料。适当补液及补充维生素 B_1、维生素 B_6、维生素C有利于酒精氧化代谢。

2. 促醒药物

纳洛酮能特异性拮抗内源性吗啡样物质介导的各种效应，解除酒精中毒的中枢抑制，缩短昏迷时间，疗效不同可能与种族差异、用量有关。

建议中度中毒首剂用0.4～0.8 mg加生理盐水10～20 mL，静脉推注，必要时加量重复；重度中毒时则首剂用0.8～1.2 mg加生理盐水20 mL，静脉推注，用药后30 min神志未恢复可重复1次，或2 mg加入5%葡萄糖或生理盐水500 mL内，以0.4 mg/h速度静脉滴注或微量泵注入，直至神志清醒为止。

盐酸纳美芬(nalmefene)为具有高度选择性和特异性的长效阿片受体拮抗剂，理论上有更好疗效，已有应用于急性酒精中毒的报道，但尚需更多临床研究评估其在急性酒精中毒的疗效和使用方法。

3. 镇静剂

应用急性酒精中毒应慎重使用镇静剂，烦躁不安或过度兴奋特别有攻击行为可用地西泮，肌注比静脉注射安全，注意观察呼吸和血压；躁狂者首选第一代抗精神病药物如氟哌啶醇，第二代如奥氮平等也应是可行选择，口服比静脉应用更安全。避免用氯丙嗪、吗啡、苯巴比妥类镇静剂。

4. 胃黏膜保护剂

胃黏膜 H_2 受体拮抗剂或质子泵抑制剂可常规应用于重度中毒特别是消化道症状明显的患者，质子泵抑制剂可能有更好的胃黏膜保护效果。

5. 中药

醒酒药饮：可用白茅根 30 g，大黄 10 g，葛根 30 g。煎水 200 mL。神志清醒者顿服，对于神志不清者可从胃管注入。

中药注射液急救可选用：① 醒脑静注射液：静脉滴注，成人每日 10～20 mL，加入 5%葡萄糖注射液或 0.9%氯化钠注射液 100～250 mL 中稀释后滴注；② 复方麝香注射液：静脉滴注，成人每日 10～20 mL，加入 5%葡萄糖注射液或 0.9%氯化钠注射液或 10%葡萄糖注射液 250～500 mL 中稀释后滴注；③ 参麦注射液：静脉滴注，成人每日 20～100 mL，加入 5%葡萄糖注射液或 0.9%氯化钠注射液 250～500 mL 中稀释后滴注。

七、甲醇中毒

甲醇是工业酒精的主要成分之一。职业中毒主要见于甲醇的生产、搬运和以甲醇为原料或溶剂的工业。此外，在包装或搬运时，如容器破裂或泄漏，可经皮肤吸收大量甲醇而引起中毒。经口中毒多为误服甲醇污染的酒类或饮料所致。

甲醇主要经呼吸道及消化道吸收，皮肤也可部分吸收，吸收后迅速分布于各组织器官，含量与该组织器官的含水量成正比。其中毒机制主要为甲醇的氧化产物新生态甲醛或甲酸盐与细胞内的蛋白质相结合所致。

（一）临床表现

1. 急性中毒

临床表现为中枢神经系统症状、眼部损害及代谢性酸中毒，可并发急性胰腺炎、心律失常、转氨酶升高和肾功能减退等。主要见于误服甲醇或含甲醇的工业酒精勾兑的酒类或饮料、或吸入大量甲醇蒸气所致。潜伏期 8～36 h，若同时摄入乙醇，可使潜伏期延长。中毒早期呈酒醉状态，出现头昏、头痛、乏力、嗜睡或失眠症状，很少出现乙醇中毒时的欣快感；严重者出现谵妄、意识模糊、昏迷等，并可出现脑水肿、甚至死亡。双眼可有疼痛、视物模糊或复视，视力突然下降、甚至失明，眼底检查可见视网膜充血、出血、视盘水肿等。

2. 慢性中毒

可表现为视力减退、视野缺损、视神经萎缩，伴有自主神经功能紊乱等症状。

（二）辅助检查

(1) 白细胞计数增高，部分肝、肾功能异常。

(2) 血气分析示代谢性酸中毒(pH降低、SB减少及BE负值增加)，二氧化碳结合力降低。

(3) 心电图可见ST-T改变、室性早搏等心律失常。

(4) 视觉诱发电位(VEP)检查对诊断视神经早期损伤有帮助。

(5) 颅脑CT检查：严重中毒者可见白质和基底节密度减低及豆状核病变。

(6) 血、尿液中甲醇、甲酸增高。

（三）诊断

(1) 有误服甲醇或含甲醇的工业酒精勾兑的酒类或饮料、或吸入大量甲醇蒸气的病史。

(2) 出现中枢神经系统症状、眼部损害及代谢性酸中毒的临床表现。

(3) 血、尿中甲醇和甲酸浓度增高可帮助明确诊断和指导治疗。

（四）一般治疗原则

(1) 脱离现场，口服中毒者催吐，以1%碳酸氢钠洗胃，皮肤污染者进行皮肤清洗。

(2) 纠正代谢性酸中毒　静脉滴注2%～5%碳酸氢钠纠正代谢性酸中毒，代谢性酸中毒的程度决定甲醇中毒的严重性和预后。

(3) 严重中毒者可行血液透析　透析的指征：① 血液甲醇>15.6 mmol/L，或甲酸>4.34 mmol/L；② 严重代谢性酸中毒；③ 视力严重障碍或视盘、视网膜水肿。透析同时使用乙醇，可阻断甲醇在体内代谢，更利于清除。

(4) 防治脑水肿　以20%甘露醇250 mL及地塞米松5～10 mg静脉滴注。

(5) 治疗眼底病变　慢性中毒及视神经损害、视神经萎缩者，给予地巴唑10 mg、烟酸10 mg及维生素B_1、维生素B_2等血管扩张剂、神经营养药，每日3次，口服治疗。必要时给予肾上腺皮质激素，如泼尼松或地塞米松口服治疗，保护视神经，促进其恢复。

(6) 对症支持治疗　静脉补液维持热量、水和电解质平衡。用纱布或眼罩遮蔽双眼，避免光线刺激。

（五）药物治疗方案

叶酸可促进甲酸氧化成二氧化碳和水，4-甲基吡唑可抑制醇脱氢酶，阻止甲醇代谢成甲酸。

第四节 动植物毒素中毒

一、毒蛇咬伤

现今生存在世界上的蛇类有3340余种，其中毒蛇600余种，目前已知中国的蛇类近200种，毒蛇50余种，而剧毒的蛇类10余种，隶属于4科25属。据估计全球每年有540万人发生蛇咬伤，超过250万人出现中毒，约12500人死亡。

（一）临床表现

1. 神经毒类毒蛇咬伤

一般在咬伤1 h后出现神经类毒性反应，局部表现为咬伤处麻木、无明显渗出、疼痛不明显，但逐渐可出现头晕、视力模糊、恶心、呕吐、语言不清、肢体软瘫、眼睑下垂、张口与吞咽困难，进而发生呼吸困难，最后可导致呼吸、循环衰竭而死亡。

2. 循环毒类毒蛇咬伤

此类蛇毒成分复杂，具有多方面的毒性作用，主要累及心血管和血液系统，可表现为畏寒发热、胸闷气紧、视物模糊、全身可见出血点、口腔及鼻腔黏膜出血、呕血、黑便，严重者可出现精神紧张或烦躁不安、面色苍白、手足湿冷、口唇甲床轻度发绀、呼吸脉搏增快、血压下降。此外，循环类毒素可破坏患者的凝血机制，导致牙龈、口腔黏膜渗血，胃肠道、内脏出血，进一步发展可导致DIC，从而引起心、肾、脑等重要器官功能衰竭，多死于循环衰竭。

3. 混合毒类毒蛇咬伤

含神经类和循环类两种毒素特性，患者局部伤口可出现明显疼痛、红肿及发热等，部分可出现伤口组织坏死、出血不止、周围可见水泡，严重者可出现昏迷、呼吸困难，甚至可导致全身多脏器功能衰竭而死亡。

（二）辅助检查与诊断

根据蛇咬伤后出现毒蛇咬伤的相关局部及全身临床表现即可诊断。临床可通过牙印和伤口情况初步判断是否为毒蛇咬伤。毒蛇咬伤的牙印为1～4个(一般2个)，牙痕较深而粗大，有一定的间距，大牙后可有锯齿状细牙，呈“八”字形或倒“八”字形排列，所致伤口多有麻木或剧痛感，并逐渐加重，伤肢迅速肿胀、渗血，甚至出现水/血疱和瘀斑、溃疡或坏死；而无毒蛇咬伤的牙痕比较浅而细小，个数较多，间距较密，呈锯齿状或弧形两排排列，所致伤口无麻木感、肿胀、出血和坏死等，仅表现为外伤样的轻微疼痛，数分钟后疼痛逐渐消失。但需注意，金环蛇和银环蛇咬伤后无明显的伤口局部症状。

（三）一般治疗原则

蛇咬伤应遵循现场自救互救和急诊专业性救治相结合的治疗原则，首先要确认是否为毒蛇咬伤，根据不同的蛇伤分类处理，对于毒蛇咬伤应尽快阻止、减慢毒素的吸收，拮抗、中和已吸收的毒素，并选用相应的抗蛇毒血清，防治各种并发症。

（四）药物治疗方案

1. 抗蛇毒血清

抗蛇毒血清是目前治疗蛇咬伤中毒唯一证实有效的药物，应尽早使用。其抗毒机制为采用同种毒蛇特异性抗毒血清，直接中和患者血液中的游离蛇毒抗原，使蛇毒失去毒性。每种毒蛇所含有的毒素在种类及含量上均有差异，仅使用某种同类抗蛇毒血清，可能只对部分毒素有效，而联合使用两种或以上同类抗蛇毒血清，尽可能增加对毒素的覆盖面和覆盖强度。故使用抗蛇毒血清需要遵循早期用药、同种专一、异种联合的原则。首选静脉用药，初始使用量可用2～4支，加入100～250 mL生理盐水中静脉滴注，先慢后快，前10 min内应25～50 mL/h，余量以250 mL/h输入。凝血障碍者使用充分中和剂量的抗蛇毒血清后，建议每6～8 h监测临床和实验室指标一次，根据结果考虑是否追加。如初始给药出血停止后1～2 h再发，或神经或心血管中毒表现加重，应立即追加抗蛇毒血清。儿童抗蛇毒血清的用量应与成人一致。

抗蛇毒血清对中毒患者无绝对禁忌证，虽然抗蛇毒血清皮试不能预测过敏反应，但在使用抗蛇毒血清前仍需要行皮试，若皮试阳性可行缓慢滴注或脱敏治疗，同时需严密观察伤者有无过敏反应，特别是在用药开始1 h内。

2. 破伤风抗毒素或破伤风免疫球蛋白

目前仍缺乏蛇咬伤患者破伤风发病率的研究报道。现有专家共识建议蛇咬伤均应常规使用破伤风抗毒素或者破伤风免疫球蛋白。

3. 抗胆碱酯酶药物

在充分抗蛇毒血清的基础上，神经毒性蛇伤患者出现肌无力时，可考虑给予新斯的明1.5～2.0 mg肌内注射（儿童0.025～0.08 mg/kg），如注射后5～30 min神经症状明显改善（眼睑下垂消失或呼吸能力提高等），30 min后可重复新斯的明0.5 mg静脉滴注或皮下注射，并给予阿托品0.6 mg肌内注射，1次/8 h，直至病情完全好转，期间密切监测气道反应，必要时气管插管。注意新斯的明可增加分泌物，如患者气管分泌物增多应少用或停用，使用莨菪类药可减轻其不良反应。

4. 抗菌药物

现有的证据不支持预防性使用抗菌药物。但对于咬伤局部发生坏死、脓肿形成者应给予抗感染治疗。

5．传统中药制剂

我国中医药对蛇咬伤具有一定的治疗效果，但是缺乏基于临床的随机对照试验，以进一步证实其有效性和安全性。

二、毒蕈中毒

毒蕈即毒蘑菇，已知的毒蕈有百余种，对人生命有威胁的有20多种。由于蘑菇种类繁多，有毒蘑菇与无毒蘑菇不易鉴别，人们缺乏识别有毒蘑菇与无毒蘑菇的经验，易将毒蘑菇误认为无毒蘑菇食用，特别是儿童更易误采毒蘑菇食用而引起中毒。每年夏秋阴雨时节，是蘑菇生长最快的时节，也是毒蘑菇中毒的多发时节。

（一）临床表现

毒蕈中的毒素种类繁多，成分复杂，中毒症状与毒物成分有关，一种蘑菇可能含有多种毒素，一种毒素可能存在于多种蘑菇中，故误食毒蘑菇的症状表现复杂，常常是某一系统的症状为主，兼有其他症状。根据临床表现，大致分为四型（表23-4）。

表23-4　常见毒蕈、毒素及临床表现

中毒类型	常见毒蕈、毒素及临床表现
胃肠炎型	如毒粉褶菌、小毒蝇菇中毒，其中含有类树脂物质或含苯酚、甲酚的化合物，可引起胃肠道刺激症状。 潜伏期1/2～6 h。表现为恶心、呕吐、腹泻、腹痛等。严重时可有便血、水电解质紊乱、休克等
神经精神型	毒蝇伞、豹斑毒伞等含毒蝇碱、蟾蜍素、光盖伞素等毒素。具有致精神兴奋、副交感神经兴奋作用或致幻作用。 潜伏期1～6 h。产生副交感神经兴奋症状，如多汗、流涎、脉搏缓慢、瞳孔缩小等。可有谵妄、幻觉、精神异常等表现
溶血型	鹿花蕈、纹缘毒伞中毒时，毒蕈中含有的鹿花覃素、马鞍酸等毒素可导致溶血和肌肉溶解。 潜伏期6～12 h。出现贫血、黄疸、血红蛋白尿等溶血表现，严重溶血或肌溶解可引起继发性肝损害和急性肾衰竭
中毒性肝炎型	如毒伞、白毒伞、鳞柄毒伞中毒，主要毒素为毒肽、毒伞肽两大类。毒肽作用快，作用于肝细胞内质网。毒伞肽作用较迟缓，但毒性比毒肽大20倍，能直接作用于细胞核，导致肝细胞迅速坏死。 潜伏期15～30 h，先出现胃肠道症状，而后进入1～2天的假愈期，症状消失近似康复，此后患者重新出现腹痛、腹泻、血便，出现肝功能异常、黄疸、肝肿大、凝血功能障碍致出血甚至DIC。还可发生中毒性心肌炎、中毒性脑病、肾损害等，最后可因多器官功能衰竭而死亡

（二）辅助检查

（1）血、尿、便常规、心电图等检查。

（2）血生化、肝、肾功能、凝血功能、动脉血气分析检查。

（3）剩余食物或血液、尿液、胃内容物的毒蕈类物质检测。

（三）诊断

根据误食毒蕈史及相应临床表现即可诊断。

毒蕈中毒的临床表现虽各不相同，但起病时多有呕吐、腹泻症状，如不注意询问食蕈史常易被误诊为胃肠炎、感染性腹泻或一般食物中毒等。当遇到此类患者，尤其在夏秋季节呈一户或多户同时发病时，应考虑到毒蕈中毒的可能性。

（四）一般治疗原则

1. 迅速清除尚未吸收的毒物

神志清醒者可催吐，尽快给予 1∶5000 高锰酸钾溶液、1%～4%鞣酸溶液或清水洗胃，洗胃后可口服或胃管内灌入 0.5%的药用炭混悬液吸附 30～60 min，然后用 50%的硫酸钠或硫酸镁导泻以加快未吸收毒素的排出，尤其对于毒伞、白毒伞类中毒，即使食用时间超过 6 h，也应积极给予上述治疗。

2. 对症支持治疗

积极纠正水、电解质及酸碱平衡紊乱。补液利尿，促使毒物排出。有肝损害者给予保肝治疗。细胞色素 C 可减少毒素与蛋白结合，有利于毒素的清除。肾上腺皮质激素对于存在急性溶血、中毒性肝损害和中毒性心肌炎患者有一定作用，其应用原则为早期、短程（一般 3～5 天）、大剂量。出血明显者宜输新鲜血或血浆、补充凝血因子。有精神症状或惊厥者应予镇静或抗惊厥治疗。

3. 血液净化治疗

对中、重度中毒患者及肾脏功能衰竭者，应尽快给予血液灌流或血液透析等净化治疗以迅速清除已吸收的毒素。

（五）药物治疗方案

1. 阿托品或盐酸戊乙奎醚（长托宁）

适用于含毒蕈碱的毒蕈中毒（如神经精神型中毒），出现胆碱能症状者应早期使用，可根据病情轻重，采用 0.5～1 mg 皮下注射，每 0.5～6 h 一次。必要时可加大剂量或改用静脉注射。阿托品还可用于缓解腹痛、呕吐等胃肠道症状，并对中毒性心肌炎导致的房室传导阻滞有作用。

2. 巯基络合剂

对肝损害型毒蕈中毒有一定疗效。此类药物与某些毒素（如毒伞肽）相结合，阻断毒素分子中的硫巯键，使其毒力减弱，从而保护体内含巯基酶的活性，甚至可以恢复部分已与毒素结合的酶的活性。常用的巯基络合剂有：

（1）二巯丁二钠　0.5～1 g稀释后静脉注射，每6 h一次，首剂加倍，症状缓解后改为每日注射2次，5～7天为一疗程。

（2）二巯基丙磺酸钠　5%溶液5 mL肌内注射，每6 h一次，症状缓解后改为每日注射2次，5～7天为一疗程。

参考文献

[1] 陈新谦，金有豫，汤光．新编药物学[M]．17版．北京：人民卫生出版社，2011：884-897．

[2] 中国医师协会急诊医师分会，中国毒理学会中毒与救治专业委员会．急性中毒诊断与治疗中国专家共识[J]．中华急诊医学杂志．2016，25(11)：1361-1375．

[3] 吴永佩，蒋学华，蔡卫民，等．临床药物治疗学：总论[M]．北京：人民卫生出版社，2017：478-514．

[4] 陈吉生．新编临床药物学[M]．北京：中国中医药出版社，2013：866-879．

[5] 孙国平．临床药物治疗学[M]．北京：人民卫生出版社，2021：624-650．

[6] 姚继红，韩瑞兰．临床药物治疗学[M]．2版．北京：科学出版社，2017：385-402．

[7] 阚全程．临床药学[M]．北京：人民军医出版社，2015：396-401．

[8] 中国医师协会急诊医师分会．急性有机磷农药中毒诊治临床专家共识(2016)[J]．中国急救医学，2016，36(12)：1057-1065．

[9] 中华中医药学会急诊分会，张荣珍，刘清泉，等．急性酒精中毒中医诊疗专家共识[J]．中国中医急症，2018，27(10)：1693-1696．

[10] 中国蛇伤救治专家共识专家组．2018年中国蛇伤救治专家共识[J]．中华急诊医学志．2018，27(12)：1315-1322．

（方　焱　李　正　李金虎）